U0349215

MANXING XINLI SHUAIJIE DE
XUNZHENG ZHENLIAO YU GUANLI

慢性心力衰竭的循证诊疗与管理

主编 徐俊波　主审 杨杰孚

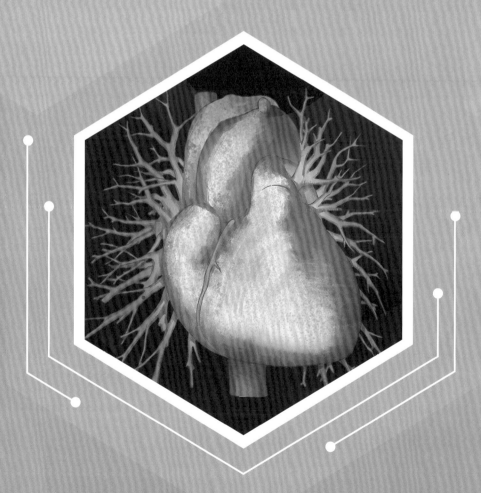

科学技术文献出版社
SCIENTIFIC AND TECHNICAL DOCUMENTATION PRESS
·北京·

图书在版编目（CIP）数据

慢性心力衰竭的循证诊疗与管理 / 徐俊波主编.
北京：科学技术文献出版社, 2024.9. -- ISBN 978-7
-5235-1647-8

Ⅰ. R541.6

中国国家版本馆 CIP 数据核字第 2024W3T390 号

慢性心力衰竭的循证诊疗与管理

策划编辑：付秋玲　　责任编辑：章梦婕　　责任校对：张永霞　　责任出版：张志平

出　版　者	科学技术文献出版社	
地　　　址	北京市复兴路15号　　邮编　100038	
编　务　部	(010) 58882938, 58882087（传真）	
发　行　部	(010) 58882868, 58882870（传真）	
邮　购　部	(010) 58882873	
官 方 网 址	www.stdp.com.cn	
发　行　者	科学技术文献出版社发行　　全国各地新华书店经销	
印　刷　者	北京地大彩印有限公司	
版　　　次	2024 年 9 月第 1 版　　2024 年 9 月第 1 次印刷	
开　　　本	889×1194　1/16	
字　　　数	952千	
印　　　张	34	
书　　　号	ISBN 978-7-5235-1647-8	
定　　　价	398.00元	

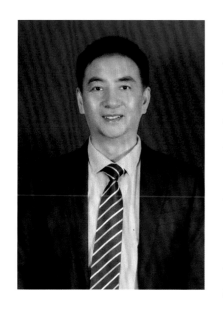

　　徐俊波，主任医师、二级教授、硕士生导师。四川省"天府名医"，享受成都市人民政府特殊津贴。四川省学术和技术带头人、四川省卫生健康委员会学术技术带头人、成都市卫生健康委员会学术技术带头人、中国医院协会国际医疗服务与管理专业委员会常务委员、中国心脏联盟心血管疾病预防与康复专业委员会四川联盟主任委员、中国高血压联盟理事、四川省医师协会心血管内科医师分会会长、四川省中西医结合心血管专业委员会主任委员、四川省医学会心血管专业委员会副主任委员、《心血管病学进展》期刊主编。主持或主研省市各级课题10余项，获省市级科学技术进步奖数项。发表学术论文100余篇，其中SCI收录近20篇，参与制定专家共识3项。主编、参编学术专著4部，已培养硕士生10余名。

主审简介

杨杰孚，北京医院心脏中心主任，主任医师、教授、博士生导师。全国政协委员，享受国务院政府特殊津贴，获中华医学科技奖一等奖（2022年）及中国医师奖等10余项。中华医学会心血管病分会副主任委员，中华医学会心电生理和起搏分会副主任委员（六届及七届），中国老年医学会心电与心功能分会会长，中国医师协会心血管内科医师分会常务委员、心力衰竭学组组长，中国老年保健医学研究会老年心血管病分会副会长；《中国介入心脏病学杂志》副主编，《中华心血管病杂志》编委，《中华心律失常学杂志》编委。

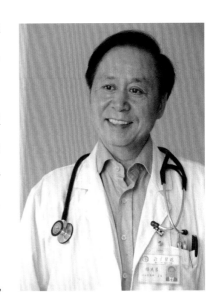

牵头制定2014年及2018年"中国心力衰竭诊断和治疗指南"及专家共识等10余项，参与全国高等院校教材编写。主编《心脏病药物治疗学》《心脏急症》等专著6部，发表学术论文100余篇。牵头国家及省部级科研项目10余项。

编审委员会

编　委

序

数十年来，在党的带领下，我国社会、经济、文化等各方面不断取得举世瞩目的成就和进步，人民的生活水平和幸福感持续提升，中国共产党第二十次全国代表大会和《"健康中国 2030"规划纲要》也为我国的卫生健康事业擘画了美好蓝图。

随着社会的变迁，我国的疾病谱发生了巨大的改变，伴随着人口老龄化、城镇化进程的加速和人们生活方式的改变，我国心血管疾病的危险因素明显增多，心血管疾病的发病率、患病率和死亡率等呈现出增长的趋势。《中国心血管健康与疾病报告 2023》显示，心血管疾病已经成为我国城乡居民的首要死亡原因，使社会经济负担日益加重。其中，心力衰竭是诸多心血管疾病的终末阶段，其死亡率和癌症相当，是严重影响人民健康的重要公共卫生问题。

近年来，心血管病学在防治领域取得了巨大进展。基础医学及相关学科的发展进一步提高了研究者对心血管疾病病理生理机制的认识。以 Frimingham 心脏研究、TIMI 系列研究等为代表的经典心血管研究为心血管疾病的防治提供了大量的循证医学证据，并奠定了坚实的基础。而 SOLVD、MERIT-HF、Val-HeFT、COMPANION、PARADIGM-HF、SHIFT、DAPA-HF、VICTORIA、GALACTIC-HF、HMII-BTT、MADIT-CRT、FIX-HF 等多中心、大规模的心血管临床研究的蓬勃开展，则进一步推进了药物和非药物治疗手段的不断创新，为广大心力衰竭患者提供了更多、更好的治疗选择。

心力衰竭研究领域的进展迅速，鉴于此，我们需要一本能反映此领域最新循证医学进展的专著，以供广大心血管专科医师参考。徐俊波教授主编的《慢性心力衰竭的循证诊疗与管理》一书恰逢其时，该书立足于循证医学证据，以慢性心力衰竭的病因、药物及非药物治疗为主线，着重介绍了慢性心力衰竭的诊断、治疗，以及管理等方面的最新进展，内容贴近临床、深入浅出，具备系统、专业、实用等特点，是一本具有很好学术参考价值的专业用书。

该书是全体编写人员智慧和汗水的结晶，希望此书能成为广大心血管内科医师的良师益友，造福广大心力衰竭患者。

杨杰孚

2024 年夏于北京

前　言

心血管病学是内科学中一门重要的基础性、前沿性支柱学科，具有完整的理论体系及应用体系。心血管疾病与其他脏器疾病的发展相互关联，是一类异常复杂的疾病。

心血管疾病的发生与人类的生活方式、饮食结构、基因组成等息息相关。远古时代，人们过着采集和狩猎的群居生活，他们所摄取的都是未经加工的天然食物，营养成分相对均衡。随着人类社会生产的发展、阶级的分化、环境（包括饮食）的改变，营养不均衡的现象逐渐发生——少数人出现营养过剩情况，而更多的人处于营养缺乏的状态。这两种极端，加上其他因素，均可导致各种心血管疾病的发生。现代社会，人类的生活节奏和饮食结构随着工业革命的发展发生了巨大的改变。预加工食品的出现，使人们摄入糖类、脂肪、盐的比例较以前大幅提升，总热量的过量摄入打破了营养素的平衡，导致动脉粥样硬化和冠心病成为现在广泛流行的心血管病。在多种心血管疾病中，慢性充血性心力衰竭的发病率呈快速增长趋势，无论在发达国家还是发展中国家，心力衰竭者已成为 65 岁以上老年患者住院的首位原因。因此，编写一本涵盖前沿研究进展且全面的循证治疗专著的重要性不言而喻。

"人之所病病疾多，医之所病病道少。"循证医学的核心思想是在医疗决策中将临床证据、个人经验与患者的实际状况和意愿三者相结合，即应在现有最好的临床研究依据的基础上作出医疗决策（患者的处理、治疗指南和医疗政策的制定等），同时也要重视结合个人的临床经验。循证医学作为一种医学实践方法，其最终目的是评估和改善临床医疗。

目前，研究者针对慢性心力衰竭的治疗进行了许多以主要预后指标为终点的前瞻性、多中心、大规模随机对照临床试验，是指导治疗的最好证据。慢性心力衰竭的治疗模式已由改善血流动力学模式向神经内分泌综合调控模式发展，治疗从强心、利尿、扩血管的传统治疗方法，发展为以血管紧张素转换酶抑制剂、利尿剂、β 受体阻滞剂和强心剂为主的标准治疗，强调不但改善患者的症状、血流动力学指标、运动能力和生活质量，而且改善其预后，从而减少再住院需求、降低死亡率。

本书基于循证医学证据，是一本体系完善、视角新颖、专业性突出的专著。书中介绍了心力衰竭前期基础疾病的发病机制，以及治疗方法、循证用药规范、最前沿的诊疗技术手段，适用于心血管疾病学专业的广大专科医师、住院医师及各层次医学生，可帮助其巩固基础知识、拓宽临床视野。

本书是全体编写人员通力合作的结果，在此谨向参与本书编撰的各位专家及给予我们帮助的各位朋友表示衷心的感谢。在本书编写过程中，何翔、刘莹、李欣、侯君、王浩斌、张彤彤诸位博士对书稿提出了宝贵意见，在此深表谢忱。心力衰竭领域进展迅速、日新月异，限于编者的学识水平，书中难免存在疏漏，欢迎广大读者批评斧正、提出宝贵意见，以便日后再版时进一步完善。

徐俊波

2024 年夏于成都

目 录

第一章　慢性心力衰竭的流行病学

慢性心力衰竭（chronic heart failure，CHF）是各种原因导致心肌劳损，心脏收缩舒张功能障碍，心室射血功能降低而不能满足机体代谢需求的临床综合征，其有着高发病率和死亡率。传统的心血管危险因素（如肥胖、高胆固醇血症、高血压等）与普通人群中发生 CHF 和死亡率的独立风险增加相关。根据《2022 年 AHA/ACC/HFSA 心力衰竭管理指南》，心力衰竭（heart failure，HF）（简称心衰）可根据左室射血分数（left ventricular ejection fraction，LVEF）分为射血分数降低的心衰（heart failure with reduced ejection fraction，HFrEF）（LVEF ≤ 40%）、射血分数轻度降低的心衰（heart failure with mild reduced ejection fraction，HFmrEF）（40% < LVEF < 50%）和射血分数保留的心衰（heart failure with preserved ejection fraction，HFpEF）（LVEF ≥ 50%）。当心衰进展到晚期，即使最大限度地治疗心衰，其症状仍持续存在。同时，人口老龄化、心衰患者生存期延长，也导致人群中心衰患者数量增加。

一、慢性心力衰竭的发病率

目前全球心衰患者估计达 6430 万人。我国心衰流行病学的最新调查结果显示，35 岁及以上居民的患病率为 1.3%，估计现有心衰患者约为 890 万人。过去几十年来，心衰发病率增加和人口老龄化导致了该疾病的迅速流行，因心衰恶化而住院的人数增加，并改变了该疾病的年龄特征，诊断时的平均年龄从 20 世纪 50 年代的 63 岁上升到 20 世纪 90 年代的 80 岁。在美国的一项关于心衰的研究中，初步诊断为心衰的女性住院率增加了 39%，男性增加了 29%；从 1990 年到 1999 年，每个年龄组的年住院率都有所增加，年龄校正后的男性住院率没有变化。慢性心衰在全球的发病率并不相同（表 1-1）。

表 1-1　全球心衰发病率、患病率、死亡率比较

国家 / 地区		发病率 /%			患病率 /%			死亡率 /%			
		总体	男	女	总体	男	女	1 个月	1 年	5 年	10 年
中国	大陆	2.75	2.87	2.61	1.38	1.10	1.10	5.30			
	台湾								3.90		
英国		2.95			1.10				19.20	51.80	73.80
美国		9.40			2.20				20.00	53.00	
荷兰		2.20	3.70	2.40				14.00	37.00	65.00	
瑞士									23.00		
新加坡					4.50				2.50		
日本					1.00				HFrEF: 8.90 HFpEF: 11.60		

续表

国家/地区		发病率/%			患病率/%			死亡率/%			
		总体	男	女	总体	男	女	1个月	1年	5年	10年
韩国								3.8（60天）	9.20		
马来西亚					6.70						
澳大利亚					1.00 -2.00				20.50 -20.70		
法国		3.65									
德国						1.80	1.60				
比利时						1.20	1.30				
西班牙					2.13						
瑞典					1.80						
意大利					1.44						
印度					0.12 -0.44						
其他	南美洲				1.00				24.50		
	非洲								9.70	61.60	

（一）欧美国家

在发达国家，经年龄校正后的心衰发病率正在下降，这可能反映了对心血管疾病的更好管理。欧洲的心衰发病率约为 3/1000 人年（所有年龄组），成人约为 5/1000 人年。2002—2014 年，男性和女性的心衰发病率（标化年龄和性别后的发病率）同样下降了 7%（从 3.58/1000 人年下降到 3.32/1000 人年；校正发病率比率为 0.93%）。

在英国，新诊断的心衰患者的绝对数量增加了 12%（从 2002 年的 170 727 人增加到 2014 年的 190 798 人），这主要是由于人口规模和年龄的增加。在英国的 Hillingdon 心衰研究中，心衰的发生率从 45～55 岁的 0.2/1000 人年增加到 85 岁及以上的 12.4/1000 人年。

来自法国国家住院数据库（2013—2018 年）的全国性医疗管理数据，对年轻人（18～50 岁）中心衰的发病率进行了描述，共发现 1 486 877 例因突发心衰而住院的患者，其中 18～50 岁的患者 70 075 例（4.7%）（该年龄组的估计发病率为 0.44‰）。在研究期间，心衰的总发病率有下降的趋势，2013 年心衰的总发病率为 3.99/1000 人年，到研究结束时，整个法国人群的心衰发病率估计为 3.65/1000 人年。

在荷兰的一个以社区为基础的队列研究中，在 1998—2010 年共有 8592 例受试者，其中，男性的发病率为 3.7/1000 人年，女性的发病率为 2.4/1000 人年。经年龄和性别校正后的发病率大幅下降，从 3.2/1000 人年下降到 2.2/1000 人年。女性患者（43%）的下降幅度高于男性患者（29%），HFrEF 患者（45%）高于 HFpEF 患者（28%）。在荷兰的 Rotterdam 研究中，发病率从 55～64 岁的 2.5/1000 人年增加到 85 岁及以上的 44/1000 人年。男性（15/1000 人年）心衰的发病率高于女性（12/1000 人年）。

美国的 Framingham 心脏研究表明，在过去的 30 年里，男性的心衰发病率保持稳定；而女性 20 世纪 90 年代的发病率比 20 世纪 70 年代增加了约 5%。美国的 Olmsted County 研究显示，男性心衰发病率较高（男性 3.78/1000 人年；女性 2.89/1000 人年），男性或女性的心衰发病率没有随时间变化。美国的

Kaiser 永久数据库显示，20 世纪 70 年代初至 90 年代初，心衰的总发病率增加了 14%，女性的增长高于男性。尽管女性的总体发病率比男性约低 25%，但女性仍占流行的心衰病例的 50%～55%。这些趋势的一个例外是美国的心血管健康研究，其总发病率（19/1000 人年）高于 Framingham 和 Olmsted County 队列；男性的发病率比女性高 80%，很可能是因为该队列的选择偏倚（超过 60% 的参与者年龄超过 75 岁）。

（二）中国

根据我国一项关于城市心衰患者的研究，2017 年心衰的总粗发病率为 2.48/1000 人年。25 岁以上患者的心衰标准化发病率为 2.75/1000 人年，这意味着在中国，25 岁以上发生心衰的估计数为 300 万人。男女的发病率也随着年龄的增长而增加，心衰发病率从 25～64 岁患者的 1.58/1000 人年上升到 65～79 岁患者的 8.92/1000 人年，≥ 80 岁患者达到 16.55/1000 人年。男性的发病率为 2.87/1000 人年，女性的发病率为 2.61/1000 人年。

二、慢性心力衰竭的患病率

心衰的患病率是 1%～2%。但由于关于患病率的研究通常只包括诊断的心衰病例，因此人群中真正的患病率可能更高。患病率随着年龄的增长而增加：55 岁以下的患者约为 1%，70 岁或以上的患者约为 10%。所有类型心衰的中位患病率为 11.8%（4.7%～13.3%），在过去 10 年中发病率相当稳定，HFpEF 比 HFrEF 更常见，中位患病率分别为 4.9%（3.8%～7.4%）和 3.3%（2.4%～5.8%）。各国之间 CHF 的患病率亦有差别。

（一）欧美国家

NHANES 研究者估计美国的心衰患病率为 2.5%。最明确的心衰流行病学研究来自美国 Olmsted County，有 2042 例年龄大于 45 岁的患者被诊断为心衰，研究者使用多普勒超声心动图详细评估了左心室收缩和舒张功能障碍。除了测量标准的透射血流参数外，研究者还使用肺静脉血流、瓣膜峰值时二尖瓣流入和二尖瓣环运动的多普勒组织成像来表征舒张功能。研究得到的心衰的患病率为 2.2%，从 45～54 岁人群的 0.7% 增加到 75 岁或以上人群的 8.4%。其中，充血性心力衰竭在女性中更为常见。

在欧洲，各国之间的患病率亦有差异。根据 300 多万居民的医疗保健索赔数据，德国的心衰患病率估计为 4%。在德国，2006 年女性心衰的患病率为 1.6%，而男性为 1.8%。在比利时，2015 年心衰的患病率男性为 1.2%，女性为 1.3%。在葡萄牙，心衰患病率在 25～49 岁年龄组为 1.36%，50～59 岁年龄组为 2.93%，60～69 岁年龄组为 7.63%，70～79 岁年龄组为 12.67%，＞ 80 岁年龄组为 16.14%。在西班牙，心衰的患病率从 2000 年的 0.895% 稳步上升到 2007 年的 2.126%。在瑞典，2010 年心衰的粗患病率为 1.8%，男性和女性相似，校正人口构成后患病率为 2.2%。在荷兰的 Rotterdam 研究中，55～64 岁年龄组心衰患病率为 1%，65～74 岁年龄组为 3%，75～84 岁年龄组为 7%，＞ 85 岁年龄组超过 10%。在英国，从 2002 年的 750 127 人（占总人口的 1.3%）增加到 2014 年的 920 616 人（占总人口的 1.4%）。男性的标准化患病率高于女性（男性 1.8%，女性 1.2%；校正比率 1.52）。在意大利，心衰患病率为 1.44%。

（二）中国

我国 2003 年心衰患病率为 0.9%（其中男性患病率为 0.7%，女性为 1.0%），女性高于男性（$P < 0.05$）；随着年龄增长，心衰的患病率显著上升（$P < 0.01$），各地区之间心衰患病率存在差异：北方地区心衰患病率为 1.4%，南方地区心衰患病率为 0.5%，北方明显高于南方（$P < 0.01$）。2012—2015 年的一项研究显示，在 ≥ 35 岁的中国成年人中，心衰加权患病率为 1.3%，总体粗患病率为 1.5%。在心衰患者中，HFpEF、HFmrEF 和 HFrEF 的加权患病率分别为 0.3%、0.3% 和 0.7%。心衰的患病率随着年龄的增

长而增加（$P < 0.05$）。城市和农村居民之间的心衰加权患病率相似（1.6% vs. 1.1%，$P = 0.266$），男性和女性之间的加权患病率相似（1.4% vs. 1.2%，$P = 0.632$）。一项基于人群的研究招募了 8459 例 ≥ 35 岁的参与者，报告了中国西北地区心衰的患病率为 1.3%（男性 1.6%，女性 0.9%）。另一项区域研究报道，2012—2013 年，中国东北地区仅 HFpEF 的患病率就达到 3.5%（男性 1.8%，女性 4.9%）。

根据王华等关于我国城市患者心衰的患病率与发病率的研究，2017 年，我国共有 427 878 例心衰患者，平均年龄为（65.4 ± 15.2）岁，其中 51.0% 为男性。2017 年共有 90 569 例患者发生心衰，平均年龄为（63.9 ± 15.9）岁，其中 55.1% 为男性。心衰的总粗患病率为 1.18%。≥ 25 岁人群中心衰的全国标准化患病率为 1.10%，即中国 ≥ 25 岁心衰患者的估计总数为 1210 万人。为了与中国以往的研究相比，研究者计算了 ≥ 35 岁人群中心衰的标准化患病率，即 1.38%。25 ~ 64 岁、65 ~ 79 岁和 ≥ 80 岁人群的患病率分别为 0.57%、3.86% 和 7.55%。男性和女性的患病率相同：男性的患病率为 1.10%，女性为 1.10%。在 30 ~ 74 岁年龄组中，男性的患病率略高于女性，但在 ≥ 75 岁年龄组中女性的患病率高于男性。

（三）其他地区

在其他各洲，各国之间的患病率也存在较大差异。根据澳大利亚的全国调查，当地心衰患病率为 1% ~ 2%，与欧美国家相似。在南美洲，心衰患病率为 1%。在日本，大约有 100 万人患有这种疾病，占人口的 1%。在印度，估计数在 130 万 ~ 460 万人，即患病率为 0.12% ~ 0.44%。在马来西亚，患病率为 6.7%，在新加坡，患病率为 4.5%。

三、慢性心力衰竭的常见病因学

心衰常见的原因包括缺血性心脏病（ischemic heart disease，IHD）、肥胖、高胆固醇血症、高血压等。心衰的病因因地理位置而异，在西方国家，冠状动脉（简称冠脉）疾病和高血压是主要因素。

在一项平均随访 2 年的多国心衰中心研究中发现，心衰最常见的原因是缺血性心脏病（38.2%），其次是高血压（20.2%）和特发性扩张型心肌病（15.4%），风湿性瓣膜病占病例的 4.9%，非风湿性瓣膜病占 4.1%，其他病因占 17.2%。其中，缺血性心脏病是高收入、中高收入和中低收入国家心衰最常见的原因；而在低收入国家，高血压是最常见的原因。由瓣膜病引起的心衰的比例在低收入国家最高，其次是中低收入、中高收入和高收入国家。低收入和中低收入国家由瓣膜病引起的心衰比例较高是由于风湿性心脏病的比例较高。

我国 2000 年的一项对 2178 例住院心衰患者的流行病学调查显示：心衰的病因第一是冠心病，占 55.7%；第二是高血压，占 13.9%；第三是风湿性瓣膜病，占 8.9%。根据《2020 年中国心力衰竭医疗质量控制报告》，心衰患者平均年龄为（67 ± 14）岁，男性占 60.8%，心衰患者中瓣膜病所占比例逐年下降，高血压（56.3%）、冠心病（48.3%）成为目前中国心衰患者的主要病因。可以看出，高血压在心衰发生方面的影响正在增大。

一项来自瑞典心衰登记处的研究显示，42 987 例患者在中位随访 2.2 年内，23% 的患者为 HFpEF（52% 缺血性心脏病），21% 的患者为 HFmrEF（61% 缺血性心脏病），55% 的患者为 HFrEF（60% 缺血性心脏病）。经过多变量校正后，HFmrEF 和 HFrEF 与基线缺血性心脏病的相关性相似，而 HFpEF 的相关性较低 [与 HFmrEF 相比，HR 为 0.91（0.89 ~ 0.93）；与 HFrEF 相比，HR 为 0.90（0.88 ~ 0.92）]。HFmrEF 与 HFrEF 的缺血性心脏病事件校正风险相似，而 HFpEF 的缺血性心脏病事件校正风险较低 [与 HFmrEF 相比，HR 为 0.89（0.84 ~ 0.95）；与 HFrEF 相比，HR 为 0.84（0.80 ~ 0.90）]。患有缺血性心脏病的人，特别是新的缺血性心脏病事件，也更有可能改变为更低的 EF 类别，而随着时间的推移也不太可能改变为更高的 EF 类别。

同时，瑞典心衰登记处研究还发现，冠状动脉疾病在 HFrEF 组（54%）和 HFmrEF 组（53%）明显高于 HFpEF 组（42%）。HFmrEF 与 HFpEF 校正后的冠状动脉疾病 OR 为 1.52（95%CI：1.41～1.63）。HFrEF 与 HFpEF 死亡率的校正 HR 在 30 天为 1.35（95%CI：1.14～1.60），1 年为 1.26（95%CI：1.17～1.35），3 年为 1.20（95%CI：1.14～1.26）。相比之下，HFmrEF 和 HFpEF 的预后相似（HR = 1.06，95% CI：0.86～1.30；1 年 HR = 1.08，95% CI：1.00～1.18；3 年 HR = 1.06，95%CI：1.00～1.12）。在存在冠状动脉疾病的情况下，HFmrEF 的 3 年死亡率高于 HFpEF（HR = 1.11，95%CI：1.02～1.21），但在没有冠状动脉疾病时则没有这种情况（HR = 1.02，95%CI：0.94～1.12，P < 0.001）。

流行病学研究表明，在普通人群中，肥胖与心血管疾病风险和死亡率的增加之间存在密切的关系。在这方面规模最大的流行病学研究是由 Horwich 等进行的。在 1134 例晚期 CHF 患者中，总胆固醇水平较低的患者的白蛋白水平、左室射血分数和心排血量显著降低。在使用 Cox 比例风险模型对风险因素进行校正后，第一、第二、第三、第四总胆固醇的相对风险分别为 2.07、1.37、1.39、1.01。同样，Lissin 等的队列研究显示，存活的 CHF 患者的高脂血症患病率高于死亡患者。

高血压、肥胖和高胆固醇血症在 CHF 患者中的生存优势在短期内可能超过这些危险因素对心血管疾病的长期有害影响。由于 CHF 患者的死亡风险明显高于普通人群，这些危险因素对未来死亡率的长期影响可能会被其他因素对 CHF 死亡率的短期影响所压倒。随着我国经济增长，物质生活条件变好，营养过剩人数增加，肥胖和高胆固醇血症成为心血管疾病死亡的主要危险因素。相较于世界经济水平低的国家，国人的预期寿命也更长。相比之下，在低经济发展的国家，营养不良仍然是临床结果及发病率和死亡率差的有力决定因素，导致预期寿命更短。因此，在预期寿命较短的 CHF 患者中，任何可能改善短期生存率的因素，如肥胖或高胆固醇血症，可能会对寿命产生理想的影响，而传统上与长期生存相关的条件可能并不相关。

营养不良-炎症综合征已被确定为 CHF 患者死亡的独立危险因素。24% 的 CHF 患者患有低白蛋白血症（< 3.5 mL/dL），68% 患有肌肉萎缩。据推测，CHF 和恶病质之间的共同联系是炎症。CHF 患者发生蛋白质-能量营养不良的机制可能与内毒素吸收增加或是在低脂蛋白血症的情况下清除减少相关的细胞因子激活有关。

四、慢性心力衰竭的共病

世界范围内心衰共病类型存在显著的区域差异，这可能是由于社会因素、遗传、环境、生活方式和这些因素之间复杂的相互作用的差异。2012—2015 年的一项研究中显示，高血压（47.6%）、血脂异常（34.4%）和慢性肾脏疾病（17.1%）是我国心衰最常见的 3 种共病。

2017 年我国 6 个省份的城市职工基本医疗保险数据的基本人口结构显示，我国心衰最常见的 3 种共病分别是冠心病（52.5%）、高血压（43.8%）和慢性肺部疾病（22.1%），其次是糖尿病（17.3%）。中国心力衰竭登记研究招募了 13 687 例初次出院诊断为心衰的患者，发现常见的共病包括高血压（50.9%）、冠心病（49.6%）和心房颤动（24.4%）（简称房颤）。

亚洲心力衰竭登记研究报告称，高血压（71%）、贫血（57%）、慢性肾病（50%）、糖尿病（45%）、冠状动脉疾病（29%）、心房颤动（29%）和肥胖（26%）是亚洲 HFpEF 最常见的共病。SILCARD 数据库显示，高血压（79%）、糖尿病（36%）、冠心病（21%）、心房颤动或心脏扑动（21%）是波兰最常见的心衰共病。

五、慢性心力衰竭的转归及预后

来自不同国家的研究表明，各国慢性心衰的死亡率不同（表 1-1）。但在 1980—2000 年，各国心衰患者的生存率显著提高。

在瑞典，1987—2006 年，在 18～84 岁的成年人中有 443 995 人因心衰住院治疗。其中，4660 人（1.0%）和 13 507 人（3.0%）分别发生在 18～44 岁和 45～54 岁。到 2001 年，随访到 55 岁时，所有年龄组的病死率都有所下降，此后没有进一步的显著下降。

在英国苏格兰，1986—2003 年，所有因首次心衰发作而住院的患者均被随访至死亡或 2004 年底。共有 116 556 人（52.6% 为女性）因心衰首次入院。校正年龄后心衰首次住院率在男性中从 1986 年的 1.24/1000 人上升到 1994 年的 1.62/1000 人，然后在 2003 年下降到 1.05/1000 人；而女性则从 1986 年的 1.28/1000 人上升到 1994 年的 1.60/1000 人，在 2003 年下降到 1.01/1000 人。在此期间，病死率稳步下降。出院校正后的 30 天病死率下降［男性校正后的比值（2003 年与 1986 年）为 0.59（95% CI：0.45～0.63），女性为 0.77（95% CI：0.67～0.88）］。校正后的 1 年和 5 年生存率也有相似的改善。男性中位生存期从 1.33 年增加到 2.34 年，女性中位生存期从 1.32 年增加到 1.79 年。

在美国，在 1987—2006 年所有心衰病例的随机样本中，评估了 2007 年所有心衰诊断后的住院情况。在 1077 例心衰患者［平均年龄 76.8 岁，582 例（54.0%）女性］中，在平均 4.7 年的随访中有 4359 例住院治疗。心衰诊断后住院很常见，其中 895 例（83.1%）患者至少住院一次，721 例（66.9%）至少住院两次，577 例（53.6%）至少住院三次，459 例（42.6%）至少住院四次。住院原因为心衰有 713 例（16.5%），936 例（21.6%）为其他心血管疾病，而超过一半［2679 例（61.9%）］是非心血管疾病。男性、糖尿病、慢性阻塞性肺疾病、贫血和肌酐清除率 < 30 mL/min 是住院治疗的独立预测因子（$P < 0.05$）。在 Framingham 研究中，男性因心衰导致的 1 年和 5 年死亡率从 1950—1969 年的 30% 和 70% 下降到 1990—1999 年的 28% 和 59%。在同一时期，女性的 1 年死亡率从 28% 下降到 24%，5 年死亡率从 57% 下降到 45%。

在英国，2000—2017 年被诊断为心衰后的生存率有所增加。总体而言，1 年、5 年和 10 年生存率分别增加了 6.6%（从 2000 年的 74.2% 增加到 2016 年的 80.8%）、7.2%（从 2000 年的 41.0% 增加到 2012 年的 48.2%）和 6.4%（从 2000 年的 19.8% 增加到 2007 年的 26.2%）。在研究期间，心衰组有 30 906 人死亡。其中 13 093 例患者（42.4%）的心衰被列入死亡证明书中，2237 例患者（7.2%）的心衰是死亡的主要原因。

据报道，心衰 30 天的死亡率为 10%～20%。在美国（Framingham 研究）和英国（Hillingdon 研究），心衰发病后的 1 年生存率均为 70%。在发生心衰 5 年后，只有 35% 的参与者存活。

一项来自荷兰的研究（Rotterdam 研究）显示 1 年、2 年和 5 年心衰患者生存率分别为 89%、79% 和 59%，反映出与年龄和性别匹配的人群相比，死亡风险增加了 3 倍。Rotterdam 研究最近的一项报告包括心衰事件病例，并允许将因心衰住院的患者纳入事件病例，产生了较低的 1 年、2 年和 5 年生存率，分别为 63%、51% 和 35%。

欧洲心衰调查比较了 3148 例 HFpEF 和 3658 例 HFrEF 患者的预后，报告显示 90 天死亡率 HFrEF 为 12%，HFpEF 为 10%；再入院率 HFrEF 为 21%，HFpEF 为 22%。最近，在欧洲心脏病学会长期心力衰竭登记中，慢性心衰 1 年死亡率为 6.4%；慢性心衰 1 年内心衰住院率为 14.5%。不同地区的慢性心衰的死亡率为 6.9%～15.6%。

在世界其他地区评估结果的研究较少。中国大陆地区报告的 30 天死亡率为 5.3%，而中国台湾地区报告的死亡率为 3.9%。在新加坡，对 1991 年至 1998 年的 15 774 例心衰患者进行了随访，1 年总死亡率为 2.5%。然而，在最近的一项为期 2 年随访的研究中，与居住在新加坡的印度人（14.3%）或中国人（18.6%）相比，马来人的死亡率（27.0%）更高。在韩国，一项对 1527 例 HFrEF 患者的分析显示，60 天死亡率为 3.8%，1 年死亡率为 9.2%，60 天住院率为 3.1%，1 年住院率为 9.8%。而日本心脏病心脏登记分析报告HFrEF的1年死亡率为8.9%，HFpEF为11.6%，HFpEF住院死亡率（6.5%）高于HFrEF（3.9%）。

在澳大利亚，心衰患者的1年死亡率为20.5%～20.7%，随着时间的推移有下降的趋势。在南美洲，在随访3个月、6个月、12个月和24～60个月时，报告的再入院率分别为33%、28%、31%和35%，1年死亡率为24.5%，住院死亡率为11.7%，其中HFrEF患者的死亡率更高。

在非洲，研究人群的平均年龄为（60.3±14.2）岁，其中54.4%为女性。整个队列在1年、2年和5年的生存率分别为90.3%、64.7%和38.4%。不同性别的生存率存在边际差异，但无统计学意义。男性的1年、2年和5年生存率分别为85.8%、64.8%和39.50%，而女性的相应生存率分别为87.1%、62.9%和43.4%。HFpEF患者的5年死亡率为30.1%，而HFrEF和HFmEF患者的死亡率分别为34.5%和33.6%（$P=0.032$）。

中国心力衰竭注册登记研究对2012年1月至2015年9月全国132家医院13 687例心力衰竭患者的分析显示，住院心力衰竭患者的病死率为4.1%。《2020中国心力衰竭医疗质量控制报告》对2017年1月至2020年10月全国113家医院33 413例记录院内转归的心力衰竭患者分析，结果显示住院患者的病死率为2.8%。

在欧洲心脏病学会长期心力衰竭登记处数据显示，HFrEF患者的1年死亡率为8.8%，HFmrEF患者为7.6%，HFpEF患者为6.4%。通过两两比较，HFrEF患者的死亡率显著高于HFpEF患者（$P=0.0002$），而HFmrEF的全因死亡率与HFrEF的死亡率没有显著差异。

在另外一项全球多国的研究中，研究者发现心衰的转归及预后与国家整体收入水平有关。该研究在2.0年的中位随访中，共记录了6035例患者死亡，其中4452例（73.7%）死于心血管原因。心血管疾病导致的死亡比例在高收入国家［1131/1926（58.7%）］、中高收入国家［858/1188（72.2%）］、中低收入国家［1859/2205（84.3%）］和低收入国家［604/716（84.3%）］之间有所差异。高收入国家的年龄和性别标准化死亡率最低（每100人年7.8），但死亡率随着国家收入水平的降低而增加（中高收入国家，每100人年9.3；中低收入国家，每100人年15.7；低收入国家，每100人年19.1）。在校正了基线患者特征和慢性心衰药物治疗的使用情况后，与高收入国家相比，中低收入国家（$HR=1.48$，95%CI：1.37～1.60）和低收入国家（$HR=2.10$，95%CI：1.90～2.33）的死亡风险仍然显著更高。校正患者特征、慢性心衰药物治疗的使用、心衰持续时间等，对患者进行分组分层，虽然按国家收入水平划分的死亡风险在这些分层组之间有所不同，但在每一组中，与高收入国家相比，中低收入国家和低收入国家的死亡风险始终高于高收入国家。同时，该研究在随访期间，有9278例参与者住院治疗。随访期间发生的首次住院率在高收入国家最高（每100人年29.9），但随着国家收入水平的下降而下降（中高收入国家，每100人年22.6；中低收入国家每100人年17.3；低收入国家每100人年11.7）。高收入国家的心衰首次住院率为每100人年8.0，中高收入国家为每100人年10.6，中低收入国家为每100人年10.0，低收入国家为每100人年6.0。

自数十年前首次治疗试验发表以来，心衰患者的预后已显著改善。然而，结果仍不能让人十分满意，患者的生活质量显著降低，预后的改善也仅限于HFrEF患者。同时发现，观察性研究的死亡率高于临床试验。在Olmsted County队列中，2000年和2010年所有类型心衰患者在诊断后的1年和5年死亡率分别为20%和53%。一项结合Framingham心脏研究和心血管健康研究队列的研究报告了患者诊断后5年的死亡率为67%。尽管接受的循证治疗较少，但女性患者的存活率高于男性，HFmrEF患者的总体预后优于HFrEF患者。值得注意的是，随着时间的推移，射血分数的转变是常见的，从HFmrEF患者进展到HFrEF的患者比那些保持稳定或过渡到高射血分数类别的患者预后更差。HFpEF患者通常被认为比HFrEF患者有更高的生存率，但大多数观察性研究表明这种差异可以忽略不计。相比之下，大型MAGGIC荟萃分析得出结论，HFpEF患者的校正死亡风险显著低于HFrEF患者。

但自 2000 年以后，这种积极的趋势可能已经趋于平稳。这可能是由治疗心衰的方法近 20 年来并未发生重大的突破及其他疾病导致的。由于人口增长、老龄化和共病发病率的增加，未来因心衰住院的绝对人数预计将大幅增加，在未来 25 年内可能会增加 50%。

参考文献

[1] 程康安，吴宁. 中国部分地区 1980、1990、2000 年慢性心力衰竭住院病例回顾性调查 [J]. 中华心血管病杂志，2002，30（8）：5-9.

[2] 顾东风，黄广勇，吴锡桂，等. 中国心力衰竭流行病学调查及其患病率 [J]. 中华心血管病杂志，2003，31（1）：6-9.

[3] CREA F. Epidemiology and treatment of acute and chronic heart failure[J]. Eur Heart J，2023，44（5）：329-332.

[4] KALANTAR-ZADEH K，BLOCK G，HORWICH T，et al. Reverse epidemiology of conventional cardiovascular risk factors in patients with chronic heart failure[J]. J Am Coll Cardiol，2004，43（8）：1439-1444.

[5] CHIONCEL O，LAINSCAK M，SEFEROVIC P M，et al. Epidemiology and one-year outcomes in patients with chronic heart failure and preserved，mid-range and reduced ejection fraction：an analysis of the ESC Heart Failure Long-Term Registry[J]. Eur J Heart Fail，2017，19（12）：1574-1585.

[6] OFRÖHLICH H，ROSENFELD N，TÄGER T，et al. Epidemiology and long-term outcome in outpatients with chronic heart failure in Northwestern Europe[J]. Heart，2019，105（16）：1252-1259.

[7] SINHA A，RAHMAN H，WEBB A，et al. Untangling the pathophysiologic link between coronary microvascular dysfunction and heart failure with preserved ejection fraction[J]. Eur Heart J，2021，42（43）：4431-4441.

[8] KAHN M，GRAYSON A D，CHAGGAR P S，et al. Primary care heart failure service identifies a missed cohort of heart failure patients with reduced ejection fraction[J]. Eur Heart J，2022，43（5）：405-412.

[9] PULIGNANO G，DEL SINDACO D，TAVAZZI L，et al. Clinical features and outcomes of elderly outpatients with heart failure followed up in hospital cardiology units：data from a large nationwide cardiology database（IN-CHF Registry）[J]. Am Heart J，2002，143（1）：45-55.

[10] BAKER D W，EINSTADTER D，THOMAS C，et al. Mortality trends for 23，505 Medicare patients hospitalized with heart failure in Northeast Ohio，1991 to 1997[J]. Am Heart J，2003，146（2）：258-264.

[11] MCDONAGH T A，METRA M，ADAMO M，et al. 2021 ESC Guidelines for the diagnosis and treatment of acute and chronic heart failure[J]. Eur Heart J，2021，42（36）：3599-3726.

[12] CONRAD N，JUDGE A，TRAN J，et al. Temporal trends and patterns in heart failure incidence：a population-based study of 4 million individuals[J]. Lancet，2018，391（10120）：572-580.

[13] BLEUMINK G S，KNETSCH A M，STURKENBOOM M C，et al. Quantifying the heart failure epidemic：prevalence，incidence rate，lifetime risk and prognosis of heart failure The Rotterdam Study[J]. Eur Heart J，2004，25（18）：1614-1619.

[14] KOH A S，TAY W T，TENG T H K，et al. A comprehensive population-based characterization of heart failure with mid-range ejection fraction[J]. Eur J Heart Fail，2017，19（12）：1624-1634.

[15] SHAH R U，KLEIN L，LLOYD-JONES D M. Heart failure in women：epidemiology，biology and treatment[J]. Womens Health（Lond），2009，5（5）：517-527.

[16] ROGER V L，WESTON S A，REDFIELD M M，et al. Trends in heart failure incidence and survival in a community-based population[J]. JAMA，2004，292（3）：344-350.

[17] HAO G，WANG X，CHEN Z，et al. China Hypertension Survey Investigators. Prevalence of heart failure and left ventricular dysfunction in China：the China Hypertension Survey，2012-2015[J]. Eur J Heart Fail，2019，21（11）：1329-1337.

[18] GROENEWEGEN A，RUTTEN F H，MOSTERD A，et al. Epidemiology of heart failure[J]. Eur J Heart Fail，2020，22（8）：1342-1356.

[19] AMBROSY A P，FONAROW G C，BUTLER J，et al. The global health and economic burden of hospitalizations for heart failure：lessons learned from hospitalized heart failure registries[J]. J Am Coll Cardiol，2014，63（12）：1123-1133.

[20] WANG H，CHAI K，DU M，et al. Prevalence and Incidence of Heart Failure Among Urban Patients in China：A National Population-Based Analysis[J]. Circ Heart Fail，2021，14（10）：e008406.

（李静廷　徐俊波）

第二章　慢性心力衰竭的病理生理机制

心力衰竭是由心室充盈或射血功能障碍引起的临床综合征，导致心脏在维持正常充盈压的情况下无法为组织提供充分灌注。心力衰竭伴有多种存在相互作用的结构、功能和神经体液改变，这些改变的影响有利有弊。心力衰竭的症状和体征部分源于代偿机制，即机体试图利用代偿机制对最早出现的心功能障碍做出调节。心力衰竭时，心脏结构和功能重构、神经体液适应性调节等机制会产生有利和不利效应。本章将总结心力衰竭的主要病理生理机制的变化。

一、Frank–Starling 机制

心室发挥血泵的功能，可产生压力和排出一定量的血液。左室功能（每搏输出量）的主要决定因素包括前负荷、心肌收缩力和后负荷。左室压力产生和射血之间的关系可用左室压力–容积曲线图来表示。Frank 和 Starling 进行的研究具有里程碑意义，证实了心室舒张末期容积（前负荷测量指标）和心室表现（每搏输出量）之间存在相关性。前负荷、后负荷和收缩力间的相互作用可为心肌功能提供反馈控制。例如，心功能不全时心脏的前负荷增加，心室舒张末期容积增加。心腔扩大拉长了心肌纤维，在一定范围内可使心肌收缩加强，心搏量增加，起到代偿作用。但每搏输出量的初始增加导致主动脉阻力升高，随着后负荷的增加，其后收缩产生的每搏输出量减少。另外，如果主动脉阻力增加是初始事件，伴随的每搏输出量降低可能导致射血末期和舒张末期心腔容积更大。随后肌纤维长度增加，可使每搏输出量恢复到基线水平。

导致心衰的主要心室功能障碍是收缩功能障碍（心脏收缩功能受损）和舒张功能障碍（心脏充盈受损），不过这些机制存在相互作用且常同时存在。通过分析左室压力与容积间的关系，可以理解左室收缩和舒张功能障碍。左室收缩功能障碍是指长度–张力曲线下降和心肌收缩力减弱。收缩功能不全导致 Frank-Starling 曲线向下、向右偏移，收缩末期压力–容积曲线（end-systolic pressure-volume relationship，ESPVR）下移，ESPVR 在一定压力范围内斜率下降。这些改变导致在前负荷一定时，每搏输出量下降。收缩功能障碍伴随的血流动力学改变可触发神经体液激活及心脏重构。心排血量降低导致交感活性增加，从而通过同时增加心肌收缩力和心率来帮助恢复心排血量。心排血量降低也促使肾脏盐和水潴留，引起血容量增加，进而升高舒张末期压力和扩大容积，这又通过 Frank-Starling 曲线关系增强心室表现，并倾向于恢复每搏输出量。左室肥大也是对收缩功能障碍的适应性反应的一部分，因为其会降低单个心肌纤维的负荷，从而降低室壁应力和后负荷。随着收缩性心衰进展，给定心脏充盈压下所产生最大心排血量的进行性下降可用一系列 Frank-Starling 曲线体现出来。疾病晚期 Frank-Starling 曲线变平，意味着此时静脉回流和左室舒张末压（left ventricular end-diastolic pressure，LVEDP）的增加已经不能增加每搏输出量。Frank-Starling 曲线的平台期也代表心脏收缩储备降低。因此，正性肌力药物将此曲线左移和使增强心肌缩短的能力受损。在收缩性心衰中，收缩期压力–容积曲线右移。此外，ESPVR 的斜率下降，表示收缩力减弱。在收缩性心衰中，舒张期压力–容积曲线最初正常，但会随着心脏扩张而右移。其原因是心脏扩张引起左室容积增加。

在许多晚期心衰患者中，心肌肥厚和纤维化引起的顺应性降低可能最终会导致舒张功能障碍。这

种情况下，由于达到同样容积需要更高的压力，也会出现舒张末期压力-容积曲线上移。此外，肌浆网钙调控紊乱导致舒张期对钙的再摄取受损，可引起收缩功能障碍和舒张功能障碍（舒张减慢），前者是由于除极后可释放的钙储备减少，后者是由于舒张期对钙的再摄取受损。衰竭心脏会逐渐变得更依赖后负荷，后负荷的微小变化可导致每搏输出量较大改变。给予血管紧张素转换酶抑制剂（angiotensin converting enzyme inhibitor，ACEI）和血管紧张素Ⅱ受体阻滞剂（angiotensin Ⅱ receptor blocker，ARB）或直接血管扩张剂（如肼屈嗪）降低心衰患者的后负荷有双重好处，既可增加心排血量，从长远来看还可延缓病理性重构。

二、心脏重构

心脏重构或心室重塑为血流动力学负荷和（或）心脏损伤导致的心脏结构（大小、质量和形状）改变，与神经体液激活和其他因素有关。心脏重构过程包括结构、功能、细胞和分子的改变，涉及心肌细胞和间质胶原蛋白基质。

重构可分为生理性（适应性）和病理性（适应不良）：生理性重构是生理性刺激（如运动和妊娠）引起的心脏大小和功能的代偿性改变。这类重构可见于运动员，称为"运动员心脏"。病理性重构可发生于压力超负荷（如主动脉瓣狭窄、高血压）、容量超负荷（如瓣膜关闭不全）或心脏损伤后；可为局部重构，如心肌梗死（myocardial infarction，MI）中，也可为弥漫性重构，如心肌炎或特发性扩张型心肌病中。每种情况下，重构都可能从明显的代偿过程转变为适应不良过程。

重构过程通常包括心肌质量增加，涉及的细胞主要是心肌细胞。其他成分包括间质、成纤维细胞、胶原蛋白和冠状动脉血管。心肌肥厚最恰当的定义是心肌细胞体积增大伴或不伴整体心肌质量增加，但"肥大"一词在临床上用于表示心肌质量增加和（或）室壁增厚。现已描述了3种常规重构形态模式：①压力超负荷导致的左室向心性重构，伴或不伴整体心肌质量增加。向心性重构的特征是室壁厚度相对增加（室壁厚度相对于心腔大小）。存在向心性肥大时，肌节并联性增生，各个心肌细胞增厚。②容量超负荷或等张运动可导致左室离心性肥大。左室离心性肥大的特征是心肌质量和心腔容积增加。相对室壁厚度可为正常、增加或降低。存在离心性肥大时，肌节串联性增生，各个心肌细胞变长。心肌梗死后，拉伸的梗死组织会增加左室容积，导致非梗死区同时存在容量负荷和压力负荷及混合的向心性/离心性肥大。左室重构通常在梗死后最初几小时内开始，并且逐渐进展。③心肌梗死后的初始重构期可修复坏死区域并导致瘢痕形成，这在一定程度上是有益的，因为左室功能和心排血量得以改善或维持。重构可能涉及整个心脏，因为梗死区域过度变薄和扩张（梗死扩展）伴随了整个心脏变形及非梗死心肌的容量超负荷肥大。随着重构的进展，心脏变得不再呈椭圆形而更倾向于球形。心室质量、成分和容量也会改变，这些均可能对心脏功能产生不利影响。这种室壁细胞重排与左室容积显著增加有关。一些研究显示，这种容量增加不是维持左室功能的先决条件。

心脏重构既是一种适应过程也是一种适应不良过程。在心脏损伤的急性期，适应过程可使心脏维持功能以应对压力或容量超负荷。而进行性重构是有害的，与预后不良相关。尚无数据提示心脏何时从可能的适应性重构转变为适应不良性重构，以及如何识别这种现象。预计这种转变的发生及其时程非常不一样。然而，一旦超过了特定时期，重构实际上很可能加快心衰进展。此外，有研究提示重构及伴随的心肌改变可导致室性心律失常发生。重构伴随许多细胞变化，这是结构重构的基础，包括心肌细胞肥大、细胞凋亡或坏死引起的心肌细胞丢失，以及成纤维细胞增殖和纤维化。这些结构性改变反映的是分子事件，包括调节细胞生长、存活、兴奋-收缩耦联，以及能量学的蛋白的含量、功能和亚型改变。多种心肌重构都与胎儿心脏典型基因的表达上调有关，如脑利尿钠肽（brain natriuretic peptide，BNP）、肌球蛋白重链。此外，翻译后改变可能影响蛋白的功能和含量，从而改变细胞稳态的多个方面。

心肌细胞承受的机械应力和循环中神经激素在触发某些信号转导通路中发挥重要作用，而这些信号介导心肌肥厚、凋亡、兴奋-收缩耦联和能量学。心肌细胞和其他心脏细胞被认为是重构过程的基础。当损害达到足够程度后，心肌细胞数量减少，存活的心肌细胞会变长或变得肥大，作为维持每搏输出量代偿过程的一部分；室壁厚度也可能因心肌细胞肥大而增加。

负荷状态改变（如前负荷增加）会拉伸细胞膜并增加室壁应力，这可能参与诱导肥大相关基因表达。在心肌细胞中，这可能导致新的收缩蛋白合成和新肌节装配。这些蛋白的装配模式决定了心肌细胞是变长还是直径增加。室壁应力增加可能促使能量失衡和缺血，导致室壁应力增加和室壁增厚，进而再发生能量失衡和缺血，形成恶性循环。

心肌层由结缔组织网栓系和支持的心肌细胞组成，而结缔组织网主要含胶原纤维。胶原由间质成纤维细胞合成并由局部产生的胶原酶降解，如基质金属蛋白酶（matrix metalloproteinases，MMP）。人类和动物模型中的多种观察结果支持胶原合成和降解对心脏重构和心衰的意义。除影响心肌细胞以外，血流动力学和神经激素因素也会影响心脏成纤维细胞，引起胶原稳态改变，导致间质异常，继而影响心肌的物理特性（如扩张型）和心肌细胞的营养供应。

虽然有关心脏重构的研究以结构重构为主，但分子水平也存在"重构"，它导致某些蛋白的表达和功能改变，而这些蛋白对收缩/舒张、电激活和代谢等特性有着重要的非结构性影响。这些分子水平改变常伴结构重构，但不伴结构改变的情况也并不少见，两种情况均有重要后果，可导致底物利用改变、形成心律失常起源，以及收缩和舒张异常。

许多因素可影响重构，包括左室血流动力学、血压改变和神经体液激活。重构的时程和范围受许多因素的影响，包括基础疾病的严重程度、继发事件（如复发缺血）和治疗。心肌梗死后重构的范围与梗死面积大致相关。

三、神经体液调节

参与心衰反应的主要神经体液系统包括交感神经系统、肾素-血管紧张素-醛固酮系统（renin-angiotensin-aldosterone system，RAAS）和抗利尿激素。其他血管活性物质也受到影响，包括血管收缩因子内皮素和血管舒张因子心房利尿钠肽（atrial natriuretic peptide，ANP）、BNP及一氧化氮。收缩和舒张功能障碍时均可观察到这些激素的变化。神经体液适应性调节可通过两种方式帮助维持重要脏器的灌注：①通过血管收缩维持体循环血压，使血流重新分配至重要脏器。②通过增加心肌收缩力、心率和细胞外液容积分数，来恢复心排血量。容量扩张通常是有效的，因为静脉回心血量增加可使心脏舒张末期容积增加，从而增加每搏输出量（Frank-Starling机制）。心衰时，这些适应性调节往往会超过代偿途径（包括利尿钠肽类、一氧化氮、前列腺素类及缓激肽）的血管扩张作用和促尿钠排泄作用。

神经体液代偿机制的持续激活会引起许多适应性调节不良结局：心房、肺静脉循环和体静脉循环系统的舒张压升高；继发毛细血管压升高，导致肺循环淤血和外周性水肿。

外周血管阻力升高引起左室后负荷增加，既能直接抑制心脏功能，又能逐渐加速心肌功能恶化。神经体液适应性调节引起的心肌收缩力、心率和左室后负荷增加，可加重或诱发冠状动脉缺血。儿茶酚胺、血管紧张素Ⅱ和醛固酮可促进细胞凋亡所致的心肌细胞减少，诱导产生参与心肌收缩的适应不良性胎儿型同工蛋白，引起心肌肥厚和纤维化，从而导致心功能不全。尚未完全明确这些有利和不利效应的相对重要性。然而，由收缩功能障碍所致的心衰患者使用ACEI、ARB、盐皮质激素受体拮抗剂（mineralocorticoid receptor antagonists，MRA）和β受体阻滞剂（β-blocker，BB）治疗后，可延缓病情进展并改善生存情况；神经体液适应性调节对心室功能产生副作用的净效应会逐渐增加。使用相关抑制剂可改善临床状态，即使上述系统轻度激活的症状轻微或无症状患者也是如此。

（一）交感神经系统

交感神经系统激活在心衰中的作用很复杂，有利有弊。心排血量下降导致肾上腺素能神经末梢的去甲肾上腺素（norepinephrine，NE）释放增加且摄取减少，最早引发的反应包括交感神经系统激活。正常情况下外周 α_2 受体功能激活会抑制 NE 释放，心衰时外周 α_2 受体功能下调或功能丧失型基因突变可促进交感神经系统激活。心衰早期，特别是运动时，儿茶酚胺诱导的心室收缩力增强和心率加快有助于维持心排血量。然而，随着心室功能的进行性恶化，这些机制会失代偿。此外，正常的力-频率关系下可增强心室收缩力的内在机制，在心衰时作用降低。

交感神经活性增强也会导致体循环和肺循环血管收缩和静脉张力增加，这两种效应最初都是通过增加心室前负荷来维持血压。NE 和血管紧张素 II 介导的肾血管收缩主要发生在出球小动脉，导致滤过率增加，所以肾血流量减少时，仍能较好地维持肾小球滤过作用。NE 和血管紧张素 II 也会刺激近端肾小管对钠的重吸收，从而造成心衰的钠潴留。交感神经激活表现为血浆 NE 浓度升高，其浓度与心功能不全的严重程度直接相关，且与患者生存率存在负相关。除了全身性交感神经激活外，心衰患者心脏传出交感神经活性也有所增加。心脏 NE 溢出增加，即心脏静脉中的 NE 浓度升高，可证实这一点。心室充盈压下降可减少心脏 NE 溢出。胺碘酮也有类似作用，该作用可能有助于其发挥临床疗效。交感神经活性长期增强，也会导致心脏 β 肾上腺素受体下调及密度减少，并使生理刺激受体的信号级联反应迟钝，这会导致变力效应和变时效应受损。此外，长期增加对 β-肾上腺素能受体的刺激造成胎儿型同工蛋白再表达及凋亡或坏死所致的心肌细胞减少，引起心肌分子和细胞的异常，导致心肌功能不全的进展。

有效的心衰治疗能降低交感神经系统激活，如 ACEI。例如，一项纳入 223 例轻至中度心衰患者的研究显示，雷米普利治疗 12 周后，治疗组血浆 NE 浓度比安慰剂组显著降低。SOLVD 试验根据血浆 NE 或血管紧张素 II 浓度确定神经体液激活程度，使用 ACEI 治疗后，神经体液激活程度显著的患者较激活程度轻的患者生存获益更大。这些结果表明，其他抑制交感神经传出活动的方法可能有益于心衰患者，交感神经张力对心衰的作用很复杂，对其全面过度抑制可能有害。

交感神经系统对心肌的作用是由心肌内的 β 肾上腺素受体和 α 肾上腺素受体介导的。刺激心肌细胞的 β_1 肾上腺素受体和 β_2 肾上腺素受体可增强心脏收缩力，但 β_2 受体相关作用较弱。这些受体还可介导病理性儿茶酚胺升高对肌细胞活力产生的不良影响。心衰时心肌细胞的凋亡主要是由于 β_1 肾上腺素受体与环磷酸腺苷（cyclic adenosine monophosphate，cAMP）介导的信号转导通路结合，这一过程依赖于刺激性 G 蛋白。过度刺激 β_1 受体也可能因钙超载和线粒体膜通透性转换，导致心肌细胞坏死。

心衰时，心肌细胞内选择性地降低 β_1 受体密度，β_2 受体密度不受影响。因此，衰竭心脏更依赖于 β_2 受体来维持正性肌力作用。心肌细胞上的 β_2 受体除了有助于支持心肌细胞在交感神经刺激下产生收缩反应以外，还有抗凋亡作用，以及拮抗 β_1 受体刺激的促凋亡作用。另外，心肌突触前 β_2 受体受刺激后也可能介导不良作用。与突触前 α_2 受体抑制交感神经释放 NE 相反，突触前 β_2 受体会刺激 NE 释放。β 受体阻滞剂可能通过减少心脏内 β_2 受体介导的 NE 释放发挥部分作用，这种作用在非选择性受体阻滞剂中比选择性受体阻滞剂中更显著。

（二）肾素-血管紧张素-醛固酮系统

心衰时，刺激肾脏释放肾素的因素全部被激活：肾小球入球小动脉张力降低、向致密斑输送氯离子减少，以及 β_1 肾上腺素受体活性增加。症状性心衰患者的血浆肾素水平一般会升高。此外，血管紧张素 II 可以在包括心脏、肾脏、血管、肾上腺和大脑在内的多种组织部位局部合成。因此，测量的血浆肾素活性或血管紧张素 II 浓度，可能低估了组织中血管紧张素 II 的活性。例如，稳定性、慢性心衰患者即使持续存在低输出量状态和肾脏钠潴留，其血浆肾素活性也通常处于正常水平。利用心衰实验模型开展的研究表明，这种情况下肾内肾素–血管紧张素系统的活性可能增加。同样，心脏血管紧张素Ⅱ和血管紧张素转换酶的局部生成与心衰严重程度呈正相关。

心衰时，血管紧张素Ⅱ与NE有很多相似作用，即增加钠的重吸收（部分通过增强醛固酮的释放来调节）并诱导体循环血管和肾脏血管收缩。与NE相似，血管紧张素Ⅱ可直接作用于心肌组织的心肌细胞和其他细胞，通过心肌细胞肥大、再表达胎儿型同工蛋白、心肌细胞凋亡和间质基质改变，而促进病理性重构。人们认为，心衰时发生的继发性醛固酮增多症反映了血管紧张素Ⅱ介导的肾上腺刺激。然而，心衰时心脏局部也可以合成醛固酮，并与心衰的严重程度成比例，该效应由心室内血管紧张素Ⅱ诱导醛固酮合成酶（CYP11B2）介导。使用盐皮质激素受体拮抗剂可改善特定心衰患者的生存质量，有人认为原因是其阻滞了醛固酮诱导的心脏盐皮质激素受体刺激所产生的不良反应。血浆和组织内的ACE浓度受ACE基因的影响，血管紧张素Ⅱ也是如此。该基因可能出现插入（Ⅰ）或缺失（D）变异，有3种基因型（DD、ID、Ⅱ）。DD基因型患者血浆和心脏内的ACE浓度是Ⅱ基因型患者的1.5～3倍；而ID基因型患者的ACE浓度介于两者之间。DD基因型与多种不良心血管事件有关，包括对冠状动脉疾病风险的影响，但数据不一致。

特发性扩张型心肌病引起心衰的患者中，DD基因型可能与死亡率增加和无心脏移植时的生存率下降有关。β受体阻滞剂治疗可消除这种差异，如一项研究所示，β受体阻滞剂治疗后，DD、ID和Ⅱ基因型患者的无移植生存率相等。DD基因型对心衰患者生存率的不良影响可能源于心衰进展，而非心律失常性心源性猝死。

（三）抗利尿激素

心衰时心排血量降低，颈动脉窦和主动脉弓的压力感受器激活，增加了抗利尿激素（antidiuretic hormone，ADH）的释放和渴觉刺激。心衰时ADH水平升高，可刺激血管平滑肌细胞上的V_{1A}受体从而导致全身血管阻力的增加，还可通过V_2受体促进集合管对水的重吸收而导致水潴留。水排泄减少加上渴觉引起的饮水增多，常导致血浆钠浓度下降。这些情况的严重程度往往与心衰的严重程度呈正相关。因此，低钠血症的严重程度是心衰患者生存的重要预测因素。

（四）利尿钠肽

容量扩张和（或）心脏内压力升高导致心房和心室劳损加重，从而引起ANP和BNP的释放增加，ANP主要由心房释放，BNP主要由心室释放。因此，心衰时血浆中这些利尿钠肽的水平升高。虽然血浆利尿钠肽水平有助于预测疾病严重程度，但也有证据表明利尿钠肽，特别是BNP，在心衰的病理生理学中发挥重要的有益作用。利尿钠肽具有多种针对细胞和全身的作用，总体上是拮抗交感神经系统和肾素–血管紧张素–醛固酮系统的不良反应。例如，利尿钠肽抑制血管收缩、促进盐和水排泄，并保护靶器官免受NE和血管紧张素的不良影响。

沙库巴曲缬沙坦复方制剂对HFrEF患者的作用优于ACEI。沙库巴曲的一个主要作用是抑制利尿钠肽的降解。尚不确定沙库巴曲的有效性是与利尿钠肽水平升高有关，还是与其他肽引起的血管舒张有关。

（五）一氧化氮及内皮素

有证据表明，心衰时自由基形成增加，而自由基有可能使一氧化氮失活。例如，一项研究显示维生素C改善了心衰患者的内皮功能，这可能与一氧化氮增加有关。在动物模型中，一氧化氮生成可直接影响线粒体功能，导致心肌细胞的能量降低。这一作用可能限制了能量利用，但也可能减少线粒体内活性氧自由基的生成。在心肌梗死动物模型中，eNOS可抑制左心室重塑和功能障碍。一氧化氮还可影响基础心肌功能，并可损害β肾上腺素受体刺激引起的正性肌力反应。炎症性细胞因子诱导iNOS时，可以产生大量一氧化氮，后者与超氧化物结合，形成过氧亚硝酸离子，这是一种会对心肌造成有害影响的活性氧。心衰患者的骨骼肌中，iNOS 的基因表达及局部一氧化氮的生成也可能增加。这可能导致收缩性能下降及肌萎缩。

内皮素是血管内皮细胞和心肌细胞生成的强效血管收缩肽，可在心衰时促进调节心肌功能、增加血管张力和外周血管阻力。心衰患者的血浆内皮素浓度升高。实验性研究表明，心衰时血管紧张素Ⅱ可能促进机体循环系统中内皮素浓度升高。长此以往，高浓度内皮素（与血管紧张素Ⅱ相同）可能对心脏有害，如造成心脏病理性重构。因此，有研究评估了抑制内皮素对治疗心衰的作用。但临床试验在 HFrEF 患者中证实，内皮素受体阻滞没有益处，一些证据还表明有害。

参与机体应对心衰反应的主要神经体液系统包括交感神经系统、肾素-血管紧张素-醛固酮系统和抗利尿激素。其他血管活性物质也受到影响，包括血管收缩因子内皮素和血管舒张因子 ANP、BNP 及一氧化氮。从短期来看，神经体液激活对心衰患者是有益的，因为心肌收缩力、血管阻力和肾脏钠潴留的增强往往会使心排血量和组织灌注向正常范围恢复。然而，长此以往，不利影响会占据主导地位，其导致肺水肿和外周水肿、后负荷增加、病理性心肌重构，以及加速心肌功能不全进展。ACEI 和 β 受体阻滞剂能够提高心衰患者的生存率并延缓心衰的进展，这与上述假设相符。

参考文献

[1] LITWIN S E，GROSSMAN W. Diastolic dysfunction as a cause of heart failure[J]. Journal of the American College of Cardiology，1993，22（4）：49A-55A.

[2] HOLUBARSCH C，RVF T，GOLDSTEIND J，et al. Existence of the Frank-Starling mechanism in the failing human heart. Investigations on the organ，tissue，and sarcomere levels[J]. Circulation，1996，94（4）：683-689.

[3] BURKHOFF D，MIRSKY I，SUGA H. Assessment of systolic and diastolic ventricular properties via pressure-volume analysis：a guide for clinical，translational，and basic researchers[J]. American Journal of Physiology. Heart and circulatory physiology，2005，289（2）：H501-H512.

[4] LIONEL H O，et al. Controversies in ventricular remodelling[J]. The Lancet，2006，367（9507）：356-367.

[5] HILL J A，AND E N，OLSON. Cardiac plasticity[J]. The New England journal of medicine，2008，358（13）：1370-1380.

[6] GANAU A，et al. Patterns of left ventricular hypertrophy and geometric remodeling in essential hypertension[J]. Journal of the American College of Cardiology，1992，19（7）：1550-1558.

[7] HOCHMAN J S，BULKLEY B H. Expansion of acute myocardial infarction：an experimental study[J]. Circulation，1982，65（7）：1446-1450.

[8] WEISMAN H F，et al. Global cardiac remodeling after acute myocardial infarction：a study in the rat model[J]. Journal of the American College of Cardiology，1985，5（6）：1355-1362.

[9] EVA K，et al. Comparison of Degrees of Left Ventricular Dilation Within Three Hours and Up to Six Days After Onset of First Acute Myocardial Infarction[J]. The American Journal of Cardiology，1997，80（4）：449-453.

[10] XUE-HAN N，et al. Signaling and expression for mitochondrial membrane proteins during left ventricular remodeling and contractile failure after myocardial infarction[J]. Journal of the American College of Cardiology，2000，36（1）：282-287.

[11] DOUGLAS P S，et al. Left ventricular shape，afterload and survival in idiopathic dilated cardiomyopathy[J]. Journal of the American College of Cardiology，1989，13（2）：311-315.

[12] MITCHELL G F，et al. Left ventricular remodeling in the year after first anterior myocardial infarction：a quantitative analysis of contractile segment lengths and ventricular shape[J]. Journal of the American College of Cardiology，1992，19（6）：1136-1144.

[13] GAUDRON P，et al. Progressive left ventricular dysfunction and remodeling after myocardial infarction. Potential mechanisms and early predictors[J]. Circulation，1993，87（3）：755-763.

[14] WHITE H D, et al. Left ventricular end-systolic volume as the major determinant of survival after recovery from myocardial infarction[J]. Circulation, 1987, 76（1）: 44-51.

[15] SHAROV V G, et al. Evidence of cardiocyte apoptosis in myocardium of dogs with chronic heart failure[J]. The American journal of pathology, 1996, 148（1）: 141-149.

[16] TEIGER E, et al. Apoptosis in pressure overload-induced heart hypertrophy in the rat[J]. Journal of Clinical Investigation, 1996, 97（12）: 2891-2897.

[17] OLIVETTI G, et al. Apoptosis in the failing human heart[J]. The New England journal of medicine, 1997, 336（16）: 1131-1141.

[18] VILLARREAL F J, et al. Identification of functional angiotensin Ⅱ receptors on rat cardiac fibroblasts[J]. Circulation, 1993, 88（6）: 2849-2861.

[19] WEBER K T, et al. Fibrillar collagen and remodeling of dilated canine left ventricle[J]. Circulation, 1990, 82（4）: 1387-1401.

[20] FRANCIS G S, MCDONALD K M. Left ventricular hypertrophy: An initial response to myocardial injury[J]. The American Journal of Cardiology, 1992, 69（18）: 3-9.

[21] ANVERSA P, OLIVETTI G, CAPASSO J M. Cellular basis of ventricular remodeling after myocardial infarction[J]. The American Journal of Cardiology, 1991, 68（14）: 7D-16D.

[22] SADOSHIMA J, Izumo S. Molecular characterization of angiotensin Ⅱ-induced hypertrophy of cardiac myocytes and hyperplasia of cardiac fibroblasts. Critical role of the AT1 receptor subtype[J]. Circulation research, 1993, 73（3）: 413-423.

[23] RUMBERGER J A, et al. Nonparallel changes in global left ventricular chamber volume and muscle mass during the first year after transmural myocardial infarction in humans[J]. Journal of the American College of Cardiology, 1993, 21（3）: 673-682.

[24] YANCY C W, et al. 2013 ACCF/AHA guideline for the management of heart failure: a report of the American College of Cardiology Foundation/American Heart Association Task Force on practice guidelines[J]. Circulation, 2013, 128（16）: e240-e327.

[25] BORLAUG B A, REDFIELD M M. Diastolic and systolic heart failure are distinct phenotypes within the heart failure spectrum[J]. Circulation, 2011, 123（18）: 2006-2013.

（周建中　张颖）

第三章　慢性心力衰竭的诊断和评估

第一节　慢性心力衰竭诊断概述

心衰是所有心血管疾病的必然终点，监测心衰患者生物标志物水平是心衰管理的重要部分。心衰的早期诊断、疗效评估对于患者的治疗方案选择和预后有重要意义。

一、症状

识别症状是诊断心衰的关键步骤。心衰症状包括两类：液体过量潴留引起相关症状，如呼吸困难、端坐呼吸、水肿、肝淤血引起疼痛及腹水引起腹部膨隆导致的腹部不适；心排血量下降引起的症状，如乏力、虚弱，这在活动时最显著。心衰的液体潴留始于心排血量下降，从而导致肾功能改变，部分原因在于保钠的肾素-血管紧张素-醛固酮系统和交感神经系统的激活。

急性心衰的特征主要是休息和（或）劳累时呼吸急促。急性肺水肿、端坐呼吸、夜间阵发性呼吸困难及急性右心衰时急性肝充血导致的右上腹部不适也很常见。合并房性和（或）室性快速性心律失常的患者可能出现心悸，伴或不伴头晕。慢性心衰时乏力、厌食、食欲缺乏、腹部膨隆和双下肢水肿可能比呼吸困难更明显，因为呼吸困难可能更轻微和由劳力诱发。患者因活动耐量下降往往会逐渐减少从事体力活动，所以可能忽视症状。因此，应尽早识别患者的活动水平及活动时的症状。慢性心衰患者表现为过度乏力和低心排血量症状，常常表现为劳力性呼吸困难，而与急性心衰时在静息状态下呼吸困难或端坐呼吸有异。慢性心衰患者常有继发性肺高压，右室舒张压升高可能导致继发性右室内膜下缺血，也可能有类似于心绞痛的表现。

左心衰竭多见于冠心病、高血压心脏病、主动脉瓣疾病和二尖瓣关闭不全等，常表现为呼吸困难、劳力性呼吸困难、端坐呼吸、夜间阵发呼吸困难、倦怠、乏力、运动耐量下降等。右心衰竭多见于肺动脉高压、三尖瓣反流、复杂先天性心脏病、右心室心肌梗死、右心室心肌病、缩窄性心包炎、三尖瓣狭窄等疾病，症状主要由慢性持续淤血引起各脏器功能改变所致，如长期消化道淤血引起食欲缺乏、恶心、呕吐等，肾脏淤血引起尿量减少、夜尿多，肝淤血引起上腹饱胀，甚至剧烈腹痛，长期肝淤血可引起黄疸等。

二、体格检查

体格检查可发现心脏充盈压升高、右心衰竭、心室扩大、肺高压及心排血量下降等体征。心衰早期患者的体格检查可能完全正常。晚期心衰患者可能存在液体潴留和（或）心排血量严重下降引起的组织灌注降低的相关体征。心衰患者容量超负荷有如下特征性表现：肺淤血、外周水肿和颈静脉压升高。右心衰可能表现为身体低垂部位的外周性水肿（直立时更突出），以及腹水、阴囊水肿、肝大和脾大，体格检查时肝颈静脉反流征阳性。

1. 左心衰竭

（1）基础心脏疾病体征。

（2）左心室扩大：心室腔大小可通过心前区触诊、叩诊估测。心尖冲动向外侧移位超过锁骨中线通常提示左室扩大。左室功能不全也可导致持续性的心尖冲动。左心衰竭时心率增快，心尖区有舒张期奔马律，肺动脉瓣区第二心音亢进，其中舒张期奔马律最有诊断价值，在患者心率增快或左侧卧位并做深呼气时更易听到。左室大还可致相对性二尖瓣关闭不全，产生心尖区收缩期杂音。

（3）交替脉：脉搏强弱交替。轻度交替脉仅在测血压时才能发现。

（4）肺部啰音：虽然部分左心衰竭患者肺间质水肿阶段可无肺部啰音，肺充血只能通过 X 线检查发现，但两侧肺底细湿啰音至今仍被认为是左心衰竭的重要体征之一。阵发性呼吸困难或急性肺水肿时可有粗大湿啰音，满布两肺，并可伴有哮鸣音。

（5）胸腔积液：部分左心衰竭患者有胸腔积液。胸腔积液可局限于肺叶间，也可呈单侧或双侧胸腔积液，胸腔积液蛋白含量高，心衰好转后消退。

2. 右心衰竭

（1）基础心脏疾病体征。

（2）心脏扩大：以右室扩大为主者可伴有心前区抬举性搏动。心率增快，部分患者可在胸骨左缘相当于右心室表面处听到舒张早期奔马律。右室明显扩大可致功能性三尖瓣关闭不全，产生三尖瓣区收缩期杂音，吸气时杂音增强。

（3）静脉充盈：颈外静脉充盈为右心衰竭的早期表现。半卧位或坐位时在锁骨上方见到颈外静脉充盈，或颈外静脉充盈最高点距离胸骨角水平 10 cm 以上，都表示静脉压增高，常在右侧较明显。严重右心衰竭静脉压显著升高时，手背静脉和其他表浅静脉也充盈，合并三尖瓣关闭不全时，可见静脉搏动。

（4）肝大和压痛：出现较早，大多发生于皮下水肿之前。肝大剑突下较肋缘下明显，质地较软，具有充实饱满感，边缘有时扪不清，叩诊剑突下有浊音区，且有压痛。压迫肝脏（或剑突下浊音区）时可见颈静脉充盈加剧（肝颈静脉反流现象），称为肝颈静脉回流征阳性。右心衰竭突然加重时，肝脏急性淤血，肝小叶中央细胞坏死，引起肝脏急剧增大，可伴有右上腹与剑突下剧痛和明显压痛、黄疸。长期慢性右心衰竭引起心源性肝硬化时，肝扪诊质地较硬，压痛可不明显，常伴黄疸、腹水。

（5）下垂性水肿：早期水肿常不明显，多在颈静脉充盈和肝大较明显后才出现。先有皮下组织水分积聚，体重增加，到一定程度后才引起凹陷性水肿。水肿最早出现在身体的下垂部位，起床活动者以脚、踝内侧和胫前较明显，仰卧者骶部水肿，侧卧者卧侧肢体水肿显著。病情严重者可发展到全身水肿。

（6）胸腔积液和腹水：胸膜静脉回流至上腔静脉、支气管静脉和肺静脉，右心衰竭时静脉压增高，可有双侧或单侧胸腔积液。双侧胸腔积液时，右侧量常较多，单侧胸腔积液也常见于右侧，其原因不明。大量腹水多见于三尖瓣狭窄、三尖瓣下移和缩窄性心包炎，亦可见于晚期心衰和右心房球形血栓堵塞下腔静脉入口时。

（7）心包积液：右心衰竭或全心衰竭时可有心包积液，一般不引起心脏压塞。

（8）发绀：长期右心衰竭患者大多有发绀症状，可表现为面部毛细血管扩张、青紫和色素沉着。发绀是由血供不足时组织摄取血氧相对增多、静脉血氧低下所致。

（9）晚期患者可有明显营养不良、消瘦甚至恶病质。

三、生物标志物

心衰涉及神经内分泌激素激活、心肌牵拉、心肌损伤、心脏基质重构、炎症、氧化应激及肾功能不全等病理生理学过程，其中每个方面均涉及相关生物标志物。早在 20 余年前，B 型利尿钠肽（B-type natriuretic peptides，BNP）［又称脑利尿钠肽（brain natriuretic peptide，BNP）］已经开始作为心衰诊断的标志物被广泛应用。近年来，一些新型生物标志物也开始应用于心衰的诊断和疗效监测。生物标志物可以指导心衰的诊断、预后及疗效的监测。临床应用的生物标志物应符合以下特点：可重复、准确地测量，生化结构稳定，测试时间短，价格合理，能够在常规检查的基础上提供额外的信息，可反映诊断、预后或指导治疗，有较高的敏感性或特异性。

1. 心肌损伤标志物

由于心排血量下降，心衰患者可能出现氧供失衡，心脏前负荷的逐步增加会使氧供失衡进一步恶化，进而发生心肌缺血及心肌损伤。因此，心肌损伤标志物肌钙蛋白 T（troponin T，TnT）和肌钙蛋白 I（troponin I，TnI）与心衰的病程进展有很大的相关性，两者均为特异性的心肌肌钙蛋白（cardiac troponin，cTn）。无论是否合并心肌缺血，cTn 的检出率均在急性心衰为 17%～75%，在慢性心衰为 10%～60%，使用 hs-cTn 法检测时检出率均超过 90%。

2. 心脏负荷/室壁张力相关生物标志物

利尿钠肽家族中的 A 型利尿钠肽（A-type natriuretic peptide，ANP）［又称心房利尿钠肽（atrial natriuretic peptide，ANP）］和 BNP 是反映心脏负荷/室壁张力 的主要生物标志物。利尿钠肽（natriuretic peptide，NP）是反映心肌容量负荷最经典的标志物，反映室壁压力变化情况。ANP 主要由心房肌细胞分泌，储存在心房颗粒中；不同于 ANP，BNP 由心室肌细胞分泌后即入血，因此更适合作为心衰的生物标志物。BNP 前体形成后被水解为 BNP 和无活性的 N 末端 B 型利尿钠肽前体（N-terminal proBNP，NT-proBNP），BNP 由血清中的利尿钠肽受体 C 和中性内肽酶降解，NT-proBNP 在肌肉、肝脏等组织器官中降解。BNP 与 NT-proBNP 的应用价值相当，但 NT-proBNP 的半衰期长于 BNP（120 min *vs.* 20 min），此外，NT-proBNP 含量受脑啡肽酶抑制剂等药物的影响更小，因此更适合心衰药物治疗期间监测疗效。

3. 炎症介质及心肌纤维化标志物

组织损伤通常可以引发自身炎症反应，炎症反应的组分（包括促炎因子、细胞黏附因子、趋化因子）能够参与应激反应和组织修复过程，但长期的慢性炎症反应同样导致心肌纤维化和心衰的进展。细胞表面受体可以被蛋白酶降解并分泌入血，与其他入血的炎症因子一起可以作为心衰的潜在生物标志物。近些年来，这些生物标志物得到大量研究，已被证明与心衰病程显著相关的标志物包括 C 反应蛋白（C reactive protein，CRP）、肿瘤坏死因子 α（tumor necrosis factor-α，TNF-α）、白细胞介素 -1（interleukin-1，IL-1）、白细胞介素 -6（interleukin-6，IL-6）等经典炎症因子。

一些新型的炎症标志物同时能够直接参与心肌纤维化和心肌重构的病理生理过程，也被证实能够作为心衰的生物标志物。生长分化因子 15（growth differentiation factor 15，GDF-15）是一种跨膜蛋白，能够作为细胞损伤和炎症反应的标志物；肿瘤生成抑制因子 2（suppression of tumorigenicity 2，ST2）是 IL-1 家族中的一员，膜结合 ST2 与 IL-33 的结合能够发挥抗心肌肥厚和抗纤维化作用，而可溶性 ST2（soluble ST2，sST2）则发挥相反作用；半乳糖凝集素 -3（glactin-3，Gal-3）能够激活巨噬细胞和促进纤维增生。这些新型的标志物均与心衰病程有显著的相关性。

4. 心肌重构标志物

心肌重构表现为心脏的大小、形状和收缩力随着心衰病程逐步改变的过程，是心衰病程中最主要的解剖学特点。在组织学方面，心肌重构涉及心肌细胞的肥大、凋亡和心脏间质细胞的增生，后者还会引起心肌细胞外间质（如胶原纤维）的堆积。因此，心肌重构可以通过检测分泌到血液中的细胞外间质的表达量和活性来反映，这些分泌物包括胶原的代谢产物和影响基质代谢的基质金属蛋白酶（matrix metalloprotein protein，MMP）及其抑制剂。近年来，MMP 在评估心肌重构中的应用得到了广泛研究，MMP 及其抑制剂的水平和两者之间的比值被认为与心肌重构的进程存在较大的相关性，对心衰患者的预后有一定的指导价值。

5. 神经内分泌激素

系统性的神经内分泌激活是心衰发病过程中的重要病理生理机制。心功能不全发生时，肾素－血管紧张素－醛固酮系统和交感神经系统相继激活，其引起的血管收缩和水钠潴留在短期内可以提高心排血量，但其持续升高会导致心脏负荷增加和心肌重构，导致心功能恶化和加速心衰进展。血清中神经内分泌激素的含量能够反映心衰患者病情的严重程度，能够作为心衰的生物标志物。无论是否存在症状，心衰患者血清中去甲肾上腺素和醛固酮的含量均显著增加，并随着病情的进展进一步增加。然而，神经内分泌激素的测量存在一定难度，客观上限制了其作为心衰生物标志物的临床应用。

6. 其他标志物

微小 RNA 和其他非编码 RNA 在心衰的调节过程中也发挥重要作用，在血清中较为稳定，也可以作为心衰的生物标志物。

四、心电图

12 导联心电图（electrocardiogram，ECG）可提供既往心肌梗死、左室肥大、广泛的心肌损害或心律失常等信息。但是，无论是心电图还是胸部 X 线检查都不能提供基础心脏病病因或心衰程度。

五、X 线检查

胸部 X 线检查可用于判断患者的心脏增大及心功能不全，与脑利尿钠肽检测或心脏超声检查相比，胸部 X 线检查具有简、便、廉等特点。X 线征象在一定程度上反映血流动力学的改变，它比临床症状出现较早，分析心衰的 X 线征象，对心衰的防治、降低心脏病的病死率有重要意义。心衰的 X 线诊断依据：①当胸部 X 线检查出现肺淤血及间质性肺水肿的 X 线征象时可提示早期心衰；②上述征象伴肺淤血伴肺门阴影增大，右下肺动脉增宽，可以肯定心衰的诊断；③再次出现心脏增大和叶间裂增宽及少量胸腔积液则是由早期心衰演变为急性心衰或心衰程度加重的更有利的证据。检查心衰血流动力学改变的方法很多，包括心导管检查、放射性核素显影、超声心动图、心电图等，但 X 线检查方便、易行、经济，仍是心力衰竭早期诊断的一个不容忽视的重要手段。

六、超声心动图

超声心动图是一种操作非常简便的检查及诊断技术，其不仅价格低廉，还可为待检查者重复使用，检查结果非常直观。超声心动图可提供关于心腔容积、心室收缩和舒张功能、室壁厚度、瓣膜功能、肺动脉高压、心包积液和心衰病因的即时信息，这些信息对明确心衰诊断、确定适宜治疗和指导预后分析都极为重要。此外，心脏超声安全性远远优于血管造影等有创性检查，医师可以根据超声检查结果来了解心脏运行状态，从而实现对心脏功能的准确判断。对心肌疾病伴心功能不全者，超声可区分舒张功能和收缩功能不全。超声可以提供心腔内径，心脏几何形状，左、右室壁厚度及室壁运动等信息，也可判断心包、瓣膜及血管结构。LVEF、左室内径及左心室舒张末期容积（left ventricular end-diastolic volume，LVEDV）和左室收缩末期容积（left ventricular end-systolic volume，LVESV）是判断左心室收缩功能及预后的可靠指标，特别是 LVESV 为预后判断的最佳指标。

七、心导管检查

有心绞痛或既往有心肌梗死，需血管重建者或临床怀疑冠心病者应行冠状动脉造影，其也可用于鉴别缺血性或非缺血性心肌病。中老年瓣膜病患者行人工瓣膜置换术前应常规行冠状动脉造影检查。心导管左室造影可提供准确的左室容量、LVEF、室壁运动及左室几何形状等信息。

八、放射性核素显影

核素心室造影可准确测量左室容量、LVEF 和局部室壁运动，核素心肌灌注显像可诊断心肌缺血和心肌梗死，其对鉴别扩张型心肌病和缺血性心肌病有一定帮助。

九、心肌活检

心内膜心肌活检对不明原因的心肌病诊断价值有限，因心肌组织学常显示非特异性改变，如心肌肥厚，心肌细胞减少，心肌纤维化等，而且心肌活检可能带来一定程度的风险，然而，心肌活检也有助于明确心肌炎症性或浸润性病变的诊断，对心脏淀粉样变性有特殊的诊断价值。

参考文献

[1] YOUSUFUDDIN M，ABDALRHIM A D，WANG Z，et al. Cardiac troponin in patients hospitalized with acute decompensated heart failure：A systematic review and meta-analysis[J]. Journal of hospital medicine，2016，11（6），446-454.

[2] JANUZZI J L，FILIPPATOS G，NIEMINEN M，et al.Troponin elevation in patients with heart failure：on behalf of the third Universal Definition of Myocardial Infarction Global Task Force：Heart Failure Section[J]. European heart journal，2012，33（18），2265-2271.

[3] NAKAGAWA O，OGAWA Y，ITOH H，et al.Rapid transcriptional activation and early mRNA turnover of brain natriuretic peptide in cardiocyte hypertrophy. Evidence for brain natriuretic peptide as an "emergency" cardiac hormone against ventricular overload[J]. Journal of Clinical Investigation，1995，96（3），1280-1287.

[4] KALOGEROPOULOS A，GEORGIOPOULOU V，PSATY B M，et al. Inflammatory markers and incident heart failure risk in older adults：the Health ABC（Health，Aging，and Body Composition）study[J]. Journal of the American College of Cardiology，2010，55（19）：2129-2137.

[5] KAKKAR R，LEE R T. The IL-33/ST2 pathway：therapeutic target and novel biomarker[J]. Nature reviews Drug discovery，2008，7（10）：827-840.

[6] TIJSEN A J，PINTO Y M，CREEMERS E E. Circulating microRNAs as diagnostic biomarkers for cardiovascular diseases[J]. American journal of physiology. Heart and circulatory physiology，2012，303（9）：H1085-H1095.

[7] 朱文玲．心力衰竭的进展：（4）心力衰竭的临床和影像学诊断（续2）[J]. 中国循环杂志，2006，21（1）：1-3.

（周建中　张颖）

第二节　超声心动图诊断

心衰患者心功能的准确评价对于早期诊断并延缓心衰患者病情加重及降低其死亡风险具有重要作用，是判断心衰患者病情与预后的关键因素。作为评估心脏结构和功能的首选方法，超声心动图仍然是筛查、诊断和管理心衰的一线诊疗手段，其多种超声心动图技术和指标均可用于左室收缩和舒张功能的评估。因此，对左室功能的综合超声心动图评估应以整合和协调多个参数为导向，以达到对心衰最准确的诊断。

一、左室收缩功能的评价

传统观点认为大多数心衰的发生是由于心肌收缩性能减弱，使得心排血量不能满足机体代谢的需要，从而导致器官、组织血液灌注不足。然而，随着研究的深入，人们发现即使 LVEF 正常，部分患者仍然存在呼吸困难、疲乏和肺、体循环淤血及外周水肿等心衰的临床表现，表明该类患者可能已存在亚临床收缩功能障碍。因此，及时准确地评价心衰患者的左室收缩功能，早期发现收缩功能异常，对心衰患者的治疗及预后至关重要。超声心动图技术可对左室整体及局部收缩功能进行定量及定性的评价，已成为目前临床上主要的收缩功能评价手段。

1. 常规超声心动图技术

目前，临床上评价心衰患者左室收缩功能最常用的指标之一仍是 LVEF。《2016 ESC 急慢性心力衰竭诊断和治疗指南》就根据 LVEF 将心衰分为 3 类：HFpEF、HFmrEF 和 HFrEF。可见，LVEF 亦是心衰分类的重要指标。

左室收缩功能正常与减弱的鉴别不仅对心衰的诊断及后续治疗至关重要，而且对预后也有影响。一般来说，LVEF 较低的患者生存期较短。在一项血管扩张剂心衰试验中，LVEF 降低的充血性心力衰竭患者年死亡率为 19%，而 LVEF 正常的充血性心力衰竭患者的年平均死亡率则下降为 8%。即使在 HFpEF 患者中，LVEF 的评估也是重要的。在 TOPCAT 试验中，螺内酯对 LVEF 低端谱（< 55%）患者的有利作用更大。相似的差异治疗效果也同样出现在 PARAGON-HF 试验中，缬沙坦在 LVEF 较低的 HFpEF 患者中疗效更好。可见，通过超声心动图测得的 LVEF 可辅助判断预后。因此，当有可疑心衰症状出现时均应测量 LVEF，若心衰确诊患者临床情况发生变化、随访治疗效果、拟进行器械治疗时也应重复测量。其测量方法主要包括双平面 Siompsom 法及 M 型超声心动图。众所周知，心衰患者往往存在节段性室壁运动异常或室壁运动不同步，因此更推荐使用双平面 Siompsom 法对此类患者的收缩功能进行评估（图 3-1）。该测量方法要求图像质量较好，当有两个或以上节段心内膜显示不清时，其结果的准确性将受到影响。此时，应充分考虑进行左心声学造影检查，以改善常规超声心动图由于心内结构显

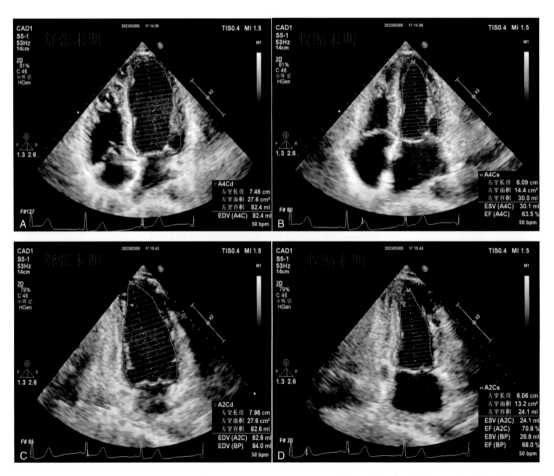

图 3-1　标准心尖四腔心切面和两腔心切面采用双平面 Simpson 法进行左室舒张末期和收缩末期容积测量

影不清等对左室容积的影响，其测量的 LVEF 与心脏磁共振（cardiac magnetic resonance，CMR）成像具有良好的相关性，尤其适用于心脏再同步化治疗（cadiac resyn-chronization，CRD）或安装除颤器、化疗后心脏毒性及瓣膜置换后要求精确评估心功能的患者。根据我国心衰评价指南建议，LVEF 男性 < 52%，女性 < 53% 提示左室收缩功能异常。40% ≤ LVEF < 52% 为收缩功能轻度降低，30% ≤ LVEF < 40% 为收缩功能中度降低，LVEF < 30% 为收缩功能重度降低。

当然，通过 LVEF 评估的左室心功能反映的是左室整体收缩功能情况，其局部的运动异常需要结合操作者的经验定性判断或其他的超声心动图技术。此外，有证据表明 HFpEF 患者尽管 LVEF 正常，但已存在亚临床的收缩功能障碍，如左室应变和应变率的显著降低。可见，LVEF 对左室收缩功能的细微变化并不敏感。而且，心衰患者图像质量大多欠清晰，因此双平面 Siompsom 法在临床实际应用中也常受到限制。

基于组织多普勒成像（tissue Doppler imaging，TDI）技术的二尖瓣环收缩期峰值速度（s′）测量简单，不受图像质量的影响，可以短时间内方便、快捷地评估左室功能，是衡量左室纵向收缩功能的较好指标（图 3-2），当 s′ < 5 cm/s 时提示左室收缩功能降低。国外学者对心衰患者的研究发现，通过 TDI 技术测得的 s′ 与左室核素造影所测的 LVEF 具有较好的相关性；国内学者也发现，s′ 能较 LVEF 更早地检测到早期局部收缩功能异常。此外，通过 TDI 技术还可直观了解心脏的机械运动情况，结合 QRS 波群时限，可对心衰患者的同步性进行评价，对选择心脏再同步化治疗的适应人群具有重要临床意义。然而，基于 TDI 技术评估的 s′ 具有角度和负荷依赖性，只能评估心肌的纵向功能；再者，不同水平处测量的多普勒速度受到整个心脏的位移和邻近节段牵拉的影响，而不能反映被测量的局部心肌的真实运动情况。

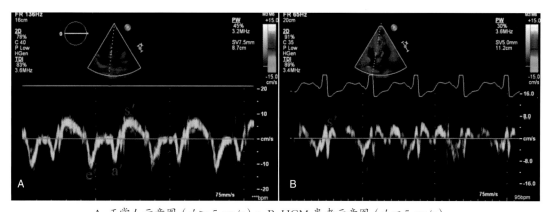

A. 正常人示意图（s′ > 5 cm/s）；B. HCM 患者示意图（s′ < 5 cm/s）。

图 3-2　标准心尖四腔心切面采用 TDI 技术测量二尖瓣隔瓣环收缩期峰值速度 s′、
舒张早期运动速度 e′、舒张晚期运动速度 a′

2. 二维斑点追踪技术（two-dimensional speckle tracking imaging，2D-STI）

基于 2D-STI 的心肌应变评估是一种新的超声心动图方法，它无角度依赖性，可对心肌整体和局部收缩功能障碍进行敏感的评估，可纳入标准超声心动图检查。

研究发现，尽管 HFpEF 患者的 LVEF 正常或接近正常，但其已存在亚临床的收缩功能异常，HFpEF 患者心衰的症状不完全由舒张功能障碍引起。国外的一项荟萃分析表明，与对照组（无症状的高血压、糖尿病及冠状动脉疾病患者）相比，HFpEF 患者左室整体纵向应变（global long strain，GLS）明显减低，且 HFpEF 组中 GLS 异常比例明显高于对照组。此外，国内学者还发现，HFpEF 患者 GLS 与 NT-proBNP 呈线性关系，随着 NT-proBNP 增大，GLS 值也增大（GLS 为负数，其值越大表明收缩功能越差）；而 NT-proBNP 的水平可间接反映心衰疾病进展程度。可见，HFpEF 患者疾病严重程度与左室纵向收缩能力具有相关性，左室纵向收缩功能越差，疾病进展越重。通常情况下，当 GLS ≥ -20% 为左室收缩功能降低，但 2019 年欧洲心脏病学会心力衰竭协会提出了一项新的专家共识：HFA-PEFF 评分，将 GLS ≥ -16% 纳入 HFpEF 的诊断评分，且已有研究证明了 HFA-PEFF 评分的特异性和敏感性。可见，GLS 可在 LVEF 尚正常时敏感发现心肌收缩功能的细微变化。此外，研究还表明，HFpEF 患者中左室 GLS 异常者较左室 GLS 正常者具有更高的心衰再次住院率及心血管事件发生率。因此，通过 GLS 评价左室整体收缩功能对诊断 HFpEF 及预后评估均有一定的价值（图 3-3）。

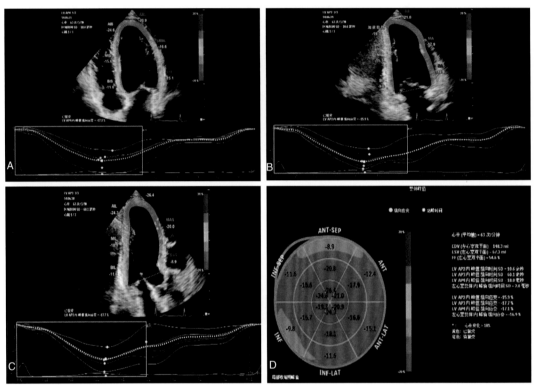

A ～ C 分别为根据 2D-STI 技术得出的心尖四腔心、两腔心及三腔心的纵向应变；D. 牛眼图示意为左室各节段的应变值，GLS 即为各节段应变的平均值。

图 3-3　GLS 评价左室整体收缩功能

2D-STI 技术通过逐帧追踪感兴趣区内的心肌组织超声斑点，标测不同帧之间各节段心肌的运动轨迹，为评估心脏的局部及整体机械运动情况提供了全新的定量手段。尽管其无角度依赖性，但对图像的质量要求较高，且操作相对费时。而组织运动瓣环位移（tissue motion annular displacement，TMAD）技术是在 2D-STI 技术的基础上发展起来的一种新技术。该技术只需获取心尖四腔心切面，然后在二尖瓣环水平的间隔壁及侧壁分别放置两个点，并将第三个点放置在心尖水平即可快速得到二尖瓣环位移（mitral annular displacement，MAD），室间隔侧壁瓣环连线中点的最大位移与左室长轴的比值即为平均位移 [tissue motion annular displacement，TMAD-Midpt（%）]。由于对心内膜显示要求不高，因此可快速评估左室纵向收缩功能而不需要高质量的图像。研究表明，TMAD 技术在左室纵向收缩功能损伤的早期诊断、心脏病疗效评估、心血管事件预测和某些心脏病的预后方面可能具有重要的临床价值。

国内学者运用 TMAD 技术对心衰患者的左室整体收缩功能进行评估，结果显示心衰患者无论其 LVEF 是否正常，TMAD 技术所测得的 TMAD、TMAD-Midpt、TMAD-Midpt（%）均明显减低，且 HFrEF 组较 HFpEF 组减低更明显，表明其心肌的纵向收缩功能均已发生损伤，而 HFrEF 患者损伤程度更重。基于斑点追踪技术的 TMAD 分析对心肌变化探测较为敏感，在 LVEF 明显减低前即可提示 HFpEF 患者的收缩功能异常，为临床早期针对性治疗争取时间。因此，TMAD 技术有望为心衰患者提供一种简便、快速、准确的新方法，尤其适用于声窗较差、卧床及肺气干扰的老年患者。

2D-STI 具有负荷依赖性，后负荷的增加可使心肌应变降低，导致对真正收缩功能的低估，近年来兴起的新技术"左室-压力应变环（pressure-strain loop，PSL）"通过结合 2D-STI 技术与后负荷测定，能客观评价心肌整体与局部做功情况，为临床评估心功能提供了新方法。国内学者运用该技术对 HFpEF 患者的研究发现，与对照组相比，HFpEF 患者进行的整体做功效率（global work efficiency，GWE）、整体做功指数（global work index，GWI）及 GLS 均降低，继续应用 ROC 曲线评估 GLS 与各心肌做功参数对 HFpEF 患者的临床诊断价值，结果显示上述心肌做功参数的诊断价值均高于 GLS，其中 GWE 的诊断敏感性与特异性最高。可见，与 GLS 相比，PSL 可敏感地评估心衰患者整体心肌做功情况，为心衰患者的临床诊断提供较大的临床应用潜力。

3. 实时三维超声心动图（real-time 3-dimensional echocardiography，RT-3DE）

2D-STI 技术忽略了心肌是在三维方向上的运动，易形成跨平面失追踪而产生误差；而 RT-3DE 技术不受角度及平面外运动的影响，可通过建立容积数据而在立体空间内准确评估心肌应变而非局限于固定平面内，因此可真实地评价心肌功能。国内学者基于 RT-3DE 技术对 HFpEF 患者进行了多项研究，结果显示 HFpEF 患者 LVEF、LVEDV、LVESV 等与对照组相比并无明显统计学差异，而 GLS、左室整体径向应变（global radial strain，GRS）明显降低，且 GLS、GRS 与 LVEF 呈负相关。可见，通过 3D-STE 仍可早期检测出患者左室整体收缩功能已有降低，这对临床工作具有指导意义。此外，有学者发现 HFpEF 患者左室整体面积应变（global area strain，GAS）与对照组相比亦明显降低，而 GAS 可加权纵向和圆周两个方向的心肌应变，故可更早期检测出左室收缩异常。

当然，RT-3DE 也有其局限性，由于其是在单心动周期中测量所有的三维应变，因此不适用于非窦性心律患者；再者 RT-3DE 更容易受图像质量的影响，其时间和空间分辨率都相对较低。此外，不同软件其图像后处理存在差异，因此在不同仪器上得到的数值不尽相同，这使 RT-3DE 的临床应用受到一定限制，目前更多地用于科学研究。

二、左室舒张功能的评价

左室舒张功能障碍（left ventricular diastolic dysfunction，LVDD）在心衰的病理生理学中起关键作用。它是指心室主动松弛受损，伴有或不伴有顺应性降低和左室腔僵硬度增加，使得心室无法充分充盈、左室充盈压增高，最终导致肺循环或体循环淤血、心排血量减少的复杂过程；其发病率高，占心衰总数的 50%（40%～71%），与心衰病死率相关，可单独存在或与收缩功能异常并存，而治疗方法与收缩性心衰不尽相同。因此当患者以心衰的症状和（或）体征入院确定 LVEF 后，对其舒张功能的评价就显得极为重要，可为后续治疗及相关并发症提供宝贵信息。通过血浆生物学指标、无创性检查及介入性操作可对 LVDD 进行诊断，其中无创性检查即超声心动图是目前最常用的评价方法，其对心脏舒张功能的测量已日趋全面、准确，可为临床医师提供更直接、客观的影像学信息，其诊断的及时性、准确性在临床上得到了很大的提升。

1. 常规超声心动图技术

目前，基于常规超声心动图技术的舒张功能评价方法已在临床广泛开展，其评估左室舒张功能的参数众多，包括房室形态、功能参数及血流动力学参数。

心衰类型不同，患者的心脏结构形态表现不同，HFrEF 患者主要表现为心室离心性重塑、左室增大；而 HFpEF 患者表现为心室向心性重塑、左室壁对称性增厚。多种常见的心血管疾病都可以使左室发生向心性肥大继而导致舒张功能障碍。然而，每个人的体型存在很大差异，心脏大小不一，因此衡量左室肥大的指标需要进行体表面积标化即左室质量指数（left ventricular mass index，LVMI），

LVMI 是衡量左室肥大的重要指标。当组织多普勒不能确定 LVDD 或测量发现患者 BNP 水平已升高时，LVMI > 122 g/m²（女）或 > 149 g/m²（男）可作为诊断 LVDD 的充分证据。左室向心性重塑对于 HFpEF 的诊断具有重要价值，可替代成为 LVDD 的直接证据。另外，左房大小是左房长期压力负荷的体现，在不存在心房肌自身病变、二尖瓣病变及先天性心脏病的情况下，左房扩大是左室舒张功能减退的表现之一，左房压力的升高提示舒张期左室充盈压增高。2016 年舒张功能指南将左房容积指数（left atrial volume index，LAVI）> 34 mL/m² 作为左房容积增大和 LVDD 的证据。LAVI 不仅在评价左室舒张功能方面前景广阔，在心血管疾病的预后方面也具有重要价值。国内外众多学者对左房容积与心血管疾病预后关系进行了相关研究，证实了左房容积扩大是慢性心力衰竭不良结局的一个强有力的预后标志。因此，在对患者进行舒张功能评价之前，有必要对患者的心脏结构进行准确的测量，为舒张功能的评价提供相关辅助信息。

二尖瓣血流频谱多普勒是评价左室舒张功能的第一步，通过二尖瓣血流频谱的变化直观反映舒张期心室充盈模式及房室间压差，测量指标包括舒张早期快速充盈波（E 波）和左房主动收缩所致充盈波（A 波），以及由此衍生的 E/A 比值、E 峰减速时间等。根据左房压力变化，可表现为 4 种模式：①正常情况：2 > E/A > 1；②松弛受损：左房压力可能正常，也可能降低，E/A < 1；③假性正常化：随着病情的发展，左室顺应性进一步降低（僵硬度增加），E/A > 1；④限制型充盈障碍：随着病情的发展，舒张功能严重受损，E/A > 2（图 3-4）。由于该指标受年龄、心律、心率、二尖瓣环钙化的影响，以及假性正常化情况的存在，致使其测量准确性降低。因此，单独运用 E/A 比值并不能很好地反映心脏舒张功能。

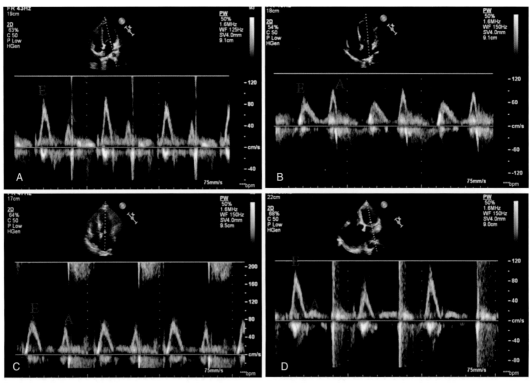

A. 正常心脏的二尖瓣流入量显示舒张早期流入量大于舒张晚期流入量（E > A）。B. 左室松弛受损但左室充盈压力正常的患者中，左室舒张功能 I 级（E < A）。C. 假性正常化，此时舒张早期由于左房压力增高致 E 峰增加，舒张晚期由于左室充盈压升高造成房室压差降低，左心房收缩失代偿而致 A 峰低于 E 峰，左室舒张功能障碍 II 级（E > A）。D. 限制型充盈障碍，当左室充盈压力因左室舒张压升高而严重升高时，在极高的左房压和左室舒张压之间存在一个高房室压差，因此 E 峰具有较高的速度，左房收缩力衰竭致 A 峰降低，左室舒张功能 III 级（E/A > 2）。

图 3-4　二尖瓣血流频谱评价左室舒张功能

近年来，TDI 技术已成为衡量心脏舒张功能不全的一种敏感手段，通过测定二尖瓣环舒张早期运动速度（e′）、舒张晚期运动速度（a′）评价左室舒张功能，该指标受负荷影响较小（图 3-2）。临床研究发现，E/e′ 和左室充盈压之间的相关性在 LVEF 降低和保留的患者中都得到了证实，可客观反映左室舒张功能的变化，比单独用 e′ 或 E 更准确。由欧洲心脏病学会提出的 HFpEF 诊断指南和美国超声心动图学会及欧洲心血管成像协会提出的左室舒张功能评估指南都建议应包含 E/e′ 比值。

Kasner 等对 43 例 HFpEF 患者的舒张功能情况进行检测，并将各超声心动图参数诊断的舒张功能不全结果与经心导管确诊的舒张功能障碍结果相对比，结果发现在所有参数中，左室充盈指标 E/e′ 是诊断舒张功能障碍的最佳指标。Nagueh 等也获得相同的研究结果，并提出 E/e′ 是估测心衰预后的强独立预测因子。另外，国外学者总结了 E/e′ 在运动性呼吸困难的 HFpEF 及亚急性和急性失代偿型 HFpEF 诊断和危险分层中的重要意义。他们认为对于存在运动时呼吸困难、LVEF > 50%、心脏结构异常的患者，若室间隔 E/e′ > 10 则呼吸困难的原因在于 HFpEF，若 < 10 则应进行舒张功能负荷试验，若运动后室间隔 E/e′ > 10 则还认为呼吸困难的原因在于 HFPEF，反之则呼吸困难的原因为非心源性呼吸困难。他们认为较高的 E/e′（13～15）界值提高了阳性诊断价值，但缺乏阴性预测价值。尽管不同的学者得出的 E/e′ 界值不尽相同，但是都不约而同地强调了 E/e′ 在舒张功能障碍中的重要意义。

根据 2016 年美国超声心动图学会左室舒张功能指南建议，我们认为当 E/e′ < 8 时提示左室充盈压正常，> 14 时提示左室充盈压升高。当 E/e′ 在 8～14 这个灰色地带时，左室舒张功能不能确定。当然，目前的指南更建议综合使用多个超声指标包括二尖瓣口前向血流速度、二尖瓣环运动速度、左房容积指数和三尖瓣口反流（tricuspid regurgitation，TR）峰值流速对患者的舒张功能和充盈压进行评估，其评估流程如图 3-5、图 3-6 所示，若患者存在舒张功能障碍，还应对舒张功能障碍的程度进行分级。无论是 HFrEF 还是 HFpEF 患者，舒张功能异常均是潜在心肌疾病的结果，故在这两类群体中均可应用类似的评估流程。需要注意的是，尽管 HFrEF 和 HFpEF 患者都有舒张功能障碍，但这两类患者的舒张功能评估侧重点不同。在 HFrEF 患者中评估舒张功能的主要目的是估测左室充盈压。

然而，HFpEF 患者尤其是处于疾病进展早期阶段的患者在休息时无症状，不表现出心脏结构或功能异常，静息超声心动图就不能解释心衰或呼吸困难的原因，此时运动负荷超声心动图（舒张功能负荷试验）有助于揭示左室舒张储备异常，目前在 HFpEF 的诊断评估中发挥着重要作用。一般而言，对于静息时心脏完全正常或已有左室充盈压升高表现的患者不必行舒张功能负荷试验，而舒张功能不全 I 级的患者是该项检查最合适的人群。当下列三项结果均满足时，舒张功能负荷试验阳性：①室间隔 e′ < 7 cm/s；②平均 E/e′ > 14 或室间隔 E/e′ > 15；③ TR 峰值流速 > 2.8 m/s。这时左室充盈压升高和继发性毛细血管运动后肺动脉高压会导致患者出现运动性呼吸困难和运动能力降低的症状，因此建立了高可信度的 HFpEF 诊断。

当然，按照该最新指南进行舒张功能的评估和分级较为复杂、费时。但是对于心衰患者而言，舒张功能的准确评估不仅可指导临床治疗决策，还可预测因心衰住院的事件和总体死亡率；因此，对心衰患者行全面的超声心动图评估是非常有必要的。同时，对该类患者做好基线舒张功能与临床症状的评估，并在以后的长期治疗中做到从功能到症状的细致随访，可能更有助于就舒张功能对患者整个病程的影响进行综合判断。

2. 2D-STI

近来研究表明，采用 2D-STI 技术在等容舒张期及舒张早期测量的左室整体长轴舒张期应变率与心肌舒张时间常数（τ）显著相关，可直接反映心衰患者的心肌功能，提高其舒张功能障碍的诊断水平。国外学者运用 2D-STI 测量的舒张早期应变率峰值（strain rate at early diastole，SRe）、等容舒张期应变率峰值（strain rate during isovolumic relaxation，SR_{IVR}）并结合心导管技术测量的肺毛细血管楔压（pulmonary

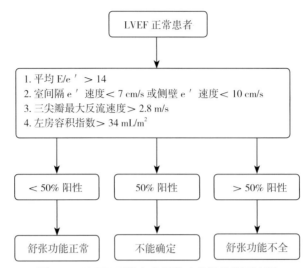

图 3-5　LVEF 正常患者舒张功能评估简要流程

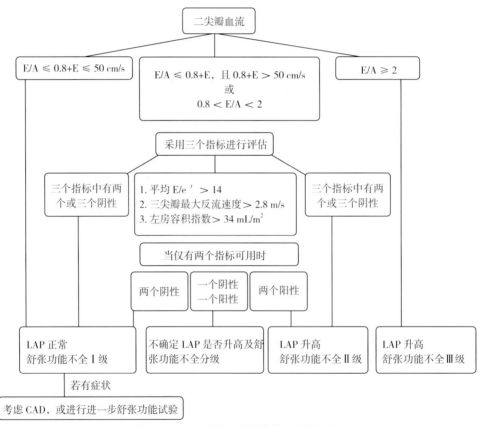

图 3-6　左室舒张功能异常分级诊断流程

capillary wedge pressure，PCWP）对 HFrEF 患者的左室舒张功能进行评价，结果发现 E/SRe 与 PCWP 具有显著的正相关性，进一步对 E/SRe、E/e′两参数预测 HFrEF 患者左室充盈压升高的检验效能进行分析发现，两参数中 E/SRe 的曲线下面积最大。同时，学者还发现 E/SR$_{IVR}$ 与 PCWP 的相关性并不明显，表明 E/SRe 在临床上适用于更严重的左室功能障碍患者，是检测严重左室舒张功能不全最准确的指标。而 E/SR$_{IVR}$ 对 LVDD 的预测价值更适用于 LVEF 正常、E/e′在 8～15 和局部心肌功能障碍的患者中。此外，左室应变和应变率还被证明可以区分 HFpEF 患者与无症状左室功能障碍的患者，与无症状左室功能障碍的患者相比，具有低 SRe 的 HFpEF 患者的左室充盈压明显较高，心排血量更低，纽约心脏病协会（New York Heart Association，NYHA）心功能等级更差。

此外，左房应变与平均 PCWP 呈负相关，亦可作为心衰 LVDD 的敏感指标。Morris 等研究了 500 多例因既往高血压、糖尿病或冠状动脉疾病而存在舒张功能障碍风险的 HFpEF 患者，根据既往文献报道的数据，将异常 LA 储存应变定义为 ≤ 23%，结果发现 LA 应变不仅与常规舒张超声心动图参数 e′、E/e′、LAVI 和 TR 反流速度之间存在显著的相关性，而且与侵入性测量和估计的左室充盈压之间也存在显著相关性。在有舒张功能障碍和充盈压升高征象（e′ 异常合并 E/e′ > 14）的患者中，左房应变异常（62%）比 LAVI > 34 mL/m²（34%）更为常见。此外，LAVI 正常但 LA 应变降低的患者其左室充盈压及心衰住院率都高于 LAVI 及 LA 应变皆正常的患者。与常规舒张功能参数相比，在校正年龄和性别后，左心房应变与发生心衰的风险独立相关。可见，LA 应变与常规舒张功能参数相比具有更高的预后价值，LA 应变的降低伴随舒张功能障碍的恶化。随后在 Frydas 等的研究中也得出了类似的结果，该研究者认为，在 HFpEF 和 HErEF 患者中，左房应变受损程度与 LVDD 严重程度显著相关：舒张功能不全 I 级，LA 应变异常率为 62.9%，LA 应变为 22.2% ± 6.6%；舒张功能不全 II 级，LA 应变异常率为 88.6%，LA 应变为 16.6% ± 7.4%；舒张功能不全 III 级，LA 应变异常率为 95.7%，LA 应变为 11.1% ± 5.4%。LA 应变在判断严重 LVDD 方面具有良好的诊断性能，其敏感性为 80%，特异性为 77.8%，明显优于 LAVI、E/e′ 及 LA 总排空分数。上述结果表明，LA 应变可作为评估心衰患者 LVDD 的有用参数，具有广阔的临床应用前景。但其存在一些技术局限性，而且需要一定的临床经验，因此目前并未将其纳入常规的舒张功能评估。

左室解旋率作为左室舒张功能的一个新替代指标也引起了研究者的兴趣。绝大多数健康人的解旋运动是在等容舒张期完成的，这与解旋力迅速释放到细胞外基质和缩短的肌节恢复到原来的长度有关。因此，解旋运动能促进左房至左室的血液流动，决定了等容舒张期心肌的舒张状态。国内学者的研究表明，在 HFpEF 患者中，舒张期钙离子进入心肌细胞的运输被改变，心肌细胞回到原来的长度受到损害，这两者都导致等容舒张期解旋速度减慢。此外，解旋动作延迟，大部分解旋动作在等容舒张期之后完成。因此，等容舒张期完成解旋的百分比降低。而等容舒张期解旋速度、等容舒张期完成解旋的百分比与 LAVI、血浆 NT-proBNP 呈负相关，HFpEF 患者循环 NT-proBNP 水平升高与左室舒张充盈压升高和舒张末期壁应力升高直接相关。因此等容舒张期解旋速度和等容舒张期完成解旋的百分比也可以作为评价左室舒张功能障碍程度的指标，其具有新的前景。但是，鉴于左室解旋率这一指标难以分辨相关影响因素及测量的复杂性，需要更多的研究来证实其在临床工作中的作用。

3. RT-3DE

多普勒超声心动图评价静息和运动时左室充盈压是临床应用最广泛的评价左室舒张功能的影像学技术。然而，研究显示约 20% 的疑似 LVDD 患者在采用当前指南推荐的评估流程时存在各种参数不一致，导致左室舒张功能不能确定的情况。当患者存在心肌梗死、束支阻滞、明显的二尖瓣反流、二尖瓣钙化或置换等情况，都可能导致 E 波和 e′ 的速度降低。

目前的三维超声心动图技术可以准确测量左房容量和功能，这已被证明可以提高用于评估 LVDD 和 HFpEF 的诊断准确性和预后价值。LAVI 是 LVDD 严重程度和慢性程度的替代指标。目前的二维超声心动图存在低估 LAVI 的问题，而 RT-3DE 测量 LAVI 具有较低的观察者间变异性和重复性，成为连续测量 LA 大小和功能的首选超声心动图技术。此外，通过半自动或全自动 RT-3DE 生成的左室容积–时间曲线，可以测量出舒张期的峰值充盈率（peak filling rate，PFR），该参数反映了左室的松弛性和弹性恢复力，也是评估舒张功能的关键参数。Fei 等利用 RT-3DE 获得的左室容积–时间曲线比较了 24 例健康受试者、12 例舒张延迟患者和 12 例舒张功能伪正常化患者的 PFR，发现左室舒张功能不全患者的 PFR

明显降低。Nakanishi 等用侵入性测量 τ 进一步验证了这种方法。他们发现 RT-3DE 衍生的 PFR 与 τ 相关,并随着 LVDD 程度的增加而降低。最后,他们报告了舒张功能正常人群的 PFR > 2.0。然而,RT-3DE 对 LVDD 的实际诊断和预后价值仍有待于更大规模的临床研究。

心功能评价是判断心衰患者病情严重程度与预后的关键因素,对所有疑似或确诊为心衰的患者都应使用超声心动图对左室的收缩和舒张功能进行评估。由于 LVEF 受多种因素的影响,当通过 LVEF 对心衰的类型进行初步分类后,如果条件允许也应尽可能提供患者的 GLS 信息,其可对患者的细微收缩功能变化进行精确的评价,尤其是 HFpEF 患者。此外,采用 TMAD 技术及 TDI 技术评估的二尖瓣环收缩期峰值速度(s′)也可对收缩功能进行快速评估与随访。另外,舒张功能及左室充盈压的评价在鉴别呼吸困难的病因中发挥着重要作用,因此舒张功能的评估也是常规检查中不可缺少的内容之一。根据指南建议,临床报告应包含对左室舒张不全的分级及左室充盈压的评估,尤其是对于确诊为心衰的患者或存在呼吸困难症状的人群。随着技术的进步,RT-3DE 也逐步应用于左室心功能的评估,但目前还未在临床实践中广泛开展。总的来说,超声心动图能够直接、客观、无创地反映患者心脏的收缩和舒张功能情况,具有安全性、可重复性等明显优势,对于所有疑似或确定心衰患者,超声心动图都是首选的左室功能评价手段。

参考文献

[1] WANG H,CHAI K,DU M,et al. Prevalence and Incidence of Heart Failure Among Urban Patients in China:A National Population-Based Analysis[J]. Circ Heart Fail,2021,14(10):e008406.

[2] D'ANDREA A,ILARDI F,D'ASCENZI F,et al. Impaired myocardial work efficiency in heart failure with preserved ejection fraction[J]. Eur Heart J Cardiovasc Imaging,2021,22(11):1312-1320.

[3] COHN J N,JOHNSON G. Heart failure with normal ejection fraction. The V-HeFT Study. Veterans Administration Cooperative Study Group[J]. Circulation,1990,81(2):Ⅲ 48- Ⅲ 53.

[4] SOLOMON S D,VADUGANATHAN M L,CLAGGETT B,et al. Sacubitril/valsartan across the spectrum of ejection fraction in heart failure[J]. Circulation,2020,141:352-361.

[5] SOLOMON S D,MCMURRAY J J V,ANAND I S,et al. Angiotensin-neprilysin inhibition in heart failure with preserved ejection fraction[J]. N Engl J Med,2019,381:1609-1620.

[6] 中华医学会超声医学分会超声心动图学组,中国医师协会心血管分会超声心动图专业委员会. 超声心动图评估心脏收缩和舒张功能临床应用指南 [J]. 中华超声影像学杂志,2020,6:461-477.

[7] GULATI V K,KATZ W E,FOLLANSBEE W P,et al. Mitral annular descent velocity by tissue Doppler echocardiography as an index of global left ventricular function[J]. Am J Cardiol,1996,77(11):979-984.

[8] KLEIJN S A,VAN DIJK J,DE COCK C C,et al. Assessment of intraventricular mechanical dyssynchrony and prediction of response to cardiac resynchronization therapy:comparison between tissue Doppler imaging and real-time three-dimensional echocardiography[J]. J Am Soc Echocardiogr,2009,22(9):1047-1054.

[9] PIESKE B,TSCHÖPE C,DE BOER R A,et al. How to diagnose heart failure with preserved ejection fraction:the HFA-PEFF diagnostic algorithm:a consensus recommendation from the Heart Failure Association(HFA)of the European Society of Cardiology(ESC)[J]. Eur J Heart Fail,2020,22(3):391-412.

[10] SEO Y,ISHIZU T,IEDA M,et al. J-LONG Study Investigators. Clinical Usefulness of the HFA-PEFF Diagnostic Scoring System in Identifying Late Elderly Heart Failure with Preserved Ejection Fraction Patients[J]. Circ J,2021,85(5):604-611.

[11] NAGUEH S F,SMISETH O A,APPLETON C P,et al. Recommendations for the evaluation of left ventricular diastolic function by echocardiography:an update from the American Society of Echocardiography and the European Association of Cardiovascular Imaging[J]. Eur Heart J Cardiovasc Imaging,2016,17:1321-1360.

[12] PONIKOWSKI P，VOORS A A，ANKER S D，et al. 2016 ESC Guidelines for the diagnosis and treatment of acute and chronic heart failure：The Task Force for the diagnosis andtreatment of acute and chronic heart failure of the European Society of Cardiology（ESC）Developed with the special contribution of the Heart Failure Association（HFA）of the ESC[J]. Eur J Heart Fail，2016，18：891-975.

[13] KASNER M，WESTERMANN D，STEENDIJK P，et al. Utility of Doppler echocardiography and tissue Doppler imaging in the estimation of diastolic function in heart failure with normal ejection fraction：a comparative Doppler-conductance catheterization study[J]. Circulation，2007，116：637-647.

[14] NAGUEH S F，MIKATI I，KOPELEN H A，et al. Doppler estimation of left ventricular filling pressure in sinus tachycardia：a new application of tissue Doppler imaging[J]. Circulation，1998，98：1644-1650.

[15] ARQUES S. Current clinical applications of spectral tissue Doppler echocardiography（E/e'ratio）as a noninvasive surrogate for left ventricular diastolic pressures in the diagnosis of heart failure with preserved ejection fraction. Revisited 15 years later[J]. Ann Cardiol Angeiol（Paris），2021，70（4）：245-252.

[16] FRYDAS A，MORRIS D A，BELYAVSKIY E，et al. Left atrial strain as sensitive marker of left ventricular diastolic dysfunction in heart failure[J]. ESC Heart Fail，2020，7（4）：1956-1965.

[17] SINGH A，ADDETIA K，MAFFESSANTI F，et al. LA strain for categorization of LV Diastolic dysfunction[J]. JACC Cardiovasc Imaging，2017，10：735-743.

[18] ARMSTRONG W F，RYAN T. Feigenbaum's Echocardiography[M]. 7th ed. Philadelphia：Lippincott Williams & Wilkins，2010.

[19] NAKANISHI K，FUKUDA S，WATANABE H，et al. The utility of fully automated real-time three-dimensional echocardiography in the evaluation of left ventricular diastolic function[J]. J Cardiol，2015，66：50-56.

[20] BADANO L P，MURARU D，CIAMBELLOTTI F，et al. Assessment of left ventricular diastolic function by three-dimensional transthoracic echocardiography[J]. Echocardiography，2020，37（11）：1951-1956.

（严霜霜　熊峰）

第三节　放射学诊断

　　高血压、肥胖、糖尿病、动脉粥样硬化性心血管疾病是心衰发展的已知高危险因素，很大一部分此类人群可以被归类为心衰风险期或 A 期心衰。心衰的常见原因包括缺血性心脏病、心肌梗死、高血压和瓣膜性心脏病。其他原因包括家族性或遗传性心肌病、肿瘤及其相关治疗、滥用药物（如可卡因）引起的心脏毒性、心脏节律相关原因（如心动过速、室性期前收缩、右室起搏）、应激性心肌病、围生期心肌病、心肌炎（感染性、毒素或药物、免疫性、过敏）、风湿和自身免疫性疾病、浸润性心肌病（如淀粉样变性、结节病、铁过载），以及内分泌紊乱、代谢性疾病和营养原因（甲状腺或肢端肥大症、嗜铬细胞瘤、糖尿病、肥胖）。随着心肌损伤检测能力的提高，以及对心脏毒性和损伤模式（包括炎症）认识的提高，心衰前期或 B 期心衰的检出可能会继续增加。除了对射血分数分类及心衰分期之外，临床医师还应寻找心衰的病因，因为病因可能决定适当的治疗。

　　多模态影像对确定心衰病因、判定预后和指导针对性的治疗至关重要。超声心动图是应用最广泛的成像方式，当声学窗口受限或需要金标准评价时，CMR 可以提供形态 - 功能评估。此外，CMR 还具有评估心肌组织学特征的能力。冠状动脉 CT 血管成像已成为诊断或排除冠状动脉疾病的首选非侵入性检查，在心衰患者的管理中具有重要意义。新出现的基于 CT 的组织学特征的评估可能是有用的，特别是当 CMR 是禁忌证时。此外，胸部 CT 可能有助于准确定义心衰患者的框架，揭示心肺病理生理相互作用的新见解，具有潜在的高预测价值。另外，通过心脏影像学和生物标志物，即使在没有明显的左室功能障碍或症状的情况下，心肌损伤或心脏适应性结构改变也可以在较早的阶段被检测到，并且敏感性更高。

一、高血压心脏病

高血压是一种全身性负担，它是影响心脏和心血管系统的各种形态、功能和组织改变的原因。先进的成像技术，如斑点追踪和三维超声心动图、CMR、CT 和 PET-CT，能够识别动脉高血压不同阶段的心血管损伤，从亚临床改变和明显的器官损伤，到与压力过载相关的可能并发症，从而指导及时、适当的管理和治疗，提高诊断准确性，为防止疾病进展做出宝贵的贡献。

1. MRI

CMR 成像提供了多种有价值的信息（表 3-1），不仅是左室结构和功能，还提供了组织学特性。MRI 被认为是评估左室质量和容积的金标准，这要归功于最佳的空间分辨率和心外膜及心内膜边界的追踪。MRI 可识别可能存在于高血压的不同病理性左室结构模式：左室向心性重塑、偏心和向心性左室肥大（left ventricular hypertrophy，LVH）伴或不伴左室扩大；左室扩大有最高的死亡风险。此外，MRI 对于指导左室肥大的鉴别诊断非常有用：结合来自左室结构的信息（因此也可以检测不对称节段性肥大）与组织特征和心肌纤维化的延伸和定位的可能性，可以区分与高血压心脏病相关的左室肥大和其他病理状况，如浸润性和蓄积性心肌病、肥厚型心肌病、运动员心脏。心肌替代纤维化区域的特征是细胞外容积增加，导致钆廓清延迟，从而检测到心肌延迟强化（late gadolinium enhancement，LGE）区域。在高血压导致的左室肥大中，约 50% 的患者存在非梗死性延迟强化，最常见的是基底段和中段。也有研究表明，延迟强化的范围与左室舒张功能不全程度存在显著的相关性。高血压患者常表现为弥漫性心肌纤维化，延迟增强扫描检测不到，因此引入了 T_1 mapping 和细胞外容积分数（extracellular volume fraction，ECV）的评估。T_1 表示组织的纵向松弛时间，在钆注射前后进行评估：初始 T_1 值反映心肌细胞和间质的复合信号，而增强后的值提供细胞外间隙的信息。ECV 的计算公式包括心肌、血池对比前后的 T_1 值和血细胞比容。在高血压环境下，一些研究表明高血压患者的 ECV 和初始 T_1 值较高，两者都与左室质量和左室肥大有关。与高血压相关的不同左室结构模式，左室肥大患者的 ECV 和初始 T_1 值明显高于左室质量正常的患者，后者与健康对照组相当。此外，高血压心脏病由 T_1 mapping 产生的 ECV 升高与多种炎症生物标志物相关（图 3-7）。

表 3-1 高血压心血管损伤影像表现

部位	设备	早期	进展期	并发症
左室	MRI	特征追踪左室应变受损	左室肥大	左室扩大和心力衰竭
		左室舒张功能障碍	基底和中段延迟强化，非缺血模式	
			左室弥漫性和局灶性纤维化：ECV、初始 T_1 值升高	
			特征追踪左室应变受损	
			左室舒张功能障碍	
	CT	左室舒张功能障碍	左室肥大	冠状动脉疾病
		基于 CT 的 ECV 显示弥漫性纤维化、左室舒张功能障碍	主动脉瓣狭窄和 Agaston 钙化积分	
右室	MRI		右室质量指数、室壁厚度和重塑指数增加	
左房	MRI	特征追踪左房应变受损	左房应变受损和扩张	
	CT		左房扩张	

部位	设备	早期	进展期	并发症
血管	MRI			主动脉瘤
				颈动脉斑块
	CT			冠状动脉疾病
				颈动脉斑块
				主动脉瘤
				急性主动脉综合征
				脑卒中

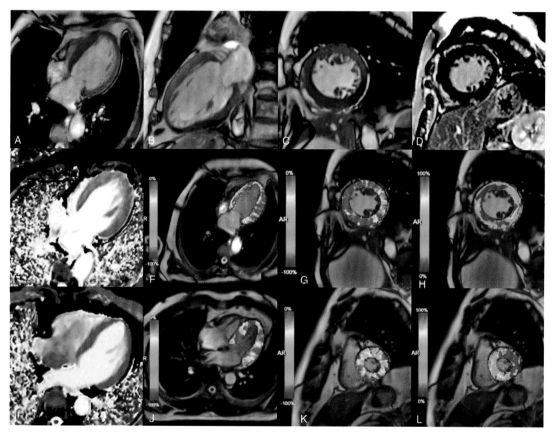

A～C 分别为电影序列四腔心、两腔心、短轴位。左室壁普遍轻度增厚（室间隔为 13～14 mm），左室轻度扩大。D. 延迟增强短轴位。室间隔与左室下壁交界处灶状强化。E. 初始 T_1 mapping 四腔心。左室 T_1 值升高（1352 ms）。F～H 分别为左室纵向应变、周向应变、径向应变伪彩图。GLS、GCS、GRS 分别为 −17.1%、−8.18%、32.55%，三向应变均受损。I～L 分别为健康对照 T_1 mapping、左室纵向应变、周向应变、径向应变伪彩图。T_1、GLS、GCS、GRS 分别为 1225 ms、−24.26%、−30.07%、45.76%。

图 3-7　高血压心脏病

　　由于高血压是一个众所周知的冠状动脉疾病发展的危险因素，包括心外膜冠状动脉和冠状动脉微循环，应用腺苷或双嘧达莫进行 CMR 负荷心肌灌注可以评估诱发性缺血的存在。在血管扩张负荷剂注射过程中，首过负荷 MRI 可以区分小血管疾病与心外膜冠状动脉狭窄，评估灌注缺损的时间和空间范围。而心内膜下延迟强化也可以定位和量化心肌梗死后心肌坏死的区域。

右室对系统性压力过载的形态和功能适应主要反映了左室的改变。在高血压患者中，MRI 显示质量指数、早期峰值充盈率和射血分数之间存在显著的双心室正相关。高血压患者 MRI 测量的右室质量指数、心室壁厚度和重塑指数均高于对照组。

与 CT 类似，MRI 可以提供心脏形态变化（如左房扩张）和心血管区的信息，从而能发现可能与高血压有关的不同区域的主动脉异常扩张：主动脉根、主动脉弓、胸主动脉或腹主动脉，其优点是无电离辐射和不使用可能有高肾毒性的对比剂。此外，MRI 是评估颈动脉斑块的一种有价值的方法，既可以评估腔管狭窄，也可以评估斑块的组成，还可以检测出富含脂质的坏死核心和斑块内出血。在高血压患者中，这些易损斑块的识别可以预测脑血管事件的风险。

类似超声心动图的斑点追踪技术，MRI 也可以分析心肌形变和应变。特征追踪是一种光流方法，能够检测图像中的特征并在心脏周期中跟踪它们，可以评估整体纵向应变（global longitudinal strain，GLS）、整体周向应变（global circumferential strain，GCS）和整体径向应变（global radial strain，GRS）。它是一种后处理方法，也是最新使用的方法之一，与心肌形变方法（如心脏标记）相比，它的优势在于不需要额外的图像采集。与斑点追踪回声相似，特征追踪衍生的应变在高血压患者中都被证明发生了改变，而在左室肥大患者中应变受损更严重。在高血压心脏病患者中，MRI 衍生的应变与左室心肌质量和 ECV 均相关。与 3D 超声类似，MRI 也证实了特征追踪的 GLS 与左室质量/容积比（left ventricular mass/end-diastolic volume ratio，LVM/EDV）评估的向心性结构改变呈负相关。

特征追踪也被用于左房功能的研究。在高血压中，左房储层和导管功能障碍在患者早期被发现，甚至在左室肥大之前。这些参数与 E/A 比值相关，因此与左室舒张功能不全相关。除左室和左房应变成像外，MRI 可以获得左室舒张功能的信息，即使标准多普勒超声是一线和更简单的方法。用双平面面积–长度法评估的左房扩大，提示左室充盈压升高和慢性舒张功能障碍。与超声多普勒评估相似，通过在二尖瓣叶尖端设置垂直于二尖瓣血流的参考平面，相位对比 MRI 可以评估二尖瓣口血流速度的 E 和 A 速度。此外，肺静脉流速可在进入肺静脉口 1 cm 处测量。在高血压患者中，MRI 和多普勒显示的速度之间有很强的相关性，MRI 显示的舒张功能障碍与左室侵入性测量的充盈压力密切相关。随着技术的进步，3D 空间编码和 4D 相位对比 MRI 也可以对血流进行量化。

2. CT

心电门控增强 CT 对解剖评估非常有用。在高血压中，就心肌而言，即使超声心动图或 MRI 因无电离辐射而优先用于此分析，其也可进行左室肥大和左房扩大的 CT 评估。双源 CT 可评估左房相位容积和功能参数，同时也可评估舒张功能障碍。此外，通过舒张期二尖瓣口峰值流速，除以相应的二尖瓣面积和由每个心动周期左室长度变化计算的二尖瓣间隔组织速度，得到二尖瓣口峰值流速来估计左室充盈压力。这些舒张测量结果与超声评估有良好的相关性。

与 MRI 类似，基于 CT 的 ECV 可发现弥漫性心肌纤维化，在因幽闭症或非 MRI 兼容植入物而无法进行 MRI 检查的患者中具有优势。CT 在高血压相关并发症的识别和评估中具有重要作用。由于高空间分辨率，CT 是血管分析的首选成像方法。CT 也是一种有价值的主动脉瓣分析技术。

二、缺血性心肌病

缺血性心肌病仍然是导致心肌缺血、梗死或心力衰竭的最常见心脏病之一。几种成像模式的应用可以提供有关冠状动脉解剖学、冠状动脉疾病、心肌缺血和组织特征的信息。特别是冠状动脉 CT 血管成像（coronary artery computed tomography angiography，CCTA），可以提供有关冠状动脉斑块狭窄及其组成，以及使用 CT 血流储备分数（CT fractional flow reserve，CT-FFR）或 CT 灌注（CT perfusion，CTP）评估心肌缺血的可能信息。CMR 可用于评估心功能及是否存在缺血。此外，CMR 可用于评估冬眠或梗死的心肌组织。

1. CT

（1）CCTA：根据欧洲和美国稳定期胸痛患者评估指南的推荐，CCTA 在可疑冠状动脉疾病（coronary artery disease，CAD）治疗中的作用正在迅速增加。CCTA 的主要优点是 CAD 评估的阴性预测值高。

由于 CCTA 对 CAD 评估的阳性预测值较低，因此 CCTA 不能代表评估显著 CAD 的最佳技术。尽管如此，仍可通过 CT 采集获得有关狭窄严重程度和斑块组成的信息。

对于狭窄严重程度的分级，依据心血管 CT 学会（the society of cardiovascular computed tomography，SCCT）的分类系统：0%，无明显狭窄；1%～24%，轻微狭窄；25%～49%，轻度狭窄；50%～69%，中度狭窄；70%～99%，重度狭窄；100%，闭塞。CCTA 还用于估计斑块负担总量，可以提供有关斑块组成的信息，特别是可显示正性重构、餐巾环征、低密度斑块、点状钙化，这些易损征象与预后较差有关。CCTA 在评估接受经皮冠状动脉介入治疗（percutaneous coronary intervention，PCI）或冠状动脉旁路移植术（coronary artery bypass grafting，CABG）患者中的作用也非常重要。

（2）CT-FFR 和 CTP：考虑到 CCTA 在中度或重度狭窄时的阳性预测值较低，额外的无创检查可能有助于评估心肌缺血。

血流储备分数的定义为充血时狭窄远端血压与狭窄前压力之比。计算流体动力学或人工智能的应用允许从 CCTA 图像计算 CT-FFR。在 CCTA 的基础上加用 CT-FFR 可以对接受 CCTA 的患者进行重新分类，从而增加对有血流动力学意义的 CAD 的阳性预测值，以减少有创冠状动脉造影：FFR < 0.75，心肌缺血；FFR > 0.8，无意义的狭窄；0.75～0.80，灰区/意义不确定。

与 CT-FFR 类似，心肌负荷灌注对于评估斑块狭窄引起的心肌缺血非常有价值。心肌负荷灌注需要给予负荷剂，以单能或双能进行另一次 CT 采集。心肌负荷灌注后，可在斑块狭窄基础上对患者进行重新分类，并评估心肌缺血。研究表明，当应用心肌负荷灌注时，诊断准确性比 CCTA 更高（图 3-8）。

2.CMR

（1）CMR 心肌负荷灌注：典型的 CMR 心肌负荷灌注是在对比剂注射期间施用血管扩张剂，在短轴基底段、中段和心尖段获得 系列灌注图像。

灌注缺损的定义为冠状动脉分布区的心内膜下低信号区。为了区分由心肌缺血或心肌纤维化引起的灌注缺损，须配合延迟增强图像进行评估：负荷灌注缺损区无延迟增强为诱导性缺血区。有灌注缺损的节段数可用于计算总缺血负荷：根据欧洲心脏病学会（European Society of Cardiology，ESC）指南，存在两个以上有负荷灌注缺损的节段表明患者有较高的不良事件风险。除对诱导性缺血区域的视觉评估外，还有半定量或全定量的技术，这些分析基于对时间–信号曲线的检查。半定量评估基于负荷灌注和静息灌注的比较，而心肌血流量的绝对定量基于这些曲线的数学去卷积算法。总体而言，半定量、定量 CMR 心肌负荷灌注和亚节段定性分析是评估缺血负荷和冠状动脉微血管功能的新方法。CMR 心肌负荷灌注与侵入性 FFR 具有相同的效果，可能对临床稳定的、具有中度至高度显著性 CAD 风险的患者特别有益。

（2）CMR 组织特性：尽管无须使用对比剂即可使用初始 T_1 mapping 对缺血性心肌病患者进行 CMR 组织特征分析，但在临床实践中，CMR 主要用延迟增强评估心肌活性。

延迟增强图像在给予钆对比剂后 10～15 分钟获得。在延迟增强图像中，正常的心肌为低信号，而受损的心肌显示高信号。信号强度的差异是由受损心肌中钆的廓清时间延长导致的。

缺血性心肌病中延迟增强的典型表现为冠状动脉分布区的心内膜下或透壁延迟增强。在缺血性心肌病中，延迟增强能对梗死心肌进行评估。它是 CMR 相对于其他技术（如负荷 CT 或超声）的真正优势，特别是考虑延迟增强的透壁性时。

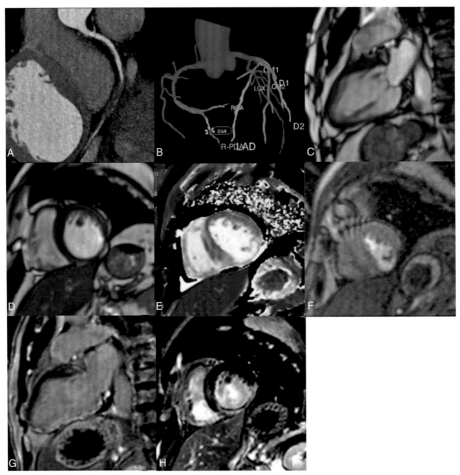

A. CCTA。右冠状动脉中远段非钙化斑块伴重度狭窄。B. CT-FFR。后降支 CT-FFR 为 0.64，提示病灶特异性缺血。C、D 分别为电影序列两腔心、短轴位。左室下壁及毗邻下侧壁变薄（最薄 3 mm），收缩运动明显减低。E. 初始 T_1 mapping 短轴位。上述心肌变薄区域 T_1 值升高。F. 静息灌注短轴位。变薄心肌可见灌注缺损。G、H 分别为延迟增强二腔心及短轴位。上述区域可见延迟增强，其内条样低信号"无复流"区，提示微循环阻塞。

图 3-8　陈旧性心肌梗死

三、肥厚型心肌病

肥厚型心肌病（hypertrophic cardio-myopathy，HCM）是最普遍的遗传性心脏病，每 200～500 人中就有 1 人患病。该病特征为左室壁肥厚（舒张末期壁厚最大值 ≥ 15 mm），没有左室扩张，无任何可检测到的心脏、系统性或代谢性疾病。当有 HCM 家族史或基因检测肌小节蛋白突变阳性时，室壁肥厚（13～14 mm）可能具有诊断意义。

CMR 作为一个强大的超声后补充检查工具，能够提供以下信息：心脏表型，血流动力学和功能特征，微血管功能障碍和心肌纤维化。与 CMR 相比，超声心动图可能高估左室壁的最大厚度，特别是当右室的肌肉结构（如室上嵴）也包括在内时。同时，超声心动图可能会低估左室壁的厚度，尤其是当肥厚局限于前侧壁、后间隔或心尖时。由于空间分辨率更高，低信号心肌与高信号血流有更好的对比，CMR 对检测左室壁肥厚更敏感。此外，它没有声学窗口或成像平面不良的限制。这些原因使 CMR 能精确测量舒张末期左室壁厚度、左室心肌质量和收缩功能，量化左、右室心腔大小，并确认超声心动图可靠性较差的左室壁肥厚区域。

1. 表型

大多数患者的左室壁肥厚分布不对称，通常为区别于正常室壁区域的不连续模式。最常见于前壁及毗邻前间隔。在少数患者中，左室壁肥厚仅局限于一两个左室段，致使近 20% 的 HCM 患者左室心肌质量指数正常。当左室壁厚 ≥ 30 mm 时，有进展为继发于左室流出道（left ventricular outflow tract，LVOT）梗阻的药物难治性心力衰竭，以及心律失常性猝死的风险。

第二常见的表型是向心性心室肥大，其特征是左室壁普遍增厚，左室腔缩小。需要与继发性向心性左室肥大，如主动脉瓣狭窄、高血压或运动员心脏鉴别。大多数情况下，主动脉瓣狭窄可通过超声心动图排除。在复杂的情况下，可以组合电影和流速图像，获得更精确的主动脉瓣膜面积和跨瓣压差。左室壁厚 ≥ 15 mm 的高血压心脏病，左室心肌质量增加，无肌壁间心肌延迟增强和二尖瓣收缩期前向活动（systolic anterior motion，SAM）。此外，初始 T_1 值是 HCM 与高血压心脏病的独立鉴别指标。关于运动员的心脏，左室壁肥厚很少超过 16 mm，左室腔正常或扩大，尽管左室重塑，但无舒张功能障碍或广泛延迟增强。休息一段时间后左室壁厚度可恢复正常。其他浸润性疾病，如心脏淀粉样变性、法布里病、心肌铁过载也可表现为弥漫性心肌肥厚，需要与 HCM 相鉴别。

其他表型，如心室中部肥厚（累及室间隔和游离壁）和心尖肥厚（室壁增厚仅限于心尖部，CMR 舒张末期独特的"桃尖"征）。这些患者偶尔会出现运动障碍或心尖部室壁瘤。这些特征与心律失常性猝死和血栓栓塞的风险较高有关。心腔内血栓在对比增强 CMR 中表现为与周围高信号结构相区别的低信号团块。

尽管 HCM 是左室的典型疾病，但一些 HCM 患者有右室肥大和（或）功能障碍。因此，右室评估应纳入这些患者的影像学检查。

无左室肥大的基因携带者的一些形态异常，如心肌隐窝（左室心肌中充满血液的裂隙），被认为是 HCM 的敏感特征。但最近的报道支持隐窝是良性解剖变异的假说，常见于健康受试者，与主要心血管不良事件（major adverse cardiovascular events，MACE）无关。

少数 HCM 患者发展为所谓的终末期，从左室肥大和过度收缩减退，到重度收缩功能障碍（射血分数 < 50%）、心室扩大、舒张末期和收缩末期容积增加，定义为左室重塑。

除存在左室肥大外，HCM 的其他表现包括左房重塑、冠状动脉心肌桥、微血管功能障碍、心肌纤维化、左室心肌致密化不全、左室流出道梗阻，以及乳头肌和二尖瓣异常。

2. 二尖瓣和瓣下结构

约 70% 的 HCM 患者表现为左室流出道梗阻（压差 ≥ 30 mmHg）。二尖瓣和瓣膜下结构形态和功能异常导致左室流出道梗阻，收缩期左室流出道流向异常的高速血流拖拽二尖瓣前移，也称为 SAM 征。它会通过室间隔接触、血流阻力、二尖瓣前叶和后叶不完全闭合导致反流。CMR 使用垂直和沿左室流出道电影序列可以很好地显示 SAM 征、穿过左室流出道的高速血流及二尖瓣反流。

二尖瓣的结构异常，最常见的是两个二尖瓣叶的明显延长。瓣膜下异常包括乳头肌肥大和变异（双分叉乳头肌和前组乳头肌的尖前移位），这也可能加重二尖瓣向室间隔前移导致左室流出道梗阻（图 3-9）。

3. 延迟增强成像

HCM 患者中延迟增强的患病率为 60%。延迟增强是室性心律失常风险增加及心力衰竭进展伴收缩功能障碍的无创指标。最常见的延迟增强的分布是在肥厚心肌的非冠状动脉分布区的肌壁间点状和（或）斑片状强化，但也可能表现为其他任何模式。延迟增强的范围似乎比它的存在更具价值，特别是当延迟增强 ≥ 左室质量的 15% 时，表明心源性猝死（sudden cardiac death，SCD）的风险显著增加。然而，在没有微血管缺血组织病理学证据的心脏中也可发现延迟增强，主要是在右室插入室间隔的区域。这些区域被认为是由相关汇合的肌原纤维产生的扩大的细胞外基质。

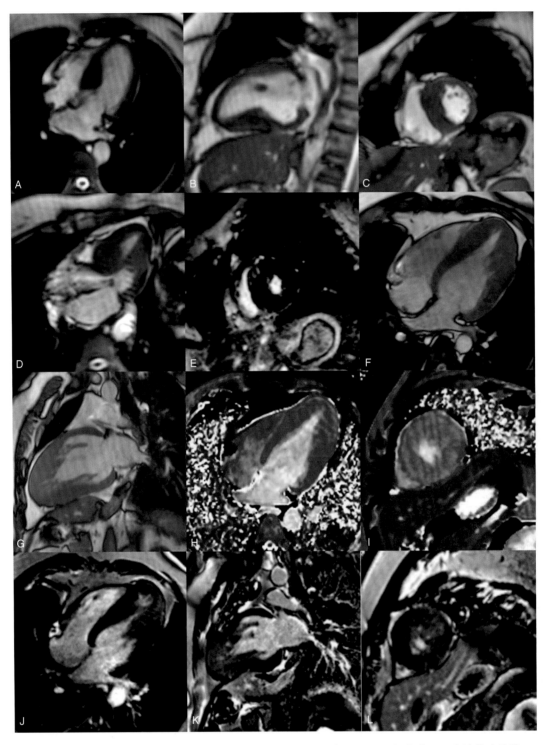

A～E为同一患者。A～C分别为电影序列四腔心、两腔心、短轴位。室间隔及毗邻前壁、下壁增厚（最厚22mm）。D. 左室流出道电影序列。图像显示SAM征，左室流出道狭窄。E. 延迟增强图像短轴位。室间隔肌壁间及上、下插入部斑片状强化。F～L为另一患者。F、G分别为电影序列四腔心、两腔心舒张末期。左室心尖段肌厚（最厚22mm），可见"桃尖"征。H、I分别为初始T$_1$ mapping四腔心、短轴位。左室心尖段T$_1$值升高（1314ms）。J～L分别为延迟增强图像四腔心、两腔心及短轴位。左室心尖段肌壁间斑片状强化。

图3-9 肥厚型心肌病

该技术存在一定的局限性，尤其是弥漫性心肌纤维化、心肌接近等信号和有轻微弥漫性强化的患者。T_1 mapping 是一种新颖而强大的 CMR 技术，可定量测量心肌信号。HCM 初始 T_1 值、ECV 升高，即使在非肥厚节段收缩功能保留或无延迟增强的患者，提示心肌重构可能先于形态和功能改变。

四、心脏淀粉样变性

系统性淀粉样变性是一组由组织和器官细胞外间隙的不溶性淀粉样纤维蓄积引起的疾病。这些蓄积最终导致进行性器官衰竭。心脏淀粉样变性（cardiac amyloidosis，CA）是一种浸润性心肌病，以双心室壁增厚为特征，限制型左室充盈，常常左室不扩大，左室收缩功能保留或轻度降低。以前被认为罕见，现在被认为诊断不足。

大多数心脏受累病例发生在两种类型的淀粉样变性中：淀粉样免疫球蛋白轻链（amyloid immunoglobulin light chain，AL）淀粉样变性和淀粉样转甲状腺素（amyloid transthyretin，ATTR）淀粉样变性。ATTR 进一步分为野生型（> 90% 的病例）和遗传性（<的 10% 病例）。

超声心动图通常是首选影像学检查方式。近年来，CMR 在心脏淀粉样变性的应用增加，它能提供以下信息：心肌肥厚的存在、分布和位置，延迟增强可视化淀粉样物质浸润，以及 T_1 mapping 和 ECV 测量心肌淀粉样物质负荷。此外，CMR 结果似乎具有预后意义。

1. 心脏形态与功能

CA 中淀粉样蛋白在心肌细胞外沉积，表现为心肌肥厚、心室不扩大或缩小。肥厚可以是不对称或对称，偏心性或向心性。在 ATTR，最常见的形态是不对称左室壁肥厚（室间隔与后壁比值 > 1.5），见于 79% 的患者。不对称室间隔肥厚可表现为 "S" 形（见于 55% 的 ATTR 患者）或室间隔轮廓反转（见于 24% 的 ATTR 患者）。CA 的不对称室间隔肥厚模式可能被误认为是 HCM，因此，应谨慎解释其存在。CMR 能有效鉴别 CA 与 HCM 和高血压心脏病，延迟增强图像可以很容易地区分这些疾病。在 AL-CA，对称和向心性左室壁肥厚是最常见的模式，存在于 68% 的左室壁肥厚患者中。

CMR 可以定性和定量地评估整体和区域性左室收缩功能。心脏淀粉样蛋白浸润导致舒张末期容积缩小、舒张功能障碍、限制性生理状态、晚期收缩功能降低、心律失常和心衰。2021 年 ESC 心衰指南指出，任何 HFpEF 患者均应把 CA 纳入怀疑范围。心尖功能被保留到晚期，CA 的一种典型的模式被称为 "心尖保留"。常见右室和乳头肌肥大、双心房扩张、房间隔增厚、瓣叶增厚和心包积液。

2. 延迟增强成像

在 CA 中，由于淀粉样蛋白沉积的增加，细胞外间隙扩大，导致心肌中钆浓度高且长时间具有不渗透性，致延迟增强。延迟增强成像提供高度特征性表现，诊断准确性高。CA 表现为独特的全心内膜下或透壁分布的延迟增强模式，钆动力学异常导致黑血池。CA 中表现出 3 种延迟增强模式：无延迟增强、心内膜下延迟增强和透壁延迟增强。这些模式是一个连续体，与心肌浸润的程度相关。透壁延迟增强在晚期 CA 与最严重的淀粉样蛋白浸润相关，显示出最不良预后。与心肌梗死不同，CA 的延迟增强不限于特征性血管区域，没有清楚的边界。右室延迟增强也常见。延迟增强存在于大多数 CA 病例中（左室 100% 和右室 96%），在 ATTR 中更常见（与 AL-CA 相比），但不能区分 CA 亚型。

如前所述，传统的延迟增强成像是一种对比技术，基于正常和异常心肌的差异。零反转时间是根据操作者认为正常的心肌来选择的。通常，对比剂浓度最高的区域应具有更高的信号，正常心肌在延迟增强成像上应显示为黑色或 "归零"。在弥漫性浸润性疾病（如 CA）中，由于缺乏正常心肌区域进行比较，"归零" 正常心肌具有挑战性。心肌信号强度可能整体 "为零"，因此看起来是正常组织。这表明存在淀粉样变性，在延迟增强成像中实现通常的对比度是一项具有挑战性的任务。相位敏感反转恢复（phase sensitive inversion recovery，PSIR）技术较少取决于操作者，界定心脏受累程度更精确。延迟增强与

T_1 mapping 的组合是另一种解决这个问题的替代方法（图 3-10）。

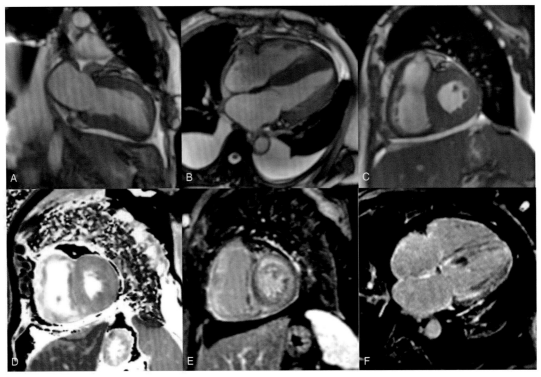

A～C 分别为 MR 电影（稳态自由进动）序列两腔心、四腔心、短轴位。左室壁广泛增厚（室间隔 18 mm），少量心包积液，双侧少量胸腔积液。D. 初始 T_1 mapping 短轴位。左室壁初始 T_1 值弥漫升高（1457 ms）。E、F 分别为延迟增强短轴位、四腔心。左室壁环周透壁强化，右室游离壁亦见弥漫强化。

图 3-10　心脏淀粉样变性

3. T_1 mapping

在 CA 中，初始心肌 T_1 值显著升高，ECV 扩大，相应的广泛延迟增强。一项纳入 868 例疑似 CA 患者的研究表明 T_1 mapping 诊断 CA 的敏感性为 85%，特异性为 87%。重要的是，初始心肌 T_1 值升高也是早期疾病的标志。它随着心脏淀粉样蛋白浸润而增加，并与收缩和舒张功能障碍标志物相关。T_1 mapping 还可以测量心肌淀粉样蛋白浸润从早期到弥漫性透壁受累的连续性。

初始 T_1 mapping 无须钆的使用，对比延迟增强更具优势。然而，初始 T_1 测量的心肌信号来自细胞外和心肌细胞，不区分潜在过程（纤维化、水肿、淀粉样蛋白、心肌细胞体积）。来自间质的信号被肌细胞信号稀释，因此难以检测细微差异。此外，还测量了毛细血管密度、毛细血管扩张程度、血池和心肌之间的"部分容积效应"。使用 ECV 可以从细胞外间隙分离信号。因此，ECV 是淀粉样蛋白浸润更可靠的标志物。在 CA 中，ECV 值显著升高（> 0.4）且往往高于任何其他心肌病。

五、铁过载心肌病

铁过载是一个全身性过程，其特征是血浆铁和实质细胞中铁蓄积。它是一个多系统的表现，如心肌疾病、2 型糖尿病（diabetes mellitus type 2，T2DM）、肝硬化。铁过载心肌病（iron overload cardiomyopathy，IOC）的早期阶段表现为限制型心肌病伴舒张性左室功能障碍。如果铁过载持续存在且未开始适当的治疗，可能进展为扩张型心肌病伴心室腔扩大和收缩功能受损。

CMR 是唯一非侵入性量化心肌铁过载的技术。它被认为是铁过载疾病的诊断和监测标准。心肌铁沉积引起磁场不均匀性，加快了弛豫时间。随着心肌铁浓度的增加，T_1、T_2 和 T_2^*WI 图像信号降低。

CMR 梯度回波 T_2* 弛豫时间是目前 IOC 诊断的主要指标，对室间隔中部全层感兴趣区的单层图像测量可以高度代表整个心肌铁分布。多层分段方法也得到了验证，并允许识别与心脏并发症相关的不同铁分布模式（均匀、不均匀和无心肌铁过载）。心脏 T_2* 弛豫时间 < 20 ms 为心肌铁过载诊断临界值，是明显比肝脏 T_2* 或血清铁蛋白更好的心衰（T_2* < 10 ms）和心律失常（T_2* < 20 ms）预测指标。通过连续影像学检查，这种非侵入性方式也有助于确定适当地启动治疗并监测治疗反应的时机，其对这些患者的生存有显著的积极影响。

六、法布里病

法布里病（Anderson-Fabry disease，AFD）是一种罕见的 X 连锁遗传的溶酶体贮积症，由 *GLA* 基因突变导致 α- 半乳糖苷酶 A 活性降低或完全缺乏，造成代谢底物三己糖酰基鞘脂醇及其衍生物脱乙酰基三己糖酰基鞘脂醇在多脏器贮积，包括毛细血管内皮细胞、肾脏细胞、神经细胞和心脏细胞。成年后，进行性心血管受累和肾衰竭是该病的大多数死亡原因。超过 60% 的患者出现心血管体征，如心律失常和传导异常、主动脉瓣和二尖瓣畸形、左室轻至中度向心性肥大和心衰。因为酶替代疗法已被证明可以逆转或减缓疾病进展，所以早期诊断至关重要，CMR 在这个领域发挥着重要作用（图 3-11）。

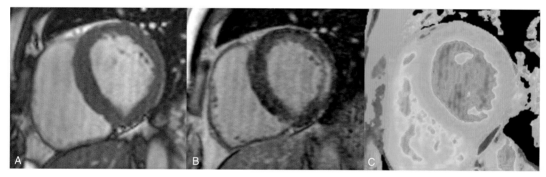

A. 电影序列短轴位。左室心肌质量增加，室间隔增厚。B. 同一患者的延迟增强图像，左室下侧壁强化。C. 患者的孙女，初始 T_1 mapping。可见 T_1 值降低的早期变化（蓝色所示）。

图 3-11　法布里病

（引自：PERRY R 等）

法布里病无创检测和监测的心血管表现集中在左室肥大。该病的经典形态学异常，可以类似于 HCM。实际上，不明原因的左室肥大患者法布里病基因突变的患病率为 0.5%。左室向心性肥大是法布里病最常见的形态学表现，还包括心尖和不对称室间隔肥厚。CMR 可改善左室几何形状的可视化和肥大的识别，特别是在超声心动图不能很好显示的节段，CMR 还可量化左室心肌质量指数。由于其更高的精度，CMR 也被建议用于接受酶替代治疗患者的左室肥大随访和反应监测。

延迟增强见于 50% 的法布里病患者的基底段和（或）中段下侧壁肌壁间。延迟增强的范围与心血管不良事件的风险有关。不幸的是，延迟增强成像在弥漫性病变中，成像敏感性较低，并且一些肾功能不全的患者通常不能使用对比剂。

使用 T_1 mapping 进行组织特征描述是诊断法布里病心脏受累的强大工具，由于鞘脂沉积在心肌中，初始 T_1 值较低，从而可以与左室肥大的其他原因区分开来，后者 T_1 通常升高。据报道，在法布里病患者中。如果没有左室肥大或纤维化，初始 T_1 值仍可能低于正常值，提示它可以用作心脏受累的早期标志，并且提示可以启动酶替化治疗以实现长期改善。此外，与健康对照组相比，这些患者心肌 ECV 正常，提示无弥漫性纤维化。

七、致心律失常性心肌病

致心律失常性心肌病（arrhythmogenic cardiomyopathy，AC）是一种遗传性心肌疾病，肉眼特征为右室心肌被纤维脂肪替代，可能诱发室性心律失常、不明原因的晕厥和（或）心源性猝死。因此，准确和早期诊断 AC 至关重要。典型的 AC 表型的特征是孤立的右室受累，因此以前被称为致心律失常性右室心肌病。最近，基因型/表型研究表明，双心室和左室显性疾病变异常见，因此使用术语 AC。

由于 AC 的诊断具有挑战性，一个国际特别工作组（International Task Force，ITF）制定了标准，并于 2010 年进行了修订。ITF 标准中 AC 的诊断基于几个参数，包括影像学检查显示右心室全部或区域性功能障碍和结构改变、通过心内膜心肌活检进行组织特征描述、心电图异常复极化和去极化、心律失常和家族史。因此，不能仅根据影像学检查进行 AC 诊断。

CMR 检查是定性评估标准的一部分，表现为电影图像上区域性右室壁运动异常（右室区域性不运动，运动障碍、不同步），需结合右室扩张的定量评估或整体右室收缩功能评估。CMR 的主要标准是右室壁局部运动异常（不运动、运动障碍或右室收缩不同步）和右室舒张末期容积增加（男性 ≥ 110 mL/m^2；女性 ≥ 100 mL/m^2）或右室射血分数降低（右室射血分数 ≤ 40%）。CMR 的次要标准是局部右室壁运动异常和右室舒张末期容积的轻度增加（男性 ≥ 100 mL/m^2；女性 ≥ 90 mL/m^2）或右室射血分数 ≤ 45%。

修订的 ITF 标准不包括对比增强的 CMR，即使对比增强的 CMR 是唯一一种能够识别在自旋回波序列上的脂肪组织和延迟增强上的纤维化的成像方式。解释困难、经验有限、CMR 对组织特征的发现特异性低是未被纳入的原因。

然而，近年来，CMR 已成为 AC 的主要成像方式，因为它允许非侵入性多平面形态和功能评估及组织特征描述。建议使用 CMR 确定 AC 诊断和进行疾病不同表型充分的特征描述。

1. 局部室壁收缩运动异常

在 AC 中，CMR 可显示整体和局部心室扩张、整体心室功能障碍和局部室壁运动异常。局部室壁运动异常首先发生在三尖瓣下区域。"手风琴"征代表局灶心肌"皱褶"，这是一个异常的病例，它是由一个不同步收缩的小区域导致的。

几乎所有 AC 患者（96% 的患者）在 CMR 上都出现右室异常，最常见的右室异常是下壁基底段运动障碍（94% 的病例）和前壁基底段运动障碍（87% 的病例）。虽然临床研究主要集中在右室异常，但左室受累比以前想象得更常见。左室受累见于 52% 的患者，这导致需重新考虑最初的发育不良三角（左心室后侧壁、三尖瓣下和右室前壁）。临床证明双心室 AC 变异型的右室受累是鉴别 AC 与扩张型心肌病的重要附加标准。

CMR 对右室容积提供了严格的定量分析，但在对右室游离壁节段收缩的分析和对定性结果的解释方面，已有报道观察者之间存在显著的差异。使用包括所有右室节段的电影稳态自由进动成像的右室标准化和局灶性双心室分析可能有助于克服这些局限性。

直接评估薄右室壁的组织成分仍然是一项对磁共振成像技术的挑战。一些技术进步对减少评估右室功能的变异可能是一种令人鼓舞的方法，包括半自动量化心肌形变，特别是特征追踪技术（图 3-12）。

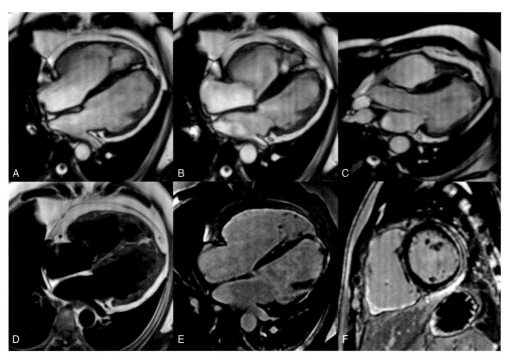

A～C分别为电影序列四腔心舒张期、四腔心收缩期、左室流出道图像。左室侧壁变薄（最薄 3 mm），双室收缩运动减低（右室 EF 为 23.4%，左室 EF 为 39.3%）。右室游离壁收缩期局部外翻，呈"手风琴"征。沿室间隔的灶状脂肪浸润，在电影图像上显示为"蚀刻伪影"样征象。D. 四腔心黑血 T_1W_1。室间隔脂肪浸润呈高信号。E、F 分别为延迟增强四腔心及短轴位。右室游离壁及左室侧壁外膜下广泛强化。

图 3-12　致心律失常性心肌病（双室型）

2. 延迟增强成像

AC 的病理特征是心肌组织被纤维脂肪替代。CMR 能描述组织特征（纤维化、脂肪浸润和纤维脂肪瘢痕），但延迟增强未包含在 2010 年的 ITF 标准中。将 CMR 可视化脂肪和延迟增强作为诊断指标面临几个问题：心肌内脂肪发生于正常心脏，并不是 AC 特有的，没有相关的功能异常；右室纤维化检测是非特异性的，并且经常难以检测薄的右室壁，在 AC 中可能更加明显，使延迟增强技术可靠性低于左室；通过延迟增强区分脂肪和纤维化具有挑战性；左室延迟增强是非特异性的，具有广泛的鉴别诊断范围（AC、结节病、心肌炎、CA、HCM 和扩张型心肌病）。儿科患者 CMR 中无右室心肌脂肪存在并不能排除 AC 的诊断。脂肪的存在不应单独解释。鉴于 CMR 在评价脂肪和纤维化方面的局限性，AC 的诊断主要基于确立心肌内纤维脂肪替代的后果，如形态学异常和区域性室壁运动异常。

虽然有这些局限性，但延迟增强在 AC 评估中仍然是有用的。当增强前/增强后信号异常（包括左室脂肪浸润和延迟增强）和室壁运动改变一起考虑时，AC 的诊断准确性最好（98%）。延迟增强还可通过显示节段性左室壁外膜下延迟增强来提高诊断双心室 AC 的敏感性。在左室型 AC 中延迟增强可能是唯一的影像学征。

八、扩张型心肌病

扩张型心肌病（dilated cardiomyo-pathy，DCM）是心衰患者的常见表型。DCM 的病因可分为遗传性和非遗传性，非遗传性病因包括感染性（病毒性或非病毒性）或自身免疫性心肌炎、毒性和药物相关原因、营养缺乏、内分泌紊乱和围生期心肌病等。及时诊断、适当识别基础病因、个体化危险分层和预测治疗反应有利于改善 DCM 的预后（图 3-13）。

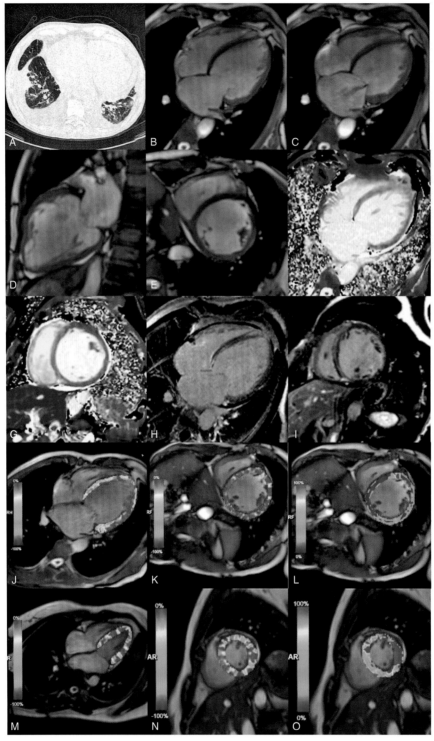

A. 胸部 CT 平扫。双肺小叶间隔增厚符合慢性肺淤血，双侧胸腔积液。B～E 分别为电影序列四腔心舒张末期、四腔心收缩末期、两腔心、短轴位。左室明显扩大，收缩运动减低，左室 EF 为 28%，二尖瓣重度反流。F、G 分别为 T_1 mapping 四腔心、短轴位。左室壁 T_1 值升高（1406 ms）。H、I 分别为延迟增强四腔心及短轴位。室间隔肌壁间及上下插入部见线样、斑片状强化。J～L 分别为左室纵向应变、周向应变、径向应变伪彩图。GLS、GCS、GRS 分别为 −18.99%、−8.25%、15.17%，三向应变均受损。M～O 分别为健康对照左室纵向、周向、径向应变伪彩图。GLS、GCS、GRS 为 −28.77%、−21.83%、46.60%。

图 3-13　扩张型心肌病

2016 年，欧洲心脏病学会心肌和心包疾病工作组将 DCM 定义为左室或双室收缩功能障碍和扩张，不能由异常负荷状况或冠状动脉疾病解释。收缩功能障碍的定义是左室射血分数异常，用两种不同的成像方式或在两个不同的场合用相同的技术测量，最好是超声或 CMR。左室扩张定义为左室舒张末期（end-diastolic，ED）容积或直径大于正常 2 个标准差［根据诺模图，Z 分数＞ 2 个标准差，经体表面积（body surface area，BSA）和年龄校正，或经 BSA 和性别校正］。

胸部 X 线及 CT 用于观察心力衰竭肺部异常。慢性心力衰竭的肺部影像学特征很不明确，急性心力衰竭期间的典型 CT 表现似乎不存在，临床稳定的慢性心力衰竭患者可表现出肺部异常（如肺淤血）。然而，肺静脉压与肺淤血之间的相关性较弱，因为一些心衰患者可以忍受明显的左房压升高，而没有出现明显的临床或影像学肺淤血，即使他们可能对慢性毛细血管后压升高产生一些肺部适应。

CMR 的作用为确认 DCM 诊断，是定量容积和射血分数的金标准，比超声心动图有更好的准确性和可重复性。其能识别或排除 DCM 检查中的缺血性病因，并充当冠状动脉造影的"看门人"。CMR 还通过心肌延迟强化的独特模式在识别炎症性心肌病（如结节病和心肌炎）方面发挥价值，并指导进一步的检查和病因特异性治疗。此外，CMR 还能对心肌 T_1 mapping、ECV、整体纵向应变、心腔（右室、右房），以及对随访中逆重塑进行评估。

1.DCM 重塑评估

在 DCM 中，心腔发生重塑，其特征是左心室（也常伴右心室）扩张和收缩功能受损。重塑是动态的，形态和功能改善被称为左室逆重塑，这类患者预后良好，180 个月随访无移植生存率为 95%，而无逆重塑的患者为 71%。

在 DCM 中，由于原发性心肌疾病或左室功能不全继发性血流动力学改变，右室和右房也会发生重塑。一项丹麦 CMR 亚试验（$n=239$）支持右室功能障碍的重要性，其中右室射血分数＜ 45% 的患者受益于植入型心律转复除颤器治疗。通过体表面积标化的 CMR 左心房容积指数的增加，可预测全因死亡率和移植风险。总的来说，这些研究强调了左室以外心室变化的重要性，CMR 比超声心动图更容易量化。

2. 纤维化的影像学检测

CMR 的特有优势是能够描述组织特性和检测纤维化。延迟增强成像尽管被低估，可检测局灶性纤维化，并与组织学上的胶原蛋白体积分数相关。初始 T_1 mapping 和 ECV 在组织学上与间质纤维化相关，并能够识别延迟增强未显示的弥漫性纤维化。

3. 延迟增强

延迟增强见于约 30% 的 DCM 患者，通常在肌壁间。延迟增强已被深入研究，并且已成为几项荟萃分析的主题，这些分析表明它是心血管病死亡率和室性心律失常事件的独立预测因素。延迟增强还被证明可以预测 LVEF ＞ 40% 患者心源性猝死和中止心源性猝死的复合结局，表明它可能有助于选择不符合当前指南标准的患者进行除颤器治疗。

4. T_1 mapping 和 ECV

几项研究评估了 T_1 mapping、ECV 与 DCM 预后的关系。初始 T_1 mapping 时间在最大规模的研究中已被证明可预测结局，但是，由于平均射血分数相对保留，其在重症患者中的有效性受到质疑。后来的研究对初始 T_1 mapping 的研究说服力较低，仅显示不良结局的趋势。然而，ECV 定量在预测结局方面似乎更一致，并且对左室射血分数有增量的益处。

5.DCM 中的心肌形变成像

心肌形变成像是一种评估应变和应变率的技术。心肌应变表示为心肌长度变化的百分比（纵向 / 周向方向缩短，径向方向延长）。使用超声心动图（斑点追踪）和 CMR（组织或特征追踪）算法可量化应变，并能全面评估心室功能。心肌形变可以检测到肌动蛋白突变但左室射血分数和容积正常的患者亲属的细微异常。当应变的减少似乎与纤维化无关时，这甚至更有意义。多项针对 DCM 人群的研究报道了心肌应变与预后之间的关系。整体纵向应变和长轴应变可预测不良结局，而周向应变和径向应变则不能预测不良结局。其中最大的一项研究检查了 507 例 DCM 患者，发现整体纵向应变每恶化 1%，全因死亡风险就增加 110%（$HR=2.11$，$P < 0.001$），与左室射血分数和延迟增强的存在或程度无关。

九、围生期心肌病

围生期心肌病（peripartum cardiomyopathy，PPCM）定义为有症状的左室收缩功能障碍，LVEF 通常 < 45%，伴或不伴左室扩大，发生于妊娠最后 1 个月或分娩、流产后 5 个月内，且既往无已知心脏病的女性患者的疾病。大多数患者在 6 个月内完全康复。尚无公认的 PPCM 病因，但有几种假说（自身免疫、心肌炎、营养不良、基因改变的催乳素形成、血管 - 激素），因此诊断仍依赖于排除其他特定疾病。

影像检查（图 3-14）如下。

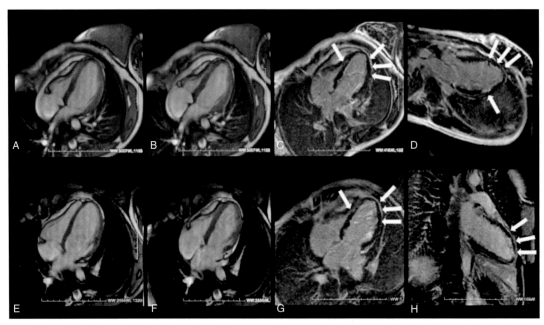

A、B 分别为电影序列四腔心舒张末期和收缩末期。左室收缩功能明显减弱，右室未受累。C、D 为延迟增强序列。左室弥漫性内膜下延迟增强（箭头所示）。随访 6 个月后，左室功能恢复（E、F），弥漫性延迟增强仍存在（G、H）。

图 3-14 围生期心肌病

（引自：RICCI F 等）

（1）胸部 X 线检查：肺淤血的评估。

（2）CT：鉴别诊断，如肺栓塞、羊水栓塞和急性冠脉综合征（acute coronary syndrome，ACS）。

（3）CMR：左室收缩和舒张功能障碍伴或不伴左室扩张；心内血栓形成；右室受累；组织特性；鉴别诊断（心肌炎、Takotsubo 综合征、瓣膜性心脏病、DCM）。

延迟增强可以识别心肌瘢痕形成。尽管没有特定的 PPCM 瘢痕模式，但 CMR 可能有助于排除其他疾病，如心肌炎或 Takotsubo 综合征，这些疾病可能与 PPCM 有大量重叠的表现。CMR 对右室的结构 - 功能评估更准确，并且在 PPCM 中可能具有预后价值。PPCM 还可见到心肌水肿、早期强化，常呈非缺血分布的延迟增强。

十、炎症性心肌病

炎症性心肌病（inflammatory cardiomyopathy，I-CMP）定义为心肌炎伴有心功能障碍和心肌重构的疾病。它分为 4 大类。

（1）感染性炎症性心肌病：由病毒、细菌、真菌、原虫、寄生虫、螺旋体或立克次体感染引起。病毒感染可能是人类心肌炎的最常见原因，腺病毒、细小病毒 B19 和柯萨奇病毒常牵涉许多其他生物。

（2）免疫性炎症性心肌病：与系统性自身免疫性或免疫介导的疾病有关，包括系统性红斑狼疮（systemic lupus erythematosus，SLE）、类风湿关节炎、变应性肉芽肿性血管炎、炎性肠病、硬皮病、结节病、川崎病、肉芽肿性多血管炎和多肌炎等。不同形式的免疫介导性心肌炎也见于心脏移植后和对变应原的反应。

（3）中毒性炎症性心肌病：原因有很多，包括药物、重金属、激素、毒液、辐射和电击等。

（4）遗传性炎症性心肌病。

虽然所有类型的 I-CMP 都存在一定程度的组织损伤或坏死，但进展为心力衰竭、心律失常和慢性扩张型心肌病，预后差的风险往往存在很大变数。目前用于评估心肌炎的非侵入性成像技术，包括 CMR，并不直接分辨免疫细胞，而是检测在应对炎症和损伤时发生的宏观组织反应。心肌炎的早期组织反应包括心肌水肿、血管扩张和心肌细胞坏死。晚期组织后果包括心肌纤维化导致收缩功能受损。CMR 的多参数成像具有先进的心肌组织特征显示能力，能够很好地检测这些反应。

鉴于准确诊断和标准化的重要性，使用 CMR 诊断心肌炎依据路易斯湖标准。该标准于 2009 年首次发布，2018 年进行了更新。根据修订后的路易斯湖标准，在临床怀疑急性心肌炎时，如果同时存在基于 T_1 和 T_2 的标准，CMR 即符合心肌炎，如图 3-15 所示。

（1）基于 T_2 的图像：局灶性 T_2 高信号；或 T_2WI 图像心肌与骨骼肌的整体 T_2 信号强度比 ≥ 2.0；或 T_2 mapping 局灶或整体心肌 T_2 弛豫时间延长。

（2）基于 T_1 的图像：T_1 mapping 局部或整体心肌初始 T_1 弛豫时间延长或 ECV 升高；或延迟增强成像上非缺血分布的高信号区。

（3）支持标准：心包积液；或 T_1 mapping、T_2 mapping、延迟增强图像心包高信号；或电影图像左室壁局部运动异常。

基于 T_2 的标准和基于 T_1 的标准均为阳性将提高诊断急性心肌炎的特异性（图 3-15），在有些情形，仅使用 1 个标准（基于 T_2 或基于 T_1 的标准）仍可支持急性心肌炎的诊断，但特异性较低。

解剖和功能成像：电影成像提供了心腔容积和收缩功能的金标准，同时也能评估心包积液。识别局部室壁运动异常可能支持心肌炎受累。然而，在电影成像中检测到的心室功能障碍和局部室壁运动异常并非炎症所特有，因此需要额外的组织特征序列。

钆增强成像：钆剂的使用为心肌炎的评估增加了重要信息。钆剂包括包含在大分子载体中的元素钆，正常情况下不能进入心肌细胞。钆剂具有顺磁性，可有效缩短 T_1 弛豫时间，因此，局部钆浓度相对升高使 T_1WI 图像心肌信号相对增加。

早期增强（early gadolinium enhancement，EGE）成像：在心肌炎中，传统上可以在给予钆后早期进行 T_1WI 成像，来评估由此引起的充血和毛细血管渗漏。然后对钆给药前后同一图像中骨骼肌参考区域的心肌信号增强进行半定量比较。

延迟增强成像：在直接病毒或免疫介导的肌细胞损伤中，肌细胞的丢失扩大了细胞外间隙，导致钆的积累。通过在注射钆剂后 10 分钟左右的延迟成像，对比剂将更快地从未损伤的心肌中廓清，而在细胞外空间扩大的区域，包括由于心肌细胞丧失和坏死的区域，对比剂能滞留更长的时间。故与正常心肌相比，心肌细胞坏死区域的 T_1WI 信号较高。因此，延迟增强可以对心肌细胞丧失区域进行定位和特征描述。

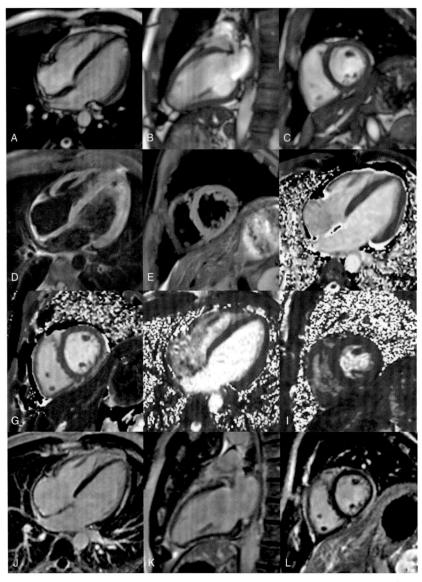

A~C 分别为电影序列四腔心、两腔心及短轴位舒张末期。心腔大小正常，心肌厚度正常。D、E 分别为 T_2 脂肪抑制频率衰减反转恢复（spectral atenuated inversion recovery，SPAIR）序列四腔心及短轴位。左室侧壁及下壁心肌水肿。F、G 分别为初始 T_1 mapping 四腔心及短轴位。左室侧壁及下壁心肌外膜下 T_1 值升高（1351 ms）。H、I 分别为 T_2 mapping 四腔心及短轴位。上述区域 T_2 值升高（51 ms）。J~L 分别为延迟增强四腔心、两腔心及短轴位。左室侧壁及下壁外膜下线样强化。

图 3-15　急性心肌炎

　　如果发现提示局灶性损伤的高信号病灶，应至少在 1 个额外的正交平面上确认。心肌炎的延迟增强模式是多种多样的，最常见的模式包括斑片状、不连续的病变，位于侧壁或间隔壁的外膜下或肌壁间，通常可以与心内膜下强化的缺血性病变相鉴别。不常见的延迟增强模式可能出现包括与炎症性冠状动脉痉挛相关的心内膜下甚至透壁延迟增强。

　　延迟增强成像的局限性在于，它们不是为水肿或炎症成像而设计的，并且无法区分活动性和慢性病变，因此，单独使用延迟增强检测心肌炎症、指导启动免疫调节治疗，或者跟踪治疗反应的能力有限。

　　T_2WI 成像：通常用于检测心肌水肿，传统上是通过黑血自旋回波技术与血流和脂肪抑制技术，如

短 T_1 反转恢复序列（short tau inversion recovery，STIR）获得的。水肿心肌含水量增加导致 T_2 弛豫时间延长，在 T_2WI 图像上表现为高信号。常规 T_2 加权成像可以通过比较心肌信号与骨骼肌中的感兴趣区（region of interest，ROI）进行半定量评估。局灶性 T_2 信号升高，高于正常心肌参考 ROI 均值 2 个标准差以上，也可视为阳性。这些半定量技术存在局限性，因为参考 ROI，无论是在表现正常的心肌还是骨骼肌中，或在系统性炎症过程中，都可能因为炎症，导致假阴性结果。

参数 mapping 技术：体内组织具有特征性 T_1 和 T_2 弛豫时间（取决评估方法），这些弛豫时间的变化可能表明组织成分的改变，表明疾病或生理性的变化。心肌 T_1 和 T_2 弛豫时间因水肿引起的水分含量增加而显著延长，使这些技术能检测急性心肌损伤和心肌炎的水肿。

参数 mapping 技术与常规 CMR 技术不同，它能够对心肌进行定量逐像素映射 T_1 和 T_2 组织特性。因此，参数 mapping 技术可以克服半定量传统技术（如 T_2WI 和 EGE 成像）的许多技术限制。其优点包括更短的屏气时间，并且不需要参考 ROI 进行图像处理以检测心肌中的异常信号变化。参数 mapping 技术已被证明在心肌炎的诊断中特别实用，现在越来越多地应用于临床 CMR 方案，并有望最终取代一些传统的 CMR 技术。

参数 mapping 技术仍在被积极开发，标准化的方法和协议仍在建立。使用参数 mapping 技术测量的 T_1 和 T_2 值对所使用的硬件和软件敏感，因此在目前缺乏标准化、通用方法的情况下，建议进行本地验证。理想情况下，应该使用长轴和短轴图像覆盖整个左心室，异常信号区域与其他方向的图像相印证。

1. 感染性炎症性心肌病

病毒性心肌炎常累及心肌侧壁基底段至中段。其原因尚不清楚，但可能反映了感染从覆盖的心包和淋巴管的直接传播，以及侧壁没有广泛的心外膜脂肪。其他常累及的节段为室间隔基底段至中段，通常伴有肌壁间的纤维化/组织损伤。急性炎症表现为 T_1 和 T_2 时间延长，或 T_2WI 图像信号增高，典型表现为心外膜到肌壁间分布。延迟增强可显示心外膜至肌壁间强化，通常内膜下不受累。可伴有心包炎征象，包括延迟增强显示心包增厚和强化。可导致局部或整体左室功能障碍。

2. 免疫性炎症性心肌病

（1）巨细胞性心肌炎：一种罕见的病因不明的快速进展型心肌炎。CMR 表现出所有类型和部位的心肌损伤，包括传统上认为是缺血的心内膜下心肌损伤。

（2）结节病：一种病因不明的多系统炎症性疾病，以非干酪样肉芽肿的形成为特征。心脏结节病（cardiac sarcoidosis，CS）主要包括 3 个连续的组织学阶段：水肿、肉芽肿性炎症、纤维化导致炎症后瘢痕。这是一种典型的多灶性病变，累及多层，但以心外膜下为主。虽然 CS 没有特定的模式，但典型的模式包括室间隔和左室下侧壁基底段及中段心外膜下和肌壁间延迟增强，也有斑片状非冠状动脉供血区的延迟增强，以及右室插入部或室间隔右室面的延迟增强，并向右室延伸（"钩"征）（图 3-16）。右室受累合并心律失常可能类似于致心律失常性心肌病。在 10%～30% 的 CS 患者中，可以有心内膜下或透壁增强，类似于缺血性心肌梗死。无论是否存在延迟增强，与健康对照组相比，CS 患者均可表现为初始 T_1、T_2 和 ECV 值升高，增强后 T_1 值降低。即使没有延迟增强，T_2 值升高也可提示系统性结节病患

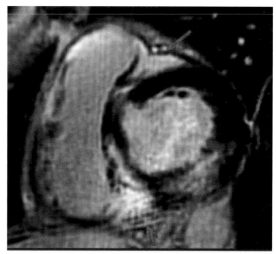

延迟增强短轴位。经典的右室插入部、室间隔及左室侧壁基底段受累。

图 3-16 心脏结节病

（引自：TRIVIERI M G 等）

者心脏受累。CS的电影图像可表现为心室扩张，射血分数受损，局部室壁增厚和变薄。心脏外发现，如纵隔或双肺门淋巴结肿大，可以提高CS的预检测概率。

3. 自身免疫性风湿性疾病和系统性血管炎的心脏受累

（1）白塞综合征：一种罕见的病因不明的多系统炎症性疾病，主要影响小、中、大动脉和静脉，但也可直接累及心脏各层，表现为心包炎、心肌炎和心内膜炎。它可导致右室无菌性心内膜炎，并形成大血栓，具有栓塞潜能，可引起血栓栓塞性肺动脉高压。肺动脉也可作为全身性血管炎的一部分被直接累及，导致肺动脉动脉瘤、血栓形成和肺出血。急性无菌性心内膜炎愈合可伴心内膜下纤维化。就像许多其他类型的急性心肌炎一样，左室心肌也可被直接累及，导致心外膜或肌壁间纤维化。

（2）结节性多动脉炎：一种中型血管炎，主要累及肾脏和肠系膜血管，可导致显著的系统性高血压。偶尔，它可能直接影响冠状动脉，导致急性冠状动脉炎和（通常是透壁）心肌梗死，这是由夹层血栓性冠状动脉闭塞，或从近端冠状动脉瘤到远端血管的血栓栓塞导致。缺血性心肌损伤和由系统性高血压引起的持续高后负荷状态的联合作用可导致慢性左室功能不全。

（3）系统性红斑狼疮：是一种全身性自身免疫性疾病，常累及多器官系统。心包常受累导致心包炎。系统性红斑狼疮的心肌炎与感染性心肌炎类似，可表现为侧壁基底段至中段外膜下至肌壁间纤维化，和室间隔肌壁间纤维化。心肌炎症可在常规延迟增强检测不到纤维化的情况下发生和消退，也可为亚急性。T_1 mapping 和 T_2 mapping 在后一种情况下可能在炎症检测中发挥重要作用。此外，系统性红斑狼疮常与抗磷脂抗体综合征相关，有时可在多个区域引起小的或大的梗死。系统性红斑狼疮患者也可能发展为 Libman-Sacks 心内膜炎，表现为瓣膜炎伴无菌性赘生物或弥漫性心内膜下强化。

（4）类风湿关节炎心脏受累：常包括冠心病，是慢性炎症环境下动脉粥样硬化加速的结果。除此之外，高达 1/3 的患者有心包炎，尽管这些患者中 2/3 是无症状的。参数 mapping 技术可显示类风湿关节炎中常有的亚临床心肌纤维化和炎症。显性心肌炎相对少见，可表现为局灶性肉芽肿性炎症伴心肌内类风湿结节。类风湿关节炎也可与侵袭性坏死性中小血管炎相关，偶尔可累及心脏，类似于结节性多动脉炎。

（5）系统性硬化：是一种多系统自身免疫性疾病，其特征是血管功能障碍和纤维组织在皮肤和包括心脏在内的多个内脏器官中的沉积。心肌炎后心肌纤维化可发生于肌壁间，呈局灶性斑片状分布。严重的微血管功能障碍/缺血可能导致心内膜下损伤和纤维化，可以是局灶性或区域性的，也可以是环周的。系统性高血压有时会引起左室肥大，特别是肾脏受累时。肺动脉高压是更常见的并发症，可导致右室压超负荷和右心衰竭。系统性硬化也可累及心包，大多数积液较少且无症状，也可表现为大量心包积液、心脏压塞和急性心包炎的特征，后者可进展为心包缩窄。如果存在以下任意 3 种情况，就可以诊断为系统性硬化心肌受累（图 3-17）：①心包积液；②左室或右室病理性收缩（运动减退、不同步、舒张受限）；③左室射血分数降低；④纤维化（延迟增强阳性）和（或）炎症；⑤右室扩张。

（6）特发性炎症性肌病：这种不同类型的肌肉疾病包括皮肌炎、多发性肌炎、包涵体病和坏死性肌炎。与其他自身免疫性疾病一样，由于冠状动脉粥样硬化加速，所以心肌梗死的风险增加。直接累及心脏导致的心肌炎也是公认的并发症。皮肌炎和多发性肌炎中，35% ～ 62% 病例的 CMR 可显示心外膜或肌壁间的延迟增强。与皮肌炎相比，这似乎在多发性肌炎患者中更为普遍。

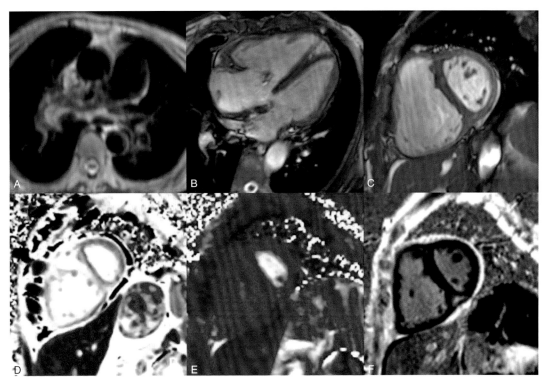

A. HASTE 序列 T_1WI 像。主肺动脉内径为 37 mm，较同水平升主动脉明显增宽。B、C 分别为电影序列四腔心、短轴位。
右室明显扩大，室间隔平直，左室呈"D"形，提示肺动脉高压，右室收缩功能减低，EF 41.3%。三尖瓣可见重度反流。
D. 初始 T_1 mapping 短轴位。室间隔及其与左室下壁交界处 T_1 值升高（1605 ms）。E. T_2 mapping 短轴位。室间隔与左室
下壁交界处见水肿信号，T_2 值升高（59 ms）。F. 延迟增强短轴位。室间隔上、下插入部及肌壁间斑片状强化。

图 3-17　系统性硬化心肌受累

（7）嗜酸性粒细胞性心肌炎：是一种由嗜酸性粒细胞驱使的心肌损伤引起的罕见的心肌炎。嗜酸
性粒细胞性心肌炎的主要病因：嗜酸性粒细胞增多症，由嗜酸性粒细胞或其干细胞的克隆增殖引起的原
发性疾病；嗜酸性肉芽肿性多血管炎，具感染性，如寄生蠕虫感染；药物相关，伴有嗜酸性粒细胞增多
和全身症状的药物反应综合征。嗜酸性粒细胞增多症，CMR 的特征与其他嗜酸性心内膜心肌炎非常相似，
即心内膜纤维化常伴有血栓形成。嗜酸性肉芽肿性多血管炎，是一种罕见的疾病，其特征为哮喘、变应
性鼻窦炎和血液嗜酸性粒细胞增多伴嗜酸性粒细胞介导的中小血管炎，CMR 表现在不同的冠状动脉区
域出现小的高度局限的心内膜下延迟增强，也可发生冠状动脉炎，引起罪犯冠状动脉区急性心肌梗死和
心肌透壁强化。无菌性心内膜心肌炎表现为弥漫性心内膜下强化，常伴有左室血栓形成。慢性或反复发
作的（热带）寄生虫感染和环境毒素可导致嗜酸性心内膜心肌炎（Loeffler 心内膜炎，图 3-18），可能
最终导致一些病例心内膜心肌纤维化。最初的寄生虫感染可导致全心炎，继发炎性浸润可引起壁增厚。
与其他类型的心肌炎一样，血管炎和内皮损伤容易在心尖处形成附壁血栓，在增强后形成所谓的"V"征，
包括心尖部心肌、心内膜下纤维化和心腔内血栓。长期会导致双房扩大，并增加心房颤动的风险，乳头
肌纤维化导致的二尖瓣或三尖瓣瓣叶的栓系和明显的二尖瓣和三尖瓣反流和（或）狭窄也会加重上述情
况。Loeffler 心内膜炎可能促进心内膜心肌纤维化的发展，这是世界上最普遍的限制型心肌病。伴有嗜
酸性粒细胞增多和全身症状的药物反应综合征和过敏性心肌炎是一种罕见的药物引起的过敏反应，常与
嗜酸性粒细胞增多有关。典型的药物包括抗惊厥药及抗生素，如万古霉素和米诺环素。患者可能表现出
一系列的心脏受累，从低度嗜酸性心肌炎到暴发性急性坏死性嗜酸性心肌炎。CMR 表现为心内膜下强
化或损伤。在一些患者中伴有肝损伤。

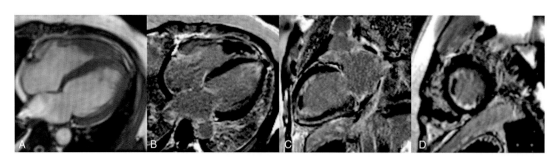

A～D 分别为电影序列四腔心、延迟增强四腔心、两腔心及短轴位图像。左室壁轻度增厚，左、右室心尖部附壁血栓，延迟增强内膜下强化形成"V"征。心包及双侧胸腔少量积液。

图 3-18 Loeffler 心内膜炎

4. 中毒

（1）药物性或中毒性心肌炎：心肌炎可由多种不同的药物和毒素引发，通常伴有非特异性 CMR 表现，如延迟增强的心外膜至肌壁间强化。心肌炎是免疫检查点抑制剂的一种不常见（1%）但严重的并发症，特别是在联合化疗方案使用时，可表现为暴发性心肌炎，常伴有广泛肌炎或肌无力综合征。在某些病例中，高达 1/4 的患者表现出心外膜或肌壁间纤维化和不同程度的 T_2 高信号。但是，缺乏这些特征并不能排除心肌炎。除治疗药物外，一些非法物质也可引起心肌损伤和炎症。例如，可卡因可通过严重的血管痉挛和血小板活化引发急性心肌梗死，导致局部梗死占/心内膜下强化。它也可以通过直接的心肌细胞毒性引起非缺血模式的心肌损伤。因此，患者可以在 3 个心肌层（心外膜、肌壁间和心内膜下）上表现出强化。

（2）遗传性炎症性心肌病：越来越多的证据表明，遗传异质性是心肌炎在不同个体易感性不同的原因。慢性心肌炎越来越多地被认为是家族性扩张型心肌病心功能障碍的原因。有趣的是，＞30% 经活检证实的急性心肌炎患者，尤其是伴有心力衰竭和左室功能障碍的患者携带心肌病致病变异基因。

（3）营养不良性疾病：这些疾病还以细胞损伤、炎症和修复性纤维脂肪替代为特征。受累个体和女性携带者常在侧壁外膜下至肌壁间见到纤维化区。这偶尔会导致局部变薄和室壁运动异常，在未增强序列上类似于心肌梗死（表 3-2）。

表 3-2 心衰常见病因的影像学鉴别

病因	形态、功能及灌注	参数 mapping	LGE	其他
高血压心脏病	左室肥大（偏心性、向心性）左室舒张功能障碍	初始 T_1 值、ECV 值升高	无强化 基底段和中段 LGE，非缺血模式	冠状动脉疾病
缺血性心肌病	灌注缺损		冠状动脉分布区的心内膜下或透壁 LGE	冠状动脉狭窄 CT-FFR 降低
肥厚型心肌病	左室壁肥厚（≥ 15 mm）大多数患者的左室壁肥厚分布不对称 舒张功能障碍 收缩期二尖瓣前移（SAM 征）左室流出道梗阻		肥厚心肌的非冠状动脉分布区的肌壁间点状和（或）斑片状 LGE 右室插入室间隔的区域 LGE	

续表

病因	形态、功能及灌注	参数 mapping	LGE	其他
心脏淀粉样变性	左室壁肥厚，左室心肌质量增加 舒张末期容积缩小、舒张功能障碍 限制性生理状态 心尖保留 双房大	初始心肌 T_1 值升高 ECV 值显著升高（>0.4） 高于其他心肌病	弥漫性或内膜下 LGE 心肌信号难以"归零" 钆动力学异常导致黑血池	少量心包积液、胸腔积液
铁过载心肌病	早期阶段表现为限制型心肌病伴左室舒张功能障碍 可能进展为扩张型心肌病伴心室腔扩大和收缩功能受损	心肌 $T_2 \times$ 弛豫时间 <20 ms		
法布里病	左室肥大，向心性肥大最常见	初始 T_1 值较低	50% 患者基底段和（或）中段下侧壁肌壁间 LGE	
致心律失常性心肌病	右室收缩功能障碍 右室壁局部运动异常，"手风琴"征 右室舒张末期容积增加		LGE	心肌脂肪浸润 另有左室型、双室型
扩张型心肌病	左室或双室收缩功能障碍和扩张		通常在肌壁间 LGE	
围生期心肌病	左室射血分数通常 <45% 伴或不伴左室肥大	心肌水肿	没有特定的瘢痕模式 常呈非缺血分布的 LGE	
炎症性心肌病	心功能障碍和心肌重构 左室壁局部运动异常	T_2 高信号 T_2 mapping 局灶或整体心肌 T_2 弛豫时间延长 T_1 mapping 局部或整体心肌初始 T_1 弛豫时间延长 ECV 升高	侧壁或间隔壁外膜下或肌壁间 LGE 弥漫性心内膜下 LGE	心包积液 心包高信号

参考文献

[1] HEIDENREICH P A，BOZKURT B，AGUILAR D，et al. 2022 AHA/ACC/HFSA Guideline for the Management of Heart Failure：A Report of the American College of Cardiology/American Heart Association Joint Committee on Clinical Practice Guidelines [J]. Circulation，2022，145（18）：e895-e1032.

[2] MCDONAGH T A，METRA M，ADAMO M，et al. 2021 ESC Guidelines for the diagnosis and treatment of acute and chronic heart failure [J]. Eur Heart J，2021，42（36）：3599-3726.

[3] PEZEL T，VIALLON M，CROISILLE P，et al. Imaging Interstitial Fibrosis，Left Ventricular Remodeling，and Function in Stage A and B Heart Failure[J]. JACC Cardiovasc Imaging，2021，14（5）：1038-1052.

[4] XU L，PAGANO J，CHOW K，et al. Cardiac remodelling predicts outcome in patients with chronic heart failure[J]. ESC Heart Fail，2021，8（6）：5352-5362.

[5] PIESKE B，TSCHÖPE C，DE BOER R A，et al. How to diagnose heart failure with preserved ejection fraction：the HFA-

PEFF diagnostic algorithm：a consensus recommendation from the Heart Failure Association（HFA）of the European Society of Cardiology（ESC）[J]. Eur Heart J，2019，40（40）：3297-3317.

[6] DI CESARE E，CARERJ S，PALMISANO A，et al. Multimodality imaging in chronic heart failure[J]. Radiol Med，2021，126（2）：231-242.

[7] LEMBO M，MANZI M V，MANCUSI C，et al. Advanced imaging tools for evaluating cardiac morphological and functional impairment in hypertensive disease[J]. J Hypertens，2022，40（1）：4-14.

[8] STACEY R B，HUNDLEY W G. Integrating Measures of Myocardial Fibrosis in the Transition from Hypertensive Heart Disease to Heart Failure[J]. Curr Hypertens Rep，2021，23（4）：22.

[9] TADIC M，CUSPIDI C，MARWICK T H. Phenotyping the hypertensive heart[J]. Eur Heart J. 2022，43（38）：3794-3810.

[10] TADIC M，CUSPIDI C，PLEIN S，et al. Comprehensive assessment of hypertensive heart disease：cardiac magnetic resonance in focus[J]. Heart Fail Rev，2021，26（6）：1383-1390.

[11] SCHUMANN C L，JAEGER N R，KRAMER C M. Recent Advances in Imaging of Hypertensive Heart Disease[J]. Curr Hypertens Rep，2019，21（1）：3.

[12] LAU C，ELSHIBLY M M M，KANAGALA P，et al. The role of cardiac magnetic resonance imaging in the assessment of heart failure with preserved ejection fraction[J]. Front Cardiovasc Med，2022，9：922398.

[13] MUSCOGIURI G，GUGLIELMO M，SERRA A，et al. Multimodality Imaging in Ischemic Chronic Cardiomyopathy[J]. J Imaging，2022，8（2）：35.

[14] ALMEIDA P C，LOPES V，FERREIRA L A，et al. Role of Cardiac Magnetic Resonance in the Diagnosis of Infiltrative，Hypertrophic，and Arrhythmogenic Cardiomyopathies[J]. Front Biosci（Schol Ed），2022，14（1）：7.

[15] MARON B J，DESAI M Y，NISHIMURA R A，et al. Diagnosis and Evaluation of Hypertrophic Cardiomyopathy：JACC State-of-the-Art Review[J]. J Am Coll Cardiol，2022，79（4）：372-389.

[16] SEFEROVIĆ P M，POLOVINA M，BAUERSACHS J，et al. Heart failure in cardiomyopathies：a position paper from the Heart Failure Association of the European Society of Cardiology[J]. Eur J Heart Fail，2019，21（5）：553-576.

[17] YONEYAMA K，KITANAKA Y，TANAKA O，et al. Cardiovascular magnetic resonance imaging in heart failure. Expert Rev Cardiovasc Ther，2018，16（4）：237-248.

[18] DE MARNEFFE N，DULGHERU R，ANCION A，et al. Cardiac amyloidosis：a review of the literature[J]. Acta Cardiol，2022，77（8）：683-692.

[19] GARCIA-PAVIA P，RAPEZZI C，ADLER Y，et al. Diagnosis and treatment of cardiac amyloidosis. A position statement of the European Society of Cardiology Working Group on Myocardial and Pericardial Diseases[J]. Eur J Heart Fail，2021，23（4）：512-526.

[20] DORBALA S，ANDO Y，BOKHARI S，et al. ASNC/AHA/ASE/EANM/HFSA/ISA/SCMR/SNMMI Expert Consensus Recommendations for Multimodality Imaging in Cardiac Amyloidosis：Part 1 of 2-Evidence Base and Standardized Methods of Imaging[J]. Circ Cardiovasc Imaging，2021，14（7）：e000029.

[21] DORBALA S，ANDO Y，BOKHARI S，et al. ASNC/AHA/ASE/EANM/HFSA/ISA/SCMR/SNMMI Expert Consensus Recommendations for Multimodality Imaging in Cardiac Amyloidosis：Part 2 of 2-Diagnostic Criteria and Appropriate Utilization[J]. Circ Cardiovasc Imaging，2021，14（7）：e000030.

[22] PERRY R，SHAH R，SAIEDI M，et al. The Role of Cardiac Imaging in the Diagnosis and Management of Anderson-Fabry Disease [J]. JACC Cardiovasc Imaging，2019，12（7 Pt 1）：1230-1242.

[23] DEBORDE E，DUBOURG B，BEJAR S，et al. Differentiation between Fabry disease and hypertrophic cardiomyopathy with cardiac T1 mapping[J]. Diagn Interv Imaging，2020，101（2）：59-67.

[24] KARUR G R，ROBISON S，IWANOCHKO R M，et al. Use of Myocardial T1 Mapping at 3.0 T to Differentiate Anderson-Fabry Disease from Hypertrophic Cardiomyopathy[J]. Radiology，2018，288（2）：398-406.

[25] 中国法布雷病专家协作组. 中国法布雷病诊疗专家共识（2021年版）[J]. 中华内科杂志，2021，60（4）：321-330.

[26] TOWBIN J A，MCKENNA W J，ABRAMS D J，et al. 2019 HRS expert consensus statement on evaluation，risk stratification，and management of arrhythmogenic cardiomyopathy[J]. Heart Rhythm，2019，16（11）：e301-e372.

[27] PALUMBO P，CANNIZZARO E，DI CESARE A，et al. Cardiac magnetic resonance in arrhythmogenic cardiomyopathies[J]. Radiol Med，2020，125（11）：1087-1101.

[28] MITROPOULOU P，GEORGIOPOULOS G，FIGLIOZZI S，et al. Multi-Modality Imaging in Dilated Cardiomyopathy：With a Focus on the Role of Cardiac Magnetic Resonance[J]. Front Cardiovasc Med，2020，7：97.

[29] MARROW B A，COOK S A，PRASAD S K，et al. Emerging Techniques for Risk Stratification in Nonischemic Dilated Cardiomyopathy：JACC Review Topic of the Week[J]. J Am Coll Cardiol，2020，75（10）：1196-1207.

[30] PINTO Y M，ELLIOTT P M，ARBUSTINI E，et al. Proposal for a revised definition of dilated cardiomyopathy，hypokinetic non-dilated cardiomyopathy，and its implications for clinical practice：a position statement of the ESC working group on myocardial and pericardial diseases[J]. Eur Heart J，2016，37（23）：1850-1858.

[31] 中华医学会心血管病学分会，中国心肌炎心肌病协作组 . 中国扩张型心肌病诊断和治疗指南 [J]. 临床心血管病杂志，2018，34（5）：421-434.

[32] RICCI F，DE INNOCENTIIS C，VERRENGIA E，et al. The Role of Multimodality Cardiovascular Imaging in Peripartum Cardiomyopathy[J]. Front Cardiovasc Med，2020，7：4.

[33] LEWIS A J M，BURRAGE M K，FERREIRA V M. Cardiovascular magnetic resonance imaging for inflammatory heart diseases[J]. Cardiovasc Diagn Ther，2020，10（3）：598-609.

[34] ISMAIL T F，HUA A，PLEIN S，et al. The role of cardiovascular magnetic resonance in the evaluation of acute myocarditis and inflammatory cardiomyopathies in clinical practice - a comprehensive review[J]. Eur Heart J Cardiovasc Imaging，2022，23（4）：450-464.

[35] AMMIRATI E，FRIGERIO M，ADLER E D，et al. Management of Acute Myocarditis and Chronic Inflammatory Cardiomyopathy：An Expert Consensus Document[J]. Circ Heart Fail，2020，13（11）：e007405.

[36] FERREIRA V M，SCHULZ-MENGER J，HOLMVANG G，et al. Cardiovascular Magnetic Resonance in Nonischemic Myocardial Inflammation：Expert Recommendations[J]. J Am Coll Cardiol，2018，72（24）：3158-3176.

[37] SOZZI F B，GHERBESI E，FAGGIANO A，et al. Viral Myocarditis：Classification，Diagnosis，and Clinical Implications[J]. Front Cardiovasc Med，2022，9：908663.

[38] TRIVIERI M G，SPAGNOLO P，BIRNIE D，et al. Challenges in Cardiac and Pulmonary Sarcoidosis：JACC State-of-the-Art Review[J]. J Am Coll Cardiol，2020，76（16）：1878-1901.

[39] MARKOUSIS-MAVROGENIS G，PEPE A，GARGANI L，et al. Myocardial Involvement in Rheumatic Disorders[J]. Curr Heart Fail Rep，2020，17（5）：171-180.

[40] ROSS L，PRIOR D，PROUDMAN S，et al. Defining primary systemic sclerosis heart involvement：A scoping literature review[J]. Semin Arthritis Rheum，2019，48（5）：874-887.

[41] NIE L Y，WANG X D，ZHANG T，et al. Cardiac complications in systemic sclerosis：early diagnosis and treatment[J]. Chin Med J（Engl），2019，132（23）：2865-2871.

[42] MONDAL S，BARMAN P，VIGNESH P. Cardiovascular Abnormalities in Juvenile Dermatomyositis：A Scoping Review for the Clinical Rheumatologists[J]. Front Med（Lausanne），2022，9：827539.

[43] 黄刚，徐俊波 . 青年急性冠脉综合征少见病因的临床探索 [J]. 中华全科医师杂志，2020，19（7）：649-653.

[44] DE CARVALHO F P，AZEVEDO C F. Comprehensive Assessment of Endomyocardial Fibrosis with Cardiac MRI：Morphology，Function，and Tissue Characterization[J]. Radiographics，2020，40（2）：336-353.

[45] PONS-RIVEROLA A，GHOSH A K. An Update on the Role of Cardiac Magnetic Resonance Imaging in Cancer Patients[J]. Curr Cardiol Rep，2022，24（12）：2139-2147.

（高靳　李建林）

第四节　慢性心力衰竭的评估

心功能不全患者的心功能评估是一项严谨、科学、全面、系统的工作。全面的心功能评估是制定药物和手术方案，以及接下来的个性化心脏康复方案的基础。在临床实践中，如果没有完成对患者的心功能评估，是不可以轻易地按照公式化的治疗下达处方的。全面的心功能评估从详细地了解患者的病史开始，还需进行详细的体格检查、生活方式的调查、血液生化检查、心脏影像功能学评估，在完善这些静息的心功能评估后，在保障患者临床安全的情况下还需要进行心脏负荷功能评估，并根据评估结果进行心脏危险分层，为制定合理化、个性化的运动处方提供进一步的依据。

（一）病史

采集患者的临床病史是每一位医师的基本功，对于心功能不全患者的病史采集应该更加倾向于心血管疾病及危险因素的调查。一份详细的心功能不全患者的病史采集一般包括以下内容。

（1）患者的基本信息，包括年龄、性别、种族、宗教信仰、社会经济状况。

（2）患者疾病的诊断及合并的其他系统疾病。

（3）现病史，包括典型症状及诱发因素，以及有临床意义的阴性症状。

（4）目前的药物治疗方案。

（5）生活方式的调查，包括饮食、运动、烟酒、睡眠状态。

（6）营养状态。

（7）心理状态调查。

（二）查体

临床查体包括生命体征评估、心血管专科查体、有临床意义的阴性临床体征评估。

阳性体征：心衰的主要体征有颈静脉怒张、肺部啰音、第三心音（奔马律）、肝颈静脉回流征阳性、下肢水肿等。

早期识别心衰：原心功能正常或慢性心衰稳定期患者出现原因不明的疲乏或运动耐力明显减低，以及心率增加 15～20 次/分，可能是左心功能降低或心衰加重的最早期征兆。心衰患者体重增加可能早于显性水肿出现，观察到患者体重短期内明显增加、尿量减少、入量大于出量提示液体潴留。

（三）实验室检查

1. 血浆 BNP/NT-proBNP 测定

BNP/NT-proBNP 可用于因呼吸困难而疑为心衰患者的诊断和鉴别诊断。在慢性心衰的临床应用中，BNP/NT-proBNP 用于排除心衰诊断的价值更高。排除慢性心衰诊断的界值：BNP < 35 ng/L，NT-proBNP < 125 ng/L。在此范围内，心衰诊断的可能性非常小。如果高于上述诊断界值，则需进一步检查，结合临床诊断，并且需考虑引起 BNP/NT-proBNP 升高的非心衰因素。

2. 心肌损伤标志物

心肌肌钙蛋白（cTn）可用于诊断原发病，如急性心肌梗死（acute myocardial infarction，AMI），也可以对心衰患者做进一步的危险分层。对于急性冠脉综合征和慢性冠脉综合征患者，常规动态监测心肌损伤标志物有利于对冠心病患者心功能进行风险评估。

（四）静息状态下的心功能评估

1. 12 导联心电图检查

12 导联心电图检查可以了解患者基础的心率学状态和 ST-T 变化情况，每一位心血管疾病患者都应该保存一份基础的 12 导联心电图结果，以便后续病情发生变化时，及时评估动态的 QRS、ST-T 变化，随时监测心脏变化情况。

2. 经胸超声心动图

经胸超声心动图是评估心衰患者心脏结构和功能的首选方法，可提供房室容积，左、右室收缩和舒张功能，室壁厚度，瓣膜功能和肺动脉高压的信息。超声心动图是目前临床上唯一可判断舒张功能不全的成像技术。HFpEF 主要的心脏结构异常包括左心房容积指数 > 34 mL/m²、左室质量指数 ≥ 115 g/m²（男性）或 95 g/m²（女性）；主要的心脏舒张功能异常指标包括 E/e' ≥ 13，e' 平均值（室间隔和游离壁）< 9 cm/s。

静息状态的经胸超声心动图，可以提供心脏基础的二维（图 3-19）、M 型超声心动图（图 3-20）、彩色多普勒血流动力学，以及静息状态下的室壁节段性搏动幅度异常，同时可以提供基础心功能学指标舒张末期容积、收缩末期容积、左室射血分数，临床上可以通过多次心功能学评估观察 LVEF 的动态变化来指导临床治疗计划。当然，除了评估心脏的收缩功能外，经胸超声心动图还可以评估心脏的舒张功能，为肥厚型心肌病、限制型心肌病、缩窄型心包炎提供额外的临床信息。

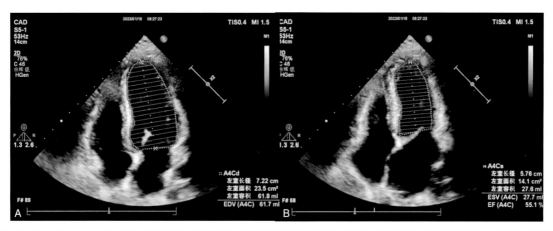

图 3-19 Simpson 法二维心脏彩超心尖四腔心切面收缩末期容积、舒张末期容积，可以计算出左室射血分数

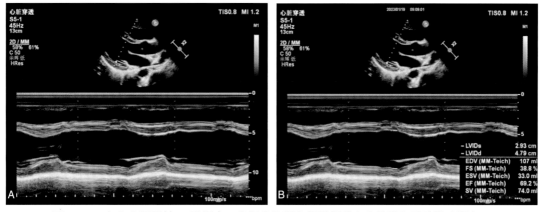

图 3-20 左心衰竭长轴 M 型超声，分析收缩期和舒张期的左室前壁和后壁搏动幅度，
用 Teich 法计算左室射血分数

3. 三维心脏超声在心功能评估中的作用

实时三维超声心动图（real-time three-dimensional echocardiography，RT-3DE）通过获取心室的全容积数据，可用于左、右室的收缩功能评价。RT-3DE 是根据其实际形状测量心室容积，而无须几何学假设，与 M 型和二维超声相比，RT-3DE 更全面地显示心脏整体情况，可避免左室短切问题。借助定量分析软件，RT-3DE 可自动识别勾画心室动态三维心内膜轮廓，不仅能通过准确获取舒张末期和收缩末期心室容积计算射血分数，还可用于心室壁局部运动评价与心室收缩期非同步运动定量评价，其准确性与磁共振相当。RT-3DE 的局限性主要是测量结果同样依赖心内膜清晰度，经食管检查图像质量优于经胸检查（图 3-21）。

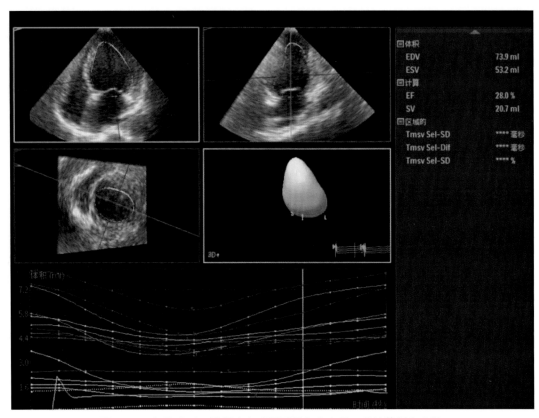

图 3-21　经胸实时三维超声心动图测量左室容积，并计算射血分数

4. 左室整体纵向应变

心肌纵向应变（longitudinal strain，LS）是指心肌收缩与舒张活动在长轴方向上的形变大小，即拉格朗日（lagrangian）应变（ε），$\varepsilon = \Delta L/L0 = (L - L0)/L0$，$\Delta L$ 为心肌长度改变量，L0 为心肌初始长度值，L 为改变后的心肌长度值，心肌缩短时应变为负值，心肌延长时应变为正值，单位为 %。

左室整体纵向应变（global longitudinal strain，GLS）指左室整体心肌纵向应变大小，是在心尖四腔心切面、心尖两腔心切面、心尖三腔心切面检测左室所有心肌节段纵向峰值应变的平均值（图 3-22）。检测 GLS 可采用组织多普勒成像（tissue doppler imaging，TDI）和斑点追踪超声心动图（speckle tracking echocardiography，STE），前者应变参数值具有角度依赖性，声束方向与心肌运动方向不一致可影响结果的准确性，其临床应用受到一定限制；STE 可通过二维或三维成像方式追踪心肌内回声斑点的空间运动，以反映心肌组织的实时运动和形变，无角度依赖性。STE 应变参数获取更为简便，在诸多心血管疾病的诊断、危险分层及预后判断等临床应用中敏感性高、重复性好，且具有独立于 EF 的增量价值。近年来，欧洲心血管成像协会和美国超声心动图学会在相关指南与共识中，均推荐了基于 STE 的 GLS 正常参考值，正常的左室收缩期 GLS 绝对值＞ 18%，标准差为 2% ～ 3%。

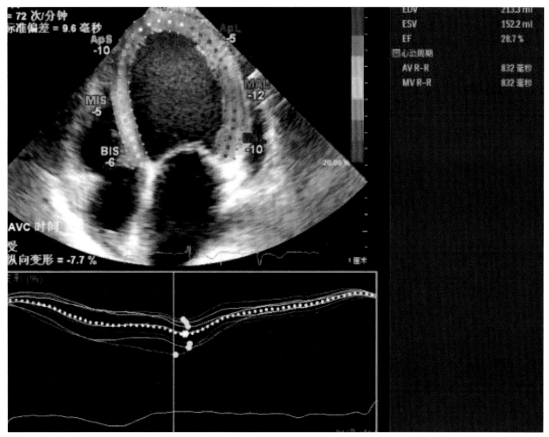

图 3-22　二维斑点追踪超声心动图检测心尖四腔心切面相应节段应变值

5. 经食管超声心动图

经食管超声心动图需要在术前初步评估患者的心肺功能情况，在表面麻醉或必要时短时静脉内麻醉的情况下，将食管探头放入患者的食管和胃底位置，经食管超声心动图可以对患者的心功能做初步评估，对瓣膜的功能评价能够适时地反映瓣膜的开闭功能。在临床上运用比较多的是对左心耳功能的评估，食管探头能够清晰地显示左心耳的解剖结构及是否有左心耳血栓，同时可以通过脉冲波多普勒测定左心耳的血流速度间接反映左心耳功能。如果左心耳血流速度低于 40 cm/s，提示左心耳的功能低下，血栓风险较高（图 3-23 和图 3-24）。

6. 心脏磁共振成像

临床上还可以使用心脏磁共振方法去分析。心脏磁共振成像技术是一种无创检查方法，可以对心脏进行全面评估。在心脏磁共振成像中，有一些指标是非常重要的，这些指标可以帮助医师了解患者的心脏状况，从而制定出更加精准的治疗方案。

（1）左室功能指标：左室是心脏中最重要的一个腔室，它的收缩和舒张是维持心脏正常功能的关键。在心脏磁共振成像中，左室功能指标包括左室射血分数、左室容积和左室质量等。左室射血分数是指每次心脏收缩时，左室将血液排出的比例。正常人的左室射血分数为 55% ～ 70%，如果低于 55%，则说明左室功能受损。左室容积是指左室在收缩和舒张时的容积大小。左室容积过大或过小都会影响心脏的正常功能。

（2）左室质量：左室肌肉的质量，它可以反映出心脏的肥大程度。左室质量过大可能是由高血压等原因引起的，这会增加心脏负担，导致心功能下降。

（3）心肌灌注指标：心脏肌肉得到足够的血液供应，以维持正常的代谢和功能。在心脏磁共振成像中，心肌灌注指标包括心肌灌注量和心肌灌注分布等。心肌灌注量是指心肌每分钟接受的血液量。正常情况下，心肌灌注量应该足够，以维持心脏正常的代谢和功能。心肌灌注分布是指心肌灌注的分布情况。如果心肌灌注分布不均匀，可能是由冠状动脉狭窄等原因引起的，这会导致心肌缺血，进而影响心功能。

心脏磁共振：LGE 和 T_1 mapping 是评估心肌纤维化的首选影像检查（图 3-25）。

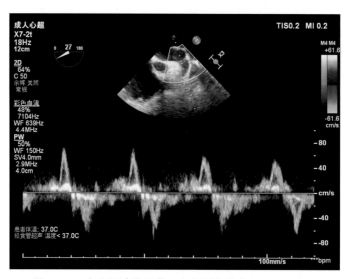

图 3-23　左心耳功能正常，左心耳血流速度＞ 40 cm/s

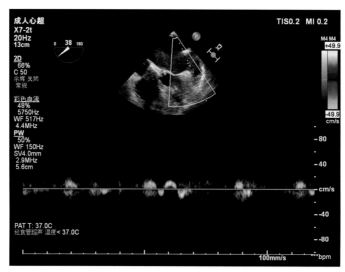

左心耳的血流速度＜ 40 cm/s，提示左心耳功能低下，血栓风险较高。

图 3-24　左心耳功能评估

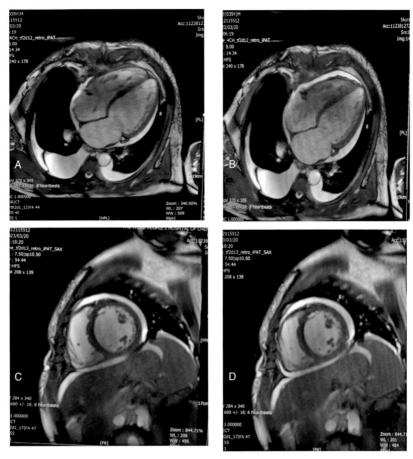

A、B 分别为四腔心切面舒张期，收缩期；C、D 分别为左室短轴乳头肌水平舒张期，收缩期。该患者为 38 岁中年男性，扩张型心肌病，左室收缩功能减低，左室收缩整体搏动幅度减低，左室室壁变薄。

图 3-25 心脏磁共振评估心功能

7. 核素心室造影及核素心肌灌注和（或）代谢显像

核素心室造影可评估左心室容积和 LVEF。核素心肌灌注和（或）代谢显像可以评估心肌缺血和心肌存活情况。

8. 超声耦合剂法和电阻抗法

临床上使用较多的静息状态下无创心功能评估的方法是超声耦合剂法（图 3-26）和电阻抗法（图 3-27）。由于常规的有创心功能评估需要穿刺右侧颈内静脉，同时使用漂浮导管，通过冰盐水稀释法测定心排血量，临床上使用存在一定的风险，同时需要相应耗材，严重限制了有创心排血量测定的临床使用。目前，新的无创心功能评估已经在临床上推广，可以在患者治疗前、治疗中和治疗后，在床旁对患者的心功能进行评估，极大地方便了临床使用。

心输出量测定和血液动力学报告

患者资料

姓名:			
患者身份:			
性别:	男	DOB:	1964-12-24
身高:	171cm	OTD:	2.15cm 肺动脉
体重:	66kg	BSA:	1.78m²
血压 sys/dia:	107 / 68mmHg	MAP / CVP:	81 / 0mmHg

操作者:
位置:

检查时间:
探头:
卡:

		V	Chg	Avg
Vpk	速度峰值 / (m/s)	0.95	0.00	0.95
Pmn	平均压力梯度 / mmHg	1.6	0.00	1.6
vti	速度时间积分 / cm	23	0.00	23
HR	心率 / bpm	68	0.00	68
MD	分钟距离 / (m/min)	16	0.00	16
ET%	射血时间百分比 / %	43	0.00	43
FT	流动时间 / ms	387	0.00	387
FTc	校正流动时间 / ms	398	0.00	398
SV	每搏输出量 / cm³	85	0.00	85
SVI	每搏输出量指数 / (ml/m²)	48	0.00	48
CO	心输出量 / (l/min)	5.7	0.00	5.7
CI	心脏指数 / (l/min/m²)	3.2	0.00	3.2
SVR	外周血管阻力 / ds cm⁻⁵	1268	0.00	1268
SVRI	外周血管阻力指数 / ds cm⁻⁵ m²	2256	0.00	2256
SVV	每搏输出量可变性 / %	11	0.00	11
SMII	Smith Madigan 肌力指数 / (W/m²)	1.5	0.00	1.5
PKR	势动能比	35	0.00	35

2023-1-4 14:32:42

图 3-26　无创超声耦合剂法测定患者的心排血量、心脏指数，该患者心功能正常

血流动力学---状态报告

姓名:		年龄:	79 years		性别:	女
病历号:		身高:	150 cm		BSA	1.6
病床:		体重:	65 kg			

数据采集时间:2022-10-10 14:55:16
报告打印时间:2023-01-06 09:11:28

			单位	数值	低	高
HR	心率		bpm	55	60	100
SBP	收缩压		mmHg	126	90	140
DBP	舒张压		mmHg	66	60	90
MAP	平均压		mmHg	86	70	105
CO	心输出量		L/min	2.4	4.0	7.5
CI	心脏指数		L/min/m^2	1.5	2.5	4.7
SV	每搏输出量		ml	44	56	104
SI	每搏指数		ml/beat/m^2	28	35	65
TFC	胸液水平		1/KΩ	26.1	21.0	37.0
ACI	加速度指数		1/100 sec^2	155	90	170
VI	速度指数		1/1000 sec	35	33	65
SVR	外周血管阻力		dynes/sec/cm^5	2640	742	1500
SVRI	外周血管阻力指数		dynes/sec/cm^5/m^2	4228	1337	2403
LCW	左心做功		kgm	2.7	5.4	10.0
LCWI	左心做功指数		kgm/m^2	1.7	3.0	5.5
SVV	每搏变异率			10	5	14
STR	收缩时间比率			0.30	0.30	0.75
SPO2	血氧饱和度		%	0	90	99
PEP	射血前期		ms	82		
LVET	左室射血时间		ms	273		

该病例是一位79岁的女性患者，基础疾病有缺血性心肌病、陈旧性广泛前壁心肌梗死、心功能不全，无创心功能检查提示该患者的心排血量、心脏指数均有所降低，同时外周血管阻力增加明显。

图 3-27　无创电阻抗法测定患者的心排血量、心脏指数

超声耦合剂法通过超声心室血流期抗波形摘记法，无创、动态、实时、连续、精准地监测每搏输出量、心排血量、心肌收缩力指数、前负荷率、外周血管阻力等13个血流动力学参数，从而以血流动力学角度评估静息、活动及运动过程中心功能的变化。

超声耦合剂法设备功能：生成①血流动力学阻抗图；②血流动力学静息柱状图；③血流动力学连续评估趋势图；④血流动力学平衡图；⑤血流动力学性能图。

无创血流动力学监测（阻抗法）（图3-28）原理：

①对电极分别贴在颈部及胸部；②电信号通过胸部传导；③电信

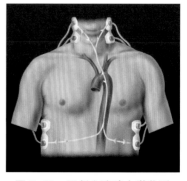

图 3-28　无创血流动力学监测

号循阻力最小路径传导——调整主动脉顺应性法；④每次心搏，主动脉内血流速度/容量变化，测得阻抗；⑤利用阻抗法 Cole 计算公式，通过阻抗变化计算出每搏输出量（stroke volume，SV）。

阻抗法无创心功能测定的常用参数见表3-3。

表3-3　阻抗法无创心功能测定的常用参数

简写	含义	简写	含义
CO	心排血量	ACI	加速度指数
CI	心脏指数	LVET	左室射血时间
SV	每搏输出量	PEP	射血前期
SVI	每搏指数	STR	收缩时间比率
SVV	每搏量变异度	LCW	左心做功
TFC	胸液水平	LCWI	左心做功指数
PVR	外周血管阻力	HR	心率
SVRI	外周血管阻力指数	BP	血压
VI	速度指数	SpO_2	血氧饱和度

9. 静息状态下的有创心功能评估

由于临床上的有创操作需要漂浮导管和专用的重症心脏监护仪，限制了临床的推广。但是，在心脏重症监护病房的心脏移植等手术下，还是可以使用这种有创心功能评估方法，也有使用监护仪脉搏指示连续心排血量（pulse indicator continuous cardiac output，PICCO）模块对患者进行心功能评估的方法。

PICCO 的适应证：危重患者长期监测，休克，脓毒血症，急性呼吸窘迫综合征，器官衰竭，严重烧伤，外伤、低血容量休克，肺损伤，胰腺炎，为麻醉患者提供全面的血流动力学参数。

常规的微创血管置管步骤：常规中心静脉导管→PICCO 动脉热稀释导管，通常置入股动脉→PICCO 压力传感器跟 PICCO 动脉热稀释导管相连接→输入患者信息→压力信号调零→热稀释法测量得到容量参数，并自动校准动脉脉搏轮廓分析→从中心静脉导管注射指示剂（通常是 15 mL 的生理盐水）→指示剂通过右心、肺和左心→在股动脉探测到指示剂的稀释曲线→分析稀释曲线，计算得到心排血量和容量参数→热稀释方法得到的心排血量也用于脉搏轮廓分析的校准。

PICCO 测量原理——经肺热稀释法，使用 Stewart-Hamilton 公式计算心排血量（cardiac output，CO）（图3-29）。

CO 代表患者心脏 1 分钟内泵出的血液流量。CO 除以患者的真实体表面积后即得到心脏指数（cardiac index，CI）。指数值修正了由患者的身高、体重等因素带来的差异，使测得的数值收敛，建议所有PICCO 参数都设置为指数值。开机时输入患者的身高、体重，机器会自动计算患者的体表面积，从而得到指数值。

CI 是经肺热稀释法获得的心排血量指数，PCCI 是脉搏轮廓分析法测量的心排血量指数。PCCI 中的PC 是指 pulse contour，也就是脉搏轮廓的意思。前面已经介绍，注入冰盐水获得 CI，机器自动校准注入冰盐水这一瞬间的 CI 和 PCCI 相等，在停止注入冰盐水后，PCCI 会根据患者的心率、血压等脉搏轮廓波形参数而不断变化、持续监测。

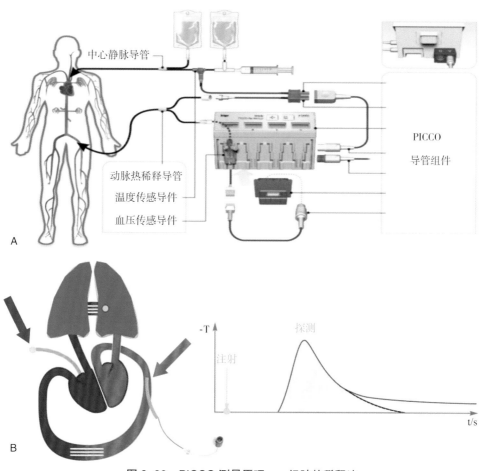

图 3-29 PICCO 测量原理——经肺热稀释法

CI 等于每搏指数（stroke volume index，SVI）乘以心率（heart rate，HR），SVI 是患者心脏搏动一次泵出的血液流量。

CI：是心脏 1 分钟泵出的血量除以体表面积，因此它代表全身血流量-心排血量指数。其正常值范围：$3 \sim 5$ L/（min·m²）。对于正常心脏，CI 在 $3 \sim 5$ mL/m²，< 3 表明 CI 偏低，> 5 表明 CI 偏高。

SVI 正常值范围：$40 \sim 60$ mL/m²。

在临床上，根据患者的实际病情需要和血流动力学监测手段的优缺点来合理选用适合患者的血流动力学监测手段（表 3-4）。

表 3-4 常用血流动力学监测手段的优缺点比较

产品名称	技术原理	优缺点
漂浮导管	热稀释法、Ficks 法	属于有创金标准，但是有创伤风险、专业性强、费用高
BioZ 等	基于生物电阻抗原理	静息评估，不能动态连续及无线传输，无专利高频滤波技术，因此抗干扰能力弱
USCOM	超声法	数值测量精准度高，但只能够静息床旁评估血流动力学，不能运动中监测心排血量变化，无实时连续曲线数值变化
PICCO	半有创热稀释法	创伤小，操作相对简单，评估血流动力学数值全面，适合于危重症患者评估，不能进行动态连续评估

续表

产品名称	技术原理	优缺点
经食管超声血流动力监护仪	超声法	痛苦，适用于昏迷患者，清醒患者必须经麻醉，为避免感染，必须使用探头护套，价格高昂
NICO 无创心肺功能监护仪	部分 CO_2 重复吸入法	侧重呼吸力学数据监测，仅适于呼吸机支持的危重患者，数据显示迟缓，不能实时

（五）6 分钟步行试验

1.6 分钟步行试验的特征和意义

6 分钟步行试验（6-minute walk test，6MWT）是一项简单的临床上能够方便开展的基础运动功能检查，目前越来越多地应用于大部分心血管疾病患者的基础心功能评估。它是一种次极量的心肺功能评估，适用于所有心血管患者，当然，它更适用于心肺功能受损严重的患者，因为轻度功能受损时步行试验是不受限制的。

6 分钟步行试验是让患者采用徒步的方式，测试患者的心率，做心率变异性（heart rate variability，HRV）分析，动态监测氧饱和度变化，动态观察步行后的临床表现。按照步行试验的距离对患者的心肺功能做相应的临床分级：1 级，< 300 m；2 级，300～375 m；3 级，375～450 m；4 级，450 m 以上。

2.6 分钟步行试验的适应证

6 分钟步行试验主要适用于中至重度心脏或肺疾病患者的心功能次极量评估，也可以对患者的预后作出初步的评估。

（1）心力衰竭和肺动脉高压患者治疗前后的比较。

（2）心绞痛患者的心肌缺血阈值评估。

（3）慢性阻塞性肺疾病的步行缺氧阈评估。

（4）心力衰竭及肺动脉高压患者心血管事件及死亡风险预测。

3.6 分钟步行试验的禁忌证

近一个月出现过不稳定型心绞痛或心肌梗死。相对禁忌证：静息心率 > 120 次/分，收缩压 > 180 mmHg，舒张压 > 100 mmHg，出现严重心悸、气促，以及影响血流动力学的快速或慢速心律失常。

4.6 分钟步行试验的终止指征

（1）运动负荷过程中出现胸闷、胸痛症状（图 3-30）。

（2）负荷过程中出现呼吸困难。

（3）面色苍白和虚脱表现。

（4）剧烈的间歇性跛行。

（5）其他无法耐受的原因。

6 分钟步行试验的环境要求：没有交通障碍的连续走道，最短直线以 25 m 为限，标准是 30 m，并且要求步道有距离标记和两端的转向标记。

心脏步行试验指标

指标	检测值	参考值
静止心率（HR in resting,bpm）	66	60～100
运动最大心率（MHR in exercise,bpm）	113	/
最大代谢当量（Max METs,METs）	2.83	/
心率储备百分比（% heart rate reserve）	57	≥30
心脏变时指数（chronotropic index）	0.68	0.8～1.3
运动心率恢复值（HR recovery after exercise,HRE,bpm）	32	≥12

心率、血压、血氧实测结果

时间(min)	心率(bpm)	血压(mmHg)	血氧饱和度(%SpO₂)
试验前静止	66	135/66	95
1	78		94
2	87		93
3	75		92
4	91		93
5	92		92
6	90		94
试验后静止	86	169/71	94

运动处方建议

运动形式	步行
热身时长（min／次）	5
训练时长（min／次）	30
放松时长（min／次）	5
运动频次（次／天）	1
最大心率（bpm）	90
最小心率（bpm）	80
收缩压（mmHg）	140～90
舒张压（mmHg）	90～60
血氧（%SpO₂）	92
处方周期（周）	1
开始时间	2022-12-06

注意事项： 运动过程中一旦出现胸闷、胸痛、心慌、气短、乏力等症状，请立即停止运动，随身携带速效救心丸或硝酸甘油，如有胸闷、胸痛等不适，舌下含服速效救心丸或硝酸甘油，若症状缓解不明显，请及时就医详诊；运动中补充水分，预防低血糖，近期血压偏高者，避免活动过快，并减少活动量。

备注： 此运动处方建议内容是基于本次6分钟步行试验结果自动生成，请结合临床实际情况修改、确认后下发。

心肺功能评估报告

住院号：		诊断：	气促
姓名：		性别：	女	年龄：	71岁
身高：	149 cm	体重：	69 kg	BMI：	31.1，肥胖
床号：	5	所属科室：	心内一

Borg评分表(10分制)

试验前自我感知疲劳评分	0分						毫无感觉
试验后自我感知疲劳评分	9分						很强很强

注：疲劳感Borg评分(10分制)

评分	0	0.5	1	2	3	4	5	6	7	8	9	10
疲劳程度	毫无感觉	很弱很弱	很弱	弱	中度	有点强	强		很强		很强很强	最大强度

心脏步行试验距离

距离预估值（m）	413
前一次试验实测距离（m）	--
试验实测距离（m）	320
实测距离占预值（%）	77.48
总步数	715
平均步长（m）	0.45
距离分级评价结果	Ⅱ级

参考值：I ≤300m＜II≤375m＜III≤450m＜IV

结论	6分钟步行距离 320米，距离分级Ⅱ级。患者步行至2分钟时出现背部压迫感，放慢速度步行至试验结束，休息后有所缓解。

医生签名：

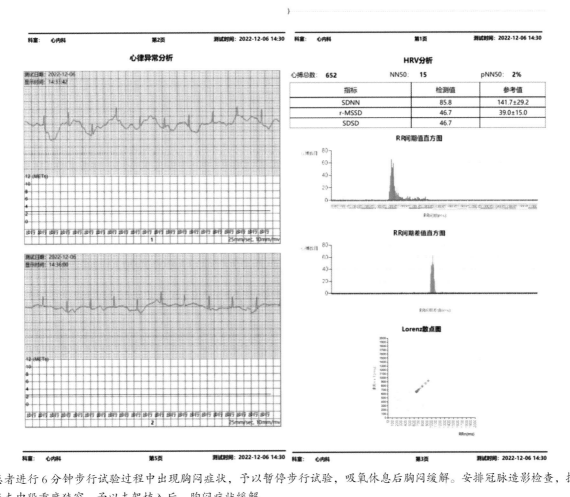

心律异常分析

HRV分析

心搏总数： 652	NN50： 15	pNN50： 2%

指标	检测值	参考值
SDNN	85.8	141.7±29.2
r-MSSD	46.7	39.0±15.0
SDSD	46.7	

RR间期值直方图

RR间期差值直方图

Lorenz散点图

科室：心内科　　第2页　　测试时间：2022-12-06 14:30　　科室：心内科　　第1页　　测试时间：2022-12-06 14:30

科室：心内科　　第5页　　测试时间：2022-12-06 14:30　　科室：心内科　　第3页　　测试时间：2022-12-06 14:30

该患者进行6分钟步行试验过程中出现胸闷症状，予以暂停步行试验，吸氧休息后胸闷缓解。安排冠脉造影检查，提示前降支中段重度狭窄，予以支架植入后，胸闷症状缓解。

图3-30　6分钟步行试验报告

6分钟步行试验的设备要求：有专用于6分钟步行试验的设备，包括倒数计时器、秒表、监测设备，以及包括心率、血压、氧饱和度、Borg评分、气促/劳累评分的评分表。病区具备心血管疾病抢救车、除颤器、氧气瓶。

患者准备：①穿着适合步行的鞋；②携带日常步行辅助设备（需要时）；③继续服用平时常规服用的药物；④不能空腹进行检查，避免低血糖；⑤试验开始前2小时避免剧烈活动。

5. 6分钟步行试验的操作步骤

（1）患者在试验前10分钟到达试验点，让患者就座休息，再次确认患者是否有试验禁忌证，测量血压、脉搏、血氧饱和度。

（2）患者站立，应用Borg评分对其基础状态下的呼吸困难做出评分（表3-5）。

表3-5 Borg呼吸困难量表

分级	呼吸困难程度	分级	呼吸困难程度
0	全无感觉	5	严重
0.5	非常微弱，仅仅可察觉	6	5～7
1	非常轻微	7	非常严重
2	轻微	8	7～9
3	中等	9	非常非常严重
4	有点严重	10	达到顶点

（3）按照下面的流程完成6分钟步行试验。

"这个检查的目的是在6分钟内尽可能走得远一些，您在这条过道上来回地走。6分钟时间走起来很长，所以您要尽自己全力，请不要奔跑或慢跑。"

"您可能会喘不过气来，或者觉得精疲力竭。您可以放慢行走速度，甚至停下来休息。您可以在休息时靠墙，或者示意工作人员提供板凳，一旦您体力恢复，可以继续尽力走下去。"

"您需要绕着这两个圆锥形的路标来回走。"

"您准备好了吗？我们会记录您走过几个来回，您每次转身经过这条起点线时，我们都会记录一次。请您牢记，试验需要您在6分钟内走出尽可能远的距离，现在准备开始。"

将患者带领至起点处。测试过程中，操作者始终站在起点线附近。不要跟随患者一同行走。当患者开始出发时，开始计时。

患者每次返回到起点线时，在工作表中标记出折返次数，要让患者看到这些行动。

1分钟后，对患者说（语调平和）："您做得不错。您还要走5分钟。"

剩余4分钟时，对患者说："不错，坚持下去，您还要走4分钟。"

剩余3分钟时，对患者说："您做得很好，您已经走完一半了。"

剩余2分钟时，对患者说："不错，再坚持一会儿，只剩下2分钟了。"

只剩余1分钟时，告诉患者："您做得不错，只剩1分钟了。"

不要用其他言语鼓励患者，避免做出暗示患者加快步行速度的肢体语言。

距测试结束只剩下15秒时，对患者说："过一会儿我会让您停下来，当我喊停时您就停在原地，我会走到您那儿。"

计时6分钟时，对患者说："停下！"走到患者处，如果患者显得很劳累，推上轮椅。在他停止的位置做好标记，如画上标记。

如果患者在试验过程中停了下来并要求休息，对患者说："如果您愿意，可以靠在这面墙上；当您觉得休息好了就尽快接着往前走。"不要中止计时器计时。如果患者未能走满6分钟就止步不前，并且拒绝继续测试（或操作者认为不宜再继续进行测试），将轮椅推至患者面前让其就座，终止其步行，将其步行的距离、终止时间及未能完成试验的原因记录在工作表上。

试验结束后，向患者做出的努力表示祝贺。记录患者行走之后的 Borg 呼吸困难及疲劳程度评分，并询问患者："您觉得是什么原因使您不能走得更远一些？都有哪些不舒服？"测定氧饱和度、心率、血压并记录。

记录下患者最后一个来回中走过的距离，计算患者走过的总路程，数值四舍五入，以"米"为单位计算，并将计算结果记录到工作表上。

6. 6 分钟步行试验的注意事项

（1）将抢救车安放于适当的位置，操作者熟练掌握心肺复苏技术，能够对紧急事件迅速做出反应。

（2）出现以下情况考虑中止试验：胸痛；不能耐受的喘憋；步态不稳；大汗；面色苍白。

（3）测试前不应进行"热身"运动。

（4）患者日常服用的药物不要停用。

（5）测试时，操作者注意力要集中，不要和其他人交谈，不能数错患者的折返次数。

（6）为减小不同试验日期之间的差异，测试应在各天中的同一时间点进行。

（7）如果一位患者在同一天进行 2 次测试，2 次测试的间隔至少是 2 小时。

当然，6 分钟步行试验仍需严格标准化以提高其可重复性。它是一项用以反映人体功能的综合性测试方法。由于测定条件的限制，6 分钟步行试验仅能反映整体功能，不能像心肺运动试验（cardiopulmonary exercise test，CPET）一样对单个器官或系统进行评价，不能完全代替心肺运动试验。

（六）运动负荷下的心功能评估（运动负荷试验）

1. 运动负荷试验的适应证

（1）协助确诊冠心病，并对无典型临床心肌缺血症状患者做心脏负荷下心肌缺血评估。

（2）估计冠状动脉狭窄的严重程度，筛选高危患者以便进行手术治疗。

（3）测定冠心病患者心功能和运动耐量（exercise tolerance，ET）。

（4）评估冠心病药物治疗和手术治疗的临床疗效。

2. 运动负荷试验的禁忌证

由于运动负荷试验的评估对象是心脏病患者或潜在心脏亚健康人群，运动负荷试验有一定的危险性，很多单位由于担心运动负荷试验的危险性就只开展静息状态下心功能评估，拒绝对患者的心功能储备进行运动负荷评估，这样的做法是比较片面的。严格把握运动负荷试验的禁忌证及可能出现的危险因素非常重要，在对患者进行全面的科学评估后，我们发现运动负荷试验在心脏病患者中的施行还是有可操作性的，而且是能够安全地开展这项工作的。

绝对禁忌证如下。

（1）急性心肌梗死（2 周以内）。

（2）高危的不稳定型心绞痛。

（3）严重的心律失常，甚至是有血流动力学障碍的心律失常。

（4）心力衰竭失代偿期，合并血流动力学障碍。

（5）急性心肌炎或急性心肌心包炎。

（6）急性主动脉综合征，包括急性主动脉夹层、主动脉溃疡、附壁血栓。

（7）急性肺栓塞。

（8）严重瓣膜疾病，如主动脉瓣重度狭窄、主动脉瓣重度反流、二尖瓣重度狭窄、二尖瓣重度反流、三尖瓣重度反流。

（9）其他严重疾病的急性期，如病毒感染状态、甲状腺功能亢进（简称甲亢）、严重贫血。

相对禁忌证如下。

（1）已知的严重冠状动脉病变的患者，如严重三支血管病变、严重主干病变。

（2）中度瓣膜病，包括中度主动脉瓣狭窄、中度二尖瓣狭窄。

（3）心动过速或心动过缓。

（4）肥厚型心肌病及其他形式的流出道梗阻。

（5）未控制好的高血压，收缩压＞200 mmHg，舒张压＞110 mmHg。

（6）高度房室传导阻滞。

（7）身体存在其他无法配合运动负荷试验的临床情况。

3. 运动负荷试验的终止指征

（1）出现典型的心绞痛症状。

（2）出现中枢神经系统症状：头晕、眩晕、共济失调或晕厥。

（3）出现 ST 段水平型压低≥0.2 mV。

（4）出现周围循环灌注不足表现：面色苍白、发绀、头昏。

（5）出现明显的疲劳感和呼吸困难。

（6）出现间歇性跛行，或者运动过程中有严重的肢体疼痛。

（7）运动负荷中血压急剧升高，收缩压＞220 mmHg，舒张压＞110 mmHg。

（8）运动负荷过程中血压不表现为逐步升高，反而表现为降低，运动中收缩压＞20 mmHg。

（9）运动负荷过程中引起心律失常，如非持续性室性心动过速、持续性室性心动过速、新发的完全性左束支传导阻滞、新发的Ⅱ度Ⅱ型以上的房室传导阻滞、频发的室性期前收缩、新发的窄 QRS 心动过速、突发的快心室率心房颤动。

（10）运动负荷过程中出现不明原因的循环虚脱表现：低血压、头昏、眩晕。

4. 运动负荷试验的运动方案选择

目前临床上能够提供运动负荷的方式有很多，常用的有平板运动试验、踏车运动试验、肢负荷试验。如果患者无法完成运动负荷检查，还可以采用药物负荷试验，注射多巴酚丁胺来提升心脏负荷，也能达到同样的心脏负荷状态。

平板运动试验最常用的是 Bruce 方案及改良的 Bruce 方案。Bruce 方案为变斜率运动，是目前最常用的方案。其 1 级能耗为 5 METs，2 级相当于 7～8 METs，3 级相当于 10 METs，4 级相当于 14 METs。Bruce 方案氧耗量值及做功递增量较大，多数运动至 3～4 级即已经达到目标心率。但对心功能差或重病患者运动递增速度过快，患者往往不能耐受，也会影响缺血程度测定。心功能较差的患者建议选择改良的 Bruce 方案。

运动负荷试验的总体目标是使患者能够在测试过程中有足够的运动强度作为心血管系统的负荷，又能使患者不至于运动时间过长而造成骨骼肌疲劳，整个测试时间应该控制在 8～12 分钟，运动能力差的患者可以适当缩短测试时间，可以控制在 6～8 分钟。根据不同患者的心功能状态，可以采取每分钟递增的方案来设计平板试验。

5. 运动负荷试验的注意事项

（1）向受检者介绍检查前的注意事项，解除顾虑，指导正确的运动姿势。

（2）再次确定必要的心脏抢救设备，确定急救车、除颤器、球囊辅助呼吸器和氧气的状态。

（3）检查前2小时避免剧烈活动和饱食。

（4）根据临床情况判断是否在检查前停用β受体阻滞剂和地高辛类心脏专科药物。

（5）在隐私帘内充分暴露皮肤，处理好电极安放部位的皮肤。如果患者胸毛过多，需要在检查前剔除，用细砂片轻轻擦去皮肤角质层，用酒精再次擦去油脂，直至皮肤微红。

（6）按照心电图标准位置安放电极，确定运动中保持良好的心电信号，将干扰降至最低。两上肢电极的距离尽可能远一些，右下肢电极尽可能下移一点，胸前导联和普通心电图检查一样。

（7）保存运动前的12导联心电图，确定基础的ST段，在心脏负荷后观察ST段的动态变化。

（8）为了保障患者运动负荷的临床安全，在运动试验开始进行和运动试验结束10分钟以内，必须保证临床医师在现场。运动过程中，如发生恶性心律失常、急性ST段抬高、ST段压低＞0.2 mV以上、血压不随着运动负荷增加反而降低，出现急性左心衰竭表现、影响血流动力学紊乱的心律失常、快心室率心房颤动、频发室性期前收缩、室性心动过速（简称室速）、心室颤动（简称室颤）等，应该紧急停止运动负荷试验，采取相应的氧气、药物和可能的心肺复苏及高级生命系统支持。

（9）达到终止运动试验的标准，原则上立即停止运动负荷进入整理阶段。除非特殊工种要求，如运动员、航天员的体能测试，在医师允许的情况下可以继续运动负荷，直至运动最大耐量。

（10）运动结束10分钟内也需要对患者的一般情况和生命体征进行监测，观察患者的临床症状变化，采取相应的处置措施。

6. 运动过程中突发情况的处理

（1）头晕、皮肤苍白及湿冷：运动中出现皮肤湿冷、苍白是循环不良的早期表现，如果伴有头晕、血压下降及相应的ST-T改变，则需要高度警惕。此时需要立刻停止运动负荷，让患者平卧抢救床、吸氧、监测生命体征、血糖，建立静脉通道，给予相应的药物治疗方案。

（2）血压进行性升高，收缩压超过220 mmHg：正常人在运动负荷过程中血压会适当升高，但是当收缩压进行性升高到超过220 mmHg的时候，运动负荷不应该进行下去。毕竟，对于临床医师来说，心源性问题，如心律失常、心肌缺血，甚至心肌梗死及心搏骤停，这类临床问题是可以逆转的。但是，血压进行性升高，特别是合并颅内动脉瘤、潜在的主动脉瘤或者其他血管畸形，风险就无限放大了。一旦运动负荷出现颅内出血或相关神经系统并发症，在临床上处理就非常困难且被动了。

（3）心绞痛：运动负荷过程中出现心绞痛症状，需要记录12导联心电图ST-T段的动态变化，需要记录血压、心率等生命体征，同时暂停运动负荷、平卧、吸氧，给予硝酸甘油舌下含化，必要时静脉使用硝酸酯类药物及后续的有创冠脉造影检查评估。

（4）呼吸困难：患者在运动负荷过程中出现呼吸困难，应该高度怀疑有无心功能不全，应及时终止运动试验，同时进行急性生命体征监测、临床心肺查体、完善12导联心电图检查、床旁胸部X线检查、建立静脉通道，必要时使用改善心功能的药物。

（5）间歇性跛行：运动负荷过程中出现下肢疼痛及跛行，应高度怀疑存在周围血管疾病、血栓性动脉炎，如果出现下肢疼痛、皮肤变冷和苍白，则需要立即停止运动负荷试验。

7. 运动负荷试验的临床意义

运动负荷试验是最常用的临床评价心肌缺血和运动中心电图ST-T动态改变的适宜推广的临床技术，在训练有素的临床团队中常规开展是非常安全的。静息12导联心电图仅能够反映患者休息时的心脏情况，对心脏负荷后的心肌缺血情况是无法准确反映的。运动负荷试验有积极广泛的临床实用性。

（1）发现有临床意义的心肌缺血性ST-T改变。

（2）发现慢性稳定型心绞痛的有临床意义的安全心肌缺血运动阈值，为制定个性化的运动处方做准备。

（3）找到影响患者活动量的原因，是心肌缺血还是骨骼肌疲软。

（4）评估受试者在运动负荷中是否会出现潜在的心脏风险（图3-31）。

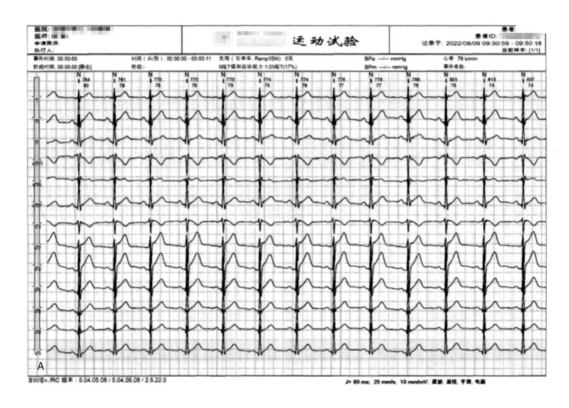

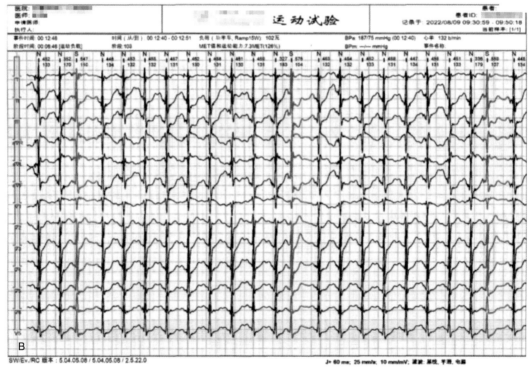

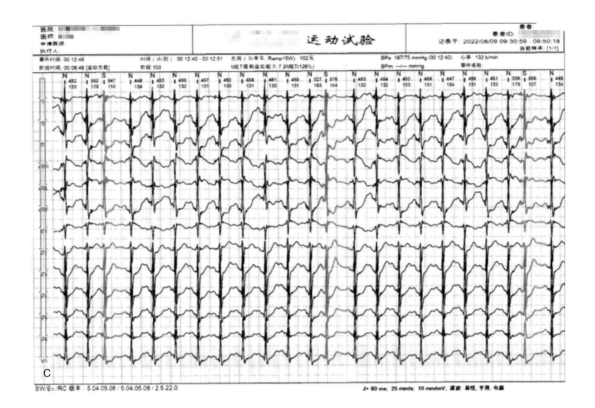

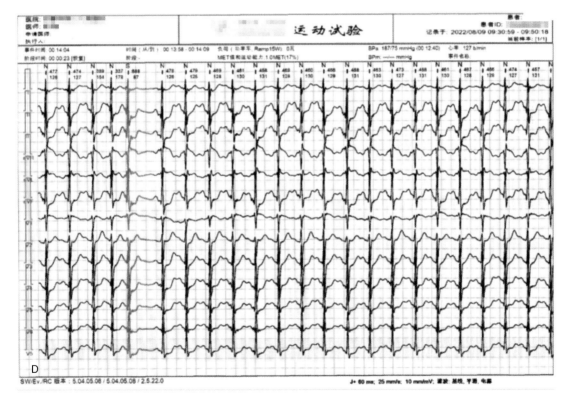

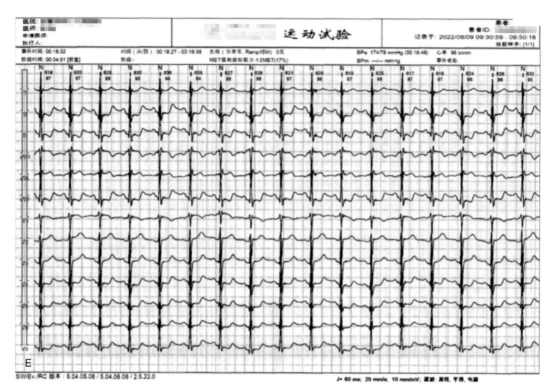

64岁男性患者，有吸烟史，平板运动试验提示负荷期下壁导联 $V_4 \sim V_6$ ST段水平下移，并出现活动后胸闷不适，恢复期仍然存在ST段下移。完善冠脉造影检查提示右冠优势型，右冠中远段重度狭窄。

图3-31　运动负荷试验报告

（七）运动负荷下的心功能评估（心肺运动试验）

心肺运动试验是心脏负荷下心功能检查的一个综合性新手段，它和单纯的负荷心电图、负荷心脏彩超等检查不一样。它综合评价人体呼吸系统、心血管系统、血液系统、神经生理，以及骨骼肌系统对同一运动应激的整体反应；并适时地测定人体在休息、运动及运动结束时恢复期每一次呼吸的摄氧量（VO_2）、二氧化碳排出量（VCO_2）、通气量（VE）、心率、血压、心电图，以及患者运动时出现的症状，全面客观地评估患者的运动反应、心肺功能储备和功能受损程度。从某种意义上讲，心肺运动试验不是一项简单的临床诊断工具，它是综合评价呼吸、心血管、血液系统，以及骨骼肌功能系统的工具。

1. 心肺运动试验的适应证

（1）协助确诊冠心病，并对无典型临床心肌缺血症状患者做心脏负荷下心肌缺血评估。

（2）估计冠状动脉狭窄的严重程度，筛选高危患者以便进行手术治疗。

（3）测定冠心病患者心功能和运动耐量。

（4）评估冠心病药物治疗和手术治疗的临床疗效。

（5）适合对心肺功能评估有需要的亚健康人群和特殊工种（运动员、野外施工人员、飞行员、宇航员）人群。

2. 心肺运动试验的禁忌证

绝对禁忌证如下。

（1）急性心肌梗死（2周以内）。

（2）高危的不稳定型心绞痛。

（3）严重的心律失常，甚至有血流动力学障碍的心律失常。

（4）心力衰竭失代偿期，合并血流动力学障碍。

（5）急性心肌炎或急性心肌心包炎。

（6）急性主动脉综合征，包括急性主动脉夹层、主动脉溃疡、附壁血栓。

（7）急性肺栓塞。

（8）严重瓣膜疾病，如主动脉瓣重度狭窄、主动脉瓣重度反流、二尖瓣重度狭窄、二尖瓣重度反流、三尖瓣重度反流。

（9）其他严重疾病的急性期，如病毒感染状态、甲亢、严重贫血。

相对禁忌证如下。

（1）已知的严重冠脉病变的患者，如严重三支血管病变、严重主干病变。

（2）中度的瓣膜病，包括中度主动脉瓣狭窄、中度二尖瓣狭窄。

（3）心动过速或心动过缓。

（4）肥厚型心肌病及其他形式的流出道梗阻。

（5）未控制好的高血压，收缩压＞200 mmHg，舒张压＞110 mmHg。

（6）高度房室传导阻滞。

（7）身体存在其他无法配合运动负荷试验的临床情况。

3. 心肺运动试验的终止指征

（1）出现典型的心绞痛症状。

（2）出现中枢神经系统症状：头晕、眩晕、共济失调或晕厥。

（3）出现 ST 段水平型压低≥0.2 mV。

（4）出现周围循环灌注不足表现：面色苍白、发绀、头昏。

（5）出现明显的疲劳感和呼吸困难。

（6）出现间歇性跛行，或者运动过程中有严重的肢体疼痛。

（7）运动负荷中血压急剧升高，收缩压＞220 mmHg，舒张压＞110 mmHg。

（8）运动负荷过程中血压不表现为逐步升高，反而表现为降低，运动中收缩压＞20 mmHg。

（9）运动负荷过程中引起心律失常，如非持续性室性心动过速、持续性室性心动过速、新发的完全性左束支传导阻滞、新发的Ⅱ度Ⅱ型以上房室传导阻滞、频发的室性期前收缩、新发的窄 QRS 心动过速、突发的快心室率心房颤动。

（10）运动负荷过程中出现不明原因的循环虚脱表现，如低血压、头昏、眩晕。

4. 心肺运动试验的运动方案选择

根据试验的条件和目的的不同，可有许多种运动试验的方案，如以运动量分类的极量运动方案和次极量运动方案。为确保临床安全，大部分心血管疾病患者的心肺运动方案选择次极量运动方案，避免选用极量运动方案。

按照运动功率改变方式分为递增功率运动和恒定功率运动。

递增功率运动（最常用）：一种进行性阶梯式试验，功率每分钟增加。现在多推荐以 10 秒至 1 分钟为间隔增加工作速率的斜坡式递增运动方式，使运动强度递增更为均匀、运动参数变化连续，并减少了判断者之间的分析差异。运动中功率递增的方式为阶梯状或斜坡状。

恒定功率运动：尤其适宜于测量稳定代谢条件下的心肺功能参数。该方式用于评价各种治疗或药物因素对运动能力的影响，或用于验证阈值，如有氧阈、乳酸阈或心绞痛阈等。递增功率运动用于测量患者的最大耐受功率负荷；而恒定功率运动则用于评价低于最大运动水平，如 50% 和 75% 最大功率负荷时对特殊参数的评价。

运动方案：按照运动器械分为功率自行车和平板运动。功率自行车是连接功率计的踏车。与平板相比，功率自行车较为便宜、占地小、噪声小，并且可通过调节阻力改变功率负荷。功率自行车的功率用电功率计测量，单位为 W，转速维持在 55～65 r/min。在限定功率自行车速度为 55～65 r/min 时，运动功率可被准确测量出。由于患者采取坐位，所以功率自行车对于心血管病患者更加适合，其可避免活动平板可能造成的摔倒风险。运动方案包括开始运动的 3 分钟热身，无负荷或低功率负荷，再采用 5～30 W/min 的斜坡式功率递增运动方案，恢复阶段再进行短暂的无功率负荷。

5. 心肺运动试验的主要指标正常值及在心血管疾病中的临床意义

在受试者实际测量中，将递增运动试验中尽最大努力运动的最高摄氧量，称之为峰值摄氧量（VO_{2peak}）。VO_{2peak} 用于实测。在心血管疾病诊断中，由于 VO_{2peak} 和心排血量存在较强的相关性，所以可以采用 VO_{2peak} 的变化来估测心排血量的变化。

在预判受试者可能达到的最大摄氧量（maximal VO_{2max}）时，使用预计方程来计算。VO_{2max} 是预计值，可能等于或小于 VO_{2peak}。

在心肺运动试验中，实际测得的 VO_{2peak} 通常以 mL/min 为单位表示，亦可用千克体重摄氧量表示，即 mL/（kg·min），以消除体重影响。

VO_{2peak} 预计值受民族、基因、职业等多因素影响，难以统一。正常人运动时的 VO_{2peak} 随年龄、性别、身材、平常的运动水平及运动类型的不同而变化。许多中心一直根据年龄、性别、身高、体重等多个指标来对摄氧量进行预测，评估心肺功能。日本的 Itoh 使用方程来预测摄氧量，成年男性：$VO_{2peak}=0.9×$ 体重 ×（0.0521 − 0.000 38 × 年龄）。成年女性：$VO_{2peak}=0.9×$ 体重 ×（0.040 4 − 0.000 23 × 年龄）。

由于预计值存在的影响因素较多，所以临床上对于摄氧量以实测值为主，比较一个患者治疗前、治疗中、治疗后的实测摄氧量的变化，可以评估患者基础心功能的变化。

VO_{2peak} 的预计值受诸多因素影响，如年龄、性别、体重、日常活动水平和运动种类不同等。

（1）年龄与性别对摄氧量的影响：目前的研究已显示，VO_{2peak} 在青年时期达到，男性高于女性，会随年龄增长而逐渐下降。控制其他影响因素，性别和年龄会对 VO_{2peak} 的变化产生主要影响，一般而言女性下降幅度慢于男性。

（2）活动水平：最重要的可变性影响因素之一。除非运动过度，一般而言，运动强度越大，摄氧量越大，在训练者中，耐力训练者大于力量或速度训练者。对于长期运动人员、军人或者日常活动强度大的受试者 VO_{2peak} 一般都会偏高，与他们的活动模式有关。

（3）体重：最大摄氧量与肌肉量、心肺功能、循环功能相关，因此受试者的体型、体重会影响 VO_{2peak}，一般使用年龄、性别、体重来估算 VO_{2peak} 的值，但是对于超重和肥胖患者来说，这个值并不恰当。轻度甚至中度肥胖者，其峰值摄氧总量（L/min）可能接近于正常体重者。但相对于单位体重，一般还是明显降低。

（4）运动方式：也是 VO_{2peak} 的一项重要的决定因素，手臂屈曲测力计的 VO_{2peak} 只有功率自行车的 70%，而功率自行车的 VO_{2peak} 只有平板运动的 89%～95%，主要与试验时参与肌群的数量有关。

（5）最大心率和心率储备：最大心率是指实测运动过程中可达到的最大心率，心率储备（heart rate reserve，HRR）是指预计最大心率与 VO_{2peak} 时和实测心率的差值。正常值参考：预计最大心率（次/分）=220 −年龄（岁），或 210 − 0.65 × 年龄（岁）。

（6）HRR：预计最大心率−实测最大心率。由于其他因素影响，如通气受限、外周血管、骨骼肌病变，或使用 β 受体阻滞剂时，都会使得试验时的实际心率不能达到预计心率。

（7）氧脉搏：每次心脏收缩舒张能够输送的氧气的量，单位为 mL，它是由 VO_2（mL）除以同步测量的心率（次/分）计算得出来的，也可以使用每搏输出量乘以动静脉氧含量差的乘积来计算。

静息状态下，正常人的氧脉搏 VO_2/HR 约为 3.5 mL，每搏输出量为 70～90 mL。运动员的氧脉搏 VO_2/HR 为 16～20 mL，每搏输出量为 120～140 mL。

运动负荷下，一般正常人的 VO_2/HR 为 12～15 mL，每搏输出量为 100～120 mL。

氧脉搏是用摄氧量除以心率所得的值，在一定程度上反映的是心血管效能。

影响因素：其值受每搏输出量和动静脉氧含量差影响。而动静脉氧含量差取决于动脉血氧饱和度和外周摄氧能力。若实测氧脉搏较正常预计值高，说明患者心肺功能健康，反之则心肺功能较差。在试验过程中，若因为其他原因如关节疼痛、肌力不足等停止运动，也会造成氧脉搏低于预测值。心功能正常的个体或口服 β 受体阻滞剂的患者，他们的氧脉搏实测值可能明显高于正常预计值。

（8）血压：最大运动时收缩压一般会上升 50～70 mmHg，舒张压一般变化不大，有可能会下降 4～8 mmHg，都是正常现象。在运动中，疑为自动测量不准时，需要人工测量加以验证。平板运动会因受试者手臂摆动幅度较大而难以精准测量，自行车相对稳定，测量时手臂不要将把手握太紧，避免等长运动的高血压效应。不推荐在运动心肺试验中使用有创血压监测。

2012 年美国心脏协会（American Heart Association，AHA）关于特定患者心肺运动试验数据评估的临床建议中提到，运动时最高血压正常值男性应不超过 210 mmHg，女性不超过 190 mmHg。

《中国心脏康复与二级预防指南（2018 版）》中指出收缩压高于 250 mmHg、舒张压高于 115 mmHg 为终止运动试验的相对指标。

临床实践中，血压监测非常重要，因为一旦出现脑出血、急性主动脉综合征，就会给临床带来非常大的医疗隐患。

（9）无氧阈（anaerobic threshold，AT）：是出现乳酸酸中毒前所能维持的最大摄氧量，它反映的是机体耐受负荷的潜能，与 VO_{2peak} 有关。在心脏负荷试验过程中，随着负荷渐进性增加，机体产生的 CO_2 逐步增加，消耗的 O_2 也逐步增加，当 CO_2 产生的量大于 O_2 消耗的量的时候，即当机体从有氧代谢进入无氧代谢产生乳酸堆积，血乳酸水平开始增加的拐点，这时候测得的摄氧量就是无氧阈。

无氧阈值通常采用 V- 斜率法、氧通气当量法确定（图 3-32）。

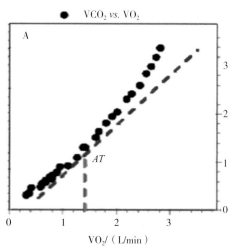

VCO$_2$ 与 VO$_2$ 关系曲线，斜率为 1，当偏离 45° 时，这时的 VO$_2$ 就为 AT 值。

图 3-32　V- 斜率法测定无氧阈

男性 AT 的平均值范围为 VO_{2peak} 的 49%～63%。

在心血管疾病患者的心脏康复过程中，临床上往往避免去追求 VO_{2peak}，这样制定运动康复计划往往会带来潜在的心血管风险，临床上得不偿失；在运动心肺试验过程中，我们寻找无氧阈，就是要积极推荐心血管疾病患者在无氧阈下做无症状的心脏康复运动计划，避免无氧运动，避免机体内乳酸堆积带来的缺血缺氧风险，从而提升心脏康复的治疗效果，同时也大大降低心脏康复过程中的运动风险。

（10）摄氧量与功率的关系：采用自行车功率计进行心肺运动试验时，选斜坡式或阶梯式递增功率方案进行运动时，其 $\Delta VO_2/\Delta WR$ 反映做功效率，常用的计算公式为 $\Delta VO_2/\Delta WR = （ VO_{2peak} -$ 无负荷时 $VO_2 [（ T - 0.75） \times S]$。$VO_2$ 为摄氧量，单位为 mL/min；T 是运动递增的时间；S 是功率递增的斜率，单位为 W/min。

正常参考值：Wasserman 等测定的正常值为 6～12 分钟功率递增路车运动试验。成年人的 $\Delta VO_2/\Delta WR$ 值为（10.3 ± 1.0）mL/（W·min），95% 可信限低限为 8.6 mL/（W·min）。许多运动员的 $\Delta VO_2/\Delta WR$ 值比平均值高［范围为 11～12 mL/（W·min）］。正常人 $\Delta VO_2/\Delta WR$ 变化范围小，临床上对判断循环系统的异常非常有用。

循环系统（肺循环、外周循环及心脏）疾病患者，$\Delta VO_2/\Delta WR$ 下降，这是因为心血管疾病患者肌肉的氧摄取速度异常慢，或无法适当地增加肌肉的血流量，以迅速满足肌肉的需要。许多冠心病患者 $\Delta VO_2/\Delta WR$ 降低，在运动的后期表现得特别明显。

（11）通气功能测定：运动心肺试验同时能够提供通气功能测定，包括潮气量、呼吸频率、最大运动通气量、呼吸储备、气体交换关系如 VE/VCO_2 和 VE/VO_2，具体可在呼吸功能的专著中了解学习。

6. 心肺运动试验的评估标准

运动耐量评判标准见表 3-6。

表 3-6　运动耐量评判标准

VO_{2peak} 占预计值 /%	判断
＞ 84	正常
80～83	大致正常
65～79	轻度下降
50～64	中度下降
35～49	重度下降
＜ 35	极重度下降

Weber 心功能分级见表 3-7。

表 3-7　Weber 心功能分级　　　　　　　　单位：mL/（kg·min）

级别	VO_{2max}/kg	$VO_2/kg@AT$
A 级	≥ 20	≥ 14
B 级	≥ 16，＜ 20	≥ 11，＜ 14
C 级	≥ 10，＜ 16	≥ 8，＜ 11
D 级	＜ 10	＜ 8

静态肺功能的严重程度见表 3-8。

表 3-8 静态肺功能的严重程度

严重程度	FEV_1 下占预计值 /%
轻度	≥ 70，但 < LLN 或 FEV_1/FVC 比值 < LLN
中度	60～69
中至重度	50～59
重度	35～49
极重度	< 35

静态肺功能——小气道功能见表 3-9。

表 3-9 静态肺功能——小气道功能

小气道功能障碍，3 个条件同时成立	
MEF 75%（FEF 25%）	≥ 65
MEF 50%（FEF 50%）	< 65
MEF 25%（FEF 75%）	< 65

7. 心肺运动试验阳性结果的判断标准

（1）运动中出现典型的心绞痛。

（2）运动中或运动后以 R 波为主的导联出现缺血性 ST 段水平或下斜型下降 ≥ 1 mm，持续 ≥ 2 分钟者。

（3）原有 ST 段下降者，运动中或运动后出现缺血性 ST 段下降，较原来增加 1 分钟者。

（4）运动中或运动后在以 R 波为主导的导联上 ST 段缺血性弓背向上型上移 ≥ 1 分钟者。

8. 心肺运动试验可疑阳性结果判断标准

可疑阳性结果如图 3-33 所示。

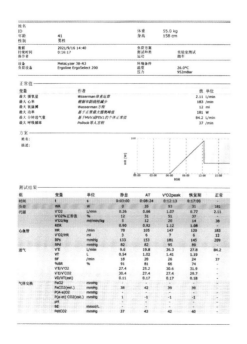
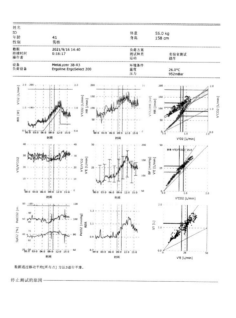

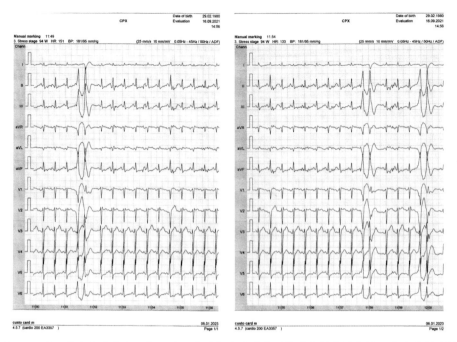

41岁，男性，吸烟、肥胖、高脂血症患者，行运动心肺功能试验时出现较多室性期前收缩。患者未诉胸闷、胸痛、黑矇、晕厥。考虑患者室性心律失常、期前收缩频繁，终止运动心肺试验。完善冠脉造影检查提示冠脉轻度狭窄，完善动态心电图检查进一步评估心律失常风险。

图3-33　可疑阳性结果

（1）运动中出现心绞痛。

（2）运动中或运动后以R波为主的导联出现缺血性ST段水平或下斜型下降≥0.5 mm而<1 mm，持续≥2分钟者。

（3）ST段上斜型≥1.5 mm，持续时间至少2分钟。

（4）U波倒置。

（5）出现严重的心律失常，如多源性期前收缩、室性心动过速、房室传导阻滞、窦房传导阻滞、心房颤动、心房扑动（简称房扑）。

（6）运动中收缩压较安静或前一级运动时下降≥10 mmHg。

9. 心肺运动试验在不同疾病中对心肺功能的临床危险分层

心功能不全患者的心功能评估是一项全面的、个性化的综合性评估，涉及临床、检验、影像、心功能学等方方面面的工作。全面的心功能评估是制定药物和手术方案，以及接下来的个性化心脏康复方案的基础。根据心功能评估结果进行心脏危险分层（表3-10～表3-18），能为下一步制定合理化、个性化的运动处方提供进一步依据。完善的心功能评估对于提升心功能不全患者的生活质量有积极作用。

表3-10　疑似心肌缺血的诊断分层

主要的心肺运动试验变量		
氧脉搏轨迹	$VO_{2peak}/VO_{2max-pred}$	$\Delta VO_2/\Delta WR$轨迹
运动中氧脉搏轨迹持续升高，直到最大运动时出现平台	≥100%	运动中$\Delta VO_2/\Delta WR$轨迹持续升高

续表

主要的心肺运动试验变量		
运动中氧脉搏轨迹平台较早出现并维持	75%～99%	运动中 $\Delta VO_2/\Delta WR$ 轨迹平台较早出现并维持
	50%～75%	
运动中氧脉搏轨迹平台较早出现然后下降	＜50%	运动中 $\Delta VO_2/\Delta WR$ 轨迹平台较早出现然后下降

标准运动试验变量	
血流动力学	心电图
运动中收缩压增高	运动中和（或）恢复期没有持续心律失常、ST 段显著改变
运动中收缩压反应平坦	运动中和（或）恢复期出现心脏节律的改变和 ST 段的改变，但没有导致运动试验终止
运动中收缩压下降	运动中和（或）恢复期出现心脏节律的改变和 ST 段的改变，导致运动试验终止

表 3-11 心力衰竭患者预后及危险分层

主要的心肺运动试验变量			
VE/VCO$_2$ 斜率	VO$_{2peak}$	震荡式呼吸	呼气末 CO$_2$ 分压
氧通气分级 I ：VE/VCO$_2$ 斜率＜30.0	Weber 心功能分级 A 级：VO$_{2peak}$＞20 mL/（kg·min）	无震荡式呼吸	静息：≥33 mmHg 运动中：升高 3～8 mmHg
氧通气分级 II ：VE/VCO$_2$ 斜率 30.0～35.9	Weber 心功能分级 B 级：VO$_{2peak}$ = 16.0～19.9 mL/（kg·min）		
氧通气分级 III ：VE/VCO$_2$ 斜率 36.0～44.9	Weber 心功能分级 C 级：VO$_{2peak}$ = 10.0～15.9 mL/（kg·min）	存在震荡式呼吸	静息：＜33 mmHg 运动中：升高＜3 mmHg

标准运动试验变量		
血流动力学	心电图	运动后 1 分钟的 HR 恢复
运动中收缩压增高	运动中和（或）恢复期没有持续心律失常、ST 段显著改变	＞12
运动中收缩压反应平坦	运动中和（或）恢复期出现心脏节律的改变和 ST 段的改变，但没有导致运动试验终止	≤12
运动中收缩压下降	运动中和（或）恢复期出现心脏节律的改变和 ST 段的改变，导致运动试验终止	

表 3-12 证实或疑似的肺动脉高压/继发性肺动脉高压患者预后及危险分层

主要的心肺运动试验变量		
VE/VCO$_2$ 斜率	VO$_{2peak}$	运动峰值的呼气末 CO$_2$ 分压
氧通气分级 I ：VE/VCO$_2$ 斜率＜30.0	Weber 心功能分级 A 级：VO$_{2peak}$＞20 mL/（kg·min）	＞37 mmHg
氧通气分级 II ：VE/VCO$_2$ 斜率为 30.0～35.9	Weber 心功能分级 B 级：VO$_{2peak}$ = 16.0～19.9 mL/（kg·min）	30～36 mmHg

主要的心肺运动试验变量

氧通气分级Ⅲ： VE/VCO$_2$斜率为36.0～44.9	Weber 心功能分级 C 级： VO$_{2peak}$= 10.0～15.9 mL/（kg·min）	20～29 mmHg
氧通气分级Ⅳ： VE/VCO$_2$斜率≥45.0	Weber 心功能分级 D 级： VO$_{2peak}$<10.0 mL/（kg·min）	<20 mmHg

标准运动试验变量

血流动力学	心电图	SPO$_2$
运动中收缩压增高	运动中和（或）恢复期没有持续心律失常、ST 段显著改变	与基线相比，SPO$_2$没有变化
运动中收缩压反应平坦	运动中和（或）恢复期出现心脏节律的改变和 ST 段的改变，但没有导致运动试验终止	与基线相比，SPO$_2$下降>5%
运动中收缩压下降	运动中和（或）恢复期出现心脏节律的改变和 ST 段的改变，导致运动试验终止	

表 3-13　证实或疑似的肥厚型心肌病患者预后及危险分层

主要的心肺运动试验变量

VE/VCO$_2$斜率	VO$_{2peak}$/VO$_{2max-pred}$	运动峰值的呼气末 CO$_2$分压
氧通气分级Ⅰ： VE/VCO$_2$斜率<30.0	≥100%	>37 mmHg
氧通气分级Ⅱ： VE/VCO$_2$斜率为30.0～35.9	75%～99%	30～36 mmHg
氧通气分级Ⅲ： VE/VCO$_2$斜率为36.0～44.9	50%～75%	20～29 mmHg
氧通气分级Ⅳ： VE/VCO$_2$斜率≥45.0	<50%	<20 mmHg

标准运动试验变量

血流动力学	心电图
运动中收缩压增高	运动中和（或）恢复期没有持续心律失常、ST 段显著改变
运动中收缩压反应平坦	运动中和（或）恢复期出现心脏节律的改变和 ST 段的改变，但没有导致运动试验终止
运动中收缩压下降	运动中和（或）恢复期出现心脏节律的改变和 ST 段的改变，导致运动试验终止

表 3-14　瓣膜疾病和（或）瓣膜功能不全的危险分层

主要的心肺运动试验变量

VE/VCO$_2$斜率	VO$_{2peak}$	VO$_{2peak}$/VO$_{2max-pred}$
氧通气分级Ⅰ： VE/VCO$_2$斜率<30.0	Weber 心功能分级 A 级： VO$_{2peak}$>20 mL/（kg·min）	≥100%
氧通气分级Ⅱ： VE/VCO$_2$斜率为30.0～35.9	Weber 心功能分级 B 级： VO$_{2peak}$=16.0～19.9 mL/（kg·min）	75%～99%
氧通气分级Ⅲ： VE/VCO$_2$斜率为36.0～44.9	Weber 心功能分级 C 级： VO$_{2peak}$=10.0～15.9 mL/（kg·min）	50%～75%

续表

主要的心肺运动试验变量		
氧通气分级Ⅳ： VE/VCO$_2$ 斜率≥45.0	Weber 心功能分级 D 级： VO$_{2peak}$ < 10.0 mL/（kg·min）	< 50%

标准运动试验变量	
血流动力学	心电图
运动中收缩压增高	运动中和（或）恢复期没有持续心律失常、ST 段显著改变
运动中收缩压反应平坦	运动中和（或）恢复期出现心脏节律的改变和 ST 段的改变，但没有导致运动试验终止
运动中收缩压下降	运动中和（或）恢复期出现心脏节律的改变和 ST 段的改变，导致运动试验终止

表 3-15　围手术期风险评估

主要的心肺运动试验变量		
VE/VCO$_2$ 斜率	VO$_{2peak}$	VO$_2$-AT
氧通气分级 I： VE/VCO$_2$ 斜率< 30.0	Weber 心功能分级 A 级：VO$_{2peak}$ > 20 mL/（kg·min）	≥ 11.0 mL/（kg·min）
氧通气分级Ⅱ： VE/VCO$_2$ 斜率为 30.0～35.9	Weber 心功能分级 B 级：VO$_{2peak}$=16.0～20.0 mL/（kg·min）	
氧通气分级Ⅲ： VE/VCO$_2$ 斜率为 36.0～44.9	Weber 心功能分级 C 级：VO$_{2peak}$=10.0～15.9 mL/（kg·min）	< 11.0 mL/（kg·min）
氧通气分级Ⅳ： VE/VCO$_2$ 斜率≥ 45.0	Weber 心功能分级 D 级：VO$_{2peak}$ < 10.0 mL/（kg·min）	

标准运动试验变量	
血流动力学	心电图
运动中收缩压增高	运动中和（或）恢复期没有持续心律失常、ST 段显著改变
运动中收缩压反应平坦	运动中和（或）恢复期出现心脏节律的改变和 ST 段的改变，但没有导致运动试验终止
运动中收缩压下降	运动中和（或）恢复期出现心脏节律的改变和 ST 段的改变，导致运动试验终止

表 3-16　呼吸困难诊断分层

主要的心肺运动试验变量			
VE/VCO$_2$ 斜率	VO$_2$ 峰值占预期百分比	呼气末 CO$_2$ 分压	VE/MVV
氧通气分级 I： VE/VCO$_2$ 斜率< 30.0	≥ 100%	静息呼气末 CO$_2$ 分压 36～42 mmHg 在 ET 期间有 3～8 mmHg 的升高	≤ 0.8
氧通气分级Ⅱ： VE/VCO$_2$ 斜率为 30.0～35.9	75%～99% 预计值		
氧通气分级Ⅲ： VE/VCO$_2$ 斜率为 36.0～44.9	50%～75% 预计值	静息呼气末 CO$_2$ 分压< 36 mmHg 在 ET 期间有< 3 mmHg 的升高	> 0.8
氧通气分级Ⅳ： VE/VCO$_2$ 斜率≥ 45.0	< 50% 预计值		

主要 PFT 变量：流量-容积环和 FEV$_1$ 级 MEF

exTv 环：正常	exTv 环：呼气流量受限
心肺运动试验前后 FEV$_1$ 和（或）MEF 无变化	心肺运动试验后 FEV$_1$ 和（或）MEF 减少≥15%

标准 ET 变量		
血流动力学	心电图	脉氧测量
ET 时收缩压升高 10 mmHg 或 VO_2 上升 3.5 mL/（kg·min）	在 ET 和（或）恢复期间，没有持续的心律失常、异位搏动和（或）ST 段改变	SPO_2 较基础水平没有变化
运动时收缩压反应平缓或下降或 ET 时收缩压升高 ≥ 20 mmHg 或 VO_2 上升 3.5 mL/（kg·min）	在 ET 和（或）恢复期间有节律改变、异位搏动和（或）ST 段改变，没有导致试验终止	SPO_2 较基础水平下降 > 5%

注：所有变量处于绿色区域：预后良好，并且围手术期及术后发生并发症的风险低。

心肺运动试验和标准运动试验得分处于红/黄/绿色区域提示预后进行性恶化，且围手术期及术后发生并发症的风险更高。

所有变量处于红色区域：主要不良事件或围手术期/术后发生并发症的风险极高，并且远期预后差。

表 3-17 冠心病患者的危险分层

危险分层	运动或恢复期症状及心电图改变	心律失常	再血管化后并发症	心理障碍	左室射血分数	功能储备/METs	血肌钙蛋白浓度
低危（所有项目都必须存在）	运动或恢复期无心绞痛症状或心电图缺血性改变，运动测试和恢复期间有正常的血流动力学反应	无休息或运动引起的复杂心律失常	AMI 溶栓血管再通，PCI 或 CABG 后血管再通且无合并症	无心理障碍（焦虑、抑郁等）	≥ 50%	≥ 7.0	正常
中危（其中一项或几项存在）	中度运动（5.0～6.9 METs）或恢复期出现心绞痛症状或心电图缺血性改变（ST 段压低 < 2 mm）	休息或运动时未出现复杂室性心律失常	AMI、PCI 或 CABG 后无合并心源性休克或心力衰竭	无严重心理障碍（焦虑、抑郁等）	40%～49%	5.0～7.0	正常
高危（任何一项存在）	低水平运动（< 5.0 METs）或恢复期有心绞痛或其他重要症状，如头晕气促；或有严重的无痛性心肌缺血（ST 段从基线压低 ≥ 2 mm）；运动测试时有异常的血流动力学反应	休息或运动时出现复杂室性心律失常	AMI、PCI 或 CABG 后合并心源性休克或心力衰竭	严重心理障碍	< 40%	≤ 5.0	正常

注：所有变量处于绿色区域：预后良好，并且围手术期及术后发生并发症的风险低。

心肺运动试验和标准运动试验得分处于红/黄/绿色区域提示预后进行性恶化，且围手术期及术后发生并发症的风险更高。

所有变量处于红色区域：主要不良事件或围术期/术后发生并发症的风险极高，并且远期预后差。

表 3-18 心血管疾病患者的危险分层

危险分层	运动或恢复期症状及心电图改变	心律失常	再血管化后并发症	心理障碍	左室射血分数	功能储备/METs	血肌钙蛋白浓度
低危	运动或恢复期无心绞痛或心电图缺血性改变	无心律失常	无并发症	无心理障碍	> 50%	> 7.0	正常

危险分层	运动或恢复期症状及心电图改变	心律失常	再血管化后并发症	心理障碍	左室射血分数	功能储备/METs	血肌钙蛋白浓度
中危	中度运动（5～6.9 METs）或恢复期出现心绞痛症状或心电图缺血性改变	休息或运动时未出现复杂室性心律失常	无心源性休克或心力衰竭	无严重心理障碍	40%～49%	5.0～7.0	正常
高危	低水平运动（<5 METs）或恢复期出现心绞痛或心电图缺血性改变	休息或运动时出现复杂室性心律失常	合并心源性休克，心力衰竭	严重心理障碍（抑郁、焦虑）	<40%	<5.0	升高

注：低危指每一项都存在时为低危，高危指存在任何一项为高危。

参考文献

[1] NIEBAUER J. 心脏康复实践操作手册 [M]. 胡大一，译. 北京：北京大学医学出版社，2012.

[2] 美国心肺康复协会. 美国心脏康复和二级预防项目指南：第 4 版 [M]. 王增武，译. 北京：人民军医出版社，2010.

[3] 黄思贤，谭新洪. 心肺运动试验的临床应用 [M]. 北京：人民卫生出版社，2007.

[4] 王磊. 心脏运动康复：从运动生理到临床实践 [M]. 南京：东南大学出版社，2022.

[5] 中华医学会心血管病学分会心力衰竭学组，中国医师协会心力衰竭专业委员会，中华心血管病杂志编辑委员会，等. 中国心力衰竭诊断和治疗指南 [J]. 中华心血管病杂志，2018，46（10）：760-789.

[6] 中国医师协会心力衰竭专业委员会，中华心力衰竭和心肌病杂志编辑委员会. 心力衰竭容量管理中国专家建议 [J]. 中华心力衰竭和心肌病杂志，2018，2（1）：8-16.

[7]《基层医院心力衰竭临床诊疗中 B 型利钠肽和 N 末端 B 型利钠肽原的应用中国专家建议》专家组. 基层医院心力衰竭临床诊疗中 B 型利钠肽和 N 末端 B 型利钠肽原的应用中国专家建议 [J]. 中华全科医师杂志，2017，16（3）：169-173.

（丁寻实）

第四章　慢性心力衰竭的药物治疗

第一节　血管紧张素转换酶（受体、受体脑啡肽酶）抑制剂

一、ACEI/ARB/ARNI 类药物作用机制

肾素-血管紧张素-醛固酮系统（renin-angiotensin-aldosterone system，RAAS）在机体血压和容量稳定的调节中发挥了至关重要的作用。RAAS 的慢性激活可以导致心血管系统的多个组成部分（包括心脏、大小血管等）发生重要的结构性改变，因此，RAAS 已经成为多种心血管系统慢性疾病的重要治疗靶点，包括心衰。当 RAAS 被激活时，肾小球旁器分泌肾素，与肝脏合成并释放的血管紧张素原结合后会释放一个十肽类的血管紧张素 Ⅰ（angiotensin Ⅰ，Ang Ⅰ）。血管紧张素转换酶（angiotensin converting enzyme，ACE）主要表达于内皮细胞表面，在其催化下，Ang Ⅰ进一步转化为血管紧张素 Ⅱ（angiotensin Ⅱ，Ang Ⅱ）。Ang Ⅱ是 RAAS 诱导的各种生理和病理生理作用的主要效应者，不仅能够刺激肾上腺皮质产生（和释放）醛固酮（心血管系统的血管收缩剂），还参与调节多种器官的氧化应激和新陈代谢。Ang Ⅱ主要通过激活相应的受体发挥效应，其中血管紧张素 1 型受体（angiotensin type 1 receptor，AT_1 受体）是促进心衰发生发展的最主要受体，它的激活可以促进血管收缩和血管平滑肌增生、提高交感神经系统兴奋性、增加醛固酮的生成和释放，进而导致水钠潴留等；血管紧张素 Ⅱ型受体（angiotensin type 2 receptor，AT_2 受体）被激活后能抑制血管收缩和血管平滑肌的增生，拮抗 AT_1 的作用。

ACEI 和 ARB 是通过不同的作用方式抑制 RAAS 的两类传统经典药物。ACEI 通过竞争性地抑制 ACE，进而抑制 Ang Ⅰ转换为 Ang Ⅱ。除此以外，还能够抑制缓激肽降解酶而使缓激肽保持活性与 AT_1 受体竞争性结合，阻断 Ang 与 AT_1 受体结合。同时，ARB 还可阻断非 ACE 途径来源的 Ang Ⅱ，对 RAAS 活性抑制更全面，但不像 ACEI 能够抑制缓激肽降解。通过上述作用机制，ACEI 和 ARB 能够对慢性心衰患者产生多种正面影响：①扩张血管以减轻心脏前负荷；②降低动脉压以减轻心脏后负荷；③抑制 Ang Ⅱ对心肌细胞生长和心肌间质增生的刺激作用；④减少醛固酮诱导的心肌肥厚及心肌间质纤维化；⑤逆转心肌肥厚，改善心脏舒张功能。相较 ACEI，ARB 由于无缓激肽蓄积作用，无明显的干咳等不良反应。

常用的 ACEI 包括卡托普利、依那普利、福辛普利、赖诺普利、培哚普利、雷米普利、贝那普利等。根据药物与 ACE 分子表面的锌原子结合的活性基团分为巯基类、羧基类及膦酸基类，不同活性基团的亲疏水性不同，故对组织也有不同的亲和力。羧基类 ACEI 对组织亲和力最高，代谢清除率最低，半衰期最长；膦酸基类次之；巯基类 ACEI 组织亲和力最低，代谢清除率最高，半衰期最短（表 4-1）。ARB 包括坎地沙坦、氯沙坦、缬沙坦、厄贝沙坦、替米沙坦、奥美沙坦等，其中前三者已由临床试验证实可降低心衰患者的病死率。早年国内的心衰诊疗指南对厄贝沙坦、替米沙坦和奥美沙坦进行了推荐，但近年来为避免类推效应扩大化，《中国心力衰竭诊断和治疗指南 2018》仅推荐有明确试验证据的坎地沙坦、缬沙坦和氯沙坦，欧美心力衰竭指南也仅对坎地沙坦、缬沙坦和氯沙坦进行推荐（表 4-1 为不

同 ACEI 的代谢特点）。

表 4-1 不同 ACEI 的代谢特点

名称	锌结合配体	前体药物	生物利用度 /%	血浆蛋白结合率 /%	半衰期 / 小时	排泄途径
卡托普利	巯基	无	60～75	30	2～3	肾
依那普利	羧基	是	60	50～60	11	95% 肾
赖诺普利	羧基	无	6～60	低	12	肾
培哚普利	羧基	是	60	10～20	3～10	75% 肾
雷米普利	羧基	是	50～60	73	13～17	60% 肾
群多普利	羧基	是	40～60	80～94	16～24	33% 肾
福辛普利	膦酸基	是	75	97～98	12	50% 肾
喹那普利	羧基	是	60	35	25	61% 肾
贝那普利	羧基	是	40	95	11	主要肾

血管紧张素受体脑啡肽酶抑制剂（angiotensin receptor neprilysin inhibitors，ARNI）是治疗慢性心衰的新型药物，是 ARB 和脑啡肽酶抑制剂的联合制剂。ARNI 目前仅有一种药物，即沙库巴曲缬沙坦，由沙库巴曲和缬沙坦按摩尔比 1：1 结合而成。脑啡肽酶降解 BNP、缓激肽等多种血管活性肽。因此，脑啡肽酶抑制剂可使得上述肽类的体内水平升高，进而发挥血管扩张、降低心脏负荷、减少水钠潴留的效用。但脑啡肽酶在降解 BNP 的同时还能够降解 Aug Ⅱ，如果单独使用脑啡肽酶抑制剂会同时使体内 BNP 和 Aug Ⅱ 水平升高，因此需要联合 ARB 来抵消。

二、ACEI/ARB/ARNI 用于慢性心衰治疗的循证医学证据

（一）ACEI/ARB/ARNI 在 HFrEF 中应用的循证医学证据

1.ACEI 类药物

在 20 世纪 80 年代，扩血管药物因其对血流动力学的影响而被认为是治疗严重充血性心力衰竭的有效手段，ACEI 能够抑制血管紧张素转换酶而达到舒张血管的效应，故也被尝试应用于治疗充血性心力衰竭。CONSENSUS 是第一项探究 ACEI 在慢性心衰患者中应用的双盲随机对照试验（randomized controlled trial，RCT），该研究纳入严重充血性心力衰竭（NYHA 心功能分级Ⅳ级）且心脏增大的患者，平均随访时间为 188 天。研究结果表明，相比安慰剂，依那普利（靶剂量：20 mg bid）能够有效降低心衰患者的 6 个月全因死亡率（$RRR=40\%$，$P=0.002$）、12 个月全因死亡率（$RRR=31\%$，$P=0.001$），以及整个随访期间的全因死亡率（$RRR=27\%$，$P=0.003$），且能有效降低心衰死亡率（$P=0.001$）。除此以外，CONSENSUS 研究还发现依那普利组患者的 NYHA 心功能分级能得到更进一步改善，并且心室容积也得到进一步缩小，同时患者更少使用其他心血管治疗药物进行治疗。在此基础上，为进一步观察 ACEI 在不同严重程度心衰患者中的疗效，SOLVD 研究纳入了 NYHA 心功能分级多为Ⅱ ～ Ⅲ级的心衰患者，并做了更长期的随访观察（平均随访时间：41 个月）。SOLVD 研究最终得出了与 CONSENSUS 研究一致的结果——依那普利组患者的全因死亡率得到有效降低，这与依那普利组患者射血分数及 NYHA 心功能分级的改善有关。前述 CONSENSUS 研究和 SOLVD 研究均以安慰剂作为对照；V-HeFT 研究证实扩血管药物肼屈嗪 / 硝酸异山梨酯有提高收缩性心力衰竭患者生存率的趋势，而 V-HeFT 研究则证实对于 HFrEF（NYHA 心功能分级 51% 为Ⅱ级、43% 为Ⅲ级）患者，将肼屈嗪 / 硝酸异山梨酯联合

使用作为阳性药物对照,结果显示,依那普利组患者的2年全因死亡率较对照组显著降低。依据V-HeFT Ⅱ研究的阳性结果,研究者推测依那普利降低心衰患者死亡率的机制除了存在其扩血管效应以外,应该还存在非扩血管相关因素。

自CONSENSUS开始,研究者们对不同ACEI类药物在心衰患者中的应用进行探究,而Garg对32项探究ACEI在治疗慢性心衰疗效方面的临床试验(以安慰剂为对照)进行荟萃分析,汇总分析了7105例心衰患者(3870例接受ACEI治疗,3235例接受安慰剂治疗),结果显示:ACEI可使慢性心衰患者总死亡率下降23%($OR=0.77$; 95%CI: $0.67\sim0.88$, $P<0.001$),心衰死亡率或住院率下降35%($OR=0.65$, 95%CI: $0.57\sim0.74$, $P<0.001$),并且对心衰患者死亡率的降低作用在不同的ACEI类药物之间保持一致。在亚组分析方面,ACEI减少心衰患者的全因死亡和复合终点事件(全因死亡或心衰住院)的作用在多个不同的亚组(包括年龄、性别、NYHA心功能分级和心衰病因)中均保持一致,但EF ≤ 25%的患者则比EF > 25%的获益更多。

2.ARB 类药物

一些研究表明,尽管使用了ACEI药物,心衰患者体内仍存在生理活性水平的Ang Ⅱ,而ARB作为直接拮抗Ang Ⅱ受体的RAAS抑制剂,能够阻断ACE依赖通路和非ACE依赖通路产生的Ang Ⅱ,对RAAS有更全面的抑制作用,可能在治疗慢性心衰中较ACEI更具优势。在短期及长期服用氯沙坦对心衰患者的血流动力学改善作用得到证实后,ELITE研究进一步评估了氯沙坦的临床使用效果。在ELITE研究中,与卡托普利组相比,氯沙坦组的主要终点(肌酐持续升高,至少26.5 μmol/L)发生率无明显升高,但全因死亡率和全因住院率显著下降。可是,在后续进行的更大样本的、以全因死亡为主要终点的ELITE Ⅱ中,氯沙坦在改善心衰患者生存率方面较卡托普利并未更具优势。在一些其他比较了ARB与ACEI的研究(OPTIMAAL研究和VALIANT研究)中,两类药物在降低心衰患者全因死亡率上也并未显示出差异。

在多项大型临床试验证实ACEI对慢性心衰患者的益处后,心衰患者中ACEI的使用率明显上升,但在欧洲和北美进行的一项注册研究发现,仍约有20%的左心功能不全患者未使用ACEI,9%的患者有对ACEI不耐受的病史。CHARM-Alternative研究针对性地纳入了不能耐受ACEI的心衰人群,结果表明,相较安慰剂,坎地沙坦显著降低主要终点(心血管死亡或心衰住院)和次要终点(心血管死亡、心衰入院或心肌梗死;心血管死亡、心衰入院、心肌梗死或脑卒中;心血管死亡、心衰入院、心肌梗死、脑卒中或冠脉血运重建),并且坎地沙坦组因不良事件而导致退出研究的发生率也与安慰剂组相仿。因此,ARB尽管在降低心衰患者死亡率方面并不优于ACEI,但却可以成为不能耐受ACEI患者的替代选择。

随着心衰药物试验的进行,对远期预后有益的ACEI及β受体阻滞剂被常规用于慢性心衰患者的治疗,尽管如此,心力衰竭仍是当时美国医保人群中导致住院的最主要原因,心衰患者的死亡率仍居高不下,生存质量亦不佳。Val-HeFT研究旨在评估在当时的慢性心衰标准化治疗(包括ACEI、利尿剂、地高辛和β受体阻滞剂)的基础上额外加入缬沙坦对心衰患者远期预后的影响。结果表明,尽管两组患者的死亡率相近,但缬沙坦组的复合终点事件(死亡、心搏骤停后复苏、因心力衰竭住院、静脉注射正性肌力药物或血管扩张药物4小时或以上但未住院)发生率显著降低,并且缬沙坦组在改善患者LVEF、NYHA心功能分级、症状体征及生活质量等方面亦更具优势。然而,值得注意的是,一方面,缬沙坦组患者因不良事件导致退出研究的发生率更高;另一方面,该研究的亚组分析发现在已使用ACEI和β受体阻滞剂的患者中加用缬沙坦后死亡风险增加。同样,在CHARM-Added研究中,相较安慰剂组(单用ACEI),ACEI和ARB联用组的心血管死亡或心衰住院复合终点发生率得到一定程度的降低,但不良事件或实验室指标异常的发生率亦显著增高。而在主要纳入急性心肌梗死后心衰患者的VALIANT研究中,相较ACEI单一治疗,ACEI和ARB联用亦未能降低全因死亡或心血管死亡、心梗复发及心衰住院复合事件的发生率。鉴于各临床试验之间存在矛盾结果，一项比较了 ACEI 和 ARB 联用和 ACEI 单一治疗心衰的系统评价显示，相比 ACEI 单一治疗，ACEI 和 ARB 联用非但不能降低全因死亡率和心衰住院率，还会使患者因药物不良反应而退出研究的发生率上升。

3. ARNI 类药物

早在 20 世纪，一些基于动物心衰模型进行的基础研究就已经发现联合抑制 RAAS 和脑啡肽酶的治疗效果优于仅抑制两者之一，但在随后的临床试验中，ACE 和脑啡肽酶的联合抑制导致患者发生血管神经性水肿的风险大大升高。在此背景下，学者开始尝试联用 ARB 和脑啡肽酶抑制剂，以期在进一步提高治疗效果的同时使血管神经性水肿的发生风险降到最低，沙库巴曲缬沙坦也因此成为心衰领域最热门的研究药物之一。在 2014 年公布结果的 PARADIGM-HF 研究显示，与依那普利相比，沙库巴曲缬沙坦进一步降低了 HFrEF 患者的心衰住院率和死亡率，为 ARNI 成为优选治疗心衰药物提供了基础。单臂开放标签的 PROVE-HF 研究随访结果表明，ARNI 能持续改善 LAVI、二尖瓣 E/e'及左室质量指数等心脏重构重要指标。此外，2019 年公布的随机双盲 EVALUATE-HF 研究结果显示 ARNI 能够进一步使心脏重构相关指标显著改善——与依那普利相比，沙库巴曲缬沙坦早期（3 个月时）即可改善患者的左心室舒张末期容积指数（LVEDVI）、左心室收缩末期容积指数（LVESVI）、LAVI 和二尖瓣 E/e'比率等；此外，在患者的生活质量方面，沙库巴曲缬沙坦组较依那普利组也有显著改善。一项纳入 20 项研究的荟萃分析（$n=10175$）的结果显示，心衰患者 ARNI 治疗后，HFrEF 组 LVEF 提升 4.89%）；其余心脏重构指标如收缩末期容积、舒张末期容积、收缩末期直径、舒张末期直径、左房容积及左室质量指数等也得到了改善。因此以上结果提示，ARNI 相比 ACEI 或 ARB 有更高的临床获益可能是由于其能够更好地逆转或延缓心室重塑。

而 PIONEER-HF 研究结果证实，在急性失代偿性心力衰竭（acute decompensated heart failure，ADHF）后血流动力学稳定的 HFrEF 患者中，相比于依那普利，院内早期（1～4 周）开始使用沙库巴曲缬沙坦可进一步降低 CTnT、NT-proBNP，且在整个 8 周随访期内持续获益，为在急性稳定型心衰住院的情况下开始使用沙库巴曲缬沙坦治疗提供了理论依据。而 TRANSITION 研究显示，出院前开始治疗 NT-proBNP 水平快速降低，出院时出现显著差异，第 10 周时两组无显著差异；出院前开始使用沙库巴曲缬沙坦治疗组和出院后开始使用治疗组均有约半数的 HFrEF 患者达到了沙库巴曲缬沙坦目标剂量 200 mg bid；两组的不良事件发生率和因不良事件停药的患者比例相似，提示 ADHF 住院患者可尽早开始 ARNI 治疗。以上研究为 ARNI 治疗的机制、安全性和耐受性提供了更多证据。

（二）ACEI/ARB/ARNI 在 HFpEF 中应用的循证医学证据

HFpEF 约占 HF 病例的 50%，亦具有高死亡率（5 年死亡率达 60%）及高复发率（6 个月再住院率达 60%）的特点。在 CHARM-Preserved 研究中，坎地沙坦未能有效降低患者主要终点事件及次要终点事件的发生率，但在根据基线特征矫正后发现其有降低患者心衰住院风险及特定复合终点事件（心血管死亡、心衰住院、心肌梗死或脑卒中）发生率的趋势。同样 PEP-CHF 研究显示培哚普利未能够显著降低主要终点事件及次要终点事件的发生率，但研究中事件发生率较低、开放标签等因素可能削弱了该研究检验效能，在一定程度上导致了研究阴性结果的发生。I-Preserve 研究中，厄贝沙坦并未降低因心血管原因死亡或住院的风险，亦未改善任何次要临床结局及生活质量，研究团队分析 HFpEF 诊断较为困难、目标剂量过低、研究药物停药率过高、同时使用 ACEI 比例过高等混杂因素对最终的结果造成一定程度的干扰。而对于 ARNI，PARAMOUNT 试验表明，沙库巴曲缬沙坦可改善 HFpEF 患者的左室心肌形变能力，降低 NT-proBNP 水平，减小左房容积。在 PARAMOUNT 试验的基础上，随后开展的 PARAGON-HF 研究采用心血管死亡或心衰住院作为硬终点，尽管该研究的结论是沙库巴曲缬沙坦并不能显著减少 HFpEF

患者全因死亡和心衰住院复合终点事件的发生，但在亚组分析时发现，女性和射血分数 ≤ 57% 的人群在应用沙库巴曲缬沙坦后主要终点事件发生率显著降低，说明沙库巴曲缬沙坦能够使特定的 HFpEF 人群获益。

（三）ACEI/ARB/ARNI 在 HFmrEF 中应用的循证医学证据

目前并无针对 ACEI/ARB/ARNI 在 HFmrEF 患者应用效果进行的随机对照试验。虽然 PEF-CHF 中纳入了 LVEF > 40% 的心衰患者，以探究 ACEI 对射血分数轻度降低或保留的心衰患者的治疗效果，但它并未根据 LVEF 水平报告患者的临床结局。CHARM-Preserved 研究也同样纳入了 LVEF > 40% 的心衰患者，尽管研究总体呈现出阴性结果，但该研究的事后分析显示，在 LVEF 为 41%～49% 的亚组中（n=1322），相比安慰剂，坎地沙坦更能有效地降低心血管死亡和心衰住院复合事件的风险、首次心衰住院风险，以及因心衰反复住院的风险。针对 ARNI 在 HFmrEF 患者中的应用，PARAGON 研究的亚组分析显示，ARNI 能够有效降低射血分数在 45%～57% 部分患者的主要终点事件发生率，PARADIGM-HF 研究和 PARAGON-HF 研究的纳入标准均涵盖了部分 HFmrEF 患者，基于这两个研究结果进行的联合分析显示，相比 ACEI 或 ARB，ARNI 能降低心衰住院的风险。

三、指南对 ACEI/ARB/ARNI 在慢性心衰患者中应用的推荐

ACEI/ARB 是现今慢性心衰治疗循证医学证据最为充分的药物。2012 年 ESC 指南提出，基于 CONSENSUS、SOLVD 等试验结果，ACEI 被推荐用于 EF ≤ 40% 的患者，以降低住院风险及死亡风险。上述两项随机对照试验均表明 ACEI 降低了心衰患者的死亡率（Ⅰ，A）。CHARM-Alternative 研究纳入了不能耐受 ACEI 的心衰患者，将其随机分配至坎地沙坦组和安慰组，结果显示坎地沙坦组的心血管死亡和心衰入院复合事件发生率降低（HR=0.77），因此，指南建议对于 ACEI 不耐受的患者，推荐使用 ARB 作为 ACEI 的替代（Ⅰ，A）。《2013 ACCF/AHA 心力衰竭管理指南》和《中国心力衰竭诊断和治疗指南 2014》亦对此两种药物给予了相同建议。

2014 年，PARADIGM-HF 研究成果发布。该研究结果显示，与依那普利比较，沙库巴曲缬沙坦钠可显著降低射血分数降低的心衰患者心血管死亡风险、心衰住院风险、全因死亡风险。该研究结果发布后，欧美指南也进行了更新，推荐使用 ARNI。《2016 ESC 急慢性心力衰竭诊断和治疗指南》建议，对于已使用 ACEI、β 受体阻滞剂和 MRA 进行最佳治疗但仍有症状的 HFrEF 患者，推荐使用 ARNI 作为 ACEI 的替代，以进一步降低心衰住院和死亡的风险（Ⅰ，B）；2017 年美国指南也指出，对于 NYHA 心功能分级 Ⅱ 级或 Ⅲ 级、能够耐受 ACEI 或 ARB 的慢性、有症状的 HFrEF 患者，推荐以 ARNI 替代 ACEI 或 ARB，以进一步降低发病率和死亡率（Ⅰ，B-R）；《中国心力衰竭诊断和治疗指南 2018》将 ARNI 列为 Ⅰ，B 推荐，表示"对于 NYHA 心功能分级 Ⅱ～Ⅲ 级、有症状的 HFrEF 患者，若能够耐受 ACEI/ARB，推荐以 ARNI 替代 ACEI/ARB，以进一步减少心衰的发病率及死亡率"。《2021 ESC 急慢性心力衰竭诊断和治疗指南》《2022 年 AHA/ACC/HFSA 心力衰竭管理指南》相继发布。2021 年 ESC 指南建议使用 ACEI 以降低心衰住院和死亡的风险（若 ACEI 不耐受，则使用 ARB）（Ⅰ，A）；而 ARNI 被推荐作为 HFrEF 患者 ACEI 的替代治疗，以降低心力衰竭住院和死亡风险（Ⅰ，B）。而《2022 年 ACC/AHA/HFSA 心力衰竭管理指南》还参考了后续的 TRANSITION、EVALUATE-HF、PIONEER-HF 等研究，更加强调 ARNI 的地位，将 ARNI 作为首选的肾素-血管紧张素阻滞剂（Ⅰ，A）；仅当 ARNI 治疗不可行时，再考虑使用 ACEI 或 ARB。

以上诸多指南及研究数据都证实了 HFrEF 患者使用 ARNI 的优势，随着指南的变迁，从"替代药物"再到"首选药物"，ARNI 已然走上心衰治疗的一线地位（表 4-2）。

表 4-2　ACEI/ARB/ARNI 治疗慢性心衰的指南推荐

	《2021ESC 急慢性心力衰竭诊断和治疗指南》	《2022 年 AHA/ACC/HFSA 心力衰竭管理指南》
HFrEF	ACEI 被推荐用于 HFrEF 患者，以降低心衰住院和死亡风险（Ⅰ，A） 沙库巴曲/缬沙坦被推荐作为 HFrEF 患者 ACEI 的替代治疗，以降低心衰住院和死亡风险（Ⅰ，B） 对于不能耐受 ACEI 或 ARNI 的、有症状的患者，推荐使用 ARB（坎地沙坦、氯沙坦和缬沙坦），以降低心衰住院和心血管死亡的风险（Ⅰ，B）	对于 NYHA 心功能分级Ⅱ级、Ⅲ级的 HFrEF 患者，建议使用 ARNI，以降低发病率和死亡率（Ⅰ，A） 对于既往或目前有慢性 HFrEF 症状的患者，在无法使用 ARNI 时，使用 ACEI 有助于降低发病率和死亡率（Ⅰ，A） 对于既往或目前有慢性 HFrEF 症状，且由于咳嗽或血管神经性水肿对 ACEI 不耐受/无法使用 ARNI 的患者，建议使用 ARB 以降低发病率和死亡率（Ⅰ，A） 对于耐受 ACEI 或 ARB、有慢性症状、NYHA 心功能分级Ⅱ级或Ⅲ级的 HFrEF 患者，建议改用 ARNI，以进一步降低发病率和死亡率（Ⅰ，B-R）
HFmrEF	可以考虑使用 ACEI/ARB/ARNI 以降低心衰住院和死亡的风险（Ⅱb，C）	ARNI/ACEI/ARB（BB/MRAs）（尤其对于 LVEF 处于该区间范围下限的患者）（Ⅱb，B-NR）
HFpEF	不推荐使用 ARNI/ACEI/ARB	HFpEF 患者可以考虑使用 ARB/ARNI，以降低住院风险，尤其是 LVEF 在该区间范围内但处于低限的患者（Ⅱb，B-R）

四、ACEI/ARB/ARNI 应用原则

（一）初始剂量与滴定

药物的初始剂量应根据患者的个体情况和药物特点进行决策，但为了更好地耐受药物的作用，所有患者均应从小剂量开始使用 ACEI/ARB/ARNI。我国相关指南及欧美指南均对慢性心衰常用的 ARNI/ACEI/ARB 及其剂量进行了推荐。临床医师对各患者初始剂量的选择应结合指南推荐及患者的具体情况，包括年龄、血压、肝肾功能，以及既往情况等。绝大部分患者应从指南推荐的初始剂量启动治疗，但高龄、血压偏低（90～100 mmHg）、肝功能和（或）肾功能不全及既往未使用过 ACEI/ARB/ARNI 的患者应从更小剂量启动治疗（表 4-3）。

表 4-3　指南中慢性心衰常用的 ARNI/ACEI/ARB 及其剂量推荐

类别	药物	起始剂量	目标剂量
ARNI	沙库巴曲缬沙坦	50～100 mg，每日 2 次[a, b, c]	200 mg，每日 2 次[a, b, c]
ACEI	卡托普利	6.25 mg，每日 3 次[a, b, c]	50 mg，每日 3 次[a, b, c]
	依那普利	2.5 mg，每日 2 次[a, b, c]	10～20 mg，每日 2 次[a, b, c]
	福辛普利	5 mg，每日 1 次[a] 5～10 mg，每日 1 次[c]	20～40 mg，每日 1 次[a] 40 mg，每日 1 次[c]
	赖诺普利	5 mg，每日 1 次[a] 2.5～5 mg，每日 1 次[b, c]	20～40 mg，每日 1 次[a,c] 20～35 mg，每日 1 次[b]
	培哚普利	2 mg，每日 1 次[a, c]	4～8 mg，每日 1 次[a] 8～16 mg，每日 1 次[c]

类别	药物	起始剂量	目标剂量
ACEI	雷米普利	1.25 mg，每日 1 次 [a] 2.5 mg，每日 2 次 [b] 1.25～2.5 mg，每日 1 次 [c]	10 mg，每日 1 次 [a, c] 5 mg，每日 2 次 [b]
	贝那普利	2.5 mg，每日 1 次 [a]	10～20 mg，每日 1 次 [a]
	曲多普利	0.5 mg，每日 1 次 [b] 1 mg，每日 1 次 [c]	4 mg，每日 1 次 [b, c]
	喹那普利	5 mg，每日 2 次 [c]	20 mg，每日 2 次 [c]
ARB	坎地沙坦	4 mg，每日 1 次 [a, b] 4～8 mg，每日 1 次 [c]	32 mg，每日 1 次 [a, b, c]
	氯沙坦	25～50 mg，每日 1 次 [a, c] 50 mg，每日 1 次 [b]	150 mg，每日 1 次 [a, b] 50～150 mg，每日 1 次 [c]
	缬沙坦	40 mg，每日 1 次 [a, b] 20～40 mg，每日 2 次 [a, b, c]	160 mg，每日 2 次 [a, b, c]
	厄贝沙坦	75 mg，每日 1 次 [d]	300 mg，每日 1 次 [d]
	替米沙坦	40 mg，每日 1 次 [d]	80 mg，每日 1 次 [d]
	奥美沙坦	10 mg，每日 1 次 [d]	20～40 mg，每日 1 次 [d]

注：a. 来自《中国心力衰竭诊断和治疗指南 2018》；b. 来自《2021 ESC 急慢性心力衰竭诊断和治疗指南》；c. 来自《2022年 AHA/ACC/HFSA 心力衰竭管理指南》；d. 来自《中国心力衰竭诊断和治疗指南 2014》。

滴定原则：在各大临床研究中，患者均从小剂量开始服用 ACEI/ARB/ARNI，如果患者耐受，则每间隔 2～4 周对剂量进行上调，直至达到每个药物相应的目标剂量。一些研究对比了不同剂量的 ACEI和 ARB 之间的疗效差异，结果发现，与小剂量相比，服用大剂量的患者心血管死亡率和心衰入院风险更低，而患者发生药物不良反应的风险相似，故医师应尽可能尝试协助患者达到指南推荐目标剂量。如果患者达到某一剂量后出现药物不良反应，并且下调剂量后能够得到有效改善，则药物的剂量上调应推迟。若患者因不能耐受而无法达到药物的推荐目标剂量，则应该按照患者的最高耐受剂量指导患者维持相应的药物治疗。在使用 ACEI/ARB/ARNI 的过程中，基于 ACEI/ARB/ARNI 的药理作用，需要定期监测患者的症状（如血压、电解质和肾功能），如患者可耐受，则应该每 2～4 周对药物剂量进行上调，直至达到目标剂量进行维持。

（二）不良反应与处理

有关 ACEI/ARB/ARNI 在心衰患者中使用时的不良反应率主要来自前文中的大型随机对照试验，总体而言，ARNI/ACEI/ARB 三者的安全性和耐受性相似。三种药物较为常见的不良反应包括血管神经性水肿、症状性低血压、肾功能损害、高血钾等，而 ACEI 由于能够使体内缓激肽蓄积，还会额外引起刺激性干咳。一篇比较了 ACEI/ARB/ARNI 在 HFrEF 患者中使用时的不良反应率的网状荟萃分析显示，ARNI 导致低血压的风险比 ACEI（$RR = 1.69$，95%CI：1.27～2.24）和 ARB（$RR = 1.46$，95%CI：1.02～2.10）更高，而 ARB 导致患者发生肾衰竭的风险则比 ARNI（$RR = 1.50$，95%CI：1.04～2.15）和 ARB（$RR = 1.40$，95%CI：1.07～1.83）更高。在导致高钾血症和血管神经性水肿的风险方面，三者之间未见明显差异。

1. 血管神经性水肿

血管神经性水肿是指真皮深部和皮下组织小血管扩张、渗透性增高，渗出液自血管进入疏松组织中形成的局限性水肿，可累及真皮深层和皮下组织，常表现为局部的肿胀与疼痛。在使用 ACEI/ARB/ARNI 的过程中，应注意对患者的血管神经性水肿相关症状进行密切监测，尤其是有血管神经性水肿既往史的患者。如果观察到患者出现血管神经性水肿相关症状，应立即停用正在使用的 ACEI/ARB/ARNI，并监测是否有呼吸道受累的情况。对于已确认的局限于唇面部的血管神经性水肿患者，停药后症状可自行缓解，使用抗组胺药也有助于缓解症状；对于出现呼吸道受累的患者，舌头、声门或喉部的水肿可能会导致气道阻塞，因此，医师应采取措施保证通气，可皮下注射肾上腺素溶液 1∶1 000 （0.3～0.5 mL）。为降低血管神经性水肿风险，沙库巴曲缬沙坦不应与 ACEI 联用，并保证在 ACEI 已停用 36 小时后才开始 ARNI 治疗。

2. 低血压

ARNI 是 3 种药物中最常导致低血压的一种，但其他两种药物亦可导致低血压。低血压多见于血容量不足、LVEF 严重下降、老龄、估计肾小球滤过率（estimate glomerular filtration rate，eGFR）低的患者。启动 ACEI/ARB/ARNI 治疗前，应纠正患者的血容量。临床启动 ACEI/ARB/ARNI 时，宜从较低剂量起始，逐渐增加剂量，可降低低血压的发生风险。如患者出现收缩压 < 90 mmHg，应先调整同时使用的其他能够降低血压的药物，若调整后血压仍未能恢复，则考虑存在容量负荷不足，此时应调整或停用利尿剂，以保证足够的血容量。若低血压持续存在，则应减少 ACEI/ARB/ARNI 用量来改善症状性低血压情况，但不建议直接停用。在采取上述措施后若血压回升至 ≥ 90 mmHg，则应再次尝试逐渐增加药物剂量。

3. 肾功能损害

ACEI/ARB/ARNI 类药物在部分严重充血性心衰患者中（肾功能依赖于 RAAS 活性）使用可能导致肾功能恶化，主要表现为血肌酐水平升高和肾小球滤过率降低和急性肾衰竭。在使用 ACEI/ARB/ARNI 类药物前，应根据患者的 eGFR 水平来选择起始剂量。因各大随机对照试验在纳入患者时，出于安全性考虑，均排除了重度肾功能不全 [eGFR < 30 mL/（min·1.73 m²）] 患者，故目前仍缺乏 ACEI/ARB/ARNI 在此类患者中使用的相关研究数据。一项针对 eGFR < 30 mL/（min·1.73 m²）患者进行的多中心开放标签的随机对照试验显示，相比停用 RAAS 抑制剂，继续服用 RAAS 抑制剂并不会导致患者的 eGFR 发生进一步下降，也不会增加患者发生心血管事件及死亡的风险。但是目前国内外指南及一些专家共识仍认为，当心衰患者 eGFR < 30 mL/（min·1.73 m²）时应慎用 ACEI/ARB/ARNI。在心衰合并慢性肾脏病（chronic kidney disease，CKD）患者使用 ACEI/ARB/ARNI 类药物后的随访中，医师应密切监测患者的肾功能水平（尿素氮、血清肌酐浓度或 eGFR），并且避免同时使用其他肾毒性药物。若肌酐水平升高 ≤ 50%，eGFR ≥ 30 mL/（min·1.73 m²），无须对 ACEI/ARB/ARNI 进行减量或停用；当肾功能进展至 eGFR < 30 mL/（min·1.73 m²）时，应将 ACEI/ARB/ARNI 的用量减半；若出现血肌酐水平升高 > 100% 或 > 309 μmol/L，或 eGFR < 20 mL（min·1.73 m²）时则应考虑停用 ACEI/ARB/ARNI，在此同时，还应积极寻找是否存在导致肾功能恶化的其他原因并进行相应的处理。若采取措施后，患者肾功能水平恢复至 eGFR ≥ 30 mL/（min·1.73 m²），应再次启动 ACEI/ARB/ARNI 治疗或加量，谨慎滴定至目标剂量或最大耐受量。

4. 高钾血症

由于 ACEI/ARB/ARNI 能够抑制 RAAS，因此，使用这类药物有可能增加高钾血症的发生风险。在使用 ACEI/ARB/ARNI 后，应避免使用其他保钾类药物，并定期监测患者血钾水平。若患者出现急性高血钾（血钾在短时间内大幅升高，超过 5.0 mmol/L）时，需要紧急降低血钾并保护心脏，以避免出现恶性心律失常以致患者死亡。应采取的措施：静脉注射钙剂、停用保钾类药物、给予口服钾离子结合剂、给予胰岛素 + 葡萄糖、使用排钾利尿剂、纠正酸中毒，以及必要时的透析。若患者发生慢性高血钾（1 年内反复出现血钾 > 5.0 mmol/L），则应根据血钾水平采取相应措施：血钾在 5.1～5.5 mmol/L 时，无须对 ACEI/ARB/ARNI 进行减量，但应尽可能停用其他保钾类药物，并使用排钾利尿剂以降血钾；血钾在 5.6～6.5 mmol/L 时，应对 ACEI/ARB/ARNI 进行减量，同时开始降钾治疗；血钾 > 6.5 mmol/L 时，应停用 ACEI/ARB/ARNI 并开始降钾治疗。一些钾离子结合剂（包括聚磺苯乙烯、聚苯乙烯磺酸钙，以及耐受性更好的对苯二甲酸异山梨醇酯钙和环硅酸锆钠）可以减少胃肠道中钾的吸收。聚磺苯乙烯适用于严重少尿或无尿的患者，但不能长期使用，因其可能导致包括肠坏死在内的严重胃肠道不良反应。对苯二甲酸异山梨醇酯钙和环硅酸锆钠则主要在结肠发挥效应，促进钾经粪便排出，能够较好地维持正常的血钾水平，并预防高钾血症的再次发生，可考虑用于治疗高钾血症。若采取处理措施后血钾水平降低至 ≤ 5.0 mmol/L，应对 ACEI/ARB/ARNI 再次启用或加量，在调整用药过程中应密切监测患者血钾水平，积极寻找是否存在造成血钾升高的其他原因，并给予纠正。

5. 刺激性干咳

ACEI 是 3 种药物中最常导致刺激性干咳的一种，这是因为其相比于 ARB 和 ARNI，能够额外减慢缓激肽的降解，体内缓激肽水平升高后引起缓激肽效应，以及非特异性气道超反应性，产生刺激性干咳。ACEI 引起的刺激性干咳能够在停药后缓解。若患者能够耐受此不良反应，则可继续使用 ACEI 进行治疗；若咳嗽较为严重（如使患者无法入睡），且能证明是由于使用 ACEI 导致的咳嗽症状，则建议使用 ARB/ARNI 替代。

五、ACEI/ARB/ARNI 在特殊人群中的应用问题

（一）慢性心衰合并高血压

高血压是心衰患者最常见的合并症之一，来自国外的两个研究显示，约 2/3 的心衰患者合并高血压，而来源于我国的 China-HF 研究数据显示，心衰患者高血压的合并率为 54.6%。高血压是导致心衰的重要疾病，血压水平越高，心衰的发生率越高。ACEI/ARB/ARNI 都是高血压的一线降压药物，不仅能有效地发挥降压作用，还能延缓或在一定程度上逆转靶器官损害，尤其对心脏和肾脏有较强的保护作用。SOLVD、CHARM-Alternative 和 PARADIGM-HF 研究了相当一部分合并高血压的患者，由最终的试验结果而知，ACEI/ARB/ARNI 能使心衰合并高血压患者获益，减少死亡及心衰入院的发生率。同时，高血压的存在有助于患者达到指南推荐的 ACEI/ARB/ARNI 靶剂量。对于心衰合并高血压的患者，应积极进行降压与抗心衰治疗，而 ACEI/ARB/ARNI 是可同时兼顾两者的优选药物，因此，此部分患者应考虑优先使用 ACEI/ARB/ARNI，从而改善预后。在用药过程中，应密切监测患者血压水平，将血压降至患者能耐受的最低水平。若出现血压过低，应先调整利尿剂及其他降压药的剂量，低血压持续存在时，可考虑对 ACEI/ARB/ARNI 进行减量或停药。

（二）慢性心衰合并 CKD

CKD 是慢性心衰患者常见的合并症之一，McAlister FA 等发现 HFrEF 和 HFpEF 患者 eGFR < 60 mL/（min·1.73 m²）的比例均超过 50%。肾功能损害显著增加心衰患者的死亡风险。在启动 ACEI/ARB/ARNI 或者增加剂量时，患者可能会出现一过性尿素氮和（或）肌酐水平升高，但是长期使用 ACEI/ARB/ARNI 能让患者的肾脏获益。一些随机对照试验已证明，ACEI/ARB 能够有效延缓 CKD 患者的 GFR 下降，以及肾衰竭的发生。PARADIGM-HF 研究和 PARAGON-HF 研究的事后分析均显示，相比于 ACEI/ARB，ARNI 能够进一步降低患者的肾脏复合终点事件（eGFR 下降幅度 ≥ 50% 或进展为终末期肾病）的发生率（$HR=0.63$，$95\%CI$：$0.42～0.95$）。故 ACEI/ARB/ARNI 可用于轻至中度的肾功能不全患者，三者之中 ARNI 为患者带来的肾脏获益最大。对于合并 CKD 1～3 期的心衰患者，应首先考虑使用 ARNI，若患者已经在使用 ACEI 或 ARB，推荐改用 ARNI；而对于 CKD 4～5 期患者，由于缺乏临床试

验数据，故医师应根据患者具体情况进行经验性治疗。在合并 CKD 的心衰患者使用 ACEI/ARB/ARNI 过程中应密切监测患者肾功能，避免同时使用其他肾毒性药物，若出现肾功能进展，则像前文"不良反应"部分的内容中所述，根据相应的肾功能水平对 ACEI/ARB/ARNI 的使用进行调整。此外，合并 CKD 的患者在使用 ACEI/ARB/ARNI 的过程中发生高血钾的风险更大，因此应更为警惕高血钾的发生，并及时进行处理。

（三）慢性心衰合并室性心律失常

研究显示，在死亡的心衰患者中，高达 50% 为猝死，而猝死的最主要原因是发生恶性室性心律失常，包括室速和室颤。心衰患者易合并各种类型的室性心律失常，慢性心衰患者中非持续性室速检出率在 30%～80%，持续性室速、室颤或心搏骤停的发生率在 1%～7.2%。在 V-HeFT Ⅱ 研究中，依那普利进一步降低了 HFrEF 患者猝死的发生率；而在 PARADIGM-HF 研究中，相较依那普利，沙库巴曲缬沙坦进一步降低了 HFrEF 患者的猝死风险（$HR=0.49$，$95\%CI$：$0.25～0.99$，$P=0.047$），进一步事后分析发现，沙库巴曲缬沙坦降低了已安置植入型心律转复除颤器（implantable cardioverter defibrillator，ICD）患者（$HR=0.8$，$95\%CI$：$0.68～0.94$，$P=0.008$）和符合 ICD 安置条件但未安置患者（$HR=0.81$，$95\%CI$：$0.67～0.98$，$P=0.03$）心源性猝死的风险。此外还有研究纳入 120 例已植入 ICD/CRT-D 的 HFrEF 患者进行自身前后对照，先使用 ACEI/ARB、β 受体阻滞剂和醛固酮受体拮抗剂进行 9 个月的治疗，随后使用沙库巴曲缬沙坦替换 ACEI/ARB 再进行 9 个月的随访。结果显示，沙库巴曲缬沙坦较 ACEI/ARB 进一步降低了患者发生非持续性室速发作的次数（$P<0.002$）和每小时室性期前收缩数（$P<0.0003$），并减少了持续性室速及除颤器放电事件的发生（$P<0.02$），但增加了双心室起搏（biventricular pacing，BVP）百分比（$P<0.02$）。对于心衰合并室性心律失常的患者，在进行抗心衰治疗的同时，还应积极寻找导致室性心律失常的原因（电解质紊乱、心肌缺血或服用了致心律失常的药等），如有，应及时采取措施进行纠正。在合并室性心律失常的 HFrEF 患者中，RAAS 抑制剂仍是治疗心衰的基石，并应首选沙库巴曲缬沙坦进行治疗，以进一步降低全因死亡率，以及心源性猝死的风险。

（四）慢性心衰合并心肌梗死

心衰是心肌梗死（简称心梗）后常见并发症之一。心梗后心衰的发生显著增加了患者的短期及长期死亡风险。欧美地区的数据显示，心梗后 30 天至 6.7 年内心衰的发生率为 13.1%～37.5%，China-PEACE 2011 年的数据显示，2011 年 ST 段抬高心肌梗死患者住院期间的心衰发生率为 12.7%。

AIRE、SAVE、TRACE 等研究表明，对于心梗后出现左室收缩功能不全的患者，ACEI 能够有效降低全因死亡率，预防心衰的发生及心梗复发，对于已经出现心力衰竭的心梗患者，ACEI 亦能够降低死亡率，减少心梗的复发，并预防心衰恶化。此外，VALIANT 研究发现，在急性心梗后 0.5～10 天并伴有心衰和（或）左室收缩功能不全的患者中，非劣效检验显示缬沙坦降低患者心血管死亡风险的效果与卡托普利相当，肯定了 ARB 在治疗慢性心衰合并心梗患者中的疗效。近些年 PARADIGM-HF 研究的事后分析发现沙库巴曲缬沙坦较依那普利可进一步降低冠脉复合终点（心血管死亡、非致死性心梗、心绞痛住院或冠脉血运重建）的风险（$HR=0.83$，$95\%CI$：$0.75～0.92$，$P<0.001$），提示 ARNI 可能为心衰合并心梗患者带来更大的获益。纳入 5669 例急性心肌梗死后心衰的高危人群［合并左室收缩功能下降（LVEF ≤ 40%）或肺充血］的 PARADISE-MI 研究显示，虽然沙库巴曲缬沙坦相较于雷米普利治疗未能进一步显著降低原始主要终点事件（心血管死亡、首次心衰住院和院外心衰进展）发生率（$HR=0.90$，$95\%CI$：$0.78～1.04$，$P=0.17$），但当主要终点计入复发心衰事件后（首发事件和复发事件累计），沙库巴曲缬沙坦组主要终点事件发生率则显著降低（$RR=0.85$，$95\%CI$：$0.75～0.96$，$P=0.01$）；此外研究预设的亚组分析提示，年龄 ≥ 65 岁、基线接受 PCI 治疗及 Killip 分级 ≥ Ⅱ 级的患者，应用沙库巴曲

缬沙坦可能对降低主要终点事件发生率有益。PARADISE-MI 研究虽总体上呈现出中性结果，但也说明 ARNI 对心梗后心衰有着重要的防治作用。

　　基于上述循证医学证据，我国《2020 心肌梗死后心力衰竭防治专家共识》中指出，除非有禁忌证或不能耐受，所有心梗后 HFrEF 患者均应使用 ACEI 治疗。对 ACEI 治疗不能耐受的患者可换用 ARB。沙库巴曲缬沙坦在心梗后心衰的治疗中可考虑优先和早期应用，对于 NYHA 心功能分级 Ⅱ ～ Ⅲ级、有症状的心梗后 HFrEF 患者，若能够耐受 ACEI 或 ARB，可考虑以 ARNI 替代 ACEI 或 ARB，以进一步改善预后；《2022 年 AHA/ACC/HFSA 心力衰竭管理指南》对于新近发生心肌梗死、LVEF ≤ 40% 可以使用 ACEI、ARB 以防止有症状性心衰的出现，降低死亡率。

　　ACEI/ARB/ARNI 在慢性心衰患者中应用的临床研究证据见表 4-4。

表 4-4　ACEI/ARB/ARNI 在慢性心衰患者中应用的临床研究证据

研究名称	研究概况	主要的纳入、排除标准	研究终点	不良反应 / 不良事件发生（试验组 *vs.* 对照组）
		ACEI/ARB/ARNI 在 HFrEF 患者中的应用		
SOLVD 1991	（1）随机对照试验 （2）双盲 （3）依那普利组（*n*=1285）*vs.* 安慰剂组（*n*=1284） （4）药物靶剂量：依那普利 10 mg bid （5）平均随访时间：41.4 个月	纳入标准： （1）充血性心力衰竭 （2）LVEF ≤ 35% （3）已经在服除了 ACEI 外的传统心衰治疗药物 排除标准： （1）年龄 > 80 岁 （2）严重影响血流动力学，并需要手术治疗的瓣膜狭窄 （3）不稳定型心绞痛 （4）需要血运重建的严重心绞痛 （5）前 1 个月发生心肌梗死 （6）严重的肺疾病 （7）血浆肌酐水平 > 177 μmol/L （8）有其他潜在减少生存时间或阻碍长期随访的疾病	（1）主要终点：全因死亡率依那普利组 35.2%安慰剂组 39.7%（*RRR*=16%，*P*=0.0036） （2）次要终点：复合终点事件发生率（全因死亡或心衰住院）*RRR*=26%，*P* < 0.0001	眩晕或晕厥 57% *vs.* 50%* 血管神经性水肿 3.8% *vs.* 4.1% 咳嗽 37% *vs.* 31%* 肌酐升高 10.7% *vs.* 7.7%* 高钾血症 6.4% *vs.* 2.5%*
V-HeFT Ⅱ 1991	（1）随机对照试验 （2）双盲 （3）依那普利组（*n*=403）*vs.* 肼屈嗪/硝酸异山梨酯组（*n*=401） （4）药物靶剂量：依那普利 20 mg/d （5）平均随访时间：2.5 年	纳入标准： （1）有心功能不全的证据（心胸比 ≥ 0.55、LVEDD > 2.7 cm/m² 或 LVEF < 45%） （2）活动耐量下降 排除标准： （1）前 3 个月发生心肌梗死或进行过心脏手术 （2）有限制活动或需要长期药物治疗的心绞痛 （3）有严重的梗阻性瓣膜疾病 （4）阻塞性肺疾病 （5）合并其他可能降低预期寿命的疾病	（1）主要终点：2 年全因死亡率依那普利组 18%肼屈嗪/硝酸异山梨酯组 25%（*RRR*=28.2%，*P*=0.016） （2）次要终点：随访期间总全因死亡率*RRR*=11.1%，*P*=0.08	症状性低血压 28% *vs.* 20%* 咳嗽 37% *vs.* 29%* 相比对照组，试验组患者肌酐水平和血钾水平升高更为显著

续表

研究名称	研究概况	主要的纳入、排除标准	研究终点	不良反应/不良事件发生（试验组 *vs.* 对照组）
ELITE 1997	（1）随机对照试验 （2）双盲 （3）氯沙坦组（$n=352$）*vs.* 卡托普利组（$n=370$） （4）药物靶剂量： 氯沙坦 50 mg qd 卡托普利 50 mg tid （5）平均随访时间：48 周	纳入标准： （1）年龄 ≥ 65 岁 （2）LVEF ≤ 40% （3）NYHA 心功能分级 Ⅱ～Ⅳ级 （4）未使用过 ACEI 且未进行稳定的心血管治疗 排除标准： （1）收缩压 < 90mmHg 或未控制的高血压 （2）梗阻性瓣膜疾病或症状性的室性/室上性心律失常 （3）限制型心肌病或活跃的心肌炎 （4）研究期间可能进行心脏手术或 72 小时内进行血管造影、2 周内进行旁路移植手术、2 周内安置 ICD （5）72 小时内发生急性心肌梗死、3 个月内有不稳定型心绞痛或需要服用 5 次/周以上硝酸甘油的心绞痛 （6）3 个月内发生脑卒中或短暂性脑缺血 （7）洋地黄中毒、未控制的糖尿病、慢性咳嗽、未治疗的甲亢/甲减（甲状腺功能减退的简称）、肾动脉狭窄、血管神经性水肿、血尿 （8）存在血管扩张剂禁忌证 （9）合并影响预期生存时间的其他疾病	（1）主要终点： 血清肌酐持续升高（幅度 ≥ 26.5 μmol/L）率 氯沙坦组 10.5% 卡托普利组 10.5% （$RRR=2\%$，$P=0.63$） （2）次要终点： 复合终点事件发生率（全因死亡或心衰住院） $RRR=32\%$，$P=0.075$ 全因死亡率 $RRR=46\%$，$P=0.035$ 全因住院率 $RRR=26\%$，$P=0.014$ 心衰住院率 $RRR=4\%$，$P=0.89$	氯沙坦组的总不良事件发生率显著降低 $P \leqslant 0.002$
ELITE Ⅱ 2000	（1）随机对照试验 （2）双盲 （3）氯沙坦组（$n=1578$）*vs.* 卡托普利组（$n=1574$） （4）药物靶剂量： 氯沙坦 50 mg qd 卡托普利 50 mg tid （5）中位随访时间：555 天	纳入标准： （1）年龄 ≥ 60 岁 （2）LVEF ≤ 40% （3）NYHA 心功能分级 Ⅱ～Ⅳ级 （4）未使用过 ACEI/ARB 或 3 个月内使用时间 ≤ 7 天 排除标准： （1）收缩压 < 90mmHg 或未控制的高血压 （2）梗阻性瓣膜疾病 （3）活跃的心包炎或心肌炎 （4）安置 ICD （5）1 周内进行血管造影术 （6）2 周内进行冠脉旁路移植术/发生心肌梗死/不稳定型心绞痛 （7）6 周内发生脑血管意外 （8）肾动脉狭窄 （9）血尿 （10）血浆肌酐水平 > 220 μmol/L	（1）主要终点： 全因死亡率 氯沙坦组 17.7% 卡托普利组 15.9% （$HR=1.13$，$95\%CI$：$0.95～1.35$，$P=0.16$） （2）次要终点： 猝死或成功复苏的心搏骤停发生率 $HR=1.25$，$P=0.08$ 心衰住院率 $HR=0.92$，$P=0.32$ 复合终点事件发生率（全因死亡或全因住院） $HR=1.07$，$P=0.18$	氯沙坦组总不良反应发生率或药物相关不良反应发生率显著降低 $P \leqslant 0.001$

续表

研究名称	研究概况	主要的纳入、排除标准	研究终点	不良反应/不良事件发生（试验组 vs. 对照组）
Val-HeFT 2001	（1）随机对照试验 （2）双盲 （3）缬沙坦组（$n=2511$）vs. 安慰剂组（$n=2499$） （4）药物靶剂量：缬沙坦 160 mg bid （5）平均随访时间：23 个月	纳入标准： （1）年龄 ≥ 18 岁 （2）有至少 3 个月的心衰病史或临床发现 （3）NYHA Ⅱ～Ⅳ级且病情稳定 （4）已经进行至少 2 周的固定剂量药物治疗（包括 ACEI、利尿剂、地高辛和 β 受体阻滞剂） （5）LVEF ≤ 40% 且超声提示左室舒张末短轴内径 > 2.9 cm/BSA 排除标准： （1）妊娠、哺乳或不宜避孕的孕龄女性 （2）产后心肌病女性 （3）肺疾病导致的右心衰竭 （4）过去 3 个月发生心肌梗死、进行过心脏手术或经皮冠状动脉成形术 （5）曾经进行心脏移植或现等待心脏移植 （6）很可能需要介入治疗的冠心病或不稳定型心绞痛 （7）未经治疗且在过去 3 个月内发生晕厥的持续室性心动过速 （8）显著影响血流动力学的瓣膜疾病 （9）肥厚型心肌病 （10）过去 3 个月内发生过脑血管意外 （11）有临床意义的肝肾功能或血液学异常 （12）可能限制 5 年生存率的恶性疾病或其他疾病 （13）具有 ARB 的禁忌证 （14）之前参加过 Val-HeFT 研究 （15）过去 30 天内参加过药物研究 （16）依从性不佳 （17）过去 3 个月内服用过以下药物：ⅠC 类抗心律失常药、静脉注射的正性肌力药物和 ARB	（1）主要终点： 全因死亡率 缬沙坦组 19.7% 安慰剂组 19.4% （$RR=1.02$，$P=0.80$） 复合终点事件发生率（死亡、心搏骤停后复苏、因心力衰竭住院、静脉注射正性肌力药物或血管扩张药物 4 小时或以上但未住院） 缬沙坦组 28.8% 安慰剂组 32.1% （$RR=0.87$，$P=0.009$） （2）次要终点： LVEF 改善程度 缬沙坦组 4.0% 安慰剂组 3.2% （$P=0.001$） NYHA 心功能分级改善患者比例 缬沙坦组 23.1% 安慰剂组 20.7% （$P<0.001$） 缬沙坦组心衰症状和体征改善 （$P<0.01$） 缬沙坦组生活质量得分下降程度较小 （$P=0.005$）	因药物不良反应退出研究 眩晕 1.6% vs. 0.4%[*] 低血压 1.3% vs. 0.8% 肾功能损害 1.1% vs. 0.2%[*]

续表

研究名称	研究概况	主要的纳入、排除标准	研究终点	不良反应/不良事件发生（试验组 *vs.* 对照组）
OPTIMAAL 2002	（1）随机对照试验 （2）双盲 （3）氯沙坦组（*n*=2744）*vs.* 卡托普利组（*n*=2733） （4）药物靶剂量：氯沙坦 50 mg qd 卡托普利 50 mg tid （5）平均随访时间：2.7 年	纳入标准： （1）年龄 ≥ 50 岁 （2）急性心肌梗死患者在急性期出现心衰症状或体征（包括以下至少 1 条：使用利尿剂或血管活性药物进行抗心衰治疗、肺部湿啰音、第三心音、持续窦性心动过速、肺淤血的影像学表现），或 LVEF < 35%/LVEDD > 65 mm 和（或）新出现的 Q 波性前壁心肌梗死，新发生束支传导阻滞、前壁病理性 Q 波未消退时再发心肌梗死 排除标准： （1）卧位收缩压 < 100 mmHg （2）正在服用 ACEI/ARB （3）不稳定型心绞痛 （4）显著影响血流动力学的瓣膜疾病 （5）显著影响血流动力学的心律失常 （6）有血运重建计划	（1）主要终点： 全因死亡率 氯沙坦组 18% 卡托普利组 16% （*RR*=1.13，95%*CI*：0.99～1.18，*P*=0.07） （2）次要终点： 猝死或心搏骤停发生率 *RR*=1.19，*P*=0.07 心肌梗死复发率 *RR*=1.03，*P*=0.72 全因住院率 *RR*=1.03，*P*=0.36	氯沙坦组因药物相关因素导致退出研究的发生率更低 *P* < 0.0001
CHARM– Alternative 2003	（1）随机对照试验 （2）双盲 （3）坎地沙坦组（*n*=1013）*vs.* 安慰剂组（*n*=1015） （4）药物靶剂量：坎地沙坦 32 mg qd （5）中位随访时间：33.7 个月	纳入标准： （1）年龄 ≥ 18 岁 （2）症状性心力衰竭（NYHA 心功能分级 Ⅱ～Ⅳ级）且病程至少 4 周 （3）LVEF ≤ 40% （4）不能耐受 ACEI 排除标准： （1）现血浆肌酐水平 ≥ 265 mmol/L，现血钾水平 ≥ 5.5 mmol/L 或有记载的 ACEI 导致血钾升高至 ≥ 6.0 mmol/L 或威胁生命 （2）已知有双侧肾动脉狭窄 （3）目前有症状性低血压 （4）高血压 （5）过去 4 周内发生脑卒中、急性心肌梗死或进行开放性心脏手术 （6）进行过心脏移植术或预计在未来 6 个月内进行心脏移植术 （7）合并可能导致预期生存时间 < 2 年的非心脏性疾病	（1）主要终点： 复合终点事件发生率（心血管死亡或心衰住院） 坎地沙坦组 33% 安慰剂组 40% （未调整 *HR*=0.77，95%*CI*：0.67～0.89，*P*=0.0004） （2）次要终点： 复合终点事件发生率（心血管死亡、心衰入院或心肌梗死） 未调整 *HR*=0.78，*P*=0.0007 复合终点事件发生率（心血管死亡、心衰入院、心肌梗死或脑卒中） 未调整 *HR*=0.80，*P*=0.001 复合终点事件发生率（心血管死亡、心衰入院、心肌梗死、脑卒中或进行冠状动脉血运重建治疗） 未调整 *HR*=0.81，*P*=0.002	因药物不良反应退出研究 低血压 3.7% *vs.* 0.9%* 肌酐升高 6.1% *vs.* 2.7%* 高钾血症 1.9% *vs.* 0.3%* 咳嗽 0.2% *vs.* 0.4% 血管神经性水肿 0.1% *vs.* 0

续表

研究名称	研究概况	主要的纳入、排除标准	研究终点	不良反应/不良事件发生（试验组 *vs.* 对照组）
CHARM–Added 2003	（1）随机对照试验 （2）双盲 （3）坎地沙坦组（*n*=1276）*vs.* 安慰剂组（*n*=1272） （4）药物靶剂量：坎地沙坦 32 mg qd （5）中位随访时间：41 个月	纳入标准： （1）年龄 ≥ 18 岁 （2）LVEF ≤ 40% （3）NYHA 心功能分级 Ⅱ ～ Ⅳ级（Ⅱ级患者需在 6 个月内有因心脏疾病住院史） （4）已经持续服用固定剂量 ACEI 至少30 天 排除标准： （1）现血浆肌酐水平 ≥ 265 mmol/L，现血钾水平 ≥ 5.5 mmol/L 或有记载的 ACEI 导致血钾升高至 ≥ 6.0 mmol/L 或威胁生命 （2）已知有双侧肾动脉狭窄 （3）目前有症状性低血压 （4）高血压 （5）过去 4 周内发生脑卒中、急性心肌梗死或进行开放性心脏手术 （6）进行过心脏移植术或预计在未来 6个月内进行心脏移植术 （7）合并可能导致预期生存时间 < 2 年的非心脏疾病	（1）主要终点： 复合终点事件发生率（心血管死亡或心衰住院） 坎地沙坦组 37.9% 安慰剂组 42.3% （未调整 *HR*=0.85，95%*CI*：0.75 ～ 0.96，*P*=0.011） 心衰住院发生率坎地沙坦组 24.2% 安慰剂组 28.0%（未调整 *HR*=0.83，*P*=0.014） （2）次要终点： 复合终点事件发生率（心血管死亡、心衰住院或心肌梗死） 未调整 *HR*=0.85，*P*=0.010 复合终点事件发生率（心血管死亡、心衰住院、心肌梗死或脑卒中） 未调整 *HR*=0.87，*P*=0.020 复合终点事件发生率（心血管死亡、心衰住院、心肌梗死、脑卒中或冠脉血运重建） 未调整 *HR*=0.87，*P*=0.015	坎地沙坦组总不良事件或实验室指标异常的发生率显著升高 *P*=0.0003
VALIANT 2003	（1）随机对照试验 （2）双盲 （3）缬沙坦组（*n*=4909）*vs.* 卡托普利组（*n*=4909）*vs.* 联用组（*n*=4885） （4）药物靶剂量：缬沙坦 160 mg bid 卡托普利 50 mg tid 联用组： 缬沙坦 80 mg bid+ 卡托普利 50 mg tid （5）中位随访时间：24.7 个月	纳入标准： （1）年龄 ≥ 18 岁 （2）急性心肌梗死症状出现后 12 小时至 10 天 （3）有充血性心力衰竭的临床依据或影像学依据 （4）心脏超声或心脏造影提示 LVEF ≤ 35% 或放射性核素心脏造影提示 LVEF ≤ 40% 排除标准： （1）对 ACEI/ARB 不能耐受或存在禁忌证 （2）影响血流动力学的瓣膜性疾病 （3）合并严重影响预期生存时间的其他疾病 （4）不能提供知情同意	（1）主要终点： 全因死亡率 缬沙坦组 19.9% 卡托普利组 19.5% 联用组 19.3% 缬沙坦组与卡托普利组、联用组与卡托普利组对比均无差异 （2）次要终点： 复合终点事件发生率（心血管死亡、心肌梗死复发及心衰住院） 缬沙坦组 31.1% 卡托普利组 31.9%	相比卡托普利组，联用组因药物不良反应而导致药物减量或退出研究的发生率显著升高 *P*=0.007

续表

研究名称	研究概况	主要的纳入、排除标准	研究终点	不良反应/不良事件发生（试验组 *vs.* 对照组）
VALIANT 2003			联用组 31.1% 缬沙坦组与卡托普利组、联用组与卡托普利组对比均无差异	
PARADIGM–HF 2014	（1）随机对照试验 （2）双盲 （3）沙库巴曲缬沙坦组（*n*=4187）*vs.* 依那普利组（*n*=4212） （4）药物靶剂量： 沙库巴曲缬沙 200 mg bid 依那普利 10 mg bid （5）中位随访时间：27 个月	纳入标准： （1）年龄 ≥ 18 岁 （2）NYHA 心功能分级 Ⅱ～Ⅳ级 （3）射血分数 ≤ 40%（后改为 ≤ 35%） （4）BNP ≥ 150 pg/mL（或 NT-proBNP ≥ 600 pg/mL）；若过去 12 个月内因心力衰竭住院，BNP ≥ 100 pg/mL（或 NT-proBNP ≥ 400 pg/mL）即可 排除标准： （1）eGFR < 30 mL/（min·1.73 m²）或 eGFR 下降 > 25%（后修改为 > 35%） （2）筛选时血清钾水平 > 5.2 mmol/L（或随机分组时 > 5.4 mmol/L） （3）接受 ACEI 或 ARB 期间有血管神经性水肿病史或无法耐受的副作用 （4）有症状的低血压（筛选时收缩压 < 100 mmHg 或随机分组时收缩压 < 95 mmHg）	（1）主要终点： 复合终点事件发生率（心血管死亡或首次心衰入院） 沙库巴曲缬沙坦组 21.8% 依那普利组 26.5% （*HR*=0.80，95%*CI*：0.73～0.87，*P* < 0.001） 心血管死亡率 沙库巴曲缬沙坦组 13.3% 依那普利组 16.5% （*HR*=0.80，95%*CI*：0.71～0.89，*P* < 0.001） 首次心衰住院率 沙库巴曲缬沙坦组 12.8% 依那普利组 15.6% （*HR*=0.79，95%*CI*：0.71～0.89，*P* < 0.001） （2）次要终点： 全因死亡率 *HR*=0.84，*P* < 0.001 8 个月时 KCCQ 评分改变，沙库巴曲缬沙坦组下降更少 组间差异=1.64，*P*=0.001 新发心房颤动率 *HR*=0.97，*P*=0.83 肾功能降低 2.2% *vs.* 2.6% *HR*=0.86，*P*=0.28	症状性低血压 14.0% *vs.* 9.2%* 血清肌酐升高 ≥ 2.5 mg/dL：3.3% *vs.* 4.5%*； ≥ 3.0 mg/dL：1.5% *vs.* 2.0% 血清钾升高 ≥ 5.5 mmol/L：16.1% *vs.* 17.4% ≥ 6.0 mmol/L：4.3% *vs.* 5.6%* 咳嗽：11.3% *vs.* 14.3%* 血管性水肿 未治疗或使用抗组胺药：0.2% *vs.* 0.1% 使用儿茶酚胺或糖皮质激素而未住院治疗：0.1% *vs.* 0.1% 住院但未出现气道受损：0.1% *vs.* < 0.1% 气道受损：无事件
ACEI/ARB/ARNI 在 HFpEF/HFmrEF 患者中的应用				
CHARM–Preserved 2003	（1）随机对照试验 （2）双盲 （3）坎地沙坦组（*n*=1514）*vs.* 安慰剂组（*n*=1509）	纳入标准： （1）年龄 ≥ 18 岁 （2）症状性心力衰竭（NYHA 心功能分级 Ⅱ～Ⅳ级）且病程至少 4 周 （3）LVEF > 40%	（1）主要终点： 复合终点事件发生率（心血管死亡或心衰住院） 坎地沙坦组 22.0%	因药物不良反应退出研究 低血压 2.4% *vs.* 1.1%*

续表

研究名称	研究概况	主要的纳入、排除标准	研究终点	不良反应/不良事件发生（试验组 vs. 对照组）
CHARM-Preserved 2003	（4）药物靶剂量：坎地沙坦 32 mg qd （5）中位随访时间：36.6 个月	（4）有因心脏问题而住院的历史 排除标准： （1）现血浆肌酐水平 ≥ 265 mmol/L，现血钾水平 ≥ 5.5 mmol/L 或有记载的 ACEI 导致血钾升高至 ≥ 6.0 mmol/L 或威胁生命 （2）已知有双侧肾动脉狭窄 （3）目前有症状性低血压 （4）合并高血压 （5）过去 4 周内发生脑卒中、急性心肌梗死或进行开放性心脏手术 （6）进行过心脏移植术或预计在未来 6 个月内进行心脏移植术 （7）合并可能导致预期生存时间 < 2 年的非心脏疾病	安慰剂组 24.3%（未调整 $HR=0.89$，95%CI：0.77～1.03，$P=0.118$） （2）次要终点： 复合终点事件发生率（心血管死亡、心衰入院或心肌梗死） 未调整 $HR=0.90$，$P=0.126$ 复合终点事件发生率（心血管死亡、心衰入院、心肌梗死或脑卒中） 未调整 $HR=0.88$，$P=0.078$ 复合终点事件发生率（心血管死亡、心衰入院、心肌梗死、脑卒中或进行冠状动脉血运重建治疗） 未调整 $HR=0.81$，$P=0.123$	肌酐升高 4.8% vs. 2.4%* 高钾血症 1.5% vs. 0.6%* 所有不良事件或实验室指标异常： 17.8% vs. 13.5%*
PEP-CHF 2006	（1）随机对照试验 （2）双盲 （3）培哚普利组（$n=424$）vs. 安慰剂组（$n=426$） （4）药物靶剂量：培哚普利 4 mg qd 卡托普利 50 mg tid （5）平均随访时间：26.2 个月	纳入标准： （1）1 年龄 ≥ 70 岁 （2）因左心舒张功能不全正在使用利尿剂治疗 （3）左室壁运动指数为 1.4～1.6（大致相当于 LVEF 在 40%～50%） 排除标准： （1）严重影响血流动力学的瓣膜性疾病 （2）前 1 个月发生脑卒中 （3）坐位血压 < 100 mmHg （4）血浆肌酐 > 200 μmol/L （5）血钾 > 5.4 mmol/L （6）不能耐受 ACEI （7）前 1 周使用 ACEI/ARB/ 保钾利尿剂或补钾治疗	（1）主要终点： 复合终点事件发生率（全因死亡和心衰相关入院） 培哚普利组 23.6% 安慰剂组 25.1% （$HR=0.92$，95%CI：0.70～1.21，$P=0.545$） （2）次要终点： 全因死亡率 $HR=1.09$，$P=0.665$ 心血管死亡率 $HR=0.98$，$P=0.928$ 心衰相关入院率 $HR=0.86$，$P=0.375$	未进行比较 严重不良事件： 培哚普利组：1 例舌头水肿，1 例眼睑水肿，3 例血清肌酐升高，1 例低血压，3 例与肌肉骨骼疾病或慢性阻塞性气道疾病相关 安慰剂组：1 例咳嗽，1 例低血压，1 例高血压性脑病和 1 例肾功能障碍

续表

研究名称	研究概况	主要的纳入、排除标准	研究终点	不良反应/不良事件发生（试验组 *vs.* 对照组）
I-Preserve 2008	（1）随机对照试验 （2）厄贝沙坦组（*n*=2067）*vs.* 安慰剂组（*n*=2061） （3）药物靶剂量：厄贝沙坦 300 mg qd （4）平均随访时间：49.5 个月	纳入标准： （1）年龄 ≥ 60 岁 （2）LVEF > 45% （3）NYHA 心功能分级 Ⅱ～Ⅳ级且过去 6 个月内有心衰入院史或有持续存在的 NYHA 心功能分级 Ⅲ～Ⅳ级症状 排除标准： （1）对 ARB 不耐受 （2）患者的症状可能是由心衰以外的疾病引起 （3）曾经出现 LVEF < 40% （4）过去 3 个月内发生急性冠脉综合征、血运重建治疗或脑卒中 （5）潜在的瓣膜异常 （6）肥厚型或限制型心肌病 （7）心包疾病 （8）肺动脉高压或其他疾病导致的孤立性右心衰竭 （9）不论是否在使用抗高血压药物的情况下，收缩压 > 160 mmHg 或 < 100 mmHg，或舒张压 > 95 mmHg （10）合并有限制患者 3 年生存率的系统性疾病 （11）潜在的实验室检查异常（如血红蛋白 < 11 g/L，肌酐 > 221 μmol/L）或肝功能异常 （12）有干扰研究设计进行的特征	（1）主要终点： 复合终点事件发生率（心血管死亡或心血管原因住院） 厄贝沙坦组 35.9% 安慰剂组 37.0% （未调整 *HR*=0.95，95%*CI*：0.86～1.05，*P*=0.35） （2）次要终点： 全因死亡率 *HR*=1.00，*P*=0.98 心衰住院或心衰死亡 *HR*=0.96，*P*=0.51 明尼苏达心衰生活质量量表评分改变 *P*=0.85 6 个月时的 NT-proBNP 改变 *P*=0.14	低血压 2.9% *vs.* 3.0% 肾衰竭 3.3% *vs.* 2.8% 高钾血症 0.6% *vs.* 0.4%
PARAGON-HF 2019	（1）随机对照试验 （2）双盲 （3）沙库巴曲缬沙坦组（*n*=2407）*vs.* 缬沙坦组（*n*=2389） （4）药物靶剂量：沙库巴曲缬 200 mg bid 缬沙坦 160 mg bid （5）中位随访时间：35 个月	纳入标准： （1）年龄 ≥ 50 岁 （2）过去 6 个月内 LVEF ≥ 45% （3）具有心力衰竭的体征和症状 （4）NYHA 心功能分级 Ⅱ～Ⅳ级 （5）BNP 水平增高（根据最近心衰入院情况和是否患心房颤动制定了不同截断值） （6）由超声心动图证明的结构性心脏病	（1）主要终点： 复合终点事件发生率（心衰住院或心血管死亡） *RR*=0.87，95%*CI*：0.75～1.01，*P*=0.06 （2）次要终点： KCCQ 评分从基线到 8 个月的变化 差异=1.0，95%*CI*：0～2.1	低血压 15.8% *vs.* 10.8%[*] 血清肌酐升高 ≥ 2.0 mL/dL： 10.8% *vs.* 13.7%[*] ≥ 2.5 mL/dL： 4.0% *vs.* 4.6% ≥ 3.0 mL/dL： 1.6% *vs.* 1.7%

研究名称	研究概况	主要的纳入、排除标准	研究终点	不良反应/不良事件发生（试验组 *vs.* 对照组）
PARAGON–HF 2019		（7）需要接受利尿剂治疗 排除标准有很多，正文里没提到	NYHA 心功能分级从基线到 8 个月的变化 $OR=1.45$，$95\%CI$：$1.13\sim1.86$ 肾脏复合终点（eGFR 下降 $\geq 50\%$，进展为终末期肾病或肾衰竭导致死亡） $HR=0.50$，$95\%CI$：$0.33\sim0.77$ 全因死亡率 $HR=0.97$，$95\%CI$：$0.84\sim1.13$	血清钾升高 >5.5 mmol/L：13.2% *vs.* 15.3%[*] >6.0 mmol/L：3.1% *vs.* 4.3%[*] 血管神经性水肿 0.6% *vs.* 0.2%[*] 肝脏相关不良事件 6.3% *vs.* 7.5%

[*] 代表 $P<0.05$，差异具有统计学意义。

参考文献

[1] MCDONAGH T A，METRA M，ADAMO M，et al. 2021 ESC Guidelines for the diagnosis and treatment of acute and chronic heart failure：Developed by the Task Force for the diagnosis and treatment of acute and chronic heart failure of the European Society of Cardiology（ESC）. With the special contribution of the Heart Failure Association（HFA）of the ESC[J]. Eur J Heart Fail，2022，24（1）：4-131.

[2] VELAZQUEZ E J，MORROW D A，DEVORE A D，et al. Angiotensin-Neprilysin Inhibition in Acute Decompensated Heart Failure[J]. N Engl J Med，2019，380（6）：539-548.

[3] WACHTER R，SENNI M，BELOHLAVEK J，et al. Initiation of sacubitril/valsartan in haemodynamically stabilised heart failure patients in hospital or early after discharge：primary results of the randomised TRANSITION study[J]. Eur J Heart Fail，2019，21（8）：998-1007.

[4] MCMURRAY J J V，SOLOMON S D，INZUCCHI S E，et al. Dapagliflozin in Patients with Heart Failure and Reduced Ejection Fraction[J]. N Engl J Med，2019，381（21）：1995-2008.

[5] PACKER M，ANKER S D，BUTLER J，et al. Cardiovascular and Renal Outcomes with Empagliflozin in Heart Failure[J]. N Engl J Med，2020，383（15）：1413-1424.

[6] GARG R，YUSUF S. Overview of randomized trials of angiotensin-converting enzyme inhibitors on mortality and morbidity in patients with heart failure. Collaborative Group on ACE Inhibitor Trials[J]. JAMA，1995，273（18）：1450-1456.

[7] PACKER M，POOLE-WILSON P A，ARMSTRONG P W，et al. Comparative effects of low and high doses of the angiotensin-converting enzyme inhibitor, lisinopril, on morbidity and mortality in chronic heart failure[J]. ATLAS Study Group. Circulation，1999，100（23）：2312-2318.

[8] YUSUF S，PITT B，DAVIS C E，et al. Effect of enalapril on survival in patients with reduced left ventricular ejection fractions and congestive heart failure[J]. N Engl J Med，1991，325（5）：293-302.

[9] LEE D S，STRAUS S E，FARKOUH M E，et al. Trial of an intervention to improve acute heart failure outcomes[J]. N Engl J Med，2023，388：22-32.

[10] MASIP J，FRANK PEACOK W，ARRIGO M，et al. Acute Heart Failure in the 2021 ESC Heart Failure Guidelines：a

scientific statement from the Association for Acute CardioVascular Care（ACVC）of the European Society of Cardiology[J]. Eur Heart J Acute Cardiovasc Care，2022，11：173-185.

[11] GREENE S J，BUTLER J，ALBERT N M，et al. Medical therapy for heart failure with reduced ejection fraction：the CHAMP-HF registry[J]. J Am Coll Cardiol，2018，72：351-366.

[12] BRENNER B M，COOPER M E，DE ZEEUW D，et al. Effects of losartan on renal and cardiovascular outcomes in patients with type 2 diabetes and nephropathy[J]. N Engl J Med，2001，345：861-869.

[13] VARDENY O，CLAGGETT B，KACHADOURIAN J，et al. Incidence，predictors，and outcomes associated with hypotensive episodes among heart failure patients receiving sacubitril/valsartan or enalapril：the PARADIGM-HF trial（Prospective Comparison of Angiotensin Receptor Neprilysin Inhibitor With Angiotensin-Converting Enzyme Inhibitor to Determine Impact on Global Mortality and Morbidity in Heart Failure）[J]. Circ Heart Fail，2018，11：e004745.

[14] MORROW D A，VELAZQUEZ E J，DEVORE A D，et al. Clinical outcomes in patients with acute decompensated heart failure randomly assigned to sacubitril/valsartan or enalapril in the PIONEER-HF trial[J]. Circulation，2019，139：2285-2288.

[15] DAMMAN K，GORI M，CLAGGETT B，et al. Renal effects and associated outcomes during angiotensin-neprilysin inhibition in heart failure[J]. JACC Heart Fail，2018，6：489-498.

[16] SEFEROVIC J P，CLAGGETT B，SEIDELMANN S B，et al. Effect of sacubitril/valsartan versus enalapril on glycaemic control in patients with heart failure and diabetes：a post-hoc analysis from the PARADIGM-HF trial[J]. Lancet Diabetes Endocrinol，2017，5：333-340.

[17] PACKER M，POOLE-WILSON P A，ARMSTRONG P W，et al. Comparative effects of low and high doses of the angiotensin-converting enzyme inhibitor，lisinopril，on morbidity and mortality in chronic heart failure[J]. ATLAS Study Group. Circulation，1999，100：2312-2318.

[18] The CONSENSUS Trial Study Group. Enalapril for congestive heart failure[J]. N Engl J Med，1987，317：1349-1351.

[19] VELAZQUEZ E J，MORROW D A，DEVORE A D，et al. Angiotensin-neprilysin inhibition in acute decompensated heart failure[J]. N Engl J Med，2019，380：539-548.

（张庆）

第二节　β受体阻滞剂

1956 年，β受体阻滞剂安他唑啉（心得宁）被应用于冠心病频繁发作心绞痛的患者，这是该类药物在心血管领域的首次应用。此后，普萘洛尔（心得安）、噻吗洛尔、阿替洛尔等药物相继问世，但彼时由于其降低心脏收缩力、自律性、传导性和兴奋性，以及降低心率、每搏输出量的负性作用，使得当初人们对它在心力衰竭，尤其是急性或充血性心力衰竭方面的应用疑虑重重。直到 20 世纪 80 年代和 90 年代大型 RCT 的出现，提供了β受体阻滞剂降低 HFrEF 患者的发病率和死亡率的证据之后，其在心力衰竭上的应用才得到广泛认可和推崇。

一、β受体阻滞剂的病理生理机制

尽管 HFrEF 的临床表现不尽相同，但通常都表现为左室射血分数的下降。交感神经系统的激活是心功能下降最早期的反应。心脏神经、中央神经和肾素–血管紧张素–醛固酮系统的激活，导致了儿茶酚胺的过度释放，进而引起心率、血压和心肌收缩力的一系列变化。

β受体阻滞剂可以选择性地与β-肾上腺素能受体结合，起到拮抗儿茶酚胺对β受体的激动作用。交感神经节后纤维所支配的效应器细胞膜上分布着肾上腺素受体，其中受体可分为 3 类，即 β_1、β_2、β_3受体。其中，β_1受体大多存在于心肌，当 β_1受体受刺激引起激动时，心率、心肌收缩力随之增加。当 HFrEF

发生时，患者的交感神经活动随之增强，会引起心率加快、小血管收缩，进一步引起心肌增厚和重塑，并使得心衰患者的心肌 β_1 受体数量下降，损害心肌收缩功能。目前应用于心力衰竭的 β 受体阻滞剂主要作用于 β_1 受体，阻断上述儿茶酚胺过度激活引起的心脏毒性，平衡儿茶酚胺和 β 受体的关系，使心肌 β_1 受体恢复正常功能，达到加强心肌收缩力、改善心功能的作用。此外，β 受体阻滞剂具有负性频率作用，减慢心率，延长舒张期充盈时间，使心室舒张末期充盈量增加，从而改善心肌顺应性，降低心肌张力。必须提到的是，相当数量的心律失常均与交感神经过度激活、儿茶酚胺过度释放相关。β 受体阻滞剂降低交感神经活性，也降低了心律失常的发病风险。

二、β 受体阻滞剂应用于 HFrEF 患者

1. β 受体阻滞剂应用于 C 期 HFrEF 患者的循证医学证据

按照《2021 ESC 急慢性心力衰竭诊断和治疗指南》，HFrEF 定义为射血分数 < 40% 的心力衰竭患者。目前在心力衰竭领域拥有充分循证医学证据的药物包括卡维地洛、比索洛尔、美托洛尔和奈必洛尔，其中卡维地洛是非选择性 β 受体阻滞剂，其他 3 种均为选择性 β_1 受体阻滞剂。

早期研究主要探索 β 受体阻滞剂对 C 期 HFrEF 患者硬终点的改善作用。CIBIS－Ⅰ研究探索了在 ACEI 联合利尿剂的标准治疗基础上加用 β 受体阻滞剂比索洛尔对患者的影响。研究平均随访 1.9 年，研究对象为心功能分级Ⅲ～Ⅳ级、射血分数 < 40% 的患者；结果显示，加用 β 受体阻滞剂降低了 20% 的死亡率及 32% 的心力衰竭住院率；该研究首次探索了在标准治疗的基础上加用 β 受体阻滞剂，对于改善心力衰竭、降低死亡率的效果；研究结果也显示了 β 受体阻滞剂降低全因死亡率的趋势。CIBIS－Ⅱ研究再次讨论了 β 受体阻滞剂联合利尿剂和 ACEI 的治疗效果。研究设计和 CIBIS－Ⅰ类似，随访时间平均 1.3 年，研究对象为心功能分级Ⅲ～Ⅳ级、射血分数 < 35% 的心衰患者；结果显示，患者全因死亡率降低 34%，心源性猝死风险降低 44%，全因住院率降低 20%，因心力衰竭恶化住院率降低 36%，显示了 β 受体阻滞剂在心力衰竭治疗中的优势。CIBIS－Ⅱ研究的亚组分析结果显示，合并肾功能不全患者的全因死亡，以及因心力衰竭加重再住院的风险显著降低。在费效比方面，研究结果显示，增加 β 受体阻滞剂后总费用没有增加（表 4-5）。

表 4-5　β 受体阻滞剂应用于 C 期 HFrEF 患者的主要大型研究（第一部分）

研究	比索洛尔			卡维地洛		
	CIBIS－Ⅰ	CIBIS－Ⅱ	CIBIS－Ⅲ	USC	COPERNICUS	COMET
发表年限	1994 年	1999 年	2005 年	1996 年	2001 年	2003 年
纳入患者数	641	2047	1010	1094	2289	3029
目标剂量	5 mg/d	10 mg/d	10 mg/d	50～100 mg/d	50 mg/d	50 mg/d
LVEF	< 40%	< 35%	< 35%	< 35%	< 25%	< 35%
NYHA 心功能分级	Ⅲ～Ⅳ级	Ⅲ～Ⅳ级	Ⅱ～Ⅲ级	Ⅱ～Ⅳ级	Ⅱ～Ⅳ级	Ⅱ～Ⅳ级
平均年龄	60 岁	61 岁	72 岁	58 岁	63 岁	62 岁
男性比例	83%	80%	68%	77%	80%	80%
IHD 比例	54%	50%	62%	48%	67%	52%
对照组药物	安慰剂	安慰剂	依那普利	安慰剂	安慰剂	美托洛尔
随访时间	23 个月	16 个月	15 个月	6 个月	10 个月	58 个月
对照组全因死亡率	20.9%	17.7%	14.5%	7.8%	18.5%	40%

续表

研究	比索洛尔			卡维地洛		
	CIBIS- Ⅰ	CIBIS- Ⅱ	CIBIS- Ⅲ	USC	COPERNICUS	COMET
治疗组全因死亡率	16.6%	11.8%	12.9%	3.2%	11.4%	34%
对照组心血管死亡率	18.4%	12.0%	N/A	7.5%	N/A	35%
治疗组心血管死亡率	12.5%	9.0%	N/A	2.5%	N/A	29%
对照组心源性猝死率	5.3%	6.0%	N/A	3.8%	N/A	17%
治疗组心源性猝死率	4.7%	4.0%	N/A	1.7%	N/A	14%
对照组全因住院率	N/A	39.0%	31.1%	19.6%	N/A	N/A
治疗组全因住院率	N/A	33.0%	29.9%	14.4%	N/A	N/A

注：LVEF，左室射血分数；NYHA，纽约心脏病协会；IHD，缺血性心肌病。

　　MERIT-HF 研究将 1926 例心肌梗死后发生有症状性心力衰竭的患者（心功能分级 Ⅱ ～ Ⅳ 级）随机分入美托洛尔治疗组或安慰剂对照组。采用 MERIT-HF 试验的治疗方案，即美托洛尔从小剂量开始逐步上调，目标剂量为 200 mg/d。随访时间为 1 年。结果显示，美托洛尔治疗使死亡相对危险降低 40%。此外，美托洛尔治疗组心源性猝死相对危险率降低 50%，心力衰竭恶化致死相对危险率降低 49%，总住院率降低 8%，心血管病住院率降低 17%。对于心肌梗死后发生有症状性心力衰竭的患者，MERIT-HF 研究显示美托洛尔治疗仍能显著降低死亡率和住院率。

　　COPERNICUS 研究纳入 2289 例年龄＞ 18 岁、NYHA 心功能分级 Ⅳ 级、射血分数＜ 25% 的患者，随访时间为 1.25 ～ 3.75 年，治疗方案：卡维地洛起始剂量为 3.125 mg bid，每两周剂量加倍至 12.5 mg bid，或若能耐受则至靶剂量 25 mg bid。结果显示，卡维地洛组死亡风险降低了 35%。亚组分析显示，对于高危亚组（射血分数＜ 15%，因心力衰竭多次住院）的患者，卡维地洛也同样有效（表 4-6）。

表 4-6　β 受体阻滞剂应用于 C 期 HFrEF 患者的主要大型研究（第二部分）

研究	美托洛尔		布新洛尔	奈必洛尔
	MERIT-HF	MDC	BEST	SENIORS
发表年限	1999 年	1993 年	2001 年	2005 年
纳入患者数	3991 例	383 例	2708 例	2128 例
目标剂量	200 mg/d	150 mg/d	100 mg/d	10 mg/d
LVEF	＜ 40%	＜ 40%	＜ 35%	＜ 35%
NYHA 心功能分级	Ⅱ ～ Ⅳ级	Ⅰ ～ Ⅳ级	Ⅲ ～ Ⅳ级	Ⅰ ～ Ⅳ级
平均年龄	64 岁	49 岁	60 岁	76 岁
男性比例	78%	73%	78%	64%
IHD 比例	65%	0	59%	68%
对照组药物	安慰剂	安慰剂	安慰剂	安慰剂
随访时间	12 个月	14 个月	24 个月	21 个月
对照组全因死亡率	11.0%	20.1%	33.0%	18.1%
治疗组全因死亡率	7.2%	12.9%	30.0%	15.8%
对照组心血管死亡率	10.1%	10.1%	29%	13.7%

续表

研究	美托洛尔		布新洛尔	奈必洛尔
	MERIT-HF	MDC	BEST	SENIORS
治疗组心血管死亡率	6.4%	11.9%	25.0%	11.5%
对照组心源性猝死率	6.6%	12.0%	15.0%	6.6%
治疗组心源性猝死率	4.0%	18.0%	13.0%	4.1%
对照组全因住院率	N/A	N/A	42.0%	26.0%
治疗组全因住院率	N/A	N/A	35.0%	24.0%

注：LVEF，左室射血分数；NYHA，纽约心脏病协会；IHD，缺血性心肌病。

SENIORS 研究讨论了 β 受体阻滞剂奈必洛尔在老年心力衰竭患者中的应用优势。该研究在欧洲 11 个国家入选了 2135 例年龄超过 70 岁的老年心力衰竭患者，随机分为奈必洛尔组和安慰剂组。最终入选的患者平均年龄 76 岁，在 4～16 周期间，奈必洛尔逐渐加量直到每天 10 mg 的目标剂量，患者保持最大耐受剂量到观察结束。患者平均随访时间为 30 个月，最终结果显示，相比安慰剂组，奈必洛尔组能够降低 14% 的全因死亡率和再住院率。

其他 β 受体阻滞剂方面，尚有布新洛尔接受过大型随机对照临床试验的检验，而在证据方面，相对上述 4 种 β 受体阻滞剂相对较弱。BEST 研究纳入了 2708 例 NYHA 心功能分级 Ⅲ～Ⅳ级、射血分数小于 35% 的心力衰竭患者，随机分为布新洛尔组和安慰剂组，起始剂量为 3 mg bid，随后在数周内逐渐增量至 50 mg bid 的目标剂量（若患者体重 ≥ 75 kg 则加量至 100 mg bid）。平均随访时间为 24 个月。最终结果显示，两组全因死亡率（30% vs. 33%，$P=0.10$）并无统计学差异，但在心血管死亡率（25% vs. 29%，$P=0.04$）和心力衰竭住院率（35% vs. 42%，$P < 0.001$）方面，两组的差异达到了统计学意义。对于 BEST 并不完美的结果，多项研究显示，布新洛尔可能导致了内源性拟交感活性的激活，部分抵消了它的有益作用。此外，尚有一些研究显示，布新洛尔的作用受到基因多态性的影响，包括 *ARDB1* 基因和 *ADRA2C* 基因的变异，都会对布新洛尔造成影响，这也许部分解释了 BEST 亚组分析中布新洛尔对黑种人作用较差的原因。

2. β 受体阻滞剂应用于 B 期 HFrEF 患者的循证医学证据

对于尚未出现 HFrEF 相关症状和体征，但已经出现心脏结构改变的患者（B 期 HFrEF），β 受体阻滞剂亦得到了大型临床研究的证据支持。SOLVD 研究纳入了 21～80 岁，经影像学证实射血分数 ≤ 35% 的患者，探索其在接受依那普利治疗的基础上，加用或不加用 β 受体阻滞剂对患者预后的影响，结果显示，1015 例使用 β 受体阻滞剂的患者对比 3208 例未加用 β 受体阻滞剂的患者，其全因死亡率得到了明显改善（12.4% vs. 15.9%，$P < 0.01$），具体病因方面，无论是泵衰竭（3.3% vs. 4.9%，$P < 0.05$）还是恶性心律失常致死（3.6% vs. 5.2%，$P < 0.05$），β 受体阻滞剂组均有明显获益。SAVE 研究纳入了 2231 例 21～80 岁心肌梗死后，经影像学证实左室射血分数 ≤ 40%，但尚无症状和体征的患者，平均随访时间 3.5 年，结果显示，789 例使用 β 受体阻滞剂的患者对比 1442 例未使用 β 受体阻滞剂的患者，1 年心血管死亡率（7.1% vs. 11.9%，$P < 0.001$）、严重心力衰竭发病率（16.5% vs. 22.6%，$P < 0.001$）均得到明显改善。

3. 作用受体的区别对 β 受体阻滞剂获益作用的影响

β 受体阻滞剂的获益作用，主要通过其针对 β_1 受体的阻滞作用得以体现。不同的 β 受体阻滞剂对 β_1 受体的选择性不同，可能使它们对 HFrEF 患者的获益效果有所区别。卡维地洛对 α_1 受体也有阻滞作用，可能会对 HFrEF 患者有额外获益。COMET 研究纳入了 3029 例 NYHA 心功能分级 Ⅱ～Ⅳ级、射血分数≤35%的 HFrEF 患者，平均随访时间 4.8 年，对比他们在已经加用标准剂量的 ACEI 和利尿剂的基础上，加用美托洛尔平片 50 mg bid 或加用卡维地洛 25 mg bid 对终点事件的影响。结果显示，无论是全因死亡率（34% *vs.* 40%，*P*=0.0017）还是心血管死亡率（29% *vs.* 35%，*P*=0.0004）方面，卡维地洛组相对美托洛尔组均有显著优势。然而针对此研究结果有不少争议：其一，该研究使用的是美托洛尔平片，而非此前研究使用的美托洛尔缓释片，可能对美托洛尔的获益作用造成影响；其二，美托洛尔的剂量并未达到它的靶剂量，也可能使试验结果存在偏倚。而在安全性方面，两种 β 受体阻滞剂在 HFrEF 患者中均耐受良好。

4. β 受体阻滞剂应用于 HFrEF 患者的经济影响

由于 HFrEF 的患病人群众多，且因心力衰竭急性发作导致的再住院率高，造成真实世界对于该类人群的医疗花费巨大。来自美国的流行病学调查显示，超过 400 万美国人罹患 HFrEF，每年新诊断的 HFrEF 超过 20 万人，超过 100 万人次的住院均与 HFrEF 相关。对这些患者的医疗花费每年预估达到 100 亿～400 亿美元，75% 以上的花费都与心力衰竭再住院相关。由于 HFrEF 的病因分布和症状表现，使得越高龄的人群花费越高，65 岁以上的人群占据了近 50% 的医疗花费。随着社会人群的老龄化，用于 HFrEF 的花费也将会逐渐增加，尽管 HFrEF 的治疗指南日新月异，相关的指南推荐也层出不穷，但对于真实世界，特别是对于人口基数庞大、越趋人口老龄化的国家而言，如何减少 HFrEF 患者的医疗花费，探寻成本–效果优越的治疗方案，是 HFrEF 临床治疗上亟待解决的问题。

如前所述，β 受体阻滞剂的循证医学证据相对充分，USC、ANZ、CIBIS Ⅰ、CIBIS Ⅱ、MDC、MERIT-HF 研究纳入的患者基本均为 NYHA 心功能分级 Ⅱ～Ⅲ级的 HFrEF 患者，在标准剂量的 ACEI 和利尿剂治疗的基础上，对比加用不同的 β 受体阻滞剂和安慰剂对入选患者预后的区别。D. Gregory 等统合了这些研究的硬终点数据，按照再住院模型计算出 β 受体阻滞剂组相对于安慰剂组预期增加的患者寿命，并根据各种 β 受体阻滞剂的经济花费，计算每个增加的寿命年多花费的经济比率。结果显示（表 4-7），卡维地洛的预期增加寿命年为 2.4 年，其治疗组对比安慰剂组多花费的治疗费用为 15 656 美元。美托洛尔和比索洛尔的预期增加寿命年为 1.06 年和 1.04 年，其治疗组对比安慰剂组多花费的治疗费用分别为 2613 美元和 3455 美元。因此折算下来，就 β 受体阻滞剂而言，每增加患者 1 年的预期寿命年，多花费的治疗费用为 2000～7000 美元。Oster 等也对 β 受体阻滞剂应用于 HFrEF 患者进行了成本–效益分析，得出的结果和上述类似。

根据《2022 年 AHA/ACC/HFSA 心力衰竭管理指南》，心力衰竭的各种治疗方式的成本–效益比被划分为低价值、中价值和高价值 3 个阶级，对应＞180 000 美元/预期寿命延长、60 000～180 000 美元/预期寿命延长、＜60 000 美元/预期寿命延长 3 个成本–效益比范围，目前高价值的治疗方式包括 ARNI、ACEI、ARB、β 受体阻滞剂、醛固酮受体拮抗剂、植入型心律转复除颤器和心脏再同步化治疗装置，中价值的治疗方式包括钠–葡萄糖耦联转运体 2 抑制剂（sodium-glucose linked transporter 2 inhibitors，SGLT2i）、心脏移植，低价值的治疗方式目前仅为治疗心脏淀粉样变性的氯苯唑酸。而在高价值的治疗方式里，β 受体阻滞剂仍属于价值较高的治疗方式之一。

表 4-7　β 受体阻滞剂的成本–效益分析

项目	药物花费/美元		
	卡维地洛	美托洛尔	比索洛尔
每年药物成本	2000	612	379
总计预期成本			

续表

项目	药物花费 / 美元		
	卡维地洛	美托洛尔	比索洛尔
安慰剂组	14 901	13 312	15 408
治疗组	30 557	15 926	18 503
多花费的费用	15 656	2613	3455
预期寿命增加	2.4	1.06	1.04
多花费的费用 / 预期寿命增加	6740	2472	3336

5. β 受体阻滞剂应用于 HFrEF 患者的指南推荐

根据 2020 年 ACC/AHA 成人心衰患者临床表现和质量评估指标和《2022 年 AHA/ACC/HFSA 心力衰竭管理指南》，β 受体阻滞剂能够确实减少稳定期 HFrEF 患者的再住院率和死亡率，一旦患者被确诊为射血分数明显降低的症状性心力衰竭（C 期 HFrEF），若没有难以纠正的系统性低血压、过量的水负荷或近期静脉正性肌力药物的使用史，β 受体阻滞剂就应当尽早采用（证据等级：Ⅰ，A），推荐的药物包括比索洛尔、卡维地洛，以及美托洛尔的缓释剂型。此外，β 受体阻滞剂能够减少心力衰竭症状的严重程度，延缓心力衰竭的临床进展，因此，若无合并传导阻滞等绝对禁忌证，β 受体阻滞剂就应当长期使用。对于 B 期 HFrEF，即尚未出现相关症状和体征，但已经出现了心脏的结构改变，包括左室或右室的收缩功能下降、心室肥大、心室壁的异常运动或瓣膜疾病，以及心室充盈压增加、BNP 升高的患者，β 受体阻滞剂也被推荐用于预防症状性心力衰竭的出现（证据等级：Ⅰ，B）。

和 AHA/ACC/HFSA 指南类似，《2021 ESC 急慢性心力衰竭诊断和治疗指南》亦肯定了 β 受体阻滞剂对 HFrEF 患者再住院率和死亡率的改善作用，因此推荐用于血流动力学稳定的 HFrEF 患者，并建议从小剂量起始，逐步加至可耐受剂量。

在《中国心力衰竭诊断和治疗指南 2018》中，β 受体阻滞剂被推荐应用于症状稳定的 HFrEF 患者，除非有禁忌证或不耐受（证据等级：Ⅰ，A），推荐药物包括比索洛尔、卡维地洛，以及美托洛尔（包括酒石酸美托洛尔和琥珀酸美托洛尔）。因 β 受体阻滞剂的负性肌力作用可能诱发和加重心力衰竭，治疗心力衰竭的生物学效应需持续用药 2～3 个月才逐渐产生，故指南推荐从小剂量起始，每隔 2～4 周可剂量加倍，逐渐达到指南推荐的目标剂量（表 4-8）或最大可耐受剂量，并长期使用。静息心率降至 60 次/分左右的剂量为 β 受体阻滞剂应用的目标剂量或最大耐受剂量。对于在慢性心力衰竭急性失代偿期的患者，指南推荐除非合并严重心动过缓（< 50 次/分）、严重低血压（收缩压 < 85 mmHg）和休克，否则 β 受体阻滞剂均应继续维持使用。

表 4-8 β 受体阻滞剂及其推荐剂量

药物	作用受体	起始剂量	目标剂量
卡维地洛	β_1-β_2-α	3.125 mg bid	25 mg bid
比索洛尔	选择性 β_1 受体	1.25 mg qd	10 mg qd
酒石酸美托洛尔	选择性 β_1 受体	6.25 mg bid	50 mg bid
琥珀酸美托洛尔	选择性 β_1 受体	11.25～23.75 mg qd	190 mg qd

三、β 受体阻滞剂应用于 HFmrEF 和 HFpEF 患者

按照指南定义，HFmrEF 定义为射血分数处于 40%～49% 的患者。HFpEF 定义为射血分数 50% 以上的患者。

对 HFpEF 患者进行的心肌活检证实，过量的Ⅰ型胶原蛋白沉积和胶原蛋白交联程度的增加，以及内在心肌细胞僵硬，共同促成了 HFpEF 患者收缩期的心肌僵硬和松弛缓慢，从而对患者心肌的收缩储备和舒张储备造成潜在影响，此影响在患者运动时变得尤为明显。此外，尚有研究发现，HFpEF 患者在运动时全身血管并没有得到有效松弛，这使得外周血管阻力增高，增加运动时的心肌负荷，这项机制可能与一氧化氮的生物利用度受损有关。上述机制共同促成了 HFpEF 患者的心血管储备功能障碍和变时性功能不全，严重影响了 HFpEF 患者的运动耐量（图 4-1）。

理论上说，肾上腺素能系统的激活在心脏收缩功能和舒张功能下降的过程中起到重要的病理作用，其介导的心室重塑可能参与到上述病理机制的发生和发展。对 HFmrEF 患者使用间碘苄胍造影也观察到了 β 受体功能的下调，从侧面显示了肾上腺素能系统的激活在 HFmrEF 患者中普遍存在。然而，尚无直接证据显示，肾上腺素能系统在 HFmrEF 和 HFpEF 患者的病理发生和发展过程中起到了和 HFrEF 类似的作用。并且由于 HFpEF 的病因和危险因素与 HFrEF 并不完全相同，也可能使得干预肾上腺素能系统对 HFpEF 患者的作用并非像想象中那样有效。

ELANDD 研究纳入了 40 岁以上、NYHA 心功能分级Ⅱ～Ⅲ级、射血分数＞45%、心脏彩超证实有明确舒张功能障碍的患者，将其分为奈必洛尔组和对照组，分别应用奈必洛尔和安慰剂 6 个月后随访其运动耐量的变化情况。尽管奈必洛尔除了本身 β 受体阻滞剂的药理学功能外，还可能对一氧化氮的代谢起到改善作用。然而，结果显示，奈必洛尔组在 6 分钟步行试验的改善上反而不如对照组（+7.8 米 vs. +33.3 米，$P=0.004$），而在运动负荷试验方面，在 VO_{2peak}、运动时长、最高运动强度等运动指标上，两组均无显著性差异。部分学者认为，对心率显著上升的心力衰竭患者，降低心率、延长舒张期时间可能改善患者的舒张储备，然而，对心率正常的心力衰竭患者，过长的舒张期可能反而导致患者心脏变时性功能的进一步下降。在 ELANDD 研究中，患者在奈必洛尔给药后，峰值运动心率降低与 VO_{2peak} 的下降存在正相关，说明上述机制可能是 ELANDD 研究未能取得预期结果的原因。

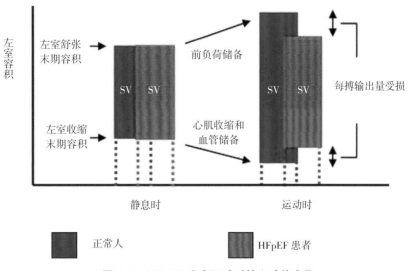

图 4-1　HFpEF 患者运动时的心功能变化

SENIORS 心脏彩超子研究纳入了 112 例 ≥ 70 岁、既往曾经因充血性心力衰竭入院的患者，其中 61

例患者左室射血分数＞35%，将其随机分为奈必洛尔组和安慰剂组，随访时间1年。结果显示，这部分射血分数轻度下降或保留的患者中，奈必洛尔组相对安慰剂组，心脏彩超的舒张功能指标、左室收缩和舒张末内径、射血分数的改善方面均无明显差异。SWEDIC研究纳入了113例具有心力衰竭症状和体征、无明显收缩功能下降但有明显舒张功能障碍的HFpEF患者，随机分为卡维地洛组和安慰剂组，随访时间6个月，卡维地洛组均达到了所能耐受的最大剂量。研究纳入的舒张功能指标包括E/A峰比值、等容舒张期时间、减速时间和收缩期/舒张期肺静脉流速比值（Pv S/D）。研究结果显示，与接受安慰剂的患者相比，接受卡维地洛治疗后舒张功能改善的患者相对更多（40% vs. 51%），但尚未达到统计学意义。对每个纳入的舒张功能指标而言，在E/A峰比值的改善方面，卡维地洛组的E/A峰比值的改善程度相对安慰剂组有统计学差异（$P=0.046$），其他舒张功能的指标均未达统计学差异。结构学研究能够纳入的患者数量相对有限，目前研究的随访时间大多为6个月至1年，由于HFpEF患者相对于HFrEF患者有更长的病程，较短的观测时间可能难以观察到明显的心脏结构改善，此外，不同研究采用的评估舒张期功能的指标亦有差异，可能是导致不同研究取得不同结果的原因。

临床研究方面，Bavishi等将15篇观察性研究的数据进行了荟萃分析，涉及26 211例HFpEF患者，包括7篇前瞻性队列研究和8篇回顾性队列研究。结果显示，在全因死亡率方面，β受体阻滞剂相比安慰剂取得了统计学差异的改善（$RR=0.81$，95%CI：$0.72\sim0.90$），而在再住院率（$RR=0.79$，95%CI：$0.57\sim1.10$）和复合终点（$RR=0.75$，95%CI：$0.36\sim1.56$）事件方面未达到统计学差异。尽管其中有13篇观察性研究被模型评价为优质研究，纳入的患者同质性较好，但仍然难以避免观察性研究固有的偏倚可能带来的影响。

RCT研究方面，J-DHF是一项多中心、前瞻性、随机、开放、双盲试验，旨在评估卡维地洛对HFpEF患者的影响，所有患者均至少为20岁，诊断为心力衰竭时的LVEF＞40%，以1∶1的比例随机分配到卡维地洛组和对照组，平均随访时间为3.2年，总共纳入245例患者。结果显示，主要结局（包括心血管死亡和因心血管事件再住院）上，两组并未达到统计学差异（$HR=0.902$，95%CI：$0.543\sim1.486$，$P=0.6854$）。在全因死亡率方面，两组亦无明显差异（$HR=0.990$，95%CI：$0.526\sim1.864$，$P=0.9747$）。值得注意的是，卡维地洛组有78.3%的患者未达到目标剂量。在标准剂量组（平均处方剂量14.6 mg/d），对于上述事件的复合终点，卡维地洛组相对安慰剂组有明显的统计学差异（$HR=0.539$，95%CI：$0.303\sim0.959$，$P=0.0356$），但若每种结局单独统计，两组的差异尚未达统计学意义。此外，该研究对EF＞50%的患者进行了单独分析，结果显示，在标准剂量组中，与对照组相比，心血管或全因死亡（$HR=0.555$，95%CI：$0.284\sim1.085$，$P=0.0854$），以及任何心血管原因意外住院的复合风险（$HR=0.546$，95%CI：$0.288\sim1.037$，$P=0.0646$）趋于降低，但尚未达统计学意义。

SENIORS试验招募了2128例年龄≥70岁的稳定心力衰竭患者。所选患者在基线均进行了EF测量，并随机分为奈必洛尔组和安慰剂组。如前所述，SENIORS试验在HFrEF患者中取得了相对良好的结果，研究者进一步将患者按基线EF值分为4组，分析显示，对于主要终点，这4个EF亚组的HR并无显著性差异（表4-9）。若以EF作为连续变量，治疗效果与EF之间没有显著的相互作用（$P=0.720$）。

表4-9　SENIORS研究主要终点在不同EF组间的差异

EF的分布区间	HR	95% CI
EF≤30%	0.81	（0.64，1.03）
31%≤EF≤35%	0.92	（0.69，1.22）
36%≤EF≤46%	0.84	（0.59，1.20）
EF＞46%	0.76	（0.52，1.11）

Martin 等将 11 项研究 β 受体阻滞剂对不同 EF 值患者影响的 RCT 研究纳入荟萃分析，尽管 HFmrEF 的患者所占比例相对较少（$n=570$），但结果仍然显示，在全因死亡和心血管死亡方面，HFmrEF 患者中，β 受体阻滞剂组相对安慰剂组仍有显著性差异，而 HFpEF 患者中此种差距并不明显（图 4-2）。需要提到的是，这 11 项研究中证据级别较高、相对大型的 RCT 仅如前所述的 J-DHF 和 SENIORS，且两个研究均受到患者尚未达到 β 受体阻滞剂目标剂量的影响。因此，对于 HFmrEF 和 HFpEF 患者尚需进一步研究的支持。

受限于目前仅有的研究结果，2021 年的 ESC 心力衰竭指南仅推荐 β 受体阻滞剂"可以考虑"用于 HFmrEF 患者，以减少患者的再住院率和死亡率（Ⅱb）。《2022 年 AHA/ACC/HFSA 心力衰竭管理指南》中，β 受体阻滞剂作为Ⅱb 类推荐，用于既往或目前有症状的 HFmrEF 患者。而对于 HFpEF 患者，指南尚未做相关推荐。两项指南均呼吁更大型 RCT 研究的证据支持。

四、β 受体阻滞剂应用于心力衰竭的合并症

1. 缺血性心肌病

β 受体阻滞剂几乎从诞生起始，就一直应用于慢性心绞痛的患者，时至今日，β 受体阻滞剂在相关患者中的应用仍然历久弥新。COURAGE 研究纳入了稳定型性心绞痛、已知冠脉解剖阻塞超过 70% 的患者，随机分为接受 PCI 治疗组和接受规范药物治疗组，后者有 87% 的患者接受 β 受体阻滞剂的治疗。结果显示，接受规范药物治疗组中，3 个月内未出现心绞痛相关症状的患者比例提升了 22%，和接受 PCI 治疗组相当。ORBITA 同样纳入了稳定型心绞痛、已知冠状动脉解剖阻塞超过 70% 的患者，随机分为接受 PCI 治疗组和接受规范药物治疗组，后者有 78% 的患者接受 β 受体阻滞剂的治疗。结果显示，接受规范药物治疗组在活动耐量的改善方面取得了和接受 PCI 组同样的效果。

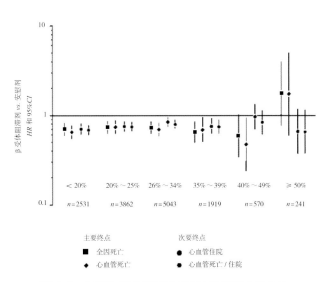

图 4-2　β 受体阻滞剂对不同 EF 患者的改善作用

硬终点方面，CHARISMA 研究的事后分析显示，4772 例有陈旧性心肌梗死的缺血性心肌病患者中，应用 β 受体阻滞剂相对未应用的患者，主要终点事件（包括心源性死亡、全因死亡、再发心肌梗死、脑卒中、再住院）取得了 31% 的相对风险降低［70（7.1%）vs.100（10.2%）；$HR=0.69$，95%CI：0.50～0.94，$P=0.021$］。NEUMANN 等采用法国健康中心的数据，纳入了 73 450 例既往患有陈旧性心肌梗死的缺血性心肌病患者，分析连续停用 β 受体阻滞剂 4 个月以上对患者硬终点的影响。平均随访时间 3.8 年。

结果显示，这部分患者的全因死亡率和再发 ACS 概率上升了 17%（*HR* = 1.17，95%*CI*：1.01～1.35）。一项针对观察性研究的大型荟萃分析总共纳入了 26 项试验，涉及 863 335 例已经接受 PCI 治疗的缺血性心肌病患者。该分析发现，与不使用 β 受体阻滞剂治疗相比，接受阻滞剂治疗的患者死亡风险降低（*HR* = 0.69，95%*CI*：0.66～0.72）。此外，其亚组分析发现，无论患者的基线 LVEF 如何，β 受体阻滞剂均有获益，且随着治疗持续时间的延长，获益程度得到明显增加。CLARIFY 研究探索了加用 β 受体阻滞剂的时机对缺血性心肌病患者预后的影响。结果显示，在心肌梗死后 1 年加用 β 受体阻滞剂能改善患者 32% 的全因死亡率（*HR* = 0.68，95%*CI*：0.50～0.91），而在此之后加用 β 受体阻滞剂则未能取得硬终点的改善效果。此外，前述的 MERIT-HF、COPERNICUS、SENIORS、CIBIS-Ⅱ等研究的亚组分析中，缺血性心肌病合并 HFrEF 的患者，应用 β 受体阻滞剂均得到了良好的硬终点获益。

目前，各大指南对于 β 受体阻滞剂应用于这部分患者的意见基本一致。《2021 ESC 急慢性心力衰竭诊断和治疗指南》推荐 β 受体阻滞剂作为 HFrEF 合并冠心病患者的"支柱治疗"（Ⅰ，A）。《2022 年 AHA/ACC/HFSA 心力衰竭管理指南》推荐，对于近期发生心肌梗死且左室射血分数 ≤ 40% 的患者，应基于证据使用 β 受体阻滞剂来降低死亡率。在《中国心力衰竭诊断和治疗指南 2018》强调，合并冠心病的慢性心力衰竭患者应进行冠心病二级预防。HFrEF 伴心绞痛的患者，首选 β 受体阻滞剂（Ⅰ，A）；若 β 受体阻滞剂不耐受或达到最大剂量，窦性心律且心率仍 ≥ 70 次 / 分可加用伊伐布雷定（Ⅱ，A）。

2. 高血压

近 2/3 的心力衰竭患者患有高血压，即使在 HFpEF 人群中，也有 60%～80% 的患者患有高血压，因此控制高血压对于心力衰竭的预防极为重要。SPRINT 研究是一项随机、对照、开放标签试验，纳入了 9361 例收缩压为 130 mmHg 或更高、心血管风险增加但无糖尿病的患者，将其随机分配到收缩压目标 < 120 mmHg（强化治疗）或目标 < 140 mmHg（标准治疗）。结果显示，强化治疗组对比标准治疗组，罹患心力衰竭的风险降低了 38%（*HR* = 0.62，95%*CI*：0.45～0.84，*P* = 0.002）。Thomopoulos 等将 68 篇 RCT 数据统合进行荟萃分析显示，积极的降压治疗能够明显降低心力衰竭的发生率（*HR* = 0.58，95%*CI*：0.45～0.72），且收缩压和舒张压的降压幅度与心力衰竭的发生率呈现明显的负相关。具体药物种类方面，β 受体阻滞剂对比安慰剂能够降低心力衰竭发生率达 43%（*HR* = 0.57；95%*CI*：0.35～0.91），其取得的治疗效果和 ACEI/ARB（*HR* = 1.06，95%*CI*：0.85～1.31）相当。

对于已经合并心力衰竭的高血压患者，MERIT-HF 研究的亚组分析显示，合并高血压患者相比未合并高血压患者，β 受体阻滞剂的治疗能够在全因死亡率方面获益更大。Thomopo-ulos 等统合了 72 篇 RCT 文章数据进行荟萃分析，发现对于合并心力衰竭的高血压患者，相比大于 65 岁的人群，β 受体阻滞剂对小于 65 岁的人群改善预后的效应要更加优越一些（*HR* = 0.86，95%*CI*：0.72～1.04），可能与 β 受体阻滞剂控制交感神经过度激活的效应在年轻人群中更为明显有关。

目前各大指南对于合并高血压的心力衰竭人群的血压目标值基本一致。《ISH2020 国际高血压实践指南》推荐 > 140/90 mmHg 的心力衰竭患者起始降压治疗，目标值维持于 120～130/70～80 mmHg，与现有的心力衰竭管理指南类似。具体药物方面，ACEI/ARB、ARNI、β 受体阻滞剂、醛固酮受体拮抗剂的推荐级别均为Ⅰ类推荐，高于钙通道阻滞剂（calcium channel blocker，CCB）和利尿剂。

3. 心房颤动

来自 ESC 的数据显示，约 20% 的心衰患者存在心房颤动的合并症，而在晚期心力衰竭患者中，这一比例可以高达 40%，这与心力衰竭和心房颤动存在明显的伴生关系和恶性循环相关。在心力衰竭患者中普遍存在着交感神经和肾素 – 血管紧张素 – 醛固酮系统的过度激活，引起水钠潴留，加重心脏的后负荷，并促进了心房的心肌纤维化和心房扩大，进而引起心房传导系统的异常，促进心房颤动的发生和发展。而心房颤动的出现又使得左室舒张期的充盈明显减少，进而引起左室功能的进一步降低。这种恶性循环会直接影响患者的预后。Paolillo 等将 3447 例心力衰竭患者纳入多中心观察性研究，其中 2882 例为窦性心律患者，565 例为心房颤动患者，随访时间为 3.15 年，结果显示，在心源性死亡和心脏移植的复合终点（16% $vs.$ 20%，P = 0.026），以及全因死亡率（19.2% $vs.$ 23%，P = 0.039）方面，合并心房颤动的心力衰竭患者预后都明显差于窦性心律的患者。尽管在校正了 EF、VO_{2peak}、血钠、肾功能、血红蛋白和地高辛等因素后，此种相关性变得不再明显，但不可否认的是，心房颤动仍然是心力衰竭患者疾病严重程度的重要标志。

然而目前，β 受体阻滞剂应用于心力衰竭合并心房颤动的患者是否有额外的硬终点获益尚且存疑。2014 年，Kotecha 等对 18 254 例患者进行了荟萃分析，其中 13 946 例（76%）为窦性心律，3066 例（17%）基线时为心房颤动心律。结果显示，β 受体阻滞剂治疗可显著降低窦性心律患者的全因死亡率（HR = 0.73，95%CI：0.67～0.80，P < 0.001），但心房颤动患者却没能取得这种获益（HR = 0.97，95%CI：0.83～1.14，P = 0.73）。此研究的阴性结果有可能与患者较高的基线 EF 水平有关。AF-CHF 试验的子研究纳入了 1376 例心力衰竭合并心房颤动的患者，在考虑 β 受体阻滞剂治疗与否的情况下进行了倾向匹配分析，并报道了在中位随访 37 个月期间，β 受体阻滞剂治疗与全因死亡率降低之间存在关联（HR = 0.72，95%CI：0.54～0.94，P = 0.018），与心房颤动的负荷情况无关。一项针对 958 例 HFrEF 合并心房颤动患者的队列研究显示，在 10 年的随访中，接受 β 受体阻滞剂治疗的患者，心源性死亡、心脏移植、左室辅助装置植入的复合终点的发生率更低（P < 0.01）。而在具体药物方面，研究结果显示，$β_1$-选择性药物（53%）和 $β_1$-$β_2$ 受体阻滞剂（47%）之间没有差异。基于此，2021 年的 ESC 心力衰竭指南推荐 β 受体阻滞剂用于 HFrEF 或 HFmrEF 合并心房颤动的患者，使用剂量需根据患者的心率目标制定（Ⅱ，A），《中国心力衰竭诊断和治疗指南 2018》推荐 NYHA 心功能分级为Ⅰ～Ⅲ级的患者，首选口服 β 受体阻滞剂用于心力衰竭合并心房颤动的心率控制（Ⅰ，A）；若对 β 受体阻滞剂不能耐受、有禁忌证、反应欠佳，HFrEF 患者可用地高辛（Ⅱ，A），HFpEF 患者可用非二氢吡啶类钙通道阻滞剂，如维拉帕米、地尔硫草（Ⅱ，A）。

对于心力衰竭合并心房颤动患者的最佳静息心率尚无精确定义。毋庸置疑的是，过高的心室率与该类患者较差的预后密切相关。Sartipy 等纳入多中心的 9090 例心力衰竭合并心房颤动的患者，随访 6 年发现，每升高 10 次/分的心室率，全因死亡率均会明显增加，特别是随访前 2 年（HR = 1.10，95%CI：1.06～1.13）。但心率控制应当宽松还是严格，Gelder 等为回答这个问题，将 RACE 和 AFFIRM 研究的数据统合起来进行对比，发现就 RACE 相对宽松的心率控制目标而言，AFFIRM 更为严格的目标并未能带来更进一步的全因死亡率获益（P = 0.4585）。因此，2021 年的 ESC 心力衰竭指南推荐相对宽松的心率控制方案，除非该患者在达到目标后仍然症状持续，或有明确证据表明其心功能恶化与心室率明确相关（如心动过速型心肌病）。《中国心力衰竭诊断和治疗指南 2018》推荐心率控制的目标为 60～100 次/分，最高不超过 110 次/分。

4. 慢性阻塞性肺疾病（chronic obstructive pulmonary disease，COPD）

β 受体阻滞剂由其潜在的引起气管平滑肌收缩、加重气道痉挛的作用，而被禁用于严重支气管哮喘的患者。而对于 COPD，特别是 COPD 急性加重期（acute exacerbation of COPD，AECOPD）的患者，出于同样的担忧，β 受体阻滞剂的使用率在该类患者中并不充足。

呼吸系统内分布的 β 受体有 70% 均是 $β_2$ 受体，其中 90% 都分布于肺泡细胞表面。此前的动物实验、体外实验，以及近来的体内实验均证实，这些 $β_2$ 受体能够加快肺泡上皮细胞钠离子转运通道和钠钾 ATP 酶的合成，促进钠离子在肺泡上皮表面的运输，从而加快肺泡内过剩液体的清除。非选择性 β 受体已经被证实会阻碍这一清除过程的进行。Paolillo 等纳入了 22 名健康男性，随机分为接受卡维地洛治疗组和接受比索洛尔治疗组，采用快速地输注生理盐水模拟间质性肺水肿的过程，结果显示，卡维地洛显著降低了肺泡毛细血管膜扩散容量（-13%±7%，$P=0.001$），并恶化了肺泡的通气效率（VE/VCO$_2$阶差上升了12%±8%，$P<0.01$），而比索洛尔组则未观察到类似的效应。在心力衰竭的发生发展过程中，随着左室充盈压升高，会逐渐出现肺淤血和间质性肺水肿，导致肺容量减少、肺活量受限的发生，以及肺弥散量受损，COPD的伴随则会显著加剧上述过程。在此情况下，非选择性β受体阻滞剂的上述效应无疑会带来更负面的影响。同一研究者此后纳入了同等数量的心衰患者，结果显示，与比索洛尔和奈必洛尔相比，卡维地洛会显著降低肺弥散量。基于此，对于合并COPD的患者，以及长期暴露于缺氧环境（高海拔、飞机机舱内）的患者，非选择性β受体阻滞剂并不被推荐。

与此相对应，选择性β受体阻滞剂并未观察到上述负面效应，临床研究亦证实其获益作用在COPD患者中仍然有效。Jabbour等对比了卡维地洛、比索洛尔、美托洛尔对COPD合并心力衰竭患者FEV$_1$的影响，结果显示，使用比索洛尔、美托洛尔组相对卡维地洛组获得了更高的FEV$_1$［卡维地洛1.85（95%CI：1.67～2.03）L/s；美托洛尔1.94（95%CI：1.73～2.14）L/s；比索洛尔2.0（95%CI：1.79～2.22）L/s；$P<0.001$］。BIOSTAT-CHF研究纳入了欧洲11个国家共2512例心力衰竭患者，亚组分析显示，合并COPD的患者中，β受体阻滞剂在达到靶剂量时获得的预后获益和不合并COPD的患者相当。Val-HeFT研究是一项更大规模的纳入心力衰竭患者的临床研究，其事后分析显示，对于合并COPD的心力衰竭患者，减少或停用β受体阻滞剂与心力衰竭再住院率的增加相关。因此，《2021 ESC急慢性心力衰竭诊断和治疗指南》指出，选择性β受体阻滞剂，如比索洛尔、美托洛尔、奈必洛尔，更适合用于COPD合并心力衰竭的患者，此类患者加用β受体阻滞剂过程中应当从小剂量滴定，并密切观察患者是否存在气促、呼气时间延长或喘息的临床状况。

对于AECOPD患者而言，一项大型回顾性研究纳入了35 082例因急性COPD加重而住院的心力衰竭、缺血性心脏病或高血压患者，结果显示，β受体阻滞剂治疗与院内死亡率（$OR=0.88$，95%CI：0.71～1.09）、30天再入院（$OR=0.96$，95%CI：0.89～1.03）或需要晚期机械通气（$OR=0.98$，95%CI：0.77～1.24）之间没有相关性。就目前观点而言，除非合并临床禁忌证，否则AECOPD不应导致β受体阻滞剂的停药。

5. 糖尿病

HFrEF患者中有10%～30%的患者合并糖尿病，而在住院患者中，这一比例可以上升至40%。合并糖尿病是慢性心力衰竭患者预后不良的相关因素。Bobbio等纳入了3091例慢性心力衰竭患者进行观察性研究，结果显示，相较未患糖尿病组，糖尿病组在1年全因死亡率和心力衰竭住院率的复合终点发生率明显较高（$RR=1.44$，95%CI：1.16～1.78；$P<0.001$）。由于β受体阻滞剂对胰岛素敏感性的影响，部分学者会担心β受体阻滞剂对这一部分人群可能带来负面效应。事实上，即使对合并糖尿病的慢性心力衰竭人群，β受体阻滞剂的改善预后作用仍然稳固。BRING-UP研究纳入了3091例HFrEF患者，研究结果显示，合并糖尿病的患者中，使用β受体阻滞剂的患者在全因死亡率上明显优于未使用β受体阻滞剂的患者（$HR=0.54$，95%CI：0.37～0.78）。CIBIS-Ⅱ研究的事后分析亦显示，合并糖尿病的HFrEF患者，β受体阻滞剂仍能够带来硬终点的有利影响。基于此，《2021ESC急慢性心力衰竭诊断和治疗指南》仍然推荐β受体阻滞剂应用于HFrEF合并糖尿病的患者（Ⅰ，A），欧洲糖尿病学会相关指南亦指出，慢性心力衰竭患者改善预后相关药物亦可应用于合并糖尿病的相关患者。

然而，需要注意的是，由于β受体阻滞剂具有抗交感兴奋的作用，会掩盖严重低血糖事件的早期征象，包括心悸、心率上升、手抖和出汗等交感兴奋症状。Kerr等对使用β受体阻滞剂的糖尿病患者的观察研究发现，阿替洛尔、美托洛尔、普萘洛尔均导致了低血糖症状发生时心悸发生率的下降，且降低了出汗的症状发生率；普萘洛尔还明显降低了手抖的发生率；3种β受体阻滞剂均提升了以意识障碍为首发表现的低血糖患者的比例。ACCORD研究事后分析也显示，对比安慰剂组，β受体阻滞剂组带来的严重低血糖事件有明显上升（$HR=1.30$，$95\%CI$：$1.03\sim1.64$，$P=0.02$）。因此，β 受体阻滞剂应尽量避免和低血糖事件高风险的降糖药物联用。近年来，SGLT2i 由于不断在 HFrEF、HFmrEF 和 HFpEF 患者中取得了优势的 RCT 证据而被广泛推崇，其带来的低血糖效应发生率极低，目前和 β 受体阻滞剂联用于慢性心力衰竭患者安全性亦良好，可作为这部分患者治疗方案的优先考虑。

6. 外周动脉疾病

关于 β 受体阻滞剂是否可以应用于合并外周动脉疾病的心力衰竭患者一直有争议。由于其降低心排血量，打破了外周动脉 α 受体和 β 受体的平衡状态，以及可能产生的内在拟交感活性，使得 β 受体阻滞剂一直处于可能加重外周动脉疾病，特别是严重下肢缺血的担忧中。早期研究对于该方面的观察也得到了不同的结果。Radack 等的观察性研究显示，β 受体阻滞剂应用于该类患者的安全性良好，然而，Miyajima 等进行的荟萃分析却又显示其可能带来最大步行距离的下降。受限于合并外周动脉疾病的心力衰竭患者数量，以及早期研究的随访时间普遍较短，使得这些研究的结果存在差异。为解决这一问题，COPART 研究纳入了 1267 例外周动脉疾病患者，随访时间 1 年，结果显示，使用 β 受体阻滞剂的患者 1 年总死亡率并未有明显上升（23% $vs.$ 23%，$P=0.95$），1 年截肢率也没有明显变化（4% $vs.$ 6%，$P=0.14$）。因此目前，对于轻至中度合并外周动脉疾病的 HFrEF 患者，2021 年的 ESC 心力衰竭管理指南仍然推荐了 β 受体阻滞剂的应用。而对于重度外周动脉疾病的患者，由于研究数据有限，使用期间应当严密监测患者的症状变化，监测患者四肢的功能水平。

对于使用何种 β 受体阻滞剂，目前由于奈必洛尔参与一氧化氮的代谢机制，具有一定程度的扩血管效应，可能会对这部分患者带来更多获益。Espinola-Klein 等纳入了 128 例合并间歇性跛行的心衰患者，随访时间 1 年，结果显示，奈必洛尔对比美托洛尔，在 1 年的硬终点方面并无显著差异，然而在无疼痛步行距离方面，奈必洛尔相对美托洛尔带来了更多的获益（$+34\%$ $vs.$ $+17\%$，$P<0.01$）。

7. 勃起功能障碍

勃起功能障碍（erectile dysfunction，ED）和 HF 有数个共同的危险因素，使得这两项疾病经常共存。有研究表明，HFrEF 患者中 ED 的发生率达到 $60\%\sim90\%$。心力衰竭患者中普遍存在抑郁、焦虑、恐惧情绪的影响，这些情绪会导致性欲的下降，促进 ED 的发生。此外，动脉粥样硬化、心脏变时性和收缩功能的降低，以及心力衰竭的相关药物也参与了 ED 的发生。β 受体阻滞剂由于有对平滑肌的直接影响，以及对心脏变时性的负面影响，一直以来都被认为可能促进了 ED 的发展。然而，真正纳入合并 ED 的 HFrEF 患者的研究数量有限。一项对 1007 例使用 β 受体阻滞剂的心力衰竭患者的回顾性分析显示，接受阿替洛尔、比索洛尔或奈必洛尔治疗的患者中，轻度 ED 的发生率更高；而接受卡维地洛或美托洛尔治疗的患者，中或重度 ED 的发生率最高。Fogari 等纳入了使用缬沙坦的心力衰竭患者，探索加用卡维地洛对受试者的影响，其结果和上述类似。然而必须注意的是，由于试验本身的设计所限，几乎所有患者在试验开始前均被告知了 β 受体阻滞剂的使用，大部分患者还被告知了其可能发生的不良反应，这种暗示效应也可能对试验结果造成影响。

目前来看，比索洛尔和奈必洛尔在拥有确切改善 HFrEF 患者预后证据的同时，对 ED 的产生和发展也作用轻微，因此对相关患者使用比索洛尔和奈必洛尔是合理的。对于合并 ED 的 HF 患者，可以考虑处方西地那非，其有可能改善 HF 患者可能存在的肺动脉高压的临床情况。在性活动前约 1 小时服用 50 mg 的起始剂量，若耐受性良好，可以谨慎地将剂量增加至 100 mg 的最大推荐剂量。对于 > 65 岁、严重肾功能和肝功能损害的患者，由于西地那非的血浆药物水平可能增加且维持时间延长，应当考虑起始剂量为 25 mg。

8. 其他合并症

癌症患者中经常能观察到高于正常人群的心力衰竭发生率，这与患者接受的抗癌治疗、癌症本身，以及其存在的心脏基础疾病均有关系。目前已经证实的能够直接造成心脏损害的药物列于表 4-10。此外，尚有其他药物通过间接方式，例如，提高心肌炎、心肌缺血、肺动脉高压、心律失常或瓣膜性疾病等心肺疾病的发生率，造成患者的心力衰竭。而心力衰竭由于其本身的不良预后，以及使患者不能接受进一步抗癌治疗的恶性影响，成为癌症患者预后不良的重要标志。Cardinale 等纳入了 201 例接受蒽环霉素化疗后射血分数 ≤ 45% 的心力衰竭患者，观察加用依那普利和卡维地洛对患者预后的影响。结果显示，42% 的患者完全恢复了他们的 EF 值，13% 的患者部分恢复了 EF 值，基本所有治疗有效的患者均在治疗开始后前 6 个月达到了药物的恢复效果。进一步分析显示，在蒽环霉素治疗开始后 4 个月内发现并开始心力衰竭的药物治疗，是治疗有效的重要因素，反映了心力衰竭早期治疗的必要性。受研究结果激励，研究者试图进一步探索在化疗开始时预防性使用 ACEI+β 受体阻滞剂对患者心脏预后的改善作用。PRADA 研究是一项双盲 RCT 研究，纳入了 130 例患有早期乳腺癌、即将接受蒽环类药物联合或不联合曲妥珠单抗治疗的患者，在治疗开始的同时加用坎地沙坦或美托洛尔，对比加用安慰剂对患者后期心脏结构的影响。结果显示，相比坎地沙坦的良好效果，美托洛尔治疗组却未能取得左室射血分数的改善作用（−1.6% vs. −1.8%，P=0.77）。MANTICORE 研究纳入了 94 例即将加用曲妥珠单抗治疗的乳腺癌患者，在治疗开始的同时加用培哚普利或比索洛尔，对比加用安慰剂的预后效果。随访平均时间 350 天，结果显示，比索洛尔组对比安慰剂组，的确起到了预防左室射血分数下降的效果（−3.0% vs. −7.0%，P＜0.001），却未能改善患者的左室结构指标，包括左室舒张末内径、收缩末内径、质量指数等。研究者分析，可能是由于其获益来源于比索洛尔阻止了曲妥珠单抗对心肌细胞能量代谢的损伤作用，而非对心脏几何结构的影响。基于上述证据，2021 年的 ESC 心力衰竭指南推荐 β 受体阻滞剂应用于接受抗癌治疗后，出现左室射血分数下降 10% 以上，并且绝对值低于 50% 的患者（Ⅱ，A）。《2022 年 AHA/ACC/HFSA 心力衰竭管理指南》推荐，对于发生抗癌治疗相关性心力衰竭，左室射血分数已经低于 50% 的患者，β 受体阻滞剂的使用是合理的（Ⅱ，A），而在有癌症治疗相关心肌病风险的人群中加用 β 受体阻滞剂是否能获益尚不确定（Ⅱ，B）。

表 4-10　对心肌有直接损伤的抗癌药物种类

抗癌药物种类	适应证
蒽环类药物	乳腺癌，淋巴瘤，急性白血病，肉瘤
人表皮生长因子受体 2 的靶向药物	HER2+ 乳腺癌，HER2+ 胃癌
酪氨酸激酶抑制剂	肾癌，肝细胞癌，甲状腺癌，结肠癌，肉瘤，胃肠道间质瘤，慢性髓系白血病
血管内皮生长因子抑制剂	乳腺癌，卵巢癌，胃癌，结肠癌
蛋白酶体抑制剂	多种骨髓瘤
雄激素衍生物	前列腺癌，乳腺癌
程序性死亡受体 1 抑制剂	各种转移癌
细胞毒性 T 淋巴细胞相关抗原 4 抑制剂	各种转移癌

非选择性 β 受体阻滞剂是肝硬化情况下门静脉高压的主要治疗方法。普萘洛尔在历史上一直是该疗法的经典药物。然而，普萘洛尔不推荐用于治疗 HFrEF。作为唯一一受推荐的非选择性 β 受体阻滞剂卡维地洛，学者们发现其对门静脉高压的作用并不输于普萘洛尔。Leithead 等研究了 322 例肝硬化伴腹水、准备接受肝移植的患者，发现卡维地洛组（接受剂量为 6.25 mg/d）的死亡率介于普萘洛尔组和安慰剂组之间。更近的研究回顾性分析了 624 万例肝硬化伴腹水的患者，结果显示，接受卡维地洛组（中位剂

量为 12.5 mg/d）和接受普萘洛尔组（中位剂量为 30 mg/d）都能显著降低患者的全因死亡率（$P=0.014$），且两个治疗组之间的差异并不明显。上述研究证实了低剂量卡维地洛（6.25～12.5 mg/d）应用于代偿期或失代偿期肝硬化患者的安全性。然而，卡维地洛的生存改善作用在患者平均动脉压低于 82 mmHg 时锐减，在低于 65 mmHg 时基本消失，并且还会增加肾功能不全的发生率。因此，监测血压在代偿期或失代偿期肝硬化患者应用 β 受体阻滞剂时至关重要。

五、β 受体阻滞剂的禁忌证

目前，《2021ESC 急慢性心力衰竭诊断和治疗指南》和《中国心力衰竭诊断和治疗指南 2018》建议的 β 受体阻滞剂的使用禁忌证列于表 4-11。如前所述，β 受体阻滞剂在合并 COPD、糖尿病等患者中获益作用仍持续，因此 COPD、糖尿病不应当成为中止 β 受体阻滞剂使用的指征。

表 4-11　β 受体阻滞剂的禁忌证

绝对禁忌证	相对禁忌证
（1）支气管哮喘急性发作期	（1）严重的进展期心力衰竭
（2）Ⅱ度或Ⅲ度房室传导阻滞，无起搏器保驾	（2）严重的外周水肿、颈静脉怒张、急性充血性心力衰竭，在达到干体重后逐步滴定 β 受体阻滞剂
（3）低心率（＜50 次/分）、低血压（收缩压＜90 mmHg）或心源性休克状态	

六、总结

自 β 受体阻滞剂诞生之始，其降低心悸收缩力、自律性、传导性和兴奋性，以及降低心率、每搏输出量的负性作用，使得当初人们对它在心力衰竭，尤其是急性或充血性心力衰竭方面的应用疑虑重重。那时，人们主要通过血流动力学途径，即用正性肌力药物带来短时病症的改善，但后来人们逐渐发现，这种疗法对患者的长期预后没有好处。

早在 20 世纪 60 年代，动物试验就已证实，使用起搏器或去甲肾上腺素使心率增快后可诱发心肌病；相反，如果能够去除儿茶酚胺、去甲肾上腺素对心肌的作用，则会对心肌产生保护作用。基于此，1973 年，Waagstein 设想在慢性心力衰竭患者中应用 β 受体阻滞剂减慢心率，使心室舒张期延长，改善心肌能量相对缺乏的病理状态。最初，他挑选的是急性心肌梗死后罹患心力衰竭的缺血性心肌病患者，发觉患者在随访期间的活动耐量明显得到改善。此后，扩张型心肌病的患者也被证实能够使用 β 受体阻滞剂改善心功能状态。1979 年，Waagstein 在《柳叶刀》发表第一篇 β 受体阻滞剂的 RCT 文章，研究纳入了数十例扩张型心肌病的患者，对比使用洋地黄 + 利尿剂（当时的常规疗法）和使用 β 受体阻滞剂对生存率的改善作用，研究结果完全倒向后者，取得了 25% 的全因死亡率改善。20 世纪 90 年代，β 受体阻滞剂的大型 RCT 研究如雨后春笋般相继出现（表 4-5 和表 4-6），无一不证实 β 受体阻滞剂对 HFrEF 患者预后的改善作用，奠定了其治疗 HFrEF 患者的基石地位。如今，β 受体阻滞剂应用于 HFrEF 患者的概念已经深入人心，对于无特殊禁忌证的患者，β 受体阻滞剂在临床上的使用已毋庸置疑。然而，由于 β 受体阻滞剂对于气道、糖脂代谢的不良影响，使 β 受体阻滞剂的应用在合并 COPD 和糖尿病的患者中受限。如前所述，选择性 β 受体阻滞剂在 COPD 患者中的使用是安全的，并且不影响住院期间的院内死亡率、再入院率或机械通气率，且其在 HFrEF 中的获益效果仍能够维持。而在糖尿病患者中，大型研究也证实了 β 受体阻滞剂仍能够带来硬终点的有利影响。唯一需要注意的是，β 受体阻滞剂可能引起潜在严重低血糖事件的增加。近来，SGLT2i 由于不断在 HFrEF、HFmrEF 和 HFpEF 患者中取得了优势的 RCT 证据而被广泛推崇，其带来的低血糖效应发生率极低，目前和β受体阻滞剂联用于慢性心力衰竭患者安全性亦良好，可作为这部分患者治疗方案的优先考虑。部分临床学者可能还担心在老年患者中，由于其心率的普遍下降和房室传导阻滞发生率的增多，可能会增加β受体阻滞剂的安全风险。SENIORS 研究基本均纳入的是 75 岁以上的老龄人，其带来的获益效应仍然持续，且安全性良好，可作为β受体阻滞剂应用于老龄人群的有力证据。然而，适当提高对老龄患者的随访频率，密切监测患者的心率和心功能状态，在临床上是合理的考虑。

除了我们所熟知的比索洛尔、美托洛尔和卡维地洛，更多更新的β受体阻滞剂相继给我们带来了新领域和新机制的突破。奈必洛尔能够参与改善心脏和外周一氧化氮的合成和代谢途径，促进平滑肌的舒张和循环阻力的下降，从新的方面改善心力衰竭的进程。目前，奈必洛尔已经在 HFrEF 合并外周动脉疾病方面取得了相对于其他同类药物的优势，SENIORS 研究也使得它在老龄患者中的应用得到肯定。贝凡洛尔作为新一代β受体阻滞剂，对 α_1 和 β_1 受体有较高的选择性，目前已经引入我国，用于高血压患者的治疗。卡维地洛作为 α 和 β 受体的双重阻滞剂，在慢性心力衰竭的获益方面可能带来了单纯阻滞 β 受体外更多的益处，因此，我们可以期待贝凡洛尔等药物在慢性心力衰竭领域取得临床认可的研究证据。

HFmrEF 和 HFpEF 在心力衰竭的治疗中仍然是一个难题。由于基础疾病谱、发病机制和临床进展上的差异，除了 SGLT2i 外，几乎所有 HFrEF 的相关药物均在该类患者中折戟。目前，β受体阻滞剂在 HFmrEF 患者中取得了有限的证据，然而，在 HFpEF 患者中，结构学、功能学、临床循证上的研究取得了矛盾的结果，这些研究或纳入患者数量不足，或者使用的β受体阻滞剂剂量未达到目标剂量，因此难以阐明β受体阻滞剂真实的获益状态。目前，各大指南对于β受体阻滞剂在 HFpEF 患者中的应用仍处于观望状态。我们期待更大规模的针对 HFpEF 患者的研究，以期甄别β受体阻滞剂是否能切实改善该类患者的硬终点发生率，给患者带来福音。

参考文献

[1] CIBIS Investigators and Committees. A randomized trial of beta-blockade in heart failure. The Cardiac Insufficiency Bisoprolol Study（CIBIS）[J]. Circulation, 1994, 90（4）: 1765-1773.

[2] MERIT-HF Study Group. Effect of metoprolol CR/XL in chronic heart failure: metoprolol CR/XL Randomised Intervention Trial in Congestive Heart Failure（MERIT-HF）[J]. Lancet, 1999, 353（9169）: 2001-2007.

[3] CIBIS-II Investigators and Committees. The Cardiac Insufficiency Bisoprolol Study II（CIBIS-II）: a randomised trial[J]. Lancet, 1999, 353（9146）: 9-13.

[4] FLATHER M D, SHIBATA M C, COATS A J, et al. Randomized trial to determine the effect of nebivolol on mortality and cardiovascular hospital admission in elderly patients with heart failure（SENIORS）. European Heart Journal[J], 2005, 26（3）: 215-225.

[5] POOLE-WILSON P A, SWEDBERG K, CLELAND J G F, et al. Comparison of carvedilol and metoprolol on clinical outcomes in patients with chronic heart failure in the Carvedilol Or Metoprolol European Trial（COMET）: randomised controlled trial[J]. Lancet, 2003, 362: 7-13.

[6] VANTRIMPONT P, ROULEAU J L, WUN C C, et al. Additive beneficial effects of beta-blockers to angiotensin-converting enzyme inhibitors in the Survival and Ventricular Enlargement（SAVE）Study[J]. Journal of American College of Cardiology, 1997, 29（2）: 229-236.

[7] BORLAUG B A, PAULUS W J. Heart failure with preserved ejection fraction: pathophysiology, diagnosis, and treatment[J]. European Heart Journal, 2011, 32（6）: 670-679.

[8] GHIO S, MAGRINI G, SERIO A, et al. Effects of nebivolol in elderly heart failure patients with or without systolic left ventricular dysfunction: results of the SENIORS echocardiographic substudy[J]. European Heart Journal, 2006, 27（5）:

562-568.

[9] BAVISHI C，CHATTERJEE S，ATHER S，et al. Beta-blockers in heart failure with preserved ejection fraction：a meta-analysis[J]. PLoS One，2015，9（3）：193-201.

[10] KAZUHIRO Y，HIDEKI O，MASATSUGU H. Effects of carvedilol on heart failure with preserved ejection fraction：the Japanese Diastolic Heart Failure Study（J-DHF）[J]. European Heart Journal，2013，15（1）：110-118.

[11] CLELAND J G F，BUNTING K V，FLATHER M D，et al. Beta-blockers for heart failure with reduced，mid-range，and preserved ejection fraction：an individual patient-level analysis of double-blind randomized trials[J]. European Heart Journal，2018，39：26-35.

[12] WEINTRAUB W S，SPERTUS J A，KOLM P，et al. Effect of PCI：on quality of life in patients with stable coronary disease[J]. New England Journal of Medicine，2008，359：677-687.

[13] AL-LAMEE R，THOMPSON D，DEHBI H-M，et al. Percutaneous coronary intervention in stable angina（ORBITA）：a double-blind，randomised controlled trial[J]. Lancet，2018，391：31-40.

[14] NEUMANN A，MAURA G，WEILL A，et al. Clinical events after discontinuation of b-blockers in patients without heart failure optimally treated after acute myocardial infarction：a cohort study on the French Healthcare Databases[J]. Circulation Cardiovascular Quality Outcomes，2018，11：e004356.

[15] PEYRACCHIA M，ERRIGO D，RUBIN S R，et al. Beta-blocker therapy reduces mortality in patients with coronary artery disease treated with percutaneous revascularization：a meta-analysis of adjusted results[J]. Journal of Cardiovascular Medicine（Hagerstown），2018，19（7）：337-343.

[16] SORBETS E，STEG P G，YOUNG R，et al. β-blockers，calcium antagonists，and mortality in stable coronary artery disease：an international cohort study[J]. European Heart Journal，2018，40（18）：1399-1407.

[17] The SPRINT Research Group. A randomized trial of intensive versus standard blood-pressure control[J]. New England Journal of Medicine，2015，373：2103-2116.

[18] CADRIN T，SHOHOUDI A，ROY D，et al. Decreased mortality with beta-blockers in patients with heart failure and coexisting atrial fibrillation：an AF-CHF substudy[J].Journal of the American College of Cardiology Heart Failure，2017，5（2）：99-106.

[19] CARDINALE D，COLOMBO A，LAMANTIA G，et al. Anthracycline-induced cardiomyopathy：clinical relevance and response to pharmacologic therapy[J]. Journal of the American College of Cardiology Heart Failure，2010，55：213-220.

[20] GULATI G，HECK S L，REE A H，et al. Prevention of cardiac dysfunction during adjuvant breast cancer therapy（PRADA）：a 2×2 factorial，randomized，placebo-controlled，double-blind clinical trial of candesartan and metoprolol[J]. European Heart Journal，2016，37：1671-1680.

（胡咏梅　李政）

第三节　钠-葡萄糖耦联转运体2抑制剂

随着循证与指南的更新迭代，心衰管理理念不断变迁，对于射血分数降低的心衰（HFrEF、LVEF≤40%）的治疗，20世纪初在一系列大型随机对照临床试验证据的基础上，形成了以改善心衰远期预后为主要目标的"金三角"ACEI/ARB+BB+MRA治疗模式。近年来，多种能改善预后的新型心衰治疗药物不断涌现，包括ARNI、钠-葡萄糖耦联转运体2抑制剂（sodium-glucose linked transporter 2 inhibitors，SGLT2i）、伊伐布雷定、可溶性鸟苷酸环化酶（soluble guanylyl cyclase，sGC）刺激剂、选择性肌球蛋白激动剂（omecamtiv mecarbil，OM）。其中，ARNI和SGLT2i的大量临床获益证据，使得改善HFrEF预后的药物治疗模式从传统的"金三角"晋阶为"新四联"（ARNI或ACEI/ARB+SGLT2i+BB+MRA）。在心衰的治疗上，近几年，表现最为突出的是SGLT2i，临床试验证实，SGLT2i不仅可降低糖尿病患者的心血管事件，对无糖尿病的心衰患者也可显著获益，而且被指南推荐作为全射血分数心衰患者治疗改善预后的药物。不仅心血管获益，研究还显示，SGLT2i 还具有肾脏的保护作用，可显著降低终末期肾病、血肌酐翻倍、肾脏/心血管死亡的复合终点的风险。但到目前为止，SGLT2i 的心肾保护机制尚不十分明确，近年来相关的研究取得了一些进展，本节就 SGLT2i 在心肾保护方面可能的机制及循证医学证据、治疗方法及注意事项做一阐述。

一、SGLT2i 治疗心衰的潜在机制

SGLT2i 最初的药理作用主要包括降糖和减重，不同于二甲双胍、磺脲类和非磺脲类胰岛素促泌剂、噻唑烷二酮类等传统类降血糖药物，SGLT2i 是新一类糖尿病治疗药物，其作用不依赖胰岛素，而是通过抑制近曲肾小管葡萄糖的重吸收而使葡萄糖从尿液排出，从而降低血糖水平。作为降糖药物，恩格列净的 EMPA-REG OUTCOM、卡格列净的 CANVAS 和达格列净的 DECLARE-TIMI58 三项 SGLT2i 有关糖尿病的 CVOT 研究（降糖药物的心血管安全性研究）均表明：SGLT2i 对糖尿病患者具有良好的心血管安全性，尤其是可使糖尿病患者心衰住院风险降低 30%～35%，打开了降糖治疗心血管获益的新篇章。但其治疗心衰的药理学研究相对匮乏。目前主要归纳为两大作用：调节血流动力学和心脏代谢重构。

（一）调节血流动力学

1. 心肾综合征

心脏和肾脏的功能不仅仅是泵血和滤过，它们之间在器官供血、血流调节、神经内分泌的调控等方面有着密切联系，尤其是心衰时心脏和肾脏的关系更为密切，在血流动力学、神经激素和免疫信号介导等方面相互影响，使心、肾功能相互恶化，称为心肾综合征（cardiorenal syndrome，CRS）。CRS 在心衰患者中发生率和死亡率均较高，在特殊人群如 2 型糖尿病患者中，CRS 的发生率显著增高。Birkeland 等发现，在超过 750 000 例基线状态没有心血管或肾病的 2 型糖尿病患者中，随访 4.5 年，CRS 的发病率高达 18%，提示糖尿病是发生 CRS 及心衰的独立危险因素。因此，SGLT2i 在糖尿病患者和非糖尿病的心衰患者中均显示了心肾获益的一致性。SGLT2i 对心脏和肾脏的获益已被多项大型随机对照研究所证实，可显著降低主要心血管不良事件（major adverse cardiovascular events，MACE）、心衰再住院和肾脏疾进展的风险，且 SGLT2i 对心脏和肾脏的保护效益相一致，McGuire 等荟萃分析了 6 大有关 SGLT2i 的临床研究，结果显示 SGLT2i 使 2 型糖尿病患者的 MACE 风险降低了 10%，肾脏相关结局的风险降低了 38%。与糖尿病患者 MACE 相比，SGLT2i 对降低心衰患者再住院的获益更加显著。Sing 等对 8 项随机对照试验的荟萃分析中显示，SGLT2i 对无糖尿病的心衰患者心衰再住院的风险降低了 32%。与对心脏预后的影响类似，SGLT2i 可降低慢性肾脏病（CKD）患者肾脏事件（如蛋白尿进展、肾功能恶化、终末期肾病或肾性死亡）的风险。过去 20 年针对 CKD 患者，延缓肾功能恶化的主要临床用药是 RAAS 阻滞剂，而 SGLT2i 是一类新的肾脏保护药物，这种保护效应已被多个大型临床试验及现实世界的研究所证实。此外，研究显示，SGLT2i 在用药早期即可表现出心肾获益，提示其心肾益处的机制可能早于血糖控制，而长期的获益可能与血糖控制及其他机制有关。

2. 利尿和排钠

SGLT2i 通过抑制近端小管 Na^+ 和葡萄糖的重吸收，使 Na^+ 和葡萄糖的排泄增多，降低远端小管液和间质之间的渗透梯度，经渗透性利尿，每日额外排尿 300～400 mL。与传统利尿剂相比，SGLT2i 减少组织间液量大于血容量，有助于缓解组织充血，而不会过度减少血容量；SGLT2i 对交感神经和 RAAS 反射性激活作用小。与 SGLT2i 相关的糖尿和渗透性利尿取决于血糖浓度，这将不能解释在正常血糖情况下心衰患者中观察到的相似益处，SGLT2i 在心衰患者中的利尿作用，一方面与渗透性利尿有关，另一方面也可能与 SGLT2i 抑制钠/氢交换器 -3（sodium/hydrogen exchanger-3，NHE-3）有关，其作用机

制与在心肌细胞中的 NHE-1 作用类似。研究显示，即使在没有尿糖明显增高的情况下，抑制 NHE-3 也引起近端小管中 Na^+ 和 HCO_3^- 的重吸收减少进而导致利尿，Borges 等在非糖尿病大鼠心衰模型中使用恩格列净印证了这一机制。SGLT2i 产生的利尿和排钠作用还可能是其延缓 CKD 进展的机制。然而，针对 SGLT2i 对 NHE-3 的抑制作用，目前尚缺乏直接的证据，需要更多的研究进行证实。尽管 SGLT2i 治疗心衰与利尿和血浆量减少有关，但尚不清楚这些益处是否持续。既往研究显示，尽管心衰状态有所改善，但慢性稳定型心衰患者的血清 NT-proBNP 浓度未显现差异。此外，在 DAPA-HF 试验的随访期间，大多数参与者的利尿量没有变化，并且达格列净和安慰剂组的平均利尿量相似。

3. 降压和改善内皮功能

SGLT2i 可以降低血压，使收缩压降低 $4 \sim 6$ mmHg（1 mmHg ≈ 0.133 kPa）。SGLT2i 降压作用与其利尿效应有关，但是，在长期治疗中，SGLT2i 的利钠作用似乎并不是持续现象，并且利尿作用主要见于 2 型糖尿病患者，因此，目前提出了 SGLT2i 具有降压作用的其他可能机制，如内皮功能和动脉僵硬度的改善，这些指标既是血管损伤的标志物，也是未来心血管事件的强预测因子。研究提示，SGLT2i 通过减少氧化应激、激活电压门控 K^+ 通道和蛋白激酶 G 来改善内皮功能，降低血管阻力，诱导血管舒张压降低。

4. 增加血细胞比容

SGLT2i 能增加血细胞比容水平，改善贫血。虽然最初认为这只是由于利尿引起的容量浓缩，但越来越多的证据表明，SGLT2i 可能通过增加促红细胞生成素、抑制铁调素和增加铁的利用率来促进红细胞生成。但已有研究报道，促红细胞生成素达贝泊汀 α 同样可引起血细胞比容类似地增加；但在心衰患者中未观察到心血管死亡获益。尽管如此，纠正贫血及铁利用率增加仍可能有助于心血管结局的改善。

（二）调节心脏代谢重构

1. 增加酮体，改善心肌能量代谢

在正常生理状态下，近 90% 的心脏能量来自线粒体的氧化代谢，其中"供能物质"主要包括游离脂肪酸、葡萄糖，同时少部分来自乳酸、酮体和氨基酸。临床研究显示，当患者罹患 2 型糖尿病或心衰时，往往存在脂肪酸氧化失调、葡萄糖摄取或氧化受损现象，可进一步引起心肌功能障碍。在这种"燃料选择限制"及低能量储备的情况下，酮体确实是一种"超级燃料"。研究显示，SGLT2i 在降低血糖的同时可引起代谢改变，增加脂肪酸分解和酮体的生成。从生化角度讲，酮体氧化比糖酵解或脂解更有效，在相同的氧耗量下可产生更多的 ATP。这种保氧机制可能对心脏和肾脏均有益处。因此，酮体作为一种额外的底物，可以增加心肌细胞的能量产生，特别是在心衰时这种效应更明显，已被动物实验所证实。3- 羟基丁酸是酮体的主要成分，研究证实，3- 羟基丁酸水平的升高可以改善射血分数降低的心衰患者的血流动力学和心肺参数及心脏做功。此外，酮体还可抑制一种叫核苷酸结合寡聚化结构域样受体蛋白 3（nucleotide binding domain-like receptor protein 3，NLRP3）的炎症小体激活。NLRP3 是体内参与炎症反应的大分子多蛋白复合体，在心衰的发展过程中，激活的 NLRP3 炎症小体可刺激 IL-1β 的表达、释放，促进心衰的发生、发展。Byrne 等发现，在心衰动物模型中酮体增高可通过减少 NLRP3 的激活，以及后续的炎症反应改善心衰的预后。但是，酮体要升高到何种水平可产生此类效应目前尚不清楚，近期的研究显示，虽然 SGLT2i 对心衰患者的酮体代谢会产生影响，但酮体的水平仍处于生理水平的升高，因此，足以改善心脏能量产生作用的酮体水平仍有待确定。

2. 抑制钠 / 氢交换器 -1（sodium/hydrogen exchanger-1，NHE-1），调节心肌离子稳态

NHE-1 是广泛分布在真核细胞上的离子通道交换体，既参与离子通道的调节，也参与众多生理和病理过程，心衰患者心肌 NHE-1 活性升高，导致心肌细胞质中 Na^+ 浓度增加，进一步激活 Na^+/Ca^{2+}

反向转运，使细胞外 Ca^{2+} 大量转移至细胞内，导致细胞内 Ca^{2+} 超载，不仅加快心衰进程，而且增加心律失常风险。在实验动物模型中，SGLT2i 通过结合转运体来直接抑制 NHE-1，导致胞内 Na^+ 和 Ca^{2+} 浓度降低及线粒体内的 Ca^{2+} 浓度增加。Zuurbier 等发现，糖尿病患者中 NHE-1 活性的增加和细胞 Na^+ 浓度的升高与心衰进展有关，而 SGLT2i 可通过直接或间接抑制 NHE-1 通道蛋白的表达调控 NHE-1 的功能，进而改善线粒体及心肌能量供给，促进心脏收缩力增强，减少炎症、氧化应激，从而减轻心肌纤维化、心肌细胞的凋亡等，改善患者的预后。最近在人类内皮细胞中也证实，SGLT2i 可降低炎症因子介导的 NHE-1 激活产生的氧化应激。因此，SGLT2i 对 NHE-1 的抑制可能是改善心衰患者预后的重要机制。

3. 改善心肌收缩力，降低抗心律失常发生风险，减少心外膜脂肪组织

SGLT2i 对心肌收缩力的改善，除了与线粒体 Ca^{2+} 增加相关外，还可能和部分信号转导通路的激活有关。Lu 等证实，在缺血再灌注的动物模型中，恩格列净可介导 AMP 激酶信号通路激活以减少梗死面积、降低线粒体超氧化物的产生及改善氧化应激。这些结果与 Sun 等的研究结果一致，他们发现 SGLT2i 激活 AMP 激酶信号通路可以改善心衰模型小鼠的心功能。最近一项对 50 000 多例 2 型糖尿病、CKD 或心衰患者的荟萃分析显示，与安慰剂相比，SGLT2i 治疗可降低心律失常的发生风险，这可能与心脏重构和纤维化改善有关，也可能与晚钠电流的减少所导致的心肌细胞动作电位的缩短有关。此外，近期的一项荟萃分析显示，接受 SGLT2i 治疗的患者心外膜脂肪组织显著减少，而心外膜脂肪组织目前认为和心衰，尤其是射血分数保留的心衰的发生有重要关系。因此，SGLT2i 可通过影响心脏心电及改善心衰的发生基质使心脏获益。

（三）肾脏保护机制

1. 促进管球反馈和系膜扩张

目前认为，SGLT2i 通过抑制 NHE-3 减少近端小管对钠的重吸收，使到达远曲小管致密斑的钠离子浓度增高，激活管球反馈（tubuloglomerular feedback，TGF），导致肾小球入球小动脉血管收缩，从而减轻肾小球滤过压，这与糖尿病肾病患者的高滤过状态相反。尽管 SGLT2i 的这种 TGF 激活的假说有待证实，但这种假说有相应的生理学基础支持，而且 Kidokoro 等通过糖尿病小鼠的动物模型证实了 SGLT2i 通过腺苷信号通路调控在 TGF 中起了关键作用。除 TGF 外，最近有研究显示，SGLT2i 可与系膜细胞相互作用。Maki 等证实，小剂量卡格列净可引起肾系膜扩张，肾系膜扩张是糖尿病肾病的一种组织学特征。进一步研究发现，系膜扩张的改善可能与高糖水平诱导的系膜细胞中活性氧的减少，以及转化生长因子 -β 的减少有关。

2. 改善肾皮质氧合

Layton 等基于大鼠肾单位的数学模型提出了 SGLT2i 可改善肾皮质氧合的假设，认为使用 SGLT2i 后，由于近端小管中的 SGLT2 受到抑制，使钠和葡萄糖浓度增加，导致用于重吸收的氧耗量增加。这种髓质相对缺氧的状态可能会刺激缺氧诱导因子的产生，从而改善皮质的氧供。这种假说得到了 Laursen 等的支持，他们发现糖尿病患者使用达格列净后，通过磁共振检查发现这些患者的皮质氧供增加，氧合显著改善。因此，氧供的调节可能也是 SGLT2i 改善肾脏代谢的作用机制之一。

3. 降低尿酸

心衰和代谢综合征患者多合并尿酸代谢的异常，导致尿酸水平增高。同时，尿酸水平的增高也是 CKD 进展的重要危险因素。Lai 等发现，尿酸每增加 1 mg/mL，CKD 的发生风险增加 76%。此外，尿酸还可通过活性氧的产生和血管增生等直接导致肾脏损害。研究显示，SGLT2i 可通过增加肾脏的尿酸排泄来降低尿酸水平。最近一项针对 2 型糖尿病患者的研究证实，SGLT2i 降低尿酸水平的一种可能机制是其抑制近端小管尿酸转运体 1（urate transporter 1，URAT1）活性，这种效应可能也是延缓 CKD 进展的机制。

（四）心肾共同保护机制

1. 抑制交感神经系统

心肾均有丰富的交感神经支配，交感神经系统的激活也是心肾疾病发生、发展的重要机制。Herat等最近发现，SGLT2i可抑制交感神经系统。他们在高血压非糖尿病小鼠中发现，通过去神经降低交感神经系统的活性后，肾脏SGLT2i表达降低，提示SGLT2i的这种改变可能是由去甲肾上腺素所介导，而SGLT2i可抑制交感神经的激活。此外研究还显示，达格列净治疗后心脏和肾脏交感神经系统活性降低，同时肾脏的去甲肾上腺素含量也降低。临床也发现，急性心肌梗死患者接受SGLT2i治疗后交感神经系统活性降低。因此，SGLT2i对交感神经系统的抑制可能是心衰获益的重要机制。

2. 减少炎症和氧化应激

研究已证实，系统性炎症是心血管疾病的危险因素，也是糖尿病肾病和心衰患者心肌纤维化进展的关键机制。动物实验显示，SGLT2i可以直接或通过升高循环血中的酮体水平间接抑制NLRP3炎症小体的激活，从而抑制炎症、减少炎症细胞因子如IL-1β和TNF-α的分泌。SGLT2i还能降低心肌细胞的氧化应激。Li等在2型糖尿病小鼠模型中证实恩格列净能抑制TGF-β信号，从而减少心肌纤维化的发生。SGLT2i的抗感染作用也已在临床得到证实，Garvey等最近的一项试验表明，卡格列净减少了2型糖尿病患者中IL-6的产生。在肾感染病中，氧化应激导致细胞损伤，诱导细胞凋亡和衰老，进而引起细胞外基质蛋白的沉积，导致足细胞损伤、纤维化和肾小球硬化。最近，Ala等在缺血/再灌注肾损伤动物模型中发现，恩格列净可通过减少炎症因子和促进抗氧化分子的表达来减轻肾小管间质和肾小球损伤。虽然目前这些机制仍需要更多的证据进行证实，但对炎症和氧化应激的抑制可能是SGLT2i心肾获益的共同机制之一。

（五）未来方向

SGLT2i治疗相关心血管及心衰获益的确切途径尚未建立，随着临床研究及动物试验等的不断涌现，新的机制可能会出现。在细胞水平上，SGLT2i的抑制作用可能会与其他关键途径相互作用或介导其他途径，从而促进心血管获益。因此，建立确切的获益机制是了解SGLT2i获益的关键，也可能会开辟新的、未探索的途径，从而为充分理解心衰的病理生理学及潜在的未来新型治疗方法的发掘提供更为丰富的路径。

二、药物代谢动力学特征

SGLT2i的研发起源于1835年法国科学家从苹果树皮中分离的根皮苷。经过10余年的研究，出现多种SGLT2i，包括达格列净、卡格列净、恩格列净、艾托格列净、伊格列净、托格列净、鲁格列净、瑞格列净和索格列净等。目前，在我国上市的主要有达格列净、卡格列净、恩格列净和艾托格列净。不同的SGLT2i在心衰患者治疗中的循证医学证据不同，对糖尿病患者而言，SGLT2i在心衰的一级预防及二级预防上有共性及一致性。但对非糖尿病患者而言，目前的循证医学证据及指南推荐有所不同。

三、循证医学证据

（一）HFrEF

DAPA-HF研究纳入了4744例LVEF ≤ 40%、NYHA心功能分级Ⅱ～Ⅳ级的CHF患者（糖尿病及非糖尿病），结果显示，与安慰剂相比，达格列净将心血管死亡、心衰住院或因心衰紧急就诊的复合终点风险降低26%，心衰住院风险降低30%，心血管死亡风险降低18%，全因死亡风险降低17%。而且用药第 1 天，曲线即分离；用药 28 天，风险降低 49%（95%*CI*：0.28～0.94，*P*=0.03），提示早使用、早获益。次要终点提示，在标准治疗基础上，达格列净改善堪萨斯城心肌病问卷调查（kansas city cardio-myopathy questionnaire，KCCQ）的全部主要组成部分，改善幅度随时间推移持续增加，达格列净组 KCCQ 轻至中度和明显改善的患者比例更高，KCCQ 恶化的比例更低。EMPEROR-Reduced 研究纳入了 3730 例 LVEF ≤ 40%、NYHA 心功能分级 Ⅱ～Ⅳ级的 CHF 患者（糖尿病及非糖尿病）。结果显示，与安慰剂相比，恩格列净将心血管死亡或心衰住院的复合终点风险降低 25%，心衰住院风险降低 31%。尽管恩格列净将心血管死亡风险降低 8%，但差异无统计学意义。一项纳入 DAPA-HF 和 EMPEROR-Reduced 研究的荟萃分析显示，两项研究共计 8474 例患者，SGLT2i 治疗使全因死亡风险下降 13%，心血管死亡风险下降 14%，心血管死亡或因心衰首次住院的复合终点风险下降 26%，心血管死亡或因心衰再次住院的复合终点风险下降 25%。SGLT2i 治疗获益与患者是否合并糖尿病无关。2020 年《柳叶刀》发表一项研究，探讨了 SGLT2i 在内的新四联方案用于 HFrEF 治疗的疗效，对 EMPHASIS-HF（*n*=2737）、PARADIGM-HF（*n*=8399）和 DAPA-HF（*n*=4744）随机对照研究数据进行了交叉分析，间接评估新四联治疗（ARNI、β 受体阻滞剂、MRA 和 SGLT2i）与传统治疗（ACEI、ARB 和 β 受体阻滞剂）在 HFrEF 患者中的治疗效果。主要终点为心血管死亡或首次心衰住院的复合终点，并分别评估了心血管死亡、首次心衰住院和全因死亡率。新四联方案对主要心血管事件的效果评价：与传统治疗相比，新四联治疗可降低 62% 的心血管死亡或因心衰住院的主要复合终点事件风险（*HR*=0.38，95%*CI*：0.30～0.47）；降低 50% 的心血管死亡风险（*HR*=0.50，95%*CI*：0.37～0.67）；降低 68% 的因心衰住院风险（*HR*=0.32，95%*CI*：0.24～0.43）；降低 47% 的全因死亡风险（*HR*=0.53，95%*CI*：0.40～0.70）。

（二）HFpEF

EMPEROR-Preserved 研究纳入了 5988 例 LVEF > 40% 有或无糖尿病的 CHF 患者，HFpEF 患者占 67%。结果显示，与安慰剂相比，恩格列净使心血管死亡或心衰住院的复合终点降低 21%，因心衰住院风险降低 27%，对心血管死亡和全因死亡无显著影响。在亚组分析中，恩格列净使 LVEF < 65% 的患者心血管死亡或心衰住院的复合终点风险均明显降低。DELIVER 研究纳入了 6263 例年龄 ≥ 40 岁、NYHA 心功能分级 Ⅱ～Ⅳ级、LVEF > 40% 的有或无糖尿病心衰患者。研究结果提示，总体人群中主要复合终点（心血管死亡、因心衰住院或急诊心衰就医）发生率达格列净组（512 例，16.4%）较安慰剂组（610 例，19.5%）显著降低 18%（*HR*=0.82，95%*CI*：0.73～0.90，*P* < 0.001）。二级终点总体人群中心血管死亡和首次与再次因心衰恶化事件的数量，达格列净组显著低于安慰剂组（*HR*=0.77，95%*CI*：0.67～0.89，*P* < 0.001）；且 LVEF > 60% 人群主要终点结果和总体人群相似（*HR*=0.83，95%*CI*：0.73～0.95，*P*=0.009）；在 LVEF < 60% 人群中的情况亦如此（*HR*=0.77，95%*CI*：0.65～0.90，*P*=0.002）。基线至 8 个月时 KCCQ 总体症状评分，达格列净组与安慰剂组相比获益（胜率 1.11，95%*CI*：1.03～1.21，*P*=0.009；基线和 8 个月生存的矫正差异为 2.4，95%*CI*：1.5～3.4），提示达格列净可缓解心衰症状和提高患者的生活质量。在预设的亚组中达格列净对主要复合终点的疗效是一致的，包括有无糖尿病、住院期间或出院后 30 天内纳入的人群与在上述时间未发生心衰的人群，以及既往有或无 LVEF ≤ 40%，且在纳入时已改善至 > 40% 的患者（射血分数改善的心衰）。此外，其他预设亚组如肥胖、心房颤动、衰弱等的结果也一致向好。在确认新型冠状病毒感染（corona virus disease 2019，COVID-19）的患者中预设 COVID-19 易感性分析，结果显示两组相似。SOLOIST-WHF 研究纳入 2 型糖尿病合并近期心衰恶化的患者 1222 例，LVEF 中位值为 35%，HFpEF 患者占比 21%，结果显示，与安慰剂相比，索格列净使 2 型糖尿病心血管死亡、心衰住院或因心衰紧急就诊的复合终点风险降低 33%，心衰住院或因心衰紧急就诊的复合终点风险降低 36%，但全因死亡和心血管死亡风险的下降无统计学差异。

（三）急性心力衰竭

EMPULSE 试验纳入急性心力衰竭住院患者 530 例，待患者病情稳定后，按 1 ∶ 1 随机分配接受恩格列净 10 mg 或安慰剂治疗。主要终点是临床获益，定义为治疗 90 天后的全因死亡、发生心衰事件数量、首次发生心衰事件的时间和与基线对比 KCCQ 总体症状评分有 5 分以上变化的复合终点。结果显示，无论是否合并 2 型糖尿病，且不限基线射血分数水平，恩格列净使临床获益的可能性增加 36%。

四、临床应用建议

（一）适应证

SGLT2i 目前不仅用于 2 型糖尿病患者，而且被批准用于独立于糖尿病状态的心衰治疗。对于合并高危心血管风险或心血管疾病的 2 型糖尿病患者推荐使用 SGLT2i 以预防心衰住院。结合 2023ESC 和 2022AHA/ACC/HFSA 心衰指南的推荐，2022 版《心力衰竭 SGLT2 抑制剂临床应用的中国专家共识》提出 SGLT2i 治疗中国心衰患者的临床应用建议：2 型糖尿病无论是已有心血管疾病还是心血管风险高危的患者，都应该使用 SGLT2i 预防心衰住院（Ⅰ，A）；对于有症状的慢性 HFrEF 患者，无论是否有 2 型糖尿病，建议使用 SGLT2i 来减少心衰住院率和心血管死亡率（Ⅰ，A）；对于急性心力衰竭或心衰恶化患者，待病情稳定后，建议尽早使用 SGLT2i 治疗心衰，增加临床获益（Ⅱa，B）；对于有症状的慢性 HFpEF 患者，SGLT2i 有助于降低心衰住院率和心血管死亡率（中国共识Ⅱa，B；ESC2023 Ⅰ，A）；对于有症状的慢性 HFmrEF 患者，SGLT2i 有助于降低心衰住院率和心血管死亡率（中国共识Ⅱa，B；ESC 2023 Ⅰ，A）。

（二）禁忌证

①1 型糖尿病，有已知过敏反应或其他不良反应；②妊娠和哺乳期患者（缺乏数据）；③ eGFR < 20 mL/（min · 1.73 m^2）；④症状性低血压或收缩压< 90 mmHg。

（二）给药及注意事项

1. 剂量

心衰患者使用 SGLT2i 的目标剂量：达格列净 10 mg/d、恩格列净 10 mg/d、索格列净 200 mg/d、卡格列净（仅糖尿病患者）100 mg/d、艾托格列净（仅糖尿病患者）5 mg/d。根据心衰患者基线血压、体重、血容量、血糖、肾功能等因素，起始治疗时药物剂量可酌情减半；不推荐超目标剂量治疗心衰。

2. 给药时机

SGLT2i 通常安全性和耐受性良好，在慢性心衰患者中，不良反应发生率在 SGLT2i 组和安慰剂组没有显著差异，可轻度增加生殖道及尿路感染的风险，仅对糖尿病患者可能轻度增加低血糖及酮症酸中毒的风险。SGLT2i 对血压影响小，且不增加症状性低血压的发生风险。EMPEROR-Reduced 及 DAPA-HF 研究事后分析提示，恩格列净及达格列净联合不同 HFrEF 背景治疗且不论背景治疗剂量如何，降低主要结局（心力衰竭住院或心血管死亡）获益一致；无论是正常体重还是肥胖/超重的 HFrEF 患者都可以从 SGLT2i 使用中获益；SGLT2i 且具有肾脏保护、利尿和降低血钾症的作用，有利于 β 受体阻滞剂和 RAAS 抑制剂的起始、耐受和持久使用，故建议尽早启动 SGLT2i。目前，欧美指南建议对所有 HFrEF 患者在无禁忌证的情况下尽早使用 ARNI（或 ACEI/ARB）+SGLT2i+BB+MRA，即"新四联"治疗，以改善预后。为减少联合启动可能存在的低血压风险，强调小剂量药物联合启动；同时也强调在患者耐受的范围内及时递增药物剂量〔尤其是 ARNI（或 ACEI/ARB）和 BB〕，一般建议在 4 周内递增至目标剂量或最大耐受剂量。《2021 急慢性 ESC 心力衰竭诊断和治疗指南》的作者之一 Vijay Chopra 教授指出，4 种药物的应用顺序并不重要，重要的是在发病之初的 4～6 周内，4 种药物均要使用，初始时可以是小剂量，然后逐渐增加剂量。心衰治疗的同时应遵循个体化原则：根据患者个体情况和药物特点进行临床决策。如合并 2 型糖尿病的患者，建议优先启动 SGLT2i；SGLT2i 和 RAAS 类药物具有降低蛋白尿和改善肾功能的作用，因此对合并蛋白尿或慢性肾脏病患者建议优先考虑这几类药物。DAPA-HF 研究的后续分析显示，无论是否使用 MRA，心血管事件终点无显著差异，因此，SGLT2i 可先于 MAR 的使用。

3. 注意事项

SGLT2i 可能使真菌性生殖器感染的风险增加，半年内反复发生泌尿生殖感染的患者不推荐使用 SGLT2i；患者应加强泌尿生殖器卫生，充分冲洗，不过度使用抗菌肥皂；此外，应避免过量使用抗生素，尤其是经常发生泌尿生殖器感染的女性。SGLT2i 有一定排钠利尿作用，可能会导致血容量降低，如果应用，需考虑调整利尿剂剂量。注意糖尿病患者的酮症酸中毒及低血糖风险。低血糖是降糖药的常见副作用。然而，在 EMPAREG-OUTCOME、DECLARE-TIMI58 和 CANVAS 临床试验中，SGLT2i 与低血糖事件增加无关。但当 SGLT2i 与磺脲类药物或胰岛素联合使用时，可能会发生低血糖，故启动 SGLT2i 时，糖尿病伴心衰患者建议避免使用磺脲类药物，适当减少胰岛素的剂量。对于既往发生过低血糖的患者，在启动 SGLT2i 治疗心衰时，注意调整剂量并定期监测血糖。酮症酸中毒常表现为血糖正常的糖尿病酮症酸中毒（euglycemic diabetic keto acidosis，EDKA），EDKA 的特点是轻度高血糖、酮症和代谢性酸中毒。它继发于胰岛素缺乏后导致过度脂肪分解，增加脂肪酸氧化，从而产生酮体。EDKA 与 SGLT2i 的使用有关。在使用 SGLT2i 期间，如果患者出现 EDKA 相关的症状，如腹痛、恶心、呕吐、乏力、呼吸困难等，需要考虑患者是否出现 EDKA 并及时进行血、尿酮体和动脉血气分析以明确诊断。一旦诊断出 EDKA，停止使用 SGLT2i。SGLT2i 不应用于 1 型糖尿病患者或潜在自身免疫性糖尿病患者。为预防 EDKA，患者在禁食、脱水等情况下暂停 SGLT2i；择期手术前至少 24 小时停止 SGLT2i；服用 SGLT2i 时，避免饮酒、长时间禁食、极低碳水化合物或生酮饮食。注意尿毒症和肾盂肾炎风险及会阴坏死性筋膜炎风险。目前研究中，SGLT2i 对重度肾功能不全的 HFrEF 患者的治疗获益仍不清楚。在 eGFR 低于关键研究纳入标准［达格列净 eGFR ≥ 30 mL/（min·1.73 m²），恩格列净 eGFR ≥ 20 mL/（min·1.73 m²）］的患者中使用 SGLT2i 时，尤其是在使用的第一年中，SGLT2i 与肾功能轻度恶化有关。来自随机试验和真实世界研究的数据表明，开始使用 SGLT2i 的患者可能出现 eGFR 一过性下降，其定义为 4 周内 eGFR 下降幅度与基线相比 > 10%，应与急性肾损伤区分开来，通常无须处理。如果 eGFR 的下降幅度很大（与基线相比 > 30%），则需要警惕并调整剂量。因此，在启动 SGLT2i 治疗后至少在 4 周内需要监测 eGFR。当 eGFR 下降的患者同时服用 RAAS 抑制剂、利尿剂和 SGLT2i，则需谨慎使用这些药物，并监测肾功能和电解质。

五、总结

SGLT2i 可以从降低心脏前后负荷、改善心脏能量代谢、改善心室重塑等多重途径，带来心脏保护。近年来，SGLT2i 完成了从合并糖尿病到不合并糖尿病心衰、从 HFrEF 到 HFmrEF 及 HFpEF、从慢性到急性心衰的临床研究循证之路，实现了从降糖药物跨界到心衰治疗药物的转变，为心衰患者预后改善提供了新的治疗方法，为欧美及中国心衰指南及专家共识所推荐。2022 年，国际著名的心血管界泰斗 Eugene Braunwald 教授在《欧洲心脏》杂志上发文强调，SGLT2i 可有效治疗 2 型糖尿病、不同类型的心衰和肾衰竭，SGLT2i 可代表 21 世纪心血管领域最主要的药理学变革之一，未来其有望成为 21 世纪的"他汀"。

参考文献

[1] ZINMAN B，WANNER C，LACHIN J M，et al.Empagliflozin，Cardiovascular Outcomes，and Mortality in Type 2 Diabetes[J].N Engl J Med，2015，373（22）：2117-2128.

[2] NEALB，PERKOVICV，MAHAFFEYKW，DEZEEUWD，et al.Canagliflozin and Cardiovascular and Renal Eventsin Type 2 Diabetes[J].N Engl J Med，2017，377（7）：644- 657.

[3] WIVIOTTSD，RAZI，BONACAMP，et al.DECLARE-TIMI 58 Investigators.Dapagliflozin and Cardiovascular Outcomesin Type2 Diabetes[J].N Engl J Med，2019，380（4）：347-357.

[4] 廖梦阳，廖玉华，余森，等 .SGLT2 抑制剂治疗心力衰竭潜在机制的新认识 [J]. 临床心血管病杂志，2022，38（1）：1-6.

[5] RANGASWAMI J，BHALLA V，BLAIR J E A，et al. Cardiorenal Syndrome：Classification，Pathophysiology，Diagnosis，and Treatment Strategies：A Scientific Statement from the American Heart Association [J]. Circulation，2019，139（16）：e840-e878.

[6] PALMER S C，TENDAL B，MUSTAFA R A，et al. Sodium-glucose cotransporter protein-2（SGLT-2）inhibitors and glucagon-like peptide-1（GLP-1）receptor agonists for type 2 diabetes：systematic review and network meta-analysis of randomised controlled trials[J]. BMJ，2021，372，m4573.

[7] MCGUIRE D K，SHIH W J，COSENTINO F，et al. Association of SGLT2 Inhibitors With Cardiovascular and Kidney Outcomes in Patients With Type 2 Diabetes：Λ Meta-analysis [J]. JAMA Cardiol，2021，6（2）：148-158.

[8] SINGH A K，SINGH R. Cardiovascular Outcomes with SGLT-2 inhibitors in patients with heart failure with or without type 2 diabetes：A systematic review and meta-analysis of randomized controlled trials [J]. Diabetes Metab Syndr，2021，15（1）：351-359.

[9] WILCOX C S. Antihypertensive and Renal Mechanisms of SGLT2（Sodium-Glucose Linked Transporter 2）Inhibitors [J]. Hypertension，2020，75（4）：894-901.

[10] MASI S，GEORGIOPOULOS G，CHIRIACÒ M，et al. The importance of endothelial dysfunction in resistance artery remodelling and cardiovascular risk [J]. Cardiovasc Res，2020，116（2）：429-437.

[11] MAZER C D，HARE G M T，CONNELLY P W，et al. Effect of Empagliflozin on Erythropoietin Levels，Iron Stores，and Red Blood Cell Morphology in Patients With Type 2 Diabetes Mellitus and Coronary Artery Disease[J]. CIRCULATION，2019，141（8）：704-707.

[12] SANO S，OSHIMA K，WANG Y，et al. Tet2-Mediated Clonal Hematopoiesis Accelerates Heart Failure Through a Mechanism Involving the IL-1β/NLRP3 Inflammasome [J]. J Am Coll Cardiol，2018，71（8）：875-886.

[13] ZUURBIER C J，BAARTSCHEER A，SCHUMACHER C A，et al. Sodium-glucose co-transporter 2 inhibitor empagliflozin inhibits the cardiac Na+/H+ exchanger 1：persistent inhibition under various experimental conditions[J]. CARDIOVASC RES，2021，117（14）：2699-2701.

[14] SUN X，HAN F，LU Q，et al. Empagliflozin Ameliorates Obesity-Related Cardiac Dysfunction by Regulating Sestrin2-Mediated AMPK-mTOR Signaling and Redox Homeostasis in High-Fat Diet-Induced Obese Mice [J]. Diabetes，2020，69（6）：1292-1305.

[15] LI H L，LIP G Y H，FENG Q，et al. Sodium-glucose cotransporter 2 inhibitors（SGLT2i）and cardiac arrhythmias：a systematic review and meta-analysis[J]. Cardiovasc Diabetol，2021，20（1）：100.

[16] PHILIPPAERT K，KALYAANAMOORTHY S，FATEHI M，et al. Cardiac Late Sodium Channel Current Is a Molecular Target for the Sodium/Glucose Cotransporter 2 Inhibitor Empagliflozin [J]. Circulation，2021，143（22）：2188-2204.

[17] MASSON W，LAVALLE-COBO A，NOGUEIRA J P. Effect of SGLT2-Inhibitors on Epicardial Adipose Tissue：A Meta-Analysis [J]. Cells，2021，10（8）：2150.

[18] KIDOKORO K，CHERNEY D Z I，BOZOVIC A，et al. Evaluation of Glomerular Hemodynamic Function by Empagliflozin in Diabetic Mice Using In Vivo Imaging [J]. Circulation，2019，140（4）：303-315.

[19] Layton A T，Vallon V. SGLT2 inhibition in a kidney with reduced nephron number：modeling and analysis of solute transport and metabolism [J]. Am J Physiol Renal Physiol，2018，314（5）：F969-F984.

[20] MCMURRAY J，SOLOMON S D，INZUCCHI S E，et al.Dapagliflozin in Patients with Heart Failure and Reduced Ejection Fraction[J].N Engl J Med，2019，381（21）：1995-2008.

（孔洪）

第四节　盐皮质激素受体拮抗剂

醛固酮（aldosterone，ALD）和盐皮质激素受体（mineralocorticoid receptor，MR）在心衰、高血压、糖尿病及慢性肾脏病等多种慢性非传染性疾病中发挥着重要的病理生理学作用。盐皮质激素受体拮抗剂（mineralocorticoid receptor antagonists，MRA）/ 醛固酮受体拮抗剂（aldosterone receptor antagonists，ARA）在治疗心衰、难治性高血压和各种肾病中有重要作用。

CHF 发生、发展的基本机制是心室重塑，心室重塑是指心脏因长期心血管疾病、高血压、冠心病等原因而出现的结构和功能改变，特别是心肌细胞的增生和肥大，以及心腔大小和形状的改变。目前，对于影响心室重塑的因素及作用机制的研究主要集中在血流动力学和神经体液方面。其中，多种内源性的神经内分泌和细胞因子的激活，尤其是肾素 – 血管紧张素 – 醛固酮系统（RAAS）的激活是 CHF 的重要病理生理机制。

醛固酮在心衰患者中水平明显升高，导致心肌纤维化、心肌细胞及血管平滑肌细胞肥大、心肌缺血和心律失常。MRA 通过拮抗心衰患者醛固酮的作用，从而减轻心肌纤维化，减低心律失常、预防心源性猝死的发生。MRA 成为继 ACEI 和 β 受体抑制剂后第三个能降低 CHF 患者病死率的神经内分泌阻断药物，是治疗 CHF 的基石之一。

螺内酯是最经典的甾体类 MRA，RALES 与 EPHESUS 两个临床试验奠定了 MRA 在重度心衰治疗中的地位。依普利酮是选择性醛固酮受体拮抗剂，EPHESUS 和 EMPHASIS–HF 研究提示依普利酮可改善心肌梗死后心衰患者的预后。但由于传统的 MRA 可能导致患者血钾水平升高、男性乳房发育、女性月经紊乱等不良反应，限制了它们的使用。近期非奈利酮作为一种新型的高选择性非甾体类 MRA，在治疗心血管疾病、肾脏疾病等方面效果良好，在多项动物试验和临床研究中均显示出令人鼓舞的结果。与传统的甾体类 MRA 相比，非奈利酮有着很多优势，应用前景良好，有望成为治疗 CHF 的一种新选择。

一、MR、醛固酮及其在心衰病理生理中的作用

（一）MR 的病理生理学

1972 年人类发现了 MR，1987 年成功克隆该受体。MR 的生理性配体为醛固酮与皮质醇，但孕激素或雄激素及其衍生物也可与 MR 结合。MR 可在多种上皮、内皮和间充质组织中表达，包括心肌细胞、血管内皮细胞、血管平滑肌细胞、肾小管上皮细胞和巨噬细胞等。

MR 参与多个脏器的损伤和炎症反应的调节，其过程涉及多种细胞因子/炎性介质的异常表达、促炎途径激活及炎性细胞浸润等。其主要机制包括 MR 过度激活促进活性氧产生、介导促炎和促纤维化的过程，最终导致心肌肥厚、心室重塑等心脏病变，导致肾小球肥大、肾小球硬化症等肾脏损伤，导致血管内皮功能障碍、血管平滑肌细胞增殖、血管僵硬等血管损伤。另外，MR 过度激活也可促进炎性细胞（如巨噬细胞、T 细胞等）向促炎表型分化，进一步促进并维持慢性炎症状态，从而损伤靶器官或加速疾病进程，阻断 MR 过度激活则有利于改善靶器官损伤。

（二）醛固酮的作用

醛固酮在心衰的发生和发展中发挥着重要作用，它是由肾上腺皮质球状带分泌的一种甾体类盐皮质激素，是 RAAS 的终产物，是体内调节水钠平衡、维持内环境稳态的重要物质。近年来的研究发现，除了肾上腺皮质球状带以外，血管、心、脑、肾、肺等器官也具有合成并分泌醛固酮的功能。醛固酮在多种导致靶器官损伤的疾病进程中扮演了重要的角色，通过抑制醛固酮对 MR 的过度激活，能够有效治疗相关的心脏病、肾病。

在人体心肌细胞、内皮细胞、血管平滑肌细胞、心血管成纤维细胞、肾小管上皮细胞等处均有醛固酮受体。醛固酮可以和上述细胞内醛固酮受体结合形成醛固酮 - 受体复合物，该复合物进入细胞核，与 DNA 结合，影响其转录活性，使信使核糖核酸（messenger RNA，mRNA）生成速率发生改变，进而影响醛固酮诱导蛋白的表达，导致一系列心衰的病理生理变化。

（三）醛固酮在 CHF 病理生理中的作用

醛固酮的值在正常人血浆中为 $139 \sim 416$ pmol/L。当心衰时，由于肾灌注压降低和肾灌注量减少，交感神经兴奋，血中儿茶酚胺增加，以及限制钠摄入和使用利尿剂等，使肾小球旁器细胞分泌肾素增加，裂解血管紧张素原产生血管紧张素 I 再经过血管紧张素转换酶的作用变为血管紧张素 II，刺激肾上腺皮质球状带合成并释放醛固酮。心衰时心脏局部醛固酮合成也被激活。醛固酮在心衰患者中可高达 $1100 \sim 1400$ pmol/L。醛固酮水平的增加，短期内可使心排血量升高，但若长期持续增加，除可引起水钠潴留、血压升高外，还可导致低钾血症和低镁血症，从而诱发患者出现心律失常、洋地黄中毒及心源性猝死；醛固酮高水平可阻断心肌对儿茶酚胺的摄取，从而使细胞外儿茶酚胺增多，交感神经兴奋性增加；心肌细胞外基质胶原增生及纤维化、心肌细胞肥大；血管平滑肌细胞肥大、内皮功能异常；醛固酮水平还是心衰患者出现胰岛素拮抗的决定因素之一。这些最终导致高血压、心衰、心肌缺血、心律失常、蛋白尿和肾脏损伤的发生和发展（图 4-3）。

醛固酮升高以后，心血管系统可发生以下病理生理改变。

1. 心肌纤维化

醛固酮可以刺激成纤维细胞增殖、胶原的产生，导致心肌和血管周围纤维化，阻断心肌对肾上腺素的摄取，增加纤溶酶原激活剂抑制物水平，促进心肌细胞肥大，从而影响心脏的收缩和舒张功能。醛固酮还可经丝裂原激活酶和盐皮质激素受体上调心肌细胞结缔组织生长因子表达，参加心肌纤维化。CHF 患者醛固酮分泌和血浆药物浓度（简称血药浓度）明显升高。升高的醛固酮，一方面通过对钠钾 ATP 酶的影响，引起水、钠潴留，造成血容量超负荷状态，使心衰患者的心功能进一步恶化；另一方面，醛固酮作为心肌胶原网络重塑的重要细胞因子，参与左心室肥大。心肌纤维化诱导左室重构，使心室的顺应性下降。

2. 血管改变

CHF 患者血浆醛固酮与大动脉顺应性呈显著负相关，分析可能与醛固酮致血管纤维化、损伤压力感受器、影响一氧化碳酶合成、损伤内皮功能有关。醛固酮能促进巨噬细胞的氧化应激和动脉粥样硬化病变的发展。醛固酮通过激活 MRA，可致血管重塑及促使器官损伤。

3. 心肌缺血和心律失常

CHF 患者基线血浆醛固酮与血镁呈显著负相关，低镁导致冠状动脉收缩；醛固酮阻断心肌对儿茶酚胺的摄取，促进交感神经激活，增加心率、心肌氧耗量和冠脉张力。醛固酮可通过致心肌纤维化、损伤大动脉顺应性、致心肌肥厚、使冠脉储备力降低等综合机制导致心肌缺血。此外，钾和镁丢失，交感神经活性增加、副交感神经活性降低、内皮功能受损、心肌纤维化使组织传导不一及心肌缺血的综合机制均可诱发室性心律失常，从而增加心源性猝死。

在心肌和血管重塑方面，醛固酮具有独立于血管紧张素Ⅱ的独特作用。动物试验和临床研究都已证实，阻断醛固酮受体对这些损伤具有保护作用。

醛固酮通过多种病理机制促进心血管疾病的发展，导致冠状动脉粥样硬化、心肌纤维化和肥大，以及电生理改变，从而增加心血管疾病和事件的风险。

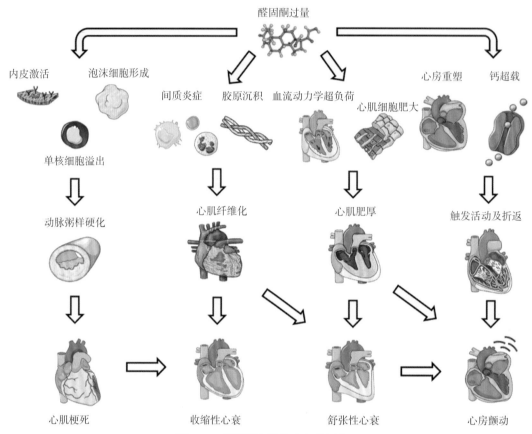

图4-3　醛固酮介导的心血管损伤

（四）醛固酮逃逸

1. 醛固酮逃逸的相关研究

1981年，Staessen等在临床应用卡托普利治疗7例高血压患者的过程中发现，血浆醛固酮水平在治疗初期有所下降，而后又上升，提出了"醛固酮逃逸"概念。随后有大量的报道证实了这一现象，即在ACEI的长期治疗过程中，血浆醛固酮水平在初期的下降后，通常在治疗3个月以后，血浆中醛固酮水平再度升高，且高于治疗前水平。有学者将该现象称为"aldosterone breakthrough"。

醛固酮逃逸现象的研究资料大多来自ACEI治疗CHF的观察。研究统计其逃逸的发生率在10%～53%。其发生的概率有较大的差异，可能与观察样本大小、不同试验使用的ACEI药物不同、观察的时间不一致有关。

2. 醛固酮逃逸的机制

醛固酮逃逸的机制，目前尚不完全清楚，其可能的机制：①人体内存在另一种高度特异性的血管紧张素转换酶chymase（一种糜蛋白酶样丝氨酸蛋白酶），作用于血管紧张素Ⅰ的羧基末端His-Leu，使之转换成 Ang Ⅱ；②组织蛋白酶 G、组织纤溶酶原激活剂通过非肾素途径直接分解血管紧张素原形成 Ang Ⅱ；③内皮素、血管升压素、儿茶酚胺、高血钾、促肾上腺皮质激素、糖皮质激素、抗利尿激素、高脂血症和血浆高密度脂蛋白降低等非 Ang Ⅱ 依赖的醛固酮刺激因子，促进醛固酮的分泌；④心脏、大血管、脑部等器官组织存在独立于经典 RAAS 之外的外周醛固酮形成系统，并以自分泌与旁分泌的形式在局部发挥作用；⑤长期 ACEI 治疗，生成的替代途径——胃促胰酶转化途径占优势，这样导致肾素升高；⑥与 ACE 基因的多态性有关，尤其是 ACE 的 DD 基因型。

3. 醛固酮逃逸带来的后果及临床干预

在长期 ACEI 和 ARB 治疗后醛固酮逃逸是非常值得关注的问题。一旦发生，会极大地抵消 ACEI 和 ARB 的治疗获益。有学者通过增加 ACEI 的剂量及联合应用 ARB 等方法希望全面阻滞 RAAS，但仍不能阻断醛固酮逃逸现象的发生。MRA 可阻断醛固酮逃逸现象，RALES、EPHESUS 等一系列临床试验提示在心衰及高血压患者中使用 MRA 获益，证实了 MRA 在心衰治疗中的基石地位。

（五）MRA 治疗 CHF 的机制

1. 减轻心肌纤维化

MRA 对心脏的最主要作用就是减轻心肌纤维化。MRA 可显著抑制胶原合成、减轻心肌纤维化，这一作用显著大于 ACEI 及 ARB 血管紧张素受体拮抗剂的作用。MRA 还可调节心肌组织的 K^+、Mg^{2+} 平衡，这一作用也抗心肌纤维化，且不影响心肌组织修复及瘢痕形成，从而改善舒张和收缩功能，改善心肌重构。

2. 减少心律失常、预防心源性猝死的发生

低血 Mg^{2+} 促发冠脉收缩导致心肌缺血，诱发室性心律失常；低血 K^+ 和低血 Mg^{2+} 一起可导致室性心律失常，甚至猝死。MRA 可提高血清 K^+、Mg^{2+} 浓度，从而预防心律失常性猝死。MRA 对抗醛固酮抑制心肌摄取儿茶酚胺的作用，使心肌细胞外儿茶酚胺减少，这可以改善心肌缺血，也预防了心源性猝死的发生。

3. 纠正"醛固酮逃逸"现象

详见上文"醛固酮逃逸带来的后果及临床干预"。

4. 不同 MRA 药物的心脏作用有所不同

总之，MRA 通过减少心肌纤维化、心脏交感神经活动、左室重构，以及降低左室充盈压而使心衰患者获益。啮齿类动物实验提示：依普利酮可降低心肌纤维化、细胞凋亡和心肌细胞死亡。螺内酯可抑制心肌成纤维细胞增生、减轻病理性缝隙连接蛋白重构、减少室性期前收缩，但不能减轻心肌肥厚。非奈利酮可显著减轻左室室壁厚度和质量，并在小鼠心脏纤维化模型上显示出比依普利酮更好的抗纤维化活性作用。MRA 还有额外的基因表型效应，MRA 通过抑制 *CTGF* 和 *NOX4* 基因表达增加，对心衰时分子表达具有正向效应。

二、MRA

MRA 的主要药物有螺内酯（第一代）、依普利酮（第二代）等。大型临床试验表明，螺内酯和依普利酮可明显改善心衰患者的预后，提高生存率。RALES、EPHESUS、EMPHASIS-HF 这 3 项研究的综合结果为 MRA 的重要性提供了理论支持。一些较小规模的临床研究也发现了螺内酯和依普利酮治疗慢性肾脏病与糖尿病肾病的潜在价值。但传统的 MRA 由于选择性低，可能导致患者血钾水平升高、男性乳房发育、女性月经紊乱等不良反应，人们并未将它们作为一线药物使用。近年来，新一代 MRA，如非奈利酮（第三代）采用非甾体结构来规避传统甾体型 MRA 导致的不良事件风险。不同 MRA 的药物特点比较详见表 4-12。

表 4-12　3 种 MRA 的药物特点比较

药物	螺内酯	依普利酮	非奈利酮
分子结构	$C_{24}H_{32}O_4S$	$C_{24}H_3O_6$	$C_{21}H_{22}N_4O_3$
3D 结构			
类别	甾体	甾体	二氢吡啶
对 MR 的选择性	非选择性	选择性	高选择性
MR IC_{50}/（nmol/L）	24	990	17.8
AR IC_{50}/（nmol/L）	77	≥ 21 240	≥ 10 000
GR IC_{50}/（nmol/L）	2410	≥ 21 980	≥ 10 000
PR IC_{50}/（nmol/L）	740	≥ 31 210	≥ 10 000
半衰期/小时	13～24（1～2 次/天）[a]，9～16（4 次/天）[a]	4～6	1.7～2.8

注：MRA，盐皮质激素受体拮抗剂；MR，盐皮质激素受体；AR，雄激素受体；GR，糖皮质激素受体；PR，孕激素受体；IC_{50}，半抑制浓度（MR 的 IC_{50} 数值越低，MRA 对 MR 抑制作用越强；AR/GR/PR 的 IC_{50} 数值越高，MRA 对 AR/GR/PR 的亲和力越弱，一定程度反映了其对 MR 的选择性越强）；[a] 螺内酯每日服药 1～2 次时平均半衰期约为 19 小时（13～24 小时），每日服药 4 次时半衰期约为 12.5 小时（9～16 小时）。

2022 年美国 AHA 在 *Circulation* 上发表了新版 2 型糖尿病（T2DM）患者心血管风险因素综合管理的科学声明，该科学声明最初于 1999 年发布，并于 2007 年和 2015 年进行了修订更新。2022 年美国 AHA 科学声明总结了近年来该领域代表性的临床研究和指南，并给出推荐意见以指导临床实践。2022 年美国 AHA 科学声明指出糖尿病患者 CKD 患病率高达 20%～40%，伴有 CKD 的糖尿病患者心血管疾病（包括心律失常、心衰、急性冠脉综合征和脑卒中）的发生风险和心血管疾病的死亡风险显著增加。T2DM 合并 CKD 已成为心血管疾病防治领域面临的重大问题，急需重视此类患者心血管风险的管理与治疗。2022 年美国 AHA 科学声明强调选择性非甾体 MRA——非奈利酮延缓糖尿病患者的 CKD 发展，多项研究证实非奈利酮可带来确切的心肾保护作用，显著改善 T2DM 合并 CKD 患者的心肾结局。

（一）传统的类固醇类 MRA

第一代 MRA 代表药是螺内酯，其为醛固酮的竞争性拮抗剂，本身及其代谢产物坎利酮的分子结构与醛固酮相似。因此，利尿作用与血醛固酮浓度相关，仅在体内有醛固酮时才能发挥其利尿作用。切除肾上腺的动物实验也证实了这一点，如果切除动物肾上腺则利尿作用消失。血钠降低或血钾升高均能促进醛固酮的分泌。血钾仅升高 0.1 mmol/L 就能刺激醛固酮分泌，血钠显著降低达 10% 时才能促进醛固酮的分泌。该药也能抗雄激素受体，引起男性阳痿、性功能障碍、女性男性化。这一副作用限制了患者的长期服用，停止服药后上述副作用会消失。

第二代 MRA 依普利酮是选择性醛固酮受体拮抗剂，它克服了螺内酯的一些副作用，其抗醛固酮活性的效果是螺内酯的 2 倍，具有更广阔的临床运用前景。EPHESUS 试验发现，依普利酮并不会导致高钾血症。EMPHASIS-HF 试验同样发现在肾功能正常或轻至中度异常的患者中使用依普利酮发生高钾血症是可以控制的。不管怎样，有 CKD 或糖尿病病史的患者使用一代或二代 MRA 时发生高钾血症的风险会增加，应密切监测血清钾水平和肾功能。

（二）新型 MRA

MRA 的分子结构可以影响其生物分布、药效、选择性，因此，为了最大化心血管活性，并尽量减少电解质紊乱，非甾体药物已经成为新一代 MRA 发展的焦点，代表药物为非奈利酮。非奈利酮作为一种非甾体 MRA，通过抑制醛固酮和盐皮质激素受体（MR）结合，避免 MR 过度激活，使其迅速降解，从而减少水钠潴留及抑制炎症反应、心肌重构和纤维化。随着各种研究的不断深入，非奈利酮在治疗心衰、高血压和肾脏疾病等方面均展示出了良好的疗效。

研究提示，1 mg/kg 非奈利酮与 10～30 mg/kg 依普利酮钠具有等效钠效应，且连续使用 90 天仍具有很好的安全性。非奈利酮作为第三代强效、口服类非甾体 MRA，与 MR 结合的方式呈牢固的空间立体型，结构研究发现这种选择性作用主要通过氢键实现，且与 MR 的结合力比类固醇类受体如糖皮质激素受体、雄激素受体和孕激素受体等高出 500 倍。

与螺内酯、依普利酮生物及生化属性不同，非奈利酮是二氢吡啶类钙通道阻滞剂经结构修饰后得到的二氢萘啶化合物。作为 MRA，非奈利酮对高钾的耐受性比螺内酯和依普利酮更好，原因可能是药物的亲脂性和极性不同，从而引起组织分布和细胞通透性不同。与传统的类固醇激素主要分布于肾脏不同，非奈利酮生物分布在心、肝、肺等血流丰富的器官。用带放射性标记的非奈利酮给予大鼠灌胃，1 小时后可以在富含血管的器官，如心、肺、肝和肾脏中检测到；而类固醇类 MRA 则更多地存在于肾脏中，螺内酯在肾脏中的药物浓度高出心脏中药物浓度 6 倍，依普利酮高出 3 倍。此外，非奈利酮的半衰期更短，活性产物的代谢更快。其拮抗剂的半抑制浓度为 18 nmol/L，提示非奈利酮对 MR 具有更高的选择性和亲和力。它既不会与 65 种不同的酶和离子通道互相作用，也不会阻断 L 型钙通道，因此较少与其他药物发生相互作用。其作用机制如下：①通过与 MR 的 H3 螺旋上的丙氨酸残基（Ala-773）和 H5 螺旋上的丝氨酸残基（Ser-810）结合，导致位于 MR 的 C 末端激活结构域中的一个重要螺旋（H12）发生突出，并形成一个不稳定的受体-配体复合体，导致其快速降解；②非奈利酮抑制 MR 受体靶基因（*SGK1*）和醛固酮诱导的 *SGK1* 基因表达；③非奈利酮可减少 MR 的核积聚，抑制 MR 在 DNA 靶序列上的转录激活。所以，相对于螺内酯和依普利酮，非奈利酮在集合管中的浓度相对减少，钾离子的重吸收程度降低，高钾血症的风险相应减少。

非奈利酮经 CYP3A4（90%）和 CYP2C8（10%）代谢，肾功能不全患者的消除半衰期延长：肌酐清除率 < 30 mL/（min·m²）者为 3 小时，30～50 mL/（min·m²）者为 2.88 小时，50～80 mL/（min·m²）者为 2.34 小时，> 80 mL/（min·m²）者为 2.23 小时。非奈利酮的蛋白结合率高，低蛋白血症可能导致药物血药浓度升高。非奈利酮在禁食状态下可被迅速吸收，血药浓度达峰时间为 0.5～1 小时。其餐后服用，吸收率不受影响，但血浆清除率受到影响。非奈利酮不影响尿电解质和血清醛固酮水平。

不同于甾体 MRA 易导致高钾血症的发生，非奈利酮不良反应表现程度较轻，最常见不良反应（发生率 ≥ 5%）为肌酸激酶与血糖水平升高、低钠血症、头痛、眩晕等不良事件。既往的动物模型研究发现，与甾体 MRA 相比，非奈利酮均匀地分布在模型大鼠的心脏和肾脏组织中，对血钾的影响小。非奈利酮对健康大鼠尿量基本无影响，与 RAAS 拮抗剂联合使用时，还具有明显的抗高钾血症的功效，同时血钠水平与该类药物剂量呈正相关。无论是心衰还是糖尿病相关 II 期临床试验中，与螺内酯组比，非奈利酮组患者的血钾均明显降低。研究发现有肾功能不全者和服用保钾利尿药等易出现高血钾的患者在接受非奈利酮治疗时，仍可能会出现高钾血症，因此需要监测其血钾水平。肾功能不全者治疗期间也需要监测肾功能，对于 eGFR < 60 mL/（min·1.73 m²）的患者还建议增加监测频率。

（三）MRA 在心衰中的临床研究

有关 MRA 在心衰中的临床研究详见表 4-13。

以下为主要临床研究的具体情况。

表 4-13　MRA 在心衰治疗中的临床研究证据

MRA	心衰类型	研究名称/作者（年份）	研究类型（分期）	入组人群	病例数	干预方案	主要研究结果
螺内酯	HFrEF	RALES（1999）	RCT（Ⅲ）	HFrEF（NYHA 心功能分级Ⅲ/Ⅳ级）	1663	ACEI+（螺内酯 *vs.* 安慰剂）	螺内酯组全因死亡率风险、因心脏原因住院和死亡风险分别显著降低 30%、30% 和 31%；组间严重高钾血症发生率相当（$P=0.42$）；螺内酯组男性乳房发育症或乳房疼痛比例更高（$P<0.001$）
		Oh 等（2015）	回顾性注册研究	严重肾功能不全［eGFR < 45 mL/（min·1.73 m²）］的急性失代偿性心衰	1035	使用螺内酯 *vs.* 非使用螺内酯	调整后全因死亡率（$P=0.884$）和再住院率（$P=0.673$）风险于组间并无差异；CKD3b 期患者可保持螺内酯治疗的临床获益（$P=0.005$）；CKD4/5 期患者则无获益（$P=0.887$）
螺内酯	HFpEF	TOPCAT（2014—2015）	RCT（Ⅲ）	HFpEF（有症状、过去 1 年有心衰住院史）	3445	螺内酯 *vs.* 安慰剂	在达到主要复合终点方面，螺内酯与安慰剂之间差异无统计学意义（$P=0.14$）TOPCAT 美洲地区患者的亚组中，螺内酯的主要终点事件风险较安慰剂降低了 18%
		AldoDHF（2013）	RCT	HFpEF（NYHA 心功能分级Ⅱ级/Ⅲ级、LVEF ≥ 50%）	422	螺内酯 *vs.* 安慰剂	螺内酯治疗 HFpEF 可诱导心室重塑逆转（左室质量指数下降，$P=0.009$）和改善神经内分泌激活（NT-proBNP 比率，$P=0.03$），改善左室舒张功能
		Kosmala 等（2016）	RCT	HFpEF（NYHA 心功能分级Ⅱ~Ⅲ级、LVEF > 50%）	150	螺内酯 *vs.* 安慰剂	螺内酯治疗 HFpEF 可改善患者运动能力（VO_2 峰值增加，$P<0.001$，E/e' 增加减少，$P<0.001$）

续表

MRA	心衰类型	研究名称/作者（年份）	研究类型（分期）	入组人群	病例数	干预方案	主要研究结果
螺内酯	HFmrEF	TOPCAT 亚组分析（2016）	RCT(Ⅲ)二次分析	HFmrEF（LVEF < 50%）	520	螺内酯 vs. 安慰剂	螺内酯与更好的主要终点（心血管死亡、心脏停搏或因心衰住院）结局相关（HR = 1.37，95%CI：1.09～1.72）
		Enzan 等（2020）	回顾性注册研究	HFmrEF（LVEF 40%～49%）	457	使用螺内酯 vs. 非使用螺内酯	治疗后平均2.2年的随访期间，螺内酯组患者主要结局（全因死亡/心衰再住院）发生率低于对照组（P = 0.004）
依普利酮	HFrEF	EPHESUS（2003）	RCT(Ⅲ)	急性 MI 后的 HFrEF	6632	标准治疗 +（依普利酮 vs. 安慰剂）	依普利酮显著降低主要终点事件风险达13%，同时使全因死亡率降低15%；依普利酮组的严重高钾血症发生率更高（P = 0.002）
		EMPHASIS-HF（2011）	RCT(Ⅲ)	HFrEF（NYHA 心功能分级Ⅱ级）	2737	标准治疗 +（依普利酮 vs. 安慰剂）	依普利酮显著降低了主要终点事件风险（18.3% vs. 25.9%，P < 0.001）；两组患者不良事件（P = 0.37）及因不良事件而停药（P = 0.09）的发生率差异均无统计学意义
	HFpEF	RAAMPEF（2011）	RCT	HFpEF	44	依普利酮 vs. 安慰剂	治疗26周后：依普利酮与安慰剂组患者的6MWD改善差异无统计学意义（P = 0.91）；胶原蛋白标志物显著减少（Ⅰ型前胶原氨基末端肽，P = 0.009；Ⅰ型胶原蛋白羧基末端肽，P = 0.026），以及舒张功能改善（E/e′，P < 0.001）
非奈利酮	HFrEF	ARTS（2013）	RCT(Ⅱ)	HFrEF（NYHA 心功能分级Ⅱ～Ⅲ级、LVEF ≤ 40%）合并轻或中度 CKD	458	标准治疗 +（不同剂量非奈利酮 vs. 安慰剂）	不同剂量非奈利酮在HFrEF伴轻度CKD患者中具有良好安全耐受性；HFrEF伴中度CKD患者中非奈利酮引起的高钾血症发生率明显低于螺内酯（5.3% vs. 12.7%，P = 0.048）

续表

MRA	心衰类型	研究名称/作者（年份）	研究类型（分期）	入组人群	病例数	干预方案	主要研究结果
非奈利酮	HFrEF	ARTS-HF（2016）	RCT（Ⅱb）	需住院并接受静脉利尿剂治疗的 HFrEF 恶化患者，合并 T2DM 和（或）CKD	1066	不同剂量非奈利酮 vs. 依普利酮	非奈利酮耐受性良好，在达到主要终点（NT-proBNP 下降 ≥ 30%）方面与依普利酮相似；除 2.5～5 mg 剂量组外，其他非奈利酮组均达到探索性复合终点
		Pei 等（2018）	荟萃分析	慢性心衰（HFrEF）	1520	使用非奈利酮 vs. 使用螺内酯/依普利酮	非奈利酮以剂量依赖性方式降低 NT-proBNP 和尿白蛋白/肌酐比值等生化指标水平

注：HFrEF，射血分数降低的心衰；HFpEF，射血分数保留的心衰；HFmrEF，射血分数轻度降低的心衰；RCT，随机对照试验；CKD，慢性肾脏病；T2DM，2 型糖尿病；LVEF，左室射血分数；NYHA，美国纽约心脏病协会；NT-proBNP，N 末端 B 型利尿钠肽前体；VO₂，摄氧量；E/e′ 为二尖瓣尖处舒张早期血流速度/二尖瓣环处舒张早期心肌运动速度；6MWD，6 分钟步行距离。

1.RALES 试验

螺内酯是最先用于治疗慢性射血分数降低的心衰患者的 MRA。1999 年公布的 RALES 试验（randomized aldactone evaluation study，RALES）入选了 1663 例中至重度心衰患者（NYHA 心功能分级 Ⅲ～Ⅳ级，LVEF ≤ 35%），其中 54% 患者的基础疾病为缺血性心肌病。采取随机、双盲、安慰剂对照的方法，将所有患者随机分成 2 组，在应用传统抗心衰药物如 ACEI、袢利尿剂和地高辛的基础上（几乎所有受试患者均接受 ACEI 和袢利尿剂治疗，72% 的患者服用地高辛，接受 β 受体阻滞剂治疗的患者约占 10%），治疗组 822 例，加用小剂量螺内酯 25～50 mg/d（平均剂量为 26 mg/d）；对照组 841 例，加用安慰剂。主要观察终点为全因死亡。该研究在平均随访 24 个月后，中期分析结果表明螺内酯组明显获益，提前 2 年终止试验。结果显示安慰剂组死亡 386 例（46%），螺内酯组死亡 284 例（35%），与安慰剂组相比，螺内酯组总病死率降低 30%，心血管病死率降低 31%，非致死性心脏原因住院率降低 30%，心源性猝死发生率降低 29%。螺内酯组 41% 的患者 NYHA 心功能分级得以改善，21% 的患者心功能分级可稳定；而安慰剂组的比率分别为 33% 和 18%。

该研究首次提示，在使用标准抗心衰药物治疗的基础上，加用 MRA 能有效降低中至重度慢性射血分数降低的心衰患者的死亡率，延长生存期。

RALES 试验显示螺内酯具有明显的心脏保护作用。该试验患者所使用的螺内酯平均剂量为 26 mg/d，这一剂量不会导致明显的血流动力学效应，即利尿作用小，其心脏保护作用更多归因于抵抗了醛固酮所致的心室重塑作用，即减弱了心肌纤维化。

为进一步探究这一机制，RALES 子试验从 RALES 试验的人群中选取了 261 例患者，随机分为对照组与螺内酯组（剂量为 12.5～50.0 mg/d），分别检测试验初始及 6 个月后的血清心肌纤维化标志物［PⅠCP（Ⅰ型前胶原 C 末端肽）、PⅠNP（Ⅰ型前胶原 N 末端肽）和 PⅢNP（Ⅲ型前胶原 N 末端肽）］水平，这几个指标都是心室重塑的重要标志物。结果提示，初始心肌纤维化标志物高的心衰患者预后不佳，而在基础治疗上添加螺内酯治疗可以显著降低心肌纤维化的水平，改善预后。该研究表明，螺内酯通过降低心肌细胞外基质或心肌胶原的再生，减少心肌纤维化发生，大大减缓了心室重塑的进展，最终改善了充血性心衰患者的预后。

2. EPHESUS 试验

2003 年公布的 EPHESUS 试验，即依普利酮对急性心肌梗死后心衰的疗效和生存试验（eplerenone post-acute myocardial infarction heart failure efficacy and survival study，EPHESVS）的研究，该试验选取了 6632 例急性心肌梗死后 3～14 天、伴有左室收缩功能异常（LVEF ≤ 40%，其中 90 例有心衰症状）的患者。所有患者随机分为依普利酮组（3319 例）和安慰剂组（3313 例），平均治疗 16 个月。依普利酮起始剂量为 25 mg/d，最高剂量增至 50 mg/d。主要观察终点为全因死亡、心血管病死亡或因心血管事件（心衰、急性心肌梗死、脑卒中或室性心律失常等）住院的联合终点。其中，90% 的受试者有心衰症状，LVEF 平均值为 33%，大多数患者已接受包括 ACEI 或 ARB 及 β 受体阻滞剂在内的标准抗心衰治疗，同时接受阿司匹林和他汀类药物治疗，近半数患者接受冠状动脉血运重建术。该项研究由于依普利酮组主要终点事件发生率较安慰剂组显著降低而提前终止。结果显示，依普利酮组死亡 478 例（14.4%），安慰剂组死亡 554 例（16.7%），与安慰剂组相比，依普利酮组总死亡率降低 15%，发生心血管死亡或因心血管病而住院率降低 13%，心血管病死率降低 17%，心脏猝死率减少 21%，死亡或任何原因住院率降低 8%，心衰恶化住院病例减少 15%，心衰恶化住院的次数减少 23%。

和螺内酯相似，依普利酮组高钾血症的发生率显著升高，虽未造成相关死亡，但提示中重度心衰患者在使用 RAAS 抑制剂的基础上加用 MRA 需关注肾功能和血钾的水平变化。多个慢性心衰指南均有提及这一点。依普利酮与螺内酯相比，对性激素的影响更小，依普利酮组患者长期治疗后发生内分泌异常（如男性勃起功能障碍、乳房发育或女性乳房肿痛等）的比例与安慰剂组相近。其他的不良反应还有血脂（胆固醇、甘油三酯）、血清肌酐升高及血清钠下降等。

EPHESUS 试验提示依普利酮对急性心肌梗死后发生心功能不全和心衰的患者表现出了心脏保护作用，EPHESUS 子试验分析了依普利酮心脏保护作用的机制。EPHESUS 子试验从 EPHESUS 试验的人群中筛选了 476 例患者，随机分为对照组与依普利酮组（剂量为 25～50 mg/d），分别检测试验初始及 4 周、3 个月、6 个月、9 个月，以及停药终点时的血清胶原更新标志物，包括纤维化标志物（P Ⅰ NP、P Ⅲ NP）、胶原降解标志物组织金属蛋白酶抑制物 -1、Ⅰ 型胶原末端肽及心衰标志物 BNP、炎症标志物 CRP 的水平，并进行相关分析。结果发现，与对照组相比，依普利酮组 P Ⅰ NP、P Ⅲ NP 的水平降低，且从 6 个月起降低显著，提示依普利酮可通过抑制胶原合成对心脏起到保护作用；Ⅰ 型胶原末端肽与 BNP 初始水平高于中位数，与全死因死亡率及因心脏原因住院率增加等不良预后有关，提示心肌胶原降解与左室室壁张力增加会加快心室重塑进程，使心衰恶化；胶原相关标志物、BNP、CRP 的相互关系说明急性心肌梗死后发生着一系列心室重塑的复杂过程，其中涉及心肌细胞外基质重构、心肌细胞伸长，以及心肌的炎症反应。

3. EMPHASIS-HF 研究

2010 年美国 AHA 年会公布了 EMPHASIS-HF 研究（eplerenone in mild patients hospitalization and survival study in heart failure，EMPHASIS-HF），该研究将依普利酮的治疗人群进一步扩大至轻度（NYHA 心功能分级 Ⅱ 级）慢性射血分数降低的心衰患者。入选了 2737 例患者，其中近 70% 基础病因为缺血性心肌病，约 50% 既往有心肌梗死病史，大多数患者均已接受最大耐受的 ACE 抑制剂或 ARB 和 β 受体阻滞剂，且入选患者一般状况较好，平均血红蛋白、血肌酐及血钾水平均处于正常范围内，肾功能处于代偿阶段［平均肾小球滤过率预计值为（71.2 ± 21.9）L/（min · 1.73 m^2）］，平均 LVEF 为 26%。依普利酮组给予依普利酮 25～50 mg/d，中位随访时间为 21 个月。该研究也因依普利酮组显著的心血管事件改善优势而提前终止。与安慰剂组相比，依普利酮组的主要联合终点事件、心血管病死亡和心衰住院均显著降低，次要终点患者的全因死亡、任何原因的入院及心衰入院等事件显著减少。研究中依普利酮组因肾功能恶化或高钾血症住院的患者并未见显著增加，总不良事件包括男性乳房发育或其他乳腺异常情况的发生率也未见显著上升。

4. TOPCAT 研究

螺内酯治疗射血分数保留的心衰研究（the treatment of preserved cardiac function heart failure with an aldosterone antagonist，TOPCAT）是一项多中心的随机双盲研究，纳入了 6 个国家 3445 例（> 50 岁）心衰（LVEF > 45% 且有症状或体征），或有前 60 天内 BNP 升高和过去 1 年内心衰入院史的患者，这些资格标准作为随机分组时的分层指标。该研究将患者随机分组，分为螺内酯组（320 例达主要终点，占 18.6%）和安慰剂组（351 例达主要终点，占 20.4%），分别给予螺内酯（15 mg qd，最多 45 mg qd）和安慰剂治疗，平均随访时间为 3.3 年。主要终点为观察心血管原因导致的死亡、心脏骤停、心衰再住院。研究发现，螺内酯未能改善主要终点（复合终点事件发生率 5.9/100 人年 *vs.* 6.6/100 人年），但可改善次要终点：心衰住院率（12.0% *vs.* 14.2%，*HR* = 0.83）。而对于 BNP 升高的患者，螺内酯可减少终点事件发生率。螺内酯组的肌酐和高钾血症发生比率较安慰剂组升高（18.7% *vs.* 9.1%），但低钾血症发生比率降低。两组间严重不良反应（如血肌酐水平 ≥ 265 μmol/L、需要透析）无显著性差异。

5.ARTS-HF 系列研究

（1）盐皮质激素受体拮抗剂耐受性研究（mineralocorticoid receptor antagonist tolerability study，ARTS）：ARTS 研究是一项多中心、随机、双盲、安慰剂和螺内酯平行对照的 II 期临床研究，包含了全球 10 个国家的 55 个中心，纳入合并轻度或中度 CKD 的射血分数降低的心衰患者（左室射血分数 ≤ 40%），目的为评估非奈利酮在轻至中度 CKD 合并心衰患者中的安全性和耐受性。该研究由 A、B 两个阶段组成，A 阶段评估了 65 例合并轻度 CKD 的 HFrEF 患者服用不同剂量非奈利酮（每次 2.5 mg、5 mg 及 10 mg，每日 1 次）的安全性和耐受性。B 阶段比较了 393 例合并中度 CKD 的 HFrEF 患者分别使用非奈利酮（每次 2.5 mg、5 mg 及 10 mg，每日 1 次；或每次 5 mg，每日 2 次）与安慰剂或螺内酯（25 mg/d 及 50 mg/d）的不同。结果表明，非奈利酮组在 BNP、NT-proBNP 水平及尿白蛋白方面与螺内酯组无显著差异；螺内酯组 eGFR 下降更为显著；除非奈利酮低剂量组（每次 2.5 mg，每日 1 次）外，其他非奈利酮组中，NYHA 心功能分级 III 级的患者 eGFR 降低幅度明显大于 II 级者；非奈利酮组血钾水平显著低于螺内酯。因此，非奈利酮与螺内酯相比，在降低 BNP、NT-proBNP 和尿白蛋白水平相同的情况下，血钾升高更少，肾功能恶化更慢，具有更好的安全性和耐受性。

（2）盐皮质激素受体拮抗剂对心衰的耐受性研究（mineralocorticoid receptor antagonist tolerability study-heart failure，ARTS-HF）：ARTS-HF 研究是一项 IIb 期、多中心、随机、双盲、依普利酮对照临床研究，旨在评估非奈利酮的有效性和安全性。该研究共纳入了 1060 例合并 2 型糖尿病或 CKD 的 HFrEF 患者，分别接受非奈利酮或依普利酮治疗。5 个非奈利酮剂量组分别采用 2.5 mg/d、5 mg/d、7.5 mg/d、10 mg/d 和 15 mg/d 起始剂量开始口服，并在 30 天时分别逐渐增量到 5 mg/d、10 mg/d、15 mg/d、20 mg/d 和 20 mg/d。依普利酮组则从隔日 25 mg 起始剂量开始口服，并在 30 天时逐渐增量到 25 mg/d，在 60 天时增加至 50 mg/d。两组均在 90 天时进行重新评估。该研究主要终点是治疗 90 天内 NT-proBNP 水平较基线下降超过 30%，次要终点是全因死亡、心血管相关住院或因心衰恶化需紧急就医。结果显示：主要终点依普利酮治疗组为 37.2%，而非奈利酮治疗组 2.5 ～ 5 mg 为 30.9%、5 ～ 10 mg 为 32.5%、7.5 ～ 15 mg 为 37.3%、10 ～ 20 mg 为 38.8%、15 ～ 20 mg 为 34.2%。研究发现，在 90 天内非奈利酮与依普利酮降低受试者 NT-proBNP 的效果相当。除了最低剂量组，非奈利酮组其他各剂量组患者的次要终点——全因死亡、心血管相关入院或因心衰恶化紧急就诊发生率均低于依普利酮治疗组。其中在非奈利酮起始剂量 10 mg 组，观察到了 44% 的相关风险降低，降低幅度最大。

非奈利酮相关紧急不良事件发生率与依普利酮相似，受试者对各剂量非奈利酮均表现良好的耐受性。血钾升高≥5.6 mmol/L人数所占各组比例依普利酮组为4.7%，非奈利酮组为4.3%。依普利酮组患者血钾基线至试验结束时平均变化为0.262 mmol/L，而非奈利酮各剂量组血钾基线平均变化为0.119～0.202 mmol/L。eGFR＞40%人数所占各组比例分别为依普利酮组9.4%，非奈利酮组9.1%。因此推断，非奈利酮可降低心衰患者的血清标志物水平，改善该研究所预设的临床结局，与依普利酮相比，血钾水平上升幅度更小，安全性更高。

（3）ARTS-HF日本研究：该研究设计均与ARTS-HF研究相同，为随机、双盲、Ⅱb期临床研究，共纳入了72例合并CKD及糖尿病的HFrEF患者，其6个分组初始剂量及目标剂量均与ARTS-HF研究相同，观察90 d，主要终点及次要终点均与ARTS-HF研究相同。结果显示，非奈利酮组主要终点的达标率（90 d内NT-proBNP水平较基线下降超过30%），5个非奈利酮组按照剂量增加分别为15.4%、23.1%、45.5%、27.3%和45.5%，提示达标率随着非奈利酮用量的增加而提高，且在15～20 mg组效果最明显。血钾水平在非奈利酮各组之间均值变化相似。而依普利酮组主要终点的达标率为23.1%。两组间血钾水平未见显著差异，因该研究样本量过少，无法得出有统计学差异的结论，但受试者对非奈利酮均表现出良好的耐受性。

（4）相关荟萃分析：Pei等纳入上述3项研究（ARTS、ARTS-HF、ARTS-HF日本研究）共1520例慢性心衰患者进行荟萃分析，比较了3种不同MRA(非奈利酮、依普利酮和螺内酯)的安全性和有效性。结果显示，非奈利酮和甾体MRA治疗后NT-proBNP下降30%（抗心室重塑）的效果相当，但10 mg/d的非奈利酮要优于甾体MRA。安全性方面，与25 mg/d增量至50 mg/d的甾体MRA相比，10 mg/d的非奈利酮相关不良事件发生风险更低，血钾水平更低，且eGFR降低幅度更小。非奈利酮随剂量增加而降低NT-proBNP水平及尿白蛋白肌酐比值（urinary albumin creatinine ratio，UACR）等生化指标。在慢性心衰患者中，非奈利酮10 mg/d在抗心室重塑方面与甾体MRA使用20 mg/d增量至50 mg/d的效果相当，但非奈利酮在合并CKD的患者中安全性更高。

6. 盐皮质激素受体拮抗剂耐受性试验（miner alocorticoid receptor antagonist tolerability study，ARTS-DN）研究

ARTS DN研究是一项随机、平行、双盲、安慰剂对照的Ⅱb期临床试验，目的为观察非奈利酮在T2DM合并CKD患者中的临床疗效。纳入已在服用1种ACEI或ARB药物的T2DM或持续蛋白尿患者823例，随机分配给予非奈利酮1.25 mg/d、2.5 mg/d、5 mg/d、7.5 mg/d、10 mg/d、15 mg/d和20 mg/d（$n=119$）或安慰剂（$n=94$）口服，1日1次，观察90天，共821例患者完成该研究。主要终点是从基线到治疗90天的UACR变化，次要终点包括高钾血症发生率和eGFR下降至少40%的发生率。结果显示，非奈利酮各剂量组随剂量升高UACR逐渐降低，在研究结束时，非奈利酮7.5 mg/d、10 mg/d、15 mg/d、20 mg/d组UACR降低＞50%的比例分别为17.2%、17.2%、33.6%和40.6%，而安慰剂组UACR降低＞50%的比例为13.6%。在UACR的变化和血压变化之间未发现明显的相关性，提示尿白蛋白排泄的减少不是由血压的减少导致的。非奈利酮7.5 mg/d、15 mg/d和20 mg/d组高钾血症发生率分别为2.1%、3.2%和1.7%；非奈利酮10 mg/d组和安慰剂组均未观察到因发生高钾血症而导致的停药。安慰剂组和非奈利酮1.25 mg/d、7.5 mg/d、10 mg/d、15 mg/d和20 mg/d组eGFR下降至少40%的发生率分别为2.2%、1.0%、3.1%、1.1%、0.8%和0.9%，而非奈利酮2.5 mg/d和5 mg/d组发生率为0。提示eGFR没有显著降低可能是该研究中高钾血症风险低的一个促成因素。然而该研究在筛查时排除了血清钾浓度大于4.8 mmol/L的患者，且纳入患者较少，随访时间短，存在局限性，还需进行更长期的临床研究来观察研究终点。

ARTS-DN研究中主要不良反应包括高钾血症（血清钾≥5.6 mmol/L，1.5%）、鼻咽炎（6.1%）、血肌酸激酶升高（3.0%）、eGFR降低（2.2%）、头晕（2.2%）、肌肉痉挛（2.2%）、冠状动脉疾病（0.2%）、脑血管意外（0.2%）、前列腺癌（0.2%）。

7.FIDELIO-DKD 系列研究

（1）FIDELIO-DKD 研究：FIDELIO-DKD 研究是一项随机、双盲、安慰剂对照、多中心Ⅲ期临床试验，纳入来自全球 48 个国家伴有 CKD 的 T2DM 患者 5674 例，随机分为非奈利酮组（$n=2833$）和安慰剂组（$n=2841$）。根据患者的 eGFR 选择药物的起始剂量：eGFR $25\sim60$ mL/（min·1.73 m^2），起始使用非奈利酮 10 mg/d 或等剂量的安慰剂；eGFR ≥60 mL/（min·1.73 m^2），非奈利酮起始剂量为 20 mg/d。治疗期间若 eGFR 稳定，1 个月后可上调至 20 mg/d；在治疗开始后的任何时间都允许降至 10 mg。患者同时接受标准治疗，包括降糖治疗和最大耐受剂量的 RAS 阻断剂。主要终点是为首次发生肾衰竭、eGFR 在至少 4 周内自基线持续降低 $\geq40\%$ 或因肾病死亡的复合终点。中位随访 2.6 年。结果显示，与安慰剂组相比，非奈利酮显著降低肾脏复合终点事件风险达 18%（$HR=0.82$）；在心血管事件方面，非奈利酮组心血管死亡、非致死性心肌梗死、非致死性脑卒中或心衰住院的复合风险显著降低了 14%（$HR=0.86$）。

FIDELIO-DKD 安全性研究显示，非奈利酮大多数不良事件为轻至中度，患者耐受性较好。与安慰剂组相比，非奈利酮组严重不良事件如死亡、危及生命、导致住院（或现有住院时间延长）等的发生率更低（31.9% vs. 34.3%），高钾血症发生率更高（18.3% vs. 9%）。非奈利酮组因高钾血症停止治疗的患者比例为 2.0%，安慰剂组为 0.9%。但高钾血症相关严重不良事件发生率均较低（1.6% vs. 0.4%），且均无高钾血症相关死亡。

（2）FIDELIO-DKD 研究中国亚组：2022 年 11 月 5 日，在 2022 美国肾脏病年会上，我国学者公布了 FIDELIO-DKD 研究的中国亚组分析结果，评估非奈利酮对中国人群心肾结局的影响及安全性。FIDELIO-DKD 中国亚组研究一共纳入来自中国 67 个研究中心的 372 例 T2DM 相关 CKD 患者，所有患者按 1:1 比例随机分组，在标准治疗基础上加用非奈利酮或安慰剂，中位随访时间为 30 个月。入组标准：T2DM 患者 UACR 为 $300\sim5000$ mg/g 且 eGFR 为 $25\sim75$ mL/（min·1.73 m^2）。研究主要终点为肾脏复合终点（发生肾衰竭、eGFR 在至少 4 周内较基线持续下降 $\geq40\%$ 或因肾病死亡），关键次要终点为心血管复合终点（发生心血管死亡、非致死性心肌梗死、非致死性脑卒中或因心衰住院）。结果显示，非奈利酮对我国人群有非常明显的肾脏保护作用。与安慰剂组相比，在标准治疗基础上，非奈利酮仍可以进一步显著降低肾脏复合事件发生风险达 41%（$HR=0.59$，95%CI：$0.39\sim0.88$，$P=0.009$）。对于 FIDELIO-DKD 整体人群，与安慰剂组相比，非奈利酮同样可显著降低主要肾脏事件复合终点的发生风险（$HR=0.82$，95%CI：$0.73\sim0.93$，$P=0.001$）。随访 30 个月后，非奈利酮组与安慰剂组间的绝对风险差为 12.2%，预防肾脏复合终点事件发生的需治人数为 8 例（95%CI：$4\sim84$）。对肾脏复合终点的单一组分的分析显示，各组分与主要肾脏复合终点的获益保持一致。与安慰剂组相比，非奈利酮对中国人群次要心血管复合终点即发生心血管死亡、非致死性心肌梗死、非致死性脑卒中或因心衰住院的获益与整体人群一致：中国亚组 $HR=0.75$（95%CI：$0.38\sim1.48$，$P=0.408$），整体人群为 $HR=0.86$（95%CI：$0.75\sim0.99$，$P=0.03$）。

总体而言，在中国人群中，非奈利酮不良反应发生率与安慰剂相似。非奈利酮组血压较安慰剂组有所下降，自基线至治疗第 1 个月、第 4 个月和第 12 个月非奈利酮组血压分别下降 3.07 mmHg（安慰剂组 +2.86 mmHg）、0.91 mmHg（安慰剂组 +3.00 mmHg）和 1.15 mmHg（安慰剂组 +1.82 mmHg）。非奈利酮组与安慰剂组急性肾损伤发生率相同［均为 $n=3$（1.6%）］，也未发现男性乳腺发育事件或乳房疼痛等性激素相关不良反应。尽管与安慰剂组相比，非奈利酮组血清钾 >5.5 mmol/L 的发生率高于安慰剂组［39（20.7%）vs. 19（10.5%）］，但因高钾停药率仅为 4.3%［非奈利酮组 8 例（4.3%）vs. 安慰剂组 2 例（1.1%）］，仅 3 例患者因高钾血症住院。无因高血钾症导致的死亡事件。

FIDELIO-DKD 研究中国亚组分析进一步发现，非奈利酮显著降低中国 T2DM 相关 CKD 患者的主要肾脏复合终点风险相较整体人群显示出更明显的肾脏获益趋势。推测可能与中国人群的高盐饮食相关：相较其他地区人群，中国人群普遍存在高盐饮食问题，高盐摄入可导致肾脏及心血管损伤，并通过 RAS 依赖或非依赖（Rac1）途径加剧 MR 的过度激活及靶器官损害。既往研究如 EVALUATE 的事后分析已经发现对于高盐摄入的 CKD 患者，RAS 抑制剂的肾脏保护作用受阻，而 MRA 有很好的治疗作用。

FIDELIO-DKD 亚组分析显示，非奈利酮对中国 T2DM 相关 CKD 患者有非常明显的肾脏保护作用，心血管获益与整体人群一致，在中国人群同样具有良好的耐受性、血钾可控。目前 KDIGO、ADA、中华医学会肾脏病学分会等多项权威机构发布的糖尿病肾病指南推荐非奈利酮用于 CKD 伴 T2DM 患者，以延缓肾脏疾病进展、降低心血管事件风险。

8.FIGARO-DKD 研究

FIGARO-DKD 研究在 2021 年 ESC 年会发布，是一项随机、双盲、安慰剂对照、平行、多中心 III 期临床试验，其目的为评估在合并 CKD 的 T2DM 患者中非奈利酮在心血管和肾脏结局方面的有效性和安全性。研究纳入来自全球 47 个国家 7437 例伴有 CKD 的 T2DM 患者。所有患者按 1 : 1 随机为非奈利酮组和安慰剂组，分别接受非奈利酮（10mg qd 或 20 mg qd）及安慰剂口服治疗。其中 571 例患者（7.8%）基线水平存在心衰，非奈利酮组 290 例、安慰剂组 281 例。其患者涵盖 UACR 中度升高（30～300 mg/g）且 eGFR 在 25～90 mL/（min·1.73 m^2）和 UACR 重度升高（300～5000 mg/g）且 eGFR ≥ 60 mL/（min·1.73 m^2）患者。根据患者筛选时的 eGFR 调整剂量，若 eGFR 为 25～60 mL/（min·1.73 m^2），则非奈利酮起始剂量为 10 mg/d；若 eGFR ≥ 60 mL/（min·1.73 m^2），则非奈利酮起始剂量为 20 mg/d。若血清钾 ≤ 4.8 mmol/L 且 eGFR 稳定，1 个月后可上调非奈利酮至 20 mg；在治疗开始后的任何时间都允许非奈利酮降至 10 mg。中位随访 3.4 年。主要终点是首次出现心血管事件死亡和发病时间的总和，由首次出现心血管死亡、非致死性心肌梗死、非致死性脑卒中及因心衰住院（首次＋再住院）组成的复合终点。结果显示，在标准治疗基础上，非奈利酮组与安慰剂组相比显著降低心血管事件（心血管死亡及首次心衰住院）发生风险达 13%（HR=0.87）。

FIGARO 研究的心衰二次分析为 FIGARO 研究的一项预设分析，旨在评估非奈利酮对 T2DM 合并 CKD 患者新发心衰和心衰相关结局的影响，以及心衰病史对非奈利酮获益的影响。研究结果显示，与安慰剂相比，非奈利酮显著降低无心衰病史 T2DM 合并 CKD 患者新发心衰发生风险达 32%；非奈利酮较安慰剂降低心血管死亡或首次心衰住院复合终点 18%、首次心衰住院 29%、再住院 30%。其中非奈利酮组心血管事件死亡患者比率为 7.9%，安慰剂组为 9.6%；非奈利酮组首次心衰住院患者比率为 3.2%，安慰剂组为 4.4%。而针对心衰相关死亡时间或首次心衰时间的复合结果分析提示，第 48 个月的绝对风险降低至 1.7%，需要治疗患者数为 60 例。非奈利酮组心血管事件死亡和总心衰住院时间的复合结果分析显示，与安慰剂组相比，在第 48 个月观察到的平均累计事件减少 3.0%。

非奈利酮组和安慰剂组不良事件的总体发生率无显著性差异。尽管非奈利酮组高钾血症的发生率高于安慰剂组，但高钾血症未导致死亡事件发生，且因高钾血症导致永久停用研究药物和住院治疗比例均较低，分别为 1.2% 和 0.6%。此外，由于非奈利酮对 MR 具有高选择性，研究显示非奈利酮组性激素相关不良反应与安慰剂组相同（均为 0.1%）。

9.FIDELITY 研究

FIDELITY 研究结合了 FIDELIO-DKD 研究和 FIGARO-DKD 研究的个体患者数据，进行荟萃分析。研究结果显示，与安慰剂相比，非奈利酮可使心血管复合事件发生风险显著降低 14%（HR=0.86，95%CI: 0.78～0.95，P=0.0018），且显著降低肾脏复合结局的风险达 23%（HR=0.77，95%CI: 0.67～0.88，P=0.0002）。提示非奈利酮显著改善 T2DM 合并 CKD 患者心肾结局。

总的来说，FIDELIO-DKD、FIGARO-DKD 及 FIDELITY 研究为非奈利酮在 T2DM 合并 CKD 患者中

的运用提供了循证依据，为该类患者心血管风险管理与防治提供了新手段。非奈利酮可进一步延缓肾衰竭、预防心血管不良结局，带来心肾双重获益，打开了该类患者治疗的新格局。

三、心力衰竭指南/共识对 MRA 的运用推荐

基于 MR 在心力衰竭患者中运用的临床研究证据，国内外多个指南/共识推荐 MR 在不同类型心力衰竭患者中运用，详见表 4-14。

表 4-14　近年发表的指南/共识中 MRA 应用推荐情况

指南名称	发表年份	适应证	MRA 应用推荐内容	推荐等级
盐皮质激素受体拮抗剂临床应用多学科中国专家共识	2022	HFrEF	推荐使用螺内酯或依普利酮治疗 HFrEF，以降低因心力衰竭住院和死亡风险	适合
			可根据临床实际情况，酌情考虑使用非奈利酮治疗 HFrEF	不确定
		HFmrEF	推荐使用螺内酯治疗 HFmrEF，以降低因心力衰竭住院和死亡风险	不确定
			可根据临床实际情况，酌情考虑使用非奈利酮及依普利酮治疗 HFmrEF	不确定
		HFpEF	可使用螺内酯治疗 HFpEF，以降低心力衰竭住院风险	不确定
			可根据临床实际情况，酌情考虑使用非奈利酮及依普利酮治疗 HFpEF	不确定
欧洲心脏病学会心力衰竭协会心力衰竭患者特征指导治疗共识	2021	心力衰竭伴 CKD	在血钾 ≤ 5.0 mmol/L 条件下，也可使用 MRA 以降低 eGFR 至 30 mL/（min·1.73 m²）	–
欧洲心脏病学会急慢性心力衰竭诊疗指南	2021	HFrEF	对于 LVEF < 40% 的心力衰竭（NYHA 心功能分级 Ⅱ~Ⅳ级）患者，推荐使用 MRA，以降低心力衰竭住院和死亡风险	Ⅰ，A
		HFmrEF	对于射血分数轻度降低（LVEF 41%~49%）的心力衰竭（NYHA 心功能分级 Ⅱ~Ⅳ级）患者，可以考虑使用 MRA 以降低心力衰竭住院和死亡风险	Ⅱ b，C
欧洲高血压学会声明	2021	HFpEF	HFpEF 院风险患者无论是否需要控制血压，应考虑低剂量螺内酯，以降低心力衰竭的住院风险	Ⅱ a，B
			对于 HFpEF 合并顽固性高血压患者，如果可以耐受，建议在现有降压治疗的基础上加用小剂量螺内酯	Ⅰ，B
美国心脏病学会优化心力衰竭治疗的专家共识决策路径	2021	HFrEF	基于大型随机临床试验，MRA 可作为 HFrEF 的一线药物选择	–
基层心血管病综合管理实践指南	2020	HFrEF	LVEF ≤ 35%、使用 ACEI/ARB/ARNI 和 β 受体阻滞剂治疗后仍有症状者，建议使用 MRA	Ⅰ，A
			急性 MI 后且 LVEF ≤ 40%，有心力衰竭症状或合并糖尿病患者，建议使用 MRA	Ⅰ，B
		HFpEF	对 LVEF ≥ 45%、BNP 水平升高或 1 年内因心力衰竭住院的 HFpEF 患者，可考虑使用 MRA 以降低住院风险	Ⅱ b，B
心力衰竭合理用药指南（第 2 版）	2019	HFrEF	LVEF ≤ 35%、使用 ACEI/ARB/ARNI 和 β 受体阻滞剂治疗后仍有症状的 HFrEF 患者，建议使用 MRA	Ⅰ，A
			急性 MI 后且 LVEF ≤ 40%，有心力衰竭症状或合并糖尿病者，建议使用 MRA	Ⅰ，B

续表

指南名称	发表年份	适应证	MRA 应用推荐内容	推荐等级
心力衰竭合理用药指南（第 2 版）	2019	HFpEF	对 LVEF ≥ 45%、BNP 水平升高或 1 年内因心力衰竭住院的 HFpEF 患者，且 eGFR > 30 mL/（min·1.73 m²）、肌酐 < 221 μmol/L（2.5 mL/dL）、血钾 < 5.0 mmol/L，可考虑使用 MRA 以降低住院风险	Ⅱ b，B
中国心力衰竭诊断和治疗指南	2018	HFrEF	推荐 LVEF ≤ 35%、使用 ACEI/ARB/ARNI 和 β 受体阻滞剂治疗后仍有症状的 HFrEF 患者使用 MRA	Ⅰ，A
			急性 MI 后且 LVEF ≤ 40%，有心力衰竭症状或合并糖尿病者	Ⅰ，B

注：ARNI，血管紧张素受体脑啡肽酶抑制剂；MI，心肌梗死；－，无推荐等级。

四、总结

MRA 具有防止心肌纤维化与心室重塑、抗心律失常作用，能有效减少心力衰竭患者的住院率及死亡率。《2021 ESC 急慢性心力衰竭诊断和治疗指南》和《2022 年 AHA/ACC/HFSA 心力衰竭管理指南》均推荐 ACEI/ARNI、β 受体阻滞剂、MRA 和 SGLT2i 这 4 类药物作为所有 HFrEF 患者的一线治疗药物（Ⅰ a 类推荐），以降低死亡率。MRA 亦为 HFpEF 患者指南Ⅱ b 类推荐药物。我国 MRA 的使用率远高于欧美国家，临床医师应注意掌握其适应证和禁忌证，监测不良反应，并及时处理。新一代选择性非甾体 MRA 非奈利酮的出现，兼具心肾协同保护作用，不良反应更少，将为心力衰竭患者的治疗提供新的前景。

参考文献

[1] 《中华内科杂志》编辑委员会，盐皮质激素受体拮抗剂临床应用共识专家组. 盐皮质激素受体拮抗剂临床应用多学科中国专家共识（2022）[J]. 中华内科杂志，2022，61（9）：981-999.

[2] KOLKHOF P，BÄRFACKER L. 30 Years of the mineralocorticoid receptor：mineralocorticoid receptor antagonists：60 years of research and development[J]. J Endocrinol，2017，234（1）：T125-T140.

[3] BUFFOLO F，IETTI M，MULATERO P，et al. Aldosterone as a Mediator of Cardiovascular Damage[J]. Hypertension，2022，79（9）：1899-1911.

[4] NISHIYAMA A. Pathophysiological mechanisms of mineralocorticoid receptor-dependent cardiovascular and chronic kidney disease[J]. Hypertens Res，2019，42（3）：293-300.

[5] FIEBELER A，MULLER D. Aldosterone，mineralcorticoid receptors and vascular Infammation[J]. Curr Opin hephrol Hyprtens，2007，16（2）：134-135.

[6] ELIA E D'，KRUM H，et al. Mineralcorticoid Antagonists in Heart Failure[J]. Heart Failure clinics，2014，10（4）：559-564.

[7] MANTERO F，LUCARELLI G. Aldosterone antagonists in hypertension and heart failure[J]. Ann Endocrinol（Paris），2000，61（1）：52-60.

[8] STAESSEN J，LIJNEN P，AGARD R，et al. Rise in plasma concentration of aldosterone during long-term angiotensin Ⅱ suppression[J]. Endocrinology，1981，91：457-465

[9] CICOIRA M，ZANOLLA L，ROSSI A，et al. Failure of aldosterone suppression despite angiotensin-converting enzyme（ACE）inhibitor administration in chronic heart failure is associated with ACE DD genotype[J]. J Am Coll Cardiol，2001，37：1808-1812.

[10] BARRERA-CHIMAL J，BONNARD B，JAISSER F. Roles of Mineralocorticoid Receptors in Cardiovascular and Cardiorenal Diseases[J]. Annu Rev Physiol，2022，84：585-610.

[11] KARTHIGAN N，LOCKWOOD S，WHITE A，et al. Mineralocorticoid receptor antagonists，heart failure and predictive

biomarkers[J]. J Endocrinol，2022，253（3）：R65-R76.

[12] PARKSOOK W W，WILLIAMS G H. Aldosterone and cardiovascular diseases[J]. Cardiovasc Res，2023，119（1）：28-44.

[13] VAN DEN MEIRACKER A H，BAGGEN R G，PAULI S，et al. Spironolactone in type 2 diabetic nephropathy：effects on proteinuria，blood pressure and renal function[J]. Hypertens，2006，24（11）：2285-2292.

[14] YANG C，BALSELLS J，CHU H D，et al. Discovery of benzimidazole oxazolidinediones as novel and selective nonsteroidal mineralocorticoid receptor antagonists[J]. ACS Med Chem Lett，2015，6（4）：461-465.

[15] KOLKHOF P，BARFACKER L. 30 Years of the mineralocorticoid receptor：mineralocorticoid receptor antagonists：60 years of research and development[J]. J Endocrinol，2017，234（1）：T125-T40.

[16] FAGART J，HILLISCH A，HUYET J，et al. A new mode of mineralocorticoid receptor antagonism by a potent and selective nonsteroidal molecule[J]. Biol Chem，2010，285（39）：29932-29940.

[17] KOLKHOF P，DELBECK M，KRETSCHMER A，et al. Finerenone，a novel selective nonsteroidal mineralocorticoid receptor antagonist protects from rat cardiorenal injury[J]. J Cardiovasc Pharmacol，2014，64：69-78.

[18] ZANNAD F，ALLA F，DOUSSET B，et al. Limitation of excessive extracellular matrix turnover may contribute to survival benefit of spironolactone therapy in patients with congestive heart failure：insights from the randomized aldactone evaluation study（RALES）. Rales Investigators[J]. Circulation，2000，102：2700-2706.

[19] PITT B，REMME W，ZANNAD F，et al. Eplerenone，a selective aldosterone blocker，in patients with left ventricular dysfunction after myocardial infarction[J]. N Engl J Med，2003，348（14）：1309-1321.

[20] FILIPPATOS G，ANKER S D，AGARWAL R，et al. Finerenone reduces risk of incident heart failure in patients with chronic kidney disease and type 2 diabetes：analyses from the FIGARO-DKD trial[J]. Circulation，2022，145（6）：437-447.

（李锦）

第五节　正性肌力药物

正性肌力药用于心力衰竭的治疗已有 200 余年的历史，且目前广泛应用于临床。正性肌力药可通过增加心排血量、降低左室充盈压，从而改善症状。然而，由于其增加心肌做功、加重心肌缺血缺氧及导致心律失常，可能使心力衰竭患者预后恶化、死亡率增加，其使用价值及安全性的评价一直存在争议。近年来出现的多种新型正性肌力药物，在发挥良好的正性肌力作用的同时，也克服了加重心肌缺血缺氧、导致心律失常等不良反应。

正性肌力药分为两大类：强心苷类和非苷类。强心苷类包括口服地高辛、静脉注射毛花苷（西地兰）。非苷类包括 β- 肾上腺素能受体激动药（如多巴胺及多巴酚丁胺）、磷酸二酯酶抑制剂（如米力农、氨力农等）、钙离子增敏剂（如左西孟旦等）。另外，血管收缩药物（如去甲肾上腺素、肾上腺素等）具有正性肌力活性，也有类似于正性肌力药的不良反应。各种不同类型的药物在慢性心力衰竭和急性心力衰竭中发挥着重要作用。此外，还有一些正在进行临床试验尚未普遍使用的新型药物，如 Omecamtiv mecarbil、Istaroxime、Vericiguat 等，可能提供心力衰竭治疗的新方案。

一、强心苷类

强心苷是一类具有强心作用的苷类化合物。可供使用的有以下几类：地高辛、洋地黄毒苷、毛花苷C 和毒毛花苷 K。临床常用药物为地高辛。

（一）体内过程

强心苷类药物化学结构相似，作用性质相同，但由于侧链的不同，导致它们在药代动力学上有差异。①长效强心苷：洋地黄毒苷脂溶性高，口服吸收好，大多经肝代谢后经肾排出，也有相当一部分经胆道排出而形成肠肝循环，半衰期长达 5～7 天，故作用维持时间也较长。②中效强心苷：地高辛口服生物利用度个体差异大，不同厂家、不同批号的相同制剂也可能有较大的差异，临床应用时应注意调整剂量。人群中大约 10% 的人肠道菌群可灭活地高辛，应用抗生素时可能引起血药浓度的升高，从而增加毒性反应。口服吸收的地高辛分布广泛，能通过血脑屏障。约 2/3 的地高辛以原形经肾脏排出，半衰期为 33～36 小时，肾功能不良者应适当减量。③短效强心苷：毛花苷 C 及毒毛花苷 K 口服不吸收，需静脉给药，绝大部分以原形经肾脏排出，显效快，作用维持时间短。

（二）药理作用及机制

1. 对心脏的作用

（1）正性肌力作用：强心苷对心脏具有高度的选择性，能显著加强衰竭心脏的收缩力，增加心排血量，从而解除心力衰竭的症状。强心苷的正性肌力作用有以下特点：①加快心肌纤维缩短速度，使心肌收缩敏捷，因此舒张期相对延长；②加强衰竭心肌收缩力，增加心排血量的同时，并不增加心肌氧耗量，甚至使心肌氧耗量有所降低。

正性肌力作用的机制：目前认为，强心苷与心肌细胞膜上的强心苷受体钠钾 ATP 酶结合并抑制其活性，导致钠钾 ATP 酶失灵，使细胞内 Na^+ 增加、K^+ 减少；细胞内 Na^+ 增多后，又通过 Na^+–Ca^{2+} 双向交换机制，或使 Na^+ 内流减少、Ca^{2+} 外流减少，或使 Na^+ 外流增加、Ca^{2+} 内流增加，最终导致心肌细胞内 Ca^{2+} 增加，心肌收缩加强。

（2）减慢心率作用（负性频率）：治疗剂量的强心苷对正常心率影响小，但对心率加快及伴有心房颤动的心功能不全者则可显著减慢心率。心功能不全时由于反射性交感神经活性增强，使心率加快。应用强心苷后心排血量增加，反射性地兴奋迷走神经，抑制窦房结，使心率减慢。强心苷减慢心率的另一个机制是增加心肌对迷走神经的敏感性，故强心苷过量所引起的心动过缓和传导阻滞可用阿托品对抗。

（3）对传导组织和心肌电生理特性的影响：强心苷对传导组织和心肌电生理特性的影响比较复杂。在治疗剂量下，缩短心房与心室的动作电位时程和有效不应期；强心苷因其改善心功能反射性地兴奋迷走神经及其对迷走神经中枢的兴奋作用，可降低窦房结自律性，减慢房室传导；强心苷可因兴奋迷走神经，促进 K^+ 外流，使心房肌细胞静息电位加大，加快心房的传导速度。高浓度时，强心苷可过度抑制钠钾 ATP 酶，使细胞失 K^+，最大舒张电位减小（负值减小），自律性提高，K^+ 外流减少而使有效不应期缩短，细胞内 Ca^{2+} 增加，进而引起 Ca^{2+} 振荡、早期后除极、延迟后除极等；在毒剂量下，强心苷也可增强中枢交感活动。故强心苷中毒时可出现各种心律失常，以室性期前收缩、室性心动过速多见。

2. 对神经和内分泌系统的作用

中毒剂量的强心苷可兴奋延髓极后区催吐化学感受区而引起呕吐，还可兴奋交感神经中枢，明显地增加交感神经冲动发放，从而引起快速型心律失常。强心苷的减慢心率和抑制房室传导作用也与其兴奋脑干副交感神经中枢有关。

强心苷还能促进 ANP 分泌，恢复 ANP 受体的敏感性，从而对抗 RAAS，产生利尿作用。地高辛通过对 RAAS 的影响，可降低血浆肾素活性，进而减少血管紧张素 II 及醛固酮的分泌，保护心脏。

3. 利尿作用

强心苷对心功能不全患者有明显的利尿作用，主要原因是心功能改善后增加了肾血流量和肾小球的滤过功能。此外，强心苷可直接抑制肾小管钠钾 ATP 酶，减少肾小管对 Na^+ 的重吸收，促进钠和水的排出，发挥利尿作用。

4.对血管的作用

强心苷能直接收缩血管平滑肌，使外周阻力上升，这一作用与交感神经系统及心排血量的变化无关。但 CHF 患者用药后，因交感神经活性降低的作用超过直接收缩血管的效应，因此血管阻力下降、心排血量及组织灌流增加、动脉压不变或略升。

（三）临床应用

洋地黄类药物是唯一一个具有口服制剂的正性肌力药物，可改善静息和运动时的血流动力学状态，且不对血压或心率产生不利的影响，不降低冠状动脉的灌注，应用于急、慢性收缩性心力衰竭的治疗，可改善心力衰竭患者的临床症状，降低因心力衰竭恶化的住院率。在常用药物地高辛的使用过程中，强调对其浓度的监测，尤其是合并肾功能不全的患者，推荐浓度为 0.5～0.9 ng/mL，浓度 ≥ 1.2 ng/mL 是有害的。对于心力衰竭稳定状态的患者，Ca^{2+} 内流增加的机制增加了发生心律失常的风险；地高辛撤离时存在使临床症状恶化的风险；且洋地黄类药物仅针对收缩性心力衰竭，对改善舒张功能无效且可能是有害的。1997 年著名的 DIG 临床试验对洋地黄的作用作了重新评价，试验结果认为地高辛虽然可改善心力衰竭患者的症状和生活质量，但并不能改善预后。此后近 20 年，地高辛在心力衰竭患者治疗中的地位下降（图 4-4）。

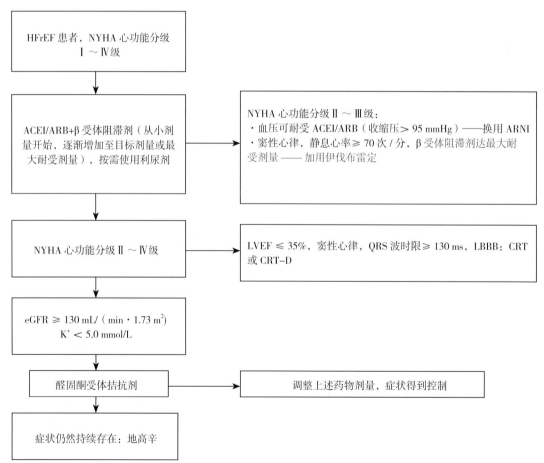

注：HFrEF，射血分数降低的心力衰竭；ACEI，血管紧张素转换酶抑制剂；ARB，血管紧张素 II 受体拮抗剂；eGFR，估计肾小球滤过率；LBBB，左束支传导阻滞；LVEF，左室射血分数；NYHA，美国纽约心脏病协会。

图 4-4　HFrEF 患者加用洋地黄药物的诊疗流程

［来源：2019 年《心力衰竭合理用药指南》（第 2 版）］

临床证据显示，2005年美国心脏病学会/美国心脏协会（ACC/AHA）在慢性心力衰竭指南中将洋地黄的适应证由原来的Ⅰ类（强指征）下降为Ⅱa类（偏向使用），2016年欧洲心脏病学会心力衰竭诊疗指南中洋地黄类药物的应用归类在对于症状性射血分数降低型心力衰竭（HFrEF）患者不太肯定获益的其他治疗中；对于急性心力衰竭，地高辛最适用于伴快速心室率的心房颤动患者。2014年中国心力衰竭指南，地高辛适应证：适用于慢性HFrEF已应用利尿剂、ACEI（或ARB）、β受体阻滞剂和醛固酮受体拮抗剂，LVEF≤45%，仍持续有症状的患者，伴有快速心室率的心房颤动患者尤为合适（Ⅱa，B）。2019年中国《心力衰竭合理用药指南》，地高辛适应证：应用利尿剂、ACEI/ARB/ARNI、β受体阻滞剂及醛固酮受体拮抗剂仍持续有症状的HFrEF患者（Ⅱa，B）。

治疗CHF的临床评价：强心苷用于治疗CHF，历史悠久，其中地高辛是唯一经过安慰剂对照临床试验评估的洋地黄制剂，也是唯一被美国食品药品监督管理局（Food and Drug Administration，FDA）确认能有效治疗CHF的正性肌力药物，目前应用最广泛。地高辛治疗CHF的长期临床疗效已被肯定，特别是对重症患者。但是地高辛对心力衰竭患者总病死率的影响为中性。随着对心力衰竭病理生理认识的不断加深及对ACE抑制药、β受体阻滞剂临床疗效的肯定，强心苷现多用于以收缩功能障碍为主且对利尿药、ACE抑制药、β受体阻滞剂疗效欠佳者。不同原因所致的心力衰竭因病情不同，强心苷疗效有一定的差异：对有心房颤动伴心室率快的心力衰竭疗效最佳；对瓣膜病、风湿性心脏病（高度二尖瓣狭窄的病例除外）、冠状动脉粥样硬化性心脏病和高血压心脏病所导致的心功能不全疗效较好；对肺源性心脏病、活动性心肌炎（如风湿活动期）或严重心肌损伤疗效较差，且容易发生中毒；扩张型心肌病、心肌肥厚、舒张性心力衰竭者不应选用强心苷，而应首选β受体阻滞剂、ACE抑制药。

禁忌证：①病态窦房结综合征和二度及以上房室传导阻滞患者，除非已安置永久性心脏起搏器；②心肌梗死急性期（<24小时），尤其是有进行性心肌缺血者；③预激综合征伴心房颤动或心房扑动；④肥厚型梗阻性心肌病。

用量用法：现代用法为小剂量逐日恒量给药法。对一般的CHF患者，可采用此法：每日口服地高辛0.125～0.25mg；老年人、肾功能受损者、低体重者可给予0.125mg，每日1次或隔日1次。应监测地高辛血药浓度，建议维持在0.5～0.9μg/L，约1周（4～5个半衰期）达到有效稳态血药浓度，获得治疗效果。这种给药方法明显降低地高辛中毒发生率。

影响地高辛血药浓度的因素包括剂量、年龄、性别（女性更应谨慎使用）、体重、肾功能、应用利尿剂、联用其他可影响地高辛血药浓度的药物（如胺碘酮）等。心肌缺血抑制钠钾ATP酶的活性，增加心肌组织对地高辛的敏感性，使血清地高辛浓度升高。冠心病心肌缺血患者应选择较低的初始剂量（较常规剂量减少25%～50%）。因此，使用地高辛时，必须个体化，考虑上述因素。NYHA心功能分级Ⅰ级患者不宜使用地高辛。已使用地高辛者不宜轻易停用。已服用地高辛但尚未使用ACEI/ARB、β受体阻滞剂及醛固酮受体拮抗剂的患者，待上述药物逐渐加量后，无心力衰竭症状、窦性心律、收缩功能改善后，可停用地高辛。

（四）不良反应

强心苷治疗安全范围小，一般治疗量已接近中毒剂量的60%，而且生物利用度及对强心苷敏感性的个体差异较大，故易发生不同程度的毒性反应。特别是当低血钾、高血钙、低血镁、心肌缺氧、酸碱平衡失调、发热、心肌病理损害、肾功能不全、高龄及合并用药等因素存在时更易发生。

1.心脏反应

心律失常是强心苷最严重、最危险的不良反应，约有50%的病例发生各种类型心律失常。

（1）快速型心律失常：强心苷中毒最多见和最早见的是室性期前收缩，约占心脏毒性发生率的

1/3，也可发生二联律、三联律及心动过速，甚至发生心室颤动。强心苷引起快速型心律失常的机制除因钠钾 ATP 酶被高度抑制外，也与强心苷引起的延迟后除极有关。据此，近来有人主张应用钙通道阻滞剂治疗由强心苷中毒所引起的快速型心律失常。

（2）房室传导阻滞：强心苷引起的房室传导阻滞除与提高迷走神经兴奋性有关外，还与高度抑制钠钾 ATP 酶有关。因为细胞失钾，静息膜电位变小（负值减少），使零相除极速率降低故发生传导阻滞。

（3）窦性心动过缓：强心苷可因抑制窦房结、降低其自律性而发生窦性心动过缓，有时可使心率降至 60 次 / 分以下。一般应作为停药的指征之一。

氯化钾是治疗由强心苷中毒导致的快速型心律失常的有效药物。补钾时不可过量，以防止高血钾的发生，否则可致心脏停搏。对心律失常严重者还应使用苯妥英钠。利多卡因可用于治疗强心苷中毒所引起的室性心动过速和心室颤动。国外应用地高辛抗体治疗严重危及生命的地高辛中毒。

2. 胃肠道反应

胃肠道反应是最常见的早期中毒症状，主要表现为厌食、恶心、呕吐、腹泻等。剧烈呕吐可导致失钾而加重强心苷中毒，所以应注意补钾或考虑停药。

3. 中枢神经系统反应

中枢神经系统反应的主要表现有眩晕、头痛、失眠、疲倦、谵妄等症状及视觉障碍，如黄视症、绿视症、视物模糊等。视觉异常通常是强心苷中毒的先兆，可作为停药的指征。

（五）临床地高辛中毒处理

（1）应立即停用地高辛。

（2）纠正低钾血症和低镁血症，应予以患者口服或静脉补钾，即使患者血钾水平在正常范围，除非患者是高钾血症或合并高度房室传导阻滞。补钾时也应监测血钾浓度。

（3）出现室性快速型心律失常，尤其是存在血流动力学障碍时，可考虑使用对房室传导影响最小的利多卡因或苯妥英钠。

（4）出现缓慢型心律失常，无症状者可密切观察；有症状者可给予阿托品，必要时临时起搏。

（5）电复律可诱发致命性心律失常，应尽量避免。

（6）血液透析不能清除体内的地高辛。

（7）地高辛中毒救治后，建议仔细分析中毒原因，慎重选择剂量和血药浓度监测方案，避免再次发生中毒。

（六）药物相互作用

（1）奎尼丁能使地高辛的血药浓度增加 1 倍，两药合用时应减少地高辛用量的 30%～50%，否则易发生中毒，尤其是心脏毒性。其他抗心律失常药胺碘酮、钙通道阻滞剂、普罗帕酮等也能提高地高辛的血药浓度。地高辛与维拉帕米合用时，可使地高辛的血药浓度升高 70%，引起缓慢型心律失常，因为维拉帕米能抑制地高辛经肾小管分泌，减少消除，故两药合用时宜减少地高辛用量的 50%。

（2）苯妥英钠因能增加地高辛的清除而降低地高辛的血药浓度。

（3）拟肾上腺素药可提高心肌自律性，使心肌对强心苷的敏感性增高，从而导致强心苷中毒。

（4）排钾利尿药可致低血钾而加重强心苷的毒性。呋塞米还能促进心肌细胞 K^+ 外流，所以强心苷与排钾利尿药合用时，应根据患者的肾功能状况适量补钾。

二、非苷类

非苷类正性肌力药包括 β 受体激动药及磷酸二酯酶（phosphodiesterase，PDE）抑制药、钙增敏剂、新型正性肌力药物等。由于这类药物可能增加心力衰竭患者的病死率，故不宜作为常规治疗用药，在 2018 年心力衰竭指南中均仅推荐用于急性心力衰竭的短期治疗（新型药物不包含在内）。

（一）儿茶酚胺类

β 受体参与维持正常心功能。CHF 时交感神经处于激活状态，内源性儿茶酚胺的长期影响使 β 受体，尤其是 $β_1$ 受体向下调节，β 受体与 Gs 蛋白脱耦联；心肌细胞中 Gs 与 Gi 蛋白平衡失调，对儿茶酚胺类药物及 β 受体激动药的敏感性下降。在 CHF 后期，儿茶酚胺更是病情恶化的主要因素之一，且易引起心率加快和心律失常，因此 β 受体激动药主要用于强心苷反应不佳或禁忌者，更适用于伴有心率减慢或传导阻滞的患者。

作用机制：多巴胺和多巴酚丁胺等，通过与心脏细胞膜上的 β 受体结合，G 蛋白耦联激活腺苷酸环化酶，催化 ATP 生成 cAMP，促使 L 型钙通道 Ca^{2+} 内流增加，提高细胞内 Ca^{2+} 水平，从而增强心肌收缩力。

1. 多巴胺

（1）体内过程：多巴胺口服后易在肠和肝中被破坏失效，一般用静脉滴注给药，在体内迅速经单胺氧化酶和儿茶酚 –O– 甲基转移酶代谢灭活，故作用时间短。

（2）药理作用及其机制：多巴胺小剂量时激动 D_1、D_2 受体，扩张肾、肠系膜及冠状血管，增加肾血流量和肾小球滤过率，促进排钠。稍大剂量激动 β 受体，并促使 NE 释放，抑制其摄取，故能增加外周血管阻力、加强心肌收缩性、增加心排血量。大剂量时激动 α 受体，致血管收缩，心脏后负荷增高。故多巴胺多用于急性心力衰竭，不宜用作 CHF 治疗的常规用药。用量用法：静脉滴注 1.5 ～ 10 μg/（kg·min）。

（3）临床应用：在《中国心力衰竭诊断和治疗指南 2018》中推荐等级为（Ⅱb，C），适用于低血压（收缩压 < 90 mmHg）和（或）组织器官低灌注的患者。短期静脉应用正性肌力药物可增加心排血量，升高血压，缓解组织低灌注，维持重要脏器的功能。应从低剂量开始，根据病情逐渐调节，最大剂量为 20 μg/（kg·min），当 > 10 μg/（kg·min）时外周血管收缩明显，增加脏器缺血风险。

（4）不良反应：一般较轻，偶见恶心、呕吐，剂量过大或滴注过快可出现心动过速、心律失常、肾血管收缩导致肾功能下降等，一旦发现，应减慢滴注速度或停药，若仍不消失，可用酚妥拉明拮抗。

2. 多巴酚丁胺

（1）体内过程：多巴酚丁胺是一种人工合成品，其化学结构和体内过程与多巴胺相似，口服无效，仅供静脉使用。

（2）药理作用及其机制：多巴酚丁胺主要激动心脏 $β_1$ 受体，对 $β_2$ 受体及 $α_1$ 受体作用较弱，能明显增强心肌收缩性，降低血管阻力，提高衰竭心脏的心脏指数，增加心排血量。

（3）临床应用：根据《中国心力衰竭诊断和治疗指南 2018》，其推荐等级和适应证与多巴胺基本一致。此外，有资料补充多巴酚丁胺对强心苷反应不佳的严重左心室功能不全和心肌梗死后心功能不全、难治性终末期心力衰竭、心脏移植前终末期心力衰竭、心脏手术后心肌抑制所致的急性心力衰竭，可短期应用，但血压明显下降者不宜使用。用量用法：静脉滴注 2.5 ～ 10 μg/（kg·min）维持，时间不超过 3 ～ 7 天。另有资料显示，多巴酚丁胺可能增加 ADHF 患者心血管不良事件（如心力衰竭恶化、需要血管活性药物、机械辅助装置、气管插管、心脏停搏复苏、心肌梗死）的发生，以及随访 6 个月的死亡率。

（4）不良反应：用药期间可引起血压升高、心悸、头痛、气短等不良反应，偶致室性心律失常。肥厚型梗阻性心肌病患者禁用，心房颤动、心肌梗死和高血压患者慎用。

急性心力衰竭患者使用多巴胺和多巴酚丁胺的注意事项：①血压降低伴低心排血量或低灌注时应尽早使用，而当器官灌注恢复和（或）淤血减轻时则应尽快停用；②药物的剂量和静脉滴注速度应根据患者的临床反应做调整，强调个体化治疗；③常见不良反应有低血压、心动过速、心律失常等，用药期间应持续心电、血压监测；④血压正常、无器官和组织灌注不足的急性心力衰竭患者不宜使用；⑤因低血容量或其他可纠正因素导致的低血压患者，需先去除这些因素再权衡使用。

3. 儿茶酚胺类中的血管收缩药物

对外周动脉有显著血管收缩作用的药物，如去甲肾上腺素、肾上腺素等，作用于 α、β 受体，同样具有正性频率和正性肌力作用，适用于应用常规正性肌力药物后仍出现心源性休克或合并显著低血压的患者，可升高血压，维持重要脏器的灌注。

（1）体内过程：去甲肾上腺素口服因局部作用、胃黏膜血管收缩而影响其吸收，在肠内易被碱性肠液破坏；皮下注射因血管剧烈收缩吸收很少，且易发生局部组织坏死，故一般采用静脉滴注给药。外源性去甲肾上腺素不易透过血脑屏障，很少到达脑组织。内源性和外源性去甲肾上腺素大部分被神经末梢摄取，进入囊泡贮存；被非神经细胞摄取者，大多被儿茶酚 -O- 甲基转移酶、单胺氧化酶代谢失活。代谢产物为活性很低的间甲去甲肾上腺素，其中一部分再经单胺氧化酶的作用，脱胺形成香草扁桃酸，后者可与硫酸或者葡萄糖醛酸结合，经肾脏排泄。去甲肾上腺素进入机体后迅速被摄取和代谢，故作用短暂。

肾上腺素在体内的摄取及代谢途径与去甲肾上腺素相似。静脉注射或滴注肾上腺素 96 小时后主要以代谢产物和少量原形经肾脏排泄。

（2）药理作用及其机制：去甲肾上腺素对血管 α_1 受体激动作用明显，使血管收缩，主要使皮肤、肾脏、肝脏、肠、骨骼肌的小动脉及小静脉收缩，而由于对心脏有弱的 β_1 受体激动作用，使心脏兴奋、心肌代谢产物腺苷增加，同时血压增加，故冠状动脉灌注增加，并且血压升高反射性降低心率。肾上腺素对 α_1 受体和 β_1 受体均有很强的激动作用，能显著升高血压、增快心率、收缩外周血管，但对脑、肺血管收缩作用微弱，对冠状动脉有舒张作用。所以对应用正性肌力药后仍存在低血压的心源性休克患者或组织器官低灌注患者，可给予血管收缩药提升平均动脉压和增加重要器官灌注。

（3）临床应用及评价：根据《中国心力衰竭诊断和治疗指南 2018》，其推荐等级为（Ⅱ b，B），适用于应用正性肌力药物后仍出现心源性休克或合并明显低血压状态的患者，升高血压，维持重要脏器的灌注。SOAP Ⅱ 研究显示，去甲肾上腺素治疗组心源性休克患者 28 天病死率和心律失常发生率均明显低于多巴胺治疗组。心源性休克时首选去甲肾上腺素维持收缩压（Ⅱ b，B）。血管收缩药可能导致心律失常、心肌缺血和其他器官损害，用药过程中应密切监测血压、心律、心率、血流动力学和临床状态变化，当器官灌注恢复和（或）循环淤血减轻时应尽快停用。用法用量：去甲肾上腺素 0.2～1.0 μg/（kg·min）静脉滴注维持，肾上腺素复苏时首先 1 mg 静脉注射，效果不佳时可每 3～5 分钟重复静脉注射用药，每次 1～2 mg，总剂量通常不超过 10 mg。

（4）不良反应：去甲肾上腺素主要不良反应为局部组织缺血坏死、急性肾衰竭，由滴注时间过长、过快引起，用药期间注意药液勿漏出血管，尿量保持在每小时 25 mL 以上。禁用于伴有高血压、动脉硬化症、少尿、无尿、严重微循环障碍、妊娠的患者。

肾上腺素主要不良反应为心悸、烦躁、头痛、血压升高等。剂量过大可使血压骤升，有脑出血的风险，故老年人慎用。β 受体兴奋过强时，可使心肌氧耗量增加，引起心肌缺血和心律失常，故应严格掌握剂量。禁用于伴有高血压、脑动脉硬化、糖尿病和甲状腺功能亢进的患者。

（二）磷酸二酯酶抑制药

强心双吡啶类系化学结构与药理作用机制不同于强心苷类和儿茶酚胺类的正性肌力作用药物。因具有特异性磷酸二酯酶抑制作用，故又称磷酸二酯酶抑制药（phosphodiesterase inhibitors，PDEI）。目前临床应用的有氨力农及其衍生物米力农的静脉注射制剂。

1. 体内过程

它们的消除半衰期为 2～3 小时，其用量约 40% 以原形经尿排出。

2. 药理作用及其机制

（1）正性肌力作用：强心双吡啶类药物对心肌和血管平滑肌细胞内磷酸二酯酶有特异性抑制作用，从而增加心肌和血管平滑肌细胞内 cAMP 浓度，进而使 Ca^{2+} 进入心肌细胞，产生正性肌力作用。

（2）扩张血管作用：血管平滑肌细胞内 cAMP 可促进肌浆网对 Ca^{2+} 的摄取，使平滑肌细胞内 Ca^{2+} 浓度降低，产生外周血管扩张效应。

（3）利尿作用：由于 PDEI 能够扩张动静脉血管，降低心脏前后负荷，扩张肾血管，具有轻度利尿作用，尤其适用于心力衰竭合并肺动脉高压的治疗。

（4）调节神经内分泌作用：抑制肾素–血管紧张素–醛固酮系统活性，发挥抗感染、抗氧化及抗凋亡等一系列保护心肌细胞的作用。氨力农和米力农基本作用相似，但后者对磷酸二酯酶的抑制作用较前者强 15～20 倍。

3. 临床应用及评价

本类药可用于 CHF 的治疗，可降低外周血管阻力，提高心排血量，降低左心室充盈压，改善心功能，但临床应用中仅限于严重 CHF 患者的短期应用。一般应用氨力农 0.5 mg/kg 静脉注射，进而静脉慢速注入维持量 2～20 μg/（kg·min）。米力农负荷剂量 25～75 μg/kg（> 10 min），随后维持在 0.375～0.75 μg/（kg·min）静脉滴注。鉴于氨力农长期口服应用不良反应发生率高，血小板减少发生率高达 20%，故口服制剂的长期临床应用已被停止。

2014 年 OPTIME–CHF 研究表明，米力农可增加不良反应事件和病死率。2015 年米力农治疗 AMI 后 AHF 有效性和安全性荟萃分析结果，表明对于急性心肌梗死后并发急性心力衰竭患者的治疗米力农是安全有效的。2015 年美国 Circ Heart Fail 研究表明米力农长期应用会增加死亡率，短期静脉应用对患者死亡率的影响是和多巴酚丁胺相似的，并未增加死亡率，且对于终末期心力衰竭患者，米力农或可改善生存率。《中国心力衰竭诊断和治疗指南 2018》中，米力农为Ⅱb类推荐，去除了对米力农增加死亡率的描述，还推荐米力农用于心脏移植、严重肺动脉高压患者。2019 年中国《心力衰竭合理用药指南》中，米力农为Ⅱb类推荐，C 级证据，仅推荐用于急性心力衰竭中低血压（收缩压 < 90 mmHg）和（或）组织器官低灌注的患者；需注意的是，肥厚型梗阻性心肌病患者与妊娠患者应禁用该类药物。其他循证医学证据：盐酸奥普力农在低剂量时，以肺血管扩张作用为主，随着剂量的增加，增加心排血量的作用更为突出并占主导地位，并且不明显增加心率和心肌氧耗量，特别适用于肺淤血伴有心排血量降低的 AHF 患者，每日总量不超过 0.6 mg/kg。

4. 不良反应

不良反应为低血压和心律失常。对于存在肾功能不全、低血压或心律失常的患者，应用时需要调整剂量。

前瞻性随机对照临床试验证明，米力农口服制剂的长期应用可能使心功能分级Ⅵ级 CHF 患者死亡率增高，使用米力农的中度和重度 CHF 患者较使用安慰剂的患者更易发生严重不良反应，如低血压和晕厥，心律失常发生率亦有所增高，表明米力农亦不适合作为口服制剂长期应用，仅供短期静脉注射治疗急性心力衰竭；此外，早些研究提示米力农可能增加急性失代偿 HFrEF 患者心血管不良事件和死亡风险。

（三）钙增敏剂

钙增敏剂的代表药物为左西孟旦等。

1. 体内过程

左西孟旦的消除半衰期为 1～1.5 小时，其代谢产物 OR-1896 也有生物活性，且 OR-1896 的半衰期为 75～80 小时。输注左西孟旦 24 小时，停止用药后其心血管效应仍可持续 7～9 天。左西孟旦在严重肾功能不全或中度肝功能不全受试者中的药物代谢动力学分布无改变，但其代谢产物的消除时间延长。

2. 药理作用及其机制

通过与心肌肌钙蛋白 C 结合，增加肌丝对钙的敏感性，从而增强心肌收缩。钙增敏作用呈钙离子的依赖性，在心肌舒张期，钙离子浓度下降，左西孟旦从肌钙蛋白 C 上解离，钙增敏作用消失，不会影响心肌舒张功能，也就不会引起心肌细胞的钙超载，不会引发一系列副作用。而且还通过介导 ATP 敏感的钾通道，扩张冠状动脉和外周血管，减轻心肌缺血，改善心肌顿抑。

3. 临床应用

左西孟旦不增加心肌氧耗，也不增加 cAMP 和细胞内钙离子的浓度，可避免心律失常的发生，对心肌具有保护作用，是有前途的正性肌力药物，应用于各种急性心力衰竭、心源性休克、脓毒性休克及先天性心脏病围手术期心力衰竭的治疗，但其对病死率的远期积极影响仍存在争议。

用法用量：负荷剂量 6～12 μg/kg 静脉推注（＞10 分钟），此后继以 0.1 μg/（kg·min）静脉滴注，患者用药剂量可据病情酌情减半或加倍。对于收缩压＜100 mmHg 的患者，不需负荷剂量，可直接用维持剂量静脉滴注，防止发生低血压。应用时需监测患者的血压和心电图，避免血压过低和心律失常的发生。

指南证据：2014 年心衰指南中左西孟旦为Ⅱa 类推荐，B 级证据，该药在缓解临床症状、改善预后等方面不劣于多巴酚丁胺，且使患者 BNP 水平明显下降，冠心病患者应用不增加病死率。2017 ESC《ST 段抬高型急性心肌梗死管理指南》推荐并发心力衰竭且 SBP＞90 mmHg，但心排血量严重下降导致重要脏器灌注不足，且对标准疗法无应答者，可考虑使用多巴酚丁胺或左西孟旦；合并心源性休克患者，心排血量显著下降者，多巴酚丁胺可作为一线治疗，左西孟旦可作为替代选择，尤其适合长期口服 β 受体阻滞剂者，因为其正性肌力效应独立于 β-肾上腺素能刺激。《中国心力衰竭诊断和治疗指南 2018》将左西孟旦推荐为（Ⅱa，C），适用于低血压（收缩压小于 90 mmhg）和（或）组织器官低灌注的患者。短期静脉应用可增加心排血量，升高血压，缓解组织低灌注，维持重要脏器功能，并且不影响心室舒张，同时具有扩张血管的作用。2022 年急性心力衰竭中国急诊管理指南推荐其对于缺血性心肌病，尤其是 ACS 伴有 HFrEF 患者有一定优势，宜在低心血排量或组织低灌注时尽早应用，负荷剂量 12 μg/kg 静脉注射，继以 0.1 μg/（kg·min）滴注，维持用药 24 小时，如果血压偏低可直接静脉滴注维持量 24 小时，但使用过程中出现严重心律失常如持续性室性心动过速应停用。其他非指南的循证医学证据如下：几项研究结果显示，左西孟旦增加 ADHF 患者的每搏输出量与 LEVF，改善临床症状，使患者的 BNP 水平明显下降，安全性良好。一项回顾性队列研究结果显示，左西孟旦不增加伴有肾功能异常的急性 HFrEF 患者的短期或长期死亡率。两项荟萃分析表明，左西孟旦能降低左心室功能不全患者的血肌酐浓度，急性肾衰竭的风险下降，还可改善患者的肾小球滤过率和尿量。另一项研究表明其可产生血流动力学和心脏的获益，降低总死亡率。

（四）新型正性肌力药

1. Omecamtiv mecarbil

（1）体内过程：药物的口服吸收半衰期为 0.62 小时，消除半衰期为 18.5 小时，绝对生物利用度为 90%。在健康志愿者和心力衰竭患者中，血药浓度与 Omecamtiv mecarbil 的作用（每搏输出量和收缩期射血时间增加）呈线性相关。

（2）药理作用及其机制：Omecamtiv mecarbil 是近年来研究的第一个选择性心肌肌球蛋白激动剂，

通过增加肌球蛋白 ATP 酶比率、增加去极化期间能够结合在肌动蛋白丝上的肌球蛋白头的数量，选择性激活心肌肌球蛋白，使肌细胞收缩性增加，其加速肌动蛋白－肌球蛋白复合物从弱结合状态到强结合状态的转化，且不影响其他器官的肌球蛋白亚型，从而增加左室射血分数和每搏输出量，但不增加心脏的氧耗，不影响 cAMP 和钙离子浓度。常规剂量为口服 25～50 mg，每日 2 次。

（3）临床应用及评价：相关循证医学证据显示，II 期临床试验表明，对于急性收缩性心力衰竭的患者，Omecamtiv mecarbil 可降低左心室收缩和舒张末期压力，改善心功能，可作为首选的一种新型治疗药物。最新的临床试验表明，在心力衰竭和射血分数减少的患者中，接受 Omecamtiv mecarbil 治疗的患者心血管原因死亡的发生率低于接受安慰剂治疗的患者。COSMIC-HF 试验将 448 例 LVEF ≤ 40% 的 HFrEF 患者分为固定剂量组（25 mg，每日 2 次）、药代动力学－滴定法组（药代动力学指导下 25 mg。每日 2 次，滴定至 50 mg、每日 2 次）和安慰剂组，治疗 20 周。与安慰剂组相比，药物代谢动力学－滴定法组收缩射血时间和每搏输出量增加，左室收缩末和舒张末内径减小，血浆 NT-proBNP 水平降低。GALACTIC-HF 研究将 8256 例患者随机分组，其中包括 25% 的 HFrEF 住院患者，除指南指导的最佳药物治疗（optimal medical treatment，OMT）治疗心力衰竭外，还接受 Omecamtiv mecarbil（25 mg、37.5 mg 或 50 mg，每日 2 次）或安慰剂治疗，在中位随访时间为 21.8 个月的过程中，Omecamtiv mecarbil 组 4120 例患者中的 1523 例（37.0%）和安慰剂组 4112 例患者中的 1607 例（39.1%）出现了主要复合结果，即因心力衰竭或心血管原因死亡而住院或紧急就诊；此外，Omecamtiv mecarbil 组的血浆 NT-proBNP 水平降低了 10%。未观察到心脏缺血事件和室性心律失常的显著增加。基于 ATOMIC-AHF 研究，得出的结论是，当达到 100～500 ng/mL（相当于 0.25～1.25 μmol/L）的峰值血药浓度时，患者对 Omecamtiv mecarbil 的耐受性良好。

该药尚在开发阶段，还未获得用于心力衰竭的许可。

2. Istaroxime

（1）体内过程：Istaroxime 血浆半衰期短（小于 1 小时），肝脏加工会产生一种名为 PST3093 长效代谢物，其血浆半衰期约为 9 小时。

（2）药理作用及其机制：Istaroxime 是一种新型正性肌力药物，它既可通过抑制钠钾 ATP 酶，增加细胞内游离 Ca^{2+} 浓度来增加心肌收缩力，同时也可激动肌浆网钙泵，加速舒张细胞内游离 Ca^{2+} 的清除，发挥正性舒张作用。

（3）临床应用及评价：相关循证医学证据显示，在 HORIZON-HF 急性心力衰竭患者的研究中，Istaroxime 疗效与剂量相关，最大剂量组［1.5 μg/（kg·min），静脉注射］能降低肺毛细血管楔压，缩短 QTc 间期并降低心率（不同于多巴酚丁胺或米力农），可显著降低充盈压，并且在较高剂量下［1.5 μg/（kg·min），持续 6 小时］可改善心排血量和心肌功能。I / II 期临床试验表明，未出现低血压、恶性心律失常和危及生命的并发症。目前，随着对其进一步研究，相关证据表明，Istaroxime 由于其快速的肝脏代谢，其半衰期仅为 1 小时，因此专门用于急性静脉注射治疗。其安全性和疗效仍需进一步扩大化研究来评估。Arici 等研究了 Istaroxime 的代谢物 PST3093 是否可用于心力衰竭治疗，将其药理活性与 Istaroxime 和地高辛进行了比较，他们还在分子水平上报道了 Istaroxime 和 PST3093 之间的第一个关键差异，因为 PST3093 不抑制钠钾 ATP 酶，而仅刺激 SERCA2a，从而使 PST3093 成为选择性激活剂。

该药仍处于研究阶段，国内外指南暂未推荐使用。

3. 可溶性鸟苷酸环化酶刺激剂

（1）体内过程：心力衰竭患者单次服用 10 mg 维立西呱后，峰浓度（C_{max}）为 350 μg/L。维立西呱在血浆中的蓄积量高达 155%～171%，大约 6 天后达到稳态血药浓度，绝对生物利用度为 93%，血药浓度达峰时间（T_{max}）为 1 小时。维立西呱主要通过 UGT1A9、UGT1A1 进行葡萄糖醛酸化形成无活性的 N- 葡萄糖醛酸化代谢物，维立西呱在健康志愿者中的平均表观分布容积为 44 L，清除率为 1.6 L/h，大约 53% 通过尿液排泄（主要为无活性产物），大约 45% 通过粪便排泄（主要为原形药物）。

（2）药理作用及其机制：鸟苷酸环化酶属于广泛分布的将鸟苷三磷酸转化为第二信使环鸟苷酸（cyclic guanosine monophosphate，cGMP）的酶家族。鸟苷酸环化酶的两种主要形式是跨膜相关的颗粒鸟苷酸环化酶，其作为 BNP 的受体；以及可溶性鸟苷酸环化酶（sGC），其作为一氧化氮 NO 的受体。cGMP 的生理作用是通过细胞内效应物介导的，包括 cGMP 门控离子通道、cGMP 依赖性蛋白激酶和 cGMP 调节的磷酸二酯酶。细胞内 cGMP 对血管张力、心脏收缩力和心脏重构的调节很重要。当 NO 与 sGC 结合时，该酶催化细胞内 cGMP 的合成（NO-sGC-cGMP 通路）。有研究表明，cGMP 缺乏对心脏有损害，并导致心力衰竭进展。已经发现心力衰竭与 NO 合成受损及 sGC 活性降低有关，这可能导致心肌和血管功能障碍。

利奥西呱是首个获批上市用于治疗肺动脉高压的 sGC 刺激剂药物，其 NO-sGC-cGMP 通路机制对心力衰竭的治疗具有潜在作用，但利奥西呱较短的半衰期限制了其在心力衰竭领域的应用。维立西呱在利奥西呱的基础上优化了药代动力学特征，其半衰期显著延长，使其能更好地用于心力衰竭治疗。维立西呱是一种通过 NO-sGC-cGMP 通路有效治疗心力衰竭的药物，其可不依赖内源性 NO 水平而直接刺激 sGC，同时增加 sGC 对 NO 的敏感性，从而增加细胞内 cGMP 的水平，导致平滑肌松弛和血管舒张，增强心肌收缩力，增加心排血量。维立西呱的这一机制能修复受损的 NO-sGC-cGMP 通路，降低心肌硬化、心肌纤维化发生风险，减轻心脏、血管和肾脏系统损伤，从而对靶器官起到一定的保护作用。

（3）临床应用及评价：相关循证医学证据显示，VICTORIA Ⅲ期是一项多国、多中心、随机、双盲、安慰剂对照的大型临床试验，共入选 42 个国家（包括中国）和地区包含 5050 例近期发生心力衰竭恶化的症状性 HFrEF 患者（针对 HFpEF 患者的 VITALITY-HFpEF 试验已宣告失败，试验结果表明维立西呱对 HFpEF 患者无显著作用），在标准治疗下随机给予维立西呱片（口服 10 mg，每日 1 次）或安慰剂治疗。结果显示，维立西呱片治疗者的心血管死亡风险、心力衰竭住院风险和年绝对风险分别降低 6.3%、7.4% 和 4.2%，同时不会增加电解质失衡和肾损伤的风险。另有研究结果显示，在维立西呱治疗的患者中，该药物在 12 周时显示 NT-proBNP 的剂量依赖性减少，在第 32 周时从基线 NT-proBNP 的估计减少幅度更大。基于Ⅲ期试验的结果，维立西呱已在美国获得批准，适应证如下：用于降低患有症状性慢性心力衰竭且 EF < 45% 的成人因心力衰竭住院或需要门诊静脉注射利尿剂后心血管死亡和心力衰竭住院的风险。

指南证据显示，我国最新的《心力衰竭合理用药指南》和《中国心力衰竭诊断和治疗指南 2018》中并未推荐或提及可溶性鸟苷酸环化酶刺激剂应用于心力衰竭治疗，但在《2022 年 AHA/ACC/HFSA 心力衰竭管理指南》美国心脏病学会/美国心脏协会临床实践指南联合委员会报告中有对 sGC 临床运用的推荐，该指南推荐运用于 C 期心力衰竭的患者中：在选定的 HFrEF 高危患者和最近已经在指南指导的药物治疗（guideline-directed medical therapy，GDMT）中心力衰竭恶化的患者中，口服可溶性鸟苷酸环化酶刺激剂可减少心力衰竭住院和心血管死亡。该指南提供的循证医学证据正是前文的 VICTORIA 试验。

维立西呱片的全新作用机制提示了心力衰竭治疗从血流动力学、神经内分泌到目前细胞内信号途径第三代治疗机制的进一步发展，但在用药过程中仍需注意药物引起的症状性低血压和晕厥等不良反应的发生。目前另一项大型多中心随机对照试验（包含 6000 名受试者，ID：NCT05093933）："a study of vericiguat（MK-1242）in participants with chronic heart failure with reduced ejection fraction（HFrEF）（MK-1242-035）"正在进行，其试验结果将为维立西呱的疗效及安全性等提供更多可靠的循证医学证据。

参考文献

[1] BELDHUIS I E，LAM C S P，TESTANI J M，et al. Evidence-Based Medical Therapy in Patients With Heart Failure With Reduced Ejection Fraction and Chronic Kidney Disease[J]. Circulation，2022，145（9）：693-712.

[2] HEIDENREICH P A，BOZKURT B，AGUILAR D，et al. 2022 AHA/ACC/HFSA Guideline for the Management of Heart Failure：A Report of the American College of Cardiology/American Heart Association Joint Committee on Clinical Practice Guidelines[J]. Circulation，2022，145（18）：e895-e1032.

[3] Digitalis Investigation Group. The effect of digoxin on mortality and morbidity in patients with heart failure[J]. The New England Journal of Medicine，1997，336（8）：525-533.

[4] DE BACKER D，BISTON P，DEVRIENDT J，et al. Comparison of dopamine and norepinephrine in the treatment of shock[J]. The New England Journal of Medicine，2010，362（9）：779-789.

[5] CUFFE M S，CALIFF R M，ADAMS K F，et al. Short-term intravenous milrinone for acute exacerbation of chronic heart failure：a randomized controlled trial[J]. JAMA，2002，287（12）：1541-1547.

[6] FOLLATH F，CLELAND J G F，JUST H，et al. Efficacy and safety of intravenous levosimendan compared with dobutamine in severe low-output heart failure（the LIDO study）：a randomised double-blind trial[J]. Lancet，2002，360（9328）：196-202.

[7] MEBAZAA A，NIEMINEN M S，PACKER M，et al. Levosimendan *vs.*dobutamine for patients with acute decompensated heart failure：the SURVIVE Randomized Trial[J]. JAMA，2007，297（17）：1883-1891.

[8] CHAN C C，LEE K T，HO W J，et al. Levosimendan use in patients with acute heart failure and reduced ejection fraction with or without severe renal dysfunction in critical cardiac care units：a multi-institution database study[J]. Annals of Intensive Care，2021，11（1）：27.

[9] GONG B，LI Z，YAT WONG P C. Levosimendan Treatment for Heart Failure：A Systematic Review and Meta-Analysis[J]. Journal of Cardiothoracic and Vascular Anesthesia，2015，29（6）：1415-1425.

[10] CLELAND J G F，TEERLINK J R，SENIOR R，et al. The effects of the cardiac myosin activator，omecamtiv mecarbil，on cardiac function in systolic heart failure：a double-blind，placebo-controlled，crossover，dose-ranging phase 2 trial[J]. Lancet，2011，378（9792）：676-683.

[11] PSOTKA M A，GOTTLIEB S S，FRANCIS G S，et al. Cardiac Calcitropes，Myotropes，and Mitotropes：JACC Review Topic of the Week[J]. Journal of the American College of Cardiology，2019，73（18）：2345-2353.

[12] TEERLINK J R，DIAZ R，FELKER G M，et al. Cardiac Myosin Activation with Omecamtiv Mecarbil in Systolic Heart Failure[J]. The New England Journal of Medicine，2021，384（2）：105-116.

[13] TEERLINK J R，FELKER G M，MCMURRAY J J V，et al. Chronic Oral Study of Myosin Activation to Increase Contractility in Heart Failure（COSMIC-HF）：a phase 2，pharmacokinetic，randomised，placebo-controlled trial[J]. Lancet，2016，388（10062）：2895-2903.

[14] NANASI P，KOMAROMI I，GABURJAKOVA M，et al. Omecamtiv Mecarbil：A Myosin Motor Activator Agent with Promising Clinical Performance and New in vitro Results[J]. Current Medicinal Chemistry，2018，25（15）：1720-1728.

[15] FORZANO I，MONE P，MOTTOLA G，et al. Efficacy of the New Inotropic Agent Istaroxime in Acute Heart Failure[J]. Journal of Clinical Medicine，2022，11（24）：7503.

[16] SHAH S J，BLAIR J E A，FILIPPATOS G S，et al. Effects of istaroxime on diastolic stiffness in acute heart failure syndromes：results from the Hemodynamic，Echocardiographic，and Neurohormonal Effects of Istaroxime，a Novel Intravenous Inotropic and Lusitropic Agent：a Randomized Controlled Trial in Patients Hospitalized with Heart Failure（HORIZON-HF）trial[J]. American Heart Journal，2009，157（6）：1035-1041.

[17] CHILES R，AL-HORANI R A. Vericiguat：A New Hope for Heart Failure Patients[J]. B Tomlinson Cardiovascular Therapeutics，2022：1554875.

[18] ARMSTRONG P W，LAM C S P，ANSTROM K J，et al. Effect of Vericiguat *vs.*Placebo on Quality of Life in Patients

With Heart Failure and Preserved Ejection Fraction：The VITALITY-HFpEF Randomized Clinical Trial[J]. JAMA，2020，324（15）：1512-1521.

[19] ARMSTRONG P W，PIESKE B，ANSTROM K J，et al. Vericiguat in Patients with Heart Failure and Reduced Ejection Fraction[J]. The New England Journal of Medicine，2020，382（20）：1883-1893.

（张丹　毛敏）

第六节　利尿剂

在心力衰竭中，液体潴留（或容量超负荷）是导致体循环淤血、肺淤血和颈静脉压升高的主要病理机制。利尿剂在急性或慢性心力衰竭患者的治疗中起着重要作用。它被用于缓解心力衰竭患者的充血症状。然而，如何恰当地使用利尿剂是心力衰竭药物治疗取得成功的关键和基础。一方面，如果利尿剂的用量不足，会降低对 ACEI 的反应，增加使用 β 受体阻滞剂的风险；另一方面，过大剂量地使用利尿剂常常会增加发生低血压、电解质紊乱和肾功能恶化的风险。因此，利尿剂的选择和使用仍具有一定的挑战性。本节就不同利尿剂的作用机制、剂量选择、常见不良反应等进行探讨，从而优化慢性心力衰竭患者的诊治流程，改善患者的生活质量。

一、利尿剂的分类及作用机制

我们通常按照利尿剂在肾脏作用部位不同进行分类。

（1）袢利尿剂：主要作用于肾髓袢升支粗段的 Na^+–K^+–$2Cl^-$ 酶，抑制 Na^+–K^+–Cl^- 共同转运体，从而减少对 Na^+ 的重吸收，产生显著排钠利尿的作用。代表药物有呋塞米、托拉塞米、布美他尼等。

（2）噻嗪类利尿剂：主要阻断远曲小管的 Na^+–Cl^- 共同转运体，促进 Na^+、Cl^- 的分泌。代表药物分为以氢氯噻嗪、苄氟噻嗪等为主的噻嗪型利尿剂，以及以吲达帕胺、美托拉宗、氯噻酮为主的噻嗪样利尿剂。

（3）保钾利尿剂：①抑制远曲小管和集合管的 Na^+–H^+ 共同转运体，从而抑制 Na^+ 的重吸收和减少 K^+ 的分泌。代表药物为氨苯蝶啶和阿米洛利，其作用不依赖醛固酮，利尿作用弱。②竞争性拮抗醛固酮受体，从而达到排钠保钾的作用。代表药物有螺内酯、依普利酮。

（4）血管升压素 V_2 受体拮抗剂：可选择性地与肾脏集合管的血管升压素 V_2 受体结合，导致水通道蛋白 2 从集合管脱落，阻断水的重吸收，增加水排泄，也称为排水利尿剂。代表药物为托伐普坦。

二、利尿剂在慢性心力衰竭中的应用

充血是慢性心力衰竭患者的常见临床表现。而利尿剂是减轻慢性心力衰竭患者充血的重要手段，作为各大指南的 I 类推荐用药。袢利尿剂、噻嗪类利尿剂等的长期使用，能有效缓解慢性心力衰竭患者呼吸困难症状、降低患者体重、增加患者的运动耐量，从而改善慢性心力衰竭患者的生活质量。然而，利尿剂作为治疗慢性心力衰竭的基石之一，在改善预后、降低患者死亡率方面尚缺乏循证医学证据。

三、常见利尿剂的使用

（一）传统利尿剂

传统利尿剂主要包括袢利尿剂、噻嗪类利尿剂和保钾利尿剂三大类。《老年人慢性心力衰竭诊治中国专家共识（2021）》推荐袢利尿剂作为心力衰竭患者的首选药物，适用于有明显液体潴留或伴有肾功能受损的患者，利尿的同时排钠排钾，是大多数急性心力衰竭或心功能分级Ⅲ～Ⅳ级慢性心力衰竭患者的优选利尿剂。噻嗪类利尿剂一般不作为一线用药，其对尿液的浓缩过程没有影响，利尿作用中等，多应用于慢性心力衰竭伴有轻度水肿或高血压伴有轻度液体潴留的患者。阿米洛利和氨苯蝶啶等保钾利尿剂，因其利尿效果很弱，目前临床也很少使用。醛固酮受体拮抗剂在心力衰竭中应用的目的是"生物学治疗"，即竞争性拮抗醛固酮，从而起到保钠排钾的作用。因此，最新指南已将其划为神经激素受体拮抗剂。其代表药物有螺内酯、依普利酮。

（二）具有"利尿"作用的新药物

1. 血管升压素 V_2 受体拮抗剂

血管升压素 V_2 受体拮抗剂的代表药物为托伐普坦，可抑制集合管对水的重吸收，具有排水不排钠的特点。在袢利尿剂的基础上联合使用托伐普坦可增加尿量，改善充血症状，同时不激活 RAAS，不增加电解质紊乱及肾功能恶化的风险。因而，在伴有利尿剂抵抗，严重水肿而常规利尿剂疗效欠佳，心力衰竭伴有低钠血症或伴有肾功能损害的患者中尤为适用。长期使用可减少心力衰竭合并低钠血症的病死率。建议起始剂量为 7.5～15.0 mg/d，老年患者起始剂量为 7.5 mg/d 更稳妥，疗效欠佳者逐渐加量至 30.0 mg/d。7.5 mg/d 托伐普坦的排尿能力与 40 mg 静脉应用呋塞米相当。高钠血症是常见的不良反应，使用过程中注意监测血钠水平，避免血钠升高过快。

2. 重组人脑利尿钠肽

重组人脑利尿钠肽的代表药物为奈西立肽，其并非单纯的血管扩张剂，而是一种兼具多重作用的药物。重组人脑利尿钠肽可通过扩张静脉和动脉，降低前、后负荷。同时具有一定的促进钠排泄、利尿及抑制肾素-血管紧张素-醛固酮系统和交感神经系统的作用。该药可迅速纠正心力衰竭患者血流动力学紊乱，明显改善呼吸困难相关症状。在利尿剂反应不佳或利尿剂抵抗时，可与利尿剂联合使用增加肾灌注，改善肾功能。

3.ARNI

ARNI 的代表药物为沙库巴曲缬沙坦，是沙库巴曲和缬沙坦两种成分以 1：1 摩尔比例并通过超分子共晶结合技术形成的一种物质，不同于普通的单片复方制剂。其中缬沙坦可拮抗血管紧张素Ⅱ引起的血管收缩、水钠潴留、炎症、心室重塑等心血管不良作用；而沙库巴曲可抑制脑啡肽酶活性，减少 BNP 的降解，从而增强其扩张血管、利尿排钠、抗感染、抑制心室重塑等心血管保护作用，两者具有协同作用。因此，基于 ARNI 具有的利尿排钠作用，当其与利尿剂联合使用时，需要重新评估利尿剂的剂量。

4. SGLT2i

SGLT2i 是一类非胰岛素依赖型降糖药物，可通过抑制肾脏近端小管 SGLT2 对葡萄糖的重吸收而降低血糖，促进葡萄糖及水钠的排泄，带来心力衰竭与肾脏的多重获益。其可能通过渗透性利尿作用、抑制钠-氢交换、神经体液机制、调节水通道蛋白及调节肾素等多种途径发挥排钠利尿的作用。

（三）利尿剂抵抗

1. 定义

目前还没有公认的利尿剂抵抗的定义。我们通常将存在心源性水肿的情况下，尽管利尿剂剂量递增但仍无法充分控制水钠潴留时称为利尿剂抵抗。

2. 诊断

目前尚无统一的诊断标准，通常利尿剂抵抗是指每日静脉应用呋塞米剂量≥ 80 mg 或等同剂量利尿剂，尿量 < 0.5～1.0 mL/（kg·h）；或满足以下标准：①尽管使用了大剂量利尿剂（静脉应用呋塞米≥ 80 mg/d）仍持续存在淤血；②尿钠量/肾小球滤过钠量 < 0.2%；③每天口服呋塞米 320 mg，但 72 小时

内尿钠排泄量 < 90 mmol。

3. 原因

导致利尿剂抵抗的原因比较复杂。而在诊断利尿剂抵抗之前，必须排除血容量不足。长期、大剂量应用利尿剂及限制水盐摄入会导致血容量不足，血容量不足是导致利尿剂效果差的重要原因。现总结常见的利尿剂抵抗原因及防治策略如下。

（1）利尿剂的利尿效果通常具有剂量依赖性：袢利尿剂剂量未到效应阈值时，利尿效果差。只有超过"阈剂量"才能达到治疗效果。因此，当患者对利尿剂无应答时，临床实践中推荐采用成倍增加剂量的方式试探阈值。

（2）利尿剂的制动现象：可能与利尿剂激活 RAAS 和 SNS 相关，可联合使用醛固酮受体拮抗剂改善。

（3）合并肾功能不全、低蛋白血症、低钠血症等情况时，应针对并发症进行积极干预。例如，袢利尿剂在体内需同白蛋白结合才能发挥生物学作用。因此，合并低蛋白血症的患者在联合使用利尿剂的同时，静脉补充白蛋白可改善利尿药的疗效和患者整体状况。

（4）药物相互作用：非甾体抗感染药如阿司匹林，可抑制前列腺素的合成，减少肾脏血流，降低利尿剂在肾小管中的浓度，进而抑制利尿效应。因此，当存在利尿剂抵抗时，应谨慎使用。

因此，当患者出现利尿剂抵抗时，应尽快识别利尿剂抵抗的机制，从而制定个体化的治疗方案，改善利尿剂反应、增强利尿效果。

（四）利尿剂的使用策略

1. 给药方式

在慢性心力衰竭稳定期，我们通常选择口服利尿剂的方式来维持容量的平衡。而当出现急性充血性心力衰竭时，往往选择静脉给药以迅速缓解容量超负荷的状态。然而，关于利尿剂是静脉注射还是持续输注在心血管领域仍存在争议，目前尚无大样本、多中心、随机对照研究来指导用药、评估疗效及预后。

2. 给药剂量

（1）慢性心力衰竭：利尿剂的给药剂量通常是以最小有效剂量长期维持治疗。慢性心力衰竭患者口服利尿剂治疗建议如下。

有明显液体潴留的患者，首选袢利尿剂。噻嗪类利尿剂仅适用于有轻度液体潴留、伴有高血压且肾功能正常的心力衰竭患者。普坦类药物对顽固性水肿或低钠血症患者疗效更显著，推荐用于常规利尿剂治疗效果不佳、有低钠血症或有肾功能损害倾向的患者。

以呋塞米为例，呋塞米推荐起始剂量为 20～40 mg、每日 1～2 次，最大剂量为 120～160 mg。以每天体重减少 0.5～1.0 kg 为宜。一旦症状缓解、病情控制，即以最小有效剂量长期维持，并根据液体潴留的情况随时调整剂量。

（2）急性心力衰竭：对于新发急性心力衰竭患者或未口服利尿剂的慢性、失代偿性心力衰竭患者，指南推荐静脉注射袢利尿剂以迅速缓解充血症状。以静脉注射呋塞米为例，初始剂量为 20～40 mg。长期口服利尿剂维持治疗的患者，初始静脉注射剂量至少应与口服剂量相当。利尿剂采用间歇性静脉注射或连续输注给药，并根据患者的症状和临床状态调整用药剂量和维持时间。为了克服给药后的钠潴留，袢利尿剂一般需要至少每天给药 2 次，后续袢利尿剂剂量应根据临床反应进行调整。我们通过监测用药后 2 小时内尿量增加情况，判断袢利尿剂的用量是否充足。如果对起始剂量反应不充分，不需要按原定时间（譬如医嘱时间每 12 小时 1 次）给药，可提前增加利尿剂的使用剂量。

无论急性期还是慢性期，使用利尿剂期间均应严密监测患者的血压、电解质、肾功能等，避免出现严重水电解质紊乱、低血压、肾功能恶化等情况。如果患者存在严重不良反应或对某种利尿剂过敏，而无明显液体潴留症状和体征，应尽量避免使用利尿剂。

3. 联合用药

目前关于最大化袢利尿剂剂量策略还是联合利尿剂治疗策略的优劣问题尚无定论。尽管联合用药从病理生理机制上讲更具有说服力，但其可能增加严重水电解质紊乱的发生风险，因而有待进一步循证医学证据来探寻联合利尿剂治疗策略的启用时机。

对于联合用药的具体方案：对于增加袢利尿剂无反应的顽固性水肿患者，可考虑袢利尿剂与噻嗪类利尿剂联合应用。对于严重水肿而常规利尿剂疗效不佳或伴利尿剂抵抗的患者，以及心力衰竭伴低钠血症或伴肾功能受损患者，袢利尿剂联合托伐普坦尤为适用。

四、常见利尿剂的不良反应

尽管利尿剂在慢性心力衰竭的治疗中起着关键作用，但长期或短期使用仍具有一定局限性。长期使用常见的不良反应包括低血压、水电解质紊乱、RAAS 的激活、高尿酸血症、肾功能恶化等。而利尿剂的副作用多具有剂量依赖性。常用利尿剂的剂量和不良反应见表 4-15。

表 4-15　常见利尿剂的剂量和不良反应

药物	剂量	常见不良反应
袢利尿剂		
呋塞米	10～80 mg，每日 2～3 次	头晕、头痛、恶心、呕吐等；高血糖、高尿酸血症、低钾血症
托拉塞米	2.5～50 mg，每日 1～2 次	
噻嗪类利尿剂		
氢氯噻嗪	12.5～50 mg，每日 1 次	水电解质紊乱较为常见，如低钾血症、低镁血症；也可出现血糖升高、高脂血症、高尿酸血症等
吲达帕胺	1.25～5 mg，每日 1 次	
保钾利尿剂		
螺内酯	25～100 mg，每日 1～2 次	男性乳房发育、高钾血症（合并肾功能不全时易发生）
依普利酮	50～200 mg，每日 1～2 次	高选择性作用于醛固酮受体，抗雄激素作用小
氨苯蝶啶	12.5～150 mg，每日 1～2 次	高钾血症（最常见）
阿米洛利	5～10 mg，每日 1～2 次	高钾血症较为常见，偶可引起低钠血症、高钙血症
血管升压素 V_2 受体拮抗剂		
托伐普坦	7.5～30 mg，每日 1 次	高钠血症、高血糖

利尿剂引起的电解质紊乱，特别是低钾血症，是临床实践中常见且可能危及生命的药物不良反应。利尿剂引起的低钾血症临床表现不具有特异性，从无症状到致死性心律失常均有发生。低钾血症的诊断是基于血清钾的水平（正常血钾水平为 3.5～5.5 mmol/L）。心电图有助于判断其严重程度。大剂量的利尿剂联合使用其他增加钾消耗的药物，可能增加心血管事件发生风险，从而导致死亡率的上升。噻嗪类药物的使用所致的低钾血症可引起血糖的异常。及时调整利尿剂剂量和补充钾是治疗低钾血症最直接有效的方法。

无论是传统利尿剂，还是新型具有利尿效果的心力衰竭药物，在治疗慢性心力衰竭患者上既相辅相成，又互相影响。当联合用药时，需适当调整利尿剂使用的剂量，以保证利尿效果的同时，减少不良反应的发生。关于多种药物联合应用时，临床使用利尿剂的剂量和顺序，仍有待进一步循证医学证据来证实。

参考文献

[1] PELLICORI P，CARUBELLI V. Terapia diuretica nell'insufficienza cardiaca cronica：evidenze，esperienze，prospettive（Diuretic treatment in patients with chronic heart failure：evidences，experiences，and current perspectives）[J]. G Ital Cardiol（Rome），2017，18（2）：129-138.

[2] 中华医学会老年医学分会心血管疾病学组，《老年慢性心力衰竭诊治中国专家共识》编写组. 老年人慢性心力衰竭诊治中国专家共识（2021）[J]. 中华老年医学杂志，2021，40（5）：550-561.

[3] LUO X，JIN Q，WU Y. Tolvaptan add-on therapy in patients with acute heart failure：A systematic review and meta-analysis[J].Pharmacol Res Perspect，2020，8（3）：e00614.

[4] 托伐普坦临床研究协作组. 常规治疗基础上联用托伐普坦片治疗心源性水肿的有效性和安全性的多中心随机、双盲、安慰剂对照研究 [J]. 中华心力衰竭和心肌病杂志，2017，1（1）：15-21.

[5] 崔敏，赵倩，刘凡凡，等. 钠-葡萄糖协同转运蛋白-2抑制剂的利尿作用及相关机制 [J]. 中华心力衰竭和心肌病杂志，2021，5（3）：202-205.

[6] TER MAATEN J M，VALENTE M A，DAMMAN K，et al. Diuretic response in acute heart failure-pathophysiology，evaluation，and therapy[J]. Nat Rev Cardiol，2015，12（3）：184-192.

[7] 中华医学会心血管病学分会心力衰竭学组，中国医师协会心力衰竭专业委员会，中华心血管病杂志编辑委员会. 中国心力衰竭诊断和治疗指南2018[J]. 中华心血管病杂志，2018，46（10）：760-789.

[8] 中华医学会，中华医学会杂志社，中华医学会全科医学分会，等. 慢性心力衰竭基层诊疗指南（2019年）[J]. 中华全科医师杂志，2019，18（10）：936-947.

[9] MCDONAGH T A，METRA M，ADAMO M，et al. ESC Scientific Document Group. 2021 ESC Guidelines for the diagnosis and treatment of acute and chronic heart failure[J]. Eur Heart J，2021，42（36）：3599-3726.

[10] SOLOMON S D，MCMURRAY J J V，ANAND I S，et al. PARAGON-HF Investigators and Committees. Angiotensin-Neprilysin Inhibition in Heart Failure with Preserved Ejection Fraction[J]. N Engl J Med，2019，381（17）：1609-1620.

[11] LIN Z，Wong L Y F，Cheung B M Y. Diuretic-induced hypokalaemia：an updated review[J]. Postgrad Med J，2022，98（1160）：477-482.

（吴镜　余思芸）

第七节　药物方案的调整及优化

心力衰竭是各种心血管疾病的最终发展阶段。心血管患者一旦出现心力衰竭的临床表现，提示预后差。心力衰竭越重，死亡风险越高。因此，在面对心力衰竭这种严重的可致死的疾病时，需要临床医师正确地诊断、准确地评估病情、深刻理解心力衰竭的病理生理机制、及时和恰当地治疗。

心力衰竭治疗目标是改善临床症状和生活质量，预防或逆转心室重塑，减少再住院，降低死亡率。药物治疗作为心力衰竭治疗的基石，传统单一药物治疗方式在一定程度上可缓解心力衰竭患者的临床症状，但常无法取得满意的治疗效果。为弥补单一药物治疗缺陷，根据具体患者，联合使用不同种类的药物成为临床治疗心力衰竭的重要方式。随着治疗心力衰竭药物的不断推陈出新，治疗策略和基本方案已经更迭变化。药物治疗方案从最初"黄金搭档"到"金三角"，进而发展为现阶段建议的"新四联"。新近的研究表明，与过去的"金三角"相比，尽早联合使用"新四联"药物治疗，能进一步降低HFrEF患者全因死亡、心血管死亡和因心力衰竭住院的风险，延长无事件生存期。并且SGLT2i和沙库巴曲缬沙坦（ARNI）治疗HFpEF的临床研究结果，填补了没有药物能改善HFpEF远期预后的空白。

近年来，越来越多的国内外权威指南及专家共识明确推荐"新四联"作为心力衰竭基础治疗，而国内"新四联"药物治疗也日益需要规范应用。

一、从"金三角"到"新四联"药物方案

RALES 研究和 EMPHASIS-HF 研究均证实 MRA 治疗慢性心力衰竭可使 NYHA 心功能分级 Ⅱ 级患者获益，降低心源性死亡率，长期使用并与 ACEI 合用也是安全的，奠定了 MRA 在慢性心力衰竭治疗中的重要作用，《中国心力衰竭诊断和治疗指南 2014》提出将 ACEI、β 受体阻滞剂和 MRA 作为慢性心力衰竭的标准和基本治疗，心力衰竭药物治疗的传统"金三角"概念被提出。同时，指南建议对于慢性心力衰竭患者在无明显禁忌证的情况下优先使用 ACEI/ARB+β 受体阻滞剂小剂量开始滴定，逐渐递增，直至达到目标剂量，一般每隔 1～2 周剂量倍增 1 次。若治疗效果不满意（仍持续有症状的患者），再加用 MRA，形成"金三角"治疗方案，并作为 Ⅰ，A 类推荐。随着 PARADIGM-HF 试验显示，与依那普利相比，沙库巴曲缬沙坦使主要复合终点（心血管死亡和心力衰竭住院）风险降低 20%，包括心源性猝死减少 20%。《中国心力衰竭诊断和治疗指南 2018》建议对于 NYHA 心功能分级 Ⅱ～Ⅲ级、有症状的 HFrEF 患者，若能够耐受 ACEI/ARB，推荐以 ARNI 替代 ACEI/ARB，以进一步减少心力衰竭的发病率及死亡率。ARNI 的出现使新"金三角"治疗方案在心力衰竭患者中得以应用。

近年来，不断有研究提出虽然"金三角"药物治疗在一定程度上能降低心力衰竭患者的发病与死亡率，但仍存在预后较差、反复入院等问题。现有研究表明，SGLT2i 对 LVEF 各个范围的患者均有效，包括 HFrEF 和 HFpEF，可降低心力衰竭患者心血管死亡和再入院风险。因此，在 2021 年欧洲心脏病学会指南、2022 年共识中提出，对于 HFrEF 患者的一线治疗，在"金三角"药物治疗的基础上，增添 SGLT2i，即采用"新四联"疗法。"新四联"疗法中建议联用的药物类型包括 ARNI/ACEI/ARB+β 受体阻滞剂 +MRA+SGLT2i 等。在各种联合用药方案中，ARNI+β 受体阻滞剂 +MRA+SGLT2i 四联疗法使收缩性心力衰竭患者获益最大。与"金三角"药物治疗相比，"新四联"方案可降低 62% 的心血管死亡或心力衰竭再入院的主要复合终点事件风险，降低 50% 的心血管死亡风险，降低 68% 的心力衰竭入院风险及 47% 的全因死亡风险，且可延长 1.4～6.3 年生存期（基于 50～70 岁）。

"新四联"药物的启动应遵循：尽早启动；安全启动；小剂量药物联合优先，逐渐递增剂量；分步启动；个体化原则。

尽早启动：对于所有 HFrEF 患者，在无禁忌证的情况下，尽早开始 ARNI/ACEI/ARB+SGLT2i+β 受体阻滞剂 +MRA，即"新四联"治疗，以改善预后。

安全启动：由于"新四联"都具有一定程度的降压作用，因此患者血压水平决定启动的模式。中国专家共识提出，收缩压 ≥ 100 mmHg 为安全启动"新四联"的条件。

小剂量药物联合优先，逐渐递增剂量：为尽早达到"新四联"，应优先联合药物治疗；为减少联合启动可能存在的低血压风险，强调小剂量药物联合启动；同时强调在患者耐受的范围内及时递增药物剂量（尤其是 ARNI/ACEI/ARB 和 β 受体阻滞剂），一般建议在 4 周内递增至目标剂量或最大耐受剂量。

分步启动：即使采用最小剂量，部分患者仍不能耐受"新四联"药物同时启动，则可先启动 1～2 类药物；若患者能够耐受，则在 2～4 周内逐渐达成"新四联"，并逐步递增剂量至目标剂量或最大耐受剂量。

个体化原则：应根据患者个体情况和药物特点进行药物治疗方案制定。例如，合并 2 型糖尿病的患者，建议优先启动 SGLT2i；合并心肌梗死的患者，建议优先启动 ARNI/ACEI/ARB 和 β 受体阻滞剂；对合并蛋白尿或慢性肾脏病患者，优先启动 ARNI/ACEI/ARB、SGLT2i 和 MRA 类药物。

使用心力衰竭治疗药物之前，应对患者进行全面临床评估，将血流动力学情况、液体潴留状况和

BNP 水平作为评估的三要素。在临床实践中，心力衰竭患者的病情往往在不断变化，应及时、反复进行临床评估，并调整药物治疗方案。

二、慢性 HFrEF 患者的药物治疗

（一）HFrEF 患者收缩压 ≥ 100 mmHg

（1）同时启动 ARNI/ACEI/ARB、SGLT2i 和 β 受体阻滞剂，并密切随访血压、液体潴留情况和 BNP 水平，及时对药物剂量进行调整。存在显著液体潴留的患者，可在给予袢利尿剂的基础上，同时启动 ARNI/ACEI/ARB 和 SGLT2i 治疗。液体潴留改善后，应尽早启动 β 受体阻滞剂，并逐步递增 β 受体阻滞剂至目标剂量或最大耐受剂量。

（2）鉴于各大型随机对照试验已经证实 ARNI 对于心力衰竭患者预后改善的作用优于 ACEI 和 ARB，有临床研究表明直接启动 ARNI 具有安全性，因此，应优先、直接启动 ARNI 治疗。对正在服用 ARB 的患者，可直接换用 ARNI；对正在服用 ACEI 的患者，则须 ACEI 停用 36 小时后，方可换用 ARNI 治疗。ARNI 不应与 ACEI 或 ARB 合用。若无法获取 ARNI 或 ARNI 不耐受的患者，可选用 ACEI 替代；ACEI 不耐受者，可用 ARB 替代。

（3）应及早启动 SGLT2i 的治疗。临床研究已经证实，无论是否合并糖尿病，心力衰竭患者使用 SGLT2i 均能显著改善预后。

（4）对于 β 受体阻滞剂已经达到目标剂量或最大耐受量，窦性心率仍 ≥ 70 次 / 分者，应给予伊伐布雷定，将心率控制在 60 次 / 分左右；心房颤动、心室率仍 > 110 次 / 分者，建议加用洋地黄类药物或胺碘酮，必要时手术处理以控制心室率。

（5）对已经接受 ARNI/ACEI/ARB、SGLT2i 和 β 受体阻滞剂治疗，若 eGFR ≥ 30 mL/（min·1.73 m²），血钾 < 5.0 mmol/L，则应加用 MRA。

（6）对于 NYHA 心功能分级 Ⅱ ～ Ⅳ级的患者，在"新四联"药物治疗的基础上，若仍有心力衰竭症状，可考虑使用维立西呱，以降低心血管死亡和心力衰竭的住院风险。

（二）HFrEF 患者收缩压 < 90 mmHg

对于这类患者，寻找和去除导致血压低的病因、诱因尤为重要。在对因治疗基础上，建议给予地高辛以增加心肌收缩力；若存在显著的液体潴留，建议强心的同时加强利尿。经过处理，收缩压稳定于 100 mmHg 以上，则及早按照收缩压 ≥ 100 mmHg 的路径启动"新四联"药物。

已使用"新四联"药物者，若新出现收缩压 < 90 mmHg，则应先调整或停用其他影响血压的药物；如血压仍低考虑存在容量不足时，则可调整或停用利尿剂。因 HFrEF 患者即使血压偏低时仍常常存在容量负荷过重，故应先调整其他影响血压的药物而非利尿剂。应尽可能继续维持"新四联"治疗，一般不建议直接停用"新四联"药物，必要时可适当减量应用，待血压回升后，应再次尝试递增剂量。

（三）HFrEF 患者 90 mmHg ≤ 收缩压 < 100 mmHg

若临床状况稳定，则按照收缩压 > 100 mnHg 的路径启动"新四联"药物，但应谨慎地从最小剂量起，并密切监测血压、症状和体征的变化；临床不稳定则按照收缩压 < 90 mmHg 处理。

三、慢性 HFpEF 患者的药物治疗

HFpEF 患者有着不同的基础心脏病，如心房颤动、高血压、冠心病、肺动脉高压及非心血管疾病并发症，如糖尿病、慢性肾脏病、贫血、铁缺乏、慢性阻塞性肺疾病及肥胖等。这些疾病往往是导致

HFpEF 患者住院和死亡的重要因素。故建议对 HFpEF 患者进行心血管疾病和非心血管疾病并发症的筛查，并进行相应的治疗，以改善症状及预后。液体潴留是引起 HFpEF 患者心力衰竭症状和体征的重要因素，利尿剂能够控制液体潴留、纠正充血、缓解肺淤血，从而改善 HFpEF 患者症状和心功能。对收缩压 ≥ 100 mmHg 的 HFpEF 患者，建议启动 ARNI（尤其适用于 LVEF 低于正常的患者）以改善患者生活质量、降低心血管死亡和心力衰竭住院率；同时应尽早启动 SGLT2i。但 SGLT2i 对低体重 HFpEF 患者的治疗获益尚未明确。

四、药物调整与优化

来自 EPICAL2 研究的数据显示，长期坚持按照指南指导的药物治疗（GDMT）的 HFrEF 患者 3 年全因和心血管死亡率降低。然而，心力衰竭患者血流动力学和肾功能各不相同，并且心力衰竭治疗药物会影响血压、心率、肾功能等，患者可能不耐受所有目标剂量的药物治疗，因此，需要根据患者的具体情况进行调整与优化药物治疗方案。

2021 欧洲心脏病学会《共识文件：心力衰竭调整药物治疗的患者特征》，分析患者治疗不足的药物因素和人为因素，结合 RCT 的纳入和排除标准、亚组分析和荟萃分析，最终确定与 HFrEF 患者治疗实施相关的药物调整建议（表 4-16）。

对于高血压患者，首先需要确保患者没有服用任何可能升高血压的药物，如非甾体抗感染药、糖皮质激素或支气管扩张剂。确保患者对药物的依从性，并正在使用较高的推荐剂量。如果患者在 GDMT 最佳剂量仍有高血压，应联用硝酸异山梨酯和肼屈嗪。

30% 的心力衰竭住院患者出院时伴有残留充血的临床症状，尤其是三尖瓣反流、糖尿病或贫血患者。如果这些患者没有接受 β 受体阻滞剂治疗，可暂不启动，因为充血状态患者开始 β 受体阻滞剂可能导致临床恶化。已经接受足量 ACEI 治疗的患者，若收缩压 > 90 mmHg（或 > 100 mmHg），应启动 ACEI（或 ARN）治疗。即使是充血状态和低血压患者，MRA 和 SGLT2i 也可以安全启动。恩格列净在这类患者中耐受性良好，并降低 60 天时心力衰竭恶化、心力衰竭再住院或死亡的复合终点。在因心力衰竭住院的糖尿病患者中，SGLT1 和 SGLT2 抑制剂索格列净降低了出院前或出院后的心血管死亡、住院和紧急就诊率。肌球蛋白激动剂和维立西呱已被证明用于出院前一些特定患者中可减少事件，并且缓解充血，为安全启动 β 受体阻滞剂创造了条件。

GDMT 对心力衰竭患者的死亡率和发病率有重大益处，应尽一切努力启动和上调基础治疗。作为临床医师，应当根据患者的血流动力学特征和肾功能等进行个性化治疗药物调整，尽可能为每位患者提供更好和更全面的治疗。

表 4-16 与 HFrEF 患者治疗实施相关的药物调整建议

患者特征		酌情停用	考虑使用
低血压	快心率	尽可能停用硝酸酯、钙通道阻滞剂和其他血管扩张剂；血容量正常时，尝试减停利尿剂；停用不必要降压药物后，仍存在症状性低血压，可减少甚至停用 β 受体阻滞剂；收缩压 < 100 mmHg 禁用沙库巴曲/缬沙坦	可考虑伊伐布雷定；MRA 和 SGLT2i 一般不需要停药
	慢心率	心率 < 50 次/分或症状性心动过缓，β 受体阻滞剂可能需要减量	Omecamtiv mecarbil

续表

患者特征		酌情停用	考虑使用
低血压	心房颤动	可减量或停用 β 受体阻滞剂	可使用地高辛替代 β 受体阻滞剂；启动或调整 ACEI 或 ARNI；MRA 和 SGLT2i 一般不需要停药；如心力衰竭合并心房颤动，若无禁忌最好使用非维生素 K 拮抗剂口服抗凝药
血压正常	快心率		增加 β 受体阻滞剂达到目标剂量；联合使用 β 受体阻滞剂和伊伐布雷定；ACEI/ARB/ARNI 应调整至目标剂量；出院前应考虑启动维立西呱
	慢心率	尽可能应停用负性肌力药物，如非二氢吡啶类钙通道阻滞剂（地尔硫草和维拉帕米）、地高辛或抗心律失常药物；出现症状性心动过缓或心率 < 50 次 / 分患者，伊伐布雷定应减量或停用，β 受体阻滞剂也需要减量	
	心房颤动	β 受体阻滞剂对 HF 合并心房颤动患者获益证据不足，调整到最大耐受剂量可能不利	如无禁忌，心房颤动患者需要抗凝治疗
慢性肾脏病		如果 RAAS 抑制剂调整期间出现肾功能恶化（称为假性肾功能恶化）：血清肌酐增加 > 100%，或血钾水平升高 > 5.5 mmol/L，则应暂时停药，血清肌酐增加 < 50% 且 < 3 mL/dL，eGFR > 25 mL/（min·1.73 m^2），则减量即可。不良反应好转后，建议重新启动；禁用其他可能导致肾功能恶化的药物，如非甾体抗感染药	沙库巴曲/缬沙坦可使用到 eGFR < 30 mL/（min·1.73 m^2）。eGFR ≥ 30 mL/（min·1.73 m^2）的患者可以安全使用 β 受体阻滞剂；eGFR ≥ 30 mL/（min·1.73 m^2）的患者，血钾 ≤ 5.0 mmol/L，高钾血症和肌酐升高的风险低，MRA 可以使用；eGFR 在 20 ~ 25 mL/（min·1.73 m^2）的患者，达格列净和恩格列净可改善心血管和肾脏终点，并且在 eGFR < 20 mL/（min·1.73 m^2）患者中，达格列净也有益；维立西呱和 Omecamtiv mecarbil 分别可用于 eGFR > 15 mL/（min·1.73 m^2）和 eGFR > 20 mL/（min·1.73 m^2）的患者；钾黏合剂（Patiromer 和环硅酸锆钠）可降低患者血钾，但并不改善预后

参考文献

[1] 葛均波，霍勇，杨杰孚，等.慢性心力衰竭"新四联"药物治疗临床决策路径专家共识 [J]. 中国循环杂志，2022，37（8）：769-781.

[2] CIBIS- II Investigators and Committees. The Cardiac Insufficiency Bisoprolol Study II（CIBIS-II）：a randomised trial[J]. Lancet，1999，353（9146）：9-13.

[3] Effect of metoprolol CR/XL in chronic heart failure：Metoprolol CR/XL Randomised Intervention Trial in Congestive Heart Failure（MERIT-HF）[J]. Lancet，1999，353（9169）：2001-2007.

[4] MCMURRAY J J，PACKER M，DESAI A S，et al. Angiotensin-neprilysin inhibition versus enalapril in heart failure[J]. N Engl J Med，2014，371（11）：993-1004.

[5] MCMURRAY J J V，SOLOMON S D，INZUCCHI S E，et al. Dapagliflozin in patients with heart failure and reduced ejection fraction[J]. N Engl J Med，2019，381（21）：1995-2008.

[6] PACKER M，ANKER S D，BUTLER J，et al. Cardiovascular and renal outcomes with empaglififlozin in heart failure[J]. N Engl J Med，2020.

[7] BHATT D L，SZAREK M，STEG P G，et al. Sotagliflozin in patients with diabetes and recent worsening heart failure[J]. N Engl J Med，2021，384（2）：117-128.

[8] SWEDBERG K，KOMAJDA M，BOHM M，et al. Ivabradine and outcomes in chronic heart failure（SHIFT）：a randomised placebo-controlled study[J]. Lancet，2010，376（9744）：875-885.

[9] ARMSTRONG P W，PIESKE B，ANSTROM K J，et al. Vericiguat in patients with heart failure and reduced ejection fraction[J]. N Engl J Med，2020，382（20）：1883-1893.

[10] MASSIE B M，CARSON P E，MCMURRAY J J，et al. Irbesartan in patients with heart failure and preserved ejection fraction[J]. N Engl J Med，2008，359（23）：2456-2467.

[11] ANKER S D，BUTLER J，FILIPPATOS G，et al. Empagliflflozin in heart failure with a preserved ejection fraction[J]. N Engl J Med，2021，385（16）：1451-1461.

[12] SOLOMON S D，MCMURRAY J J V，ANAND I S，et al. Angiotensinneprilysin Inhibition in heart failure with preserved ejection fraction[J]. N Engl J Med，2019，381（17）：1609-1620.

[13] VELAZQUEZ E J，MORROW D A，DEVORE A D，et al. Angiotensin-neprilysin inhibition in acute decompensated heart failure[J]. N Engl J Med，2019，380（6）：539-548.

[14] ROSANO G M C，MOURA B，METRA M，et al. Patient profiling in heart failure for tailoring medical therapy. A consensus document of the Heart Failure Association of the European Society of Cardiology[J]. Eur J Heart Fail，2021，23（6）：872-881.

[15] TROMP J，OUWERKERK WIAN VELDHUISEN D J，et al.Asystematic review and network met-analysis of phamacological reatment of heart falire with reduced efection fraction[J]. Heart Failure，2022，10（2）：73-84.

（徐俊波　刘晓翰）

第五章 慢性心力衰竭的非药物治疗

第一节 连续性肾脏替代治疗

一、概述与机制

充分缓解液体负荷达到干体重是心衰治疗的主要目标，是减轻临床症状、降低再住院率及提高心衰患者生活质量的重要措施，同样也是神经内分泌阻滞剂发挥正常疗效的基础。国内外各大临床心衰治疗指南和专家共识均推荐利尿剂作为心衰相关容量超负荷治疗的一线药物，但由于利尿剂抵抗、长期使用疗效不佳、电解质紊乱、激活神经内分泌系统、增加机体钠潴留等治疗上的缺陷，也是临床治疗的难点，即使规范化住院治疗，容量负荷过重的心衰患者单用利尿剂治疗并不能充分缓解水钠潴留。ADHERE研究结果显示，21%的患者出院时体重没有下降，甚至部分患者体重增加，近75%的患者未达到干体重，3个月再住院率达24%～31%。

由于利尿剂存在的诸多缺点和真实世界中临床上心衰治疗面临的难点，现在迫切需要一种更高效、副作用更小、能够给患者带来生存获益的替代治疗方法。应用体外超滤机物理性清除液体潴留被认为是一种有前景的替代治疗措施。早在20世纪70年代，就曾使用单纯超滤治疗液体潴留，并证实了单纯超滤能够短时间内有效地清除潴留体液，减轻心衰患者容量负荷。但这类设备一开始是为尿毒症患者设计的，一方面存在操作技术要求高，涉及肾内科专科知识、技能及经验的问题；另一方面血液滤过机的体外循环容量和血流量大会造成心衰患者血流动力学更不稳定及耐受性差等问题，使得超滤在心内科不能广泛开展应用。进入21世纪，治疗心衰的超滤设备和技术都取得了重大进步，2003年国际上第一台新型的单纯超滤装置注册应用于临床上，推动了超滤治疗在心衰患者中的应用，2013年我国第一台心衰专用超滤设备注册进入临床，促进了超滤治疗在我国心衰患者中的应用及研究的开展。但对于血肌酐明显升高（血肌酐≥3 mL/dL）或急性肾损伤的心衰患者，不宜使用单纯超滤治疗，可使用肾脏替代治疗在减轻容量负荷的同时清除毒素，维持电解质和酸碱平衡。

连续性肾脏替代治疗（continuous renal replacement therapy，CRRT）是一类采用弥散、对流、吸附原理，连续、缓慢地清除血液中的代谢废物、过多水分和纠正电解质紊乱的血液净化治疗技术的总称。传统的CRRT应持续治疗24小时以上，但在临床上往往根据患者的治疗需求灵活地调整治疗时间。CRRT可清除不同分子量的大、中、小分子毒素，近年来已经不局限应用于肾功能损害的患者，更扩展到常见急危重症患者的急救，目前已成为各种危重疾病救治中重点的支持治疗措施之一。目前主要包括以下技术：①缓慢连续性超滤（slow continuous ultrafiltration，SCUF）；②连续性静脉–静脉血液滤过（continuous veno-venous hemofiltration，CVVH）；③连续性静脉–静脉血液透析滤过（continuous veno-venous hemodiafiltration，CVVHDF）；④连续性静脉–静脉血液透析（continuous veno-venous hemodialysis，CVVHD）；⑤连续性高通量透析（continuous high flux dialysis，CHFD）；⑥连续性高容量血液滤过（high volume hemofiltration，HVHF）；⑦连续性血浆滤过吸附（continuous plasma filtration adsorption，CPFA）。

　　单纯超滤是通过对流转运机制，采用容量控制或压力控制，经过透析器/滤器的半透膜等渗地从全血中除去水分和电解质等小分子溶质的一种治疗方法，对机体电解质、酸碱、毒素没有任何影响，也不能清除代谢总产物（如肌酐等尿毒症毒素）。在单纯超滤的治疗过程中，不需要使用透析液和置换液。单纯超滤对患者血浆渗透压影响小，甚至因血液浓缩而略有提高，加快了组织间隙向血管内补充容量，使得患者血流动力学较为稳定，有利于清除体内过多水分（表 5-1）。

表 5-1　单纯超滤与透析治疗的比较

项目	单纯超滤	透析
原理	血液通过滤器，在跨膜压的驱动下，液体从压力高的一侧向压力低的一侧移动，通过对流的方式获得超滤液体	依靠滤器半透膜进行弥散和渗透，半透膜两侧的溶质浓度差是驱动溶质移动的原动力，溶质从浓度高的一侧通过半透膜向浓度低的一侧移动（弥散），同时水分子移动向渗透浓度高的一侧（渗透）
滤器的膜不同	超滤膜的孔径在 0.05 μm～1 nm，主要作用是截留去除水中的悬浮物、胶体、微粒、细菌和病毒等大分子物质	半透膜的厚度为 10～20 μm，膜上的孔径约 3 nm，所以只允许分子量 1.5 万以下的小分子和部分中分子物质通过
装置	不需要使用透析液和置换液	需要使用透析液和（或）置换液

二、适应证及禁忌证

　　2013 年美国心脏病学会基金会（American College of Cardiology Foundation，ACCF）/ 美国心脏协会（AHA）发布的心衰治疗管理指南推荐：①有明显容量负荷的心衰患者可应用超滤治疗来减轻容量负荷和充血性心力衰竭的症状［Ⅱb 类推荐，B 级证据（简称Ⅱb，B），下同］；②药物治疗无效的顽固性心衰患者也可考虑应用超滤治疗（Ⅱb，C）。2016 年欧洲心脏病学会（ESC）发布的《2016 年 ESC 急慢性心力衰竭诊断治疗指南》中推荐，难治性充血性心力衰竭且对利尿剂治疗无效的患者可考虑超滤治疗（Ⅱb，B）。2014 年及 2018 年《中国心力衰竭诊断和治疗指南》均推荐：当心衰患者出现高容量负荷，如肺水肿或严重的外周水肿，且对利尿剂抵抗时，可考虑超滤治疗（Ⅱa，B）。2016 年中国心力衰竭超滤治疗专家组制定的《心力衰竭超滤治疗建议》对超滤的适应证及禁忌证做出了明确推荐。根据上述指南、专家共识和《血液净化标准操作规程》，本书对超滤及肾脏替代治疗慢性心力衰竭患者的适应证和禁忌证推荐如下。

（一）超滤的适应证

　　（1）充血性心力衰竭，且伴有利尿剂抵抗或利尿剂治疗效果不满意的患者。

　　（2）心衰伴有明显体液潴留的患者，即有下肢或身体下垂部位凹陷性水肿，同时具备以下 2 项或以上的患者：①劳力性呼吸困难、夜间阵发性呼吸困难或端坐呼吸；②肺部湿啰音；③淤血性肝大或腹水；④颈静脉怒张＞ 10 cm，⑤胸部 X 线检查提示肺淤血、肺水肿或胸腔积液。

　　（3）近期因液体负荷急剧增加，导致慢性心衰症状加重，并转成急性失代偿性心力衰竭。

（二）CRRT 的适应证

　　需要超滤且合并以下情况时可考虑 CRRT 治疗。

　　（1）液体复苏后仍然少尿（24 小时尿量＜ 400 mL）。

（2）血钾＞ 6.5 mmol/L，需急诊透析。

（3）药物难以纠正的酸中毒，pH＜ 7.2。

（4）血尿素氮＞ 25 mmol/L，血肌酐＞ 300 mmol/L。

（5）急性肾损伤。

（6）同时伴有多器官功能障碍综合征、脓毒血症或感染性休克、急性呼吸窘迫综合征、药物或毒物中毒等危重症情况。

（三）超滤的禁忌证

（1）收缩压≤ 90 mmHg，出现末梢循环不良表现，如四肢远端冰冷麻木、局部皮肤青紫或面色苍白等。

（2）抗凝禁忌证。

（3）严重二尖瓣或主动脉瓣狭窄。

（4）急性右心室心肌梗死。

（5）血肌酐≥ 3 mL/dL（265 μmol/L），或出现急性肾损伤且需要肾脏替代治疗。

（6）全身性感染，有发热、全身中毒症状、血白细胞升高等。

（四）CRRT 的禁忌证

CRRT 无绝对禁忌证，但下列情况应慎用。

（1）无法建立合适的血管通路。

（2）患者处于濒危状态，有药物难以纠正的严重休克。

（3）恶性肿瘤伴有全身转移出现恶病质等情况。

（4）精神障碍不能配合者。

三、治疗的指针与时机

超滤与利尿剂相比，其潜在好处为在减少液体潴留的情况下能不引起低钾血症、钠排泄增加，不进一步激活 RAAS，因此在心衰患者中，尤其是 ADHF 患者，使用超滤作为最佳减轻容量负荷的治疗模式一直是临床试验的主题，但现实世界中结果却不尽如人意。

UNLOAD 研究纳入 200 例 ADHF 患者，分为早期超滤组和常规利尿组，结果提示，超滤组早期体重下降的效果较常规利尿组更好，90 天再住院率更低，然而，两组 48 小时低血压发生率和 90 天血肌酐水平无显著差异。但该研究如果增加利尿剂剂量是否能为利尿剂组带来更好的治疗效果呢？ CARRESS–HF 是一项超滤治疗心衰中里程碑式的临床试验研究，纳入 188 例急性心衰伴有肾功能恶化的患者，随机分为超滤组（采用 200 mL/h 的固定超滤速度）和梯度利尿剂组，其结果显示，治疗 96 小时后两组体重下降无明显差异，超滤组血清肌酐升高 0.23 mL/dL，利尿剂组血清肌酐下降（0.04 ± 0.53）mL/dL（$P=0.003$）。另外，超滤组患者不良事件发生率较高（72% vs.53%，$P=0.03$）。可见 CARRESS–HF 与 UNLOAD 两个临床研究结果相互冲突，这可能由临床试验研究设计不一样导致，比如纳入的患者亚群不同、利尿剂剂量不同和固定超滤处方。而且 CARRESS–HF 研究是当患者病情进展到药物治疗无效的顽固性心衰或严重的心肾衰综合征时，将超滤作为一种"补救性"治疗措施，所以这样的患者可能难以获益。AVOID–HF 研究根据前期临床试验的争论问题，优化了设计方案，分为梯度利尿剂组和可调节的超滤组，共纳入了 224 例 ADHF 患者并完成研究，结果提示，超滤组在 90 天内首次发生心衰事件的时间较长、心衰和心血管事件较少，但利尿剂组和超滤组肾功能变化相似、90 天内病死率无差异，然而，超滤组经历更多与治疗相关的严重不良事件。所有临床试验证据都支持超滤能高效清除体内多余体液成分，短时间内改善心衰症状。尽管如此，但由于高昂的治疗费用和没有给患者带来更多生存获益，使得超滤不能成为减轻容量负荷治疗模式的最佳方案。

随着越来越多临床试验日益深入地研究探索，目前更倾向于对于心衰患者早期开展超滤治疗，不必等到利尿剂抵抗、治疗效果差后再使用。特别是充血性心力衰竭导致呼吸困难症状严重的患者，超滤可以比利尿剂更精准、更有效地清除过剩体液，迅速改善临床症状，为救治赢得时间。但关于超滤治疗的最佳时机目前尚没有统一意见，这将是未来研究迫切需要解决的问题之一。

四、血管通路

建立合适的血管通路，为超滤过程提供连续不间断的、理想的血流量，是保证治疗顺利进行的基础。目前超滤常用的血管通路为中心静脉置管，然而，随着心衰专用超滤设备的使用，解决了低血流量在体外循环不易凝的问题，因此留置针作为发展成熟的静脉穿刺技术，在将来有望作为超滤治疗心衰的主要血管通路。中心静脉置管根据 KDIGO 指南推荐，首选右侧颈内静脉，因为相对于股静脉来说，颈内静脉发生故障的概率更小，使用的时间相对更长，相对于左侧股静脉，右侧股静脉是更佳的选择。另外，因锁骨下静脉更容易打折及狭窄，故而尽量避免使用。

（一）无隧道无涤纶套中心静脉导管

本操作较复杂，建议由经过培训的专业医师完成，有条件的单位最好在超声引导下完成中心静脉穿刺。

禁忌证：①广泛腔静脉系统血栓形成；②凝血功能障碍；③患者不配合；④穿刺局部感染。

并发症：①穿刺部位的出血或血肿，局部压迫即可；②误穿动脉，应立即拔出穿刺针，压迫止血至少 10 分钟，否则极易发生血肿；③中心静脉导管感染，操作上应执行严格的无菌操作，确诊导管感染后应立即拔除导管，并做细菌培养，应用抗生素治疗。

注意事项：①颈内静脉穿刺对体位要求较高，正确的体位是穿刺成功的前提；②合并心衰、难以平躺的患者建议采用股静脉置管；③股静脉置管会限制患者的活动，容易感染，不宜长期使用。

（二）留置针

型号：建议选用 16 G 留置针。

穿刺部位：双侧肘正中静脉。

并发症：皮下血肿、静脉炎等，无明显严重的并发症。

留置针穿刺快速、操作简单易行、费用更低，不需要经过培训的专业医师操作，在单纯超滤治疗心衰患者中有广泛的应用前景。

五、治疗前患者评估

（一）生命体征评估

评估意识状态、心率、呼吸、血压、血氧饱和度。

（二）血容量状态评估

水肿程度、能否平卧以及是否有双肺底部湿啰音、淤血性肝大、胸腔积液、腹水等。有条件的单位可测中心静脉压（central venous pressure，CVP）和（或）肺毛细血管楔压（pulmonary capillary wedge pressure，PCWP），以便更准确、客观地评估患者的血容量状态。

（三）出凝血功能评估

了解患者有无脏器出血、消化道出血、口腔和鼻腔黏膜出血、各种引流液体和伤口渗血等情况，检测凝血功能。

（四）血液生化指标评估

应全面了解患者的血清白蛋白水平、肾功能情况、血清电解质和酸碱平衡状态等。

六、设备选择

可依据各医院实际情况，选择普通血液透析机、单纯超滤机或床旁连续性血液净化机等。在单纯超滤过程中，血液透析机处于旁路状态，床旁连续性血液净化机的置换液、透析液泵均应处于停止状态，通过跨膜压驱动完成超滤过程。

七、超滤处方

（一）超滤速度

超滤是通过对流原理直接清除血管内的液体，与此同时，血管外组织间隙的液体向血管内回流，组织间隙的液体向血管内回流的速度称为血浆再充盈率（plasma refill rate，PRR）。PRR 和超滤速度的动态平衡决定了血管内容量的变化，然而，促使血管外组织间隙的液体向血管内回流的力量主要是血浆胶体渗透压和组织静水压。通常成年人的 PRR > 500 mL/h。所以理论上讲，如果超滤速度小于 PRR，血浆容量就不会有明显的波动，血流动力学相对稳定。因此，超滤速度以 50～500 mL/h 为宜，可降低超滤治疗过程中低血容量的风险。

（二）超滤总量

每次超滤量（脱水量）以不超过体重的 4%～5% 为宜，可根据临床实际情况适时调整，原则上一次总超滤量不宜超过 4 L。

（三）超滤血流量

血液透析或血液滤过机，血泵流量一般在 100～300 mL/min；新型超滤机，血泵血流量 < 50 mL/min，远低于传统的透析机，可以大大降低治疗过程中患者的心脏负荷。

单纯超滤治疗不需要透析液和置换液，一般不会引起机体电解质紊乱，不能纠正机体酸碱平衡紊乱，对机体内环境影响较小，治疗过程中也不需要频繁监测血电解质及血气变化。但对于血肌酐明显升高、伴有药物不能纠正的电解质和酸碱紊乱时，即使有血液透析指征的患者，也不宜使用单纯超滤治疗；另外，对于血肌酐中度升高但未达到透析指征的患者，也应谨慎使用超滤治疗，根据目前临床研究建议，此类患者的超滤速度应控制在 200 mL/h 以内，且超滤总量不宜超过 1500 mL，或在肾脏专科医师的指导下设置血液净化处方，并密切监测血肌酐变化。

八、抗凝处方

抗凝是指在评估患者凝血状态的基础上，个体化地选择合适的抗凝剂和剂量，并定期监测和评估患者的凝血状态，以及调整抗凝剂的剂量。理想的抗凝是在不引起患者出血的情况下，维持血液在超滤管路和超滤器中流动的状态，保证超滤治疗的顺利实施，能够有效地避免因体外循环凝血而引起的血液丢失，预防因体外循环引起的血液凝血活化而诱发的血栓栓塞性事件，同样也能够防止体外循环过程中血液活化而导致的炎症反应，提高超滤治疗过程中患者机体与超滤管路及超滤器的生物相容性，保障超滤的有效性和安全性。此外，新型单纯超滤装置采用小膜面积滤器（$0.1\sim0.3\ m^2$）和小直径血管通路，使得体外循环容量更低，为 $33\sim76\ mL$，明显降低了治疗过程中凝血、出血等并发症的风险，这些技术上的进步保障了超滤治疗的有效性和安全性，有很好的应用前景。

（一）评估治疗前患者凝血状态

1. 患者发生出血的风险

长期使用华法林等抗凝血药物或抗血小板药物的患者；近期存在严重创伤或者围手术期的患者；既往存在支气管扩张、消化道溃疡、肝硬化、痔疮等潜在出血风险疾病的患者；有血友病等遗传性出血性疾病的患者。此类患者发生出血的风险极大，应警惕抗凝剂的使用，根据病情适时减量或改用出血风险低的抗凝剂，或者选择无肝素抗凝。

2. 患者发生血栓栓塞性事件的风险

糖尿病、系统性红斑狼疮、系统性血管炎、长期卧床、重症感染、有效循环血容量不足等患者易出现血栓栓塞。尤其是既往存在脑血栓、动脉栓塞、心肌梗死、静脉血栓等血栓栓塞性疾病的患者，更应警惕再次发生血栓栓塞风险。

3. 凝血指标的监测

凝血酶原时间（prothrombin time，PT）延长和国际标准化比值（international normalized ratio，INR）增加均提示外源性凝血系统的凝血因子存在异常，或者血中存在抗凝物质；PT 缩短和 INR 减少则提示外源性凝血系统活化，机体处于易于凝血、发生血栓栓塞性疾病的风险中。活化部分凝血活酶时间（activated partial thromboplastin time，APTT）和激活全血凝血时间（activated coagu-lation time，ACT）延长均提示内源性凝血系统的凝血因子存在异常，或者血中存在抗凝物质；APTT 和 ACT 缩短则提示内源性凝血系统的活化，血液呈高凝状态。如果上述各项指标都明显延长，则提示患者的内外源性凝血系统共同途径异常或血中存在抗凝物质。此时应检测纤维蛋白原（fibrinogen，FIB）和凝血酶时间（thrombin time，TT），如果 TT 延长而 FIB 水平正常，提示血中存在抗凝物质或 FIB 功能异常。而上述各项凝血指标均明显缩短时，则提示患者发生血栓栓塞性疾病的风险明显增加。

4. 血小板功能评估

检测全血血小板计数和出血时间（bleeding time，BT）可以初步评估血小板功能状态：如果结果显示血小板数量减少伴 BT 延长，则表明患者止血功能异常，容易出血；如果血小板数量增多但 BT 缩短则表明血小板更易发生黏附、集聚和释放反应等，更易产生血小板性血栓。当出现单位时间内血小板数量进行性降低时，建议检测血中血浆血小板颗粒膜糖蛋白（granular membrane glycoprotein，GMP-140）［P 选择素（P-selectin）］和（或）GMP-140 阳性血小板数量，以明确患者是否存在血小板活化。当不能检测上述 2 项指标时，如果伴有血浆 D- 二聚体水平升高，也提示血小板活化。

（二）抗凝方案的选择

根据《血液净化标准操作规程》推荐选择的抗凝剂及剂量。

1. 普通肝素

普通肝素适用于无活动性出血或无出血风险、血液高凝状态的患者，首剂量 $37.5\sim125\ U/kg$（$0.3\sim1.0\ mg/kg$），追加剂量 $12.5\sim62.5\ U/（kg\cdot h）$［$0.1\sim0.5\ mg/（kg\cdot h）$］，间歇性静脉注射或持续性静脉注射（常用），治疗结束前 $30\sim60$ 分钟停止追加。应依据患者的凝血状态进行个体化调整。

2. 低分子量肝素

低分子量肝素适用于无活动性出血或具有潜在出血风险的患者，一般给予 60～80 IU/kg（4000～5000 IU），推荐在治疗前 20～30 分钟静脉注射，无须追加剂量，但如果治疗时间超过 4 小时，应根据管路情况适时追加剂量，治疗时间越长，给予追加剂量应逐渐减少。

3. 阿加曲班

阿加曲班适用于活动性出血或高危出血风险、肝素类药物过敏或既往发生肝素诱发的血小板减少症的患者，一般首剂量 250 μg/kg、追加剂量 2 μg/（kg·min），或 2 μg/（kg·min）持续滤器前给药，应依据患者血浆 APTT 的监测，调整剂量。

4. 枸橼酸钠

对于临床上存在明确的活动性出血性疾病或明显的出血倾向，或 APTT、PT 明显延长和 INR 显著增加的患者，可考虑以枸橼酸钠作为抗凝药物。临床上常用 4% 枸橼酸钠，180 mL/h 滤器前持续注入，控制滤器后的游离钙离子浓度在 0.25～0.35 mmol/L；同时需在静脉端给予氯化钙生理盐水（10% 氯化钙 80 mL 加入 1000 mL 生理盐水中）40 mL/h 或 10% 葡萄糖酸钙 25～30 mL/h，控制患者体内游离钙离子浓度在 1.0～1.35 mmol/L，直至治疗结束。注意，使用 1 mmol 的枸橼酸盐抗凝治疗，最终体内将增加 3 mmol 钠、1.5 mmol 钙和 3 mmol 碳酸氢根。因此，单纯超滤时不宜采用枸橼酸钠抗凝。枸橼酸钠作为抗凝剂须在治疗过程中频繁地监测血气、电解质，而且操作复杂，可能出现药物过量等情况，建议专职血液净化医护人员对此类抗凝剂给予处方。

5. 无抗凝剂

不能使用抗凝剂的患者，治疗前应给予 500 U/dL（4 mL/dL）的肝素生理盐水预冲、保留 20 分钟后，再给予生理盐水 500 mL 冲洗；对于存在肝素类药物禁忌的患者，仅用生理盐水充分冲洗。治疗过程中每 30～60 分钟，给予 100～200 mL 生理盐水冲洗管路和滤器。有条件实施枸橼酸钠或阿加曲班抗凝治疗时，应尽可能避免应用无抗凝剂的方案。

（三）抗凝药物的禁忌证

1. 肝素或低分子量肝素

合并明显的出血性疾病；既往有肝素或低分子量肝素过敏史；既往诊断过肝素诱发的血小板减少症；有条件的可检测血浆抗凝血酶活性，对于血浆抗凝血酶活性 < 50% 的患者，不宜选择肝素或低分子量肝素；可适当地补充抗凝血酶制剂或新鲜血浆，使患者血浆抗凝血酶活性 ≥ 50% 后，再使用肝素或低分子量肝素。

2. 枸橼酸钠

严重肝功能障碍；低氧血症（动脉氧分压 < 60 mmHg）；组织灌注不足；代谢性碱中毒和（或）高钠血症。

3. 阿加曲班

存在明显肝功能障碍时不宜选用。

4. 抗血小板药物

血小板生成障碍或功能障碍的患者，不宜使用抗血小板药物；血小板进行性减少，伴血小板活化或凝血功能亢进的患者，应加强抗血小板治疗。

（四）抗凝治疗的并发症和处理

1. 抗凝不足的并发症

抗凝不足的并发症主要包括滤器和管路凝血，透析过程中或结束后发生血栓栓塞性疾病。治疗前应充分评估患者凝血功能、出血或血栓栓塞性疾病的风险，根据具体情况制定个体化的抗凝处方，采用无抗凝剂时应加强滤器和管路在治疗过程中的监测，加强生理盐水的冲洗。发生滤器凝血后应及时更换滤器，出现血栓栓塞性疾病的患者应给予适当的抗凝、促纤溶治疗。

2. 抗凝过量的并发症

抗凝过量的并发症主要是出血。对于发生出血的患者，应重新评估患者的凝血状态，停止或减少抗凝药物剂量，重新选择抗凝药物及其剂量。针对不同出血的病因应给予相应的处理，如拮抗剂治疗。肝素或低分子量肝素过量可给予适量的鱼精蛋白；枸橼酸钠过量可通过补充钙制剂对抗；阿加曲班过量停药后可短暂观察，严重过量可给予凝血酶原制剂或血浆。

3. 抗凝剂本身的药物不良反应

肝素诱发的血小板减少症，一旦出现应停用肝素类制剂，并给予抗血小板、抗凝或促纤溶治疗，预防血栓形成；发生肝素诱发的血小板减少症后，一般禁止再使用肝素类制剂。长期使用肝素或低分子量肝素可诱发高脂血症和骨质脱钙，对存在明显高脂血症和骨代谢异常的患者，推荐使用低分子量肝素。

九、超滤机使用及操作流程

（一）准备物品

准备管路、血液滤器/超滤器、无菌治疗巾、穿刺针/留置针、碘伏、棉签和生理盐水等消毒物品、止血带、一次性手套等。

（二）开机自检

（1）检查透析机/超滤机/床旁血液净化机电源线连接是否正常。
（2）打开透析机/超滤机/床旁血液净化机电源总开关。
（3）按照透析机/超滤机/床旁血液净化机要求完成全部自检程序，禁止简化或跳过自检步骤。

（三）滤器和管路的安装

（1）检查血液滤器/超滤器及管路有无破损，外包装是否完好。
（2）核查有效日期，血液滤器/超滤器及管路型号。
（3）严格执行无菌原则进行操作。
（4）安装管路顺序应按照体外循环的血流方向依次地进行。

（四）密闭式预冲

（1）启动透析机/超滤机/床旁血液净化机血泵，调至 80～100 mL/min，用生理盐水先排净管路内和血液滤器/超滤器（膜内）气体，务必保证在整个管路系统中充满液体，调节动静脉壶液面在 2/3 处。生理盐水流向为动脉端→血液滤器/超滤器→静脉端，不得逆向预冲。

（2）生理盐水预冲量应严格按照血液滤器/超滤器说明书中的要求，如无特殊要求，不应少于800 mL 生理盐水。若需要进行闭式循环或肝素生理盐水预冲，应在生理盐水预冲量达到后再进行。

（3）对于临床上有高凝倾向且不存在抗凝药物禁忌的患者，根据血液净化操作标准规制建议使用肝素生理盐水浸泡管路和滤器 30 分钟。4% 肝素生理盐水的配制方法：生理盐水 500 mL+ 普通肝素2500 U（20 mg），可根据临床实际情况做相应调整；肝素生理盐水浸泡过的管路和滤器，在上机前应给予不少于 500 mL 的生理盐水冲洗。

（4）预冲生理盐水应该直接流入废液收集袋中，不建议预冲生理盐水直接流入开放式废液桶中，废液收集袋置于透析机/超滤机/床旁血液净化机的液体架上，并且废液袋不得低于操作者腰部。

（五）设置参数

根据透析机/超滤机/床旁血液净化机设备要求，按医师超滤治疗处方设置参数，比如超滤量、超滤时间。

（六）建立体外循环：上机

（1）治疗车上摆放好准备的治疗包、消毒物品和医用垃圾袋等。

（2）中心静脉置管：打开伤口敷料，观察导管皮肤入口处有无红肿和渗出、导管固定情况等，消毒导管皮肤入口周围皮肤后覆盖敷料。辅助人员协助操作者打开导管敷料，分别消毒导管和导管夹子，并协助固定导管。打开治疗包，戴无菌手套，铺无菌治疗巾，将导管尾端置于无菌治疗巾上。首先检查导管夹子是否处于夹闭状态，接着取下导管保护帽，消毒导管接头，同时应避免导管接触非无菌表面，尽可能减少在空气中暴露的时间。用注射器回抽导管内封管液，并推注在纱布上用以检查是否存在凝血块，建议推注时距纱布的距离 > 10 cm，回抽量为动、静脉导管各 2 mL 左右。如果导管回血不畅时，应认真查找原因，严禁使用注射器用力地推注导管腔，避免将血栓推注到静脉内。

（3）外周浅表静脉穿刺：留置针根据治疗需求以选择符合治疗血流量的最小型号留置针为佳，可选择 16 G 留置针。选用合适消毒液，如 2% 葡萄糖酸氯己定乙醇溶液（年龄 < 2 个月的婴儿慎用）、有效碘浓度不低于 0.5% 的碘伏或 2% 碘酊溶液和 75% 乙醇等。穿刺前先评估穿刺部位皮肤情况和静脉条件，选择合适穿刺点后消毒皮肤，消毒时应以穿刺点为中心擦拭，至少消毒两遍或遵循消毒剂使用说明书，待自然干燥后方可穿刺。穿刺点上方扎止血带，绷紧皮肤穿刺进针，见回血后可再次进入少许，如为留置针则可先固定针芯，再送外套管入静脉，退出针芯，松止血带。选择透明或纱布类无菌敷料固定，穿刺针和敷料外应注明日期、操作者签名。

（4）根据医嘱推注首剂量抗凝剂（低分子量肝素或肝素），连接体外循环管路，打开管路动脉夹和静脉夹，在机器上按下治疗键。

（5）固定好管路，治疗巾遮盖好留置导管、穿刺针/留置针连接处。医疗废物放于医疗废物桶中。

（七）查对

1.二次自我查对

按照体外循环血流方向的顺序，依次检查体外循环管路各连接处和管路开口处，未使用的管路开口应使用保护帽并夹闭管夹。按医嘱查对透析机/超滤机/床旁血液净化机上的治疗参数。治疗开始后，应对机器控制面板和按键部位等高频接触部位进行消毒擦拭。

2.双人查对

由其他护士查对上述内容，并在治疗记录单上签字。

（八）调整血流量

一般血流量由 50 mL/min 开始，根据患者病情变化及透析机/超滤机/床旁血液净化机的要求，缓慢提升血流量，并依据临床实际情况适时调整。

（九）治疗结束：下机

（1）治疗车上准备生理盐水、无菌纱布、碘伏和棉签、无菌手套等物品。

（2）停血泵，采用密闭式回血法回血或按照机器要求操作。

（3）戴无菌手套，将已开包装导管保护帽，放置无菌敷料上（穿刺针/留置针不需要此步骤）；断开中心静脉导管动脉端/穿刺针/留置针与管路连接，固定动脉端并连接已抽吸生理盐水的注射器。

（4）将管路动脉端与生理盐水连接，按机器操作要求开启血泵回血。

（5）回血完毕后停止血泵，关闭管路及静脉端导管夹，断开中心静脉导管静脉端/穿刺针/留置针与管路连接。

（6）中心静脉导管：固定导管动静脉端，分别打开动静脉端导管夹，脉冲式或弹丸式推注封管液，关闭导管夹、连接导管保护帽，无菌敷料包扎中心静脉导管，胶布固定，再次消毒导管皮肤入口，更换无菌敷料胶布固定，建议注明更换时间。

（7）穿指针/留置针可根据《静脉治疗护理技术操作规范》相关要求操作拔针和封管，注意压迫止血时间，以能止血为宜。

（8）根据机器提示步骤，卸下血液滤器/超滤器、管路及各液体袋。关闭电源，消毒擦拭机器。

十、患者超滤过程中管理和监测

治疗过程中，应密切监测患者的心率、血压等循环状态指标，观察患者心累、气紧、水肿等临床症状，有条件的医院推荐监测患者的有效循环血容量，临床医师应依据患者临床症状和各项指标变化调整超滤率和超滤处方。

治疗过程中应监测动脉压、静脉压、跨膜压，以及滤器和管路的凝血情况，推荐监测凝血参数、大便隐血等指标，动态调整抗凝药物用量，必要时可用生理盐水 100 mL 冲洗滤器和管路，出血风险大的可无肝素治疗。

十一、并发症及处理

（一）血液滤器/超滤器破膜漏血

由于质量或运输及存放损坏，或治疗过程中跨膜压过高导致破膜，血液进入超滤液内，此时应紧急停止治疗，立即更换血液滤器/超滤器。

（二）血液滤器/超滤器和管路凝血

当患者存在高凝状态，或使用的抗凝药物剂量不足，或动脉来血不佳或静脉回血不畅等诸多原因均可导致滤器和管路发生凝血，此时应立即增加抗凝药物的剂量；生理盐水冲洗管路后评估滤器和管路凝血分级，根据专职医师评估后决定是否更换滤器/管路后继续治疗；若治疗中出现静脉压、跨膜压在短时间内突然升高，管路、滤器颜色加深，应立即回血，避免凝血；若在下机时回血阻力突然升高，怀疑有凝血块时，应停止回血，以免血栓进入体内。

（三）出血

使用抗凝药物剂量过大，可导致患者发生出血情况，如消化道出血、皮肤黏膜出血、眼结膜出血等，此时对于使用普通肝素或低分子量肝素的患者，应暂时停用，根据病情必要时给予适量的鱼精蛋白拮抗，对于使用阿加曲班的患者，应暂时停用阿加曲班 20～30 分钟，然后减量应用。

（四）低血压

超滤率过大可导致低血压，通常发生在治疗后程或结束前，尤其在血红蛋白或血清白蛋白水平明显降低的患者身上更容易发生低血压事件。患者早期可表现为肌肉痉挛、打哈欠、背后发酸，或出现便意等，进而可能出现恶心、呕吐、面色苍白、出汗、呼吸困难，监测血压发现血压明显下降。因此在治疗过程中应密切观察患者的临床症状和体征，如有不适及时评估，调整治疗方案，停止单纯超滤，必要时补充生理盐水或人血白蛋白等胶体制剂。如上述处理后血压仍不能恢复正常，甚至出现休克，应立即予以下机急救处理。在超滤治疗中应避免低血压的发生，以免加重患者心脏负担、引起心功能进一步恶化。

（五）心律失常、猝死

对于心血管状态不稳定的患者，治疗过程中可能会出现恶性心律失常，甚至猝死的风险，如出现上述情况，应立即停止治疗，并给予积极抢救。对于此类患者推荐采用缓慢连续性超滤（SCUF）模式治疗。

十二、透析对常用心血管药物的清除作用和治疗后补充建议

血液透析对于不同类型心血管药物代谢动力学影响不同，因此了解血液透析对此类药物的清除特征和透析治疗后需要补充的剂量，对于心肾综合征患者治疗方案的制定十分重要。常见心血管药物的血液透析清除率及调整剂量见表 5-2。

表 5-2　透析对常用心血管药物的清除作用和治疗后补充建议

药物名称	体内代谢器官	血浆蛋白结合率	血液透析清除率	透析后补充
贝那普利	肾脏（肝脏）	95%	几乎没有	5～10 mg
依那普利	肾脏（肝脏）	–	50%	2.5～5 mg
福辛普利	肾脏（肝脏）	95%	不清除	不补充
培哚普利	肾脏（肝脏）	20%	50%	2 mg
雷米普利	肾脏（肝脏）	–	20%	2.5 mg
厄贝沙坦	肝脏	96%	不清除	不补充
氯沙坦	肾脏（肝脏）	99%	不清除	不补充
替米沙坦	肝脏	99.5%	不清除	不补充
缬沙坦	肾脏（肝脏）	94%～97%	不清除	不补充
氨氯地平	肝脏	97.5%	不清除	不补充
非洛地平	肝脏	99%	不清除	不补充
硝苯地平	肝脏	90%	不清除	不补充
阿罗洛尔	肝脏（肾脏）	91%	不清除	不补充
卡维地洛	肝脏（肾脏）	98%～99%	不清除	不补充
比索洛尔	肝脏	–	不清除	不补充
美托洛尔	肾脏（肝脏）	–	不清除	50 mg
甲基多巴	肾脏（肝脏）	< 20%	60%	250～500 mg
肼屈嗪	肝脏	87%	25%～40%	不补充
硝普钠	肝脏（肾脏）	–	不清除	不补充
沙库巴曲缬沙坦	肾脏	94%～97%	在 eGFR < 30 mL/（min·1.73 m^2）患者中的安全性和有效性尚未确定	
呋塞米	肾脏、肝脏	95%	不清除	不补充
托拉塞米	肝脏、肾脏	99%	不清除	不补充
布美他尼	肾脏、胆汁、粪便	94%～96%	不清除	不补充

参考文献

[1] YANCY C W，JESSUP M，BOZKURT B，et al. 2013 ACCF/AHA guideline for the management of heart failure：executive summary：a report of the American College of Cardiology Foundation/American Heart Association Task Force on practice guidelines [J]. Circulation，2013，128（16）：1810-1852.

[2] PONIKOWSKI P，VOORS A A，ANKER S D，et al. 2016 ESC Guidelines for the diagnosis and treatment of acute and chronic heart failure：the Task Force for the diagnosis and treatment of acute and chronic heart failure of the European Society of Cardiology（ESC）. Developed with the special contribution of the Heart Failure Association（HFA）of the ESC [J]. Eur Heart J，2016，37（27）：2129-2200.

[3] 中华医学会心血管病学分会心力衰竭学组，中国医师协会心力衰竭专业委员会，中华心血管病杂志编辑委员会. 中国心力衰竭诊断和治疗指南 2018 [J]. 中华心力衰竭和心肌病杂志，2018，2（4）：196-225.

[4] 心力衰竭超滤治疗专家组. 心力衰竭超滤治疗建议 [J]. 中华心血管病杂志，2016，44（6）：477-482.

[5] COSTANZO M R，SALTZBERG M T，JESSUP M，et al. Ultrafiltration is Associated With Fewer Rehospitalizations than Continuous Diuretic Infusion in Patients With Decompensated Heart Failure：Results From UNLOAD[J]. J Card Fail，2010，16（4）：277-284.

[6] COSTANZO M R，GUGLIN M E，SALTZBERG M T，et al. Ultrafiltration versus intravenous diuretics for patients hospitalized for acute decompensated heart failure[J]. J Am Coll Cardiol，2007，49（6）：675-683.

[7] BART B A，GOLDSMITH S R，LEE K L et al. Ultrafiltration in decompensated heart failure with cardiorenal syndrome.[J]. N Engl J Med，2012，367（24）：2296-2304.

[8] MARENZI G，KAZORY A. The AVOID-HF Trial：Points to Consider [J]. JACC Heart Fail，2016，4（4）：331-331.

[9] ROSSI G P，CALÒ L A，MAIOLINO G，et al. Ultrafiltration for the treatment of congestion：a window into the lung for a better caress to the heart[J]. Nephrol Dial Transplant，2014，29（7）：1335-1341.

[10] ALI S S，OLINGER C C，SOBOTKA P A，et al. Loop diuretics can cause clinical natriuretic failure：a prescription for volume expansion[J]. Congest Heart Fail，2009，15（1）：1-4.

[11] MARENZI G C，LAURI G，GRAZI M，et al. Circulatory response to fluid overload removal by extracorporeal ultrafiltration in refractory congestive heart failure[J]. J Am Coll Cardiol，2001，38（4）：963-968.

[12] GORSKI L A，HADAWAY L，HAGLE M E，et al. Infusion Therapy Standards of Practice，8th Edition[J]. J Infus Nurs，2021，44（1S）：S1-S224.

[13] 么莉、吴欣娟. 静脉治疗护理技术操作规范 [J]. 中国护理管理，2014，14（1）：1-4.

[14] 陈香美. 血液净化标准操作规程 [M]. 北京：人民卫生出版社，2021.

（韩天翌　龚蓉）

第二节　起搏治疗

一、植入型心律转复除颤器

（一）ICD 作用介绍

植入型心律转复除颤器（implantable cardioverter defibrillator，ICD）是治疗危及生命的室性快速心律失常（心室颤动和室性心动过速）的植入式电子装置。ICD 工作原理是通过置于心脏内的电极除颤导线及时感知患者心室颤动，然后迅速使脉冲发生器充电并发放电击能量，及时终止心室颤动，挽救生命。

目前，用于临床的 ICD 分为两大类：经静脉植入型心律转复除颤器（transvenous ICD，TV-ICD）和全皮下植入型心律转复除颤器（subcutaneous ICD，S-ICD）。1988 年经静脉除颤导线第 1 次应用于临床，避免了开胸手术；随后开发了具有程控功能的第 2 代 ICD；1989 年第 3 代 ICD 开始用于临床，它的最大特点是能够分层治疗，即抗心动过速起搏（antitachycardia pacing，ATP）、低能量心律转复和高能量电除颤，不但减轻了患者的痛苦，还具有多项参数程控功能。进入21世纪后，经静脉ICD又取得了两个重要发展：一是随着电子设备的进展，带有远程监测功能的ICD进入临床，可远程、定时及实时对ICD及患者进行监测，完善了患者的术后管理；二是心脏再同步化治疗除颤器（cardiac resynchronization therapy defibrillator，CRT-D）的广泛应用，它除了预防SCD外，同时还能改善伴有心室收缩不同步的心衰患者的心功能。S-ICD的导线与脉冲发生器均埋于皮下，除颤电极置于与胸骨中线平行的胸骨左缘或右缘处，近端感知电极位于剑突附近，远端感知电极置于胸骨柄旁；脉冲发生器则置于左腋下前锯肌与背阔肌之间。除颤导线不直接接触心脏及相关静脉，进而避免了导线导致的静脉及心脏相关并发症。

（二）ICD猝死预防指南推荐及循证医学证据

ICD对于SCD的预防包括二级预防和一级预防两个方面。二级预防是指对已发生过心搏骤停或发生过有血流动力学障碍的持续性室速患者植入ICD预防再次发生心搏骤停，而一级预防是针对从未发生过心搏骤停的高危人群（包括心肌梗死后、心衰等）植入ICD以预防可能发生的SCD。20世纪末至21世纪初，多个关于SCD二级和一级预防临床试验的结果充分证实了ICD治疗能有效降低SCD高危患者的全因死亡率。

1.2021年植入型心律转复除颤器临床应用中国专家共识对ICD猝死一级预防推荐意见及循证医学证据

（1）缺血性心肌病的一级预防适应证如下。

1）LVEF ≤ 35%，心肌梗死40天后及血运重建90天后，经优化药物治疗后NYHA心功能分级Ⅱ级或Ⅲ级（Ⅰ，A）。

2）LVEF ≤ 30%，心肌梗死40天后及血运重建90天后，经优化药物治疗后心功能分级Ⅰ级（Ⅰ，A）。

3）既往心肌梗死导致的非持续性室性心动过速（nonsustained ventricular tachycardia，NSVT），LVEF ≤ 30%，电生理检查能够诱发出持续性室速或室颤（Ⅰ，B）。

4）心功能Ⅳ级，等待心脏移植或者左室辅助装置（left ventricular assisted device，LVAD）的非住院患者（Ⅱ，B）。

（2）非缺血性心肌病的一级预防适应证如下。

1）经优化药物治疗3～6个月后LVEF ≤ 35%，NYHA心功能分级Ⅱ级或Ⅲ级（Ⅰ，B）。

2）优化药物治疗基础上心功能分级Ⅰ级，LVEF ≤ 35%（Ⅱ，B）

（3）循证医学证据：缺血性心肌病是SCD的重要原因，发展为心衰后SCD风险进一步增高，MADIT-Ⅱ研究是ICD一级预防里程碑式的试验，因为结果提示，ICD组预防猝死死亡率显著下降而提前结束，随后8年随访结果显示，一级预防患者植入ICD后存活率可持续获益，见表5-3。

表5-3　缺血性心肌病猝死一级预防研究

研究名称	研究对象	随访时间	研究结论
MADIT（$n=196$）	心肌梗死后3周，NSVT，LVEF < 35%，无血运重建适应证	27个月	ICD较仅药物治疗可显著降低心肌梗死后高危患者的死亡率
MUSTT（$n=704$）	LVEF < 40%伴无症状性、NSVT的冠心病患者，电生理检查中诱发出持续性室速	39个月	ICD较仅药物治疗可降低终点事件（心脏骤停或心律失常致死）发生率76%
MADIT-Ⅱ（$n=1232$）	心肌梗死后4周，LVEF < 30%，无室速病史	20个月	ICD组与药物组比较，总死亡率下降31%，且随时间持续获益

续表

研究名称	研究对象	随访时间	研究结论
EUCERT-ICD（*n*=2247）	LVEF ≤ 35%、NYHA 心功能分级 II 级或 III 级的中度心衰患者	2.4 年	ICD 组全因死亡率较对照组下降 27%

在非缺血性心肌病方面，多数研究表明，首次诊断为非缺血性心肌病，且经优化药物治疗 3～6 个月的患者，其左心室功能才有恢复可能性，6 个月后 LVEF 很难再有提升。DANISH 研究亚组分析显示：ICD 降低全因死亡率与年龄显著相关，＜68 岁的年轻心衰患者植入 ICD 获益更明显（表 5-4）。

表 5-4 非缺血性心肌病一级预防研究

研究名称	研究对象	随访时间	研究结论
SCD-HeFT（*n*=2521）	左心室功能不全、LVEF ≤ 35%、NYHA 心功能分级 II 级或 III 级的中度心衰患者	5 年	ICD 治疗能够延长心衰患者的生存时间，降低 LVEF ≤ 35% 的中度心衰患者的死亡率 23%
DEFINITE（*n*=458）	LVEF ≤ 35%，合并频发室性期前收缩或 NSVT 的扩张型心肌病患者	29 个月	ICD 较药物治疗可显著降低因心律失常所致猝死的风险
DANISH（*n*=1116）	LVEF ≤ 35%、NYHA 心功能分级 II 级或 III 级，若计划 CRT 治疗，NYHA 心功能分级可为 IV 级，非缺血性心肌病患者	67.6 个月	ICD 能够有效降低 50% 的 SCD 风险

2. 2021 年植入型心律转复除颤器临床应用中国专家共识对 ICD 猝死二级预防推荐意见及循证医学证据

（1）缺血性及非缺血性心肌病的二级预防适应证如下。

1）出现非可逆原因的室速/室颤导致心搏骤停或血流动力学不稳定的持续性室速，引起心搏骤停后存活者（I，A）。

2）出现非可逆原因的血流动力学稳定的持续性单形性室速（I，B）。

3）不明原因晕厥，考虑晕厥为严重室性心律失常所致可能性大者（II，A）。

（2）循证医学证据：对于二级预防，多项研究结果显示，与抗心律失常药物相比，缺血性心肌病或非缺血性心肌病合并持续性室速伴有或不伴晕厥者，植入 ICD 更优，可提高生存率（表 5-5）。

表 5-5 缺血性及非缺血性心肌病二级预防研究

研究名称	研究对象	随访时间	研究结论
AVID（*n*=1885）	心搏骤停幸存者；持续性室速伴晕厥患者；LVEF ≤ 40% 的持续性室速患者；严重血流动力学障碍的室性心律失常患者	18 个月	与抗心律失常药物相比，ICD 可提高生存率
CIDS（*n*=400）	心搏骤停幸存者；持续性室速伴晕厥患者；心率 ≥ 150 次/分的持续性室速，伴心绞痛且 LVEF ≤ 35% 的患者	36 个月	ICD 疗效优于胺碘酮
CASH（*n*=288）	LVEF ≤ 35%、NYHA 心功能分级 II 级或 III 级，若计划 CRT 治疗，NYHA 心功能分级可为 IV 级，非缺血性心肌病患者	57 个月	与抗心律失常药物相比，ICD 可提高生存率

3. ICD 1.5 级预防及相关循证医学证据

绝大多数 SCD 高危人群难以有机会接受 ICD 的二级预防，而 ICD 一级预防的植入率仍然很低，部分原因是 ICD 对一级预防患者的益处存在异质性。因此，为更有效筛选真正高危患者及提升 ICD 的治疗效能，由中国专家开创性地提出 "1.5 级预防" 的概念。1.5 级预防是指在符合一级预防适应证的基础上，同时满足以下 1 项或以上高危因素：①晕厥或先兆晕厥；② NSVT；③频发室性期前收缩（> 10 次 / 小时）；④ LVEF < 25%。

Improve SCA 研究是一项前瞻性、非随机、国际多中心临床研究，也是在发展中国家开展的最大规模的关于 ICD 预防 SCD 的前瞻性临床研究。在全球 17 个国家和地区的 86 个中心共纳入符合 ICD/CRT-D 植入适应证的一级及二级预防患者 3889 例，随访（20.8 ± 10.8）个月。在随访过程中共收集到 4870 例 ATP 或除颤治疗的室颤/室速事件，其中 86% 为恰当治疗。结果显示，1.5 级预防组恰当治疗率显著高于一级预防组，接受 ICD 植入的 1.5 级预防患者较未植入患者的全因死亡率降低 49%。

（三）经静脉单腔和双腔 ICD 的选择

2014 年 HRS/ACC/AHA 联合发表了针对未纳入临床试验患者植入 ICD 的专家共识，建议在选择单、双腔 ICD 时，需综合考虑患者是否有心动过缓起搏适应证、基础心脏疾病、心功能状况及室性心律失常类型等，以选择适合患者的 ICD 类型。

推荐如下。

（1）症状性窦房结功能障碍的患者，推荐植入心房导线。

（2）窦性心动过缓和（或）房室传导功能障碍患者，需要使用 β 受体阻滞剂或其他具有负性变时功能作用的药物时，推荐植入心房导线。

（3）记录到 Ⅱ 度或 Ⅲ 度房室传导阻滞伴窦性心律的患者，推荐植入心房导线。

（4）由心动过缓诱发或长间歇依赖的室性快速心律失常（如长 QT 综合征伴尖端扭转型室速）的患者，植入心房导线有益。

（5）记录到房性心律失常（排除永久性房颤）的患者，可以考虑植入心房导线。

（6）肥厚型心肌病患者，若静息或激发状态下出现明显的左心室流出道压差，可考虑植入心房导线，以通过短房室间期起搏右心室减轻梗阻程度。

（四）全皮下植入型心律转复除颤器的选择

结合 2017 年 AHA/ACC/HRS 相关指南，S-ICD 推荐级别如下：①符合 ICD 植入标准，但缺乏合适的血管入路或预计感染风险高；目前不需要、预期将来也不需要起搏来治疗心动过缓或者终止心动过速；目前无 CRT 适应证、预期将来也不需要植入 CRT 的患者（Ⅰ，B）。②符合 ICD 植入标准，目前不需要、预期将来也不需要起搏来治疗心动过缓或者终止心动过速；目前无 CRT 适应证、预期将来也不需要植入 CRT 的患者（Ⅱ a，B）。③虽然符合 ICD 植入适应证，但合并心动过缓需要起搏器治疗；合并心衰需要 CRT 治疗；或者需要 ATP 终止室速的患者（Ⅲ，B）。

关于 S-ICD 多项研究结果显示，对于符合 TV-ICD 并且无起搏指征的患者，S-ICD 与 TV-ICD 疗效相当或者更优，并且导线的并发症显著减少，不恰当放电率减少（表 5-6）。

表 5-6 S-ICD 相关临床研究

研究名称	研究对象	随访时间	研究结论
UNTOUCHED（*n* = 1116）	LVEF ≤ 35% 的一级预防患者，无起搏指征，通过 S-ICD 的筛选	18 个月	无不恰当放电率 95.9%

续表

研究名称	研究对象	随访时间	研究结论
PRAETORIAN（ $n=849$ ）	有 ICD 适应证，符合 S-ICD 的植入要求	49 个月	S-ICD 与 TV-ICD 疗效相当，导线的并发症显著减少
ATLAS（ $n=503$ ）	LVEF ≤ 35%、NYHA 心功能分级 Ⅱ级或Ⅲ级，若计划 CRT 治疗，NYHA 心功能分级可为Ⅳ级，非缺血性心肌病患者	24 个月	S-ICD 优于 TV-ICD，其导线的相关并发症减少 92%

二、CRT

CRT 已成为当下心衰非药物治疗的一线选择。一系列大规模临床试验及临床医师的临床实践都证实了 CRT 改善心衰患者症状、降低发病率和死亡率的卓越疗效。心脏再同步化治疗是一种心脏起搏方法，用于左心室收缩功能障碍合并心室收缩不同步的患者，通过刺激左、右心室（双室起搏）或单独刺激左心室，使左、右心室的电活动同步或近乎同步。心衰患者的再同步化治疗可通过 CRT 起搏器（CRT-pacemaker，CRT-P）或 CRT 埋藏式心脏转复除颤器（CRT-implantable cardioverter-deibrillator，CRT-D）实施。CRT 装置除了右心房与右心室电极外，还包括一个放置在冠状窦分支的经静脉起搏电极，也有少部分情况该电极置于左心室心外膜或心内膜，这些电极与通常置于上胸部皮下组织的脉冲发射器相连接。

CRT 治疗时会起搏左心室，通常同时或近乎同时起搏右心室，让心室活动恢复同步化，从而改善存在左心室收缩功能障碍和电不同步心电图证据患者的左心室收缩功能和临床结局。观察性研究提示，电不同步（表现为体表心电图上 QRS 波时限延长）与不良临床结局相关。约 1/3 的 HFrEF 患者存在"宽"QRS波，即 QRS 波时限 > 120 ms。HFrEF 患者中，QRS 波时限越长，死亡率越高。无论何种病因引起的 HFrEF 患者中，左束支传导阻滞（left bundle branch block，LBBB）本身会增加死亡率，而右束支传导阻滞（right bundlebranch block，RBBB）并不增加死亡率。

（一）心衰患者何时需要考虑 CRT 治疗

LVEF ≤ 35% 的 HFrEF 患者需要评估是否需要 CRT 治疗。应在初次诊断 HFrEF 后接受了至少 3 个月（心肌梗死患者至少 40 天）的最佳药物治疗（不超过目标剂量的最大耐受剂量），并且已识别和治疗左心室收缩功能障碍的所有可逆病因（如心肌缺血或心动过速型心肌病）后才评估患者是否需要 CRT。

此外，部分 LVEF 介于 35%～50% 的患者可能适合 CRT，包括预期需频繁心室起搏（通常指心室起搏 > 40%）的患者，或 QRS 波时限 ≥ 150 ms、呈 LBBB 形态且存在难治性心衰症状的患者。

（二）心衰患者 CRT 治疗评估流程

应根据 LVEF、QRS 波时限及形态、NYHA 心功能分级，以及是否需要心室起搏决定患者是否适合 CRT（图 5-1 和图 5-2）。

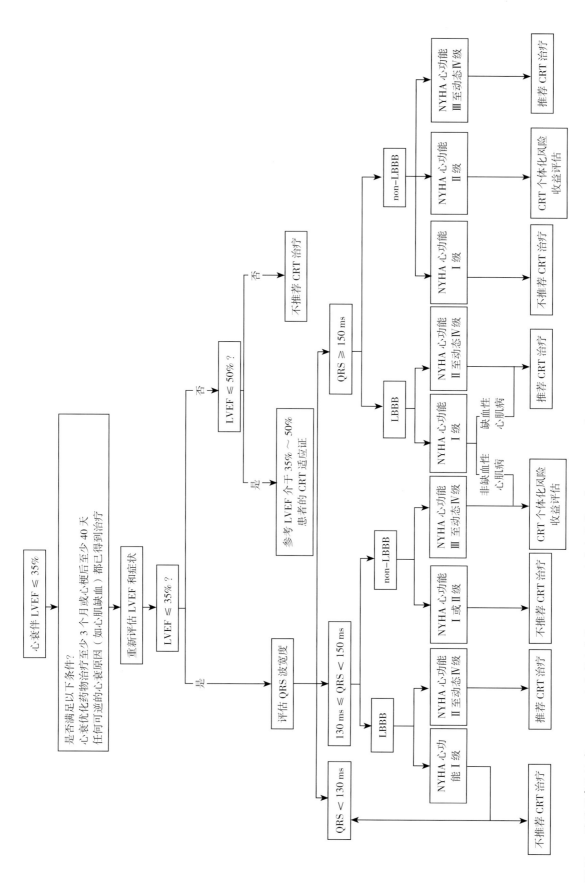

图 5-1 窦性心律 LVEF ≤ 35% 患者的 CRT 适应证

CRT，心脏再同步化治疗；LVEF，左室射血分数；LBBB，左束支传导阻滞；NYHA，美国纽约心脏病协会。

大多数 LVEF ≤ 35% 且有 CRT 适应证的患者也有 ICD 适应证（ICD）适应证。CRT 的评估包括选择起搏器（CRT-P）和联合 CRT-ICD（CRT-D）。

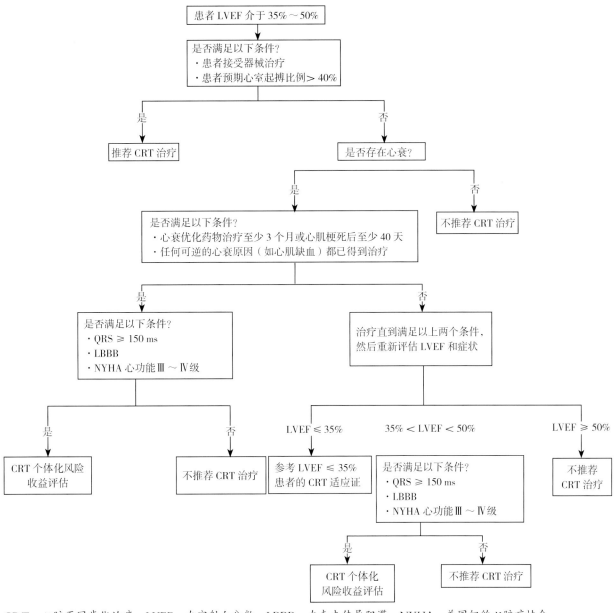

CRT，心脏再同步化治疗；LVEF，左室射血分数；LBBB，左束支传导阻滞；NYHA，美国纽约心脏病协会。

图 5-2　窦性心律 LVEF 介于 35%～50% 患者的 CRT 适应证

（三）心衰患者 CRT 治疗指南推荐

根据《2021 ESC 心脏起搏和心脏再同步化治疗指南》《2021 ESC 急慢性心力衰竭诊断和治疗指南》，目前心衰患者 CRT 治疗指南推荐如下。

1. LVEF ≤ 35%，窦性心律心衰患者的 CRT 治疗建议

（1）LVEF ≤ 35%，QRS 波时限 ≥ 150 ms 且呈 LBBB 形态，NYHA 心功能分级 Ⅱ～Ⅳ级心衰的患者，推荐行 CRT（Ⅰ，A）。

（2）LVEF ≤ 35%，QRS 波时限 ≥ 150 ms 且呈 LBBB 形态，NYHA 心功能分级Ⅰ级，推荐行 CRT（Ⅱ，A）。

（3）LVEF ≤ 35%，130 ms ≤ QRS 波 ≤ 150 ms 且呈 LBBB 形态，且 NYHA 心功能分级 Ⅱ～Ⅳ级

心衰的患者，推荐行 CRT（Ⅱ，A）。

（4）LVEF ≤ 35%，130 ms ≤ QRS 波≤ 150 ms，非 LBBB 形态，且 NYHA 心功能分级Ⅱ ～ Ⅳ级心衰的患者，推荐行 CRT（Ⅱ，B）。

2. LVEF ≤ 35%，窦性心律心衰患者的 CRT 治疗循证医学证据

心衰患者 CRT 治疗的获益主要基于 QRS 波的宽度及束支传导阻滞的类型，以及 NYHA 心功能分级，现有研究大部分认为束支传导阻滞类型最重要，LBBB 患者的获益优于包括 RBBB 在内的非 LBBB 患者。近年指南对 QRS 波宽度的要求也越来越高，从既往要求 QRS 波至少≥ 120 ms，到 QRS 至少≥ 130 ms，LBBP、130 ms ≤ QRS 波≤ 150 ms 从既往Ⅰ类推荐降级到Ⅱa 类推荐。

（1）QRS 波宽度

1）QRS 波时限 > 150 ms：大量随机临床试验证实，LVEF ≤ 35%、QRS 波时限≥ 150 ms（大部分为 LBBB 形态），并且存在 NYHA 心功能分级Ⅱ级、Ⅲ级或非卧床Ⅳ级心衰的患者，CRT 可降低死亡率、减少住院，并提高功能状态。

2）QRS 波时限介于 120 ～ 149 ms，伴或不伴 LBBB 形态：多项临床试验和荟萃分析一致发现，与 QRS 波时限和形态更严格标准的患者相比，QRS 波时限较短或非 LBBB 形态的患者 CRT 治疗获益似乎更少。一篇荟萃分析表明，QRS 波时限≥ 150 ms 的患者接受 CRT-D 时，死亡或心衰住院风险比接受标准 ICD 低 42%（$HR = 0.58$，95%CI：0.50 ～ 0.68）；而在 QRS 波时限为 120 ～ 149 ms 的患者中，这两种治疗的死亡或心衰住院风险没有差异（$HR = 0.95$，95%CI：0.83 ～ 1.10）。一些专家建议，真正完全性 LBBB 的 QRS 波时限在女性中应≥ 130 ms，在男性中应≥ 140 ms。QRS 波时限 < 120 ms 或 130 ms 患者中，CRT 无获益且可能有害。对于 QRS 波时限介于 120 ～ 149 ms、不伴 LBBB 形态，且 LVEF ≤ 35% 的患者，提示 CRT 有益的数据不多。

3）QRS 波时限 < 120 ms：这类患者不应接受 CRT，几项随机临床试验显示（RethinQ、Echo-CRT），在存在 NYHA 心功能分级Ⅱ ～ Ⅳ级心衰，且超声心动图结果提示机械不同步但无 QRS 波时限延长患者中，CRT-D 与 ICD 相比无获益。Echo-CRT 研究显示，QRS 波时限 < 130 ms 的患者使用 CRT-D 的全因死亡和心血管死亡率高于 ICD 治疗。因此，不推荐 QRS 波时限 < 120 ms 的患者植入 CRT。

（2）束支传导阻滞类型：采用 CRT 治疗时，与 LBBB 患者相比，无 LBBB QRS 形态的患者，特别是 RBBB 中 CRT 逆转重构作用更弱，死亡率更高。随机试验的事后分析提示，若 RBBB 患者的 QRS 波时限 > 150 ms（提示可能合并左心室心电机械延迟），则其可能获益于 CRT。虽然《2021 ESC 心脏起搏和心脏再同步化治疗指南》再次更新强调了束支传导阻滞类型 LBBB 获益更大，但对于 RBBB，QRS 波 > 150 ms 的 CRT 推荐级别仍然是Ⅱa。有研究中三维标测显示部分 RBBB 患者为隐匿性 LBBB（RBBB with masked LBBB），MADIT 研究再分析显示，Non-LBBB 伴 PR 间期延长组，降低 73% 的心衰及死亡复合风险，并降低 81% 的死亡风险。因此指南对于 RBBB 合并 QRS 波更宽的人群 CRT 推荐级别并没有降低。

（3）心功能分级

1）NYHA 心功能分级Ⅲ级或非卧床Ⅳ级心衰患者：一篇荟萃分析纳入了 14 项随机临床试验，共 4420 例心衰患者（NYHA 心功能分级Ⅲ级或Ⅳ级症状，平均 QRS 波时限 155 ～ 209 ms），结果发现 CRT 更可能使 NYHA 心功能分级改善至少 1 级（59% vs. 37%，$RR = 1.6$，95%CI：1.3 ～ 1.9），CRT 使心衰住院率降低了 37%，并使全因死亡率降低了 22%，心衰相关死亡风险降低（$RR = 0.64$，95%CI：0.49 ～ 0.84），该荟萃分析纳入了早期交叉试验和随机试验，这些试验证实 CRT 显著改善了 NYHA 心功能分级Ⅲ级或Ⅳ级心衰症状患者的 6 分钟步行距离和 NYHA 心功能分级（MUsTIC、MIRACLE、

VENTAK-CHF、CoNTAK-CD）；也纳入了研究时间较长的试验，这些试验进一步证实了上述结果（CoMPANIoN、CARE-HF）。其他支持证据包括影像学数据表明 CRT 可提高 LVEF、减少 LVESV，例如，MIRACLE 试验显示，6 个月时 CRT 组患者的 LVEF 增加 3.6%，LVESV 减少 25.6 mL；而对照组 LVEF 仅增加 0.4%，LVESV 无变化。6 个月时 LVESV 减少 ≥ 10% 或"重构逆转"与生存率提高相关，且随着 LVESV 下降，生存率逐渐增加。

2）NYHA 心功能分级 Ⅰ级或 Ⅱ级心衰患者：一篇荟萃分析纳入了 6 项试验，共 4572 例 QRS 波时限 ≥ 150 ms、NYHA 心功能分级 Ⅰ级或 Ⅱ级的 HFrEF 患者（包括存在心功能分级 Ⅰ级症状的 ICM 患者），发现 CRT 可减少心衰事件。CRT 可显著减少心功能分级 Ⅱ级心衰患者的死亡风险，但对心功能分级 Ⅰ级心衰患者没有此作用。NYHA 心功能分级 Ⅰ级心衰合并非缺血性心肌病患者中关于 CRT 的数据有限。MADIT-CRT、REVERsE 与 RAFT 随机试验包含有 NYHA 心功能分级 Ⅰ级或 Ⅱ级心衰患者。这些研究发现接受 CRT 的患者心衰住院减少、LVEF 提高及重构逆转。MADIT-CRT 试验对所纳入患者（85% 基线时存在 NYHA 心功能分级 Ⅱ级心衰）的长期随访（平均 2.4 年）证实，CRT 可提高存在 LBBB、LVEF ≤ 30% 且 QRS 波时限 ≥ 150 ms 患者的生存率。

3. LVEF 介于 35%～50%，窦性心律心衰患者的 CRT 治疗

LVEF 介于 35%～50%、具有普通起搏指征且预期需频繁心室起搏（> 40%）的患者推荐使用 CRT 而非普通右心室起搏器，以防止心房颤动、心衰等不良结局。BLOCK-HF 试验发现在合并房室传导阻滞的心衰患者中（NYHA 心功能分级 Ⅰ级、Ⅱ级或 Ⅲ级症状，LVEF 30%～50%），与常规右心室起搏（right ventricular pacing，RVP）相比，CRT 可改善死亡、需干预的心衰事件或心室重塑的复合终点（45.8% vs. 55.6%，HR=0.74，95%CI：0.60～0.90）；可改善死亡或心衰紧急就诊（HR=0.73，95%CI：0.57～0.92）、心衰住院（HR=0.70，95%CI：0.52～0.93）等次要终点；但两组死亡风险无显著差异（HR=0.83，95%CI：0.61～1.14）。

对于 LVEF 介于 35%～50%、QRS 时限 ≥ 150 ms 且呈 LBBB 形态（自身或起搏诱发），经最佳循证内科治疗至少 3 个月仍存在严重心衰（NYHA 心功能分级 Ⅲ级或Ⅳ级）的患者，CRT 的疗效并不明确。该情况下行 CRT 是基于间接证据，包括关于 LVEF ≤ 35% 患者的临床研究，以及 BLOCK HF 试验中适合植入起搏器患者的结果。这类患者需要行 CRT-P 个体化风险获益评估。

4. 心衰合并房颤患者的 CRT 治疗

（1）相关指南对进行 CRT 治疗患者的推荐：2008 年 ACC/AHA/HRS 指南对房颤患者的建议如下：对于 NYHA 心功能分级 Ⅲ级或不必卧床的 Ⅳ级心衰患者，符合 LVEF ≤ 35%、QRS 时限 ≥ 120 ms，若属于心房颤动节律的患者，推荐考虑 CRT-P/CRT-D，适应证证据水平 Ⅱa，推荐级别为 B。

2010 年 ESC 心衰治疗指南建议，进一步强调起搏依赖，起搏比例要 ≥ 95%。需要房室结消融确保足够的起搏比例，而对于死亡率的建议没有足够的证据。NYHA 心功能分级 Ⅲ级 / Ⅳ级、房室结消融导致的起搏依赖或者心室率缓慢、经常需要起搏，且 LVEF ≤ 35%、QRS 时限 ≥ 130 ms 的患者，可考虑行 CRT-P/CRT-D（Ⅱa）。

2012 年 ESC 心衰处理指南认为，对于永久性房颤患者，自身心室率缓慢需要起搏者（适应证证据水平Ⅱb），因房室结消融而起搏依赖（适应证证据水平Ⅱa）及静息时心率 ≤ 60 次/分、活动时心率 ≤ 90 次/分（适应证证据水平Ⅱb）者，可考虑行 CRT-P/CRT-D，以减少心衰恶化的风险。

2012 年 ACCF/AHA/HRS 指南进行了更新，其中对于房颤患者施行 CRT 条件，其评估重点放在射血分数而非 NYHA 心功能分级，证据等级发生变化（由 C 上升 B）。Ⅱa 类适应证房颤患者满足以下条件植入 CRT 可获益：① LVEF ≤ 35%；②患者需要心室起搏或满足 CRT 植入的其他条件；③房室结消融术或药物治疗控制心率使心室能够保证接近 100% 起搏（推荐级别为 B）。该指南同样也强调了房颤患

者行 CRT 的临床获益。

（2）心衰合并房颤 CRT 治疗相关研究：目前心衰合并房颤 CRT 治疗的临床试验结果不一，就心功能和左心室重塑而言，MILOS 和 SPARE Ⅱ 研究均显示房颤患者改善程度与窦性心律患者相似；就死亡率而言，MILOS 研究显示两者无差异，但 SPARE Ⅱ 研究结果显示房颤者死亡率比较高。总体的荟萃分析显示，心衰合并房颤患者从 CRT 获益较窦性心律患者差，其死亡率要高于窦性心律的患者；对于条件合适的患者行房室结消融 + CRT 植入术，目前的临床研究认为它可改善患者的临床获益及生存率，指南中亦强烈推荐这种方法。就房颤患者行 CRT 术后的管理而言，房颤患者 CRT 术后管理的关键是保持高比例的双心室起搏，其最有效的方法是房室结消融。而药物控制心室率仅对部分患者适用。在以后的临床实践中，我们需要更多临床证据支持、更周全的术前筛选，以便评价患者的临床获益/风险比。

（3）心衰合并房颤患者房颤消融与房室结消融/药物室率控制 + 双心室起搏治疗决策的选择：房颤和心衰两者具有共同的病因及危险因素，两者相辅相成、互为因果又相互加重，两者都存在的患者远期预后更差，因此房颤合并心衰的患者除了 GDMT 治疗外，在房颤消融及房室结消融/药物室率控制 + 双心室起搏需要对其进行兼顾而优化的治疗和管理。在导管消融时代前的研究，如 2002 年 AFFIRM 研究、2005 年 RACE 研究都得出心衰合并房颤患者药物治疗室率控制不劣于节律控制。导管消融时代之后，不同的研究得出不完全相同的结论（表 5-7）。越来越多的研究发现，房颤引起的快心室率及心室不规整的节律均会引起更差的远期预后，人们逐渐认识到心衰合并房颤患者更应积极地进行房颤消融节律控制或者房室结消融室率控制。同时随着射频消融器械工艺的进步及更新，房颤消融的成功率逐渐提高，症状性阵发性或持续性房颤合并心衰治疗的指南推荐级别也较过去升高，《2020 ESC/EACTS 心房颤动诊断与管理指南》将其升级到 Ⅰ a 类指征。症状性 AF 伴心室率控制不良，拟行房室结消融的 HFrEF 患者，无论 QRS 波宽度如何，都推荐使用 CRT 治疗（Ⅰ b）。心衰合并房颤患者在 GDMT 及抗凝治疗的基础上是选择房颤消融节律控制还是房室结消融 + 双心室起搏室率控制有以下方面（表 5-8、图 5-3）的考量，同时也要考虑到患者的治疗意愿，这也是指南所强调的。

（4）慢性心衰伴房颤的 CRT 术后管理：CRT 植入术后管理目的是评价 CRT 疗效、优化 CRT 功能、及时识别和处理并发症、优化药物治疗及便于医师对患者及其家属进行宣传教育。这个总体目标在房颤伴心衰患者中同样适用，但其存在自身特性。房颤患者伴心衰患者术后管理最为关键的步骤是如何保持高比例的双心室起搏。通常临床医师通过两种途径来实施：首先是药物方法，用 β 受体阻滞剂等减慢心室率；其次是非药物治疗方法，即消融阻断房室结，达到 100% 的心室起搏，该方法被证明疗效确切。

表 5-7 HFrEF 合并房颤射频消融随机临床试验

试验	研究对象	对照组	随访时间	主要终点	结论
Khan 等，2008（PABA-CHF）	EF ≤ 40%，持续性房颤（n=81）	房室节消融和双心室通路	12 个月	EF 变化、6MWD、MLWHFQ 评分的复合结局	消融组 EF 较对照组更多改善 6MWD 和 MLWHFQ 评分
MacDonald 等，2011	EF ≤ 35%，持续性房颤（n=41）	药物心率控制	6 个月	心脏磁共振测得的 EF 变化	消融组与对照组 EF 变化无差异
Ones 等，2013（ARC-HF）	EF ≤ 35%，持续性房颤（n=52）	药物心率控制	12 个月	峰值氧耗变化	消融组峰值氧耗增加，对照组减少

续表

试验	研究对象	对照组	随访时间	主要终点	结论
Hunter 等，2016（CANTAF）	EF < 50%，持续性房颤（$n=50$）	药物心率控制	12 个月	EF 变化	消融组 EF 改善，VO$_2$ 和 MLWHFQ 评分提高
Di Biase 等，2016（AATAC）	EF < 40%，持续性房颤（$n=203$）	胺碘酮	24 个月	房颤复发	与胺碘酮相比，消融组房颤复发的概率更大
Prabhu 等，2017（CANERA-MRI）	EF ≤ 45%，持续性房颤（$n=68$）	药物心率控制	6 个月	EF 变化	消融组 EF 改善比对照组改善更多
Marrouche 等，2018（CASTLE-AF）	EF ≤ 35%，阵发性或持续性房颤（$n=363$）	药物心率或节律控制	60 个月	心衰入院或死亡的复合结局	消融组复合终点较少，消融组死亡率较低
Kuck 等，2019（AMICA）	EF ≤ 35%，持续性房颤（$n=202$）	药物心率或节律控制	12 个月	EF 变化	EF 变化无显著差异
亚组分析					
Packer 等，2021（CABANA）	房颤和心衰的亚组分析	药物心率或节律控制	60 个月	死亡，脑卒中，严重的出血或心脏骤停	房颤合并心衰患者消融术与药物治疗相比，全因死亡率相对降低 43%
Rillig 等，2021（EAST-AFNET4）	房颤和心衰的亚组分析	常规治疗	60 个月	死亡，脑卒中，心衰入院，ACS	与常规治疗相比，心衰患者的早期心率控制可减少心血管原因死亡、脑卒中、心衰住院或 ACS 的复合终点

表 5-8　心衰合并房颤患者器械治疗选择的临床指导

有利于房颤消融的因素	有利于药物治疗或起搏加消融治疗的因素
近期发作的心衰	心衰病史早于房颤发作
近期发作的房颤伴快心室率晚期 CMP	心室率可控的长期持续性房颤、缺血性或瓣膜性 CMP
心室 LGE-MRI 阴性	心室 LGE-MRI 阳性
LVEF ≥ 25%	LVEF < 25%
LA 直径 < 55 mm	LA 直径 ≥ 55 mm
LA 纤维化（LGE-MRI）≤ 10%	LA 纤维化（LGE-MRI）> 10%
年轻患者（< 65 岁）	老年患者（≥ 80 岁）
没有或很少的并发症	并发症多
经验丰富的中心	经验不足的中心，多次消融失败
围手术期风险低/收益高	围手术期风险高/获益低

注：CMP，慢性心肌病；LGE，心肌延迟强化；LVEF，左室射血分数；MRI，磁共振成像。

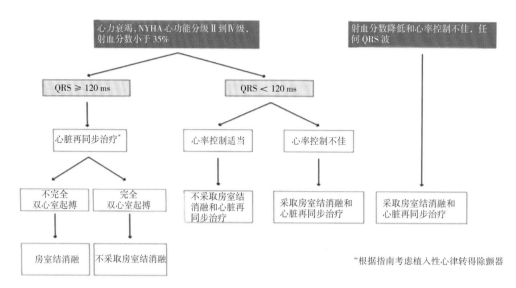

图 5-3　症状性永久性房颤房室结消融与药物治疗选择

5. 心衰且需要普通起搏治疗患者的器械治疗

（1）右室起搏对心衰的影响：多项回顾性分析和一项随机试验的数据均显示，右心室起搏可加重心衰，分析原因：当自身传导系统正常时，QRS 波时限 < 120 ms，心室收缩同步，心室同步收缩可优化心功能，标准右心室起搏可导致右心室先于左心室收缩，即心室间不同步；右心室起搏还与左束支传导阻滞有相似效应，可导致室间隔先于外侧壁收缩，即心室内不同步，心室不同步会降低心脏效率；心室不同步起搏会导致心房和心室收缩不同步，进而降低心脏泵血功能，虽然这种心脏泵血功能改变在无基础心肌病时可能在临床上无法察觉，但其对心衰患者影响较大，可导致心衰症状增加。

虽然有人指出双腔起搏（dual chamber pacing，DDD）（右心房和右心室）可能对心衰患者有益，但一项随机试验（DAVID 试验）和一些观察性研究发现，DDD（双腔起搏和感知）可加重心衰，可能是由于右心室起搏的不良影响。DAVID 试验纳入了有左心室收缩功能障碍的心衰患者，研究了 DDD（右心房和右心室）的影响。该试验发现，与心室抑制型起搏（ventricular inhibited pacing，VVI）相比，频率应答双腔起搏（DDDR）增加了心衰入院和死亡，很可能是由双腔起搏的右心室起搏导致。MosT 试验在窦房结功能障碍患者中研究了不同起搏模式，基于该试验数据的事后分析进一步支持了右心室起搏的不良影响。该分析仅纳入了 2010 例 QRS 时限正常（120 ms）参与者中的 1339 例。在该亚组中，有 707 例被分至 DDDR 组，632 例被分至 VVIR 组。无论起搏模式如何，患者累计心室起搏百分比越高，则后续心衰住院和心房颤动的发生率越高。

（2）心衰且需要普通起搏治疗患者器械治疗指南推荐意见：对于需要植入起搏器的患者（包括接受房室结消融），若 LVEF < 50%，且预期需频繁心室起搏（> 40%），无论 NYHA 心功能分级或 QRS 宽度如何，推荐行 CRT（Ⅱa）、传导系统起搏或通过起搏器程控尽量减少右心室起搏，将心室不同步性减至最低。

正是基于既往研究显示无论是右心室心尖部起搏还是间隔部起搏，均有诱发及引起心衰、心房颤动等风险，尤其对于本身就有心功能下降的患者，这种影响更明显，因此目前欧洲、美国永久起搏器治疗指南及急慢性心衰器械治疗指南均指出，对于需要植入起搏器的患者如果 LVEF < 50%，且预期需频繁心室起搏（> 40%），无论 NYHA 心功能分级或 QRS 宽度如何，推荐行 CRT 而非普通起搏器治疗。

传导系统（希氏束或左束支）起搏是一种新兴方法，在心衰且需要普通起搏治疗的患者中，可能代替 CRT 双心室起搏来治疗心衰或避免起搏诱发的心衰。由于现有数据较少，所以这类患者传导系统起搏的循证指征尚不明确，所以在欧洲及美国指南并没有得到明确推荐。由于传导系统起搏可产生经自身传导系统的正常或接近正常的心室激动，在临床实际操作中，对于心衰需要高心室起搏比例的患者如果因各种原因又不接受 CRT 治疗时，医师往往首选推荐传导系统起搏。

（3）心衰患者普通起搏治疗模式的选择：对于合并心衰患者且需要起搏治疗但又不接受 CRT（双心室起搏或传导系统起搏），则在植入普通起搏器后，下列方法可用于尽量减少右心室起搏。

1）起搏器心室起搏管理功能：有这项功能的装置能允许自身传导，即使 PR 间期显著延长或存在Ⅱ度房室传导阻滞。如果发生高度房室传导阻滞，该装置会切换到双腔起搏模式。这类装置适合Ⅰ度或Ⅱ度房室传导阻滞患者，可明显减少这类患者的心室起搏频率。

2）程控长的房室间期。

3）消除频率适应性房室延迟。

4）DDI（双腔房室顺序起搏，感知但不跟踪心房活动）或 DDIR（DDI 频率应答）。

5）心房抑制型起搏。

正是因为既往研究显示患者累计心室起搏百分比越高，则后续心衰住院和心房颤动的发生率越高，所以后来的随机试验研究了选择避免或限制右心室起搏模式，结果显示起搏器程控设置为避免或限制右心室起搏模式与后备心室起搏的结局相似。DAVID Ⅱ试验发现，心房起搏与后备心室起搏的无事件生存率和生存质量相近。该试验纳入 600 例，LVEF ＞ 40%、有 ICD 植入指征但无抗心动过缓起搏指征的患者，随机将其分至心率下限为 70 次/分的心房抑制型起搏组或下限为 40 次/分的心室抑制型起搏组。两组的主要复合终点（发展到心衰住院或死亡的时间）相似，1 年、2 年、3 年时的总体发生率分别为 11.1%、16.9%、24.6%。两组的心房颤动、晕厥、恰当放电或不恰当放电的发生率相近，生存质量测量值也相近。INTRINsIC 右心室试验发现，与后备心室起搏（40 次/分的心室抑制型起搏）相比，双腔频率应答起搏联合最大限度减少心室起搏的房室搜索滞后算法（60～130 次/分的 DDDRAVsH）有相似的结局。

但在最小化右心室起搏时，需要注意的是，在有较晚期或进展性房室传导阻滞的情况下，如果使用房室搜索滞后算法使程控的房室延迟时间非常长，则可能导致显著的心动过缓或起搏器综合征，因此个体化程控（注意 PR 间期）十分重要。

6. 已植入普通起搏器或 ICD 的心衰患者升级 CRT 治疗

LVEF ＜ 35% 的患者接受了常规起搏器或 ICD，随后在 OMT 后仍出现心衰恶化，且有相当大比例的右心室起搏，应考虑"升级"到 CRT。

（四）选择 CRT-D 还是 CRT-P

大部分 LVEF ≤ 35% 且有 CRT 指征的患者也有植入 ICD 的指征。因此，针对 CRT 的初始会诊应重点包括与患者讨论 CRT-P 和 CRT-D。总的来说，如果患者同时有植入 ICD 的指征，推荐植入 CRT-D。观察性研究显示，相比于 CRT-P，不太可能获益于 CRT-D 的患者包括老年患者（≥ 75 岁）、无冠状动脉疾病特别是无左心室扩大或中层纤维化的患者、无冠状动脉疾病的起搏器依赖患者。

与 CRT-D 相比，CRT-P 装置更小，花费更少，引发感染的风险可能更小，召回或警告也更少。只有 CRT-D 能提供抗心动过速起搏或高能量放电来终止可能致命的室性心律失常，但 CRT-D 也有出现不恰当放电的风险。此外，根据以往经验，与低压起搏电极相比，CRT-D 置于右心室的高压电极不那么可靠，这对起搏器依赖患者特别重要。

一篇荟萃分析纳入了 14 项随机临床试验共 4420 例患者（基本均有 NYHA 心功能分级Ⅲ级或Ⅳ级症状，平均 QRS 波时限介于 155～209 ms），结果发现 CRT 更可能使 NYHA 心功能分级改善至少 1 级，

CRT 使心衰住院率减少了 37%，并使全因死亡率减少了 22%。该荟萃分析纳入了早期交叉试验和随机试验，这些试验证实 CRT 显著改善了 NYHA 心功能分级Ⅲ级或Ⅳ级心衰症状患者的 6 分钟步行距离和 NYHA 心功能分级（MUSTIC、MIRACLE、VENTAK–CHF、CoNTAK–CD）。例如，MIRACLE 试验显示，6 个月时 CRT 组患者的 LVEF 增加 3.6%、LVESV 减少 25.6 mL，而对照组 LVEF 仅增加 0.4%、LVESV 无变化。6 个月时 LVESV 减少 ≥ 10% 或"重构逆转"与生存率提高相关，且随着 LVESV 下降，生存率逐渐增加。

与植入标准 ICD 或起搏器相比，植入 CRT 所需时间更长、手术风险更大，并有可能增加感染风险。与传统右心室电极相比，左心室电极移位或起搏膈神经的风险增加。CRT 电池使用年限通常也比传统 ICD 或起搏器更短，另一注意事项是，并非所有具有相似 CRT 植入指征的患者都有相似获益，但目前并无明确方法可识别有 CRT 植入指征但不能获益的患者。约 1/3 植入 CRT 的患者"无反应"。

（五）影响 CRT 临床获益的因素

1.NYHA 心功能分级

研究证实，CRT 治疗仅对心脏不同步导致的左心室收缩功能障碍有效，而单纯舒张功能障碍给予 CRT 治疗无效。在心衰程度上，NYHA 心功能分级Ⅱ～Ⅳ级（不必卧床）患者可通过 CRT 治疗改善心功能；但心功能分级Ⅳ级的终末期患者由于预后极差、手术风险高，从 CRT 治疗中的获益有限，因此不建议行 CRT 治疗。另外，心衰的病程也影响 CRT 疗效，心衰病程 < 12 个月是"超反应"的独立预测因素。

2.QRS 波时限及形态

QRS 波时限增宽反映电传导延迟，心脏收缩有可能处于不同步状态，理论上 QRS 波时限越宽，电传导延迟越长，心脏收缩的不同步性越大。CRT 治疗的机制是通过恢复心脏收缩的同步性来改善心功能，因此，宽 QRS 波时限的患者能从 CRT 治疗中获益，当 QRS 波时限 < 120 ms 时，基本不存在心脏收缩不同步，这些患者无法从 CRT 治疗中获益。

但研究也发现，在 QRS 波时限增宽的患者中，CRT 治疗的获益有所不同，当 QRS 波时限 ≥ 130 ms 伴完全性 LBBB 时，表现为左心室侧壁收缩延迟，CRT 应答率最高；而同等 QRS 波时限伴非 LBBB 时，CRT 的治疗效果不一。其中对于完全性 RBBB，CRT 即使恢复了电传导延迟（QRS 波缩窄），但因右心室是储存容量功能，无法恢复左心室的射血功能，故 CRT 疗效最差。

3. 心肌缺血与瘢痕

大量瘢痕组织会限制左心室重塑的逆转，在心衰预后的众多危险因素中，瘢痕心肌的面积及透壁程度即瘢痕负荷是一个非常重要的预测因素。心肌无瘢痕组织或瘢痕组织透壁度 < 25% 时，心功能恢复较好（阳性预测值 88%，阴性预测值 89%）。因此，缺血性心肌病的大面积心肌坏死或非缺血性心肌病的大面积心肌纤维化都是 CRT 无应答的独立危险因素。

4. 二尖瓣反流程度

CRT 术后收缩期二尖瓣反流的减少主要归功于两个因素：一是左心室收缩压增加；二是乳头肌收缩协调性得到恢复。研究显示，CRT 改善重度二尖瓣反流的程度有限，严重左心室扩张、不可逆的二尖瓣环扩张和极度严重反流是 CRT 无应答的原因之一。

5. 左心室电极位置

一般对于 LBBB 患者，左心室侧壁中部或基底部是激动最晚的部位，与之对应的侧静脉和侧后静脉也是左心室电极放置的最佳位置，CRT 应答率最高，其次为前侧静脉。另外，研究表明左心室电极放置在心尖部的 CRT 应答率明显降低。对于缺血性心肌病，左心室电极置于非瘢痕区者，其死亡率降低 5 倍。因此，左心室电极的位置要远离瘢痕区。

6. 心房颤动

心房颤动患者失去了心房的主动射血功能，也因无规律性房室传导而无法纠正房室不同步。因此，CRT 治疗在心房颤动患者中的疗效低于窦性心律患者，故指南推荐为 Ⅱa 类适应证。

7. 肾功能不全

研究证实，肾功能不全是心衰进展的独立危险因素，也是 CRT 无应答的独立危险因素。若术前血清肌酐水平明显增高，除考虑 CRT 疗效外，还要考虑造影剂对肾脏的伤害。研究表明，肌酐清除率 ≤ 50 mL/min 时，CRT 疗效就有下降趋势；肌酐清除率 ≤ 30 mL/min 时，不宜接受造影剂，CRT 疗效也明显降低。

8. 肺动脉高压

肺动脉高压既可以是心衰的原因，又可以是心衰的结果，二者形成恶性循环。持续严重的肺动脉高压引起右心室严重扩张及收缩功能障碍，是右心室运动不同步的解剖病理基础。研究显示，当肺动脉压力 ≥ 50 mmHg 时，CRT 的应答率降低，并且肺动脉压力越高，CRT 疗效越差。

（六）新技术

为了不断提高心衰患者 CRT 治疗反应率，各家起搏器公司都在不断研发和更新 CRT 起搏器的功能，以最大程度达到让心衰伴收缩不同步患者房室同步、室间同步及室内同步。左心室多位点起搏（multipoint pacing，MPP）功能就是在结合左心室四级导线的基础上提供左心室两个位点起搏，能够更有效重建左心室内的同步性。MPP 可允许左心室优先或者右心室优先，左心室双脉冲和右心室脉冲间的 VV 间期都可以分别程控，起搏顺序和时间间期的组合可高达上千种，为心衰患者个体化的治疗需求提供多种选择，提高 CRT 反应率。

此外，美国公司的生理性智能融合算法 SynacAV 技术还能动态调整起搏器房室间期，实现心室激动最佳融合，可连续监测患者的房室传导间期并动态调整左心室激动时间，让左心室激动和自身右心室下传激动融合，以最大程度实现左、右室的同步性，以缩短 QRS 宽度。

三、希氏–浦肯野系统起搏

心脏机械收缩失同步可通过多种机制导致心衰或加重心衰。无论是采用何种方法、手段，只要使心脏机械收缩由不同步向更加同步化转变，均可视为 CRT 的方法之一。CRT 是近年来治疗心衰伴心脏失同步患者的重要进展。以往的 CRT 实际上就是指双心 BVP。BVP 比 RVP 更加符合生理性，也会在某种程度上纠正心脏失同步。但 BVP 并不是最生理性的，30% 左右接受了 BVP 的患者疗效不佳（CRT 无应答）。健康心脏的电生理激动是最完美和最生理性的。希氏–浦肯野（简称希浦）系统起搏主要包括希氏束起搏（His bundle pacing，HBP）和左束支起搏（left bundle branch pacing，LBBP），是近年付诸临床实践的新兴技术，是最接近健康心脏电生理激动的起搏方式。

HBP 这一概念很早就已经被提出，它通过直接刺激希氏束使心脏电活动主要通过希浦系统传导来同步激动心室。1969 年 Scherlag 等首次经静脉途径通过导管记录到希氏束电位。1970 年 Narula 等首次在人体实现了用多极导管经心内膜在三尖瓣隔瓣上房室交界区进行临时性 HBP。首个随机对照研究 His-SYNC 试验结果显示，在 CRT 适应证患者中，与双心室同步起搏相比，HBP 可获得更好的电学同步性，并有获得更好的左室射血分数（LVEF）提升的趋势。

国内学者在 HBP 临床研究方面作出了重要贡献。Huang 等的一项平均随访 37 个月的研究显示，HBP 纠正典型 LBBB 后患者心功能得到明显改善。然而，HBP 存在植入时起搏阈值偏高、远期有一定比例的阈值升高、植入位点未跨越阻滞部位等缺陷，使其难以广泛应用于所有起搏适应证和 CRT 适应证的患者，尤其是对于阻滞部位在希氏束以下或更远端的患者。

LBBP 是指经静脉穿室间隔起搏夺获心内膜下的左侧传导系统，包括左束支主干或其近端分支，通常在较低输出下能同时夺获左侧心室间隔心肌。Huang 等在 2017 年首次提出了经静脉、穿间隔、间隔内的 LBBP 技术，随访 1 年发现 LVEF 改善、LBBP 阈值稳定。2019 年吴圣杰等和张魏巍等的研究表明，LBBP 可用于传统 CRT 适应证（LVEF 减低、完全性 LBBB）的患者，其可行性与临床疗效得到初步证实。2020 年首个国内多中心观察性研究发表，进一步证实 LBBP 能够恢复 LBBB 患者的电学同步性，改善心衰患者心脏结构和功能。华伟等、吴圣杰等及李晓飞等的研究发现，LBBP 参数优于 HBP，临床预后与 HBP 相似，但均优于传统的 BVP。

（一）希浦系统起搏在合并房室传导异常需要心室起搏治疗心衰患者中的应用

这种类型患者主要包括①高度房室传导阻滞；②房颤伴缓慢心室率；③因心室率难以控制而进行房室结消融的房颤患者；④心脏介入手术或外科手术相关的房室传导阻滞；⑤长 PR 间期导致的心衰；⑥心房静止且心房起搏失败；⑦植入起搏器后射血分数减低且依赖高比例心室起搏的心衰患者。

此类患者的共同点是均为需要心室起搏。其中一部分患者的自身基础 QRS 波可能正常，提示心室电激动是生理的、同步的；另一部分患者的自身基础 QRS 波增宽，提示存在心室电激动不同步。对于心衰患者，非生理性的起搏，如右心室起搏会加重心衰、诱发加重房颤的发生，因此生理性心室起搏目标：①尽力维持正常 QRS 患者原有的心脏电激动同步性，尽力避免因 RVP 人为造成 LBBB 而引起心脏不同步加重心衰；②在解决心室率的同时，纠正或改善增宽 QRS 波患者的心脏电学失同步以期改善心衰。理论上，HBP 是能达到上述目标且是最符合生理性的起搏方式，因此推荐在这类患者中应用。LBBP 也能够达到左心室内的同步收缩，且远期参数稳定性优于 HBP，因此 LBBP 起搏也是推荐的。

（二）希浦系统起搏在慢性心衰伴心脏收缩不同步患者中的应用

此类患者是明确存在心脏失同步而需要 CRT 的患者。理论上，HBP 能几近完全地纠正患者的心脏电激动不同步，是最生理的 CRT 方法。因此，对于需要 CRT 的心衰伴 LBBB 的患者，可选择 HBP 进行 CRT。LBBP 在纠正 LBBB 方面也极具价值。对于房室间期正常的 LBBB 心衰患者，成功的 LBBP 结合合理的房室间期程控设置，使 LBBP 与沿正常右束支下传的自身心脏激动融合，其心室电激动模式与纠正 LBBB 的 HBP 模式效果接近。对于 QRS 增宽的非 LBBB 患者，包括右束支传导阻滞（RBBB）和室内传导病变的患者，通过 BVP 进行 CRT 的获益不如 LBBB 患者。希浦系统起搏在心衰合并 RBBB 患者中的应用研究有限。与 HBP 纠正 LBBB 一样，可以将 HBP 用于纠正 RBBB。

（1）HBP 在慢性心衰伴心脏收缩不同步患者中应用的临床研究：2005 年，HBP 首次应用于 1 例心衰合并完全性房室传导阻滞及 LBBB 患者，起搏后 QRS 波变窄，随访 6 个月心功能与超声心动图结果明显改善。此后，越来越多的研究显示了 HBP 对心衰合并 LBBB 患者的有效性，HBP 并不能纠正所有的 LBBB，目前报道纠正成功率为 75.6%～97%。HBP 同样可纠正近端 RBBB，目前仅有 1 个临床研究单纯入选了 39 例心衰合并 RBBB 患者行 HBP，RBBB 纠正的成功率为 78%；平均随访 15 个月，LVEF 明显提高，提示对心衰合并 RBBB 患者，也可从 HBP 获益，但其确切机制及疗效有待进一步研究证实，并不能广泛推广于临床中。

有研究表明，在符合 CRT 适应证的患者中，HBP 可产生与传统 BVP 类似甚至更优的临床效果，但对于 HBP 是否可取代 BVP，仍需更多的临床证据进一步证实（表 5-9）。

表 5-9　心衰合并宽 QRS 患者 HBP 和 CRT 治疗比较研究

研究人员	研究对象	随访时间	研究结论
Daniel 等	QRS > 130 ms，29 例 CRT 指征患者 HBP 与 BVP 两组，6 个月后交叉	1 年	HBP 较 BVP 进一步缩短 QRS 波、EF、NYHA 心功能分级、6 分钟步行试验得到明显改善，但两组差异无统计学意义
Arndd 等	单中心研究，纳入 23 例患者，典型 LBBB，QRS > 130 ms，EF < 35%，NYHA 心功能分级 Ⅱ～Ⅲ 级患者行 HBP 治疗和 BVP 比较	术后即刻指标	HBP 纠正 LBBB 电学及急性血流动力学（缩短 QRS，缩短左心室激动时间，降低左心室非同步运动指数）效果优于 BVP
Huang 等	单中心研究，74 例 QRS > 130 ms，典型 LBBB，NYHA 心功能分级 Ⅱ～Ⅲ 级，有 CRT 或心室起搏指征	37.1 个月	绝大部分 LBBB 能被 HBP 纠正（92.7%，72/74），56 例成功行 HBP 的患者 EF、LVESV、NYHA 心功能分级得到明显改善
Guanran 等	7 家中心、前瞻性、半盲、随机对照研究，41 例 QRS > 120 ms 的 CRT 适应证患者，His-CRT 21 例，BIV-CRT 20 例	2 年	HBP 具有更佳的电学同步性，EF 绝对值、超反应更优，但无统计学意义
Wu 等	单中心研究，纳入 137 例 EF ≤ 40% 的 LBBB 患者，HBP 49 例、LBBP 32 例、BVP 54 例	1 年	HBP 患者 EF 超反应率明显优于 BVP

（2）LBBP 在慢性心衰伴心脏收缩不同步患者中应用的临床研究：LBBP 因可越过阻滞部位起搏及起搏参数更理想等优势，为需要 CRT 的患者带来了新的选择。此外，传统经冠状静脉窦途径植入左心室导线失败的患者或者 CRT 无反应的患者，LBBP 也可作为备用选择，从而弥补了传统 BVP 的不足。LBBP 在慢性心衰伴心脏收缩不同步患者中应用的相关研究见表 5-10。LBBP 在 CRT 适应证患者中有较好的临床效果，表现为起搏 QRS 时限更窄、超反应率更高，LBBP 或左心室间隔部起搏可作为 BVP 的替代策略。但是，目前仅限于小样本量、观察性或非随机对照研究，未来需要开展大规模、随机对照临床研究，以评估 LBBP 在心衰伴 CRT 适应证患者中的获益及与 BVP 比较的优劣。

表 5-10　LBBP 在慢性心衰伴心脏收缩不同步患者中的应用研究

研究人员	研究对象	随访时间	研究结论
Huang 等	单中心、非随机观察性研究，纳入 137 例 CRT 适应证患者，HBP 49 例、LBBP 32 例、BVP 54 例，大部分为非缺血性心脏病	1 年	LBBP 临床预后与 HBP 相似，1 年超声反应率优于 BVP
Salden 等	27 例 CRT 适应证患者，术中植入心房、右心室、左心室冠状静脉及 HBP 导线	术后即刻	左心室间隔部起搏短期改善、血流动力学和电学同步不劣于 BVP 和 HBP
Huang 等	2017—2018 年 6 个中心前瞻性研究，纳入非缺血性心脏病、完全性左束支传导阻滞、EF ≤ 50% 的 CRT 适应证患者	1 年	LBBP 成功率达 97%，QRS 明显缩短 1 年时阈值、感知和植入比稳定 EF 值明显提高（33% ± 8%）vs.（55% ± 10%），LVESV 降低（123 ± 61）mL vs.（67 ± 39）mL，心功能改善（2.8 ± 0.6）vs.（1.4 ± 0.6）
Vijayaraman 等	国际多中心、回顾性研究，纳入 325 例 CRT 适应证患者	6 个月	277 例（85%）成功植入 LBBP，LBBP 临床反应率 72%，心脏超声反应率 73%，31% 患者为超反应

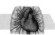

（三）适应证推荐

大量临床研究证实了 CRT 是慢性心衰伴心脏收缩不同步患者的有效治疗方法，尤其对于心衰合并 LBBB 患者，2005 年以来的国内外指南均为 Ⅰ 类推荐。传统 CRT 是通过 BVP 使 QRS 时限明显变窄，但心脏激动顺序并没有恢复正常。而 HBP 能纠正束支传导阻滞，使激动沿传导系统下传，从而恢复正常的左右心室的激动顺序。LBBP 由于夺获了左侧传导系统，因此左心室内的激动顺序也是正常的。目前已经有一些研究显示在 LBBB 的心衰患者中，希浦系统起搏优于 BVP，但其确切疗效仍需要更多大样本的随机对照研究证据。希浦系统起搏在左心室导线植入失败及 CRT 无反应者，虽并无足够的临床证据，但无论是伦理还是临床实际，在这两类人群中进行补救性希浦系统起搏是合理的。

2021 年《希氏 – 浦肯野系统起搏中国专家共识》对于慢性心衰伴心脏收缩不同步患者进行希浦系统起搏治疗的适应证推荐如下。

（1）符合 CRT 适应证患者，由于各种原因导致左心室导线植入失败，应该考虑希浦系统起搏。

（2）窦性心律或房颤患者，经标准抗心衰优化药物治疗后，仍然心功能 ≥ Ⅱ 级，合并 LBBB、QRS 时限 ≥ 130 ms、LVEF ≤ 35%，可考虑希浦系统起搏。

（3）常规 BVP 后 CRT 无反应患者，可考虑希浦系统起搏。

参考文献

[1] 中华医学会心电生理和起搏分会，中国医师协会心律学专业委员会. 植入型心律转复除颤器临床应用中国专家共识（2021）[J]. 中华心律失常学杂志，2021，25（4）：280-299.

[2] BUXTON A E，LEE K L，FISHER J D，et al. A randomized study of the prevention of sudden death in patients with coronary artery disease. Multicenter Unsustained Tachycardia Trial Investigators[J]. N Engl J Med，1999，341（25）：1882-1890.

[3] MOSS A J，ZAREBA W，HALL W J，et al. Prophylactic implantation of a defibrillator in patients with myocardial infarction and reduced ejection fraction[J]. N Engl J Med，2002，346（12）：877-883.

[4] CORSELLO A. An implantable cardioverter-defibrillator but not amiodarone reduced risk for death in congestive heart failure[J].ACP J Club，2005，143（1）：6.

[5] KADISH A，DYER A，DAUBERT J P，et al. Prophylactic defibrillator implantation in patients with no nischemic dilated cardiomyopathy[J]. N Engl J Med，2004，350（21）：2151-2158.

[6] KOBER L，THUNE J J，NIELSEN J C，et al. Defibrillator Implantation in Patients with Nonischemic Systolic Heart Failure[J]. N Engl J Med，2016，375（13）：1221-1230.

[7] CONNOLLY S J，GENT M，ROBERTS R S，et al. Canadian implantable defibrillator study（CIDS）：a randomized trial of the implantable cardioverter defibrillator against amiodarone[J]. Circulation，2000，101（11）：1297-1302.

[8] KUCK K H，CAPPATO R，SIEBELS J，et al. Randomized comparison of antiarrhythmic drug therapy with implantable defibrillators in patients resuscitated from cardiac arrest：the Cardiac Arrest Study Hamburg（CASH）[J]. Circulation，2000，102（7）：748-754.

[9] RORDORF R. The ATLAS Randomised Clinical Trial：What do the Superiority Results Mean for Subcutaneous ICD Therapy and Sudden Cardiac Death Prevention as a Whole?[J]. Arrhythm Electrophysiol Rev，2022，11.

[10] BESHAI J F，GRIMM R A，NAGUEH S F et al.Cardiac-resynchronization therapy in heart failure with narrow QRS complexes[J]. N Engl J Med，2007，357：2461.

[11] RUSCHITZKA F，ABRAHAM W T，SINGH J P，et al.Cardiac-resynchronization therapy in heart failure with a narrow QRS complex[J]. N Engl I Med，2013，369：1395.

[12] MCALISTER F A，EZEKOWITZ J，HOOTON N，et al. Cardiac resynchronization therapy for patients with left ventricular systolic dysfunction：a systematic review[J]. JAMA，2007，297：2502.

[13] CAZEAU S, LECLERCQ C, LAVERGNE T, et al. Effects of multisite biventricular pacing in patients with heart failure and intraventricular conduction delay[J]. N Engl J Med, 2001, 344: 873.

[14] SUTTON M G S J, PLAPPERT T, ABRAHAM W T, et al. Effect of cardiac resynchronization therapy on left ventricular size and function in chronic heart failure[J]. Circulation, 2003, 107: 1985.

[15] MOSS A J, HALL W J, CANNOM D S, et al. Cardiac-resynchronization therapy for the prevention of heart-failure events[J]. N Engl J Med, 2009, 361: 1329.

[16] SWEENEY M O, PRINZEN F W. A new paradigm for physiologic ventricular pacing[J]. I Am Coll Cardiol, 2006, 47: 282.

[17] WILKOFF B L, KUDENCHUK P J, BUXTON A E, et al.The DAVID (Dual Chamber and VVI Implantable Defibrillator) II trial[J]. J Am Coll Cardiol, 2009, 53: 872.

[18] HUANG W, SU L, WU S, et al. Long-term outcomes of His bundle pacing in patients with heart failure with left bundle branch block[J]. Heart, 2019, 105 (2): 137-143.

[19] HUA W, FAN X, LI X, et al. Comparison of left bundle branch and his bundle pacing in bradycardia patients[J]. JACC Clin Electrophysiol, 2020, 6 (10): 1291-1299.

[20] LI X, LI H, MA W, et al. Permanent left bundle branch area pacing for atrioventricular block: feasibility, safety, and acute effect[J]. Heart Rhythm, 2019, 16 (12): 1766-1773.

[21] SALDEN F, LUERMANS J, WESTRA S W, et al. Short-term hemodynamic and electrophysiological effects of cardiac resynchronization by left ventricular septal pacing[J]. J Am Coll Cardiol, 2020, 75 (4): 347-359.

（童琳　张杨春）

第三节　心脏收缩力调节器

慢性心衰是大多心脏疾病进展恶化的终末阶段，预后差。我国35岁以上居民的心衰患病率为1.3%，现有心衰患者约890万，并且随着人口老龄化，心衰人群将持续扩大。目前针对心衰的主要治疗方法包括药物治疗、CRT、心室辅助装置等。针对宽QRS心衰可采取CRT治疗，但针对窄QRS波（QRS < 130 ms）心衰则主要依靠药物治疗，且部分患者经最佳药物治疗后效果仍不佳。针对这部分患者，心脏收缩力调节器（cardiac contractility modulation，CCM）则可能是他们的新选择。

CCM是一种新型的心脏植入型电子器械，旨在治疗在最佳药物治疗下仍有症状的中至重度心衰患者，增强心肌收缩力，尤其适用于窄QRS波的心衰患者。2019年3月，FDA批准OPTIMIZER Smart System上市。随着临床应用的推广，将会有越来越多的患者选择CCM。但CCM的推广与应用还存在着亟待解决的问题。CCM治疗房颤或房扑及其他心律失常合并心衰的临床证据尚不充足。Tschöpe等初步研究表明，CCM可治疗40% < LVEF < 45%的心衰。而对于更高射血分数的心衰，期待研究进一步阐明。同时在右心衰绵羊模型中CCM疗效尚佳，提示可能有治疗右心衰的潜力。小样本临床研究与病例个案报道CCM与ICD可联合植入并相互不干扰，并且随着技术进步，存在着将CCM和当前的ICD、CRT进行集成与整合的可能。

一、CCM

CCM包含植入式脉冲发生器、充电电池、1个右心房电极、2个右心室电极及程控仪。现使用的CCM通常为美国公司生产的OPTIMIZER SMART SYSTEM，有3种类型：2导联、3导联及Mini System。该系统可监测心脏的电活动，并在心肌细胞的绝对不应期发放电刺激（双相±7.5 V，持续20 ms），并不引起心脏再一次收缩，也不产生附加的动作电位。CCM发放的电刺激与检测到的局部电活动同步，从而增强心肌收缩力，增加心排血量治疗心衰。

CCM 的植入式脉冲发生器主要参数见表 5-11，经手术将装置与通过静脉植入右心的电极一起植入右胸锁骨下区的皮肤下。在成功植入并启动后，CCM 将在全天间歇性地向心肌发放电刺激进行治疗，能够在长时间内持续增强心脏的自然收缩。与其他心衰电刺激治疗（如起搏器治疗或植入型心律转复除颤器）相比，CCM 不会直接影响心律。与大多数增加心脏收缩的干预措施不同，CCM 是在不增加氧耗的情况下增强心肌收缩。

表 5-11　CCM 的植入式脉冲发生器主要参数

项目	参数
高 /mm	69.4 ± 2.0
宽 /mm	47.5 ± 0.5
厚 /mm	11.5 ± 0.5
体积 /cm^3	30.5 ± 0.5
质量 /g	46.0 ± 3.0
金属表面积 /cm^2	58.1
与人体组织接触的材料	钛、环氧树脂、硅胶
导线	3.2 mm；IS-1/VS-1

充电电池为锂电池，可用容量为 2000 mAh。当充电电池充满电时，电池电压约为 4.1 V；当电池电压降低至 3.3 V 时，装置将处于待机模式，并停止除充电和程控仪遥测通信之外的其他功能；当电池电压降低至 3.0 V 以下时，装置将断开其电路与电池的连接，并停止执行所有功能，包括与程控仪的遥测通信。因此，在使用期间尽量保持电池电压大于 3.5 V，每周至少进行一次充电。

减少植入的电极数量，可降低与电极、导线相关并发症（如感染、电极移位、血栓形成与导线断裂等）的发生概率。FIX-HF-5C2 研究中发现，2 导联 CCM（舍弃植入右心房的电极）在保证有效治疗的同时，减少不良事件的发生。而 Röger 等对心室单电极 CCM 的临床研究未观察到不良事件减少。

医务人员应熟悉 CCM 的操作，尤其是植入式脉冲发生器和程控仪。同时根据患者的个人植入史和频率，可对 CCM 设备进行进一步的调校。

二、治疗人群

目前临床证据支持 CCM 适用于：QRS < 130 ms，NYHA 心功能分级Ⅲ级或Ⅳ级，25% < LVEF < 45%，经最佳药物治疗仍有症状并不适用于 CRT 的心衰患者（图 5-4）。植入 CCM 的禁忌证：①永久性或长期持续性房颤或房扑患者，系因目前的 CCM 发放电刺激需借对 P 波信号的感知触发，而房颤或房扑时不规则的心房除极波与心房激动会激活 CCM 保护算法，进而抑制其发出电刺激；②三尖瓣机械瓣置换术后；③因血管问题无法植入电极者。据研究统计，心衰人群中约有 5% 的患者可植入 CCM 治疗。Kuschyk 等的研究表明，合并房颤的心衰患者经 CCM 治疗在功能状态和生活质量方面的改善与窦性心律心衰患者相当。

三、潜在的并发症

脉冲发生器植入可能出现的并发症包括 CCM 诱发的心律失常（包括室颤）、感染、皮肤坏死、器械移位、血肿形成和组织毒性反应。高灵敏度的设置（灵敏度小于 2 mV）可能会增加 CCM 对电磁干扰的敏感性，影响电刺激的发放。文献中报道的急性和慢性并发症包括导线断裂、移位，心房或心室穿孔及心包填塞。在少数情况下（< 1%）经静脉植入导线可导致静脉血栓形成，引起上腔静脉综合征。

经静脉植入导线可能导致心律失常，其中一些可能危及生命，如室颤和室性心动过速。CCM 使用的旋入式电极也可能导致传导紊乱，如束分支组织。通过 X 线透视引导，可确保电极与导线在植入过程中处于适当位置，并且减少电极与导线操作次数，可有效降低这些风险。

CCM 的电刺激强度大于标准起搏脉冲的强度，因此若在绝对不应期外发放电刺激可引起心肌组织收缩，存在 CCM 电刺激诱发心律失常的可能。因而，必须严格设定 CCM 电刺激发放参数，尤其是抑制 CCM 电刺激的调节，如长房室延迟、短房室延迟、局部感知警报窗口和不应期，以允许仅在正常情况下发放电刺激，但在疑似异位或过早起源的心脏搏动上抑制发放电刺激。此外，CCM 可能会引起局部组织的电传导发生变化，如电刺激传导至室间隔可能引起束支传导阻滞，进而引起心动过缓。类似的还可能影响局部心肌组织的不应期，进而出现诱导折返性心动过速。因此，在植入时、首次激活设备和后续随访中，仔细监测患者的节律变化。若 CCM 的电刺激引起室性节律变化，可能需要重新植入电极与导线，并将 CCM 的延迟和振幅重新程控为不会引起患者室性节律变化的设置（图 5-4）。

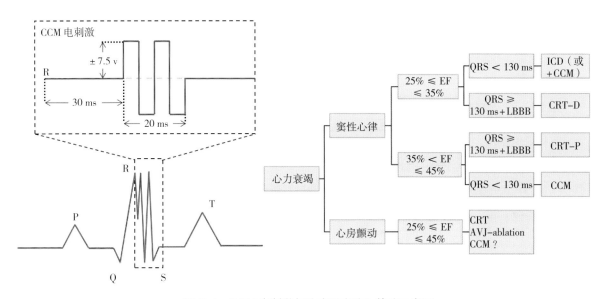

图 5-4　CCM 电刺激与临床研究植入策略示意图

当 CCM 诱导的心室活动逆向传导至心房时，理论上可引发房性和室上性心律失常，导致房性期前除极。CCM 可感知逆行诱发心房事件引起的心室激动，并按程控发放电刺激。此外，通过植入心房附近基底位置的电极导线发放的强电刺激可能直接刺激心房。通过这些机制可引起心房激动，传导至心室，则心动周期可能发展为类似于起搏器介导的心动过速的状况。可能导致心房激动的主要因素有右心室间隔的电极与导线放置位置、CCM 振幅和 CCM 延迟。为防止因 CCM 电刺激而发生房性心律失常，应避免在心房基底位置植入电极导线。植入期间，可通过发放比 CCM 最终程控的局部感知延迟 20～30 ms 的最强 CCM 电刺激［需保证该延迟将 CCM 电刺激持续时间（包括其 40 ms 平衡期）完全在心室绝对不应期内］并监测心房激动，测试 CCM 电刺激直接引起心房激动的可能性。除正确放置电极导线和设定合适的 CCM 程控外，"房性心动过速率"必须设置为足够低的值，作为防止 CCM 电刺激诱发房性心律失常的保护措施。

四、CCM 植入

CCM 装置一般植入右胸锁骨下区，由于需植入 3 个电极，因此选择锁骨下静脉入路优于腋静脉或头静脉。心房电极通常置于右心耳。右心室电极分别置于前间隔、后间隔。若能保证右心室的两个电极

间隔 > 2 cm，也可将两个电极都置于前间隔或后间隔。已植入 ICD，需确保 CCM 电极和 ICD 电极之间有足够的间隔。术后通过测量左心室压力上升速率（dP/dtmax）变化评估 CCM 装置植入是否有效，该值比基线值增加 5% 表明有效。

五、研究证据

（一）动物实验

1969 年，Earl H. Wood 等发现使用膜片钳技术向小牛或绵羊来源的单个心肌细胞施加电刺激，在绝对不应期，通过细胞内外的膜片钳电极施加电压增加跨膜的钙流入，并增强心肌收缩。在豚鼠、雪貂、大鼠等动物中的实验，进一步证实即使只有胞外电刺激也可通过增加肌浆网 Ca^{2+} 负荷，提高钙瞬变，延长动作电位时程，增强心肌收缩。此外观察到，如果电刺激不仅作用于单个细胞，而且作用于较大面积区域，还可获得对心肌治疗的有益效果，即在心肌细胞的绝对不应期施加适当的电刺激，可增强健康心脏和受损心脏的收缩力。CCM 在心肌细胞绝对不应期给予胞外电刺激也能诱导肌力改变，并在正常犬和心衰犬中得到验证。进一步研究发现，CCM 通过调节心肌细胞钙离子内流及磷酸化，上调钙离子调节相关蛋白的表达，从而达到增强心肌收缩力的作用，并多项研究表明长时间应用 CCM 可逆转心脏重构。

1. 即时效应

CCM 引起心肌细胞钙瞬变的增加可能涉及多种机制。

首先，CCM 可能通过激活额外的 Ryanodine 受体（Ryanodine receptor，RyR），或增加每个 RyR 的开放持续时间或频率，或增加电导率，使得心肌收缩期间 RyR 开放增多。Ryanodine 减弱 CCM 电刺激下离体兔乳头肌收缩的实验现象支持这一假说。

其次，CCM 也可在动作电位的绝对不应期增加 L 型钙通道（L-type Ca^{2+} channel，LTCC）的开放或使其重新激活；额外的 LTCC 开放会增加心肌细胞 Ca^{2+} 内流和肌浆网 Ca^{2+} 负荷，导致动作电位时程延长。对比 LTCC 阻滞剂维拉帕米处理前后，离体兔乳头肌在 CCM 电刺激下心肌收缩力增强幅度从 53% ± 5% 减弱到 40% ± 6%。

再次，CCM 通过影响钠钙交换体（Na^+/Ca^{2+} exchanger，NCX）引起 Ca^{2+} 内流增加。NCX 转运 Ca^{2+} 的方向受膜电位影响，而 CCM 电刺激改变心肌膜电位，启动 NCX 对 Ca^{2+} 的反向转运，增加 Ca^{2+} 内流，使肌浆网 Ca^{2+} 负荷增加。豚鼠的心室肌细胞在绝对不应期给予电刺激后，$Na^+–Ca^{2+}$ 交换电流外向电流整合值均高于基础刺激的相应值［正常豚鼠：（434.07 ± 106.02）vs.（473.61 ± 121.52），$P < 0.05$；心衰豚鼠：（496.69 ± 55.86）vs.（561.46 ± 82.25），$P < 0.01$］。

最后，CCM 还可增加心肌肌浆网 Ca^{2+}–ATP 酶（sarcoplasmic reticulum Ca^{2+}–ATPase，SERCA2a）活性而增加肌浆网 Ca^{2+} 负荷。CCM 电刺激可以使磷酸受钙蛋白（phospholamban，PLB）磷酸化，解除对 SERCA2a 的抑制，从而增加 SERCA2a 介导的肌浆网 Ca^{2+} 负荷。在植入 CCM 的心衰犬的室间隔和左室游离壁部心肌中的 p-PLB 较假治疗组增加［p-PLB Thr-17：（62 ± 10）vs.（129 ± 12），$P < 0.05$］。

通过上述机制，心肌细胞的肌浆网在 CCM 电刺激过程中可积累额外的 Ca^{2+}，从而使得下一次收缩时向肌浆释放更多的 Ca^{2+}。人诱导多能干细胞来源心肌细胞的研究进一步证实 CCM 增加钙瞬变幅度，提高心肌钙敏感性。在心衰犬模型中，经 CCM 植入后射血分数从基线的 31% ± 1% 上升到 1 小时的 41% ± 1%（$P < 0.05$）、3 小时的 42% ± 1%（$P < 0.05$）和 6 小时的 44% ± 2%（$P < 0.05$）。每搏输出量由治疗前的 26 ± 2 mL 增加到 1 小时的（31 ± 3）mL（$P < 0.05$）、3 小时的（33 ± 3）mL（$P < 0.05$）、6 小时的（34 ± 3）mL（$P < 0.05$）。

2. 长期效应

心衰时心肌基质金属蛋白酶（matrix metalloproteinase，MMP）表达上调导致胶原沉积、心肌纤维化、

CCM 治疗可改善此情况，但目前长期 CCM 治疗心衰的具体机制尚不明确。对 MMP 表达上调的心衰犬进行 3 个月的 CCM 治疗后，组织学分析显示，MMP 表达下降并趋于正常，心肌纤维化程度降低。心衰兔经 CCM 的 4 周治疗后，羟脯氨酸含量较对照组降低（$P < 0.05$），提示 CCM 可改善心肌纤维化。心肌纤维化改善可能与 PI3K/AKT 信号通路有关，CCM 可降低兔心肌细胞西罗莫司靶蛋白、糖原合酶激酶 3β 和西罗莫司靶蛋白复合物 2 的表达。

同时心衰时，BNP 和 NCX 的表达增加，而 SERCA2a、α- 肌球蛋白重链（α-Myosin Heavy Chain，α-MHC）、RyR 和 PLB 的表达降低。在心衰动物中长期使用 CCM 可使上述情况得到逆转，或使其表达正常化。SERCA2a 表达上调，可能是 CCM 抑制 miR-25 表达的结果。这些改变在 CCM 治疗的慢性心衰患者的活检样本中得到证实。

（二）临床试验

目前已有多项关于 CCM 的安全性和治疗效果的临床研究发表，包括 FIX-HF-4、FIX-HF-5、FIX-HF-5C、CCM-REG 等，各研究内容总结如下（表 5-12）。

1. 安全性与有效性

CCM 治疗的研究集中在 HFrEF 或 HFmrEF，并且未包括 EF > 45% 的患者。在 FIX-HF-5 试验中，峰值 VO_2 结果分析显示 EF > 25% 的患者治疗效果更好。随后的 FIX-HF-5C 试验进一步证实了这一结果，与 EF 在 25%～45% 的患者相比，EF 在 35%～45% 的患者的峰值 VO_2 治疗效果增加了 1 倍，6 分钟步行距离增加了 20 m 以上。CCM 治疗的 CE 认证适应证为 LVEF ≤ 50% 的症状性收缩性心衰患者。一项纳入 503 例患者接受 CCM 治疗的研究显示，不同 LVEF 亚组的 NYHA 分级、LVEF 和 MLWHFQ 评分改善效果相似。

CCM 安全性良好，多项研究中不良事件与并发症的发生率优于研究的预期标准。接受 CCM 治疗患者的心血管住院率和心衰住院率降低了 62%～80%，在 FIX-HF-5C 临床研究中，心血管死亡和心衰住院的联合终点降低了 73%。但 Linde 研究中，1 例患者在植入 2 根右心室电极导线后发生了三尖瓣反流从轻度恶化至中度。这表明 CCM 的心室电极导线的植入可能会加重三尖瓣反流，因此需要在植入前后对三尖瓣反流进行仔细的超声心动图检查。

2. 荟萃分析

Giallauria 等评估了关于心脏收缩力调节的 3 项随机对照试验，3 项试验共包括 641 例患者，评估与假治疗或与最佳药物治疗相比的 CCM 的治疗效果。其与 Kwong 等早前的荟萃分析形成对比。Giallauria 等的研究并未仅基于汇总结果评估数据，还基于 641 例入选患者的个体数据。研究表明，CCM 显著改善了心功能的重要指标，其中包括最大摄氧量、6 分钟步行距离和 MLWHFQ 评分也显著改善。然而，这两项荟萃分析都需要更多更大规模的随机对照试验，以便更准确地评估治疗效果。同时植入 ICD 和 CCM 器械的患者中，室性心律失常、ICD 电击或抗心动过速起搏等没有增加。

3. 长期生存研究

截至 2023 年 2 月，尚未在随机对照试验中研究 CCM 疗法对心衰患者长期死亡率的影响。不过，已有一些初步的单中心研究报告。Kuschyk 等评估了植入 CCM 患者的长期改善和生存率，纳入了 81 例 NYHA 心功能分级 Ⅱ 级、Ⅲ 级或 Ⅳ 级的患者，平均随访时间约为 3 年。该研究将观察到的死亡率与 MAGGIC 模型的预测进行比较，MAGGIC 模型基于 39 000 多例心衰患者的记录。与之前的心脏收缩力调节的长期结果研究不同，这项研究不受广泛异质性患者群体的限制。经过长期观察，该研究得出结论：CCM 改善了患者的生活质量、运动耐受能力、NYHA 分级、左室射血分数和 BNP 水平；第 1 年的死亡率明显低于预测值，第 3 年的死亡率低于预测值，但无统计学意义。

表5-12 CCM主要临床研究

研究	例数	平均随访期	主要基线特征	CCM组主要不良事件	主要临床结局
2006年 FIX-HF-5 (PILOT) Neelagaru 等	49例	6个月	治疗组 (n=25): 64%为ICM植入者，LVEF为24.9%±6.5% 对照组 (n=24): 64%为ICM植入者，LVEF为31.4%±7.4%	2例心衰恶化，1例室上性心动过速，1例ICD故障，1例心包积液	再入院率降低21.5%。不良事件降低5.3%。24小时动态心电图示室上性期前收缩和室性期前收缩较基线增多；LVEF，峰值氧耗量和无氧阈值等改善情况均优于对照组
2008年 FIX-HF-4 Borggrefe 等	164例	6个月	组1 (n=80): 63.8%为ICM植入者，LVEF为29.3%±6.6% 组2 (n=84): 56%为ICM，57%为ICD植入者，LVEF为29.8%±7.8%	4例死亡，6例心衰恶化，2例房颤，1例室颤，2例室速，1例植入部位感染，1例ICD故障，1例CCM电极移位，1例源性休克	死亡率与再入院率无改变。不良事件降低0.6%。峰值氧耗量显著升高0.52 mL/(kg·min)和MLHFQ评分显著降低2.93分
2011年 FIX-HF-5 (PIVOTAL) Kadish 等	428例	6个月	CCM治疗组 (n=215): 64.7%为ICM，96%为ICD植入者，LVEF为25.7%±6.6% 药物治疗组 (n=213): 66.7%为ICM，95%为ICD植入者，LVEF为26.1%±6.5%	13例死亡，50例心衰恶化，29例心律失常，11例起搏器相关事件，3例血栓栓塞，27例CCM相关事件，其中14例为电极移位、脱落或断裂	全因死亡率和再入院复合事件率升高3.7%。CCM组无氧阈值增加5.9%，峰值氧耗量增加3.6%，MLHFQ显著增加14.3%，NYHA分级显著增加14.8%和6MWT增加4.7%
2014年 Röger 等	70例	33.6个月	61.4%为ICM，98.6%为ICD植入者，LVEF为22.9%	未报道	最长随访129.6个月。未报道死亡率。QRS，QT，QTc，静息心率未发生显著改变，而PR间期显著延长5.9 ms
2015年 Kuschyk 等	81例	36个月	59.3%为ICM，40.7%为DCM；98.8%为ICD植入者，13.6%为CRT植入者，LVEF为23.1%±7.9%	21例死亡，2例心脏移植，1例植入左心室辅助装置	最长随访123个月。3年死亡率降低10.9%。LVEF显著升高6.3%，峰值氧耗量升高0.7 mL/(kg·min)，NT-proBNP显著降低1633 mL/dL，NYHA分级显著降低0.7级和MLHFQ显著降低17.7分，QRS时限未显著延长
2016年 Liu 等	82例	75个月	CCM组 (n=41): 51%为ICM，15%为ICD植入者，阵发性房颤，LVEF为27%±7% 对照组 (n=41): 39%为ICM，37%为ICD植入者，阵发性房颤，LVEF为27%±6%	16例死亡，2例植入部位感染	最长随访97个月。LVEF<25%的患者全因死亡率降低6%，而再入院率升高31%；25%≤LVEF≤40%的患者全因死亡率和再入院率分别显著降低48%和24%
2016年 Kloppe 等	68例	54个月	68%为ICM，78%为ICD植入者，LVEF为26.3%±6.1%	16例死亡，1例植入LVAD，1例停止CCM治疗	最长随访126个月。5年死亡率显著低于西雅图心衰模型预测值13.5%

续表

研究	例数	平均随访期	主要基线特征	CCM组主要不良事件	主要临床结局
2018年 Röger 等	20例	34.3个月	35%为ICM,65%为DCM,均为ICD植入者,LVEF为24.4%±8.1%	1例植入左心室辅助装置，3例室速，3例CCM导联移位	CCM-ICD联合治疗，最长随访94个月。LVEF显著升高6.5%，NYHA分级显著降低0.8分和MLHFQ显著降低20.6分，而QRS时限、NT-proBNP水平无显著改变
2018年 FIX-HF-5C Abraham 等	160例	6个月	CCM组（n=74）：62.2%为ICM，87.8%为ICD植入者，LVEF为33%±6%；对照组（n=86）：62.2%为ICM，87.8%为ICD植入者，LVEF为33%±6%	2例死亡、3例心衰恶化、3例心律失常、1例血栓栓塞、2例ICD故障、CCM故障	10.3%的患者发生不良事件。心血管病死亡率和心衰再住院复合事件率显著降低7.9%。峰值氧耗量显著升高0.84 mL/（kg·min），6MWT显著增加33.7 m。LVEF介于35%~45%的患者改善更佳
2019年 CCM-REG Anker 等	140例	24个月	69%为ICM，69%为ICD植入者，1.4%为CRT植入者，3.28%有房颤病史，LVEF为32.7%±5.1%	18例死亡、32例心衰恶化、9例心律失常、2例卒中、1例血栓栓塞、2例ICD相关事件，其中6例为CCM导联移位，10例CCM相关事件、脱落或移位	再入院率显著降低0.85/患者年。其中35%<EF≤45%的患者死亡率显著低于预测值13.3%。LVEF显著升高3%，MLHFQ显著降低17.1分和NYHA分级显著降低0.8级
2020年 FIX-HF-5C2 Wiegn 等	60例	6个月	2导联CCM组（n=60）：68.3%为ICM，88.3%为ICD植入者，15%为永久性房颤，LVEF为34.1%±6.1%	7例心衰恶化、3例心律失常、1例血栓栓塞、1例ICD故障	与3导联CCM相比，2导联CCM电刺激数量没有显著改变。与电极相关的不良事件率显著降低8%。峰值氧耗量显著升高，NYHA分级显著降低
2021年 CCM-REG Kuschyk 等	503例	24个月	63.6%为ICM，75.1%为ICD植入者，30.6%有房颤病史，LVEF为29.7%±8%	未报道	1年和3年的死亡率显著低于MAGGIC预测值。再入院率显著降低0.65/患者年。NYHA分级显著降低0.6级、MLHFQ显著降低10分和LVEF显著升高5.6%。房颤患者亦出现上述指标的改善
2021年 MAINTAINED Fastner 等	174例	60个月	ICM组（n=107）：93%为ICD植入者，5%为CRT植入者，27%有房颤病史，LVEF为24%±7%；非ICM组（n=67）：85%为ICD植入者，12%为CRT植入者，22%有房颤病史，LVEF为23%±7%	61例死亡、9例电池耗竭、10例脉冲发生器移位、2例心脏移植、20例电极更换	相较MAGGIC预测值，缺血性肌病患者死亡率显著降低8%，非缺血性肌病患者死亡率升高8%。16%的患者发生不良事件。非缺血性肌病患者的LVEF显著升高5%和三尖瓣收缩期位移显著增加3 mm
2022年 CCM-HFpEF Linde 等	47例	6个月	63.8%为高血压性心衰，8.5%为起搏器植入者，46.8%有房颤病史，LVEF为59.0%±4.4%	4例心衰恶化、4例房颤动、2例导联移位、1例三尖瓣反流恶化	再入院率显著降低67%，25.5%的患者发生不良事件。KCCQ评分显著升高18分，左心容积指数显著降低2.8 mL/m²，室间隔E/e'降低0.9 cm/s

注：6MWT，6分钟步行试验；MLHFQ，明尼苏达心衰生活质量量表评分；KCCQ，堪萨斯城心肌病调查问卷。

心衰是一种慢性疾病，通常会逐渐发展。不同患者的疾病进展速度和症状也不同。CCM旨在通过长期电刺激改善心肌收缩力，治疗心衰。植入伤口愈合后，患者的生活方式不受植入装置的限制，并且患者可感知到自己的生活能力得到提高，整体表现和运动能力增强。

参考文献

[1] HAO G，WANG X，CHEN Z，et al. Prevalence of heart failure and left ventricular dysfunction in China：the China Hypertension Survey，2012-2015[J]. Eur J Heart Fail，2019，21（11）：1329-1337.

[2] 黄刚，邓晓奇，张小刚，等. 2020德国永久性心脏辅助装置植入者紧急医疗处置共识[J]. 心血管病学进展，2020，41（12）：1353-1358.

[3] PAPPONE C，VICEDOMINI G，SALVATI A，et al. Electrical modulation of cardiac contractility：clinical aspects in congestive heart failure[J]. Heart Fail Rev，2001，6（1）：55-60.

[4] DULAI R，CHILMERAN A，HASSAN M，et al. How many patients with heart failure are eligible for cardiac contractility modulation therapy？[J]. Int J Clin Pract，2021，75（1）：e13646.

[5] PILECKY D，MUK B，MAJOROS Z，et al. Proportion of Patients Eligible for Cardiac Contractility Modulation：Real-Life Data from a Single-Center Heart Failure Clinic[J]. Cardiology，2021，146（2）：195-200.

[6] TERRAR D A，WHITE E. Mechanism of potentiation of contraction by depolarization during action potentials in guinea-pig ventricular muscle[J]. Q J Exp Physiol，1989，74（3）：355-358.

[7] NOBLE M I，ARLOCK P，GATH J，et al. Mechanisms of excitation-contraction coupling studied using the principle of transient perturbation[J]. Cardiovasc Res，1993，27（10）：1758-1765.

[8] BURKHOFF D，SHEMER I，FELZEN B，et al. Electric currents applied during the refractory period can modulate cardiac contractility in vitro and in vivo[J]. Heart Fail Rev，2001，6（1）：27-34.

[9] CANNELL M B，KONG C H. Local control in cardiac E-C coupling[J]. J Mol Cell Cardiol，2012，52（2）：298-303.

[10] LYON A R，SAMARA M A，FELDMAN D S. Cardiac contractility modulation therapy in advanced systolic heart failure[J]. Nat Rev Cardiol，2013，10（10）：584-598.

[11] FEASTER T K，CASCIOLA M，NARKAR A，et al. Acute effects of cardiac contractility modulation on human induced pluripotent stem cell-derived cardiomyocytes[J]. Physiol Rep，2021，9（21）：e15085.

[12] TSCHÖPE C，KHERAD B，KLEIN O，et al. Cardiac contractility modulation：mechanisms of action in heart failure with reduced ejection fraction and beyond[J]. Eur J Heart Fail，2019，21（1）：14-22.

[13] BUTTER C，RASTOGI S，MINDEN H H，et al. Cardiac contractility modulation electrical signals improve myocardial gene expression in patients with heart failure[J]. J Am Coll Cardiol，2008，51（18）：1784-1789.

[14] NEELAGARU S B，SANCHEZ J E，LAU S K，et al. Nonexcitatory，cardiac contractility modulation electrical impulses：feasibility study for advanced heart failure in patients with normal QRS duration[J]. Heart Rhythm，2006，3（10）：1140-1147.

[15] RÖGER S，MICHELS J，HEGGEMANN F，et al. Long term impact of cardiac contractility modulation on QRS duration[J]. J Electrocardiol，2014，47（6）：936-940.

[16] KUSCHYK J，ROEGER S，SCHNEIDER R，et al. Efficacy and survival in patients with cardiac contractility modulation：long-term single center experience in 81 patients[J]. Int J Cardiol，2015，183：76-81.

[17] LIU M，FANG F，LUO X X，et al. Improvement of long-term survival by cardiac contractility modulation in heart failure patients：A case-control study[J]. Int J Cardiol，2016，206：122-126.

[18] RÖGER S，RUDIC B，AKIN I，et al. Long-term results of combined cardiac contractility modulation and subcutaneous defibrillator therapy in patients with heart failure and reduced ejection fraction[J]. Clin Cardiol，2018，41（4）：518-524.

[19] ANKER S D，BORGGREFE M，NEUSER H，et al. Cardiac contractility modulation improves long-term survival and

hospitalizations in heart failure with reduced ejection fraction[J]. Eur J Heart Fail，2019，21（9）：1103-1113.

[20] KUSCHYK J，FALK P，DEMMING T，et al. Long-term clinical experience with cardiac contractility modulation therapy delivered by the Optimizer Smart system[J]. Eur J Heart Fail，2021，23（7）：1160-1169.

（黄刚　刘晓翰）

第四节　主动脉内球囊反搏

主动脉内球囊反搏（intraaortic balloon pump，IABP）是临床最常用的治疗心力衰竭的机械支持手段，自从 IABP 于 20 世纪 50 年代雏形问世以来，经过数代临床工作者与工程师们的技术创新与迭代，其临床领域已得到广泛开展，如用于急性心肌梗死、暴发性心肌炎或心力衰竭等疾病，虽然相较于 Impella（详见第六节）或体外膜肺氧合（extracorporeal membrane oxygenation，ECMO）而言，IABP 并非支持力度最强的体外机械辅助循环装置，但其在临床领域的应用最为广泛，并且随着技术进步，IABP 传统的一系列问题（如传统股动脉入路使得患者无法下地活动、长期卧床会带来一系列临床并发症等）也正在逐步得到改善，IABP 在人体中安全保留时间得以不断延长，临床应用经验的总结及有关 IABP 临床应用的循证依据在不断补充完善的过程中也伴随着部分争议，如 IABP 的应用是否能够改善心肌梗死患者的预后。以下是关于 IABP 的一些理论基础及应用总结。

一、技术起源及工作原理

主动脉内球囊反搏技术基于人们对心脏收缩及冠状动脉生理现象的理解：虽然心脏是在收缩期将左心室的血液泵往全身，但冠状动脉的血液供应却主要依赖心脏的舒张期，因此若能提高舒张期主动脉压力，那么冠状动脉的灌注也会随之提高，"反搏"这一术语是指在与正常心动周期相反的时相（舒张期）做功，从而提高舒张期主动脉压力的生理效果。1953 年，Adrian 和 Kantrowitz 制作出最早的 IABP 雏形，将橡胶管放置到主动脉与冠状动脉之间，通过往里填充气体来实现对血流动力学的干预。1961 年，S.Moulopoulos 及其同事将乳胶球囊与末端存在开口的聚乙烯导尿管相连，二者之间填充二氧化碳，使之形成了一个充满二氧化碳的封闭系统（选择二氧化碳的原因是其在血液中的溶解度相对较高，从而降低了球囊一旦破裂后形成空气栓塞的潜在风险），这套系统由被检查对象的心电活动来实现触发，随着管路内的二氧化碳充盈与释放所带来腔内压力的变化，使得乳胶球囊随之充盈和回缩，通过在模拟心肌梗死的犬体内进行实验，他们发现置入了球囊和导管的犬存活时间明显更长。在这套装置中，球囊与导管连接件和控制台相连，后者往往包括以下内容：①气瓶（装载二氧化碳或氦气）；②具有阀门的气体释放控制元件；③生命体征监测元件（用于记录心电图和压力）；④中央控制单元（用于接收并识别心电图信号，随后对气体控制元件发放气体释放和回收的触发信号）。这一套系统无法在没有自主心脏搏动的机体内使用，并且其所带来的有效血流动力学效应主要取决于球囊的充放气与心脏自主搏动耦联程度——球囊充气过晚或放气过早将会无法实现预期的循环支持效果，而球囊充气过早或放气过晚均可能导致原有的血流动力学状况恶化，20 世纪 90 年代芯片技术的迅猛发展与各类算法技术的进步使得该套系统中央控制单元能够实现实时自动化识别和处理心动周期信号，实现整套系统最佳充气/放气时间的管理进一步优化（同时也促进了这项技术的推广）；同时，为了提高球囊反搏与心脏搏动的协同性，管路中的二氧化碳被替换为气体黏滞度更低、对中央控制单元触发信号响应性更高的氦气，并且导尿管和乳胶球囊被替换为更为经久耐用的聚氨酯材料。IABP 有多种大小规格，从 34 mL 到 50 mL 不等，最常用的是 40 mL 的球囊。1967 年，IABP 首次被应用于 1 名 45 岁的急性心肌梗死后出现心衰及心源性休克的女性患者，根据 Kantrowitz 的报道，患者在接受 IABP 植入前已经接受了包括血管活性药物在内的数小时的纠正休克治疗，但患者仍然处于无尿和全身湿冷的休克状态，因此决定尝试植入 IABP 治疗，管路和球囊通过股动脉切开的方式植入并送至患者降主动脉，通过长达近 5 小时的与心脏搏动的协同作用、球囊定时的充盈和回缩，患者的生命体征逐渐稳定、中心静脉压力开始降低、尿量开始排出、未再加用血管活性药物——一切向循环改善的方向发展，最后患者度过心肌梗死急性期后出院，这一临床事件于次年（1968 年）刊登于《美国医学会杂志》。1973 年，Scheidt 等在《新英格兰医学杂志》发文刊发了关于 IABP 应用于心源性休克患者中的研究结果，该研究纳入了 10 家医院共 87 例心源性休克患者进行了 IABP 治疗，在大多数患者身上可能获得积极效应，如心率下降［从（110±24）次/分降低至（103±21）次/分］、心排血量增加（0.5 L/min）等，证实了 IABP 对于改善冠状动脉灌注的积极血流动力效应。随后，Buckley 等通过观察 IABP 的血流动力学改变，报道了治疗前 8 例心源性休克患者的结果，证实了 IABP 可通过舒张期球囊充盈来实现改善冠状动脉灌注，在心脏收缩期前球囊的回缩可显著降低左心室射血阻力，从而降低心脏做功和心肌氧耗量。1970 年 Mundth 等首次将 IABP 用于心肌梗死围术期的患者，保障其顺利接受冠状动脉血运重建术并在术后成功脱机（图 5-5）。

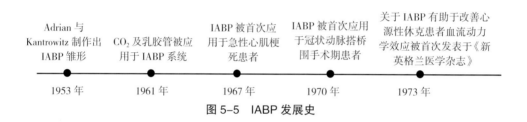

图 5-5　IABP 发展史

通过一系列成功救治心源性休克患者的报道，在 20 世纪 70 年代早期，IABP 已经被学界视作为有助于改善左心衰竭后急性低心排状态的有效治疗手段，时至今日，美国每年有超过 50 000 例 IABP 被植入进患者体内。虽然 IABP 在患者人群中的干预时机存在一定争议（通常人们认为 IABP 应该在发生心源性休克，并且传统正性肌力药物或血管活性药物无效时使用，但越来越多的观点开始认为以 IABP 为代表的机械辅助循环装置的介入时机应该适当前移，以应对危重心血管疾病的快速进展）。总的来讲，IABP 的适应证主要包括：①急性心肌梗死合并心源性休克；②急性心肌梗死合并机械并发症；③难治性室性心律失常；④心脏外科术后的低心排综合征；⑤高危 PCI 围手术期的保障；⑥用于过渡到进一步治疗（不论是外科手术还是植入长期左心室辅助装置）支持性措施。而 IABP 的绝对禁忌证包括：①主动脉瓣重度反流（也有部分学者认为中度反流也应纳入禁忌证中）；②主动脉夹层或主动脉瘤；③存在活动性大出血。相对禁忌证包括：①导管入路血管扭曲、狭窄，存在置管困难；②存在凝血功能障碍；③穿刺入路部位存在感染；④恶性肿瘤或进展性疾病患者。当患者原发疾病（如急性心肌梗死）得到解决，自身心功能状态出现改善，则应该评估患者综合状态，考虑 IABP 撤机事宜，通常 IABP 撤机指征为：①自身心脏指数＞2.5 L/（min·m²）；②患者血管活性药物逐步减量，甚至停用；③患者尿量＞0.5 mL/（kg·h）或＞40 mL/h；④患者乳酸水平明显下降，肢端循环明显改善，肢端温度上升；⑤患者未再发生恶性心律失常事件。

Weber 和 Janicki 总结了 IABP 影响舒张压的一些关键因素，如球囊与主动脉瓣距离越近、球囊的容积越接近每搏输出量、球囊的充盈直径越接近主动脉内径时，舒张压升高越明显。Parissis 等通过模型计算出最佳球囊尺寸算法，最大限度地改善舒张压并减少患者与球囊的不匹配。

主动脉球囊型号的选择与患者体形、年龄和体重相关，IABP 导管尖端位置的确定对于 IABP 功能的正常发挥非常重要，IABP 球囊在主动脉内的上下移位均会导致其临床效果不佳，甚至导致严重的临床后果，如肾动脉血供不足，床旁 X 线有助于床旁 IABP 安置及定位管理，经食管超声也可用于辅助定位 IABP 的球囊，同时对于 IABP 工作故障还能进行一定程度的原因判断。例如，国内西南地区某医院重症医学科曾通过经食管超声对 1 例患者 IABP 球囊破裂进行床旁快速诊断，时效性、准确性均优于床旁 X 线。理想的球囊应具有从患者左锁骨下动脉到腹腔动脉起点的长度，膨胀直径为降主动脉直径的 90%～95%，最佳球囊位置是将导管的远端放置在左锁骨下动脉分支远端的位置，球囊的近端放置在肾血管上方以避免阻塞肾脏的血液供应，IABP 球囊的放置位置至关重要，因为 Swartz 等研究发现不恰当的 IABP 安放可导致肾脏血流供应减少 66%。

心搏骤停或心律失常并非 IABP 植入的禁忌证，在诸如心房颤动的患者中，IABP 的反搏比例可设定为 1:2 或 1:3，而在心搏骤停的患者中，IABP 可设定为固定频率反搏支持，当患者恢复自主的心跳搏动时，IABP 则可自动转为心电触发模式。

IABP 植入后常观察到的问题包括血管并发症、肢体缺血、局部或全身感染、球囊破裂、主动脉穿孔/夹层等。血管并发症的主要危险因素包括外周血管病史、女性、吸烟史、糖尿病等。在不同中心观察到 IABP 的并发症发生率不同，如 Ferguson 等统计 IABP 并发症发生率仅为 2.6%，而根据 Harvey 等的研究，IABP 相关并发症发生率高达 30%。究其原因，一方面与时代进步和技术迭代相关，Kantrowitz 等在刚开展 IABP 技术时，IABP 的总并发症发生率可高达 45%；另一方面与不同临床中心的实践操作及统计口径相关。根据 Harvey 等的研究，IABP 应用的并发症风险可高达 20%～30%，最常见的并发症为发热和血小板减少，发生率分别为 50% 和 40%；Ferguson 等通过对 17 000 例接受 IABP 植入术的患者进行回顾性研究发现，与 IABP 相关的并发症（包括严重出血、急性肢体缺血、主动脉内球囊破裂等）为 2.6%。

IABP 的植入可能导致肢端缺血，高危因素包括：①高龄（患者年龄≥75 岁）；②患者存在外周血管病变；③糖尿病；④女性患者。床旁超声有助于评估肢端血液供应情况，应定期进行下肢或上肢血管超声，同时注意合理抗凝、避免长时间应用低反搏比（1:2 或 1:3）有助于减少肢端血液供应不足的问题，在部分临床中心已开始尝试使用无鞘植入来减少对 IABP 植入端血流供应的影响，根据 Erdogan 等的回顾性研究发现，无鞘管植入 IABP 对于自身患有外周血管疾病的患者而言有减少下肢缺血发生的可能。

主动脉内球囊破裂是所有并发症中相对罕见的情况，于 1980 年被 Rajani 等首次报道，有报道总结这一事件的总体报告发生率≤1%，球囊破裂带来的临床后果包括气体泄漏本身和球囊无法正常工作所带来的血流动力学紊乱两方面。首先，球囊破裂导致氦气迅速释放入血，世界多地报道了与之相关的脑动脉栓塞，甚至肝坏死等并发症事件；其次，血液进入破裂的球囊，与氦气结合形成血凝块，导致球囊无法提供有效的循环支持，甚至扰乱正常的血流动力学效应，欧洲的 Sebastian 等报道了与主动脉内球囊破裂相关的非持续性室性心动过速，在拔除 IABP 后上述心律失常事件得以控制。主动脉内球囊破裂被认为与植入期间或植入后球囊材料对动脉粥样硬化斑块的磨损有关，因此有学者建议在植入 IABP 前通过造影等手段对预期植入部位的动脉斑块进行预评估。

关于 IABP 是否需要抗凝及具体方案，实际上目前尚无绝对定论，在一些国际临床研究中，并未对植入 IABP 的患者进行常规抗凝，并有学者指出 IABP 植入后非抗凝组患者的血栓风险并没有高于抗凝组，反而出血风险明显上升，有中心仅在 IABP 反搏比例小于 1:1 的情况下使用抗凝。目前较新的观点是对于接受 IABP 植入的患者需要制定个体化抗凝方案，需要结合患者自身出凝血风险、基础疾病情况来综合判断。例如，对于存在机械瓣膜、心肌梗死急性期、心房颤动等患者，应该考虑积极抗凝。不过需要注意的是，有观点提出 IABP 的抗凝需要选用能避免接触性血栓的抗凝剂，不能使用 X a 因子抑制剂，国内常用的抗凝方案为低分子肝素 1 mg/kg，按照间隔 12 小时的频率每日皮下注射 2 次，也有临床中心提出在植入 IABP 后给予患者普通肝素抗凝，以维持 ACT 在 150～180 秒。

二、临床应用

以 IABP 为代表的机械辅助循环装置通常被认为是短期心室辅助装置，用于纠正急性心力衰竭或逆转心源性休克，但随着临床实践的推进，IABP 也可在部分围手术期患者体内使用更长时间。在临床工作中，IABP 在临床上常用于以下场景：①改善心脏氧供需平衡，尽可能保持存活心肌、限制心肌梗死后缺血范围；②提供过渡性的左心室功能支持，常见于急性心肌梗死后心衰、终末期心衰等待心脏移植或植入永久性器械治疗的患者。

（一）急性心肌梗死后心源性休克

急性心衰常常来源于急性心肌梗死，而急性心衰存在向心源性休克进展的可能性。自 1968 年 IABP 被首次应用于心源性休克患者的治疗以来，IABP 被广泛应用于急性心肌梗死合并心源性休克患者，以期减轻心脏的后负荷，以及改善冠状动脉的舒张期供血，其在各类指南中均被作为心肌梗死后心源性休克患者的 I 类推荐（在美国和欧洲的指南中被分别列为 I，B 和 I，C）。据统计，从 2003 年至 2010 年，美国合并心源性休克的急性 ST 段抬高心肌梗死患者使用 IABP 的比例从 44.8% 上升到 53.7%。但近年来学界对 IABP 的临床目的提出了质疑：IABP 不仅无法真正有效改善心肌梗死后心源性休克患者的临床预后，甚至其对血流动力学改善的理想效果仍存在争议。IABP-SHOCK II 研究（the intraaortic balloon pump in cardiogenic shock II）是迄今为止关于 IABP 在急性心肌梗死合并心源性休克患者中应用情况开展规模最大、最为著名的研究，该项研究是一项前瞻性、多中心、随机对照研究，纳入了自 2009 年至 2012 年德国 37 家中心共计 600 例急性心肌梗死（包含了急性 ST 段抬高心肌梗死与急性非 ST 段抬高心肌梗死）后合并心源性休克并计划接受早期血运重建治疗的患者（上述患者中 95.8% 接受了直接经皮冠状动脉介入治疗，3.5% 的患者接受了外科搭桥手术治疗，3.2% 的患者未进行血运重建），其中一半的患者在血运重建前或后接受了 IABP 辅助治疗，与未接受 IABP 治疗组相比，两组患者在不仅在 30 天死亡率上没有统计学意义的差别（39.7% vs. 41.3%，P=0.69），在任何安全性终点事件方面（如大出血、脓毒症、脑卒中）两组患者亦未出现任何显著差异，这项研究及其后的 6～12 个月随访结论（两组患者同样在上述结局事件上没有任何差异）颠覆了过去人们对于 IABP 的认知，使指南中关于 IABP 在合并心源性休克的急性心肌梗死患者中的应用推荐等级逐渐降低。关于 IABP-SHOCK II 研究的面世是否意味着 IABP 在心源性休克患者中应用价值的丧失，许多学者认为这其中还有许多可以探讨的空间。比如，这篇研究只针对接受了早期血运重建的心肌梗死后心源性休克患者，那么在接受非早期血运重建治疗的患者人群中，IABP 是否依旧能起到改变预后的作用？另外，还有专家提出，正如 SHOCK 研究所揭示的现象一样（急性心肌梗死患者的早期血运重建对于患者的积极意义出现在中期随访而非早期预后的改善上），IABP 在合并心源性休克的心肌梗死患者中效果的体现，虽然不能证明早期或中期差异（3 个月、12 个月），但或许更好的早期管理可能仅随时间的推移才能显现出显著的积极效果。无论如何，随着 IABP 在指南中的地位逐渐下降，这直接导致了 IABP 在心源性休克患者中使用率的降低，据统计，从 2004 年至 2014 年，IABP 在美国所有心源性休克患者中的使用率由 29.8% 下降到 17.7%（有别于前文所提到的合并心源性休克的急性 ST 段抬高心肌梗死患者）。人们的目光逐渐从 IABP 转移到其他具有更强循环支持能力的设备上，如 Impella 或 ECMO（关于 ECMO 的使用后文会进一步提到）——据统计，上述设备在心源性休克患者中的使用率随时间的推移而增加。与 IABP 相比，Impella 提供了更有力的循环支持和更高的心脏指数，似乎是急性心肌梗死同时合并心源性休克患者更适用的循环辅助设备，但在 IMPRESS-in-Severe-SHOCK 试验中，使用 Impella 组患者并未被观察到比 IABP 组更高的存活率，并且 Impella 组患者的出血事件更多，这一现象被认为与该研究纳入的患者人群特点有关：该研究绝大部分患者（92%）在植入 Impella 或 IABP 前接受了心肺复苏，几乎一半的患者达到恢复自主循环的（心搏骤停后呼吸心跳恢复）时间超过 20 分钟，46% 的患者死于缺氧性脑损伤，在这样的情况下，心脏支持的任何潜在优势都将会被休克导致的系统性损害所稀释。这也是一部分学者面对 IABP-SHOCK Ⅱ 研究时对 IABP 循证价值的质疑：对于急性心肌梗死后合并心源性休克的患者而言，早期血运重建即最强的干预手段，在这样强干预的背景之下，无论是机械辅助循环还是药物辅助循环的作用在一定程度上都被削弱。我们接下来应该做的是对患者人群进行进一步亚组分析，以明确究竟什么样的亚组患者能够真正从 IABP 治疗中获益，包括对于 Impella、ECMO 等更高阶循环辅助设备的使用，我们应当获取更多的循证依据，以明确类似于抗菌药物使用的"阶梯治疗"原则。

但不可回避的是，越来越多的研究对 IABP 在急性心肌梗死后心源性休克患者中的应用价值提出疑问，有研究发现，与早期血运重建后植入 IABP 的人群相比，在冠状动脉血运重建前进行 IABP 的植入并不能减少死亡率，甚至在 Martijin 等的研究中，发现在冠状动脉血运重建前植入 IABP 的患者组 CK-MB 峰值更高，这一现象被推测与术前安置 IABP 导致缺血心肌再灌注延迟有关。除此以外，IABP 的植入还存在随植入时间延长而全身出血事件风险及植入 IABP 侧下肢缺血事件风险增加这一情况。但因为相对经济、简便快捷、更容易获得，IABP 仍然是目前冠状动脉医师遇到急性心肌梗死合并心源性休克最优先选择的机械循环辅助装置。

（二）终末期心衰患者

除了应用于急性心肌梗死后心源性休克的患者，IABP 还越来越多地被应用于终末期心衰的患者。对于终末期心衰患者而言，心脏移植被认为是这类患者治疗的金标准，但心脏移植最关键的问题是无法预判患者需要等待供体器官的时间（有文献报道称在需要接受器械或正性肌力药物支持的终末期心衰患者中等待心脏移植的平均中位时间为 55 天），往往许多慢性心衰的患者在等待器官移植的过程中出现心衰的急性加重而死亡，IABP 被越来越多地应用在这类患者之中，以期为那些慢性心力衰竭的患者提供相对"长期的"（超过 5 天）脏器支持与稳定血流动力学的角色，有人称之为"桥接器械"。

传统的 IABP 是通过股动脉路径植入，因其具有操作简便、路径单纯、导管较不容易发生扭曲及打折等优点，成为临床医师植入 IABP 的首选路径，但也因其需要患者配合卧床休息以维持 IABP 正常工作，使得患者面临包括肌肉萎缩、下肢血栓形成等一系列卧床相关的并发症风险，Estep 等表示在他们的医疗机构中发现部分患者即便愿意接受心脏移植手术治疗，但也因无法忍受无法预期的经股动脉植入 IABP 后的漫长等待时间而拒绝 IABP 植入。因此，如何既能延长 IABP 在患者体内的工作时长，又能尽量减少并发症的发生成为学界关注的焦点。自 20 世纪 70 年代伊始，新的经皮植入路径如锁骨下动脉、腋动脉、肱动脉或髂总动脉等血管入路便开始进入人们的视野——通过这些入路方式进行 IABP 植入的手段被统称为"非卧床性 IABP"，对这些"非卧床性 IABP"价值的评估需要从临床有效性与安全性角度入手。有效性的评估需要至少达到以下两个目标：①患者可通过接受这样的过渡性支持治疗获得积极的血流动力学改善效果，并平稳过渡到下一阶段的治疗（如心脏移植）；②能保证 IABP 植入后患者可进行早期下地活动，改善生活质量。安全性的评估则是通过与传统的股动脉入路植入 IABP 相比，评估这些"非卧床性 IABP"手段是否会伴随更高的并发症风险。

首先是有效性评估，在文献报道的回顾性统计中，绝大部分接受"非卧床性 IABP"植入的患者在植入 IABP 后获得了积极的血流动力学支持，患者的中心静脉压、平均肺动脉压、心脏指数、血清肌酐水平均能得到显著改善（P 均 < 0.001），能逐步减量并撤除正性肌力药物的使用，在不同的研究报道中，70%～90% 的患者能早期下地行走并长期佩戴 IABP 直至心脏移植手术的顺利进行。Estep 等报道，左腋动脉植入 IABP 的患者最长支持时间为 152 天；Dziekiewicz 等报道，他们在 1 名因扩张型心肌病导致慢性心衰的患者体内选择左髂外动脉入路植入 IABP，IABP 在其体内工作 195 天后该名患者接受了心

脏移植手术治疗，这是有报道以来 IABP 在慢性心功能不全患者体内工作的最长时间。不仅如此，经"非卧床性 IABP"植入的患者在早期下地后甚至能接受心脏康复治疗，芝加哥大学的 Tanaka 等观察到接受了经锁骨下动脉入路 IABP 植入后患者经心脏康复治疗，可获得包括 2 分钟原地踏步试验在内的一系列指标的改善，患者的有氧耐力获得明显提高，这为患者增加临床获益、减少 IABP 植入相关不良反应提供了积极信号。

从安全性角度出发，首先，经腋/锁骨下动脉路径植入 IABP 后出现最多的不良事件为 IABP 导管打折、扭结或移位风险（发生率可高达 44%），患者自身的活动增加是上述不良事件发生最主要的原因，还与血管入路解剖通路更加迂曲有一定关联。其次，经腋动脉路径植入 IABP 发生脑卒中的风险比经股动脉路径更高，尤其是在经右侧腋动脉路径植入 IABP 的患者中，脑卒中事件的发生概率要高于左侧入路的患者，究其原因，或许与右侧腋动脉和右侧颈动脉均为无名动脉发出有关，但在临床实践中，由于许多终末期心衰的患者在接受 IABP 植入前已经在左侧胸前区接受了植入型心律转复除颤器或心脏再同步治疗起搏器治疗，为避免增加感染风险，右侧腋动脉往往比左侧血管更被优先选择作为 IABP 植入路径（可高达 80% ～ 95% 病例）。目前，已经有学者提出应优先选择左侧血管入路进行 IABP 安置，以期尽可能减少脑卒中的发生概率（在越来越多的临床实践中未观察到从左侧腋动脉植入 IABP 增加了感染风险）。长期经皮植入机械所伴随的感染问题是人们最关注的焦点，但实际上在不同的临床研究中并未观察到这些非股动脉路径植入 IABP 的方式增加了感染的风险，一方面相较于股动脉，腋/锁骨下动脉这些植入部位更不容易出现污染（与经锁骨下静脉/静脉植入中心静脉导管后感染发生率比经股静脉植入中心静脉导管更低类似）；另一方面，目前绝大部分接受了 IABP 植入的患者均 24 小时处于医疗团队的精心照护中（仅极少的医疗团队尝试在门诊开展"非卧床性 IABP"植入），往往 1 周左右更换一次导管与皮肤连接处的敷料，以减少感染的风险。除此之外，经腋/锁骨下动脉路径植入 IABP 的球囊破裂事件的发生率更低（< 0.5% vs. 1.0%），上述血管入路动脉粥样硬化发生率更低被认为是原因之一。

除此之外，Garrett 等报道了将髂总动脉作为主动脉内球囊植入的替代部位。但这一部位在临床中作为股动脉替代血管应用较少，主要是部分临床机构的个案报道。

当然，需要注意的是，上述关于"非卧床性 IABP"植入的临床研究几乎都是单中心研究，目前尚未有关于几种新 IABP 入路血管之间优劣性对比的大样本多中心研究，在实际的临床操作中，需根据患者的自身情况、术者对操作的熟练水平等综合评估最优的 IABP 植入路径。

三、总结

包括 IABP 在内的循环辅助装置目前都无法实现完全"体内化"，入路的改变尝试只是让患者从绝对卧床状态改进为可以活动四肢，并不意味着患者生活质量的绝对改善和恢复正常生活的可能，因此，笔者再次强调，之所以将 IABP 称为"桥梁"——一种"过渡性"的左心室功能支持，是因为包括 IABP 在内的经皮心脏辅助装置都存在通病，即上述装置与皮肤和血管交界的部位为细菌入侵提供了入口，可能继发后续的全身性感染，这在学界被称为"心脏辅助装置的阿喀琉斯之踵"。医学的发展使得这座桥梁可以相对"无限"延长，甚至成为所谓的"跨海大桥"，但桥梁本身并非治疗的彼岸，并且应遵循医学干预治疗中"少即是多"的原则，需要综合判断治疗为患者带来的整体获益。

参考文献

[1] KANTROWITZ A.Experimental augmentation of coronary flow by retardation of the arterial pressure pulse[J]. Surgery，1953，34（4）：678-687.

[2] MOULOPOULOS S D，TOPAZ S，KOLFF W J. Diastolic balloon pumping（with carbon dioxide）in the aorta--a mechanical assistance to the failing circulation[J]. Am Heart J，1962，63：669-675.

[3] FUERNAU G，LEDWOCH J，DESCH S，et al.Impact of timing of intraaortic balloon counterpulsation on mortality in cardiogenic shock-a subanalysis of the IABP-SHOCK Ⅱ trial[J]. Eur Heart J Acute CA，2020，10（1）：54-61.

[4] KANTROWITZ A，TJONNELAND S，FREED P S，et al. Initial clinical experience with intraaortic balloon pumping in cardiogenic shock[J]. JAMA，1968，203（2）：113-118.

[5] SCHEIDT S，WILNER G，MUELLER H，et al. Intra-aortic balloon counterpulsation in cardiogenic shock. Report of a co-operative clinical trial[J]. N Engl J Med，1973，288（19）：979-984.

[6] WEBER K T，JANICKI J S. Coronary collateral flow and intra-aortic balloon counterpulsation[J]. Trans Am Soc Artif Intern Organs，1973，19：395-401.

[7] SANTISE G，BUIONI D，NARDELLA S，et al. Helium-related hepatic necrosis due to intra-aortic balloon pump leakage[J]. Eur J Cardiothorac Surg，2017，51（3）：605.

[8] GARCÍA SEBASTIÁN C，PARDO SANE A，ZAMORANO GÓMEZ J L. Non-sustained ventricular tachycardia induced by helium leak due to intra-aortic balloon pump rupture[J]. Eur Heart J Cardiovasc Imaging，2021.

[9] KOLTE D，KHERA S，ARONOW W S，et al.Trends in incidence，management，and outcomes of cardiogenic shock complicating ST-elevation myocardial infarction in the United States[J]. J Am Heart Assoc，2014，3（1）：e000590.

[10] ESTEP J D，CORDERO-REYES A M，BHIMARAJ A，et al.Percutaneous placement of an intra-aortic balloon pump in the left axillary/subclavian position provides safe，ambulatory long-term support as bridge to heart transplantation[J]. JACC Heart Fail，2013，1（5）：382-388.

[11] MAYER J H. Subclavian artery approach for insertion of intra-aortic balloon[J]. J Thorac Cardiovasc Surg，1978，76（1）：61-63.

[12] TANAKA A，TULADHAR S M，ONSAGER D，et al.The Subclavian Intraaortic Balloon Pump：A Compelling Bridge Device for Advanced Heart Failure[J]. Ann Thorac Surg，2015，100（6）：2151-2158.

[13] NISHIDA H，KODA Y，KALANTARI S，et al. Outcomes of Ambulatory Axillary Intraaortic Balloon Pump as a Bridge to Heart Transplantation[J]. Ann Thorac Surg，2021，111（4）：1264-1270.

（张震　刘浩然）

第五节　体外膜肺氧合

体外生命支持（extracorporeal life support，ECLS）是指在机体自身系统无法维系生命活动时外界临时性部分或完全替代自身心脏或者肺功能的机械的统称，体外膜肺氧合（extracorporeal membrane oxygenation，ECMO）技术是体外生命支持模式的一种，通过连接至回路的插管增加氧合、通气和（或）心排血量，该回路将血液泵送通过氧合器并返回患者体内。ECMO 技术已经被用于支持传统难治性心肺疾病数十年。本节对 ECMO 技术的起源、发展，以及在心血管领域的应用进行回顾。

一、概述

（一）生理基础

正常人的呼吸系统包含肺通气和肺换气两项基本功能，呼吸机的发明与相关技术的进展，至今不论是无创通气抑或是有创通气模式，主要解决的是肺通气问题，并且也能通过提高吸入氧气浓度来提高肺泡的气体交换效率，肺泡是正常人所依赖的换气最关键的部位，来自外部的氧气通过肺泡进入血液，并进一步与血红蛋白结合，而血液中的二氧化碳通过相反的路径排出体外，但对于肺换气功能严重障碍的患者，不论使用何种类型的呼吸机，均无法扭转患者严重的低氧状态，这也就是所谓的"人工肺"技术的问题起源。"人工肺"通过模仿肺泡功能，在体外实现空气与血液的相互作用，实现气体交换。

（二）起源与发展

ECMO 的最初形态是手术室内的体外循环机（cardio pulmonary bypass，CPB）用于手术室内心脏手术患者的循环支持。20 世纪 50 年代，John Gibbon 使用气泡式氧合机作为心肺旁路长时间手术期间对血液进行氧合的手段，1953 年该设备被首次应用于心脏外科直视下手术——1 名 18 岁的患者在体外循环机的支持下接受了房间隔缺损修补术。当上述设备用于重症监护室或急诊科等非手术部门的患者，以期增加患者体内氧合水平或改善心排血量时通常被称为 ECMO 技术。ECMO 技术是 CPB 技术及使用场景的延伸。ECMO 的首次临床使用见于 1972 年，1 名 24 岁全身多处车祸伤的男性，入院后出现创伤后呼吸衰竭（称为休克肺综合征），经过 4 天的常规治疗（包括呼吸机治疗），患者的病情仍出现进一步恶化的趋势，Donald Hill 等为这名患者使用了 ECMO，经过 75 小时的支持治疗，患者的氧分压逐渐回升，呼吸机的氧浓度参数逐渐下调，最后患者康复出院。

1979 年，美国 Zapol 等牵头开展了第一份关于 ECMO 技术在呼吸衰竭中应用的多中心、前瞻性研究，该研究在《美国医学会杂志》发表，通过在 9 家医疗中心开展关于 ECMO 在严重急性呼吸衰竭的成年患者中疗效的前瞻性随机研究，报告中指出：ECMO 可改善气体交换，但 ECMO 组患者并未表现出比单纯使用呼吸机组患者更高的生存率（死亡率 90% vs. 92%），这使得 ECMO 的临床应用一时间陷入了停滞。从那以后，该项技术主要用于新生儿和儿科患者，仅极少数高度专业化的临床中心仍旧尝试在成年患者中应用。V-A ECMO 在 20 世纪 80 年代开始用于小儿心搏骤停，直至 20 世纪 90 年代，ECMO 的使用范围扩大到成人呼吸与心衰。1997 年，Peek 等发表文章表明严重呼吸衰竭的成年患者使用 ECMO 的存活率高达 66%。2010 年，Peek 等牵头开展的比较常规机械通气与 ECMO 治疗严重成人呼吸衰竭的研究结论揭晓（著名的"凯撒试验"）。该研究为一项多中心、前瞻性的随机对照研究，共计纳入了 68 家中心的 180 例严重呼吸衰竭患者，结果证实，接受 ECMO 治疗组患者的 6 个月存活率明显高于接受常规机械通气组患者（52.9% vs. 36.7%），表明 ECMO 的使用能有效增加重度呼吸衰竭患者的生存率。

体外生命支持组织（Extracorporeal Life Support Organization，ELSO）于 1989 年正式在美国成立，这一组织的成立为 ECMO 技术的推广、规范化管理提供了助推，根据该组织的注册数据，截至 2023 年 1 月，世界范围内已经有 193 164 例患者使用 ECMO。

（三）ECMO 的组成

ECMO 由血泵、氧合器、引流及回流导管系统、流量和压力传感器、温度控制器组成。气体交换是 ECMO 最核心的功能，因此"膜肺"即氧合器，是 ECMO 的核心组件，最初人们使用鼓泡式氧合器对静脉血液进行氧合，但其与血液和气体直接接触会导致血液中红细胞、血小板等重要成分被破坏，出现溶血、血小板减少等一系列严重临床后果。1960 年，膜式氧合器进入人们视野，膜式氧合器依赖其中的中空式气体交换膜管，气体位于管内流动，血液分布在管的外周，两者之间通过气体分压差来实现气体的交换——膜管内的氧饱和度越高，进入血液的氧气越多，流速越快，二氧化碳的排出效率越高。显而易见，ECMO 的技术进步依赖于膜材料的技术进步，主要体现在以下两点：①尽可能模仿人体肺泡的生理特性，提高气体交换效率；②增加血液相容性，提高膜材料的使用寿命，降低使用成本（血液渗透堵塞，导致膜材料形成"无效腔"，会导致类似于人体"V/Q 比例失调"这样的现象，降低气体交换效率）。直至目前，用于制造 ECMO 的膜材料已经发展到第三代。第一代是聚二甲基硅氧烷，具有良好的血液相容性，血浆渗漏少，但二氧化碳通过率少。第二代 ECMO 膜通常使用聚乙烯、聚丙烯和类似材料，这些材料更有利于气体的交换，但也存在明显的弱点，即其微孔结构增加了血浆渗漏的风险，并且使用寿命短，一般在 6 小时以内，这是因为随工作时间的延长，血浆蛋白容易吸附在多孔表面。2010 年第三代 ECMO 膜开始投入使用，它采用了聚甲基戊烯材料，其具有优异的氧通透性（约为聚乙烯的 10 倍）、良好的生物相容性，显著提高使用寿命至 2～4 周。

　　血泵通常位于引流管和氧合器之间，负责将患者体内引流出的血液推送至氧合器，血泵的技术要点是确保产生足够血液流速的前提下尽可能减少对血液成分的破坏，通常分为滚压泵和离心泵，最初的 ECMO 回路多使用滚压泵，但这个设备更容易产生气体栓子且故障率更高，而离心泵通过磁场产生血流流动，对红细胞、血小板等血液有形成分的破坏较轻，因此目前更常用。不论是何种血泵，均存在备用电池或手动曲柄，以允许系统在电源故障时保障紧急运行。

　　引流和回流管路往往选择金属或塑料制备（优先选用金属材质），目的在于减少管路打折、弯曲，以降低影响血液循环的不良事件发生率。与 IABP 等体外循环支持设备相比，ECMO 的引流管路往往更为粗大，这是因为血流阻力与管路的直径成反比，临床应用上需要选择尽可能大直径的插管以优化血液流动。人体的静脉血被引流导管从患者体内引流至 ECMO 管路中，并通过血泵输送至氧合器，进行空气交换，随后通过回流导管输送回人体的动脉或静脉。

（四）ECMO 的分类与临床应用

　　根据 ECMO 回路连接端的不同，ECMO 可分为 V-V ECMO 和 V-A ECMO。V-V ECMO 即静脉-静脉 ECMO，血流从静脉引出，同样通过静脉输回人体，引流导管往往选择置入右侧股静脉，这一操作常需要在超声引导下进行经皮穿刺，回流导管通常插入右侧颈内静脉。V-A ECMO 即静脉-动脉 ECMO，血流从静脉引出，但通过动脉回流入人体循环，根据置入血管的不同，可分为中心型或外周型，中心型的引流导管插入右心房，回流导管置入升主动脉，这一模式主要应用于心内直视手术；而在外周型中，引流导管多采用股静脉置管直至下腔静脉，而回流导管多置入股动脉中，在特殊情况下，如股动/静脉发育不良的婴儿中，可分别考虑颈内静脉和腋/颈总动脉置管。在临床实践中，引流插管最好放置在肝脏上下腔静脉水平，保持引流和回流插管远段最小距离大于 10 cm。需要提及的一点是，在部分临床实践中，还有所谓的 V-A-V ECMO（静脉-动脉-静脉 ECMO）使用形式，这适用于同时存在严重心肺病变的患者，患者心功能在逐步恢复，但肺功能可能仍处于异常状态，并通过肺循环及心脏泵出的血流氧合状态差，供应上肢尤其是脑部的血流与供应下肢的血流之间存在显著的差异性缺氧，V-A-V ECMO 通过上腔静脉将氧合后的血液泵回心脏，如此一来确保心脏自身泵出的血液同样经过充分氧合，避免差异性缺氧现象的发生。

　　V-V ECMO 优先用于心功能保留或中度及以下降低的患者，是低氧性呼吸衰竭和高碳酸血症性呼吸衰竭患者的首选治疗模式，使用 V-V ECMO 进行呼吸支持主要有以下优势：①能迅速、有力地纠正低氧血症和二氧化碳潴留；②能提供较长时间的呼吸支持，为患者肺部原发疾病的诊治创造条件——患者肺部原发疾病的诊治才是影响预后的关键；③由于直接将氧合血液输送至患者体内，所以不会因高氧状态对患者的肺部造成肺损伤；④可避免由机械通气造成的患者气道损伤。而 V-A ECMO 由于可部分替代患者自身心脏泵血功能，因此适应证范围更广，包括：①心源性休克，常见原因为急性心肌梗死、暴发性心肌炎、慢性心功能不全急性加重、归因于难治性心律失常的急性心衰、心脏手术后的低心排综合征、药物中毒引起的急性心衰；②需要 ECPR 的心搏骤停。通常上 V-A ECMO 不用于单纯呼吸衰竭的患者，但是同其他的机械辅助装置相比（如 Impella 或 TandemHeart），V-A ECMO 仍具有更大的优势。

　　床旁经胸或者经食管超声评估作为无创、便于操作及可持续监测的手段，不仅可用于协助 ECMO 导管定位，同时也被用于患者心肺功能的动态评估及撤机时机的判定，因此被推荐用于 ECMO 支持的患者中。近年来，随着经食管超声技术的发展与临床普及，其对于接受 ECMO 治疗且同时存在肺部基础疾病、床旁经胸超声评估存在一定困难的患者人群显得尤为适用。一旦包括超声影像等在内的一系列评价血流动力学或呼吸力学的指标（如中心静脉压力及外周血压的变化、混合静脉血氧饱和度、肺顺应性指标、胸部 X 线检查等）改善，即可尝试对患者进行撤机。

（五）ECMO 的并发症

ECMO 的并发症主要包括机械并发症和生理性并发症，前者主要包括 ECMO 回路血栓堵塞、氧合器功能故障、温度传感器异常等，生理性并发症主要包括患者出血、凝血功能障碍、肢端缺血、感染等一系列情况。

出血是 ECMO 开展过程中最常见和危及生命的并发症，通常发生在近期手术部位或插管部位，但也发生在胃肠道和中枢神经系统内。据统计，超过 60% 的接受 ECMO 干预的患者中出现至少一次出血事件。在 Lamhut 等的研究中，接受 V–A ECMO 的患者在治疗期间平均需要输注 21 个单位的红细胞、7 个单位的新鲜冰冻血浆和 3 个单位的血小板。其原因如下：① ECMO 支持期间需要使用普通肝素抗凝，以维持 ACT 在 180～200 秒（这一指标并非绝对，需要结合 ECMO 流量大小、患者是否处于活动性出血状态等）；②纤维蛋白溶解、凝血因子稀释、血小板功能障碍也是相关的原因。根据 Aubron 等的报道，17% 的 V–V ECMO 和 34% 的 V–A ECMO 因 ECMO 伴发出血需要手术治疗，减量甚至暂停肝素使用、输注血小板及凝血因子被用于应对威胁生命的出血事件。除此之外，据统计，在 ECMO 应用过程中，血栓形成事件的发生率可高达 15%～29%，血栓形成事件无法完全避免，其可在 ECMO 管路的不同部位形成，也可在人体中产生，比如在接受 V–A ECMO 的患者中，患者自身的心肺功能极差，甚至完全丧失，血液淤滞在心腔或者肺循环中，可能形成血栓，因此保证患者自主心搏功能非常重要。ECMO 运转期间患者血液系统管理目标要达到：①血红蛋白 > 100g/L，血细胞比容 > 0.35；②血小板计数 > 50×10^9/L；③纤维蛋白原 > 2.0。需要注意的是，血小板需要在氧合器后输注，以避免在氧合器内形成血栓。

肢体缺血是 V–A ECMO 的另一种可能并发症，在经股动脉置入的插管中，动脉回流导管可能会显著导致股动脉闭塞，使得流向远端肢体的动脉血流量严重减少，在动脉插管后，通过放置专用的导管对插管侧腿进行补充性顺行灌注（通常被置入股浅动脉）被推荐用于预防腿部缺血，在许多中心这一操作已成为标准。Juo 等的荟萃分析发现，与未置入远端灌注导管的患者相比，置入远端灌注导管的患者肢体缺血风险显著降低。

除了上述并发症以外，还存在包括肾功能不全、感染、神经系统并发症等一系列临床问题的出现。

二、在心血管重症领域的应用

在心血管疾病领域，ECMO 可用于不同原因导致的传统药物无法维持有效循环的急性或慢性心功能不全患者，作为上述患者为寻求进一步处理原发疾病的过渡性治疗。

临床上导致出现传统药物无法维持有效循环的急性或慢性心功能不全的常见病因包括急性广泛前壁 ST 段抬高心肌梗死、暴发性心肌炎、恶性心律失常事件发生等。在 ECMO 对于上述疾病的临床应用中，需要着重注意以下 4 点：

（1）ECMO 并不是一种治疗手段，而是一种支持手段，往往患者能否有效下机取决于能否快速识别患者的原发疾病并得到有效干预，如急性心肌梗死患者冠状动脉血流的开通、恶性心律失常事件的转复等。

（2）ECMO 干预的时机判断非常重要，往往需要在患者重要脏器因休克状态出现不可逆损伤前及时启动 ECMO 的治疗。

（3）V–A ECMO 是心血管危重症患者最常用的 ECMO 形式，但并非唯一形式，对于患者包括肺部病变情况的评估同样重要，必要时需要使用 V–A–V ECMO 进行干预。

（4）ECMO 相关并发症往往是影响接受 ECMO 干预的患者能否有效出院（而非下机）的重要因素，并发症管理失控如感染、大出血等同样会导致患者出现整体治疗的失败。

根据首都医科大学附属北京安贞医院侯惠民教授等的总结，ECMO 在心血管疾病领域应用的绝对禁忌证包括：①无心脏移植或长期植入型心室辅助装置指征的不可恢复的心衰；②没有复苏可能性的严重、不可逆的脑损伤；③重度主动脉瓣反流。ECMO 在心血管疾病领域应用的相对禁忌证包括：①持续进展的全身性疾病（如恶性肿瘤）；②凝血功能障碍；③存在多器官功能衰竭；④心脏畸形矫正不满意；⑤机械通气＞10 天；⑥主动脉夹层。总的来讲，在 ECMO 的临床应用中，大多数的禁忌证是相对的。下面是针对 ECMO 在心脏重症领域应用的一些阐述。

（一）急性心肌梗死

尤其是急性广泛前壁 ST 段抬高心肌梗死患者可能因发生重症心衰或严重恶性心律失常，进而短时间内进展为心源性休克，据报道，在所有急性冠脉综合征患者中，心源性休克的发生率在 6%～10%。紧急介入治疗开通罪犯血管是治疗本病的关键，但当患者处于严重心衰或持续恶性心律失常事件，甚至心源性休克状态时，无法配合介入手术的进行，V-A ECMO 可用于出现严重血流动力学障碍的急性心肌梗死患者的机械循环辅助。

ECMO 在急性心肌梗死患者中干预的适应证可参考以下几点：①明确患者的临床现状（如心搏骤停、严重心衰、严重的恶性心律失常）由急性心肌梗死导致且寻求进一步冠状动脉介入治疗的循环保障；②已经使用大剂量血管活性药物仍无法维持有效外周循环；③当下虽暂无严重血流动力学障碍，但考虑冠状动脉存在复杂或严重病变，有可能在介入术中出现血流动力学恶化的冠心病患者（如 SYNTAX 评分 ≥ 23 分的左主干病变、SYNTAX 评分 ≥ 23 分的非糖尿病三支血管病变或糖尿病合并三支血管病变患者，此类患者传统意义上首选外科冠状动脉搭桥手术，但在 V-A ECMO 支持下的 PCI 具备同样的安全性）。

对于 ECMO 应用于急性心肌梗死合并心源性休克患者中的时机问题曾长期存在争议，一部分学者认为在 PCI 前安置 ECMO 会导致患者冠状动脉开通时间延长，增加死亡率，但根据 Chi-Cheng Huang 等的研究，发现在急性心肌梗死合并心源性休克的患者 PCI 前安置 ECMO 组患者的 6 个月或 2 年生存率明显更高。另外 IABP 与 V-A ECMO 的联用已被证实优于 V-A ECMO 单独用于 ST 段抬高心肌梗死同时合并心源性休克的患者，联合应用组患者具有更高的生存率与更好的神经功能预后，这也印证了 IABP 具有改善冠状动脉及脑血供的独特优势。

当患者接受冠状动脉介入治疗，恢复再灌注后，即应着手考虑 ECMO 撤机事宜，在 V-A ECMO 中，当 ECMO 流量为患者心排血量的 20%，且患者各项指标满足下列要求，如小剂量血管活性药物支持下患者血流动力学相对稳定、平均动脉压力＞60 mmHg、乳酸＜2 mmol/L、无恶性心律失常事件发生等，可考虑逐步下调患者正性肌力药物及血管活性药物，并逐步减少 ECMO 流量，当 ECMO 流量逐步下调到患者心排血量的 10% 时，可考虑为患者尝试停机。

（二）难治性心力衰竭

难治性心力衰竭又称顽固性心力衰竭，是指部分心衰患者虽然经过了内科的优化治疗，但休息时仍有症状，且需长期、反复住院治疗。ECMO 应用于此类患者的指征可参考以下标准：①患者 LVEF ＜ 30%；②患者 NYHA 心功能分级为 Ⅲ～Ⅳ 级；③已经经过充分药物治疗，包括使用血液超滤及呼吸机辅助通气等情况下，患者仍有严重心衰临床表现；④患者开始出现循环失代偿表现，如收缩压＜90 mmHg 超过 30 分钟，尿量＜20 mL/h。但需要强调的是，在心血管领域，ECMO 应用的一大临床禁忌证是无心脏移植或长期机械循环装置植入指征的不可恢复的心衰患者，在没有任何生存可能性或没有可接受的生活质量的情况下，不应建立 ECMO 来延长病程及增加患者成本。

ECMO 亦可用于难治性心室颤动引起严重血流动力学障碍的患者，Fux 等报道了 1 例 39 岁特发性室性心动过速患者接受 ECMO 干预的救治经历，该患者曾接受规范化的药物治疗并安置了 ICD，但逐渐因病情进展出现难治性心室颤动，不论是镇静或心律控制药物治疗，都无法改善心律失常的发作，ICD 反复放电，患者在接受了体外按压装置按压的同时植入了 V-A ECMO，30 小时后患者接受了心脏移植，这证实了 ECMO 作为"桥梁"的有效支持作用。

相比常见的急性左心衰竭及其伴随的心源性休克，右心衰竭的机械循环辅助（mechanical circulatory support，MCS）同样值得人们关注，由于与左心室相比，右心室壁相对薄弱，适应肺血管阻力增加的能力有限，严重的急性肺栓塞导致肺血管阻力突然增加，右心室急剧扩大，将会引起右心功能急性失代偿，随之而来的是通过室间隔压迫左心室的舒张，左心前负荷降低，进而出现心排血量减少伴随严重的血流动力学障碍，V–A ECMO 可绕过肺循环，能够减少右心的前负荷，同时能够通过逆向泵入氧合后的血液来部分替代左心室的功能，因而被推荐用于此类患者身上以维持体循环，直至接受包括全身性溶栓、紧急外科取栓术等在内的一系列治疗手段。有统计显示，在急性肺栓塞患者接受 ECMO 干预组的心搏骤停的发生率高达 64%，ECMO 的干预同样体现在此类患者身上，起到了作为患者疾病危重状态到决策和可能干预措施的"桥梁"的角色。

（三）暴发性心肌炎

暴发性心肌炎是急性心肌炎最严重的类型，多由病毒感染引起，随后的宿主免疫应答可在短时间内出现重症心衰，常表现为严重的心源性休克、危及生命的室性心律失常和（或）电风暴，球蛋白等药物是治疗心肌炎的有效手段，但无法有效应对暴发性心肌炎的发作与快速进展，V–A ECMO 虽然不能直接促进患者心功能的恢复，但能为患者提供快速有效且直接的循环支持，为药物干预甚至后续的左心室辅助装置的安置创造时间，被称为是暴发性心肌炎"以生命支持为依托的综合救治方案"的中心环节。根据临床观察的结果，早期实施 ECMO 与更好的临床结局相关，我国《成人暴发性心肌炎诊断与治疗中国专家共识》中推荐血流动力学不稳定的暴发性心肌炎患者应尽早启动 ECMO 干预，患者病情进展为多器官功能衰竭是预后不良的独立危险因子，且 ECMO 与 IABP 的联合应用被认为具有更佳的血流动力学效应。关于 ECMO 介入时机与心源性休克发生之间的关系，有学者认为是"越早越好"，在心源性休克发生 1 小时内（早期干预）接受 ECMO 干预的患者预后优于 1～2 小时内（中期干预）及 2 小时以上（晚期干预）接受 ECMO 干预的患者，患者接受 ECMO 支持前的乳酸水平和肌钙蛋白 I 水平与患者死亡率呈正相关，因此从心源性休克发生到 ECMO 安置的时间间隔最迟不应该超过 6 小时，这样有利于患者脏器功能的保护和生存率的提升。

在我国，中山市人民医院是最早将 ECMO 应用于暴发性心肌炎的临床单位，目前，包括我国汪道文教授领衔的华中科技大学附属同济医院等区域医疗中心已经通过不断实践，将 ECMO 支持下暴发性心肌炎患者的生存率提高到 55%～66%；根据各大临床中心总结，在暴发性心肌炎的患者中，只要符合下列标准中的一项，即应该立即进行 ECMO 的安置：①应用血管活性药物和（或）联合 IABP 辅助后患者收缩压仍低于 80 mmHg；②心搏骤停心肺复苏成功；③泵功能衰竭，合并左心收缩功能不全（LVEF < 35%）的心源性休克；④患者出现致命性心律失常，如持续性的室性心动过速、心室颤动等。而在暴发性心肌炎患者中 ECMO 撤机标准为：① LVEF > 40%，脉压差恢复正常，混合静脉血氧饱和度超过 70%；②有并发症患者，在发展为严重并发症前，如患者心功能未见好转，应决定是否更换器械或进行心脏移植（表 5–13）。

表 5–13　ECMO 在心脏重症领域应用的适应证

疾病	适应证
急性心肌梗死	·明确患者的临床现状（如心搏骤停、严重心衰、严重的恶性心律失常）由急性心肌梗死导致且寻求进一步冠状动脉介入治疗的循环保障 ·已经使用大剂量血管活性药物仍无法维持有效外周循环 ·当下虽暂无严重血流动力学障碍，但考虑冠状动脉存在复杂或严重病变，有可能在介入术中出现血流动力学恶化的冠心病患者

续表

疾病	适应证
难治性心力衰竭	·患者 LVEF < 30% ·患者 NYHA 心功能分级为 Ⅲ ~ Ⅳ 级 ·已经经过充分药物治疗，包括使用血液超滤及呼吸机辅助通气等情况下，患者仍有严重心衰临床表现 ·患者开始出现循环失代偿表现，如收缩压< 90 mmHg 超过 30 分钟，尿量< 20 mL/h
暴发性心肌炎	只要符合下列标准中的一项，即应该立即进行 ECMO 的安置： ·应用血管活性药物和（或）联合 IABP 辅助后患者收缩压仍低于 80 mmHg ·心搏骤停心肺复苏后 ·泵功能衰竭，合并左心收缩功能不全（LVEF < 35%）的心源性休克 ·患者出现致命性心律失常，如持续性的室性心动过速、心室颤动等

需要注意的是，与传统 IABP 的临床应用可降低心脏的后负荷不同，在存在严重左心衰竭的患者中，V-A ECMO 的临床不恰当应用可能会增加心脏的后负荷，导致其对左心室具有潜在的有害影响。V-A ECMO 的动脉回流端将经过充分氧合的血液"逆行"输回到患者的体循环，血液回流方向与传统体循环血流相反，如此会增加主动脉根部压力、增强心脏左心室的收缩做功，这不仅可能导致本身因为急性心肌梗死而出现冠状动脉供血严重不足的患者出现缺血现象的加重，以及可能出现室性心律失常，更可能导致左心室由于无法克服增加的后负荷而出现左心室扩张、患者心脏舒张末期容积增加，继而出现严重的肺水肿，尤其是在本身具有严重主动脉瓣关闭不全的患者体内。因此，严重主动脉瓣反流被认为是 ECMO 临床应用的禁忌证。除了严重左心室功能不全和严重主动脉瓣狭窄的患者可能出现左心室超负荷外，ECMO 参数设定不正确（如 ECMO 泵流速过高，ECMO 引起的后负荷增高与泵流速直接相关）、液体容量过多均可能导致患者左心室充盈压升高等。

任何程度的主动脉瓣关闭不全都可能加重左心室超负荷，但轻度及中度主动脉瓣关闭不全未被列为 ECMO 开展的绝对禁忌证，临床实际开展情况需要根据患者个体与 ECMO 工作耦合效果决定。而需要提及的是，二尖瓣反流虽然可能减轻左心室的容量过负荷，但也可能加重肺水肿程度，甚至加重患者右心功能的衰竭。

目前，对于 ECMO 支持下左心室超负荷没有统一的诊断标准，临床机构中总结出一些左心室超负荷的临床特点：

（1）存在显著肺水肿的临床证据，包括粉红色泡沫状气管内分泌物及床旁胸部 X 线检查结果。

（2）中心静脉压力升高。

（3）肺动脉或肺毛细血管楔压升高。

（4）床旁经胸或经食管超声提示左心室扩张的影像学证据，包括"烟雾征"、心内血栓形成、主动脉瓣间歇性开放或不开放等。

（5）心导管检查提示包括高左心室充盈压及肺动脉中造影剂堆积。

（6）难治性室性心律失常，如室性心动过速、心室颤动等。

面对 V-A ECMO 临床应用所可能伴随的左心室超负荷现象，ECMO 的流量会被设置为正常心排血量的 80% 而非 100% 以避免左心室后负荷过高，正性肌力药物也可根据患者自身心功能情况应用以对抗后负荷，值得注意的是，左心室卸载理论也应运而生。传统的左心室引流技术包括经房间隔左心房置管引流术、肺动脉置管引流术、房间隔造口术等，但上述技术存在潜在危险性（存在手术失败风险），同时在临床研究中并未证实其对于冠状动脉灌注产生积极影响，机械循环辅助装置的联合应用提供了新的思路，一方面，IABP 或 Impella 的介入可增加 V-A ECMO 期间的脑血流量灌注，降低 ECMO 应用相关脑缺血事件发生率；另一方面，IABP 或 Impella 可降低左心室的后负荷，这对于降低与 V-A ECMO 相关的左心室超负荷及伴随的肺水肿风险具有积极意义。根据 Bakhtiary 等的研究，IABP 与 V-A ECMO 联合应用能进一步降低心源性休克患者的死亡率，而与 IABP 相比，Impella 与 ECMO 的联合应用能提供更多的血流动力学支持，与单独应用 V-A ECMO 相比，Impella 与 ECMO 联合应用组的死亡率更低、ECMO 脱机率更高。

总的来讲，目前有关左心室去负荷技术的介入时机和手段仍无标准或指南，临床干预手段的选择需要根据患者实际情况来综合判断，但根据研究，与无左心室去负荷手段相比，任何的去负荷手段都有助于降低 V-A ECMO 患者的死亡率，并且有关 ECMO 在暴发性心肌炎患者中的使用时长，Den Uil 等回顾性研究发现 ECMO 的使用中位时间为 6～7 天，如果在 14 天内患者心肌功能没有表现出恢复迹象，则需要考虑过渡至心脏移植或左心室辅助装置。

三、总结

ECMO 是一种积极、有效的生命辅助循环装置，但总的来讲，在世界范围内，围绕 ECMO 及其伴随的 IABP 与 Impella 等机械循环辅助装置的联合应用，即机械辅助循环装置管理策略的优化经验仍然不足，目前针对各类机械辅助循环装置的联合应用缺乏前瞻性、大规模及多中心的临床研究作为循证医学支撑，临床上机械辅助策略的制定和调整还是基于患者个体的反应性。

与仅需要少数心血管专科人员的 IABP 植入技术相比，ECMO 的临床开展无法由单独的医师或者护士完成，需要建立强大的 ECMO 团队，通常 ECMO 团队可分为独立团队和联合团队两种模式，前者是一个单独团队负责患者是否需要 ECMO 介入评估、ECMO 安置及拔除的全周期管理，而后者是将 ECMO 技术拆分为不同的细分专业，每一项技术对应相应的科室，这样的团队不仅需要来自重症医学科的力量，同样还包括心血管内科、心脏大血管外科、超声科、麻醉科及呼吸科等科室的联合贡献。不论哪种模式，为了应对包括院内心搏骤停等突发事件，均应成立专门 24 小时值班的"ECMO 小组"，做到快速启动、快速评估、与患者家属专业化沟通、快速置管、动态心肺功能评估及撤机指导。

参考文献

[1] GIBBON J H. Application of a mechanical heart and lung apparatus to cardiac surgery[J]. Minn Med，1954，37（3）：171-185.

[2] MOSIER J M，KELSEY M，RAZ Y，et al. Extracorporeal membrane oxygenation（ECMO）for critically ill adults in the emergency department：history，current applications，and future directions[J]. Crit Care，2015，19：431.

[3] HILL J D，BRIEN T G O，MURRAY J J，et al.Prolonged extracorporeal oxygenation for acute post-traumatic respiratory failure（shock-lung syndrome）. Use of the Bramson membrane lung[J]. N Engl J Med，1972，286（12）：629-634.

[4] ZAPOL W M，SNIDER M T，HILL J D，et al.Extracorporeal membrane oxygenation in severe acute respiratory failure. A randomized prospective study[J]. JAMA，1979，242（20）：2193-2196.

[5] PEEK G J，MOORE H M，MOORE N，et al.Extracorporeal membrane oxygenation for adult respiratory failure[J]. Chest，1997，112（3）：759-764.

[6] YAO X Y，LIU Y，CHU Z Y，et al.Membranes for the life sciences and their future roles in medicine[J]. Chin J Chem Eng，2022，49：1-20.

[7] JOSHI Y，BORIES M-C，AISSAOUI N，et al.Percutaneous venopulmonary artery extracorporeal membrane oxygenation for right heart failure after left ventricular assist device insertion[J]. Interact Cardiovasc Thorac Surg，2021，33（6）：978-985.

[8] AUBRON C，DEPUYDT J，BELON F，et al.Predictive factors of bleeding events in adults undergoing extracorporeal membrane oxygenation[J]. Ann Intensive Care，2016，6（1）：97.

[9] KOMATSU M，NAITO K，CHINO S，et al.Central extracorporeal membrane oxygenation with left-ventricular vent for fulminant myocarditis：a retrospective study[J]. J Artif Organs，2022.

[10] MEANI P，GELSOMINO S，NATOUR E，et al.Modalities and Effects of Left Ventricle Unloading on Extracorporeal Life support：a Review of the Current Literature[J]. Eur J Heart Fail，2017，19 Suppl 2：84-91.

[11] RUPPRECHT L，FLÖRCHINGER B，SCHOPKA S，et al.Cardiac decompression on extracorporeal life support：a review and discussion of the literature[J]. ASAIO J，2013，59（6）：547-553.

[12] VALLABHAJOSYULA S，O'HORO J C，ANTHARAM P，et al.Concomitant Intra-Aortic Balloon Pump Use in Cardiogenic Shock Requiring Veno-Arterial Extracorporeal Membrane Oxygenation[J]. Circ Cardiovasc Interv，2018，11（9）：e006930.

[13] BALDETTI L，GRAMEGNA M，BENEDUCE A，et al.Strategies of left ventricular unloading during VA-ECMO support：a network meta-analysis[J]. Int J Cardiol，2020，312：16-21.

（张震　刘浩然）

第六节　微轴向心室辅助装置（以 Impella 为例）

　　Impella 是一种微轴向心室辅助装置，主要用于心源性休克、减轻左心室负荷、高危经皮冠状动脉介入治疗、室性心动过速消融术和右心室衰竭等治疗，是目前世界上最小的"人工心脏"。自 2005 年获得 CE 认证以来，其种类逐渐增多，使用也越来越普遍，目前已经有 300 多个国家使用 Impella。作为一种临时心脏辅助装置，Impella 只限于短期使用，早期使用 Impella 可减轻左心室负荷，维持循环灌注，从而减少内皮素释放和钙超载，防止因器官灌注不足、全身炎症反应和多器官功能障碍而导致死亡。然而，使用 Impella 需要大口径入路（如常用的 Impella CP 套管尺寸为 14 Fr）和抗凝支持治疗，容易引起出血和缺血等并发症。

　　Impella 有多种型号（图 5-6），提供 2.5～6.0 L/min 不等的血流量。用于左心的 Impella 包括 Impella 2.5（2.5 L/min，套管尺寸 12 Fr）、Impella CP（CP 和 CP Smart Assist，3.5 L/min 和 4.3 L/min，套管尺寸 14 Fr）、Impella 5.0（5.0 L/min，套管尺寸 21 Fr）、Impella 5.5 Smart Assist（6 L/min，套管尺寸 19 Fr），其导管从股动脉或者腋动脉置入，跨主动脉瓣进入左心室，前端从左心室抽取血液直接泵入主动脉根部的出口，减少了心脏收缩末期容积，从而减少了心脏做功和心肌氧耗，但增加了心排血量。同时，血流量增加，室壁压力减小，从而增加了冠状动脉血流和心肌供氧，提高了缺血心肌的存活能力。Impella RP 用于右心室，经皮插入股静脉，安置于右心室，每分钟向肺动脉输送高达 4.0 L 的血液，降低了右心负荷。它是 FDA 批准的唯一适用于因左心室辅助装置植入、心肌梗死或手术后出现右心衰竭的心脏泵。PROTECT Ⅰ 试验证明了使用 Impella 安全可行，并在高危 PCI 期间能提供良好的血流动力学支持（图 5-7）。

　　经皮心室辅助装置种类繁多，使用最广泛的是 IABP，由于其动脉鞘较小、易于插入且介入治疗者更熟悉，已经被使用了 50 多年。但在 IABP-SHOCK Ⅱ 随机试验发表后，由于 IABP 与常规治疗急性心肌梗死合并心源性休克患者的 30 天、12 个月和 6 年死亡率均无下降，欧洲心脏病学会对 IABP 的推荐降为 Ⅲ B 级，美国心脏病学会/美国心脏协会指南降为 Ⅱ B 级。但 IABP 增加心排血量的能力有限，不超过 0.5 L/min。相比之下，Impella 可增加更多的心排血量，提供更好的循环支持，为心脏提供足够的时间恢复收缩功能或过渡到后续治疗。与 IABP 相比，Impella 的住院时间较短和再住院率较低，90 天医疗总费用少 5.5%。

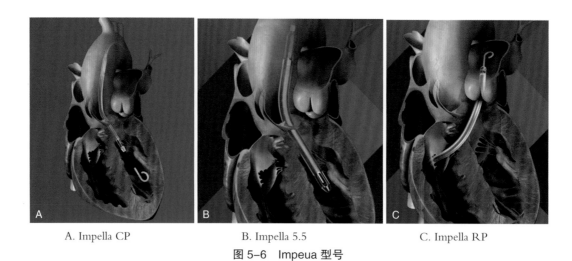

A. Impella CP　　　　　B. Impella 5.5　　　　　C. Impella RP

图 5-6　Impeua 型号

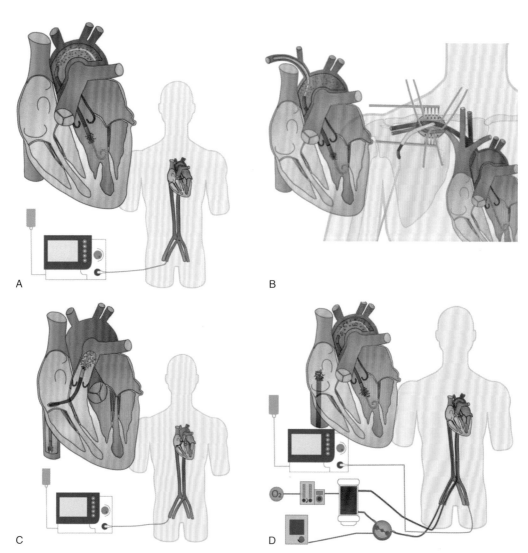

A、B. 用于左心的 Impella，导管可从股动脉或者腋动脉置入；C. Impella RP；D. ECMELLA。

图 5-7　Impella 应用

［引自：LÜSEBRINK E，KELLNAR A，KRIEG K，et al. Percutaneous transvalvular microaxial flow pump support in cardiology. Circulation，2022，145（16）：1254-1284.）］

一、Impella 的指南推荐

1. 2013 ACCF/AHA ST 段抬高心肌梗死管理指南（《循环杂志》）

ST 段抬高心肌梗死和心源性休克：Ⅱb 类。

ST 段抬高心肌梗死和紧急 CABG：Ⅱa 类。

2. 2014 AHA/ACC 非 ST 段抬高急性冠脉综合征患者管理指南（《循环杂志》）

心力衰竭的血运重建：Ⅰ类。

经皮左心室辅助装置：大面积缺血/左心室功能差。

3. 2019 急性 ST 段抬高心肌梗死诊断和治疗指南（《中华心血管病杂志》）

难以纠正的心源性休克：Ⅱb 类。

4. 2019 HRS/EHRA/APHRS/LAHRS 室性心律失常导管消融专家共识声明（《心律不齐杂志》）

室性心律失常期间的血流动力学支持：Ⅱa 类。

不稳定室性心动过速的血流动力学支持：Ⅱb 类。

5. 2020 EACTS/ELSO/STS/AATS 关于成人患者心切开术后体外生命支持的专家共识（《欧洲心胸外科杂志》）

经皮/腋路 Impella 或与 ECMO 联合治疗严重孤立性左心室功能障碍：Ⅱb 类。

不建议将 IABP 用于脱机失败时的重度左心室或双心室功能障碍：Ⅲ类。

6. 2020 SCAI 关于复杂冠状动脉疾病最佳 PCI 治疗的立场声明（《心血管介入导管杂志》）

机械循环辅助装置旨在提高 PCI 在极高血运重建风险患者中的安全性和有效性。

观察性研究表明，尽管患者风险较高，但在使用机械循环辅助装置的情况下，心血管血流动力学得到改善，血运重建更完全。

7. 2021 EAPCI/ACVC 经皮心室辅助装置专家共识（《欧洲介入治疗杂志》）

高危 PCI 中使用经皮心室辅助装置的适应证：在接受高危 PCI 的患者中，如果股总动脉直径＞6 mm，无迂曲，可考虑使用 AFP（微轴流泵）。

经皮心室辅助装置在急性心肌梗死不伴心源性休克中的适应证：使用 Impella CP 似乎是可行的，不建议使用 IABP，不应使用 V-A ECMO。

Impella CP 可短期用于心源性休克。

8. 2021 ESC 急性和慢性心力衰竭诊断和治疗指南（《欧洲心脏杂志》）

短期循环辅助装置可用于晚期心力衰竭：Ⅱa 类。

9. 2021 ACC/AHA/SCAI 冠状动脉血运重建指南（《美国心脏病学会杂志》）

在高风险患者中，以防 PCI 期间出现血流动力学损害使用机械辅助装置可能是合理的：Ⅱb 类。

10. 2022 AHA/ACC/HFSA 心力衰竭管理指南（《循环杂志》）

血流动力学受损和休克的晚期 HFrEF 患者：Ⅱa 类。

二、Impella 的应用

Impella 主要用于心源性休克急性期（＜48 小时）及高危 PCI。另外，可以用于治疗心肌病、心肌炎，或作为心脏外科手术或移植的过渡治疗。Impella 2.5、Impella CP、Impella 5.0 和 Impella LD 禁用于：左心室壁血栓、具有机械主动脉瓣或心脏收缩装置、主动脉瓣狭窄/钙化（瓣口面积≤0.6 cm²）、中度至重度主动脉瓣关闭不全、妨碍 Impella 植入的严重动脉疾病、存在心房或室间隔缺损。

（一）心源性休克的支持治疗

急性心肌梗死合并心源性休克是一种持续进展的严重疾病，可发生在 ST 段抬高或非 ST 段抬高急性心肌梗死的情况下，并且通常发生在心搏骤停之前。在心源性休克治疗中，恢复心肌氧供和灌注至关重要，Impella 2.5、Impella CP 和 Impella 5.0 主要用于心源性休克和血流动力学不稳定的紧急情况，提供必要的循环支持，但通常不能完全恢复血供，因为泵需要足够的右心室功能和低肺血管阻力。因此，在接受 Impella 治疗的患者中，必须立即评估心功能，并确定可能排除使用轴流装置的潜在疾病，如左心室血栓、中度/重度主动脉瓣反流、机械并发症等。一些急性心肌梗死合并心源性休克的患者无论是立即进行机械循环辅助还是血运重建都会死亡，目前提出了几种针对心源性休克患者的风险模型，但准确性不高。这些模型大部分是在未接受机械循环辅助治疗的人群中研究的，相同的危险因素可能不适用于使用 Impella 的患者。在高龄患者的选择中也值得注意，虽然有报道 ≥ 70 岁的患者与 < 70 岁的患者出院时（40% vs. 43.7%，$P=0.403$）和随访中（中位时间 13.6 个月）的生存率相似（35.6% vs. 37.8%，$P=0.061$），但缺乏关于 80 岁以上患者使用 Impella 的数据。

ISAR-SHOCK 试验（NCT00417378）验证了心源性休克患者使用 Impella 的安全性和可行性。该试验是一项前瞻性随机试验，对 26 例心源性休克患者进行了研究，旨在测试 Impella 2.5 比 IABP 是否提供更好的血流动力学支持。试验主要终点是心脏指数从基线到植入后 30 分钟的变化。次要终点包括乳酸性酸中毒、溶血和 30 天后死亡率。其中 1 例患者在植入前死亡。其余 25 例患者（13 例 IABP，12 例 Impella 2.5）都安全放置了装置。与 IABP 患者相比，Impella 2.5 患者支持 30 分钟后心脏指数显著增加［Impella： Δ 心脏指数（0.49 ± 0.46）L/（min·m²）；IABP： Δ 心脏指数（0.11 ± 0.31）L/（min·m²），$P=0.02$］。两组的 30 天总体死亡率均为 46%。

国家心源性休克计划发现使用 Impella 有较高的生存率。这是一项单臂、前瞻性、多中心研究，旨在评估急性心肌梗死并发心源性休克患者接受 PCI 后早期使用 Impella 的结果。该试验纳入 2016 年 7 月至 2019 年 2 月期间，35 个地点共计 171 例患者，平均年龄为 63 岁，77% 为男性，约 83% 的患者使用血管加压药或正性肌力药，20% 的患者在院外发生心搏骤停，29% 的患者在院内发生心搏骤停，10% 的患者在机械循环辅助植入期间正在进行主动心肺复苏。74% 的患者在 PCI 前植入 Impella，92% 的患者进行了右心导管插入术，约 78% 的患者出现 ST 段抬高心肌梗死，平均门到支持时间为（85 ± 63）分钟，门到球囊时间为（87 ± 58）分钟，在有明显血液代谢紊乱（平均乳酸 5.4 mmol/L）的人群中，30 天存活率已达 72%。但该试验没有明确的对照组和较长的随访时间。

但 IMPRESS in Severe Shock 试验（NTR3450）未能发现 Impella 的益处。该试验是一项随机、前瞻性、开放标签、多中心试验，验证了在急性心肌梗死并发心源性休克的患者中，与使用 IABP 相比，使用 Impella 并没有降低患者的死亡率。该试验纳入 48 例严重急性心肌梗死合并心源性休克的患者被分配到 Impella（$n=24$）或 IABP（$n=24$）。重度心源性休克定义为收缩压 < 90 mmHg 或需要正性肌力药物或血管活性药物及需要机械通气。主要终点是 30 天全因死亡率。随访 30 天，使用 IABP 和使用 Impella 治疗的患者死亡率相似（50% vs. 46%；Impella 的 $RR=0.96$，95%CI：$0.42 \sim 2.18$，$P=0.92$）。6 个月后 Impella 和 IABP 的死亡率均为 50%（$RR=1.04$，95%CI：$0.47 \sim 2.32$，$P=0.923$）。

Schrage 等进行了一项规模较大的回顾性研究也未能发现 Impella 的益处。该试验总共有 237 例接受 Impella 治疗的急性心肌梗死并发心源性休克患者与 IABP-SHOCK Ⅱ试验的 237 例患者进行倾向匹配比较。所有患者均进行了早期血运重建并接受了最佳药物治疗。两组患者 30 天全因死亡率无显著差异（48.5% vs. 46.4%，$P=0.64$）。Impella 组发生严重或危及生命的出血（8.5% vs. 3.0%，$P < 0.01$）和外周血管并发症（9.8% vs. 3.8%，$P=0.01$）的发生率明显更高。使用 Impela 与 30 天全因死亡率的改善没有任何相关。

甚至 2020 年一项回顾性研究发现使用 Impella 会出现更多院内死亡和大出血并发症。该研究是基于美国心脏病学会国家心血管数据注册中心 Cath PCI 和胸痛注册中心数据的回顾性研究，纳入 28 304 例急性心肌梗死并发心源性休克的患者，平均年龄为 65 岁，67.0% 为男性，81.3% 发生 ST 段抬高心肌梗死，43.3% 发生心搏骤停。6.2% 的患者使用 Impella，29.9% 的患者使用 IABP。在 1680 对倾向匹配的配对中，使用 Impella 与使用 IABP 相比，住院死亡风险显著增高（45.0% vs. 34.1%，95%CI：7.6～14.2，$P < 0.001$），院内大出血风险更高（31.3% vs. 16.0%，95%CI：12.5～18.2，$P < 0.001$）。但在放置设备时没有评估血流动力学状态，因此该研究可能具有偏倚风险。

Impella 的最佳治疗者是灌注不足且左心室还有功能和右心室有足够功能的患者，但在最严重的患者和终末期的患者中可能更适合静脉动脉体外膜肺氧合（venoarterial extracorporeal membrane oxygenation，VA-ECMO）。ARREST 试验（NCT03880565）首次显示 VA-ECMO 疗法改善了治疗难治性心室颤动引起的持续抢救患者的生存率。一项荟萃分析比较了 Impella 与 VA-ECMO 用于急性心肌梗死并发心源性休克患者的研究，其中包括 5 项回顾性和 1 项前瞻性研究共 7093 例患者。5 项研究汇总起来，Impella 组院内死亡率为 42.4%，而 VA-ECMO 组院内死亡率为 50.1%，与使用 VA-ECMO 相比，使用 Impella 的患者院内死亡率相对降低了 11%（$RR = 0.89$，95%CI：0.83～0.96）。其中 3 项研究还通过倾向性评分匹配调整了结果测量，与使用 VA-ECMO 相比，Impella 的院内死亡率降低（$RR = 0.72$，95%CI：0.59～0.86）。对 5 项有 6 个月或 12 个月死亡率数据的研究进行汇总分析发现，Impella 在中长期内可降低 14% 的死亡风险（$RR = 0.86$，95%CI：0.76～0.97）。

早期使用 Impella 可能优于晚期使用。急性心肌梗死合并心源性休克患者再血管化前使用 Impella 可降低 48% 的住院率和 30 天死亡率。O'Neill 等分析了 154 例急性心肌梗死合并心源性休克患者，在 PCI 前使用 Impella 的患者可治疗更多的病变（$P = 0.006$）和更多的血管（$P = 0.01$）。与 PCI 后使用相比，患者的出院生存率也明显增加（65.1% vs. 40.7%，$P = 0.003$）。在调整潜在的混杂变量后，PCI 前使用对生存率仍然有利。在多变量分析中，在进行 PCI 之前使用 Impella 是院内生存的独立预测因素（$OR = 0.37$，95%CI：0.17～0.79，$P = 0.01$）。一项多中心回顾性研究分析了美国从 2009 年 1 月至 2016 年 12 月共 1010 家医院、15 259 例急性心肌梗死并发心源性休克的患者，发现使用 Impella 装置作为 PCI 前治疗时生存率为 59%，而作为挽救措施时，生存率为 52%（$P < 0.001$）。接受肺动脉导管血流动力学监测的患者的存活率为 63%，而未接受血流动力学监测者的存活率则为 49%（$P < 0.0001$）。

目前没有足够多强有力的证据支持在急性心肌梗死合并心源性休克患者中常规使用 Impella。进一步的证据需要开展更多 RCT 研究。德国-丹麦的心源性休克研究（DanGer Shock）是一项正在进行的前瞻性、多中心、开放标签试验，随机分配 ST 段抬高急性心肌梗死合并心源性休克患者，计划招募 360 例患者随机分配到 Impella CP 组或常规治疗组（允许 IABP 和 VA-ECMO）。截至 2018 年 6 月，314 例患者通过了筛查，100 例患者进行了随机分组，患者的动脉乳酸中位数为 5.5 mmol/L（四分位距 3.7～8.8 mmol/L），收缩压中位数为 76 mmHg（四分位距 70～88 mmHg），左室射血分数中位数为 20%（四分位距 10%～30%），到 2021 年底，已经登记了 75% 的样本量。美国也正在开展一项基于 NCSI 算法的随机研究（RECOVER Ⅳ），验证急性心肌梗死合并心源性休克患者在 PCI 前使用 Impella 与否的安全性及有效性。

在具有一个或多个风险因素的情况下执行 PCI 被称为高危 PCI。危险因素包括高龄、糖尿病、胸痛史、其他血管疾病、慢性心衰。Impella 用于高危 PCI，可降低手术期间和术后并发症的风险。

（二）高危冠状动脉介入术的支持治疗

急性心肌梗死、冠状动脉狭窄、冠状动脉畸形的患者可通过 PCI 疏通狭窄甚至闭塞的管腔，从而改善心肌缺血，恢复正常的血流灌注，改善临床症状，但通常患者病情复杂多变，且伴射血分数严重下降时可能出现低血压、心脏灌注差、植入失败等，导致在围术期无法保证患者血流动力学稳定，有动物实验表明使用 Impella 可改善缺血再灌注，减小心肌梗死面积。

目前有来自 3 个大型注册中心的数据支持 Impella 在高危 PCI 中的应用。

Sjauw 等分析了 144 例来自 Eurolla 注册中心因左主干疾病（53%）、残留血管病变（17%）、多支冠状动脉疾病（81%）和左心室低功能（35%）而被判定为高危 PCI 的患者。可行性和安全性终点包括 Impella 2.5 成功植入和 30 天不良事件发生率。研究显示 30 天死亡率为 5.5%。30 天内出现心肌梗死、脑卒中、需要输血/手术的出血和血管并发症的比例分别为 0、0.7%、6.2% 和 4.0%。

USpella 注册中心提供了对高危 PCI 的患者使用 Impella 2.5 支持治疗的真实世界结果和估计。尽管注册中心患者的风险较高，但与随机试验相比，临床结果似乎是有利且一致的。Cohen 等将符合 PROTECT Ⅱ 试验纳入标准的 USpella 注册中心患者与 PROTECT Ⅱ 试验中使用 Impella 治疗的患者进行了比较，与临床试验相比，注册中心的患者年龄更大［（70 ± 11.5）岁 vs.（67.5 ± 11.0）岁］；更有可能患有慢性肾脏疾病（30% vs. 22.7%），既往有心肌梗死（69.3% vs. 56.5%）或搭桥手术（39.4% vs. 30.2%）的人数更多；糖尿病、周围血管疾病和以前脑卒中的发病率相似。注册中心的患者有更广泛的冠状动脉疾病（2.2 条 vs. 1.8 条病变血管），出院时，与试验患者相比，注册中心功能差的患者症状有所减少。注册中心患者的院内死亡率呈降低的趋势（2.7% vs. 4.6%，P=0.27）。Maini 等也对 USpella 注册中心的 175 例使用 Impella 2.5 进行预防性治疗的需要行高危 PCI 的患者进行了评估。主要安全终点是 30 天时 MACE 的发生率。次要终点包括与设备和患者结果相关的安全性和有效性，包括 12 个月的生存率。99% 的患者成功完成血运重建。51% 的患者心功能得到改善（P < 0.001）。随访 30 天时，MACE 发生率为 8%，30 天、6 个月、12 个月的生存率分别为 96%、91%、88%。

Meraj 等研究了 331 例（297 例来自 cVAD 注册中心，34 例来自 PROTECT Ⅱ 试验）行非紧急非保护性左主冠状动脉 PCI 的患者，发现使用 Impella 进行预防性支持时，不符合手术条件与较差的院内结果或较差的 30 天生存率无关。

但 Impella 辅助治疗高危 PCI 是否优于不使用 Impella 尚不明确。在一项观察性研究中，1680 例符合高危 PCI 标准但没有使用机械辅助装置的患者 30 天死亡率仅 1.6%，低于以上 3 个注册中心使用 Impella 支持治疗的患者。更多的证据需要更多的 RCT 数据支持。PROTECT Ⅳ 试验是一项大型多中心 RCT，研究 Impella 辅助治疗 PCI 在复杂冠状动脉疾病和左心室功能降低的高危患者中的应用，是第一个比较高危 PCI 是否使用 Impella 支持治疗的研究，但短期内不会有结果。

在高危 PCI 的机械辅助装置支持治疗中，Impella 没有比 IABP 表现出明显优势。PROTECT Ⅱ 研究（NCT00562016）随机选择 452 例复杂的 3 支血管病变或无保护的左主干冠状动脉疾病和左心室功能严重降低的有症状患者，随机使用 IABP（n=226）或 Impella 2.5（n=226）在非紧急高危 PCI 治疗期间提供支持治疗。主要终点是 30 天不良事件发生率，还进行了 90 天的随访。虽然两组 30 天不良事件发生率没有统计学差异［35.1% vs. 40.1%，P=0.227（意向性分析）；34.3% vs. 42.2%，P=0.092（符合方案集分析）］，但从 90 天的随访结果来看，Impella 不良事件发生率有所减少［Impella vs. IABP：40.6% vs. 49.3%，P=0.066（意向性分析）；40.0% vs. 51.0%，P=0.023（符合方案集分析）］。

PCI 前早期启动的 Impella 支持治疗是否能改善复杂手术的结果，更好地进行血运重建，降低循环恶化的可能仍不清楚。有一项正在进行的前瞻性、多中心、单臂研究：ECP EFS 试验（NCT04477603），这是一项 Impella ECP 的早期可行性研究，旨在评估使用 Impella ECP 在行高危 PCI 的成人患者中的安全性。

（三）室性心动过速消融术的支持治疗

另外 Impella 可用于室性心动过速消融术的支持治疗。室性心动过速患者常伴左心室功能不全和其他共病，大多数是不稳定的室性心动过速。Impella 可帮助他们在接受导管消融术治疗时，改善血流动力学紊乱，维持终末器官灌注。在前瞻性 PERMIT Ⅰ 试验中，20 例瘢痕相关室性心动过速患者在消融术中使用 Impella 2.5 进行血流动力学支持，虽然完全成功的消融率只有 50%（$n=8$），但发现 Impella 2.5 支持可显著改善脑氧合。在快速模拟室性心动过速（300 ms）期间，没有 Impella 支持的患者一半以上（53%）出现脑去饱和度 ≤ 55%，而在完全 Impella 支持下只有 5%（$P=0.003$）。有 3 例患者出现轻度急性肾损伤，但之后全部缓解。Muser 等纳入 75 例接受导管消融的瘢痕相关室性心动过速患者，在这些患者中植入了预防性 Impella，对照组是一个倾向匹配组，由 75 例未接受预防性 Impella 放置的患者组成。PAINESD 评分用于倾向匹配。结果 Impella 组 12 个月的室性心动过速累计发生率为 40%，对照组为 41%（$P=0.97$），而 12 个月的死亡、移植发生率分别为 33% 和 66%（$P < 0.01$）。一项关于室性心动过速消融术的大型多中心观察性研究比较了使用 Impella（$n=230$）与使用 IABP（$n=115$）的人群。Impella 组与 IABP 组相比，心源性休克患者的指数死亡率（6.5% *vs.* 19.1%，$P=0.001$）和死亡率（18.2% *vs.* 41.2%，$P=0.03$）显著降低。此外，使用 Impella 与较低的全因（27.0% *vs.* 38.7%，$P=0.04$）和心衰相关（21.4% *vs.* 33.3%，$P=0.03$）的 30 天再入院率有关，但 1 年后再行消融术概率相似（10.2% *vs.* 14.0%，$P=0.34$）。

目前的证据表明在长时间的室性心动过速发作中，Impella 可为消融术提供血流动力学支持，但在长期手术成功方面的益处，还缺乏证明其安全性和有效性的 RCT。

（四）右心衰竭的支持治疗

右心衰竭最常见的原因包括肺栓塞、慢性肺动脉高压、急性右心室梗死、先天性心脏病和心脏术后右心室衰竭。2015 年上市的右心辅助装置 Impella RP 可为心功能恢复提供一架好的桥梁。国内外指南对于 Impella 作为难治性心衰的替代治疗都有推荐（Ⅱ a）。维持左心室前负荷需要足够的右心室功能，用于左心的 Impella 可能会加重右向左分流，使室间隔缺损患者出现低氧血症。大多数关于心脏辅助装置支持右心衰竭的研究是在心脏手术患者中进行的，尤其是在左心辅助装置植入后出现右心衰竭的患者中。

RECOVER RIGHT 试验（Impella RP 支持系统在右心衰竭患者中的应用：一项临床和可能的获益研究）是第一项评估 Impella RP 安全性和有效性的研究，分析了 30 例药物难治性右心衰竭患者、18 例左心辅助装置植入后出现右心衰竭患者和 12 例心脏切开或心肌梗死后右心衰竭患者的结局：使用 Impella RP 的患者血流动力学参数明显改善，心脏指数增加 [（1.8 ± 0.2）～（3.3 ± 0.23）L/（min·m²），$P < 0.001$]，中心静脉压降低 [（19.2 ± 4）～（12.6 ± 1）mmHg，$P < 0.001$]，30 天总生存率为 73.3%。2018 年，一项关于 Impella RP 的前瞻性研究纳入 31 例左心辅助装置植入后出现右心衰竭的患者和 29 例心脏切开、心脏移植或心肌梗死后右心衰竭的患者，发现使用 Impella RP 与改善血流动力学、逆转休克相关，30 天总生存率为 72%。

三尖瓣病变是 Impella RP 的禁忌证，有学者建议在治疗过程中，根据肺动脉导管的侵入性测量和超声心动图进行右心功能评估和监测，然而在其他机械循环装置存在的情况下，右心功能的评估仍存在挑战。有病例报道在缺血性脑卒中溶栓治疗中因疑似急性心肌炎引起的急性双心室衰竭，同时使用左侧 Impella CP 及右侧 Impella RP 支持治疗，但仍需要更多的 RCT 研究对这种方法的安全性、有效性和成本效益做出有效的验证。

（五）其他支持治疗

严重的心肌炎通常导致大量心肌异常、免疫细胞浸润、心脏纤维化、肌联蛋白功能失调和能量代谢受损。Impella 提供充分的循环支持和减轻左心室负荷对治疗暴发性心肌炎有效。PROPELLA 概念（Prolonged Impella）目前提出通过腋窝途径将 Impella 5.0 植入清醒且能活动的患者体内数周，这不仅为患者提供了必要的循环支持，还有利于心肌复苏、减少心肌炎症、调节心脏重构、使代谢功能恢复。暴发性心肌炎患者接受体外生命支持治疗后，会增加左心室的后负荷，随着心肌室壁应力递增，心脏机械转导通路的激活会加重炎症反应，最终造成心室重塑。此时 Impella 除了提供有效的循环支持外，还能减轻室壁压力，减少炎症反应。另外，联合使用 Impella CP 与 Impella RP，可治疗急性心肌炎引起的急性双心室衰竭。

当 COVID-19 累及心血管系统或因为病毒感染等加重原有的心脏疾病时，Impella 可为感染新型冠状病毒的重症患者提供临时的心脏支持治疗。

由于递送技术、载体表达调节及治疗性基因产物的作用机制复杂，心衰基因治疗一直难以在临床实施。Impella 增加了冠状动脉流量和压力，能够提高冠状动脉内递送时基因转导效率，目前已有动物实验证明 Impella 可为基因治疗提供安全的传递载体。在中毒性心肌病、围产期心肌病、心律失常等引起左心室功能障碍的患者中，以及应激性心肌病引发心源性休克的患者中，Impella 的使用均有报道。当心脏瓣膜受损时，使用 Impella 会增加主动脉压力，造成主动脉瓣反流和左心室扩张，因此瓣膜病变一直是 Impella 使用的相对禁忌证。但是有报道 Impella 与主动脉瓣球囊成形术联合应用，可对严重主动脉瓣狭窄患者行球囊扩张或换瓣治疗。

三、Impella 与多种循环辅助装置联合使用

与其他循环辅助装置联用对于重症患者是一种新的选择，并且能克服单一设备固有的局限性。

VA-ECMO 为重症心肺衰竭患者提供持续的体外呼吸与循环，主要用于双心室衰竭或需要远距离转运患者时，但双重插管对护理和患者管理要求更高，比 Impella 并发症发生率更高。VA-ECMO 将血液从静脉引出，通过膜肺氧合，排出二氧化碳，氧合血回到动脉，左心室后负荷、左心室舒张末压和左心室容积连续增加，左心室后负荷的增加反过来加重室壁应力，导致需氧量的增加，潜在地阻碍了心肌的恢复。随着 VA-ECMO 流量的增加，后负荷增加，左心室负荷不足，可导致严重肺水肿和急性肺损伤，形成所谓的"VA-ECMO 肺"。VA-ECMO 的主要适应证包括心搏骤停、心源性休克、心脏切开术后休克、难治性室性心动过速和侵入性手术并发症的急性处理。VA-ECMO 是一项耗资巨大的干预措施，通常不应用于无法挽救的患者。一般情况下，Impella 用于保留一定左心室及右心室功能的心源性休克患者，然而，如果临床症状持续恶化，出现循环衰竭或者无法治疗的室性心动过速、心室颤动等需要加用VA-ECMO 以提供足够的循环支持。VA-ECMO 与 Impella 联用，可弥补 VA-ECMO 使心脏收缩期后负荷增加、每搏输出量减少、不利于心肌恢复的缺陷，更好地进行呼吸循环支持。VA-ECMO 和 Impella 装置的联合使用通常被称为 ECMELLA 或 ECPELLA。

在一项纳入 17 项观察性研究共 3997 例患者的荟萃分析中，验证了成人心源性休克患者 VA-ECMO 与左心室辅助装置联用的有效性和安全性。其中 1696 例（42%）在接受 VA-ECMO 的同时接受了左心室卸载策略（主动脉内球囊泵 91.7%，经皮心室辅助装置 5.5%，肺静脉或经腹左心房插管 2.8%）。主要结局是全因死亡率，次要结局包括肢体缺血、出血、需要肾脏替代治疗、多器官衰竭、脑卒中或短暂性脑缺血发作和溶血。结果显示，单独使用 VA-ECMO 的患者与联用的患者在次要结果上没有明显不同。虽然联用的患者伴随更高的溶血风险，但联用的患者（54%）比单独使用 VA-ECMO 的患者（65%）死亡率低（RR=0.79，95%CI：0.72～0.87，P < 0.000 01）。

多项回顾性研究都提供了 VA-ECMO 与 Impella 联用优于 VA-ECMO 单用的证据。Pappalardo 等回顾性地收集了来自两个三级重症监护转诊中心的患者数据，以 2：1 的比例进行倾向匹配分析，其中

42 例患者单独接受 VA-ECMO 治疗，而 21 例患者接受 VA-ECMO 和 Impella 联用治疗。与单用 VA-ECMO 相比，联用组的患者住院死亡率显著降低（47% vs. 80%，$P < 0.001$），并且成功过渡到康复或进一步治疗的成功率更高（68% vs. 28%，$P < 0.001$）。但两组之间的大出血率无统计学差异（38% vs. 29%，$P = 0.6$）。Schrage 等收集了 4 个国家 16 个三级护理中心共 686 例使用 VA-ECMO 治疗的心源性休克患者的数据，无论是否联合 Impella 进行支持治疗。在 1 ∶ 1 的倾向评分匹配队列中，通过 Cox 回归模型评估了装置联用与 30 天死亡率之间的关联。匹配后，将 255 例 VA-ECMO 与 Impella 联合使用的患者与 255 例单用 VA-ECMO 治疗的患者进行比较，发现联合治疗组的 30 天死亡率明显降低（$HR = 0.79$，95%CI：0.63～0.98，$P = 0.03$），各亚组之间没有差异。但联用后并发症的发生率也更高：严重出血（38.4% vs. 7.9%）、与穿刺部位相关的缺血（21.6% vs. 12.3%）、肾脏替代治疗（58.5% vs. 39.1%）。

另外，PIE-2R 模型治疗将起搏器（P）、循环支持（IABP、Impella 和 VA-ECMO）、呼吸管理（R）、血运重建（R）联合应用，也能使极高危患者得到有效救治。申华等纳入 129 例急性心肌梗死合并心源性休克的患者，平均年龄为 60 岁，大部分为男性（78%），13% 的患者年龄 ≥ 65 岁，61% 的患者因严重缓慢型心律失常植入临时起搏器，73% 的患者因急性呼吸衰竭或肺水肿行机械通气治疗。VA-ECMO 辅助平均时间为 124 小时，81.3% 的患者成功脱机。所有患者均在机械循环辅助装置下行 PCI 治疗，其中 85% 的患者植入 IABP，15% 的患者植入 VA-ECMO 或 Impella，首次医疗接触到植入循环辅助装置的平均时间为 87 分钟，79% 的患者使用二代药物洗脱支架。经 PIE-2R 模式抢救后 69 例患者存活，院内死亡率为 46.5%。院内并发症包括外周血管并发症（30.2%）、输血治疗（24.8%）、连续肾脏替代治疗（26.4%）、感染（22.5%）和脑卒中（11.6%）。

装置联用的益处及是否改善的临床结果还需要更多的 RCT 来评估。REVERSE 研究（NCT03431467）是一项前瞻性随机试验，旨在评估早期使用 Impella CP 进行左心室灌注对 VA-ECMO 治疗心源性休克患者 30 天后的心肌恢复情况（无机械循环辅助、心脏移植或肌力支持并且是存活状态）。另一项多中心 RCT（UNLOAD-VA-ECMO）目前还在筹备，旨在评估减轻左心室负荷对改善 VA-ECMO 治疗心源性休克的疗效。

需要进行装置联用的患者大部分处于血流动力学不稳定的状态，多次植入新设备造成的影响可能是灾难性的，这也将成为一个很大的挑战。总而言之，对于严重心源性休克患者，多种循环辅助装置联用可能是一种治疗选择，但装置联用带来的好处和装置联用所增加的并发症风险之间需要进行权衡，以及装置联用会耗费更多医疗资源，带来更多经济成本，都值得考量。

四、并发症

Impella 的并发症主要包括出血、溶血、肢体缺血和脑卒中。

Impella 的导管直径大，Impella 2.5 有 12 Fr 的套管尺寸，Impella CP 套管尺寸为 14 Fr，Impella 5.0 套管尺寸更大，高达 21 Fr，因此扩大了腹股沟切口，容易造成出血和肢体缺血坏死。Dhruva 等基于注册表的研究报告使用 Impella 大出血率为 31%。其中 11% 为接入部位出血，院内大出血风险显著高于使用 IABP 的患者（31.3% vs. 16.0%，$P < 0.001$）。Schrage 等的回顾性研究显示，与使用 IABP 相比，虽然 30 天全因死亡率无显著差异（48.5% vs. 46.4%，$P = 0.64$），但使用 Impella 会发生严重甚至危及生命的出血（8.5% vs. 3.0%，$P < 0.01$），而且外周血管并发症（9.8% vs. 3.8%，$P = 0.01$）的发生率也明显更高。在 NCSI 试验中，需要干预的通路部位出血发生率为 10%。意大利注册中心的研究报告在总人数的 9.6% 中观察到穿刺点出血。与不使用机械循环装置的常规治疗相比，使用 Impella 治疗重症监护室住院患者的出血率显著增加（42% vs. 25%，$P = 0.03$）。

轴流泵快速运转造成血细胞破坏，产生溶血，增加了大出血风险。溶血通常见于早期治疗过程，严重者出现血红蛋白下降。若装置位置不当，溶血的风险会急剧增加，应立即进行影像学检查以优化放置，并评估右心室功能和容量状态。Impella 在整个心动周期中持续运转，提高了主动脉阻抗和系统性血管阻力，增加了左心室后负荷，可能使缺血的心肌组织无法应付额外的机械负荷。意大利注册中心的研究发现使用 Impella 最常见的并发症是溶血（11.8%），而且几乎只发生在心源性休克人群中。一项回顾性研究也表明了使用 Impella 后容易出现溶血，该研究纳入了 64 例患者，其中 36 例（56%）接受 IABP 治疗，28 例（44%）接受 Impella 2.5/CP 治疗，结果发现与使用 IABP 相比，使用 Impella 后溶血显著增加（32% $vs.$ 0，$P < 0.0001$）。

使用 Impella 几乎必须进行治疗性抗凝，而且要警惕穿刺部位出血，尤其是股动脉。需研究预防 Impella 泵内和装置外表面形成血栓所需的抗凝剂量，尽量使用最小抗凝量，其不仅能预防栓塞，同时还在最大限度内减少出血。

与 Impella RP 相关的并发症在文献中报道较少，最常见的并发症是通路部位出血和溶血。

目前临床上已有一些并发症的防范措施：将远端灌注导管插入到股浅动脉中，可使肢体缺血最小化。患有严重外周动脉疾病的患者中，难以经大口径股动脉入路，腋动脉是一个更好的选择，还能降低出血风险。

超声心动图在 Impella 全程治疗中具有重要作用。使用超声心动图进行术前评估，以排除左心室血栓、机械主动脉瓣或严重主动脉瓣关闭不全等禁忌证；使用超声心动图进行术中定位，保证装置正确置放，避免动脉穿孔；使用超声心动图进行术后监测，防止 Impella 因脱位而失效，提高 Imeplla 的安全性。至少每 8 小时进行一次超声心动图检查，可评估 Impella 在左心室内的位置，防止入口部分过于靠近心肌结构和乳头肌时溶血。

器械类型和流速的选择会影响血管搏动和输入阻抗，不同于 Impella 轴流泵，脉动泵很少发生溶血。经皮左心室辅助装置 PulseCath iVAC2L 是一种新型脉动循环支持系统，17 Fr 的导管通过股动脉进入左心室，产生 2.0 L/min 的血流量。虽不及 Impella 的高灌注量，但可减少溶血。PULSE 试验（NCT03200990）是一项国际性的多中心机制研究，评估 iVAC2L 与 Impella CP 在减轻心脏负荷方面的优劣。

五、总结

Impella 可提供高额的循环血流量，改善血流动力动力学紊乱，但仍存在一些难以避免的副作用。手术时长、造影剂剂量、手术切口大小、辅助装置放置时间都影响 Impella 的效用。使用 Impella 需要抗凝，研究泵头内和装置外表面血栓形成所需的最小抗凝剂量，可在预防栓塞的同时最大限度减少出血。一些 Impella 正在进行的大型 RCT 结果或能更合理地指导其临床使用；如关于心源性休克的 DanGer Shock 试验（NCT01633502），针对减轻左心室负荷的 DTU（NCT03947619）、UNLOAD VA-ECMO、REVERSE（NCT03431467）试验，以及即将进行的 PROTECT Ⅳ、RECOVER Ⅳ 等。两种正在开发的装置也有望提高 Impella 的性能：Impella XR 套管可易化 Impella 的使用，最大限度地缩小动脉切口的尺寸；Impella BTR 则是一种更小的心脏泵，支持 5 L/min 左右的血流量，附有院外可穿戴的驱动器，能提供长达 1 年的血流动力学支持。Impella 强大的生理学原理和一些病例数据促进了越来越广泛的使用，如果没有来自 RCT 的明确指征，则应谨慎并根据个人专业知识做出决定。

参考文献

[1] FLAHERTY M P，KHAN A R，O'NEILL W W. Early Initiation of Impella in Acute Myocardial Infarction Complicated by Cardiogenic Shock Improves Survival：A Meta-Analysis [J]. JACC Cardiovasc Interv，2017，10（17）：1805-1806.

[2] DIXON S R，HENRIQUES J P，MAURI L，et al. A prospective feasibility trial investigating the use of the Impella 2.5

system in patients undergoing high-risk percutaneous coronary intervention(The PROTECT I Trial) initial U.S. experience [J]. JACC Cardiovasc Interv，2009，2（2）：91-96.

[3] PAPAIOANNOU T G，STEFANADIS C. Basic principles of the intraaortic balloon pump and mechanisms affecting its performance [J]. Asaio j，2005，51（3）：296-300.

[4] THIELE H，ZEYMER U，NEUMANN F J，et al. Intraaortic balloon support for myocardial infarction with cardiogenic shock [J]. N Engl J Med，2012，367（14）：1287-1296.

[5] WOHNS D，MUTHUSAMY P，DAVIS A T，et al. Economic and operational implications of a standardized approach to hemodynamic support therapy using percutaneous cardiac assist devices [J]. Innovations（Phila），2014，9（1）：38-42.

[6] LORUSSO R，WHITMAN G，MILOJEVIC M，et al. 2020 EACTS/ELSO/STS/AATS expert consensus on post-cardiotomy extracorporeal life support in adult patients [J]. Eur J Cardiothorac Surg，2021，59（1）：12-53.

[7] RILEY R F，HENRY T D，MAHMUD E，et al. SCAI position statement on optimal percutaneous coronary interventional therapy for complex coronary artery disease [J]. Catheter Cardiovasc Interv，2020，96（2）：346-362.

[8] CHIEFFO A，DUDEK D，HASSAGER C，et al. Joint EAPCI/ACVC expert consensus document on percutaneous ventricular assist devices [J]. EuroIntervention，2021，17（4）：e274-e286.

[9] MCDONAGH T A，METRA M，ADAMO M，et al. 2021 ESC Guidelines for the diagnosis and treatment of acute and chronic heart failure [J]. Eur Heart J，2021，42（36）：3599-3726.

[10] ARRIGO M，PRICE S，BARAN D A，et al. Optimising clinical trials in acute myocardial infarction complicated by cardiogenic shock：a statement from the 2020 Critical Care Clinical Trialists Workshop [J]. Lancet Respir Med，2021，9（10）：1192-1202.

[11] SEYFARTH M，SIBBING D，BAUER I，et al. A randomized clinical trial to evaluate the safety and efficacy of a percutaneous left ventricular assist device versus intra-aortic balloon pumping for treatment of cardiogenic shock caused by myocardial infarction [J]. J Am Coll Cardiol，2008，52（19）：1584-1588.

[12] BASIR M B，KAPUR N K，PATEL K，et al. Improved Outcomes Associated with the use of Shock Protocols：Updates from the National Cardiogenic Shock Initiative [J]. Catheter Cardiovasc Interv，2019，93（7）：1173-1183.

[13] OUWENEEL D M，ERIKSEN E，SJAUW K D，et al. Percutaneous Mechanical Circulatory Support Versus Intra-Aortic Balloon Pump in Cardiogenic Shock After Acute Myocardial Infarction [J]. J Am Coll Cardiol，2017，69（3）：278-287.

[14] SCHRAGE B，IBRAHIM K，LOEHN T，et al. Impella Support for Acute Myocardial Infarction Complicated by Cardiogenic Shock [J]. Circulation，2019，139（10）：1249-1258.

[15] DHRUVA S S，ROSS J S，MORTAZAVI B J，et al. Association of Use of an Intravascular Microaxial Left Ventricular Assist Device *vs.*Intra-aortic Balloon Pump With In-Hospital Mortality and Major Bleeding Among Patients With Acute Myocardial Infarction Complicated by Cardiogenic Shock [J]. JAMA，2020，323（8）：734-745.

[16] BATCHELOR R J，WHEELAHAN A，ZHENG W C，et al. Impella versus Venoarterial Extracorporeal Membrane Oxygenation for Acute Myocardial Infarction Cardiogenic Shock：A Systematic Review and Meta-Analysis [J]. J Clin Med，2022，11（14）：3955.

[17] O'NEILL W W，SCHREIBER T，WOHNS D H，et al. The current use of Impella 2.5 in acute myocardial infarction complicated by cardiogenic shock：results from the USpella Registry [J]. J Interv Cardiol，2014，27（1）：1-11.

[18] O'NEILL W W，GRINES C，SCHREIBER T，et al. Analysis of outcomes for 15，259 US patients with acute myocardial infarction cardiogenic shock（AMICS）supported with the Impella device [J]. Am Heart J，2018，202：33-38.

[19] SPILLMANN F，VAN LINTHOUT S，SCHMIDT G，et al. Mode-of-action of the PROPELLA concept in fulminant myocarditis [J]. Eur Heart J，2019，40（26）：2164-2169.

[20] TSCHOPE C，VAN LINTHOUT S，KLEIN O，et al. Mechanical Unloading by Fulminant Myocarditis：LV-IMPELLA，ECMELLA，BI-PELLA，and PROPELLA Concepts [J]. J Cardiovasc Transl Res，2019，12（2）：116-123.

（徐俊波　张悦）

第七节　颈动脉窦刺激及交感节神经消融

交感神经的慢性激活及迷走神经兴奋性降低是心衰发展中的一个关键机制。自主性失衡是 HFrEF 中的常见现象。因此，调节自主性失衡，旨在恢复心脏损伤的自主神经平衡。临床策略包括药物和神经调节技术。ACRI、ARB 和 β 受体阻滞剂等作为标准用药以促进自主平衡。对药物治疗有抵抗力的心衰患者，非药物技术在治疗自主神经功能障碍方面也受到了关注，包括肾交感神经去神经化、手术星形神经节切除术、迷走神经刺激（vagus nerve stimulation，VNS）、压力感受器激活疗法（baroreflex activation therapy，BAT）、脊髓刺激等。最近发表的数据分析表明，神经刺激治疗 HFrEF 取得了成功进展，包括 VNS 和 BAT 等新型神经调节疗法。

一、心衰的自主神经病理生理变化

心脏密集分布着针对心肌和心脏传导系统的神经元。人体自主神经系统通过平衡交感神经和副交感神经（迷走神经）作用来调节心功能。在面对外部刺激时通过反馈调节自主平衡，以使心脏适应不断变化的环境。

（一）正常心脏的神经分布

在健康人群中，迷走神经占主导地位。通过固有神经网络，并整合这些自主信号以控制心率、心脏传导和收缩力。心脏内神经系统由感觉传入纤维、外部自主投射和局部回路内的中间神经元组成。心脏固有神经元的细胞体位于心内神经节内，包括节后副交感神经。心脏固有神经元在心内神经节内和心内神经之间传递信息，是交感神经、副交感神经和感觉整合的最终场所，用于控制心脏活动。

心脏的控制起源于脑干内迷走神经的模糊核和背侧运动核。心脏的交感神经控制起源于延髓头内侧腹侧、延髓头外侧腹侧、脑桥 A5 区和下丘脑室旁核。中枢神经系统中交感神经和副交感神经的活动受到来自高级皮质核的下行信号和通过孤束核传递的上行感觉信息的影响。

压力感受器、化学感受器和感觉传入纤维（其细胞体位于背根神经节和结节神经节）提供感觉反馈，使心脏活动能够快速适应外部刺激。节前副交感神经通过迷走神经投射到心脏，形成胆碱能突触。心内神经节中的节后神经元位于心外膜脂肪垫上。节后副交感神经细胞释放的乙酰胆碱（acetylcholine，ACh）激活窦房结、房室结、心房，以及较小程度的心室中的 M2 毒蕈碱受体，以降低心率（计时性）和传导速度（单向性）。中间外侧脊髓中的交感节前神经元接收来自中央运动前神经元的胆碱能输入，并通过交感链将胆碱能信号发送到星状神经节和 $T_1 \sim T_3$ 胸神经节中节后神经元上的烟碱 ACh 受体。节后交感神经通过心下神经到达心脏，并将去甲肾上腺素释放到窦房结、房室结和心肌细胞中的 β- 肾上腺素能受体上，以增加心率、传导速度和收缩力（肌力）。

（二）疾病状态下的神经调节

疾病状态下，交感神经与迷走神经的稳态被破坏，代之以交感神经活性增加和迷走神经活动减少，这种自主神经失衡会导致危及生命的心血管疾病，包括心律失常和心源性猝死。临床上可通过压力反射敏感性、心率变异性或运动后心率恢复情况等来判断心脏迷走神经的活动情况。

（三）交感神经的病理改变

1. 兴奋性增强

交感神经过度活动会升高去甲肾上腺素及其代谢产物二羟基苯乙二醇的血浆水平，这与射血分数保留或降低的心衰患者预后不良相关。

2. 神经递质或神经肽产生改变

最近的研究表明，患病神经元会释放肾上腺素和去甲肾上腺素，激活更多的β肾上腺素能受体群体。在心肌梗死和射血分数降低及保持不变的心衰患者中，临床研究发现神经肽Y（neuropeptide Y，NPY）释放增强，这可能导致微血管收缩和室性心律失常。NPY从交感神经元释放，作用于血管平滑肌（Y1R）和心肌细胞（Y2R，Y5R）中的NPY受体。NPY和其他神经肽除了对心脏和脉管系统的影响外，还抑制心脏副交感神经末梢通过Y2R释放Ach。在射血分数降低的心衰和心肌梗死患者中，外周交感神经细胞也经历胆碱能转分化，合成和释放除去甲肾上腺素外的Ach。

3. 神经分布的变化

除了神经兴奋性和神经传递的变化外，交感神经的分布和密度也会发生变化。同一心脏中可能存在去神经和高神经区域，交感神经分布的异质性导致心律失常。

4. 神经生长因子

许多损伤引起的心脏神经改变是由神经生长因子（nerve growth factor，NGF）的变化驱动的。心肌梗死后心脏NGF增加和代偿性心脏过度营养导致交感神经过度神经化，而失代偿性心衰和糖尿病患者NGF减少导致交感神经失神经、去甲肾上腺素再摄取受损和传入神经功能丧失。心脏NGF的逆行信号有助于疾病期间星状神经元的形态学变化，副交感神经神经元的NGF合成与建立和维持副交感神经和交感轴突之间的突触相互作用有关。

（四）副交感神经重塑

与交感神经活动的病理生理调节相比，目前对心脏病患者外周副交感神经活动中断的了解少得多。节后副交感神经神经元的位置和心脏内神经节的不同神经群使得在体内评估外周副交感神经活动变得困难。目前，副交感神经活动的直接分析仅限于单个神经纤维记录；通过间接测量来研究副交感神经活动的方法有心率变异性分析和压力反射敏感性分析。

1. 神经活动减少

临床研究表明，迷走神经活动减少的标志物，包括压力反射敏感性和心率变异性降低，是心肌梗死患者及射血分数降低或保留的心衰心脏死亡率的有力预测指标。

2. 结构和神经化学可塑性

心血管疾病中，包括节后副交感神经在内的心内神经元的神经化学表型和结构特征发生改变，会破坏副交感神经在外周和中枢的传递。

（五）神经节炎症与外周神经胶质的作用

心血管疾病与周围和中枢炎症密切相关。在中枢神经系统内，神经-免疫相互作用有助于交感神经活动的病理性升高。免疫细胞也有助于损伤引起的周围自主神经的变化。研究发现，神经节炎症可能是病理生理学中自主心脏神经回路失调的重要因素。

二、神经刺激治疗慢性心衰的工作原理

神经刺激治疗心衰通过电神经调节系统实现。系统包含两个基本组成部分：电流发生器和向目标输送电流的电极；有开环和闭环两种模式。在开环系统中，刺激本质上独立于诱发的生物反应和（或）生物需求，可实现某种"适应"，通过基于预先获得的对电神经元刺激的生理响应的知识，逐步修改一些参数，和（或）通过编程对外部输入的预定义响应。在闭环系统中，至少一种生物标志物被连续监测，并且可实施算法来确定电刺激的时间和强度，同时监测感兴趣的标志物。后者旨在模拟动物或人类反馈

神经元网络的功能原理，包括生物标志物、传感器和数据处理算法。传统的闭环神经调控生物标志物包括神经电信号和非神经生物标志物，如心电图。最近，基于神经化学监测的闭环植入式治疗性神经调控系统也已在心血管领域外开发。

电神经调控是基于剂量–反应原理。其"剂量"概念远比药物疗法复杂，有超过 10 种不同的参数可同时修改，这些参数可分为电极与电流相关参数、刺激模态相关参数和安全参数等。组合数百种，反映了治疗目标在生理和病理条件下的高度整合和极端动态行为，需要大量的临床前和临床研究，以解决在不同环境下最合适的刺激方案的问题。目前，临床应用和技术创新，如新颖的波形、先进的刺激器功能和导线设计，在很大程度上超出了我们对该治疗方案剂量–反应关系的科学理解，人工智能可能有助于技术创新。

三、主要的几种治疗方法及装置（图 5-8）

（一）肾交感神经去神经化

肾交感神经去神经化治疗最初是为了治疗难治性动脉高压。研究发现，肾交感神经去神经化在 HFrEF 患者中是安全的，但在 6 个月时使用碘 –123– 间碘苄基胍测量，肾交感神经去神经化不会导致心脏交感神经活动的显著变化，但需要进一步研究来证明对终点的影响。

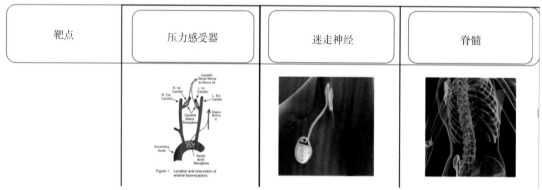

| 靶点 | 压力感受器 | 迷走神经 | 脊髓 |

图 5-8　基于器械的 HFrEF 自主神经调节治疗

［引自：DUSI V，ANGELINI F，ZILE M R，et al. Neuromodulation devices for heart failure. European Heart Journal Supplements，2022，24（Supplement E）：E12–E27.］

（二）迷走神经刺激（VNS）

NECTAR-HF 研究发现生活质量和 NYHA 心功能分级改善显著，但未能改善左心室收缩末期直径和其他指标，包括左心室收缩末期容积、左室射血分数、峰值 VO_2 和 NT-proBNP。另外，该研究长期随访并未显示 VNS 的长期有效性。总的来说，迄今为止 VNS 并未在心衰患者中显示出显著的益处，相关指南中也未予以推荐。

迷走神经包含约 80% 的传入神经元和 20% 的传出神经元，后者是节前纤维，指向嵌入心脏之外的几个外周器官中的节后神经元站，包括上下呼吸道器官、胃肠器官和卵巢。迷走神经纤维的光谱根据直径和传导速度分类，从最大和最快的 Aα 到最小和最慢的无髓 C 纤维。心脏迷走神经哺乳动物的控制依赖于 B 型（传出）和 C 型纤维（传入和传出）。值得注意的是，位于心外膜脂肪垫内的节后副交感神经神经元上的左右迷走神经纤维分布并不对称：右迷走神经对窦房结活动有较大影响，而左迷走神经对房室结功能有主要控制，两者都影响心房和心室心肌细胞。

大多数临床证据提示在迷走神经节内有神经纤维组成的器官或有特定功能的组织。电刺激过程中，有几个因素影响神经纤维的参与，包括与刺激电极的距离、局部电场强度和纤维直径，其中 A 纤维首先被再凝固，C 纤维最后被再凝固。为此，学者研究了在增加治疗靶（如心脏纤维）有效剂量的同时实现选择性 VNS 以限制非靶侧效应的可能性，以及各种刺激脉冲参数和电极阵列几何测量。近期，有研究使用超声引导的显微神经造影术对人类迷走神经活动进行了直接的神经元记录。历史上，cVNS 首次被研究为抗心律失常干预。在 Einbrodt 对 VNS 的保护作用进行了里程碑式的观察 100 多年后，在麻醉动物中进行的几项研究描述了 cVNS 在急性心肌缺血期间的抗心律失常作用。1991 年，一个有意识的犬急性心肌缺血猝死模型给出了确凿的证据；右 cVNS 约 50% 的抗纤维化作用与心率降低有关，表明存在其他保护途径。cVNS 通过缺血预处理的相同保护途径发挥抗凋亡作用，通过胆碱能抗感染途径发挥抗感染作用，这是一种通过激活巨噬细胞和其他免疫活性细胞上的胆碱能烟碱受体抑制促炎细胞因子释放的神经机制。Tracey 首先在肝脏层面描述了这一机制，然后在心脏层面进行了证实，其中烟碱受体被证明对 cVNS 的心率非依赖性保护作用至关重要，导致缺血/再灌注大鼠模型中梗死面积的减少。

（三）颈动脉窦 BAT

BAT 和肾交感神经去神经化相似，最初是用于难治性高血压。BAT 涉及一种电池操作的起搏器式脉冲发生器，植入胸壁，导线通过手术植入颈动脉窦。这些导线在颈动脉窦压力感受器处提供持续的电刺激，以抵消心衰患者的交感神经过度驱动。其结果是中枢介导的迷走神经反应导致交感神经过度活跃，导致心率和血压下降。

动脉压力感受器是在颈动脉窦和主动脉弓壁的外膜–中层形成分支网络的拉伸感受器。来自压力感受器的神经冲动是有张力的；血压的升高导致脉冲放电率增加，孤束神经刺激增加，对心脏和外周血管系统的交感神经的抑制增加。血压降低会导致神经放电减少，孤束核刺激减少，交感神经抑制减少。

这些来自压力感受器的输入在中枢水平与来自骨骼肌、肾脏、心脏机械感受器和化学感受器的传入兴奋性输入持续整合和平衡，这些输入抑制迷走神经并增强交感神经（图 5-9）。即使在晚期 HFrEF 中，颈动脉压力反射回路也没有发生内在的功能异常。在心脏损伤后，由于传入的增加抵消了压力反射控制，自主神经平衡向交感优势转移。在心排血量减少的情况下，由于压力感受器卸载，功能性压力感受器受损可进一步增强，这与 HFrEF 中 BAT 的强大理论基础一致。BAT 设备组件和 BAT 的作用机制及其对高级 HFrEF 相关自主功能变化的影响如图 5-10 所示。

BAT 电极在颈动脉窦中的最佳位置和刺激效果在手术时通过血压和心率下降的急性刺激来确认。

慢性 BAT 在动物模型研究中显示，双侧 BAT 能改善左心室功能与左心室重塑，还能降低血浆去甲肾上腺素水平、间质纤维化和心肌细胞肥大，并使心脏 β_1-肾上腺素能受体、β-肾上腺素能受体激酶和一氧化氮合酶的表达正常化。在评估 BAT 的疗效和安全性的研究中发现，该治疗显著改善 NYHA 分级、生活质量评分、6MWT（主要疗效终点）和 NT-proBNP，并呈现出因心衰住院天数减少的趋势。尽管 LVEF 无明显变化，但 BAT 能显著增加收缩压和脉压。亚组分析表明，BAT 的有益效果在无 CRT 的患者中更为明显。可能原因是 CRT 通过改善机电不同步性，增加了心排血量，也减少了来自心脏机械感受器和颈动脉压力感受器的异常传入交感神经信号，从而减少了交感神经迷走神经失衡。

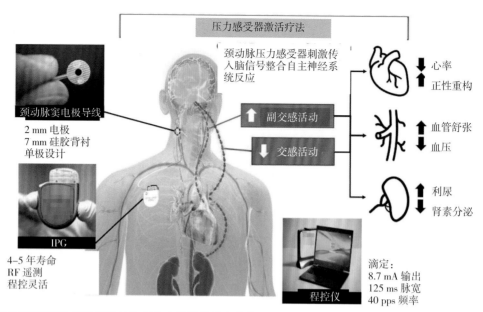

图 5-9　压务感受器活治疗装置组件和压力感受器激活治疗的作用机制及其对射血分数降低相关自主神经功能变化的晚期心力衰竭的影响的示意图

[引自：VERONICA D，FILIPPO A，MICHAEL R，et al. Neuromodulation devices for heart failure. European Heart Journal Supplements，2022，24（Supplement E）：E12-E27.]

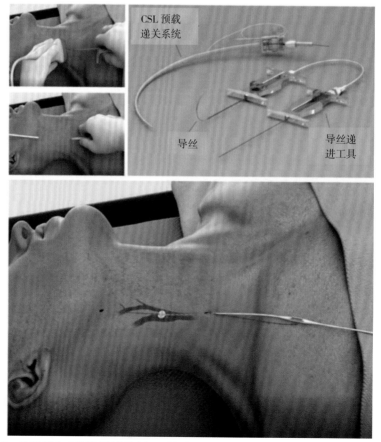

图 5-10　使用超声成像引导刺激电极导线放置在目标颈动脉压力感受器附近的微创技术

[引自：DUNCKER D，BAUERSACHS J. Current and future use of neuromodulation in heart failure. European Heart Journal Supplements，2022，24（Supple E）：E28-E34.]

分析发现，女性在6MHW、生活质量和NYHA心功能分级等级中，尽管基线生活质量与男性相比较差，但与 BAT 相比，其 BAT 反应的潜在差异也有类似的改善。值得注意的是，女性的 NT-proBNP 水平有非常显著的改善，所以女性可能至少与男性一样能受益于 BAT。成本-效果分析表明，BAT 对于不符合心脏再同步化治疗条件的 HFrEF 患者来说是具有成本效益的。

目前指南建议的 BAT 应用于在最佳药物治疗下仍为 NYHA 心功能分级 Ⅲ 级的心衰患者，且不符合 CRT 条件的情况下。

（四）脊髓刺激

脊髓刺激是人类首次探索的神经调控策略，首先在 20 世纪 60 年代用于缓解癌症疼痛，后来用于治疗难治性神经痛综合征和难治性心绞痛，结果证明是有效和安全的。SCS 疗效背后的精确机制是多因素的，尚未完全阐明。几项临床前研究证明，SCS 可通过调节交感神经和副交感神经心排血量来减弱对心脏应激源的交感神经反射反应。SCS 促进的梗死面积减少被 α- 或 β- 肾上腺素能受体阻断抵消，SCS 后 RR 和 AH 间期增加，MI 引发的室性心律失常显著减少。这些有利的作用是由于 SCS 对发生在较低水平（心外交感神经节内和心内神经节丛内）的交感反射弓产生稳定作用，最终导致去甲肾上腺素的神经元心脏释放减弱。值得注意的是，腺苷引起的缺血期间左心室恶化减少。在动物心衰模型中，SCS 可显著改善 LVEF、降低心肌氧耗量、减少室性心律失常。

在 HFrEF 患者中进行的两项小型试验显示了 SCS 的潜在益处，同时脊髓刺激被证明是安全的。但目前的研究结果在患者相关指标变化方面，包括 NYHA 分级、生活质量、峰值 VO$_2$ 消耗量、LVEF 和 LVESV 结论不一致。NT-proBNP 水平不变。其原因考虑与电极定位（T$_1$~T$_3$ 的两个八电极导线与 T$_2$~T$_4$ 的单个八电极导线）水平和刺激方案（连续刺激与每天 12 小时）差异相关。SCS 的保护作用可延长达 1 小时，因此 SCS 心脏病患者可能更容易受到心脏应激源的保护。

在副交感神经信号和压力感受器的不同解剖学水平上进行干预的几种装置处于不同的发展阶段。

1.Barostim Neo

Barostim Neo 是一种可植入的脉冲发生器（位于胸肌区域），连接到颈动脉窦上方的电极。该装置刺激颈动脉压力感受器，减少交感神经活动，增加副交感神经张力，从而重新平衡自主神经系统。

2019 年，Barostim Neo 获得 FDA 批准用于改善非 CRT 候选者且具有 NYHA 心功能分级 Ⅲ 级症状、LVEF ≤ 35% 和前 BNP < 1600 pg/mL 的患者的症状。正在进行的 2 期 BeAT-HF 试验旨在评估 Barostim Neo 对发病率和死亡率的影响，于 2023 年公布结果。

2. Harmony 系统

Harmony 系统是一种可植入系统，能够向主动脉壁输送刺激，其作用机制为刺激通向左迷走神经干的主动脉传入神经纤维，通过改善中心血压控制、降低动脉僵硬度和改善心功能来恢复自主平衡。

正在进行的 CE-Mark ENDO-HF 研究以 HFpEF 和 HFrEF 患者为目标，获取 6 个月时心脏结构和功能的安全性和疗效数据，以及生活质量和运动耐量改善情况。

3.VITARIA 系统

VITARIA 系统是一种迷走神经刺激治疗设备，该系统旨在提高心衰患者的副交感神经张力。该设备已获得 FDA 的突破性设备认证，目前正在进行两项临床试验：ANTHEM HFrEF 关键试验和 ANTHEM HFpEF 试验。

4. 内脏神经阻滞——Satera 消融系统

内脏神经阻滞是心衰治疗的一个新靶点，因为内脏神经阻滞可导致内脏血管舒张，减少前负荷和后负荷。

在小型研究中，经皮和外科内脏神经阻滞均显著改善了心脏充盈压、心排血量和运动能力。Satera 消融系统经股静脉植入，被推送至 $T_{10} \sim T_{11}$ 节胸椎的内脏神经，并在透视引导下进行消融。

四、临床应用

这些装置在前几年已经在临床前和临床水平上进行了广泛的研究，结果明显不一致。究其原因是心脏神经系统的生理和病理功能极其复杂，我们并未完全了解它。电神经调节带来了特殊的挑战，与确定治疗剂量的多种参数有关，也与缺乏可靠的方法来评估适当的神经元参与有关。我们正确选择更有可能对电神经调控产生反应的患者的能力仍然非常有限。

目前，BAT 虽然仍缺乏确切的生存益处数据，但却是 FDA 批准用于临床的唯一一种电气 ART，而 cVNS 仍被视为研究对象。

（一）当前指南对 BTA 的适应证推荐

目前尚没有指南对相关设备予以推荐。在 2021 年 ESC 心衰诊断和治疗指南指出，BAT 已被证明在运动能力和生活质量方面有适度改善，但目前的证据被认为不足以支持降低心衰患者的死亡率或住院率。

（二）适应证和禁忌证

在美国，Barostim Neo 系统适用于尽管接受了指导性药物治疗但仍有症状的 NYHA 心功能分级 Ⅲ 级或 Ⅱ 级（近期有 Ⅲ 级病史）、LVEF ≤ 35%、NT-proBNP < 1600 pg/mL 的患者；根据 AHA/ACC/ESC 指南，不适合 CRT 植入患者，目的是改善 HF 症状、生活质量、6 分钟步行和功能状态。

严格的指征把控对患者选择至关重要。患者应首先接受指南推荐的和已确立的 HFrEF 治疗。这包括但不限于最佳心衰药物治疗、瓣膜性心脏病治疗、心房颤动治疗、CRT 或 VAD。特别是非经典 CRT 植入适应证的心衰患者，可考虑使用压力受体激活疗法。

禁忌证：①位于下颌骨上方的双侧颈动脉分叉；②压力反射衰竭或自主神经病变；③颈动脉中的溃疡性斑块（通过超声或血管造影术确定）。

（三）不良事件

最常见的为咳嗽、发音困难、植入部位疼痛和植入部位感染。植入压力感受器的患者应接受密切的临床随访。

五、总结

在心衰患者中，交感神经张力增加和副交感神经输出减少的自主神经失衡是一个不良适应过程，导致心肌工作负荷增加，加速心衰的进一步发展和代偿失调。压力感受器的刺激可导致交感神经活动减少和副交感神经信号增加，从而造成心率降低、后负荷减少、心室动脉耦合改善和利尿增加。同样，通过增加副交感神经张力的直接迷走神经刺激降低了心率、心肌需氧量和后负荷。在过去 10 年中，神经调控已成为治疗 HFrEF 的一种创新方法。目前已有更加微创、新颖的介入植入技术，避免了颈动脉窦的手术入路，该技术使用超声波成像引导刺激导线靠近目标颈动脉压力感受器。可以预见，随着研究的深入，将会有更好的设备造福心衰人群。

参考文献

[1] AJIJOLA O A，CHATTERJEE N A，GONZALES M J，et al. Coronary sinus neuropeptide Y levels and adverse outcomes in patients with stable chronic heart failure[J]. JAMA CARDIOL，2020，5（3）：318-325.

[2] AJIJOLA O A，HOOVER D B，SIMERLY T M，et al. Inflammation, oxidative stress, and glial cell activation characterize stellate ganglia from humans with electrical storm[J]. JCI：Insight，2017，2（18）.

[3] AJIJOLA O A，WISCO J J，LAMBERT H W，et al. Extracardiac neural remodeling in humans with cardiomyopathy[J]. CIRC-ARRHYTHMIA ELEC，2012，5（5）：1010-1116.

[4] ARDELL J L，ANDRESEN M C，ARMOUR J A，et al. Translational neuro-cardiology：preclinical models and cardioneural integrative aspects[J]. J Physiol 2016，594（14）：3877-3909.

[5] BARDSLEY E N，PATERSON D J. Neurocardiac regulation：from cardiac mechanisms to novel therapeutic approaches[J]. J Physiol 2020，598（14）：2957-2976.

[6] FLOREA V G，COHN J N. The autonomic nervous system and heart failure[J]. CIRC RES，2014，114（11）：1815-1826.

[7] FLORAS J S，PONIKOWSKI P. The sympathetic/parasympathetic imbalance in heart failure with reduced ejection fraction[J]. Eur Heart J，2015，36：1974-1982.

[8] CHATTERJEE N A，SINGH J P. Novel Interventional Therapies to Modulate the Autonomic Tone in Heart Failure[J]. JACC-HEART FAIL，2015，3（10）：786-802.

[9] DUNCKER D，VELTMANN C. Device therapy in heart failure with reduced ejection fraction-cardiac resynchronization therapy and more[J]. HERZ，2018，43（5）：415-422.

[10] AHMAD Y，FRANCIS D P，BHATT D L，et al. Renal denervation for hypertension a systematic review and meta-analysis of randomized，blinded，placebo-controlled trials[J]. JACC Cardiovasc Interv，2021，14：2614-2624.

[11] PATEL H C，ROSEN S D，HAYWARD C，et al. Renal denervation in heart failure with preserved ejection fraction（RDT-PEF）：a rando- mized controlled trial[J]. Eur J Heart Fail，2016，18：703-712.

[12] FEYZ L，PANDAY R N，HENNEMAN M，et al. Endovascular renal sympa-thetic denervation to improve heart failure with reduced ejection fraction：the IMPROVE-HF-I study[J]. Neth Heart J，2021，30：1-7.

[13] FUKUTA H，GOTO T，WAKAMI K，et al. Effects of catheter-based renal denervation on heart failure with reduced ejection fraction：a meta-analysis of randomized controlled trials[J]. Heart Fail Rev，2022，27：29-36.

[14] FERRARI G M D，CRIJNS H J G M，BORGGREFE M，et al. Chronic vagus nerve stimulation：a new and promising therapeutic approach for chronic heart failure[J]. Eur Heart J，2011，32：847-855.

[15] ZANNAD F，FERRARI G M D，TUINENBURG A E，et al.Chronic vagal stimulation for the treatment of low ejection fraction heart failure: results of the NEural Cardiac TherApy foR Heart Failure（NECTAR-HF）randomized controlled trial[J]. Eur Heart J，2015，36：425-433.

[16] SHARMA K，PREMCHAND R K，MITTAL S，et al.Long-term follow-up of patients with heart failure and reduced ejection fraction receiving autonomic regulation therapy in the ANTHEM-HF pilot study[J]. Int J Cardiol，2020，323：175-178.

[17] GOLD M R，VELDHUISEN D J V，HAUPTMAN P J，et al. Vagus nerve stimulation for the treatment of heart failure：the INOVATE-HF trial[J]. J Am Coll Cardiol，2016，68：149-158.

[18] DUSI V，DE FERRARI G M. Vagal stimulation in heart failure[J]. Herz，2021，46：541-549.

[19] BISOGNANO J D，BAKRIS G，NADIM M K，et al . Baroreflex activation therapy lowers blood pressure in patients with resistant hypertension：results from the double-blind，randomized，placebo-controlled rheos pivotal trial[J]. J Am Coll Cardiol，2011，58：765-773.

[20] GRONDA E，SERAVALLE G，BRAMBILLA G，et al. Chronic baroreflex activation ef- fects on sympathetic nerve traffic，baroreflex function，and cardiac haemodynamics in heart failure：a proof-of-concept study[J]. Eur J Heart Fail，2014，16：977-983.

[21] GRONDA E, SERAVALLE G, TREVANO F Q, et al.Long-term chronic baror- eflex activation[J]. J Hypertens, 2015, 33: 1704-1708.

[22] ABRAHAM W T, ZILE M R, WEAVER F A, et al. Baroreflex activation therapy for the treat- ment of heart failure with a reduced ejection fraction[J]. JACC Heart Fail, 2015, 3: 487-496.

[23] ZILE M R, LINDENFELD J, WEAVER F A, et al. Baroreflex activation therapy in patients with heart failure with reduced ejection fraction[J]. J Am Coll Cardiol, 2020, 76: 1-13.

[24] COATS A S, ABRAHAM W, ZILE M, et al. Baroreflex activation ther- apy with the BarostimTM device in patients with heart failure with re-duced ejection fraction: a patient level meta-analysis of randomized controlled trials[J]. Eur J Heart Fail, 2022, 24（9）: 1665-1673.

[25] YANCY C W, JESSUP M, BOZKURT B, et al. 2017 ACC/AHA/HFSA focused update of the 2013 ACCF/AHA guideline for the management of heart failure a report of the American College of Cardiology/American Heart Association Task Force on Clinical Practice Guidelines and the Heart Failure Society of America[J]. J Am Coll Cardiol, 2017, 70: 776–803.

[26] MADDOX T M, JANUZZI J L, ALLEN L A, et al. 2021 Update to the 2017 ACC expert consensus decision pathway for optimization of heart failure treatment: answers to 10 pivotal issues about heart failure with reduced ejection fraction a report of the American College of Cardiology solution set oversight committee[J]. J Am Coll Cardiol, 2021, 77: 772–810.

[27] EZEKOWITZ J A, O'MEARA E, MCDONALD M A, et al. 2017 Comprehensive update of the Canadian cardiovascular society guidelines for the management of heart failure[J]. Can J Cardiol, 2017, 33: 1342–1433.

[28] MCDONALD M, VIRANI S, CHAN M, et al. CCS/CHFS heart failure guide- lines update: defining a new pharmacologic standard of care for heart failure with reduced ejection fraction[J]. Can J Cardiol, 2021, 37: 531-546.

[29] MCDONAGH T A, METRA M, ADAMO M, et al. 2021 ESC guidelines for the diagnosis and treatment of acute and chronic heart failure: developed by the Task Force for the diagnosis and treatment of acute and chronic heart failure of the European Society of Cardiology（ESC）with the special contribution of the Heart Failure Association（HFA）of the ESC[J]. Eur Heart J, 2016, 42: 3599-3726.

[30] GLIKSON M, NIELSEN J C, KRONBORG M B, et al. 2021 ESC Guidelines on cardiac pacing and cardiac resynchronization therapy[J]. EUR HEART J, 2021, 42（35）: 3427-3520.

[31] KRAAI I H, VERMEULEN K M, LUTTIK MLA, et al. Preferences of heart failure patients in daily clinical practice: quality of life or longevity?[J]. Eur J Heart Fail, 2013, 15: 113-1121.

[32] SIMOVIC S, PROVIDENCIA R, BARRA S, et al. The use of remote monitor- ing of cardiac implantable devices during the COVID-19 pandemic: an EHRA physician survey[J]. Europace, 2022, 24: 473-480.

[33] BAUERSACHS J. Heart failure drug treatment: the fantastic four[J]. Eur Heart J, 2021, 42: 681.

[34] VERONICA D, FILIPPO A, MICHAEL R, et al. Neuromodulation devices for heart failure[J]. European Heart Journal Supplements, 2022, 24（Supplement E）: E12–E27.

[35] DUNCKER D, BAUERSACHS O. Current and future use of neuromodulation in heart failure[J]. European Heart Journal Supplements, 2022, 24（Supple E）: E28-E34.

（邓晓奇）

第八节　二尖瓣外科成形术及介入技术

一、二尖瓣的外科解剖与病理分型

通常，用关于心脏的横向或纵向切片来进行心脏瓣膜的解剖学习，但这些切片都不能提供直观的手术视角。这些解剖学观点对外科医师的实用价值是有限的，因为在手术过程中外科医师通常从左心房观察二尖瓣。因此，我们接下来的描述是从心房看二尖瓣的外科解剖，特别强调解剖细节在瓣膜重建中的重要意义。

当左心房充分暴露时，可依次观察到 3 个结构：瓣环、瓣叶和瓣下结构。

（一）二尖瓣环

从左心房面是看不见二尖瓣环的，它的位置在二尖瓣叶与左心房交界缘的外侧约 2 mm 处的深面。二尖瓣环的形状在整个心动周期中是不同的，舒张期大致呈环状，收缩期呈肾状，前后径小于横径。瓣环不是平面结构，而是呈三维马鞍形状，两个最低点位于纤维三角，两个最高点分别位于前后瓣环的中点。二尖瓣环水平与主动脉瓣环水平大约成 120° 角，如果小于 100° 则有可能出现二尖瓣前叶收缩期的前向运动（SAM 征）。

在二尖瓣环附近有 4 个解剖结构需要在手术中注意：①冠状动脉回旋支位于左心耳基部和前交界之间，距离瓣叶与心房连接处 3～4 mm，然后走行于二尖瓣后瓣环外；②在二尖瓣后瓣环外约 5 mm 的深面有冠状静脉走行；③希氏束位于后交界附近；④二尖瓣前瓣环与主动脉瓣的无冠瓣、左冠瓣关系密切，二尖瓣前瓣环与两者均距离 6～10 mm。

（二）二尖瓣叶

前叶呈梯形，占整个瓣环的 1/3，从基部到边缘分为 2 个区域。近端称为透明带，是规则的、薄的、半透明的。远端称为粗糙带，是不规则的、较厚的，有大量的腱索附着。粗糙带为前后瓣叶的对合面。

后叶占整个瓣环的 2/3，边缘有 2 个自然折叠的凹痕，有时候被不恰当地称为"裂口"，2 个凹痕将后叶分为前、中、后 3 个区域，分别称为 P1、P2 和 P3。后叶的 3 个区域大小有所不同，最大的是 P2，最小的是 P1，这是 P2 区脱垂频率高于 P1 和 P3 的原因之一（表 5-14）。凹痕有许多腱索连接，能促进后叶舒张期张大开口。

表 5-14　二尖瓣叶

项目	前叶	后叶
瓣叶高度 /mm	23 ± 0.9	P1：9 ± 1.0 P2：14 ± 0.9 P3：10 ± 1.2
对合面高度 /mm	8 ± 1.1	P2：8 ± 0.9

前后交界为两种不同结构组成的功能实体，提供前后叶之间的连续性。交界区是一个小的三角形瓣叶组织，它的基部附着在瓣环上，它的自由缘由 1 个或 2 个典型的扇形分叉状腱索支撑。

（三）二尖瓣下结构

二尖瓣下结构由两部分组成：具有收缩特性的乳头肌和具有弹性特性的腱索。其一个功能是方便舒张期瓣叶的主动打开，另一个功能则是防止收缩期瓣叶向环平面上方脱垂。乳头肌通常分为前外侧乳头肌和后内侧乳头肌两组。前外侧乳头肌由冠状动脉前降支、对角支、回旋支分支等供给血液；后内侧乳头肌由来自回旋支动脉或右冠状动脉的少量血管供应血液。临床上后内侧乳头肌比前外侧乳头肌更容易发生坏死和功能障碍。腱索附乳头肌延伸至瓣叶上，根据在瓣叶上的附着部位不同（从游离缘到基底部）分为初级腱索、次级腱索、三级腱索。初级腱索往往承担着最主要的功能。

（四）二尖瓣反流的病因分型

根据病因，二尖瓣反流（mitral regurgitation，MR）可分为原发性的和继发性的：原发性二尖瓣反流（primary mitral regurgitation，PMR）又称退行性二尖瓣反流（degeneration mitral regurgitation，DMR），是由二尖瓣自身结构异常引起的二尖瓣反流；继发性二尖瓣反流（secondary mitral regurgitation，SMR）又称功能性二尖瓣反流（functional mitral regurgitation，FMR），由左心室或左心房结构或功能异常引起。美国妙佑医疗国际调查指出，随年龄增长各类瓣膜疾病的发病率均逐渐升高，在 65～74 岁人群中 MR 发病率为 6.4%，在 75 岁以上人群中高达 9.3%。中国医学科学院阜外医院也调查指出 MR 发病率与年龄呈正相关，在 65 岁以上人群中，轻度（1+）MR 发病率高达 23%，中重度（2+～4+）MR 发病率达到 2.2%。

（五）二尖瓣病变的 Carpentier 分型

多种疾病均可影响二尖瓣，有些直接涉及二尖瓣本身，而另一些主要影响心肌。二尖瓣是风湿性瓣膜病、退行性瓣膜病、细菌性心内膜炎等疾病的主要靶点。二尖瓣反流也可能由原发性心肌疾病引起，如缺血性心肌病、扩张型心肌病或肥厚型梗阻性心肌病。前面提到的任何疾病都可引起一个或多个瓣膜结构发生病变，如瓣环、瓣叶、腱索、乳头肌和心室壁。

随着对二尖瓣功能障碍病理生理学认识的进展，单纯的瓣膜狭窄、瓣膜反流等经典描述不足以诠释二尖瓣病变的多个方面。如果描述所有病变则可能太复杂、不实用。为了应对这种复杂性，Carpentier 等提出了二尖瓣病变的"功能性分类"，为二尖瓣外科成形手术的发展提供了巨大的帮助。I 型：瓣叶运动正常的二尖瓣病变，瓣叶在收缩和舒张的过程中具有正常的振幅，反流的原因是环状扩张或瓣叶穿孔、撕裂或赘生物附着等。II 型：瓣叶运动过度的二尖瓣病变，即瓣叶脱垂，原因可能是腱索或乳头肌断裂或延长。III 型：瓣叶运动受限的二尖瓣病变，根据反流受限时相又分为主要发生在舒张期（III a 型）和收缩期（III b 型）两种类型。III a 型常见于风湿性瓣膜病，瓣膜运动主要在舒张期受限，在收缩期，由于粘连融合、腱索增厚和腱索融合，也在一定程度上受限；III b 型二尖瓣反流表现为瓣叶受牵拉，由局部缺血性心肌病或终末期心肌病引起的心室整体扩张引起。

（六）风湿性二尖瓣病变分型

近年来，风湿性二尖瓣病变的二尖瓣成形技术也飞速发展，我国专家孟旭就针对风湿性二尖瓣病变的二尖瓣成形技术提出了"中国风湿性二尖瓣临床病理三分型法"（表 5-15）。

表 5-15 中国风湿性二尖瓣临床病理三分型法

分型	瓣叶	交界及瓣下	血流动力状态	所占比例	成形概率
Type I	前叶面积正常，有前后叶瓣缘的轻度增厚，前后瓣叶活动度好	交界区轻度粘连，没有显著的瓣口及瓣下狭窄，瓣下腱索可能存在增粗，但没有短缩和明显的融合	二尖瓣开口面积大于 1.5 cm^2，舒张期瓣下流速不高，有轻（中）度狭窄和（或）中重度反流	约占总病例的 15%	接近 100%
Type II	前叶面积正常，前叶瓣体增厚不超过整体游叶的 1/3（增厚不累及前叶透明带），前叶活动度良好，后叶可能短缩或僵硬	有前和（或）后交界的融合粘连，可有单一交界的钙化，但钙化面积小于 1 cm^2，瓣下结构存在不同程度的短缩、融合，但无明显钙化	以中重度狭窄为主要异常血流动力学改变，二尖瓣开口面积小于 1.5 cm^2，可伴有关闭不全	占总病例的 60%～70%	大于 70%

续表

分型	瓣叶	交界及瓣下	血流动力状态	所占比例	成形概率
Type Ⅲ	前叶面积正常或减小，前后瓣叶活动度差，特别是前叶增厚累及部分透明带	均有显著前后交界融合，前和（或）后交界钙化，钙化面积大于 1 cm²，瓣下结构重度融合，甚至有钙化	以极重度狭窄为主要异常血流动力学改变，常伴有中重度反流	约占总病例的 20%	30%～50%

二、二尖瓣外科成形术

二尖瓣可以比作门，瓣叶是门板，瓣环就是门框。其中一个或两个成分的任何扭曲或改变都会导致功能障碍。要恢复正常功能，必须重建每个组件的几何形状。如果门框变形了，它的重建是由门板的大小和形状来指导的。如果门板变形，应对其进行修理以适应门框的形状和尺寸。如果门框和门板都变形了，它们必须被重建，以使它们各自的大小和形状完全匹配。同样的原理也适用于二尖瓣，采用具有最佳形状和大小的假体环来恢复正常的二尖瓣环结构，这是二尖瓣成形成功的一个关键条件。二尖瓣成形技术较多，一个病例的修复往往需要联合使用多种技术才能完成。

（一）瓣环成形

1. 前叶测量

目前成形环的种类大致分为有开口的"C"形环和没有开口的全环，无论选择何种类型的成形环，环大小的选择都是基于对前叶的测量，先测量基底部，再测量高度。测量前叶的基底部需要在前后交界分别放置一个标志性缝线。交界不应与纤维三角混淆（纤维三角是从心房视角中看不到的更大、更深的结构）。当由于组织增厚或病变导致交界难以识别时，以下操作可能有帮助：识别由相应乳头肌产生的特征扇状连合腱索；勾起前叶的主腱索，形成的沿向瓣环的沟即正对着交界。将两个交界的缝线拉起即可测量前叶的基底部宽度，从而选择合适的测环器，再根据测环器与前叶高度的匹配度进行尺寸的调整：①绝大多数病例，前叶宽度与高度之间存在良好的相关性，前叶自由缘超出测环器下缘不超过 2 mm，在这种情况下，一般不需要调整成形环大小；②如果是前叶的自由缘超出所选测环器的下边缘 2～4 mm，则使用大一点尺寸的环来减小发生 SAM 征的风险；③在极少数情况下，前叶的自由缘延伸到所选尺寸调整器的下边缘外 5 mm 或更多，在这种情况下，应该选择一个更大的"C"形环，调整增加"C"形环垂直高度，以匹配前叶的高度。

2. 后叶测量

确定环的大小并不需要测量后叶，但为了避免 SAM 征，测量后叶高度是必要的。可通过牵引后叶腱索展开后叶，测量每个后叶节段的高度。在绝大多数情况下，后叶的高度为 10～15 mm。如果任何节段的高度超过 20 mm，则应该切除部分后叶组织，降低该节段的高度以避免 SAM 征。

3. 瓣环缝合植入

正确放置缝合线首先需要正确识别二尖瓣环，看不见的环位于房瓣交界处，距离二尖瓣叶的可见交界外 2 mm。横向抓住瓣叶，同时施加向下牵引的力，可有利于缝合时的定位。如果病变导致交界看不清楚，可通过上下拉动瓣叶来识别。缝针每针宽度应在 8～10 mm，过小容易造成着力点组织太少而撕脱，过大容易造成前叶基底部变形。针间距为 2～3 mm，下一针进针点禁止从上一针出针点进入。二尖瓣的环缩主要是交界和后瓣环的环缩，前叶缝线在环上的距离应与在组织上的距离相等，以保证前叶舒展，后瓣环的环缩应从后瓣中点开始向两侧交界逐渐加大环缩力度，保持两边进度相同。

（二）瓣叶及瓣下结构成形

对于二尖瓣脱垂出现过多种多样的成形技术，包括前叶三角形切除、腱索转移、腱索固定、乳头肌劈开、后叶矩形切除、滑动技术等，这些技术虽然能精准化地处理不同的病变，但由于过于复杂，很难普及，许多医师往往都会选择一种更为万能的办法，即"人工腱索"，特别是在面对成人患者时。随着材料学和外科技术的不断发展，使用人工腱索处理多种形式的二尖瓣脱垂也取得了很好的效果。另外，还用一种比较万能的方法——缘对缘技术。目前认为外科手术使用这种方法不是最佳选择，因为其可靠性不强，另外单孔变双孔，牺牲了瓣口面积，所以外科手术时一般不会选用缘对缘技术。

对于小的瓣叶穿孔，可直接缝合修补，但对于大的瓣叶缺损及前叶面积不够时往往需要补片修复。无论使用人工补片材料还是自体心包材料来修补二尖瓣叶，其远期效果都不太好，补片很快就会钙化，导致二尖瓣功能再次受损，再次手术率较高。所以这种情况下，在面对成人患者时，更倾向于人工瓣膜置换。

一些瓣叶开放受限的病例是由瓣下次级腱索的挛缩导致的，这种情况在风湿性心脏病中较为常见，这些病例往往可通过松解挛缩的次级腱索使成形效果更好。

（三）风湿性二尖瓣成形

孟旭提出用"四步法"来进行风湿性二尖瓣的成形，该方法主要是针对性地处理交界区融合。①片：以 15 号小圆刀先对明确增厚及小钙化的交界区域进行纤维斑块剥除，使粘连局部前后叶对合缘和交界瓣体柔韧度尽可能地恢复。②查：用神经钩使前后叶瓣体处于自然闭合状态，识别交界的精细走行痕迹、交界瓣体具体范围和前后瓣缘对合的止点。③切：用小尖刀延交界的自然走行进行交界切开，避免瓣下腱索损伤并合理分配前后瓣叶的瓣下支撑，交界切开必须止于瓣缘对合终点即交界瓣体前。④解：矫正瓣膜下的狭窄，保证交界区及整个前后瓣体于舒张期时，前后乳头肌的腹侧和背侧乳头肌可实现充分的相对开放，获得更好的开口面积。目标交界区瓣下主腱索长度 < 10 mm 时最容易出现交界区瓣下的舒张期开放受限，需要将发出短缩腱索的主乳头肌或融合乳头肌组进行分离，乳头肌分离长度可占乳头肌长度的 1/3～1/2，乳头肌组则应尽量充分分离。

孟旭团队经过对中国风湿性二尖瓣病变患者病理状态的研究，依据风湿性二尖瓣体及瓣下结构病变异常程度并结合心外科风湿性二尖瓣成形术运用难易情况，将风湿性二尖瓣病理损害由轻至重分为轻度、中度和重度，风湿性二尖瓣成形术病理分型分为Ⅰ型、Ⅱ型和Ⅲ型。结果显示，风湿性二尖瓣轻度Ⅰ型患者占比约为 15%，其运用团队推荐的风湿性二尖瓣"四步法"成形技术治疗成功率几乎达到 100%；风湿性二尖瓣中度Ⅱ型患者占比约为 65%，其运用团队推荐的风湿性二尖瓣"四步法"成形技术治疗成功率约为 70%；风湿性二尖瓣重度Ⅲ型患者占比小于 20%，其运用团队推荐的风湿性二尖瓣"四步法"成形技术治疗成功率约为 30%。

三、经皮二尖瓣成形

经皮二尖瓣修复的技术基本上均是源于外科瓣膜修复的原理，受其启发改进而成。按技术原理可分为以下几类：①经皮二尖瓣缘对缘修复术，包括数项技术；②经皮二尖瓣环成形术，包括直接瓣环成形术及间接瓣环成形术；③经皮二尖瓣人工腱索的植入；④心室瓣环重构术。

（一）经导管二尖瓣缘对缘成形系统

2020 年美国心脏病学会/美国心脏协会的瓣膜病管理指南将经导管二尖瓣缘对缘修复单独命名为

transcatheter edge-to-edge repair，简称 TEER，以区别其他经导管二尖瓣修复（transcatheter mitral valve repair，TMVr）及经导管二尖瓣置换术（transcatheter mitral valve replacement，TMVR），体现出最新版瓣膜病指南对 TEER 技术的强调和肯定。TEER 采用二尖瓣夹合装置，经股静脉或心尖路径置入，在超声及 X 线引导下夹住二尖瓣的前后瓣叶并使之接合，改善心脏收缩期的瓣叶对合，而舒张期瓣口变成双孔或多孔，从而达到减少或消除二尖瓣反流的目的。

1.MitraClip 系统

20 世纪 90 年代初，Alfieri 等开发了一种治疗二尖瓣脱垂的外科技术，其方法是将脱垂瓣膜边缘与对侧瓣膜边缘吻合，形成双孔二尖瓣，即缘对缘技术。MitraClip 系统是一种 TEER 装置，是目前全球应用最广泛的介入二尖瓣修复器械。其采用机械传动控制夹子的关闭，当夹子捕获瓣膜后关闭夹子，之后启用机械锁定装置，使得夹子无法再被打开。当然，该机械锁定装置也是可逆的，采用线控方式拉动拉线可打开锁定装置，使得夹子能再次被机械传动而开合。由于锁定装置非常细小，受到应力是被杠杆式放大了数倍，所以此类器械最大研发难点是锁定装置的稳定性。迄今为止，已有 50 多个国家/地区的 110 000 多例患者接受了 MitraClip 手术。

自 MitraClip 问世以来，许多研究证明其在临床上的有效性和安全性均较高，且其分别于 2013 年和 2019 年在 FDA 批准下被用于原发性和继发性二尖瓣反流。其中 EVEREST Ⅱ（Endovascular valve edge-to-edge repair study Ⅱ）可谓 MitraClip 的里程碑试验。研究纳入了二尖瓣反流患者共 279 例，其中 94.6% 的患者反流程度 ≥ 3+（中重度或重度），按 2∶1 的比例随机分为 MitraClip 组和外科手术组。结果显示 MitraClip 组的安全性明显高于外科手术组。1 年随访时两组患者的左心室舒张末期容积均得到改善，外科手术组左心室舒张末期容积减少得更明显。这说明与传统外科手术相比，MitraClip 虽在改善二尖瓣反流方面效果稍差，但有更高的安全性，在改善终点事件方面两者效果则无明显差异。

2019 年发表的 COAPT 试验结果也进一步证实了 MitraClip 的疗效。其试验结果表明，与单纯药物治疗相比，使用 MitraClip 进行二尖瓣修复是安全的，且可有效降低二尖瓣反流的严重程度，降低住院率和死亡率。2021 年谭冠昶等对在中国澳门镜湖医院接受 MitraClip 治疗的 25 例重度二尖瓣反流患者进行回顾性分析，所纳入病例均为经心脏团队评估确认为手术风险高的或经规范保守治疗后心衰症状仍严重的重度二尖瓣反流患者。研究结果显示，25 例患者术后二尖瓣反流面积和肺动脉收缩压均较术前明显下降，且中期随访显示症状均有显著改善。2022 年高漫辰等的多中心临床研究回顾性分析了 2021 年使用 MitraClip 系统完成经导管二尖瓣修复术的 36 例患者的临床资料，结果显示所有患者手术均顺利，术后二尖瓣反流程度下降 ≥ 2+，术后第 3 天二尖瓣反流程度 ≤ 2+ 的患者占 91.7%。这也说明 MitraClip 系统的有效性。MITRA-FR（percutaneous repair with the MitraClip device for severe functional/secondary mitral regurgitation）试验设计与上述 COAPT 基本相同，而两个试验的结果却相互矛盾（治疗组与对照组相比，其疗效和死亡率均无明显差异，且治疗组中有 14.6% 的患者出现 MitraClip 器械相关并发症），但这些结果中的差异可通过纳入患者的特征来解释：①由于对二尖瓣反流分度的参考标准不同，与 COAPT 相比，MITRA-FR 纳入的二尖瓣反流患者其反流面积更小（平均为 0.31 cm² vs. 0.41 cm²），左心室扩张（心室重塑）更为严重（左心室舒张末期容积 135 mL/m² vs. 101 mL/m²），也就是说，MITRA-FR 患者的心衰可能更多归因于心室功能障碍；② COAPT 纳入的患者均接受了指南指导的药物治疗，而 MITRA-FR 并未根据指南对患者规范使用药物，也未长期随访记录用药情况。两者在结果上的冲突也提醒了临床医师在对患者施行 MitraClip 治疗时应严格把握适应证，也要重视术前术后的规范药物治疗。

正因 MitraClip 的实用性、有效性突出，其设备被广泛改进，新产品不断问世。2016 年，推出了第二代设备（MitraClip NT）。2018 年年中，美国 FDA 批准了第三代 MitraClip 系统（MitraClip NTR/XTR 系统）在临床上的应用，该系统具有先进的转向、导航和定位功能，设备的传递性能和精度均有所提高。

2019 年 Praz 等多中心临床研究显示，MitraClip XTR 装置的操作成功率较高，在 107 例接受治疗的患者中，100 例（93.5%）的操作取得成功，治疗期间无死亡病例，且 MitraClip 第三代产品对二尖瓣反流严重程度的改善力度（77% 的患者二尖瓣反流程度 ≤ 1+）比 EVEREST Ⅱ 试验中体现的降低反流程度更强。MitraClip G4 系统由雅培公司在 2019 年推出，相对之前几代产品，主要做了以下几点更新：①增加了宽夹子型号。既往第一、第二代 MitraClip 的夹子只有一种型号，宽 4 mm、长 17 mm，第三代增加了一种宽 4 mm、长 22 mm 的，而第四代（G4 系统）增加了宽 6 mm、长 17 mm 和宽 6 mm、长 22 mm 的夹子。宽夹子的使用，能应付更宽的二尖瓣解剖结构，以期待降低复发率及术中 2 枚及以上夹子的使用率。②增加了夹子左右夹臂分别捕获瓣叶的功能。第三代及之前的 MitraClip 夹合器，左右夹臂只能同时进行夹合运动，G4 系统则可实现左右夹臂分别进行操控。对于二尖瓣反流束宽度大，瓣叶相距远的病例，瓣叶的分别捕获可降低手术的难度。③器械准备的简化。既往夹子的器械准备、测试及解离步骤非常烦琐，G4 系统简化了 40% 的步骤，解离步骤已经向一键解离靠近。④输送系统中细小的腔隙可供术中动态监测心房压力。2021 年公布了 G4 系统最新的研究 EXPAND G4 的结果，这是一项前瞻性、多中心、单臂注册研究，共入选了 529 例患者，平均年龄为 77 岁，原发性二尖瓣反流占 36.7%，器械的置入率为 97.2%，急诊手术成功率为 97.4%，器械置入时间（从放置好输送大鞘管到撤出输送系统，不包括房间隔穿刺及放置大鞘管的时间）为 34 分钟（中位数），而第三代的研究结果为 46 分钟。平均每例患者置入 1.46 枚夹子。术后 30 天随访，95.9% 的患者二尖瓣反流程度 ≤ 2+，90.2% 的患者二尖瓣反流程度 ≤ 1+，平均压差为 4.4 mmHg，取得非常好的效果。在并发症发生率方面，30 天全因死亡率为 1.5%，0.8% 的患者因并发症转外科手术，1.1% 的患者出现单边脱落。该研究显示，新一代的 MitraClip 提供更多的夹子选择，手术时间更短，手术成功率较以往提高，其效果已经接近外科手术效果。

2.Pascal 系统

Pascal 系统是继 MitraClip 后第二个经股静脉 – 房间隔穿刺的 TEER 系统，于 2019 年 2 月获得欧盟 CE（Conformite Europeenne）认证。相比 MitraClip 系统，Pascal 系统有一些独特的功能：其设计便于装置在左心系统中导航，并提供高度的稳定性。装置中心有一个 10 mm 的垫片，用于减少被抓取的瓣叶上的张力，改善二尖瓣反流的复位，且该系统可独立抓取瓣叶。Pascal 系统同样采用器械的传动控制夹子的关闭，但其夹子是记忆金属制成的，自然状态下夹子是关闭的，当夹子捕获瓣膜后，夹子由于自身形态记忆弹性实现自我关闭。由于其自我关闭过程中关闭得越紧，夹合力越小，所以需要在中心区加上隔离球增加对瓣叶的夹合力。该类器械的研发难点是如何保证记忆形态的稳定性及夹合力度。

2017 年在欧洲、加拿大和美国进行的一项多中心临床研究是第一项关于 Pascal 系统试验结果的研究，该研究纳入了 23 例 NYHA 心功能分级 ≥ Ⅱ 级的症状严重的二尖瓣反流患者，其中大多数患者的解剖复杂，术前判断为无法成功植入 MitraClip 系统，在植入 Pascal 系统后，74% 的患者术后反流程度改善至 0+ 或 1+，96% 的患者改善至 2+ 或以下，术后 30 天死亡率为 13%。2019 年，Lim 等报道了 2017 年 6 月至 2018 年 9 月入组的 62 例患者术后 30 天的临床结果，结果显示除 1 例死亡外，62 例患者中有 59 例患者取得手术成功且术后 30 天未出现重大不良事件，48 例患者的反流程度降低至 ≤ 2+。另外，FDA 于 2019 年批准了 CLASP Ⅱ D/ Ⅱ F，这是一项前瞻性、多中心的随机对照试验，纳入标准为年龄 ≥ 18 岁、二尖瓣反流程度 ≥ 3+、手术风险高并经当地心脏中心确认为适合行 TEER 术的原发性二尖瓣反流患者，旨在评估 Pascal 系统与 MitraClip 系统的安全性和有效性。2021 年报道的 CLASP Ⅱ D 早期临床结果显示，其所纳入的 45 例患者均成功置入 Pascal 系统，术后 30 天的严重不良事件发生率为 8.9%，在疗效方面，73% 的患者达到反流程度 ≤ 1+，98% 的患者达到反流程度 ≤ 2+，这也进一步验证了 Pascal 系统的安全性和有效性。

3.ValveClamp 系统

ValveClamp 系统是由我国复旦大学附属中山医院联合上海一家医疗科技公司研发的经股动脉或心尖穿刺的 TEER 系统。在夹臂机械工作原理上，MitraClip 和 Pascal 实际上依据了平行四边形几何变形原理，与雨伞的使用类似，在输送状态如同关闭的雨伞，在打开状态如同打开的雨伞。ValveClamp 夹臂的机械工作原理不同，为套筒原理，利用套筒将两组 "Y" 形的夹子收进套筒里而实现夹子的闭合及锁定。与 MitraClip 相比，其输送系统型号更小（14F），操作简便且有多种尺寸可供选择。ValveClamp 依靠上臂向下臂整体平移靠拢来完成瓣叶对合，这使得其捕获空间更大。另外，ValveClamp 的手术操作用时较短。国内有相关学术展示指出 ValveClamp 的平均导管操作时间仅为 36 分钟，远低于 MitraClip（平均接近 157 分钟）。在 ValveClamp 系统的基础上，复旦大学葛均波院士团队进一步研发了 ValveClasp 系统，目前该系统已成功进入临床试验，后续情况有待进一步报道。

4.DragonFly 系统

DragonFly 系统是由我国杭州的一家医疗科技公司研发生产的 TEER 系统，该产品具有以下特点：①其封堵网设计可进一步降低中心反流程度，减少瓣叶应力，避免瓣叶损伤；②具有单独夹取瓣叶的功能；③具有多种尺寸的夹子，以适应不同的瓣叶情况。该系统目前正处于临床试验阶段。

（二）二尖瓣环成形系统

二尖瓣环成形系统按其工作机制不同可分为间接成形和直接瓣环成形两种装置。间接成形术是通过在冠状窦口和冠状窦远端之间放置器械，再借助连接器拉紧冠状窦，从而缩小二尖瓣环。直接瓣环成形术则是通过在心腔内置入能使瓣环缩小的装置或直接置入成形环，从而减轻二尖瓣反流。目前两类瓣环成形术均只用于继发性二尖瓣反流患者。

1.Carillon 系统

Carillon 系统是目前唯一经 CE 认证的间接瓣环成形装置。截至 2021 年，全世界已有 700 多例 MR 患者接受该装置植入治疗。Carillon 系统相关的临床试验 REDUCE-FMR 试验纳入了 83 例重度 MR 患者，纳入标准为存在明显 MR 症状（MR 程度 ≥ 2+）且左室射血分数 < 50%、左室舒张末期前后径 > 55 mm。其中试验组为接受 Carillon 系统治疗的患者（62 例），对照组为假手术对照（21 例），两组在患者基本特征方面比较，差异无统计学意义。术后 1 年随访的各项临床数据均显示试验组优于对照组，这些数据包括 6 分钟步行试验距离增加 ≥ 30 m，NYHA 心功能分级下降 ≥ 1 级、KCCQ 评分增加 ≥ 3 分（该评分总分为 100 分，得分越高说明心功能越好）、无心衰再住院或死亡。在此前，还有其他相关临床研究如 AMADEUS 和 TITAN 等试验数据显示 Carillon 用于治疗有症状的高手术风险的继发性二尖瓣反流患者时，患者的症状、生活质量、MR 严重程度均得到改善。

2.MVRx ARTO 系统

MVRx ARTO 是一个不完整的间接瓣环成形系统。该系统由两块磁铁组成。操作时其中一个穿过房间隔，另一个穿过冠状静脉窦，可通过减小二尖瓣环的前后径达到减轻 MR 的目的。其相关临床试验 MAVERIC（mitral valve repair clinical）共纳入患者 45 例，均为 MR 程度 ≥ 2+（其中 MR 程度 ≥ 3+ 者 32 例）、NYHA 心功能分级 ≥ Ⅱ级且药物治疗无效的患者，其术后 30 天临床数据显示所纳入患者的反流口面积从（30.3 ± 11.1）mm^2 降至（13.5 ± 7.1）mm^2，反流量从（45.4 ± 15.0）mL 降至（19.5 ± 10.2）mL。二尖瓣环直径从（45.0 ± 3.3）mm 降至（38.7 ± 3.0）mm。2 年随访结果显示未发生器械相关死亡，参加随访的 31 例患者中仍有 21 例（67.7%）MR 程度 ≤ 2+。这证明 MVRx ARTO 系统的治疗效果较为理想。

3.Mitral Loop Cerclage 系统

Mitral Loop Cerclage 系统是一种间接瓣环成形系统，由带有冠状动脉保护系统的不锈钢张力元件组成。张力元件的两端通过桥接装置相连接，桥接器延伸至左锁骨下静脉。该过程通过左锁骨下静脉入路或股静脉入路进行，操作时可在超声心动图监测下调节张力。国外一项研究对 5 例继发性二尖瓣反流患者行 Mitral Loop Cerclage 成形术治疗，5 例受试者在接受了 3 个月以上的指南推荐的药物治疗后 NYHA 心功能分级仍为Ⅲ～Ⅳ级，且 MR 程度均≥ 3+。结果显示，5 例受试者中有 4 例取得手术成功，4 例患者中术中即刻和术后 6 个月随访的 MR 面积和左心房、左心室容积均明显减少，NYHA 心功能分级降低，射血分数增加，并有 2 例持续性和永久性房颤在随访期间自动复律，但其中 1 例患者就诊时即存在心源性休克，在 6 周后死于顽固性心衰。

4.Mitralign 系统

Mitralign 系统是一种经导管直接二尖瓣成形系统，导管经股动脉入路进入左心房后朝向二尖瓣后叶，然后在二尖瓣后叶的 P2/P3 皱褶处锚定，再收紧缝线使得二尖瓣环直径减小。2016 年，Schueler 等报道了该装置首次于临床试验应用的结果，该试验纳入了 71 例 MR 程度≥ 2+ 的患者（其中 MR 程度≥ 3+ 者共有 53 例），其中 45 例患者接受了 Mitralign 系统二尖瓣成形治疗，30 天临床结果显示其全因死亡率为 4.4%，半年临床结果显示其全因死亡率为 11.1%，其中 1 例患者需要再次接受二尖瓣手术治疗，7 例患者接受了 MitraClip 放置，50% 的患者 MR 症状有所改善，34.6% 的患者没有变化，15.4% 的患者有所恶化。因其临床应用仍较少，需待更多临床证据证明其疗效。

5.Valcare Amend 系统

Valcare Amend 系统是一个完整的、半刚性的"D"形经导管瓣环直接成形系统。该环有 3 种尺寸可供选择，以适应各种二尖瓣环尺寸（29～50 mm）。Valcare Amend 瓣环成形系统已在不同情况下与其他介入二尖瓣成形治疗装置结合使用，并进行了临床试验。2022 年 Melica 等报道了 1 例 78 岁患者，其术前 NYHA 心功能分级为Ⅲ级，超声心动图显示二尖瓣环扩张导致重度 MR，在接受 Valcare Amend 系统成形治疗后恢复良好，出院前超声心动图和 CT 均提示二尖瓣成形环位置稳定。在术后 3 个月的随访中，患者 NYHA 心功能分级为Ⅱ级，MR 已降至轻中度。另外，Valcare Amend 系统还可联合介入二尖瓣置换术成为二尖瓣膜的底座。

6.Millipede IRIS 系统

Millipede IRIS 系统是一个半刚性瓣环的直接成形系统。该系统由 8 个不锈钢锚组成，每个锚都可以可逆性固定到二尖瓣组织上，可使二尖瓣环收缩成形。Millipede IRIS 系统的第 1 次临床试验纳入了 7 例患者，这些患者均存在 3+～4+ 程度的 MR 并伴有瓣环扩张，且 NYHA 心功能分级为Ⅱ～Ⅳ级。7 例患者先后均接受了 Millipede IRIS 系统成形治疗，为保证成功率，对其中 4 例患者通过外科手术的方式植入 Millipede IRIS 系统。研究中所有患者的装置植入手术均取得成功，且没有发生器械相关并发症。术后 30 天时，所有患者的 MR 程度从术前的 3+～4+ 降至 0～1+，且 NYHA 心功能分级有所改善，手术还使得左心室发生显著反向重塑：左心室舒张末期容积显著减小，从平均（182.4±54.3）mL 减少到（115.3±98.8）mL。

7.Cardioband 系统

Cardioband 系统也是一种直接瓣环成形装置，通过股静脉 – 房间隔路径穿刺后，其内部带有瓣环成形环的导管被推进到左心房，植入后通过转动终端线圈来缩短在瓣环内的导线，从而缩小瓣环。该装置已在全球数百例 MR 患者中使用。国外关于 Cardioband 系统的一项多中心临床研究纳入了 60 例患者，纳入标准包括年龄 > 18 岁、存在中度或重度继发性二尖瓣反流及被当地心脏团队评估为高手术风险。结果显示 60 例患者中有 41 例（68.3%）成功植入 Cardioband 系统，手术成功患者的术后 30 天随访数据显示有 2 例（4.9%）死亡，还有 1 例需要择期再次手术。其中超过 90% 的患者 MR 程度降低至≤ 2+。但由于样本较小，尚需更多临床证据证明该装置的有效性和安全性。

（三）腱索修复系统

1.NeoChord 系统

NeoChord 系统是一种经心尖路径进行操作的介入二尖瓣腱索植入技术（经房间隔入路系统仍在开发），2012 年已通过欧盟 CE 认证。其不需在体外循环下进行。在全身麻醉状态下及经食管超声心动图引导下，在第 5 肋间切开 3～5 cm 的小切口，将导管经心尖穿刺输送入心腔，在经食管超声心动图定位下植入人工腱索，从而修复二尖瓣。Colli 等回顾性分析纳入了 213 例 MR 程度 ≥ 3+ 并接受 NeoChord 系统治疗的患者，其中 199 例患者 NYHA 心功能分级 ≥ Ⅱ 级，术后 1 年的随访结果显示，该研究中手术成功患者 206 例，术后 1 年死亡 4 例，176 例患者的 MR 程度从重度下降至中度以下。顾婕等回顾性分析了 8 例二尖瓣脱垂合并重度 MR 并接受 NeoChord 系统人工腱索植入术患者的临床资料，8 例患者中，术中即刻经食管超声心动图及出院前超声心动图提示轻度残余反流 5 例，轻中度残余反流 1 例，中度残余反流 2 例，且围手术期均未出现手术相关并发症；术后 30 天随访结果显示 8 例患者中存在轻度反流 6 例，中度反流 2 例。

2.ChordArt 系统

ChordArt 系统是一种完全经皮导管二尖瓣腱索植入系统，由输送系统和植入物组成。植入物由 3 部分组成：近端锚定装置（用于瓣叶锚定）、膨体聚四氟乙烯缝合线和远端植入物（用于乳头肌锚定）。该装置可通过经股动脉或经房间隔入路输送，进入心房后术者定位并抓取脱垂部分，用装置的针尖穿刺瓣膜并定位乳头肌，其尖端刺穿乳头肌后则可植入人工腱索。在将其应用于临床前又研究评估了该系统的安全性和有效性，研究者将该系统植入 5 只急性腱索断裂的活体绵羊的心脏中。所有手术均取得成功，随访 6 个月时 5 只动物模型均存活，且无器械相关并发症发生。此后临床试验随之开展，CHAGALL 试验是关于 ChordArt 系统的一项多中心的前瞻性研究，目前仍在试验阶段，有研究者介绍了该试验前 5 例入组患者随访 12 个月的中期临床结果和超声心动图结果，5 例患者手术均获得成功。术后经食管超声心动图显示植入装置后 5 例患者中有 2 例已不存在二尖瓣反流，3 例仅存在少量反流。术后 30 天的存活率为 100%，并且无器械相关并发症发生。

3.MitralStitch 系统

MitralStitch 系统是我国自主研发的二尖瓣修复系统，早在 2019 年已开展了多中心临床研究。MitralStitch 系统设计独特，有一个可回收的定位装置，这种定位器可在经食管超声心动图上被识别，并在操作完成后完全回收。与其他二尖瓣成形装置相比，MitralStitch 系统能在缘对缘修复瓣膜的同时植入人工腱索以修复腱索，因此手术适用人群范围更广。同时 MitralStitch 系统可以在全超声引导下进行操作。近 2 年国内已有多例 MR 患者接受了 MitralStitch 系统治疗。Wang 等报道，1 例 78 岁的重度 MR 患者，因合并慢性肾衰竭和慢性阻塞性肺疾病，手术风险较高，在规范药物治疗无效后接受了 MitralStitch 系统植入人工腱索治疗，术中即刻经食管超声心动图显示无二尖瓣反流，且二尖瓣关闭时有足够的接合长度。目前该装置在临床上应用仍不多，需更多临床研究进一步证实其有效性和安全性。

4.Harpoon 系统

Harpoon 系统是一种经心尖腱索植入装置，其大致步骤是通过小切口在心尖处将装置放入左心室，在经食管超声心动图的引导下夹持住脱垂的瓣叶并植入人工腱索，随后调整腱索长度后将其固定于心室壁。其初步可行性试验纳入了 30 例重度原发性二尖瓣反流患者，其中有 50% 的患者 NYHA 心功能分级 ≥ Ⅱ 级。30 例患者均接受了 Harpoon 系统腱索植入治疗，其中有 27 例取得手术成功，3 例需要转为开胸二尖瓣手术。30 天随访时，有 24 例患者的 MR 程度降低至 0 或 1+，3 例患者为 2+。随访 6 个月时，仍有 22 例（81.5%）患者的 MR 程度为 0 或 1+，2 例（7.4%）患者 2+，2 例（7.4%）患者 ≥ 3+。此外 Edwards 公司已在 2020 年启动了 RESTORE 临床试验，旨在评估 Harpoon 系统的安全性和有效性。

（四）心室－瓣环重构术

不论直接还是间接二尖瓣环成形术均主要应用于继发性二尖瓣反流。继发性二尖瓣反流也可伴有左心室扩张重构，二尖瓣环成形术能缩小二尖瓣环，但不能改善左心室功能障碍，因此单纯二尖瓣环成形术效果有限，术后几个月内超过 30% 的患者再次出现 MR。心室－瓣环重构术试图弥补这种不足，其主要的装置包括外科手术的 Coapsys 系统和经皮 iCoapsys 二尖瓣修复系统。这两套装置均能缩短二尖瓣环前壁至后壁的距离并且加固二尖瓣下结构，以达到更完全、更长久的改善 MR 和左心室重塑的作用。iCoapsys 二尖瓣修复系统由 3 个部分组成，包括左心室前壁和后壁的衬垫及侧壁导流板，三者通过一根可伸缩的绳索相连接，可通过经皮方法植入。动物实验显示该装置的植入可明显降低 MR 的程度。该装置目前降低在人体中应用的资料，也缺乏长期安全性和有效性的研究证据。

参考文献

[1] ACAR C，VAHANIAN A，GRARE P，et al. Traumatic mitral valve insufficiency after percutaneous mitral valve angioplasty. Mechanisms and surgical technique[J].Archives des maladies du coeur et des vaisseaux，1991，84（11）：1529-1534.

[2] ALFIERI O，MAISANO F，DE-BONIS M，et al.The double-orifice technique in mitral valve repair：a simple solution for complex problems[J].The Journal of Thoracic and Cardiovascular Surgery，2001，122（4）：674-681.

[3] MAVRI L，FOSTER E，GLOWER D D，et al.4-year results of a randomized controlled trial of percutaneous repair versus surgery for mitral regurgitation[J].Journal of the American College of Cardiology，2013，62（4）：317-328.

[4] HALIM J，BRANDEN B V D，COUSSEMENT P，et al.Percutaneous mitral valve repair：the necessity to redefine secondary mitral regurgitation.[J].Netherlands Heart Journal，2020，28（5）：272-279.

[5] GELIJNS A C，MOSKOWITZ A J，O'GARA P T，et al.Transcatheter mitral valve repair for functional mitral regurgitation：Evaluating the evidence[J].The Journal of Thoracic and Cardiovascular Surgery，2021，162（5）：1504-1511.

[6] FABIEN P，DANIEL B，MATTHIAS U，et al.Edge-to-Edge Mitral Valve Repair With Extended Clip Arms Early Experience From a Multicenter Observational Study[J].JACC. Cardiovascular interventions，2019，12（14）：1356-1365.

[7] SORAJJA P，MACK M，VEMULAPALLI S，et al.Initial Experience With Commercial Transcatheter Mitral Valve Repair in the United States[J].Journal of the American College of Cardiology，2016，67（10）：1129-1140.

[8] CHAKRAVARTY T，MAKAR M，PATEL D，et al.Transcatheter Edge-to-Edge Mitral Valve Repair With the MitraClip G4 System[J].JACC. Cardiovascular interventions，2020，13（20）：2402-2414.

[9] GRASSO C，RUBBIO A P. The PASCAL transcatheter mitral valve repair system for the treatment of mitral regurgitation：another piece to the puzzle of edge-to-edge technique[J].Journal of thoracic disease，2017，9（12）：4856-4859.

[10] LIM D S，KAR S，SPARGIAS K，et al. Transcatheter valve repair for patients with mitral regurgitation[J]. JACC Cardiovasc Interv，2019，12（14）：1369-1378.

[11] FERNANDO R J，SHAH R，YANG Y，et al. Transcatheter mitral valve repair and replacement：analysis of recent data and outcomes[J]. J Cardiothorac Vasc Anesth，2020，34（10）：2793-2806.

[12] SIMINIAK T，WU J C，HAUDE M，et al. Treatment of functional mitral regurgitation by percutaneous annuloplasty：results of the TITAN Trial[J]. Eur J Heart Fail，2012，14（8）：931-938.

[13] ROGERS J H，THOMAS M，MORICE M C，et al. Treatment of heart failure with associated functional mitral regurgitation using the ARTO system[J]. JACC Cardiovasc Interv，2015，8（8）：1095-1104.

[14] KIM J H，SUNG S C，CHON M K，et al. Mitral loop cerclage as a variant form of mitral cerclage annuloplasty that adds a device（CSTV）for preventing potential complications[J]. EuroIntervention，2016，11（14）：e1669-e1679.

[15] SCHUELER R，NICKENIG G. The mitralign：strategies for optimal patient selection and optimised results[J]. EuroIntervention，2016，12（Y）：Y67-Y69.

[16] MELICA B，BRAGA P，RIBEIRO J，et al. Transseptal mitral annuloplasty with the AMEND System[J]. JACC Cardiovasc Interv，2022，15（1）：e3-e5.

[17] ROGERS J H，BOYD W D，SMITH T W，et al. Early experience with Millipede IRIS transcatheter mitral annuloplasty[J]. Ann Cardiothorac Surg，2018，7（6）：780-786.

[18] WANG S，MENG X，LUO Z，et al. Transapical beating-heart mitral valve repair using a novel artificial chordae implantation system[J]. Ann Thorac Surg，2018，106（5）：e265-e267.

[19] PAN W，ZHOU D，WU Y，et al. First-in-human results of a novel user-friendly transcatheter edge-to-edge mitral valve repair device[J]. JACC Cardiovasc Interv，2019，12（23）：2441-2443.

（罗勇　费俊杰）

第九节　左心室减容术

一、发展历史

外科心室重建术的概念最早由 Jatene 等在 1985 年提出，强调通过手术重建左心室的几何结构，使心肌肌束恢复原有的走行方向，以改善心脏收缩功能。1989 年，Dor 等采用心内补片的方法，旷置左心室梗死后的无功能区域，减少左心室做功负荷，改善左心室收缩功能，并同期行冠状动脉旁路移植术。1996 年，巴西外科医师 Randas Batista 通过动物实验和大量的病例实践证实了左心室减容术的可行性，较为系统地提出了左心室减容术（partial left ventriculectomy，PLV）的概念，并以他的名字命名该手术，因此该手术也叫作 Batista 手术。中国第 1 例 Batista 手术是 1997 年由黄方炯教授主刀进行的。

经典的 Batista 手术主要运用于各种病因（如病毒性、特发性、缺血性心肌病，晚期瓣膜病，Chagas 病等）引起的以左心室扩大为主要表现的终末期心脏病。目前 Batista 手术最大样本量仍然在巴西。欧美等发达国家也有报道，但病例数不多，我国也有少量病例报道。可能的原因是近年来心脏移植技术的迅速发展，目前终末期心脏病患者最有效的治疗方式是心脏移植，然而在巴西等发展中国家，Batista 手术是许多患者的最终选择。

近年来，微创介入技术发展迅速，基于左心室减容术的原理还出现了经皮植入心室分隔装置，主要用于治疗缺血性心力衰竭。该技术利用一种新型的心室分隔装置，经介入技术植入左心室前壁心尖部，在受损、无功能心肌和健康、功能良好心肌之间形成一个屏障，达到减少左心室腔内容积、降低心室壁张力、重建左心室最佳容积与形状的目的。

二、技术理论

（一）理论依据

正常左心室在舒张末期呈现为椭圆锥体状几何形态，其质量约为右心室的 3 倍，室壁厚约为右心室壁的 2 倍。而在扩张型心肌病患者的终末期，左心室形态几乎接近于圆球状。由于慢性充血性心力衰竭心室重塑过程的逐步发展，随着左心室扩张引起的改变，二尖瓣反流进一步加重了心脏功能的损害。正常心肌纤维走行包裹形成的左心室心尖角可产生约 60% 的射血分数。充血性心力衰竭时左心室扩大，心尖角横向扩张，心肌纤维横向运动加剧，不但促使心室趋向球形改变，而且还会破坏心室肌收缩的协调一致性。研究表明，当心脏长轴缩短 15% 时，左室射血分数急剧下降 30%。目前认为终末期心脏病心力衰竭发生和发展的基本机制是心室重塑。可导致心脏血流动力学负荷过重，以及直接影响心肌细胞的各种疾病，如高血压、瓣膜病、心肌炎或心肌梗死等，都能使心肌的结构、功能，以及心肌细胞表型出现进行性损害，心脏表现为心室容量增加及呈球形改变。患者早期的反应为心室收缩功能不全，室壁运动呈节段性减退，左心室舒张末期容积增加，每搏输出量减小。随着心肌分子结构的变化，心室重塑逐渐加速，患者的心脏结构和功能受到进一步损害。当病变发展至晚期，由于心室腔内径的逐渐扩大，心室壁张力增高，心肌氧耗量增加，导致心内膜血流减少，心肌收缩协调一致性功能减退，患者心律失常增多，心室射血分数骤降，从而出现顽固性心力衰竭，临床预后极为凶险。

心室重塑的程度是心肌进行性损伤和心功能恶化程度的关键，现已明确这一过程是可以通过药物调节，以及外科手术来阻断和逆转的。一些神经内分泌拮抗剂，如血管紧张素转换酶抑制剂和新一代 β 受体阻滞剂可以通过抑制或阻断这一过程的进一步发展，促进心室重塑的逆转，优化病变心肌的生物学特性，从而改善患者的心功能，缓解心力衰竭的临床症状，降低心血管事件发生的风险，达到提高患者生活质量、降低病死率的目的。尽管药物治疗心力衰竭已经取得了显著进展，但终末期心脏病的唯一根治方法仍然是心脏移植。然而，由于心脏供者来源的限制、昂贵的移植费用、患者老龄，以及伴有移植禁忌疾病等因素的影响，心脏移植难以广泛开展。面对逐年增多的终末期心脏病患者，人们迫切寻求多元化的治疗方法，左心室减容术（又称左心室成形术）就是其中可选择的方法之一。

左心室减容术后患者左心室容积减小，室壁压力降低，心室射血分数提高，每搏输出量增加，心肌收缩功能有明显的改善。Batista 等建立了左心室扩张动物模型，用手术补片扩大实验羊的左心室，使实验羊的心脏射血分数由 45% 降至 9%，当拆除补片重新缝合左心室后，射血分数立即恢复并顺利脱离体外循环辅助。其理论根据为拉普拉斯定律 $P=2\sigma h/R$，即左心室跨壁压（P）与左心室半径（R）呈反比关系，左心室减容后缩短了内径，进而增强了射血功能。

近年研究表明，左心室减容术的影响可能更为复杂，存在着多方面的协调作用。Dickstein 等采用多腔室弹性模型对左心室减容术进行了模拟图形分析，研究左心室压力–容积环、每搏做功–左心室舒张末期容积曲线、收缩末期压力–容积曲线、每搏输出量–左心室舒张末期压力曲线、左心室压力–张力环，以及射血分数和左心室舒张末期容积等在左心室减容术前后的变化。研究发现尽管术后早期患者心泵功能稍有下降，但对每搏输出量的改变较小，同时射血分数的增加是因左心室舒张末期容积减少所致。因此，认为仅仅用增加射血分数来阐明左心室减容术的作用尚不够完善，还需要进行多方面的综合分析。这种经手术重构左心室几何形态的方法能快速使左心室容积、心肌质量及心腔内径三者之间的比值接近或者恢复正常。依据 Bratisa 等提出的数学模型 $M=4.18R^3$，终末期心脏病患者的左心室半径（R）增大，心肌质量（M）倍增，因此导致左心室收缩末期心肌质量容积比与左心室舒张末期质量容积比严重失调。而左心室减容能使患者左心室舒张末期半径缩短、容积减少，逆转并恢复心肌质量容积比，使患者心肌的收缩与舒张协调一致性增强，心室射血分数增加，心脏功能得到改善。Chanda 等在建立的数学模型基础上，通过室壁张力理论公式 σ=1.335×左心室压×（1+3×左心室容量/左心室心肌质量），进一步分析了左心室减容术的机制，发现当瞬间左心室压为 105 mmHg，左心室容量为 300 mL，左心室心肌质量为 480 g 时，计算出的室壁张力理论值为 414 dyne/cm²。如果把左心室容量降低为 150 mL，左心室心肌质量减少为 300 g，则 σ 值明显减少为 359 dyne/cm²。该论证进一步说明了左心室心肌质量与左心室收缩末期容积比及左心室心肌质量与左心室舒张末期容积比在影响心室壁张力中的重要性。有关研究表明，实施部分左心室减容术后左心室几何结构重构作用可以通过 Starling 效应、下调心室壁张力、减少心肌耗氧量，从而改善心肌供氧量，促进左心室容积质量比恢复。另一项计算机模拟实验表明，切除 10% 和 20% 的心室肌可分别减少心肌耗能 7% 和 17%。

（二）手术要点

外科手术可以急速逆转心室重塑过程，直接将终末期心脏病的球状左心室急速纠正为接近正常的椭圆锥体状几何形态，达到改善患者心功能的目的。目前左心室重塑的方法有两种，一种是用于治疗缺血性心肌病心肌梗死后左心室室壁瘤的室壁瘤切除术和心室内补片成形术（又称为 Dor 手术）；另一种是用于治疗终末期心脏病的左心室减容术，又称为 Batista 手术。Batista 手术是在体外循环下心脏停搏或不停搏下实施的。

1.Dor 手术

心肌梗死后，随着一些散在的瘢痕形成，心室产生无活动或活动障碍的部分。过去，治疗缺血性心肌病的心室成形术着重于辨认瘢痕组织的边界，并通过切除后直接缝合或在瘢痕和正常心肌组织交界处放置补片的方法来去除瘢痕组织。近年来，心室腔的大小和形状的重要性开始受到重视。手术重建左心室的目的是恢复正常左心室腔的大小，并且将球状的心室形态转变为椭圆锥体状。

手术以标准方式开始体外循环，通常单根腔-房插管就能确保充分的静脉回流。阻断主动脉后，经主动脉根部灌注冷血心脏停搏液使心脏停搏，必要时使用逆行灌注技术经冠状静脉窦灌注冷血心脏停搏液作为补充。经右上肺静脉引流至左心室，可使手术野保持清晰。当心脏静止并被引流空时，术中对陈旧性心肌梗死的范围进行再次评估。左心室壁上形成瘢痕组织的部分，由于缺少心肌组织，容易在引流吸引时被吸入。仔细地将心脏与心包解剖开，在瘢痕组织上缝置牵引线并切开瘢痕组织，可有助于暴露并清除位于左心室和（或）室壁瘤内的血栓。有时，由于室壁瘤与心包之间有显著的粘连钙化，解剖游离较困难。在这种情况下，可不必游离室壁瘤外的心包及胸膜组织，而是将其整块从心脏上劈开或切除。当并发血栓形成时，应当在阻断主动脉后再搬动左心室，避免发生血栓脱落和体循环栓塞。心室腔内的血凝块常常很疏松，因此在去除心室腔内的血凝块和碎片之前，应将一块纱布放置在靠近主动脉瓣的左心室流出道处。纱布可以防止血凝块进入主动脉根部，以及避免冠状动脉栓塞的发生。关闭切口前应用冷盐水彻底冲洗左心室腔内部，以便冲走碎块残渣。

离梗死区边缘 1～2 cm，使用剪刀进行锐性解剖，将 3 mm 厚的心内膜纤维化层完全剥除，这在理论上可消除电活动异常的病灶。如果患者有室性心律失常史，在进行心室成形术的同时，可考虑施行心内膜完全切除术。此手术需要切除 2～3 mm 厚的左心室心内膜，并且切除范围要广，应当达到乳头肌的基底部及主动脉根部，以彻底消除散在的可能产生心律失常的病灶。对于有室壁瘤的患者，对瘢痕组织和心肌组织的过渡区域进行消融会有一定帮助。注意不要损伤乳头肌，避免造成二尖瓣关闭不全。这些患者中，大多数需要植入内置式的心脏除颤器，也正是内置式除颤器和抗心律失常药物的广泛应用，导致施行心内膜切除术的需求大大降低。

一些患者可能由于乳头肌功能不良和（或）二尖瓣病变，出现严重的二尖瓣反流，引起血流动力学不稳定。可经心室切口或传统切口尽可能施行二尖瓣成形手术。如果二尖瓣病变严重，不适合施行二尖瓣成形手术，可经心室切口行二尖瓣膜置换手术。应尽量保留二尖瓣下结构，多余的瓣叶组织可予以切除或者合并入缝合中。经左心室切口行二尖瓣置换时，应注意人工瓣膜的放置方向，因为该切口与常规切口方向是相反的。缝线的方向是从左心房向左心室腔，并从人工瓣膜缝合环上方向下方穿出，将缝线在心室面打结，剪线时注意确保线结长度不会影响人工瓣膜的关闭。

在关闭心室切口时，应确保心室恢复正常的形状，这需要消除发生梗死的心室壁中无活动或活动障碍的部分，以减少左心室内容积。使用 2-0 prolene 线沿正常左心室壁边缘进行荷包缝合，深缝瘢痕组织，打结收紧荷包使切口和左心室腔变小。推荐的左心室腔大小为 60 mL/m²。再选择适当大小的补片，根据缺损大小裁剪成适当大小和形状，连续缝合修补左心室游离壁缺损。再用数个带毛毡片的间断缝线加固缝合，当患者脱离体外循环且检查示补片无漏血后再将外面多余的心室壁组织缝合包裹在补片外面，以减少发生纵隔炎症时补片感染的可能性。对于病变的冠状动脉应尽可能地进行冠状动脉旁路移植术，以使心脏达到最大限度的再血管化。

2.Batista 手术

经典的 Batista 手术包括两种基本方法。一种方法是楔形切除左心室两组乳头肌之间的侧后壁心肌。心室切口从左后外侧近心尖部开始，在冠状动脉前降支和后降支之间，正对左冠状动脉钝缘支的起始部，切口向心底延伸并避开后组乳头肌，另一侧亦同样需避开前组乳头肌。两切口均直至距二尖瓣环约 2 cm 处水平横向会合，最终将部分左心室侧后壁心肌呈"泪滴状"切除。手术常常需要同时纠正二尖瓣关闭不全。另一种方法是切除扩大的左心室游离壁，针对一些左心室极度扩大的患者，大块切除连同左心室两组乳头肌和二尖瓣结构在内的左心室游离壁，同时行二尖瓣置换术，达到最大限度地缩减扩大的左心室内径的目的。术中掌握好缩减左心室内径大小的力度是决定手术成败的关键，大多数学者按照术中每切除左心室壁 3 cm（包含预留缝合边缘在内），左室舒张末内径将缩减 1 cm 来计算。有关左心室切口的缝合，依据手术者的经验不同，最常见的是用 3-0 prolene 线加条状毡垫或牛心包垫缝合心室切口。

3. 经皮左心室重建术

经皮左心室重建术采用的左室隔离装置由镍钛金属骨架、聚四氟乙烯膜及底座构成，形状类似降落伞。通过输送系统将折叠的左室隔离装置送入左室心尖部，并用球囊扩张器扩张，使其支撑于心室壁，伞面将心室隔离为功能活动区域与无功能的静止心腔，消除室壁瘤区域的逆向运动，提高心室机械效率，降低心室容积，减小室壁应力。

三、手术指征

（一）室壁瘤切除术

据报道，无论是尸检组还是临床组，左室室壁瘤 5 年存活率为 10%～24%，Bruschke 报道 10 年存活率为 18%，与此成为一个明显对照的是有心肌梗死而无室壁瘤患者的 5 年存活率为 74%。不是所有室壁瘤患者都出现症状，也不是所有室壁瘤患者的预后都很差，Grodin 指出无症状的室壁瘤患者 10 年存活率可以高达 90%。室壁瘤合并室性心动过速不能用药控制时，1 年内病死率可达 80%。能用药物控制的这类心律失常患者，1/3 或者半数可以存活 1 年。左室室壁瘤是急性心肌梗死的一种严重并发症。

急性心肌梗死后有 10%～38% 的病例经治疗和度过急性期后，心肌组织于 2～8 周逐渐地被纤维瘢痕所代替，收缩功能减退或消失，进而形成室壁瘤。据统计，其 90% 以上是由左前降支或右冠状动脉后降支闭塞造成的。急性心肌梗死造成的室壁瘤从解剖学上可分为两种类型：①真性室壁瘤：又称解剖性室壁瘤，或慢性纤维化室壁瘤，壁薄，分界清楚，并为瘢痕组织所代替，心内膜小梁消失，50% 的患者有血栓形成。真性室壁瘤大多数位于左心室前尖部，这个部位心肌为单支血管供血，很少有侧支循环。后下室壁瘤常累及后乳头肌，并易引起二尖瓣关闭不全或室间隔穿孔，可带来致命性左心衰竭，所以很少在患者生前被发现，在外科组报道中约占 3%。未累及后乳头肌和室间隔的后下室壁瘤，常局限于后乳头肌和室间隔之间。此部位的室壁瘤通常和占优势的右冠状动脉闭塞有关；左冠状动脉回旋支保护了乳头肌。②假性室壁瘤：往往是由于心室游离壁梗死区出现小面积破裂。破裂孔由于与心包粘连和（或）机化血栓所局限，于左心室腔外形成一个小"憩室"，即假性室壁瘤，瘤腔直接与左心室相交通。假性室壁瘤瘤壁无心肌组织，仅包含心外膜或心包组织，30% 有机化血栓。和左心室真性室壁瘤不同，假性室壁瘤破裂的危险性较大，更应尽早接受手术治疗。多发性室壁瘤非常少见。

功能性室壁瘤属于真性室壁瘤范畴，是相对解剖性室壁瘤而言，一般情况下，真性室壁瘤都是指解剖性室壁瘤。解剖性室壁瘤在收缩期和舒张期都向外膨出，室壁出现明显矛盾运动；而功能性室壁瘤仅在收缩期向外膨出，在左心室造影上表现为有运动障碍区。这种运动障碍区是一种急性缺血区，有恢复或部分恢复功能的可能性；或者是一种心肌和纤维组织交错混合存在的区域。功能性室壁瘤瘤壁尚有存活心肌，不宜手术切除。功能性室壁瘤又存在两种情况，即失功能性室壁瘤和功能障碍性室壁瘤。

室壁瘤对左心室收缩功能的影响：左心室壁 10% 受累可致射血分数下降；15% 受累，可导致左心室舒张终末压和容量升高；25% 受累，可出现充血性左心衰竭；40% 受累，可导致心源性休克。切除有反常运动的室壁瘤可以改善心脏做功。

室壁瘤出现症状应及时进行手术治疗，无症状的室壁瘤不需要进行手术。外科手术的指征是：①心绞痛：切除室壁瘤的最常见指征。室壁瘤切除后，心腔容积缩小，因而室壁张力和氧需量下降，进而使心绞痛得到解除。②充血性心力衰竭：切除无收缩和出现反常搏动的室壁瘤可降低心腔容积和舒张终末压，提高剩余心肌的收缩效应，从而改善心脏做功。③反复发作的室性心律失常：对这类病例进行手术是一个重要的选择。特别是在电生理标测技术应用于临床后，手术治疗病例正在增加。④体循环栓塞：虽然，50% 的室壁瘤病例有血栓形成，体循环栓塞率发生不高，但其仍是手术治疗的指征，假如附壁血栓引发了感染性心内膜炎，对手术移去这类败血症的感染源更应抱积极态度。⑤假性室壁瘤：破裂机会大，必须考虑尽早行手术切除。

室壁瘤手术最好在心肌梗死 3 个月后进行，因为 3 个月内手术病死率较高。此外，在等待过程中可允许缺血的室壁心肌功能改善和梗死心肌瘢痕形成。瘢痕可帮助确定室壁瘤边界和提供更好的修复缝合条件，然而在很多情况下，室壁瘤的手术被迫在心肌梗死后 3 个月内进行，此时病死率高也是可以接受的。

大约 1/4 的病例可以做单纯室壁瘤切除，剩余 3/4 的病例往往需要同时进行心肌再血管化。心尖部室壁瘤在进行冠状动脉造影时往往见前降支变直，管腔窄小，分支较少，特别是当这类血管有间隔支发出时，在这个区域同时做旁路移植手术是有价值的，可以保证室间隔的血运和改善其功能。

（二）Batista 手术

2022 年 4 月美国心脏协会、美国心脏病学会，以及美国心力衰竭学会共同发布的心力衰竭管理指南中并未推荐左心室减容术。左心室减容术被认为是心脏移植术的下位替代，可用于各种原因导致的不适宜心脏移植的终末期心脏病患者。一般认为，近期心脏彩超显示左心室舒张末期径线 > 70 mm，NYHA 心功能分级 Ⅲ 级以上，左室射血分数 < 20%，经正规系统内科治疗无效的患者可以考虑行左心室减容术。有肺动脉高压的患者也可以考虑。手术的禁忌证为顽固性心律失常和多功能脏器衰竭。

（三）经皮左心室重建术

1. 主要入选标准

①患者年龄 > 18 岁；②陈旧性前壁心肌梗死合并室壁瘤，且超声检查示左室射血分数 < 40%；③按照现有指南强化药物治疗超过 3 个月，NYHA 心功能分级 Ⅱ ～ Ⅳ 级；④适合行心脏外科手术；⑤签署书面知情同意书。

2. 主要排除标准

①急性心肌梗死 60 天以内；②患者心肌缺血需要血运重建；③冠状动脉血运重建治疗 60 天以内；④心脏再同步化治疗 60 天以内；⑤显著瓣膜病，需要外科手术治疗；⑥左心室血栓；⑦左心室室壁钙化；⑧急性心力衰竭、感染或炎症性疾病、活动性出血、血小板减少症、贫血、外科手术或创伤后 2 个月内、肝肾功能不全、酒精或药物依赖、其他严重慢性疾病或肿瘤；⑨患者不愿意行左心室隔离装置植入。

四、治疗效果

（一）Batista 手术

Batista 手术挽救了许多患者的生命，大部分患者心力衰竭症状有所改善，部分患者心功能恢复已达到了可免除心脏移植的标准。但在术后第 1 年和第 2 年，因心功能仅为Ⅳ级，需要左心辅助及心脏移植的患者仍分别为 50% 和 30%。在许多医疗中心左心室切除术早期的结果不尽如人意，住院死亡率高达 20% 以上。然而近年来有关的临床配对研究结果表明，患者围手术期内病死率已下降为 3.2%，但仍有 16% 的患者术后需要左心辅助。另有数例个案报道有部分左心室切除术后数月死于顽固性心力衰竭或严重心律失常的患者，尸检显示左心室缝合处形成广泛瘢痕组织，造成室壁僵硬，心功能恶化，认为死亡原因与手术方法有关。因此，目前对患者的选择和手术要求更加严格。

早期的随访资料显示，1996 年美洲地区 120 例患者左心室减容术的疗效较好，有 90% 的患者症状缓解，心功能由术前Ⅳ级改善为Ⅰ级者占 57%、Ⅱ级者占 33%、Ⅲ～Ⅳ级者仅有 10%。随访半年至 2 年，患者的生存率为 50%～70%。1999 年亚太地区多中心的 86 例临床研究显示，左心室减容术后患者的半年存活率为 66%，存活者中 89% 的患者症状明显改善，约有 11% 的患者手术无效。手术失败的主要原因是手术指征把握不严，缺乏围手术期规范化管理经验及手术经验，缺少左心辅助设备或心脏移植手术的准备等。

Batista 报道了 410 例接受左心室减容术的患者，术前 LVEF 为 5%～18%，心功能均为Ⅳ级；术后 LVEF 提高 100%～300%，住院死亡率为 10%～15%，2 年生存率为 60%。生存者心功能为Ⅰ～Ⅱ级，大部分恢复正常生活与工作。美国报道了 120 例接受左心室减容术的患者，住院死亡率为 22%，可能与在早期强调保存二尖瓣使左心室切除范围不够及美国的病例选择不同有关。美国克利夫兰医学中心报道了 44 例接受左心室减容术的患者，无早期死亡，左心室内径由 80 mm 降至 59 mm，LVEF 由 15% 升至 37%，72% 的生存者无须等待心脏移植；但有 15% 的患者术后仍发生心力衰竭，需行左心辅助或心脏移植。英国 Angelini 等报道了 12 例接受左心室减容术的患者，住院死亡率为 22%，有 1 例死于室性心动过速。

（二）经皮左心室重建术

临床上早期文献多为成功植入左心室隔离装置的个案报道。Silva 等报道了 5 例患者成功植入左心室隔离装置后即刻超声检查显示左心室收缩末期，以及舒张末期心室容积显著减小、射血分数增加、心功能改善。Schmidt 等报道了 16 例患者植入左心室隔离装置后即刻左心室舒张末期及收缩末期左心室容积显著减小，同时左心室每搏输出量增加 25.4%，每搏输出指数增加 26.5%，心排血量及心脏指数显著增加，射血分数显著增加，同时还发现动脉压及肺动脉平均压力增加。这些结果表明左心室隔离装置植入后立即显著减少了左心室容积，能够迅速改善左右心室功能。因此心室舒张末期及收缩末期左心室容积减少，室内分流量减少是左心室隔离装置植入后早期心功能改善的机制。

Bozdag-Turan 等对 8 例患者成功植入左心室隔离装置并进行了 3 个月随访，发现患者左心室容积减小，射血分数增加，NYHA 心功能分级及 6 分钟步行距离改善。随访期间无主要心血管事件发生，亦无因心力衰竭而再次住院事件发生。Sagic 等对 15 例成功植入左心室隔离装置的患者进行随访，1 例患者术后 15 天因心脏外感染死亡。与术前比较，14 例患者术后 6 个月、12 个月左心室收缩末期容积指数及左心室舒张末期容积指数均显著减小，左室射血分数显著改善，同时 NYHA 心功能分级显著改善；与术前比较，术后 6 个月时 6 分钟步行距离无显著变化，术后 12 个月时 6 分钟步行距离增加。Mazzaferri 等报道了目前入选患者最多的一项研究，39 例患者拟行经皮左心室重建术，进一步筛选后共有 34 例患者进行了手术，3 例患者在住院期间因并发症取出左心室隔离装置，31 例患者手术成功。

与术前相比，术后 12 个月，患者左心室舒张末期容积指数、收缩末期容积指数显著减小，NYHA 心功能分级得到显著改善，心力衰竭生活质量指数显著提高，但是静息状态下每搏输出量、左室射血分数及 6 分钟步行距离变化无统计学差异。术后 12～24 个月，未出现心血管事件。术后 3 年，23 例患者生存，与术前相比，85% 的患者 NYHA 心功能分级改善或保持不变，超声心动图显示左心室舒张及收缩末期容积指数分别从（128.4±22.1）mL/m^2、（94.9±22.3）mL/m^2 减少到（115.2±23.1）mL/m^2、（87.3±18.7）mL/m^2；术后 12 个月、24 个月、36 个月时，累计因心力衰竭住院及病死率分别为 16.1%、32.3%、38.7%。在 3 年随访期间，2 例患者发生心源性死亡（均于术后 6 个月内），1 例患者于术后 6 个月后发生脑卒中，1 例患者因严重心力衰竭于术后 6 个月行心脏移植，手术 6 个月后无心源性死亡事件发生，这项研究表明在纳入研究的患者中，实施介入左心室隔离装置植入可以改善室壁瘤患者长期心功能，提高生活质量及生存率。通过 CT 及计算机模拟技术发现，左心室隔离装置植入后室壁张力降低，是患者中长期心功能改善、心室肥大逆转的重要因素。但要注意，以上研究的患者数量很少，该项手术还有待更多的资料支持。

左心室隔离装置 PARACHUTE 首次人体试验于 2005 年在美国和欧洲同时开展。该研究共入选 39 例室壁瘤患者，随访 1 年的结果显示患者 LVEDVI 及 LVESVI 较基线显著下降，随访 3 年时患者 LVEDVI 较基线显著下降，但 LVESVI 与基线无统计学差异，且患者 LVEF 较基线有所下降。

PARACHUTE china 研究于 2014 年 9 月在我国开展。该研究共招募 31 例室壁瘤患者，其中 30 例患者成功植入装置，1 例患者术后 1 个月时因出血性脑卒中死亡，死亡原因与抗凝治疗相关。3 个月随访结果显示，患者左心室内径显著下降，LVEF 及 NYHA 心功能分级均有所改善。左心室隔离装置植入围手术期抗凝方案目前尚未统一。一般采用术后 1 年口服阿司匹林 100 mg/d 和华法林（维持国际标准化比值 2.0～3.0）。PARACHUTE 首次人体试验 3 年时的缺血性和出血性脑卒中事件发生率为 15.9%（2 例缺血性脑卒中、2 例出血性脑卒中），PARACHUTE china 随访 3 个月时有 1 例出血性脑卒中，无缺血性脑卒中。

在欧洲开展的 PARACHUTE Ⅲ 研究为一项前瞻性、非随机对照研究，共纳入 100 例患者。12 个月的随访结果显示：患者左室收缩末与舒张末内径均显著下降，心源性死亡率为 8.4%，心力衰竭再住院率为 24.1%。需要注意的是，即使术后服用低剂量阿司匹林联合华法林治疗不少于 12 个月，仍有 3.3% 的患者经超声心动图发现器械表面血栓形成。

PARACHUTE Ⅳ 为首个随机对照试验，计划纳入 478 例 NYHA 心功能分级 Ⅲ～Ⅳ 级、LVEF 15%～35%、左心室活动异常的患者。随机分为药物治疗组及左心室隔离装置植入组，主要终点为死亡或心功能恶化导致住院。遗憾的是，该研究在入组了 331 例患者后，因围手术期血栓事件及公司运营原因于 2017 年 6 月终止。同期在欧洲开展的 PARACHUTE Ⅴ 上市后研究也已终止，不知相关研究将来能否继续。

我国经皮左室重建术尚处于起步阶段。由上海一家医疗科技公司研发的 Heartech 左心室隔离装置于 2016 年在上海交通大学医学院附属瑞金医院完成首例植入。该装置首次人体研究共入选 16 例患者，其中 15 例成功植入，1 例由于左心室结构原因未能植入。30 天随访结果显示，患者 LVESVI［（72.47±22.77）mL/m^2 vs.（50.13±13.36）mL/m^2，$P<0.001$）］及 LVEDVI［（106.27±28.01）mL/m^2 vs.（83.20±16.87）mL/m^2，$P=0.001$］均显著下降，此外 LVEF、6MWT、欧洲五维健康量表评分均较基线改善。

以上临床研究表明经皮左室重建术可以显著减少左心室容积，改善心室重塑，改善患者的临床症状。但是由于入选患者基础心脏条件存在较大的差异，随访时间、评估方法也不同，手术成功率、并发症，以及临床疗效存在较大差异，因此需要更多人群的参与、更长时间的随访，以明确该手术是否可以降低心血管事件，尤其是心力衰竭相关的病死率。

五、总结

左心室减容术（成形术）是治疗终末期心脏病的新方法，是心脏外科手术史上的重要发展。但仍有很多问题，如适应证、手术时机、长期疗效、是否需要心脏停搏、保留或不保留乳头肌、切口的不同缝合方法，尚需进行比较和研究；同期施行的手术如二尖瓣重建、冠脉搭桥在左心功能的恢复中所起的作用，室性心律的预防及术后左室做功、再塑、张力的变化等问题有待进一步研究。外科医师做左心室减容术时应注意手术技巧与判断，绝不是类似于单纯的室壁瘤切除术。左心室减容术前景如何，尚需等待长期疗效数据才能决定是否推广。最好在具备左心辅助技术或心脏移植技术的单位开展此类手术。

介入手术是近年来研究的热点，其微创性对于部分患者具有重要意义。尽管还有许多问题需要解决，如血栓形成、聚四氟乙烯膜撕裂、支架底座断裂、封堵装置移位、封堵器未展开、感染、脑卒中、出血等，但是经皮左室重建术为不能耐受或不愿意行外科左心室减容术的患者提供了一种新的有效的治疗方法，应用前景良好。

参考文献

[1] 李星，陈如坤. 左心室减容术研究进展 [J]. 中华医学杂志，2000，80（8）：639.

[2] 杨璟，黄方炯. 左心室心肌部分切除术 [J]. 中华胸心血管外科杂志，2000，16（1）：58-59.

[3] MAZZAFERRIJR E L，GRADINAC S，SAGIC D，et al.Percutaneous left ventricular partitioning in patients with chronic heart failure and a prior anterior myocardial infarction：Results of the PercutAneous Ventricular RestorAtion in Chronic Heart failUre PaTiEnts Trial[J].The American heart journal，2012，163（5）：812-820.

[4] COSTA M A，MAZZAFERRI E L，SIEVERT H，et al.Percutaneous ventricular restoration using the parachute device in patients with ischemic heart failure：three-year outcomes of the PARACHUTE first-in-human study.[J].Circulation. Heart failure，2014，7（5）：752-758.

[5] YUN C H，SUN J Y，TEMPLIN B，et al.Improvements in Left Ventricular Diastolic Mechanics After Parachute Device Implantation in Patients With Ischemia Heart Failure：A Cardiac Computerized Tomographic Study.[J].Journal of cardiac failure，2017，23（6）：455-463.

[6] CILINGIROGLU M，ROLLEFSON W A，NEGO D，et al.Percutaneous implantation of a parachute device for treatment of ischemic heart failure.[J].Cardiovascular revascularization medicine：including molecular interventions，2013，14（4）：236-240.

[7] ZELTSMAN D，ACKER M A. Surgical management of heart failure：An overview[J].Annu Rev Med，2002，53（2）：383-391.

[8] COHN J N. Structural baisis for heart failure[J].Circulation. 1995，91（10）：2504-2507.

[9] YANCY C W，FOWLER M B，COLUCCI W S，et al.Race and the response to adrenergic blockade with carvedilol in patient with chronic heart failure[J].N Engl J Med，2001，344（5）：1358-1365.

[10] HUNT S A. Current status of cardie transplantation[J].JAMA，1998，280（10）：1692—1698.

[11] LUNKENHEIMER P P，REDMANN K，CRYER C W，et al.Late ventricular structure after partial left Ventriculectomy[J].Ann Thorac Surg，2000，69（3）：1257-1259.

[12] BOILING S F，SMOLENS I A，PAGANI F D. Surgical alternatives for heart failure[J].J Heart Lung Transplant，2001，20（7）：729-733.

[13] CHANDA J，KURIBAYASHI R，ABE T. Batista operation for dilated cardiomyopathy：a physiologic concept[J]. J Tberac Cardiovasc surg，1998，115（6）：261-262.

[14] GORCSAN J，FELDMAN A M，KORMOS R L，et al.Heterogeneous immediate effects of partial left ventriculectomy on cardiac performance[J].Circulation，1998，97（9）：839-842.

（程力剑　费俊杰）

第十节　心室辅助装置

自 1967 年世界首例心脏移植成功以来，心脏移植成为目前终末期心力衰竭最有效的治疗手段。然而，全球每年完成的心脏移植数量有限，无法满足不断增长的需求。近年来，心室辅助装置（ventricular assit device，VAD）快速发展，成为终末期心力衰竭的有效替代治疗手段之一。

心室辅助装置已经历了三代发展：第一代为搏动流泵，第二代为轴流泵，第三代为磁液悬浮泵。随着技术进步和临床应用经验积累，心室辅助装置的并发症得到有效控制，应用场景也更加多元化，目前应用主要集中在心脏移植桥接治疗，终末治疗和为临床决策争取时间。目前欧美常用的左心室辅助装置为 HeartWare（HW）、HeartMate Ⅱ（HM Ⅱ）和 HeartMate 3（HM3）。据估计，目前全球左心室辅助装置植入例数 > 10 万，其中 INTERMACS 在 2008—2017 年登记 18 539 例，IMACS 在 2013—2017 年注册了 16 286 例，其中 HM3 植入者 1 年和 2 年的生存率分别为 86.6% 和 82.3%，与心脏移植术后生存率类似。

我国人工心脏技术起步较晚，在 21 世纪初我国从日本引进了心室辅助装置——"永仁心"（EVAHEART）并成功应用于临床。随后，国内多家单位自主研发出多款国产第三代磁悬浮人工心脏，在多个方面已接近国际领先水平。

一、左心室辅助装置的原理和发展

左心室辅助装置的基本原理是在左心室心尖插管将血液引出，在左心室辅助装置血泵提供的动力下，将血液通过主动脉插管输送至主动脉，通过以上的辅助循环来减轻左心室负荷。

第一代左心室辅助装置是搏动式隔膜泵，核心结构是一个柔韧的囊腔，囊腔一侧是隔膜，两端连接进、出导管，并分别放置单向阀门以确保血液单向流动。驱动装置通过气体或液体对隔膜施加外力产生搏动，使腔内压力按顺序变化，完成泵血功能。这种泵的结构复杂，体积大，不能完全植入体内，经皮肤进出身体的导线管道易感染。单向阀门易损耗并形成血栓，耐久性差，目前在成人心室辅助中很少使用。目前仍然应用于临床的搏动泵有德国的 Berlin EXCOR（Berlin Heart）等，主要适用于儿科患者等待心脏移植的过渡期。

第二代左心室辅助装置是恒流泵，为连续流叶轮血泵，叶片通过机械轴承安装在血泵转子上，转子带动叶片旋转，推动血液沿螺旋线方向前进。恒流泵可分为轴流泵和离心泵。目前在临床上使用的主要是美国的 HeartMate Ⅱ 和 MicroMed DeBakey VAD 等轴流泵。轴流泵体积小，叶轮需要以 7000 ~ 12 000 r/min 的速度旋转才能产生足够的推力，易导致溶血和血管性血友病因子断裂。然而，轴流泵具有体积小、结构相对简单、与血液接触面积小等优点，目前正成为心脏移植前过渡支持治疗和终身治疗的主流心室辅助装置类型。

第三代左心室辅助装置以悬浮技术为特点，采用磁悬浮和（或）液力悬浮技术研发的左心室辅助装置都可称为第三代左心室辅助装置。一般而言，它们具有悬浮和驱动两个系统，主要采用离心泵，由于没有轴承，无传统轴承的磨损、发热事件，以及轴承密封处血栓的发生。其中 HeartWare HVAD 是一款采用磁悬浮和液力悬浮技术的离心泵，它是第一个完全放置在心包腔内而无须腹膜外泵袋的左心室辅助装置。而 HeartMate 3 则是一种全磁悬浮设计特点的新型第三代左心室辅助装置，具有更好的生物相容性，植入后不良事件的发生率更低。迄今为止，关于 HeartMate 3 发生泵内血栓的病例报道很少。

二、左心室辅助装置的主要参数

目前的左心室辅助装置系统主要包括：血泵、流入/流出管道、传导系统、控制器和电源。这些参数对于理解左心室辅助装置的运行方式非常重要，但解读相关参数时需谨慎，单一参数不能反映患者的整体临床状态，任何参数变化均需结合所有临床因素进行评估。

三、左心室辅助装置植入的主要指征

终末期心力衰竭患者左心室辅助装置植入的主要指征包括：①心脏移植前或待移植期间过渡治疗（bridge to transplantation，BTT）；②终末治疗（destination therapy，DT）；③有望康复的过渡治疗（bridge to recovery，BTR）。BTT 和 DT 的指征：预后非常差、生活质量低、需左心室辅助装置作为即时维持生命措施的晚期心力衰竭患者。BTT 的人群包括待心脏移植的晚期心力衰竭患者及有心脏移植相对禁忌证但经左心室辅助装置治疗有望改善的患者（如心脏恶病质、肺血管阻力过高或近期治疗过恶性肿瘤的晚期心力衰竭患者，通过左心室辅助装置治疗以降低心脏移植后肿瘤的复发率）；终末治疗的人群包括有心脏移植禁忌证及左心室辅助装置治疗期间不可逆禁忌证（如高龄）的晚期心力衰竭患者；过渡治疗的人群包括病情恶化但病因可能可逆（如病毒性心肌炎或围生期心肌病）的晚期心力衰竭患者。

左心室辅助装置植入后往往短时间内即可改善患者的血流动力学，包括心排血量增加，心室充盈压降低，肺动脉压及肺血管阻力降低。

四、左心室辅助装置相关不良事件

左心室辅助装置常见的相关不良事件包括泵停机、低流量报警、导线感染、心律失常、出血、脑卒中、泵血栓形成、胸痛、晕厥和主动脉瓣关闭不全等。

（一）泵停机

泵停机常见原因是电源断开或导线故障。应按照患者的导线出口部位、控制器、电池和电源的顺序进行检查。如果发现电源有问题需重新连接电源。

（二）低流量报警

目前的左心室辅助装置控制器上显示的流量值是基于转速和功率参数计算所得的估计值。因此，低流量报警并不一定意味着植入者心排血量低。报警常见的原因有急性右心衰竭、肺栓塞或容量不足。低流量报警时，建议植入者以 Trendelenburg 姿势（头低足高位）躺下，双腿抬高，若警报未停止，提示可能是容量不足引起报警。应评估植入者血流动力学，若无明显容量负荷过重，可进行 500 mL 生理盐水液体复苏治疗。

（三）导线感染

左心室辅助装置传导系统感染十分常见，在植入后 3 年内发生率为 15%～40%。导线感染包括浅表导线感染和深部导线感染。浅表导线感染的特征为导线出口周围软组织发红和压痛，偶伴积液。在从伤口深处取样进行细菌培养后，无须待检验结果就应开始经验性抗感染治疗。经验性抗感染治疗首选联用一代头孢菌素和喹诺酮类，可根据药敏试验和培养结果调整用药治疗方案。深部导线感染则涉及导线出口深处的组织，可出现脓性，或伴恶臭的积液。埋有导线的皮肤处可有疼痛感、水肿和红斑，红斑向近端延伸提示深部感染恶化，应立即入院启动经验性静脉抗感染治疗。每日更换敷料以评估导线出口处伤口。深部导线感染必要时需进行手术清创。

（四）心律失常

左心室辅助装置植入前 40%～60% 的患者合并房颤。房颤的治疗遵循非左心室辅助装置植入者的

治疗原则，应尽量尝试恢复窦性心律，但慎重考虑消融手术。在左心室辅助装置植入前或术后阶段许多患者已接受胺碘酮治疗，因此甲亢患者在新发房颤时应避免行左心室辅助装置植入。

左心室辅助装置植入后 2 年内 30%～40% 的患者常因心律失常再入院。心律失常与基础心脏疾病、植入手术（左心室辅助装置流入管道周围的瘢痕）或泵对左心室壁的机械刺激有关。20%～50% 的左心室辅助装置植入者可出现室速/室颤。左心室辅助装置植入后出现室性心律失常的主要预测因素是植入前已有室性心律失常。室速/室颤可由潜在的心脏疾病、左心室辅助装置手术相关的瘢痕组织或左心室流入管道的机械刺激引起。持续性室速/室颤并不一定导致左心室辅助装置植入者出现急性血流动力学障碍。伴室颤的植入者可能只有如呼吸急促、虚弱和头晕等轻微症状，甚至完全无症状。在持续室速或室颤发作期间，尽管右心室功能受影响，但若左心室能借左心室辅助装置维持前负荷，则全身血流灌注仍可维持。若左心室辅助装置植入者也植入了 ICD，则可能在完全清醒时经历多次除颤。

左心室辅助装置植入者合并室速/室颤的处理取决于患者的临床表现。首先必须确保密切的心电监护和静脉通路的开通。如果患者有 ICD 且清醒，应立即在 ICD 上放置磁铁以防止放电。如因室速/室颤导致血流动力学不稳定，则需立即进行镇静和紧急电复律。除颤不会损害左心室辅助装置设备，胸部放置垫的位置与非左心室辅助装置植入者一样。血流动力学稳定的患者，建议静脉注射胺碘酮（300 mg）并降低转速（尽可能超声引导）。若患者容量不足，超声心动图显示左心室未充盈，则给予静脉补液。对上述措施无反应者，进行镇静和电复律的同时必须纠正酸中毒、低钾血症和低镁血症。进一步的治疗包括优化 β 受体阻滞剂剂量，延长抗心律失常治疗（常为胺碘酮）和考虑对难治性病例进行射频消融。

（五）出血

左心室辅助装置植入者出血事件发病率为 32%～44%，多不致命，大出血占左心室辅助装置植入者死亡原因的 2%。现有左心室辅助装置 HW、HM Ⅱ 和 HM3 的出血发生率相似，离心泵植入者胃肠道出血发病率低于轴流泵植入者。出血常需调整抗凝和抗血小板治疗方案，这可能会增加形成泵血栓的可能。出血的原因包括抗凝和抗血小板治疗、获得性血管性血友病、可能因动脉搏动性下降而出现的（胃肠道）动静脉畸形等。出血的危险因素包括高龄、女性、低体重指数、左心室辅助装置植入前出血史、吸烟、高国际标准化比值和低血小板计数。

左心室辅助装置植入者消化道出血发病率为 25%～35%，系左心室辅助装置植入者再入院的主要原因之一。消化道出血可发生在消化道的任何部位，最常发生于上段小肠十二指肠悬韧带近段。诊断措施包括上、下消化道内镜和胶囊内镜等检查。若上述检查不能定位出血部位，建议行血管造影或标记红细胞核素显像。治疗手段包括静脉使用质子泵抑制剂（尤其在怀疑胃黏膜出血时），奥曲肽可用于对其他措施无反应的胃肠道出血。同时根据出血的严重程度和再出血的风险，考虑停用阿司匹林和调整/停用华法林。需拮抗抗凝治疗时，选择如口服维生素 K 或输注新鲜冷冻血浆等方法可降低血泵血栓形成的风险。拟行心脏移植前或待移植期间过渡治疗的患者中度失血时，应尽量避免输血，选择静脉补铁。预防出血及降低出血严重程度的措施主要包括优化抗凝方案，维持 INR 于目标范围内，注意药物间相互作用、食物对药物的影响等。

（六）脑卒中

脑卒中是左心室辅助装置植入者主要致残原因之一。INTERMACS 研究示其发病率约为 10%，出血性和缺血性脑卒中比例约为 1：1，感染会增加脑卒中的发生率。连续性和搏动性辅助装置 2 年的致残脑卒中发生率为 17% 和 14%（$P=0.56$），HW 和 HM Ⅱ 脑卒中发生率为 29.7% 和 12.1%（$P<0.001$），HM3 和 HM Ⅱ 的 2 年脑卒中发生率为 10.1% 和 19.2%（$P=0.02$）。脑卒中的形成可能与流经装置的血栓、因非搏动性血流而出现的血管改变（如获得性血管性血友病）等血液流变学原因有关。对新发神经系统

症状的左心室辅助装置植入者，应高度怀疑有脑血管损伤并立即进行头颅CT。

1. 缺血性脑卒中

来源于主动脉窦瓣膜表面、颈动脉球部的血栓或脓毒症性血栓可导致缺血性脑卒中。离心泵左心室辅助装置植入者中全身性感染可使脑卒中发生率增加一倍（39.5% *vs.* 9.3%，*P*=0.003）。术前脑卒中危险因素包括女性性别和既往心脏手术史，术后危险因素包括感染和消化道出血。重组组织型纤溶酶原激活剂在左心室辅助装置植入者中治疗脑卒中的疗效尚未得到证实。因来自左心室辅助装置内的栓子可能含如纤维蛋白和变性蛋白等无法进行溶解的成分，溶栓治疗可能无效。左心室辅助装置植入者合并缺血性脑卒中应根据如梗死大小、心源性栓塞病因、血管再通情况和肝素治疗情况等已知危险因素进行风险评估后恢复抗栓药物治疗。

2. 出血性脑卒中

左心室辅助装置植入者患出血性脑卒中后生存率显著降低（1个月、6个月和12个月生存率分别为45.3%、34.8%和30.3%）。出血性脑卒中可能的原因包括抗凝治疗、缺血性脑卒中后出血性转化、获得性血管性血友病和非生理性连续无脉冲血流所致的脆弱血管破裂。出血性脑卒中的植入前危险因素包括肝素所致血小板减少、主动脉内球囊反搏治疗和性别为女。左心室辅助装置植入者出血性脑卒中的症状可从轻微神经体征至深度昏迷，并可因连续无脉冲性血流而被误认为循环衰竭。出血性脑卒中的主要治疗方法是降低升高的血压和逆转凝血功能障碍，同时须排除感染和缺血性脑卒中后出血性转化。降低血压有利于预防出血性脑卒中，但出血性脑卒中植入者血压升高的急性治疗尚不确定，建议将平均动脉压（mean arterial pressure，MAP）降低至 < 90 mmHg，降压须平稳以避免血压波动过大。拮抗华法林可用新鲜冷冻血浆、凝血酶原复合酶浓缩物、维生素K或联合使用。一些植入者根据严重程度可进行如开颅和引流等外科手术治疗。

（七）泵血栓形成

不同左心室辅助装置植入者终身泵血栓形成的发病率有所不同，最高可为10%。泵血栓形成是指在泵的任何部件内形成血栓。血栓可在左心室辅助装置内形成，也可从左心房或左心室移动进入任何泵组件（表5-16）。目前尚无处理左心室辅助装置植入者泵血栓形成的随机对照研究，基于病例研究对其处理有如下建议：调整INR至2.5～3.5；尝试连续输注肝素，部分凝血酶时间的目标值为80～100秒。一些中心选择比伐芦定，通常可避免肝素诱导的血小板减少。若无反应或病情不稳定，尝试溶栓治疗；若还无反应或变得更不稳定，可能需更换血泵。泵血栓形成是一个危及生命的事件，必须立即联系植入中心解决。同时稳定患者，确认诊断，及时启动治疗，对流出管道血栓可强化抗凝治疗及支架植入。若治疗失败，联系植入中心进一步治疗（表5-17）。

表5-16 左心室辅助装置的主要参数

项目	HW	HM Ⅱ	HM3
泵速/（L/min）	2400～3200	8000～10 000	5000～6000
泵速增量/（r/min·档）	20	200	100
泵流量/（L/min）	4～6	4～7	4～6
泵功率/W	3～7	5～8	4.5～6.5
搏动指数	2～4	5～8	3.5～5.5

表 5-17　泵内/流入管道血栓和流出管道血栓的鉴别

项目	泵内/流入管道血栓	流出管道血栓
主要症状和体征	进行性劳力性呼吸困难	远端栓塞体征
左心室辅助装置参数	低流量报警	功率峰值下降
发生时间	短	逐步出现，时间较长
溶血	乳酸脱氢酶升高，血红蛋白下降，血浆游离血红蛋白升高，尿色变深	可无
彩超检查（变速试验）	左心室扩大，每个心动周期主动脉瓣开放，二尖瓣反流加重，流入管道湍流，可见的血栓	左心室扩大，每个心动周期主动脉瓣开放，二尖瓣反流加重，流出管道湍流，左心室内未见血栓
CT 血管成像	无流出管道梗阻	流出管道狭窄，流出管道梗阻
血管内超声	不推荐	评估流出管道内径与腔内组织/外部压力

（八）胸痛

左心室辅助装置植入者中胸痛很常见，可于术后出现或长期存在。原因包括心源性和非心源性，病因诊断多较困难，多数情况下系非心源性病因，如心包切开术后综合征、患者瘦小或儿童中装置与胸腔内壁接触产生的机械性疼痛、肺炎/胸膜炎、气胸、纵隔气肿、食管痉挛或食管炎、胆囊炎或胆绞痛、胰腺炎、消化性溃疡、肋软骨炎或肋骨损伤或骨折。如果疼痛伴发热或炎症表现则必须排除局部感染。心源性原因所致左心室辅助装置植入者胸痛不常见，但应立即排除。心肌梗死更少见，如证实有心肌梗死，应及时进行经食管超声心动图检查排除主动脉根部血栓。

（九）晕厥

左心室辅助装置植入者易出现晕厥，其鉴别诊断包括直立性低血压和心律失常等心源性、血管抑制神经源性疾病和设备特异性机械因素所致晕厥。左心室辅助装置植入者的晕厥和头晕、视物模糊、意识混乱和恶心等直立性低血压的症状较难鉴别。30% 的植入者可有直立性低血压。体位性低血压潜在的原因包括低血容量状态、使用扩血管药物、右心室功能差和糖尿病相关的继发性自主神经功能衰竭等。有关导致晕厥的设备特异性机械因素，尤其需要注意流入管道位置不当引起的"抽吸"现象。诊断包括详细的病史、全面的体格检查、卧位和立位血压测量、心电图监测和常规血液检查。晕厥应进行病因治疗，如纠正低血容量状态，去除扩血管和（或）影响自主神经功能的药物可能有益。

（十）主动脉瓣关闭不全

恒流式左心室辅助装置植入后可引起主动脉瓣关闭不全，左心室辅助装置泵出的部分血液可经主动脉瓣反流至左心室再流经装置，形成一个无效的循环回路，进而出现正向血流无效、器官灌注不良和左心室舒张压增加。新发或进展性主动脉瓣关闭不全可导致左心室辅助装置植入者心力衰竭症状恶化，因而需行经胸或经食管超声心动图检查明确。左心室辅助装置植入时中度以上的主动脉瓣关闭不全须进行瓣膜置换术或主动脉瓣封闭；而对于新发严重主动脉瓣关闭不全的左心室辅助装置植入者，也可选择经导管主动脉瓣置换术。

五、常见特殊情况的处理

（一）控制血压

若左心室辅助装置植入者可触及脉搏，可用自动血压计测量收缩压和舒张压并计算平均动脉压［MAP=（2×舒张压＋收缩压）/3］。脉压＜15 mmHg 时，查体和大多数自动血压计常测不出血压。约 50% 的左心室辅助装置植入者脉压较低，无可触及的搏动性脉搏。若自动血压计测量失败，可采用多普勒超声按以下步骤测量：①用超声探头识别肱动脉或桡动脉；②手动充气袖带；③置探头于动脉上方，缓慢将袖带放气；④听到脉冲声的血压代表 MAP。血压升高常与缺血性脑卒中、颅内出血、泵血栓形成、主动脉瓣关闭不全和室性心律失常有关。推荐左心室辅助装置植入者的 MAP ≤ 80～85 mmHg，而 MAP ＜ 60 mmHg 则会导致低灌注，最佳目标为 70～90 mmHg。

左心室辅助装置植入者合并高血压很常见，以 MAP 衡量，降压目标为 70～90 mmHg。恒流式左心室辅助装置对后负荷敏感，因而血泵功能受血压影响。降压药物的选择应兼顾心力衰竭的治疗，首选 ACEI/ARB、β 受体阻滞剂和 MRA 等。ACEI/ARB 可抑制血管增生，可能有利于降低左心室辅助装置植入者的消化道出血及动静脉畸形相关的出血事件。目前左心室辅助装置植入者中 ARNI 显示出较好的降压效果，但尚缺乏其优于 ACEI 的证据。右心衰竭植入者使用 β 受体阻滞剂时需注意其负性肌力作用，快速性心律失常者使用 β 受体阻滞剂也需注意右心衰竭恶化的风险。二线药物包括 CCB、α 受体阻滞剂和硝酸盐制剂。降低肺动脉压的 5 型磷酸二酯酶抑制剂不应与硝酸盐制剂联合使用，以避免可危及生命的低血压的发生。

（二）抗凝治疗

目前的指南和立场声明等均建议，根据左心室辅助装置植入者个体情况及设备类型，使用维生素 K 拮抗剂和低剂量阿司匹林将 INR 水平维持于 2.0～3.0。术后抗凝治疗应以静脉抗凝药物（如低分子肝素）起始，续以维生素 K 拮抗剂，长期左心室辅助装置桥接支持治疗也可使用低分子肝素。不推荐使用新型口服抗凝药物，因其在左心室辅助装置植入者中的作用尚缺乏足够证据。出现出血事件时需再评估抗凝抗栓治疗。

围手术期推荐进行足量抗凝治疗以预防血栓事件，常首选肝素，患者病情一稳定就应启动口服维生素 K 拮抗剂治疗。抗凝治疗 INR 的目标值为 2.0～3.0，双心室辅助装置植入者 INR 上限目标可为 3.5，如 INR ＜ 2.0 则推荐静脉使用肝素桥接，监测活化部分凝血活酶时间及 X a 因子抗体以调整肝素用量。常规监测 INR，每周至少 1 次，感染期间 INR 波动大，需更频繁地监测。肝素桥接治疗和 INR 未达标期间需严密提防泵血栓形成和其他血栓栓塞事件。

（三）抗感染治疗

感染是心力衰竭患者常见的非心血管死亡原因之一。左心室辅助装置植入者较其他心力衰竭患者更易感染，原因包括：心力衰竭患者常合并糖尿病和肾功能不全等基础疾病，易于感染；心力衰竭反复住院致耐药病原菌暴露定植的概率增加；长期患病存在免疫老化；导线皮肤出口是感染源之一。同时植入左心室辅助装置的患者感染预后差，主要原因：①感染症状、体征多样化且不典型，诊断相对困难，因而早期识别感染至关重要；②成功治疗左心室辅助装置器械相关感染的难度大。病原体可在植入的左心室辅助装置表面及部件上形成生物膜。生物膜的形成在细菌持续感染中起重要作用，它是左心室辅助装置相关感染的主要因素和毒力决定因素。可形成生物膜的典型病原体是金黄色葡萄球菌和表皮葡萄球菌，相对少见的是假单胞菌、肠杆菌和白色念珠菌。这些病菌牢固地附着在植入物表面，产生一种细胞外物质基质（由 DNA、多糖和蛋白质组成）并包裹植入物，保护病原体免受宿主免疫系统和抗生素的影响，同时病原体沿植入物表面增殖、迁移、扩散，以及转移到新的位置。这种固有的保护性行为使得根除与生物膜相关的感染变得极其困难。针对生物膜相关的左心室辅助装置感染，因其可能增加患者死亡率，所以仅在心脏移植时考虑更换血泵或移除左心室辅助装置。

左心室辅助装置植入者的感染分为 3 类：①左心室辅助装置特异性感染：感染仅发生在左心室辅助装置植入者中，并与植入的部件及其接触面直接相关。此类感染往往难以最终确诊，且因生物膜的共同参与而难以根除。②左心室辅助装置相关性感染：此类感染也可发生在非左心室辅助装置植入者中，如心内膜炎、菌血症、纵隔炎和胸骨伤口感染。③非左心室辅助装置相关性感染：此类感染与左心室辅助装置无直接关系，可出现于任何重症患者中，如肺炎、菌血症、尿路感染和胃肠道感染。左心室辅助装置植入者中感染发生率最高为 37%。非左心室辅助装置相关性感染最常见，主要发生于术后前 3 个月内，最常见的为肺炎（发生率为 10.8%）和尿路感染（发生率为 10.6%）；其次是左心室辅助装置特异性感染，其中传导系统感染最为常见，术后 3 个月内发生率为 9.1%，3 个月后发生率为 29.3%。

左心室辅助装置植入者感染症状、体征多样，可从少量皮肤红斑或不适迅速恶化到高热或脓毒症，仔细询问病史和回顾症状可早期发现感染，应进行详细的体格检查，包括检查传导系统出口处和手术伤口，若见脓性积液，抗感染治疗前务必取分泌物培养。检查包括血常规、C 反应蛋白、红细胞沉降率、血培养（24 小时内采血 3 次，使用抗生素前至少采血 1 次）、胸部 X 线检查和彩超等，PET 与 CT 相结合有利于鉴别左心室辅助装置特异性感染和左心室辅助装置相关性感染。

抗感染治疗前应尽量行分泌物及血培养检查。若怀疑感染，即便是浅表感染，也应尽早启动经验性抗感染治疗，勿因等待培养结果而延迟治疗。若有感染临床体征但培养结果阴性，仍需启动经验性抗感染治疗并根据临床反应动态评估。若出现全身性症状或脓毒症，经验性抗感染静脉用药必须对葡萄球菌、假单胞菌和肠杆菌属等有作用，左心室辅助装置植入者每次入院时均需评估金黄色葡萄球菌对甲氧西林的耐药性。启动经验性抗感染治疗时，要考虑病菌耐药情况并根据药敏试验结果调整用药。用药时应避免与维生素 K 拮抗剂相互作用的药物（如利福平）。

（四）控制心力衰竭加重

左心室辅助装置植入者出现的晚期心力衰竭中有 15%～20% 以右心衰竭为主。对左心室辅助装置植入者心力衰竭的评估需注意其既往病史，借助体格检查及辅助检查辨别左心衰竭和右心衰竭的主次。若以左心衰竭为主，常见的诱因包括血压控制不佳（若 MAP > 100 mmHg，应使用降压药物使 MAP < 80 mmHg）、使用非甾体抗炎药、感染、贫血、重度主动脉瓣关闭不全、泵血栓形成，以及泵转速过低等。积极处理诱因并使用利尿剂和静脉扩张剂以改善肺淤血，若无明显诱因可使用正性肌力药物。同时应咨询左心室辅助装置植入中心了解患者左心室辅助装置血泵的既往史，评估设备的功能和参数设置及报警记录。若以右心衰竭为主，则需排除如肺栓塞、心脏压塞、重度三尖瓣关闭不全，以及右心室心肌梗死等原因。

（五）监测肝和肾功能异常

左心室辅助装置植入术前仔细评估肝功能对保证患者预后非常重要。左心室辅助装置植入后多数患者肝功能不会恶化，术前异常者多能改善。术后肝功能异常可能与术前患者的炎症状态和术后右心衰竭和静脉淤血有关。

目前尚缺乏左心室辅助装置植入者合并肾功能异常的数据。因预后差，一般估算肾小球滤过率 < 30 mL/（min·1.73 m²），以及长期接受透析者，不建议接受左心室辅助装置植入作为终末治疗。左心室辅助装置植入后出现急性肾衰竭者死亡率更高。左心室辅助装置植入者若需接受肾脏替代治疗，

可考虑腹膜透析以降低透析对血流动力学的影响及发生血行感染的概率。

（六）麻醉管理

约 30% 的左心室辅助装置植入者需接受非心脏手术，左心室辅助装置植入者具有前负荷依赖性和后负荷敏感性的特点。前负荷的关键影响因素包括血容量、体位、手术方式（腹腔镜与开放式）、心律失常和右心室功能。除紧急手术外，建议左心室辅助装置植入者择期手术前与左心室辅助装置医疗中心保持沟通。左心室辅助装置医疗中心和经验丰富的心脏麻醉师是重大外科手术的首选。低心脏风险的手术（如浅表皮肤、口腔科、小型妇科及眼部手术等）可在左心室辅助装置专家现场或远程指导下于非左心室辅助装置医疗中心进行。术前评估应明确左心室辅助装置的植入类型，评估用药和器官功能，如凝血和肝肾功能。若安置了植入型心律转复除颤器须暂时关闭。手术过程中必须保证左心室辅助装置的电源供应并监测如搏动指数、泵速、泵功率及泵流量等相关参数。麻醉剂需选用能保持心肌收缩力和前后负荷的药物。

手术过程中可能遇见"抽吸事件"，它是在低血容量、血泵转速过高、右心室功能障碍、肺血管阻力过高和血管麻痹等因素下，室间隔移向左心室辅助装置流入管道，导致难治性低血压、低泵流量、低搏动指数、室性心律失常和血流动力学障碍等，治疗措施包括静脉补液、使用升压药、降低血泵转速、改善右心室功能等。

（七）非心脏手术

左心室辅助装置植入者需做好如术中血压监测、围手术期抗凝、手术路径、设备故障和心脑血管事件等术后并发症的管理，以降低并发症的发生风险。择期非心脏手术记录术前 24 小时血泵参数并监测变化，若禁食过久则需静脉补液。左心室辅助装置植入者最常见的小手术是胃肠镜检查，以及植入型心律转复除颤器相关的手术如射频导管消融等。腹部手术选择腹腔镜可能更安全，术前 CT 扫描有助于定位泵袋和传导系统的位置。左心室辅助装置植入者术中常需进行有创动脉血压监测，全身麻醉诱导前应建立血压监测，平均动脉压应维持在 70～90 mmHg，以保护右心室并维持足够的前后负荷。平均动脉压 < 70 mmHg 定义为低血压，常见病因包括装置内血栓形成、"抽吸事件"和右心衰竭。一般术中很少需要改变术前左心室辅助装置的参数设置。左心室辅助装置植入者围手术期的抗凝管理需视具体情况而个体化决定，活动性出血的管理则与非左心室辅助装置植入者无异。非心脏手术后 24～48 小时静脉使用肝素抗凝直到 INR 达到靶目标。

六、患者的自我管理

对左心室辅助装置植入者应进行相应的患者教育，包括自我护理管理（处理左心室辅助装置报警、联系左心室辅助装置医疗团队、导线及伤口的管理、药物和饮食的调整等），自我护理监测（左心室辅助装置系统，导线，伤口，血压，心力衰竭症状体征，容量状态，感染，出血，脑卒中等并发症，心理状态等），以及长期自我护理（左心室辅助装置的操作、导线及伤口的护理、消毒及注意手卫生、提高服药依从性、营养饮食、戒烟限酒、注意睡眠和运动等）。

患者或照护人员日常则需确保导线不受外部损伤，导线固定在腹壁上，并避免扭结或拉动导线。日常应用无菌垫擦洗导线出口周围的皮肤。无感染的出口部位，密封敷料每周更换 2 次，或透明敷料每周更换 1 次。若有感染或分泌物则需更频繁地更换敷料。同时鼓励植入者对导线出口部位伤口拍照留存，用以监测或提防感染。

运动训练对左心室辅助装置植入者有益，大多数患者在左心室辅助装置植入 6 周后可以开始早期运动，每 6 周调整一次方案。

总之，心室辅助装置在提高终末期心力衰竭患者生活质量和延长生存时间等方面发挥重要作用。自诞生以来高速发展，历经三代产品设备的不断改进，新型材料的应用、更轻量化的体内设备和更智能的算法显著减少了心室辅助装置相关并发症的发生。近年来，国内心室辅助装置应用正不断跟进国际前沿步伐，人口老龄化和终末期心力衰竭患者的庞大基数更加促使心室辅助装置在国内的推广应用。虽然目前心室辅助装置已经发展到第三代，但出血、血栓形成、脑卒中、感染等仍然是常见的相关并发症，因此在心室辅助装置技术发展的同时，临床医师制定更加规范化、个体化的术前与术后管理也非常关键。

参考文献

[1] GUSTAFSSON F，ROGERS J G. Left ventricular assist device therapy in advanced heart failure：patient selection and outcomes[J]. Eur J Heart Fail.2017，19（5）：595-602.

[2] CRESPO-LEIRO M G，METRA M，LUND L H，et al. Advanced heart failure：a position statement of the Heart Failure Association of the European Society of Cardiology[J]. Eur J Heart Fail.2018，20（11）：1505-1535.

[3] BIRSCHMANN I，DITTRICH M，ELLER T，et al. Ambient hemolysis and activation of coagulation is different between HeartMate Ⅱ and HeartWare left ventricular assist devices[J]. J Heart Lung Transplant.2014，33（1）：80-87.

[4] MEHRA M R，NAKA Y，URIEL N，et al. A Fully Magnetically Levitated Circulatory Pump for Advanced Heart Failure[J]. N Engl J Med. 2017，376（5）：440-450.

[5] BEN AVRAHAM B，CRESPO-LEIRO M G，FILIPPATOS G，et al. HFA of the ESC Position paper on the management of LVAD supported patients for the non LVAD specialist healthcare provider Part 1：Introduction and at the non-hospital settings in the community[J]. ESC Heart Fail. 2021，8（6）：4394-4408.

[6] BEN GAL T，BEN AVRAHAM B，MILICIC D，et al. Guidance on the management of left ventricular assist device（LVAD）supported patients for the non-LVAD specialist healthcare provider：executive summary[J]. Eur J Heart Fail. 2021，23（10）：1597-1609.

[7] MEHRA M R，URIEL N，NAKA Y，et al. A Fully Magnetically Levitated Left Ventricular Assist Device-Final Report[J]. N Engl J Med. 2019，380（17）：1618-1627.

[8] ANDERSEN M，VIDEBAEK R，BOESGAARD S，et al. Incidence of ventricular arrhythmias in patients on long-term support with a continuous-flow assist device（HeartMate Ⅱ）[J]. J Heart Lung Transplant. 2009，28（7）：733-735.

[9] SUAREZ J，PATEL C B，FELKER G M，et al.，Rogers JG. Mechanisms of bleeding and approach to patients with axial-flow left ventricular assist devices[J]. Circ Heart Fail. 2011，4（6）：779-784.

[10] BOYLE AJ，JORDE U P，SUN B，et al. Pre-operative risk factors of bleeding and stroke during left ventricular assist device support：an analysis of more than 900 HeartMate Ⅱ outpatients[J]. J Am Coll Cardiol. 2014，63（9）：880-888.

[11] KIRKLIN J K，PAGANI F D，KORMOS R L，et al. Eighth annual INTERMACS report：Special focus on framing the impact of adverse events[J]. J Heart Lung Transplant. 2017，36（10）：1080-1086.

[12] 黄刚，游月婷，刘晓翰，等. ESC-HFA 非专科医务人员左心室辅助装置植入者的共识（三）[J]. 心血管病学进展，2022，43（03）：262-264.

[13] BENNETT M K，ROBERTS C A，DORDUNOO D，et al. Ideal methodology to assess systemic blood pressure in patients with continuous-flow left ventricular assist devices. J Heart Lung Transplant. 2010，29（5）：593-594.

（徐俊波　刘晓翰）

第十一节　心脏移植

心脏移植的研究始于 20 世纪初，1905 年 Carrel 和 Guthrie 完成了实验犬的心脏移植手术，将一只小犬的心脏成功移植到了另一只大犬的颈部。1946年，美国Hardy医师实施了人类首次心脏移植，将黑猩猩的心脏移植给了一位心力衰竭的人类。1967年，完成了人类第1例同种异体心脏原位移植。20世纪80年代心脏移植技术在全世界范围普遍应用，但受供体和技术限制，心脏移植例数的增长一直较缓慢，目前国际上心脏移植年手术量约5000例，我国心脏移植手术量约600例/年。

一、受体术前评估与准备

（一）心脏移植的适应证与禁忌证

1. 适应证

心脏移植的适应证总体来说是终末期心脏病，国际指南建议由心外科、心内科、移植科等相关科室及团队共同评估并仔细衡量利弊后判断患者是否适宜进行心脏移植术（表5-18）。

表5-18　心脏移植的适应证

绝对适应证	1. 血流动力学恶化
	2. 难以治疗的心源性休克
	3. 峰值摄氧量 < 10 mL/（kg·min），出现无氧代谢
	4. 严重缺血导致持续发生的活动受限，且CABG和PCI无法解决
	5. 反复发作恶性心律失常，所有治疗方法均难以终止或避免复发
相对适应证	1. 活动严重受限，峰值摄氧量为11～14 mL/（kg·min）或 ≤ 55% 预计值
	2. 不稳定型心绞痛反复发作，不适合给予其他干预治疗
	3. 反复发生非服药依从性不好所致的体液平衡紊乱或肾功能不全

注：CABG，冠状动脉旁路移植术；PCI，经皮冠状动脉介入治疗。

2. 禁忌证

在临床实践中，部分禁忌证在特殊个案中已被成功打破，因此需根据个体情况综合判断（表5-19）。

表5-19　心脏移植的禁忌证

绝对禁忌证	① 合并系统性疾病，生存期 < 2年，包括活动性或近期发现的实体器官或血液系统恶性肿瘤
	② 累及多系统的活动性红斑狼疮、结节病或淀粉样变性
	③ 不可逆的肾或肝功能不全且无法行联合移植
	④ 临床症状严重且未能进行血管再通的脑血管疾病
	⑤ 严重阻塞性肺疾病，$FEV_1 < 1$ L
	⑥ 不可逆的肺动脉高压 　A. 肺动脉收缩压 > 60 mmHg 　B. 平均跨肺动脉压力梯度 > 15 mmHg 　C. 肺血管阻力 > 6 Wood 单位
相对禁忌证	① 年龄 > 72 岁
	② 任何活动性感染（VAD导致的器械相关感染除外）
	③ 活动性消化性溃疡
	④ 严重糖尿病并发神经病变、肾病和视网膜病等

续表

相对禁忌证	⑤ 严重的外周和中枢血管疾病 　A. 不能外科手术或介入治疗的外周血管疾病 　B. 有症状的颈动脉狭窄 　C. 未矫正的＞ 6 cm 的腹主动脉瘤
	⑥ 病理性肥胖（体重指数＞ 35 kg/m² ）或者恶病质（体重指数＜ 18 kg/m² ）
	⑦ 不可逆的血清肌酐＞ 2.5 mL/dL 或肌酐清除率＜ 25 mL/min（心肾联合移植除外）
	⑧ 总胆红素＞ 2.5 mL/dL，血清转氨酶超过正常值 3 倍以上，未服用华法林的情况下 INR ＞ 1.5
	⑨ 严重肺功能不全，FEV_1 ＜ 40% 预计值
	⑩ 6 ～ 8 周内发生的肺梗死
	⑪ 难以控制的高血压
	⑫ 严重不可逆的神经或神经肌肉疾病
	⑬ 活动性情感疾病 / 精神状态不稳定
	⑭ 6 个月内有药物、烟草或酒精滥用史
	⑮ 100 天内有肝素诱导的血小板减少史

注：FEV_1，第 1 秒用力呼气容积；VAD，心室辅助装置；INR，国际标准化比值。

（1）高龄：国外一项研究观察了 15 例年龄＞ 70 岁的心脏移植受者，发现高龄受者第 1 年及第 4 年生存率与年轻受者差异无统计学意义。此外，有数据表明高龄受者较少发生排斥反应，可能与其免疫功能退化有关。因此，近年来，接受心脏移植的高龄受者呈逐渐增加趋势。目前认为，年龄低于 72 岁者可以考虑心脏移植；年龄在 72 岁及以上者经谨慎评估，特殊情况下也可以考虑，但应尽量匹配高龄供体的心脏。

（2）肥胖：肥胖患者接受心脏直视手术后并发症发病率和死亡风险较高，体现在其创伤修复能力弱，感染、下肢血栓形成和肺部并发症发生风险增加。虽然 ISHLT 注册数据显示，体重并不是影响心脏移植受者术后 5 年生存率的危险因素，但体重指数过大的受体通常移植前等待时间更长，找到合适供者的难度更大，同时术后并发症更多。总体来说，肥胖患者在列入移植候选者名单前应强制减轻体重，力求达到体重指数＜ 30 kg/m²。

（3）移植前肿瘤病史：既往有通过手术切除、放射治疗和化学治疗等方法治愈或缓解的肿瘤患者接受心脏移植的报道。需个体化对待移植前有肿瘤病史者，与肿瘤科专家合作，通过肿瘤类型、对药物治疗的反应，以及排除转移的检查进行肿瘤复发风险分层评估，复发风险较低者可以考虑心脏移植。肿瘤治愈或缓解距离心脏移植手术的时间间隔根据上述因素而定，并无特定的时间。

（4）糖尿病：目前评估合并靶器官损害的糖尿病患者是否适合接受心脏移植，还缺乏明确的推荐意见。需要特别关注糖尿病合并自主神经功能障碍的患者和无症状性低血糖患者。此外，独立的视网膜病变并非心脏移植禁忌证，但对合并增殖性视网膜病变的患者应谨慎行心脏移植。

3. 机械循环辅助过渡至心脏移植

机械循环辅助主要包括主动脉内球囊反搏、心室辅助装置、体外膜肺氧合和全人工心脏。国际范围内约有 50% 的心脏移植患者会接受机械循环辅助过渡。机械循环辅助过渡至心脏移植的受者与无须机械循环辅助过渡的受者术后早期及中长期生存率相似。中国医学科学院阜外医院 7 例体外膜肺氧合过渡至首次心脏移植的受者中 6 例长期存活。然而国外研究显示，体外膜肺氧合过渡至心脏移植的成功率显著低于心室辅助装置，等待供心期间使用体外膜肺氧合的心脏移植受者 1 年总体生存率为 52%。另一项研究显示，对准备使用体外膜肺氧合过渡至心脏移植的受者，术前谨慎评估，术后 1 年生存率可提高至 70%，虽然仍低于无须体外膜肺氧合过渡的受者，但差距主要产生于术后 6 个月内，6 个月后生存情况相似。

4. 急诊心脏移植

急诊心脏移植是指当心脏移植候选者出现危及生命的急性心功能失代偿、药物等一般手段难以治疗时，紧急进行的心脏移植。根据病情严重程度通常将受者分为两类：①严重的心源性休克，正性肌力药物迅速加量仍不能维持血压和器官灌注，表现为乳酸进行性升高、酸中毒进行性加重；②多器官功能进行性下降，在正性肌力药物支持下肾功能仍不断恶化、容量平衡难以维持，或不能耐受正性肌力药物。这两类受者接受急诊心脏移植术后短期死亡率均较择期心脏移植受者明显升高（术后院内死亡率分别为 42% 和 29%），但出院后中长期生存率无明显差异。

（二）受体术前检查

移植给受体生理及代谢带来巨大改变，免疫抑制剂不良反应可能引起某些器官的严重损害，因此受者必须接受详细的术前检查，确保心脏以外器官功能状况正常，或虽有损害但可经过治疗纠正，能够耐受心脏移植手术及术后免疫抑制治疗。

1. 常规检查

血常规、尿常规、大便常规、潜血、凝血功能、肝功能、肾功能（肌酐清除率）、尿蛋白测定和血脂分析。对肾功能受损的患者尽可能予以纠正，并做好术后连续肾脏替代疗法或透析的准备。

2. 糖代谢相关检查

空腹血糖、糖耐量试验和尿糖检测。对于空腹血糖正常但体型肥胖或有糖尿病家族史的患者应行糖耐量试验。隐性糖尿病患者可能仅在糖负荷较大时才出现糖代谢异常，术前明确诊断可避免术后血糖大幅度波动，且应提前制定针对性的营养支持方案。

3. 病原学检查

病毒学检查包括鼻腔、口腔、咽部、尿液、痰液、皮肤和血液。HBV、HCV、CMV、EBV、HSV 和 HIV 抗体检测，细菌及寄生虫检查包括组织胞质菌、弓形虫、梅毒螺旋体、曲霉、耶氏肺孢子菌和皮炎芽生菌等。

4. 免疫学检查

所有移植候选者均需进行群体反应性抗体（panel reactive antibody，PRA）筛查，PRA > 10% 时需进一步检查。受者需进行抗人类白细胞抗原（human leucocyte antigen，HLA）抗体检测（包括抗 HLA-A、HLA-B、HLA-Cw、HLA-DR 和 HLA-DQ 抗体），该检测可在各移植中心进行，也可集中在一个地区认证的 HLA 检测实验室进行。高致敏候选者在接受脱敏治疗时应定期检测抗 HLA 抗体，非高致敏候选者应每 6 个月检测 1 次。接受输血的候选者，应在输血后 2～4 周内再次检测抗 HLA 抗体。心脏移植供给选择上，首先要与受者 ABO 血型相匹配，再进行 HLA 配型，其中最重要的位点为 A、B 和 DR。但鉴于心脏移植供心缺血时间的限制，且 HLA 配型匹配程度并不影响移植心脏的早期存活，因此国际指南不要求心脏移植术前常规进行 HLA 配型。高致敏受者有条件时可以进行虚拟交叉配型，以扩大供心来源。同时，回顾供受者交叉配型结果可以为制定免疫抑制方案提供参考。PRA 筛查和补体依赖的细胞毒性（complement dependent cytotoxicity，CDC）试验主要用来测定受者体内是否有针对供者抗原的抗体。PRA 强阳性则发生超急性排斥反应的概率增高，属于移植禁忌证。CDC 试验中，淋巴细胞溶解率 > 20% 为阳性，属于移植禁忌证。因 PRA 水平过高，导致找到匹配供者的可能性很小或无法匹配时，可以采取脱敏治疗。脱敏治疗措施包括静脉输注免疫球蛋白、血浆置换（单独或合并使用）和使用利妥昔单抗，少数经选择的病例可行脾切除。脱敏治疗的有效性及对心脏移植预后的影响仍需大型随机对照临床试验进一步评估。

5. 多器官系统检查

12 导联心电图、超声（心脏、肝胆胰脾、双肾、颈动脉、肾动脉和下肢动脉）、胸部 X 线检查、肺部 CT、心脏 MRI 和肺功能测定。冠心病和恶性肿瘤患者应行正电子发射计算机体层成像，终末期冠心病患者应行发射型计算机断层成像。对于超声检查发现的肝脏良性病变，只要不影响肝功能和手术安全就不被视为心脏移植禁忌证。较小的肾结石等肾脏良性病变，只要不影响肾功能，可以待心脏移植术后再决定是否根治。特殊患者必要时可行消化道造影及纤维内镜检查。建议不存在禁忌证的候选者进行心肺运动试验。已进入移植等待名单的成人患者，尤其是存在可逆性肺动脉高压或心功能衰竭症状恶化的患者，应每 3～6 个月接受 1 次右心导管检查。肺动脉收缩压 ≥ 50 mmHg 和平均跨肺动脉压力梯度 ≥ 15 mmHg 或肺血管阻力 > 3 Wood 单位的患者，应给予降肺压治疗。如果药物治疗和机械循环辅助都不能降低肺压，则可以认为肺动脉高压不可逆。值得注意的是，左心室辅助装置植入后需要间隔 3～6 个月再评估肺动脉高压是否可逆。儿童受者不建议定期行右心导管检查。

二、供心获取与保护技术

（一）供心选择

1. 供者入选标准

见表 5-20。

表 5-20　心脏移植供者入选标准

① 年龄 < 50 岁，经过谨慎评估部分边缘供者可 < 55 岁
② 心脏超声示无心脏运动异常，左室射血分数 > 50%，瓣膜结构功能良好
③ 正性肌力药物 ［μg/（kg·min）］：多巴胺 < 20，肾上腺素 < 0.2，去甲肾上腺素 < 0.4
④ 供、受者体重比为 0.75～1.50
⑤ 供心冷缺血时间 < 8 小时，一般情况下心肌缺血时间 < 6 小时，在供者年轻、心脏功能正常、未使用大剂量正性肌力药物支持等条件下，可考虑使用缺血时间 > 6 小时的供心
⑥ 血清学检查排除 HCV、HIV 等感染

（1）供者年龄：供者年龄 < 45 岁，其供心在缺血时间延长、受者存在并发症，以及术前血流动力学变化的情况下，也能耐受心脏移植手术。供者年龄为 45～55 岁，建议供心冷缺血时间 ≤ 6 小时，受者无并发症且不存在可能因供心功能稍弱而导致的严重并发症时，可以考虑使用。供者年龄 > 55 岁，不建议选用或仅用于挽救生命或边缘受者等特殊情况。

（2）感染：供者感染满足以下条件之一可考虑选用其供心。① 供者为社区获得性感染，并且迅速死亡（96 小时以内）；② 获取供心前血培养结果为阴性；③ 供者接受针对病原微生物的特异性抗感染治疗且心功能正常；④ 供心在直视下检查未发现心内膜炎。如果这类供心用于移植，受者必须在术后首日即开始进行血培养监测，并且在术后一定时间内进行针对病原微生物的特异性抗感染治疗。

（3）供者心脏疾病：心功能正常的二叶主动脉瓣供心可以用于心脏移植，易于矫治的先天性心脏病心脏经矫治后可用于心脏移植。供心冠状动脉任何一支主干发生堵塞皆不考虑使用，除非同时进行冠状动脉旁路移植术。轻度左心室壁增厚（< 14 mm）且心电图无明显左心室肥大表现，可用于心脏移植。

（4）预期缺血时间：由于其他危险因素的共同作用，供心缺血时间上限尚无明确界定。年轻、心功能较好且无须应用正性肌力药物的供者供心通常能耐受超过 6 小时的缺血时间，高龄且需正性肌力药物支持的供者供心冷缺血时间须少于 4 小时。

2. 供者排除标准

见表 5-21。

表 5-21　心脏移植供者排除标准

①严重胸部外伤，可能或已经伤及心脏

②不能排除器质性心脏病导致的脑死亡

③顽固性室性心律失常

④心肺复苏并不是排除标准，但应注意评估心肌是否受损，长时间或者多次心肺复苏（获取心脏前 1 天心肺复苏时间＞20 分钟）者应予排除

⑤有心脏停搏、心室颤动、长时间低血压或低血氧等心肌缺血病史

⑥严重左心室肥大，左心室壁厚度＞ 14 mm 同时伴有左心室肥大的心电图表现

⑦前、后负荷优化后仍需超大剂量正性肌力药物维持血压

⑧严重的先天性心脏畸形

⑨经积极治疗仍有心功能不全

⑩肿瘤患者一般不作为供者，但局限于颅内的原发性脑肿瘤患者经筛选后可考虑使用

3. 供、受者匹配

供、受者匹配包括体重匹配和免疫相容性评估。免疫相容性评估内容包括 ABO 血型系统相容性、PRA、CDC 试验和 HLA 分型。

（1）体重匹配：供者体重不应低于受者体重的 70%。男性供者体重 ≥ 70 kg，可以匹配无肺动脉高压的高体重受者。当供者为女性、受者为男性时，供者体重不得低于受者体重的 80%。

（2）ABO 血型系统相容性评估：ABO 血型必须相同或相容是心脏移植的基本原则，临床上首选同血型供者；供心严重缺乏时，也可按输血原则酌情考虑（如 A 型供心给 AB 型受者，O 型供心给 B 型受者）。临床工作中，应反复核对供、受者血型。

（3）PRA 评估：体液免疫致敏作用会导致受者血清中存在抗 HLA 抗体，即 PRA。心脏移植前应对受者进行 PRA 检查，如 PRA ＞ 10%，需行 CDC。

（4）CDC 试验评估：检测受者血清（存在抗 HLA 抗体）对供者血中淋巴细胞的反应性，一般认为 CDC ＜ 10% 为阴性。实际工作中，CDC 试验需要从供者采集血样，并需数小时才能得到结果，因此如果受者近期检查 PRA 阴性，则发生超急性排斥反应或加速急性排斥反应的概率较小，可在术后行回顾性交叉配型。

（5）HLA 分型评估：HLA 配型可能影响受者排斥反应的发生率及远期预后，但由于供心保存时间有限及其稀缺性，一般心脏移植术前不进行常规 HLA 配型。

（二）供心获取和保护

器械、冰屑、灌注液等准备完成后，与麻醉师及其他同台人员沟通确认后开始手术，劈开胸骨，在较高位置缝主动脉荷包（注意留出阻断钳位置），与供肝、肾、肺获取医师沟通协商放血时间。充分切开右上肺静脉和下腔静脉减压，负压吸尽血水，冰屑降温心脏。待心脏放空、主动脉变软后阻断升主动脉，灌注。开始灌注冷晶体心脏停搏液约 1000 mL（常规成人剂量），3～5 分钟内灌完，用手感知维持主动脉根部压（60～100 mmHg）。灌注完毕，确保心脏停搏、柔软，左手轻轻托起心脏，按顺序剪

断下腔静脉、左右肺静脉，将心脏放回心包腔，再游离离断主动脉弓近端和上腔静脉，最后显露离断左右肺动脉。将心脏取出后置于冰屑容器内，检查有无损伤、结构及冠状动脉异常等。更换无菌手套，用 0～4 ℃等渗 NaCl 溶液冲洗心脏，继续灌注心肌保护液（康斯特液或 UW 液 2000 mL）。

（三）供心打包和转运

将供心与阻断钳一起（不取下阻断钳可防止在转运颠簸过程中脂肪等颗粒杂质进入冠状动脉）三层包装，最内层保留心肌保护液 1000～1500 mL，充分排气结扎。第二层以细冰沙将第一层完整包裹。第三层以粗冰屑将第二层完整包裹。将用三层包装包好的供心放入冰桶，周围间隙用无菌盐水冰块填充。冰桶再放入保温箱，保温箱内六面用冰袋铺垫。转运过程中应轻柔，避免剧烈颠簸。

三、移植手术操作要点

（一）病心切除

既往未实施过胸骨劈开术的受者，通常在供心到达前 1 小时做皮肤切口；既往实施过心脏手术，则将时间延长至 2 小时，以便有充足时间进行二次开胸及分离粘连，完全解剖游离受者自身心脏。动静脉插管应尽量靠近远心端，上下腔静脉及左心房后壁切除应保留足够的残端，便于吻合。

不同的原位心脏移植术式在左、右心房切除的处理上略有不同：①双房静脉法心脏移植保留受者左、右心房全部后壁。②全心法心脏移植先按双房法切除受者心脏，然后解剖出上下腔静脉和左右心房后壁，自上下腔静脉入右心房的水平切除全部右心房，切除大部分左心房，保留左右肺静脉，各形成一个袖状开口。③双腔静脉法心脏移植右心房切除同全心法，左心房切除同双房静脉法。

（二）供心准备

供心转运至受者手术室后，严格遵循无菌原则，将 3 层无菌塑料袋逐层打开，建议打开最后 1 层时更换无菌手套。供心左心房修剪时注意比照受者左心房后壁，使其与受者残余左心房后壁尽量匹配。整个过程供心始终保存在盛有冰盐水的容器内。分离主动脉和肺动脉。通过肺静脉口切开左心房，将残留的心房组织修剪成 1 个圆形的套袖口，可标记左心房 – 肺静脉位置，方便吻合时辨认。根据缺血时间的长短选择是否需要再次灌注心肌保护液。

（三）双腔静脉法心脏移植

双腔静脉法是目前临床应用最普遍的心脏移植术式。此术式要求完全切除供心右心房，制作左心房及上下腔静脉袖口，吻合供、受者左心房袖口，分别行上下腔静脉断端吻合。上腔静脉吻合多在左心房吻合及下腔静脉吻合后进行。持续评估供、受者之间各吻合口差异非常重要，以便及时调整缝合针距，适当折叠富余的组织完成吻合。大血管保留长度要适当，避免其过长发生曲张，过短产生张力。双腔静脉法吻合能够降低房性心律失常及三尖瓣关闭不全的发生风险，血流动力学效果更佳。吻合顺序可选择：①左心房—下腔静脉—上腔静脉—肺动脉—主动脉；②左心房—主动脉—左心排气—开放主动脉—心脏复跳—下腔静脉—肺动脉—上腔静脉。

（四）双房静脉法心脏移植

原位心脏移植经典术式即双房法心脏移植术。该术式包括左心房、右心房、主动脉和肺动脉吻合 4 个基本步骤。吻合顺序可选择：①左心房—右心房—肺动脉—主动脉；②左心房—右心房—主动脉—开放主动脉—心脏复跳—肺动脉。

在左上肺静脉水平起针吻合左心房。右心房吻合方法与左心房吻合类似，在房间隔的最上端或最下端开始吻合，最后将缝线在房间隔的前外侧壁中部系紧打结。左心房后壁的缝合务必仔细以保证术后不出血，心脏复跳后该处出血不易检查，止血困难。

（五）全心法心脏移植

将受者左、右心房全部切除，能更好地恢复心脏的生理功能。但该术式有 6 个吻合口，吻合时间相对延长，2 个肺静脉开口与左心房吻合要求一次完成后不出血。

（六）异位心脏移植

有关心脏移植最早的实验研究就是将异体心脏移植到颈部或腹部，故称异位心脏移植。胸腔内异位心脏移植又称并列心脏移植。并列心脏移植的优点：①保留的受者心脏已经适应了肺动脉高压，保留病心可以减轻移植心脏的负荷，有助于预防移植早期右心衰竭，故认为适合合并肺动脉高压及严重右心衰竭的受者；②移植心脏术后一旦发生并发症，如急性排斥反应等，受者原有心脏还可以暂时维持生命；③移植心脏可以帮助受者度过急性心力衰竭期，甚至可能出现受者心脏疾病治愈的可能；④由于严重肺动脉高压，需要立即进行心脏移植，且短时间无法获得体重相匹配的供心时，可用小供者心脏并列移植。并列心脏移植的缺点：①两个并列心脏使血液分流，心内血流速度变慢，容易发生心内血栓，引起全身器官栓塞，术后需要终身抗凝；②若术后供心出现排斥反应，保留的受者心脏功能可能掩盖移植心脏功能的恶化，使术后排斥反应难以被尽早发现和处理；③移植术后解剖关系的改变，增加了心内膜心肌活检的难度；④若受者心脏因原发病变不能控制，而不得不切除时，二次手术难度增加。

四、术后并发症

（一）术后出血

术后出血是心脏移植术后早期常见并发症之一，可引起术后早期死亡的，多与外科操作有关。术中注意检查各吻合口是预防术后出血的有效措施，术后应监测凝血功能，及时补充鱼精蛋白，必要时给予新鲜血浆。

（二）低心排血量综合征

低心排血量综合征也是心脏移植术后常见并发症之一，多与供心心肌保护欠佳或边缘供心有关。注意保护供心及尽量减少心肌缺血时间非常重要，心肌保护和转运时间一般不宜超过 4～6 小时。若供心心肌缺血时间过长，术中开放循环后适当延长体外循环辅助时间，必要时使用机械辅助装置。

（三）急性右心衰竭

急性右心衰竭是心脏移植术后早期并发症之一，主要与受者术前长期肺动脉高压有关，也与右心对心肌缺血及再灌注损伤的耐受性较低有关，还可能是因术中右冠状动脉进入气栓所致。术前认真评估肺血管阻力很重要，肺血管阻力＞6 Wood 单位，一般为心脏移植手术禁忌证。

（四）心律失常

心脏移植术后窦房结功能紊乱，早期可采用药物治疗，术后 1 周内静脉给予异丙肾上腺素，维持窦性心律在 110～120 次 / 分，或安装临时心脏起搏器。房性和室性心律失常要针对病因治疗，及时给予抗心律失常药物，如利多卡因、心律平和胺碘酮等。

（五）消化系统并发症

心脏移植受者因术前长期心力衰竭、胃肠道淤血、缺血缺氧，以及肠道功能紊乱，加之术后早期大量使用糖皮质激素及其他免疫抑制剂，易出现消化不良及急性胃黏膜损伤。处理原则是重视受者全身状况的稳定，减轻心肺负担，必要时适当使用抑酸药物。如保守治疗无效，要及时开腹探查，手术方法应简单、有效。

（六）中枢神经系统并发症

心脏移植术中缺血缺氧或灌注压不稳定可造成脑缺血缺氧性损伤，一旦发生，应及时给予脱水降温、保护脑细胞等治疗。对反跳性高血压要给予适当剂量的扩血管药物。若考虑环孢素不良反应，可适当减少其剂量。

（七）急性肾衰竭

心脏移植受者由于术前长期心力衰竭、低血压及肾灌注不良，加上长期服用利尿剂，肾储备功能差，术中体外循环、术后低心排血量，以及免疫抑制剂对肾脏的损伤都是心脏移植术后肾衰竭的原因。处理：①停用环孢素或他克莫司，选用糖皮质激素、抗胸腺细胞球蛋白及 OKT3 等；②应用血管扩张剂；③强心利尿，应用前列腺素 E 等；④血液透析或肾移植；⑤其他治疗包括严格限制液体入量、纠正酸中毒和高血钾，以及控制感染。

（八）感染

感染是心脏移植术后死亡和发生并发症的重要原因，重在预防。术前合并感染应积极行有效抗感染治疗，术中、术后严格无菌操作，术后尽早拔除气管插管及各种介入性插管，及早恢复饮食，建立正常的胃肠道菌群。常见的感染有细菌、病毒、真菌、原虫和其他感染。

五、移植排斥反应及免疫抑制治疗

（一）排斥反应

环孢素时代以前，心脏移植急性排斥反应的典型临床症状和体征包括低热、疲倦、白细胞升高、心包摩擦音、室上性心律失常、低心排血量、运动耐量降低和充血性心力衰竭等。现在受者常常不出现典型的排斥反应症状，但常有乏力或气短症状；心动过速或奔马律；颈静脉压力升高等右心功能不全的体征；严重时可有左心衰竭征兆，表现为血流动力学异常，新出现的心电图异常，超声心动图发现心功能下降、室壁增厚，组织多普勒超声提示舒张功能减低等。心内膜活检目前仍是诊断排斥反应的金标准。

当出现较严重的排斥反应时，首选治疗方案是静脉使用大剂量糖皮质激素，若未改善可加用抗胸腺细胞球蛋白，使用大剂量糖皮质激素期间应预防性使用抗生素。另外需调整现有的免疫抑制治疗方案，增加剂量、换为其他免疫抑制剂或增加新的免疫抑制剂。根据需要静脉应用正性肌力药物、血管收缩药物和（或）主动脉内球囊反搏等机械循环辅助治疗，以维持足够的心排血量和体循环血压，直至移植心脏功能恢复。

（二）免疫抑制治疗

免疫抑制治疗包括诱导、维持和抗排斥反应治疗。免疫诱导治疗目的是在器官移植排斥反应风险最高时提供高强度免疫抑制。维持治疗的目标是使受者适应异体器官，同时最大限度地降低感染和肿瘤的发生风险。

1. 诱导治疗

据国际心肺移植协会（International Society of Heart and Lung Transplantation，ISHLT）统计，2009 年至 2016 年全球 52.6% 的心脏移植受者应用抗体制剂进行免疫诱导治疗，其中 30.0% 应用 IL-2 受体拮抗剂，21.9% 应用抗胸腺细胞球蛋白或抗淋巴细胞球蛋白，而接受免疫诱导治疗的受者 10 年生存率并无显著优势。中国心脏移植注册系统数据显示，2015 年至 2017 年中国大陆心脏移植免疫诱导治疗比例＞ 90%，几乎全部应用 IL-2 受体拮抗剂，如巴利昔单抗。

2. 维持治疗

目前，心脏移植最常用的维持免疫抑制方案仍是三联疗法，包括以下 4 类免疫抑制剂的组合：①钙调磷酸酶抑制剂（calcineurin inhibitor，CNI）：环孢素或他克莫司；②淋巴细胞增殖抑制剂：吗替麦考酚酯（mycophenolate mofetil，MMF）或硫唑嘌呤；③西罗莫司靶蛋白（mammalian target of rapamycin，mTOR）抑制剂：西罗莫司或依维莫司；④糖皮质激素：泼尼松或泼尼松龙。

2017 年 ISHLT 年报显示，心脏移植术后 1 年，最常用的 CNI 为他克莫司，其应用比例（93.7%）远高于环孢素（5.2%）；MMF 为最常用的淋巴细胞增殖抑制剂，应用比例（93.7%）远高于硫唑嘌呤（2.9%）；西罗莫司/依维莫司应用比例为 10.7%；泼尼松应用比例为 81.5%。2009—2016 年，全球心脏移植术后最常用的免疫抑制方案（未统计糖皮质激素）为他克莫司 +MMF（75.1%）。中国心脏移植注册系统数据显示，2015—2017 年我国心脏移植受者出院时他克莫司和 MMF 应用比例分别为 93.6% 和 91.5%。多项临床研究结果均证实他克莫司抗排斥反应效果与环孢素相当或优于环孢素。CNI 肾毒性较强，应用环孢素约有 1/3 的患者出现肾毒性，在 CNI 肾毒性发生早期，将标准 CNI 免疫抑制方案转换至 mTOR 抑制剂联合低剂量 CNI 方案，能显著改善肾功能不全。虽然应用 mTOR 抑制剂发生恶性肿瘤的风险较 CNI 低，但一些不良反应限制了其广泛应用。在大多数情况下，西罗莫司的不良反应（如血脂异常、肌酸激酶升高、痤疮、水肿、肺炎、蛋白尿、白细胞减少及血小板减少等）可在调整联合用药、减少剂量或暂停服药数天后消失。由于 mTOR 抑制剂具有抗增殖特性，有临床证据显示其影响心脏移植受者伤口愈合，导致心包积液和胸腔积液发生率升高。

2017 年 ISHLT 年报显示，全球 79.9% 和 47.5% 的心脏移植受者术后 1 年及 5 年仍服用糖皮质激素。撤除糖皮质激素的方法包括移植术后不使用糖皮质激素维持、术后第 1 个月撤除、术后 3 ～ 6 个月撤除、晚期（术后 1 年后）撤除，目前尚无明确证据显示哪种方法更占优势。低排斥反应风险的心脏移植受者，包括无供者特异性抗 HLA 抗体、无多次妊娠史、无排斥反应史和年龄较大的受者，可以考虑快速减少糖皮质激素剂量或停用。对已应用糖皮质激素的受者，只有在发生药物严重不良反应且近期（如 6 个月内）无排斥反应发生的情况下，才能尝试撤除。无特殊情况，选择糖皮质激素减量至隔日服用泼尼松 5 ～ 10 mg 更安全。

六、随访

心脏移植术后随访的目的是监测是否发生排斥反应和不良事件，受者管理的目标是增进其对疾病的认识，积极参与并实现部分自我管理，提高依从性并获得长期生存和较高的生存质量。移植中心应对心脏移植受者进行终身随访，原因如下：①有发生急性或慢性排斥反应的可能；②免疫抑制剂个体化治疗随着时间的延长，剂量可能需要相应调整；③免疫抑制剂长期应用的不良反应和药物相互作用，以及与之相关的感染和恶性肿瘤发生风险；④存在需要特殊监测和处理的并发症。

各移植中心应建立心脏移植术后随访病历，并保留受者联系方式（电话、微信和手机移植随访程序），电话告知受者出院后及来院复查的注意事项、此次检查结果及下次复查时间，并将免疫抑制剂调整方案，以及心率、血压、血脂、尿酸、血糖、感染、排斥反应和药物不良反应的监测结果录入病历。

参考文献

[1] 中华医学会器官移植学分会.中国心脏移植受者术前评估与准备技术规范（2019版）[J].中华移植杂志（电子版），2019，13（1）：1-7.

[2] 中华医学会器官移植学分会.中国心脏移植供心获取与保护技术规范（2019版）[J].中华移植杂志（电子版），2019，13（1）：8-10.

[3] 中华医学会器官移植学分会.中国心脏移植术操作规范（2019版）[J].中华移植杂志（电子版），2019，13（1）：11-14.

[4] 中华医学会器官移植学分会.中国心脏移植术后并发症诊疗规范（2019版）[J].中华移植杂志（电子版），2019，13（1）：21-23.

[5] 中华医学会器官移植学分会.中国心脏移植免疫抑制治疗及排斥反应诊疗规范（2019版）[J].中华移植杂志（电子版），2019，13（1）：15-20.

[6] 中华医学会器官移植学分会.中国心脏移植术后随访技术规范（2019版）[J].中华移植杂志（电子版），2019，13（1）：24-27.

（罗勇　费俊杰）

第六章　慢性心力衰竭合并其他疾病

第一节　高血压

一、流行病学

高血压使心衰的风险增加 2～3 倍，是 CHF 最常见和最重要的危险因素。亚洲心衰患者高血压的发病率为 52%～71%，高血压是亚洲心衰患者最常见的合并症。

Framingham 心脏研究显示在 20.1 年的随访过程中，高血压在新发心衰和慢性心衰人群中的占比高达 91%。高血压引发的心肌重构可损害心脏的收缩和舒张功能，高血压患者的血压如未得到良好控制，则易进展为心衰（包括 HFrEF 和 HFpEF）。

血压升高的严重程度与心衰的高风险直接相关，血压大于或等于 160/100 mmHg 的患者发生心衰的终身风险是血压小于 140/90 mmHg 人群的 2 倍，在收缩压大于 160 mmHg 的成人中，每 3～4 人即有 1 人发生心衰。注册研究、流行病学资料及临床试验均表明高血压是 HFpEF 最重要的病因，发病率为 60%～89%，HFpEF 患者与 HFrEF 相比高血压患病率更高（55% *vs.* 49%）。

高血压和心衰的发病率也受种族、年龄和性别的影响。在美国，黑种人发生高血压的风险最高，在此类人群中，高血压比冠状动脉疾病更容易导致心衰，尤其是 HFpEF。黑种人和西班牙裔患者的血压控制率也较差，导致危险因素暴露的时间更长。高血压和 LVH 的发生率均随年龄的增长而显著增加，在 70 岁以上的人群中，约 33% 男性和 50% 女性存在 LVH。来自 Framingham 心脏研究的数据表明，男性高血压患者发生心衰的风险约为正常人群的 2 倍，而女性为 3 倍。高血压导致心衰的人群归因危险度男性估计为 39%，女性为 59%。我国一项多中心、前瞻性心衰研究结果显示，心衰患者中高血压患病率为 54.6%，42.0% 心衰患者超声心动图未显示收缩功能受损或仅收缩功能轻微障碍，即 HFpEF，有长期高血压病史的老年女性更易出现 HFpEF。尽管初次诊断心衰后 5 年死亡率为 50%，但合并高血压的心衰与更差的预后相关，高血压患者发生心衰后，男性和女性的 5 年死亡率分别为 76% 和 69%。

二、病理生理

高血压与心衰之间的联系与 RAAS 密切相关，RAAS 促进高血压的发生发展，而左室收缩压又使 RAAS 过度激活，进一步导致心脏肥大。此外，交感神经系统在左室肥大、血管收缩和水钠潴留中也发挥特殊作用。高血压患者一旦发生左室肥大，进展为 HFpEF 和 HFrEF 的风险就显著增加。高血压引发 CHF 的经典过程是先诱导左房重构、左室肥大、纵向收缩及舒张功能障碍，最终出现临床心衰。

高血压参与 HFpEF 的发生、发展和预后，HFpEF 是慢性高血压最常见的进展类型，因为舒张功能障碍是大多数高血压心脏病的初期表现，而慢性高血压也是无症状舒张功能障碍最常见的原因，包括舒张期充盈异常、左室扩张或松弛异常。

HFpEF 的病理生理涉及心脏的孤立性结构异常及包括心脏在内的多器官功能障碍，因为多个合并症常导致全身炎症加重。了解高血压和 HFpEF 相关的病理生理机制是实施治疗和改善预后的关键。

HFpEF 与 HFrEF 相比有更多的合并症，主要包括高血压（77.9% *vs.* 69.8%）、房颤/房扑（38.9% *vs.* 34.5%）、贫血（20.3% *vs.* 14.7%）等，而存在高血压的 HFpEF 患者也常伴肥胖、糖尿病和慢性阻塞性肺疾病等多个合并症，这些合并症诱发机体促炎状态，其特征为 IL-6、TNF-α、sST2 和 Pentraxin3 激活。炎症因子导致冠状微血管内皮功能障碍、NO 及环磷酸鸟苷的生物利用度降低、心肌细胞的 cGMP 依赖性蛋白激酶活性降低，而 cGMP 依赖性蛋白激酶活性降低又导致左室肥大和左室僵硬度增加。此外，NO 生物利用度的下降也减少了对内皮素-1、血管紧张素 II 和醛固酮等促生长激素促纤维化作用的拮抗，有利于成纤维细胞和肌成纤维细胞的增殖和胶原沉积，加剧了心肌纤维化与心室重塑，导致心肌舒张功能障碍，这一病理生理机制也得到组织学的支持，即在 HFpEF 患者心肌中观察到胶原蛋白依赖性和肌联蛋白依赖性的僵硬度增加，而单纯高血压患者并不具有此特征性改变。

高血压患者进展为 HFpEF 常归因于多种因素，除了心室僵硬和心肌纤维化，还包括心室-动脉耦联。心室-动脉耦联是指动脉弹性与左室收缩末期弹性之间的比，即心室功能与大动脉功能之间的相互匹配和适应关系。高血压的特点是动脉弹性和左室收缩末期弹性增加，在运动或后负荷增加时，会通过增加左室收缩末期弹性来代偿动脉弹性的升高，而这将导致左室收缩储备受损，预示高血压患者在动脉搏动负荷过重时发生心衰的风险增加。在动脉血压长期升高的情况下，左室逐渐出现结构性改变，甚至出现左心衰竭，最终影响左室与动脉系统的耦联关系。研究发现 HFpEF 合并高血压患者心室-动脉耦联功能下降及变时功能不全导致运动耐力降低。因此，合并高血压的 HFpEF 特点是心血管储备功能存在多重损害，如运动诱导的时速性、收缩性和外周血管的舒张功能受损，而这些都可能加重心衰。

从病理生理途径和临床表现来看，HFpEF 是一种异质性疾病，不同病因导致了共同的病理生理基础。在合并高血压的情况下，不同病理生理过程（如几何重塑类型、舒张功能障碍程度、心肌纤维化程度、神经激素激活和微血管疾病）可能产生不同的 HFpEF 表型。例如，许多 HFpEF 合并高血压的病例并不符合经典表型，在 I-PRESERVE、CHARM-Preserved 及 TOPCAT 研究中，1/3～2/3 的 HFpEF 患者没有 LVH，1/3～1/2 的患者左心房大小正常，大约 1/2 的患者左室舒张功能为正常至轻度受损。这可能由于不同表型 HFpEF 的病理生理不是完全一致的单一过程，而是涉及心肌和周围血管功能的多种异质性紊乱的相互作用。

部分高血压患者较早发生收缩功能障碍，可能是 Borlaug 和 Redfield 提出的二次打击的结果，即缺血事件常常使 HFpEF 进展为 HFrEF。高血压与心肌梗死具有因果关系并能对其产生连续性影响，高血压患者发生心肌梗死的风险随年龄的增长和高血压严重程度的增加而增加。目前仍不清楚 HFpEF 是否为左室收缩功能从正常到下降的独立实体或中间阶段，但高血压患者从左室射血分数保留到左室射血分数下降的转变通常被认为是长期持续血压控制不良或发生心肌梗死的结果。

三、临床分期及分级

高血压发展为心衰的过程复杂且受多方面影响，压力和容量超负荷导致不同类型的左室重塑和病理生理的进展。简单而言，高血压心脏病发生心衰可分为 4 级：①孤立性舒张功能障碍；②左室肥大的舒张功能障碍；③ HFpEF；④ HFrEF。

血压控制不佳时，心血管疾病的发生风险明显增加，因此必须将高血压视为心衰前期。ACC/AHA 于 2003 年引入心衰分期（A 期、B 期、C 期、D 期），A 期患者有心衰的高危因素，但心脏结构无问题，无心衰症状；B 期患者已发展为器质性和结构性心脏病，心脏已发生结构性变化，但无心衰症状和体征；C 期患者已有明显的器质性心脏病，同时出现心衰的症状和体征；D 期患者已发展为难治性终末期心衰。该分期特别关注心衰的预防和危险因素的管理，A 期和 B 期是非症状性心衰，有助于鉴别有症状性心衰风险的早期高血压患者，例如，高血压患者存在左室功能或结构受损将被视为 A 期，而无临床症状的左室肥大患者则被视为 B 期。

四、治疗

（一）一般治疗

1. 生活方式管理

有关生活方式改变对 HFrEF/HFpEF 合并高血压患者的有利证据有限，鼓励培养健康生活方式以改善血压控制和减少心血管事件，包括钠盐摄入的认知与管理、戒烟和有氧运动；同时管理其他危险因素，如肥胖和睡眠呼吸暂停，也可能有助于防止心脏重构。

（1）饮食管理：建议包括 HFpEF 在内的所有高血压患者，特别是那些容易出现容量超负荷的患者限制盐摄入（每日小于 5 g）。此外，建议均衡饮食，应食用蔬菜、豆类食物、全谷类食物、新鲜水果、低脂奶制品、鱼类和富含不饱和脂肪酸的食物，减少红肉和饱和脂肪酸的摄入。

（2）体重管理：很多 HFpEF 合并高血压的患者体形肥胖，肥胖不仅与胰岛素抵抗和高血压有关，还与心脏功能减退和心衰风险增加相关。尽管尚未确定 HFpEF 合并高血压患者的最佳体重目标，但有证据表明控制饮食以减轻体重可改善合并 HFpEF 肥胖患者的运动能力，因此目前 ESC/ESH 指南关于控制体重以避免肥胖的建议同样适用于 HFpEF 合并高血压的患者。

2. 运动与心脏康复

规律运动可改善 CHF 合并高血压患者的心肺适应性，并可能改善预后。在开运动计划处方前，基础评估应包括运动试验（最好是心肺运动试验），用以评估心肺功能、心肺储备能力、血压对运动的反应及监测由缺血或运动诱发的心律失常，并准确规定最佳的运动强度。另外，实施心脏康复计划中的运动需要考虑资源设置和患者的个体偏好。

（二）药物治疗

1. 概述

药物治疗 CHF 合并高血压患者有 3 个基本目标：控制血压、控制症状、改善预后。

心衰患者在出现临床症状后，与没有临床心衰的类似患者相比，其死亡率增加 5～10 倍，一旦发生几乎不可能逆转，这凸显了高血压早期治疗和预防心衰的重要性，亚洲人群可能从高血压治疗中获益更多。

尽管所有降压药都可以降低血压，但在降低心衰发生或进展风险方面，不同种类药物的效果有显著差异，需要注意的是有些药物可能诱发或加重心衰，应尽可能避免使用。合理治疗高血压是改善心脏病理生理重塑和预防心衰的最有效的方法。近 10 年的研究进展确定了 HFrEF 药物治疗的四联疗法（ARNI 或 ACEI/ARBs、β 受体阻滞剂、醛固酮受体阻滞剂和 SGLT2i），该联合治疗策略显示了对 HFrEF 患者生存率的持续改善，而这四类药物也都可用于 CHF 合并高血压。

一项降压治疗的荟萃分析显示噻嗪类利尿剂、ACEI 和 ARBs 在预防新发心衰方面最为有效，而 CCBs 和 β 受体阻滞剂明显劣于利尿剂、ACEI 和 ARBs。因此，虽然 CCBs 具有良好降压效果，但在降低心衰发病率方面不如利尿剂有效。心衰指南不推荐对有症状的 HFrEF 患者使用非二氢吡啶类的 CCBs，因为 CCBs 具有负性肌力作用，但有证据表明二氢吡啶类 CCBs 氨氯地平和非洛地平在 HErEF 患者治疗方面相对安全。因此，当使用了 RAS 抑制剂和利尿剂，甚至加用螺内酯后血压仍难以控制时，可考虑使用氨氯地平或非洛地平降压，但仍需密切监测心衰症状有无加重。

ALLHAT 试验评估了降压治疗的重要问题，包括氯噻酮、赖诺普利和氨氯地平预防心衰的作用，在第 1 年的治疗中，氨氯地平组和赖诺普利组的心衰发生率高于氯噻酮组；治疗 1 年后，与氨氯地平组相比，氯噻酮组的心衰发生危险仍然较低，但较长时间使用赖诺普利的效果与氯噻酮相当。氨氯地平组和赖诺普利组在随访过程中的总体心衰发生率均高于氯噻酮组。此外，TOMHS 研究也显示了氯噻酮改善左室肥大的有效性。与另一种临床常用的噻嗪类利尿剂——氢氯噻嗪相比，氯噻酮的半衰期长且在心衰方面有获益的证据，因此是心衰伴高血压患者首选的噻嗪类利尿剂。

2. 不同心衰分期患者的用药策略

鉴于临床心衰预后不良，在 A 期和 B 期应采取首要措施控制血压，循证研究及临床实践均表明控制血压是预防临床心衰进展的最重要策略。

A 期和 B 期心衰患者均可从 ACEI 或 ARBs 中获益；对于 B 期心衰患者，β 受体阻滞剂可逆转左室重塑并改善左室功能。2022 年 AHA/ACC/HFSA 心衰指南推荐在有结构性或功能性心脏病的患者中使用 ACEI/ARBs 和 β 受体阻滞剂来预防心衰，这也符合高血压指南。ARNI 是一种新的心血管类药物，ARNI 对高血压患者的临床益处已经通过临床试验证实，尽管 ARNI 最初仅被批准用于 HFrEF，研究显示该药物同样具有很强的降压疗效，与单用缬沙坦相比，ARNI 组收缩压和舒张压的降幅更大，但尚不确定该药能否预防高血压患者的心衰，对此还需要开展进一步的临床研究。

SGLT2i 最初作为降糖药物研发，目前已显示出在降低 2 型糖尿病患者心衰风险方面有显著益处。其潜在机制包括促进排钠和渗透性利尿、降低交感神经活性和减轻慢性炎症、改善葡萄糖代谢和肥胖。高血压和肥胖都可通过神经激素途径，如 RAS 的激活引起心衰。SGLT2i 具有多种药理学作用，可改善血压和体重及降糖，无论有无糖尿病，达格列净和恩格列净同样能降低 HFrEF 患者心血管死亡率和心衰住院率。基于证据，建议在 A 期和 B 期合并高血压或糖尿病的患者中使用 SGLT2i。此外，胰高血糖素样肽 -1（GLP-1）受体激动剂也可减重和降压，这类药物可能是治疗超重或肥胖相关性高血压的潜在药物。

对于合并症状性心衰（C 期）的高血压患者，目前没有将一种降压药与另一种降压药进行比较的 RCT。降低 C 期 HFrEF 发病率和死亡率的四联疗法包括：① ARNI 或 ACEI/ARBs；② β 受体阻滞剂；③醛固酮受体拮抗剂；④ SGLT2i。因此，这些药物可作为症状性心衰合并高血压患者的一线推荐。对于 NYHA 心功能分级 Ⅱ ～ Ⅲ 级的黑种人患者，在四联疗法的基础上还可以使用肼屈嗪和硝酸异山梨酯（亚洲人群没有确凿证据）。在这些药物治疗心衰获得阳性结果的临床试验中，SBP 通常下降到 110 ～ 130 mmHg。

药物疗效或药物对心衰结局的影响具有剂量依赖性，因此必须滴定药物剂量，力求达到指南所推荐的靶剂量，但同时应考虑患者的耐受程度。低血压可能有症状，也可能无症状，低血压通常会影响上调药物剂量，大多数晚期 HFrEF 患者的血压并不高。

D 期心衰患者常伴心排血量下降和体循环淤血，即使有高血压病史，在这一阶段也很少存在高血压，而多次 SBP ≤ 90 mmHg 预示着进展期心衰。COPERNICUS 试验中纳入晚期心衰患者，并根据治疗前 SBP 进行分类，结果表明无论治疗方案如何，低 SBP 患者发生主要临床事件的风险均较高。事实上，D 期患者相对较高的血压可能代表了能接受最大化 GDMT 并提示预后较好，如果可耐受，建议滴定 ARNI 或 ACEI/ARBs、β 受体阻滞剂、MRAs 和 SGLT2i 的剂量。此外，还应采取相应手段以改善血流动力学，考虑进行液体限制、肌力支持、机械循环辅助和心脏移植等措施。

3.CHF 合并难治性高血压

某些 CHF 患者合并难治性高血压，需要启用其他药物来控制血压，螺内酯常作为首选，这时必须避免使用某些已知会加重心衰的药物。

卡维地洛具有非选择性血管扩张作用，与其他有证据的 β 受体阻滞剂如琥珀酸美托洛尔和比索洛尔相比，它的降压效果更佳，因此在开始另一类药物辅助治疗之前，选择卡维地洛或将其作为 GDMT 的一部分是合理的。尽管像氨氯地平和非洛地平这样的二氢吡啶类药物不能改善心衰预后，但它们能有效降低血压，对 HFrEF 患者似乎是安全的。非二氢吡啶类 CCBs 如地尔硫䓬和维拉帕米，因其负性肌力作用而应避免使用。在 ALLHAT 试验中，接受 α_1 受体拮抗剂多沙唑嗪的患者发生心衰的风险增加 2 倍，导致该组试验提前终止，因此心衰或有心衰风险的患者应避免使用这类药物。此外，莫索尼定与心衰患者的死亡率增加相关，因此不建议在心衰患者中使用可乐定等其他中枢作用药物。

难治性高血压在 HFpEF 中比 HFrEF 更常见，但缺乏支持或反对噻嗪类利尿剂、β 受体阻滞剂、CCBs 或 α_1 受体拮抗剂在 HFpEF 合并高血压患者中使用的循证医学证据。在这类患者中应避免使用硝酸盐制剂，因为硝酸盐可能使心功能恶化，且不能改善生活质量。推荐用 MRA 螺内酯作为治疗 HFpEF 合并难治性高血压患者的首选药物，即针对 RAS 抑制剂、CCB 和噻嗪类利尿剂三联疗法仍无法控制血压的患者加用螺内酯。

4.HFpEF 合并高血压

如前所述，HFpEF 的特点是具有多个合并症，如冠心病、高血压、糖尿病、CKD、肥胖和阻塞性睡眠呼吸暂停，这些都增加了非心衰相关的发病率和死亡率。治疗合并症可能和治疗心衰本身一样重要，并且在相关指南中也得到强调。在 HFpEF 的重要合并症中，高血压是最普遍的合并症和最常见的危险因素，并在 HFpEF 进展中起关键作用。因此，治疗高血压和维持血压低于靶目标是必要的。

HFpEF 患者的收缩压明显高于 HFrEF 患者，对这一人群的降压治疗也具有特殊性。目前尚不清楚 HFpEF 合并高血压患者的最佳治疗策略，没有明确证据表明何种降压药物可以明显改善心血管结局和 HFpEF 患者的死亡率。目前还没有 RCT 证明高血压治疗对 HFpEF 的疗效，因为 CHF 患者大多被排除在高血压试验之外，但在高血压患者中进行的 RCT 已经清楚地证明了降低血压对预防心衰的好处。SPRINT 结果显示强化治疗组的急性失代偿性心衰降低了 37%；HYVET 研究对象为老年高血压患者（≥80 岁），在中位数为 2 年的随访后，心衰发病率下降了 64%。PARAGON-HF 事后分析显示，平均收缩压 120～129 mmHg 与复合终点（心血管死亡、总心衰相关住院、心肌梗死或脑卒中）的低风险相关，此为强化降压与 HFpEF 的预后关系提供了一定的依据。

慢性心衰合并高血压的不良预后仍是目前治疗面临的挑战，高血压对 HFpEF 的影响是复杂的、多因素的，可能远远超出了简单的血流动力学影响。尽管由于临床试验的局限性，目前尚缺乏专门评估药物治疗高血压合并 HFpEF 患者的 RCT，现有指南也没有制定 HFpEF 合并高血压的具体治疗方法，但控制血压是预防和治疗 HFpEF 的基础。抑制 RAS 是降低血压的基本方法，因为它是整个心血管事件链中连续性药物治疗的基石，有大量证据支持在 HFpEF 合并高血压患者中使用 RAS 抑制剂。因此推荐阻断 RAS 作为 HFpEF 合并高血压治疗的主要手段，RAS 抑制剂、利尿剂和螺内酯的组合可能有益。

（1）RAS 抑制剂：除了能有效降低血压，还可逆转 LVH 和改善舒张功能，冠心病患者也可从中获益。HFpEF 患者常见的合并症还包括 CKD 和糖尿病，而 RAS 抑制剂能减少白蛋白尿并延缓糖尿病和非糖尿病 CKD 的进展、改善患者运动能力及减少心衰住院风险，因此 RAS 抑制剂可改善此类患者预后。推荐所有 HFpEF 合并高血压患者把 RAS 抑制剂作为首选降压药物，除非有禁忌证。

ACEI/ARBs 和醛固酮受体拮抗剂可降低心衰住院率并通过抑制 RAAS 有效降压，需要注意的是，高血压患者使用醛固酮受体拮抗剂的靶剂量高于心衰患者，高钾血症的风险相对较高。

TOPCAT 试验中，螺内酯与对照组相比并没有显著改善主要终点，但与心衰相关的住院率有显著下降。TOPCAT 试验的亚组分析显示，在有严重功能障碍、肥胖、糖尿病、CKD 和左室向心性肥大的患者中使用螺内酯与主要终点显著降低相关。TOPCAT 试验的事后分析也提示在治疗中获益最多的是 HFpEF、利尿钠肽水平升高的患者及过去 12 个月内因心衰而需住院的患者，在较低的 LVEF 范围内，螺内酯组有更强的获益趋势。螺内酯能显著降低收缩压（10 mmHg）和 NT-proBNP，改善舒张功能障碍，并且它还有一个非常重要的药物特点——能影响 I 型胶原代谢，而 HFpEF 合并高血压患者普遍存在心肌纤维化，因此这类患者可以从中获益。

肥胖相关 HFpEF 患者的特征是 RAS 过度激活、脂肪细胞直接合成醛固酮、NT-proBNP 水平低于预期（通常低于传统的诊断阈值），这也许可以解释厄贝沙坦和螺内酯对 NT-proBNP 水平相对较低的肥胖 HFpEF 患者的益处。考虑到 HFpEF 是异质性表型的混合体，将来可能需要针对诸如肥胖相关性 HFpEF 患者等更特异的患者群体设计并开展专门的临床试验。

（2）ARNI：既往研究显示了 ARNI 相较于 ACEI/ARB 控制血压的优越性，国际高血压学会指南推荐 ARNI 可替代 ACEI 或 ARB 用于高血压人群，国家市场监督管理总局在 2021 年 6 月也批准了该药用于治疗原发性高血压的适应证。

尽管 PARAGON-HF 试验未能证实 ARNI 在 HFpEF 中优于 ARB，但亚组分析显示 LVEF 相对较低（< 57%）的受试者及女性 HFpEF 在 ARNI 治疗中获益，因此在这些人群中，ARNI 应替代传统 RAS 抑制剂以降低 HFpEF 患者心衰住院风险。我国相关共识指出：对于 HFpEF 伴高血压患者，鉴于 ARNI 的降压疗效和器官保护作用，推荐使用 ARNI 以降低心血管病死亡和再入院风险。

将来需要进一步研究来确定 RAS 抑制剂、ARNI 和螺内酯对 HFmrEF 患者的转归影响。

（3）利尿剂：尽管没有利尿剂药物治疗试验的安慰剂对照数据，利尿仍是改善 HFpEF 临床结局的基石治疗。利尿剂在控制血压和改善心衰症状方面起着重要作用，CHAMPION 试验的一项事后分析间接支持积极的利尿治疗对 HFpEF 患者的疗效。

噻嗪类利尿剂可用于控制患者血压，氯噻酮是一种噻嗪类利尿剂，能有效降低高血压患者的心衰发生率。袢利尿剂是减轻 HFpEF 充血性心衰症状和体征的基石，而且可用于肾小球滤过率低于 30 mL/（min·1.73 m²）的心衰患者，但此类药物在降压方面通常不如噻嗪类利尿剂有效。

（4）β 受体阻滞剂：对 HFpEF 的疗效尚不清楚。一项包含 11 项临床试验的荟萃分析发现，除 LVEF ≥ 50% 的患者外，与安慰剂相比，β 受体阻滞剂降低了所有窦性心律 CHF 患者的全因死亡率和心血管死亡率。瑞典一项研究探讨了卡维地洛对 HFpEF 患者舒张功能的影响，该研究发现卡维地洛可显著改善 E/A，然而与安慰剂相比，卡维地洛对其他舒张功能指标无显著改善。在 TOPCAT 试验的二次分析中，使用 β 受体阻滞剂的 HFpEF 患者发生心衰相关住院风险较高。尽管 β 受体阻滞剂对房颤和缺血性心脏病患者有明显益处，但许多 HFpEF 患者存在变时功能不全，使用 β 受体阻滞剂可能会加重变时功能不全。因此，在 HFpEF 伴有潜在缺血性心脏病和需要控制心室率的房颤时可使用 β 受体阻滞剂，而变时功能不全的患者应避免使用 β 受体阻滞剂。

（5）钙通道阻滞剂：CCBs 具有良好的降压疗效，但有关 HFpEF 患者应用 CCBs 的数据非常有限。降压治疗持续时间和收缩压下降水平与左室肥大的改善程度有关，在应用 β 受体阻滞剂、ACEI 或 ARBs 的过程中可以观察到这一良性效应，而 CCBs 在此方面的表现较差。尽管在 HFpEF 合并高血压左室肥大患者中缺乏相应数据，但此类患者的药物治疗目标除了降低心脏后负荷、外周血管阻力和中心血压外，还应考虑改善左室肥大，因此应首选 RAS 抑制剂，仅在血压控制不佳的情况下联合应用二氢吡啶类 CCBs。此外，非二氢吡啶类 CCBs 虽可有效控制房颤患者的心室率，但无明显改善预后的作用。

有研究比较了出院时给予 CCBs 和未给予 CCBs 的 HFpEF 患者的全因死亡率、心衰相关住院率和全因住院率，发现 CCBs 没有改善或恶化临床结果，不管使用何种类型的 CCBs，结果均无差异。

（6）SGLT2i：目前越来越多的证据显示了 SGLT2i 降低包括心衰在内的心血管疾病风险的能力，此类药物对血压也有重要的生理作用。SGLT2i 可能的降压机制包括降低动脉僵硬度、减少血容量和利钠作用，但需要专门的研究来更好地了解 SGLT2i 对 HFpEF 患者血压的长期影响。SGLT2i 已被证实可降低糖尿病和心血管疾病患者心衰发生风险。EMPEROR-Preserved 研究结果表明，无论是否患有糖尿病，恩格列净可降低 HFpEF 患者的心血管死亡和心衰住院的总风险。在临床实践中，HFpEF 合并高血压的患者可能会同时使用 SGLT2i 和利尿剂，而两者均有利钠排尿、减少充血的作用，因此当两类药物合用时可能要考虑减少袢利尿剂的剂量。

5. 同时存在心脏收缩及舒张功能障碍

对于同时存在心脏收缩及舒张功能障碍患者的管理至关重要，在依据 GDMT 调整药物剂量时，要注意药物的不良反应，如晕厥、直立性低血压、急性肾损伤和电解质紊乱。这些不良事件在老年人中尤为明显，低血压可能与老年或有多种共病的 HFpEF 患者的不良事件相关，因此对于同时存在收缩及舒张功能障碍的老年患者，应谨慎调整药物剂量且严密监测。对于大多数心衰患者，低血压水平不应妨碍 GDMT 的滴定，只要患者能够耐受即可考虑增加剂量，如有可能应采用联合治疗以减少药物的用量和多药用量，尤其是对 HFpEF 患者可选择固定剂量联合用药片剂（如 ACEI+CCB、ARB+CCB、ACEI+利尿剂、ARB+利尿剂等），同时也提高了患者坚持用药的依从性。

6. 血压控制目标

充分控制血压在预防和治疗 CHF 患者中必不可少。对于没有器质性心脏病或心衰症状的 A 期高血压患者，长期药物治疗以控制收缩压和舒张压至关重要，有效的降压治疗可以减少心衰的发病风险约 50%。荟萃分析发现，SBP 每降低 5～10 mmHg 可显著降低心衰发生风险 24%～28%。

2015 年美国开展的临床试验 SPRINT 结果显示，对心血管事件高风险人群将降压靶目标设定为 < 120/80 mmHg，可显著减少主要心血管事件，心衰相对危险也下降了 38%。

高血压常见的靶器官损害为 LVH，高血压合并 HFpEF 的有效治疗应注重高血压患者 HMOD 的早期检测与评估，包括 LVH。ECG 正常不能排除 LVH，但其特异性很强，且可提供独立的预后信息。LVH 应优先采用超声心动图进行诊断，它的高灵敏度和特异性使它成为检测 LVH、舒张功能障碍和左心房扩张的金标准，而所有这些异常都发生于心衰发作之前。超声心动图还可发现高血压患者中不同类型的心脏重构模式（包括向心性或偏心性左室肥大及向心性重塑）。

基于临床试验和注册研究的证据，强化血压控制可以延缓左室肥大甚至改善左室重塑，这些来自强化降压的获益促使降压靶目标从保守（140/90 mmHg）向激进转变。2017 年美国更新了 2013 年心衰指南，其中新增了关于治疗高血压以减少心衰发病率的部分，以及 C 期心衰（HFrEF 和 HFpEF）合并高血压的降压策略，推荐降压目标值 < 130/80 mmHg，开始治疗的阈值为血压 ≥ 130/80 mmHg。2018 年 ACC/AHA 的最新高血压指南和 ESH/ESC 指南也都建议 CHF 患者的血压应降至 130/80 mmHg 以下。国际高血压学会指南也推荐了 < 130/80 mmHg 但 > 120/70 mmHg 的目标值，这对降低心衰住院风险有重要影响。

SBP 与高血压和心血管高危患者（包括心衰）死亡率之间的 J 形曲线问题一直存在争议。有数据提示在血压水平和 HFpEF 预后方面或许存在 J 形或 U 形曲线。在 TOPCAT 试验中，SBP 平均随访数值在 120～139 mmHg 的 HFpEF 患者预后不良的风险相对较低；一项 OPTIMIZE-HF 事后分析显示 HFpEF 老年患者出院时 SBP < 120 mmHg 与预后较差相关，这也可能是由于反向因果关系现象，因为病情较重的老年心衰患者的血压往往较低。

高血压合并 HFpEF 的患者被纳入高危/极高危类别，因此建议 65 岁以下患者的 SBP 目标值控制为 120～129 mmHg，SBP 为 120～129 mmHg 似乎与预后较好相关；对于 65 岁以上患者，建议 SBP 目标值控制为 130～139 mmHg，但这些目标值应根据患者的耐受性、虚弱程度和合并症进行个体化设定。推荐老年患者的起始治疗为不同药物的小剂量联合治疗，而对于老年患者（> 80 岁），单药治疗可能是合适的。应避免将血压降到 120/70 mmHg 以下，因为不利效应可能超过获益，同时需注意老年患者或多重合并症患者强化降压的副作用。

目前尚没有针对心衰人群强化降压的 RCT，SPRINT 排除了 EF ＜ 35% 或 6 个月内有心衰症状病史的患者，目前需要通过进一步的前瞻性研究来评估 HFrEF/HFpEF 患者的最佳血压控制目标。

从人群健康角度看，高血压的高患病率是心衰的最大危险因素，但高血压诊断不及时、知晓率低、治疗率和控制率低的现象非常严重。为了避免从慢性高血压进展到心衰，应该根据当前临床实践指南进行血压管理，有条件时应该采用循证治疗。目前仍需要更多的 RCT，特别是针对 HFpEF 患者的 RCT 来提供心衰合并高血压的治疗策略。

HFpEF 合并高血压的器械治疗如下。许多针对 HFpEF 人群的器械治疗正在研发中，旨在降低左心房内压和心室压，这些装置可以分为以下几种：左心房减压装置，如心房间分流装置和左心房辅助装置；改善左室顺应性的装置，如左室扩张器；心房同步收缩装置，如左心房永久起搏；神经调节装置，如激活颈动脉压力感受器，以恢复自主神经平衡。这些器械装置在 HFpEF 合并高血压患者中的作用仍需进一步研究。

（三）随访管理

CHF 患者的疾病发展轨迹是多样化的，因此有必要进行个体化随访，远程医学已经发展成为日常实践中必不可少的工具，心衰慢性疾病管理系统是其实施的理想平台。在高血压心衰的早期诊断中，对整合多参数人工智能的开发具有良好应用前景。

参考文献

[1] LEE C J，PARK S. Hypertension and heart failure with preserved ejection fraction[J]. Heart Fail Clin，2021，17（3）：337-343.

[2] SOENARTA A A，BURANAKITJAROEN P，CHIA Y C，et al. An overview of hypertension and cardiac involvement in Asia：focus on heart failure[J]. J Clin Hypertens（Greenwich），2020，22（3）：423-430.

[3] LEVY D，LARSON M G，VASAN R S，et al. The progression from hypertension to congestive heart failure[J]. JAMA，1996，275（20）：1557-1562.

[4] LLOYD-JONES D M，LARSON M G，LEIP E P，et al. Lifetime risk for developing congestive heart failure：the Framingham Heart Study[J]. Circulation，2002，106（24）：3068-3072.

[5] PFEFFER M A. Heart failure and hypertension：importance of prevention[J]. Med Clin North Am，2017，101（1）：19-28.

[6] CARNETHON MERCEDES R，PU J，HOWARD G，et al. Cardiovascular health in African Americans：a scientific statement from the American Heart Association[J]. Circulation，2017，136（21）：e393-423.

[7] VIVO R P，KRIM S R，CEVIK C，et al. Heart failure in Hispanics[J]. J Am Coll Cardiol，2009，53（14）：1167-1175.

[8] LEVY D，LARSON M G，VASAN R S，et al. The progression from hypertension to congestive heart failure[J]. JAMA，1996，275（20）：1557-1562.

[9] BUI A L，HORWICH T B，FONAROW G C. Epidemiology and risk profile of heart failure[J]. Nat Rev Cardiol，2011，8（1）：30-41.

[10] CAMAFORT M，VALDEZ-TIBURCIO O，WYSS F. Hypertension and heart failure with preserved ejection fraction. A past，present，and future relationship[J]. Hipertens Riesgo Vasc，2022，39（1）：34-41.

[11] PAULUS W J，TSCHÖPE C. A novel paradigm for heart failure with preserved ejection fraction：comorbidities drive myocardial dysfunction and remodeling through coronary microvascular endothelial inflammation[J]. J Am Coll Cardiol，2013，62（4）：263-271.

[12] MAFFEIS C，MORRIS D A，BELYAVS IY E，et al. Left atrial function and maximal exercise capacity in heart failure with preserved and mid-range ejection fraction[J]. ESC Heart Fail，2021，8（1）：116-128.

[13] SALZANO A，DE LUCA M，ISRAR M Z，et al. Exercise intolerance in heart failure with preserved ejection fraction[J].

Heart Fail Clin，2021，17（3）：397-413.

[14] PACKER M，O'CONNOR C M，GHALI J K，et al. Effect of amlodipine on morbidity and mortality in severe chronic heart failure. Prospective Randomized Amlodipine Survival Evaluation Study Group[J]. N Engl J Med，1996，335（15）：1107-1114.

[15] BAVISHI C，MESSERLI F H，KADOSH B，et al. Role of neprilysin inhibitor combinations in hypertension：insights from hypertension and heart failure trials[J]. Eur Heart J，2015，36（30）：1967-1973.

[16] MIAO H，ZOU C，YANG S，et al. Targets and management of hypertension in heart failure：focusing on the stages of heart failure[J]. J Clin Hypertens（Greenwich），2022，24（9）：1218-1225.

[17] TRULLÀS J C，PÉREZ-CALVO J I，CONDE-MARTEL A，et al. Epidemiology of heart failure with preserved ejection fraction：results from the RICA Registry[J]. Med Clin（Barc），2021，157（1）：1-9.

[18] PACKER M，KITZMAN D W. Obesity-related heart failure with a preserved ejection fraction：the mechanistic rationale for combining inhibitors of aldosterone，neprilysin，and sodium-glucose Cotransporter-2[J]. JACC Heart Fail，2018，6（8）：633-639.

[19] ADAMSON P B，ABRAHAM W T，BOURGE R C，et al. Wireless pulmonary artery pressure monitoring guides management to reduce decompensation in heart failure with preserved ejection fraction[J]. Circ. Heart Fail，2014，7（6）：935-944.

[20] THOMOPOULOS C，PARATI G，ZANCHETTI A. Effects of blood pressure-lowering treatment. 6. Prevention of heart failure and new-onset heart failure -- meta-analyses of randomized trials[J]. J Hypertens，2016，34（3）：373-384.

（蒋晖　蒋毅）

第二节　冠心病

大量流行病学证据表明，合并冠心病的慢性心衰患者临床预后欠佳。因此，区分缺血性和非缺血性的病因，对心衰患者的诊治和临床预后至关重要。随着急性心肌梗死救治存活率的提高及高血压、瓣膜性心脏病患病率的下降，冠心病已经成为心衰的最主要病因，60%～70% 心衰的发生与冠心病相关。心肌缺血在心衰的发生发展中起重要作用，尽管临床积极干预处理了缺血性心脏病的相关危险因素，心衰的住院率并无明显下降，反而预计会进一步上升。此外，无论此前是否明确诊断冠心病，由于衰竭心脏冠脉循环功能和结构的改变，心肌缺血在心衰患者中亦十分常见。

一、流行病学特点

（一）冠心病在心衰中的患病率及对预后的影响

1. 冠心病在急性心衰中的患病率及对预后的影响

冠心病在因急性心衰住院的患者中很常见，是早期死亡率的强预测因子。在 OPTIMIZE-HF 注册研究中，招募了超过 48 000 名急性心衰患者，约 60% 的个体患有冠心病。与不合并冠心病的心衰患者相比，冠心病与更高的住院死亡率（3.7% *vs.* 2.9%，*OR*=1.29，95% *CI*：1.14～1.46）和出院后死亡率（9.2% *vs.* 6.9%，*HR*=1.46，95% *CI*：1.14～1.85）有关。冠心病也是整个急性心衰患者队列出院后死亡的独立预测因子（校正后 *HR*=1.37，95% *CI*：1.03～1.81）。

2. 冠心病在慢性心衰中的患病率及对预后的影响

目前关于冠心病在慢性 HFpEF 患者中的患病率的数据十分有限。一项针对急性和慢性 HFpEF 患者的荟萃分析显示合并冠心病的粗患病率为 47%。冠心病在慢性 HFpEF 中的患病率低于慢性 HFrEF

（25% vs. 39%）。在 HFrEF 患者中，虽然冠心病与高近 2 倍的校正后的全因死亡（HR=1.60，95%CI：1.19～2.15）和心血管死亡（HR=2.01，95%CI：1.38～2.92）相关，但与慢性 HFpEF 的全因死亡（HR=0.93，95%CI：0.69～1.26）或心血管死亡（HR=1.01，95%CI：0.69～1.50）无明显相关性。近 2/3 的 HFpEF 患者患有冠心病，其中 1/3 接受了完全血运重建。在急性 HFpEF 患者中，冠心病与更高的校正后的 4 年死亡率（HR=1.71，95%CI：1.03～2.98）和 LVEF 降低有关。

（二）冠心病引起的心衰的流行病学特点

在过去 40 年，心肌梗死（myocardial infarction，MI）导致的心衰在男性和女性中分别增加了 26% 和 48%，与之相反的是，高血压导致的心衰在男性和女性中分别减少了 13% 和 25%，瓣膜性心脏病导致的心衰则减少了 25%。来自参加心衰治疗试验队列的数据表明，约 2/3 的心衰与阻塞性冠心病有关。然而，因为许多心衰治疗试验并没有纳入近期有 MI、心绞痛或心肌缺血证据的患者，冠心病或缺血性心脏病在心衰患者中的实际患病率极有可能被低估。来自 Framingham 心脏研究和 Olmstead County 研究的结果证实了这一点。在 Framingham 心脏研究队列共完成 118 000 人年的观察，约 25% 的患者在发展为心衰之前发生过 MI，而该队列中只有 5% 的患者在没有既往临床认可的缺血事件的情况下发展为心衰。所有参加 Olmstead County 研究的患者既往都有 MI 病史，但不合并心衰；在平均 7 年的随访中，41% 的患者出现了新发的心衰。其中，大约 45% 为 HFrEF（LVEF < 50%），18% 为 HFpEF（LVEF ⩾ 50%），其他患者在心衰诊断后 60 天内没有进行左心室功能评估。

随着 STEMI 溶栓治疗和最优二级预防策略的问世，冠心病患者的临床结局逐渐得到改善。直接 PCI 进一步提高了 STEMI 患者的临床获益。当前，直接 PCI 已经成为 STEMI 患者的最主要、最重要的救治手段。随着冠心病患者生存期的延长，心衰的发生率逐渐增加。在普通人群中，心衰的发生率随着年龄的增加增长 1%～1.5%，而在 75 岁以上人群，这一数值达到了 10% 甚至以上。患者在确诊冠心病多年后可能出现心衰的症状，这为最大可能降低心衰发生风险的治疗和心衰的早发现早治疗提供了机会。研究表明，因心衰紧急入院患者的生存率低于大多数肿瘤患者，但早诊断进行基于循证医学证据的治疗有助于改善心衰患者的远期预后。

二、心衰合并心肌缺血的病理生理机制

在心肌缺血和发展为心衰之间的转变通常是由突然的斑块相关事件（如侵蚀或破裂）导致的心外膜冠状动脉血栓性闭塞。在临床上，此类患者通常表现为急性冠脉综合征，根据有无心肌细胞坏死的证据和心电图上 ST 段的改变，分为不稳定型心绞痛、ST 段抬高型 MI 和非 ST 段抬高型 MI。MI 后，坏死心肌的数量、梗死节段的范围、二尖瓣反流及某些快速性心律失常的存在都促进了临床心衰的发生发展。在急性缺血的情况下，功能性心肌细胞的丧失导致心肌顿抑和心肌坏死，随后出现心肌炎症、肥大和纤维化。这些变化激活了神经激素级联反应，导致左室心肌重构，从而引起心室扩张和功能障碍。左室重塑、扩张和缺血性二尖瓣反流共同成为心衰发生发展的基础。在没有 ACS 和急性缺血事件的情况下，心肌组织的完整性可能会受到慢性缺血的有害影响。一部分患者可能会出现心肌缺血的客观证据，如心电图的变化。如果没有胸部不适或心绞痛等症状，即无症状心肌缺血。无症状心肌缺血更常见于患有高血压、糖尿病、心脏移植后去神经支配或有已知阻塞性冠心病病史的患者。在一项来自约 9000 名基线时无心血管疾病受试者的社区动脉粥样硬化风险的分析中，即使对心衰的人口统计学和危险因素进行了矫正，无症状心肌缺血与随后 13 年内（中位数随访时间）心衰的发生也显著相关。本结果在按心衰风险预测因子分层的亚组中是一致的，与老年患者相比，无症状心肌缺血相关的心衰风险在年轻患者中（< 53 岁）更高。

（一）HFrEF 合并心肌缺血的病理生理机制

对于 HFrEF，治疗的关键靶点是阻塞性冠心病，以最大限度地减少或改善受损和远端心肌的冠状微血管功能障碍，以及坏死和缺血心肌的范围。内皮功能障碍恶化、动脉粥样硬化斑块形成和进展为急性斑块相关事件（侵蚀或破裂）等导致的心外膜血管突然闭塞，进一步引起心肌细胞损伤和坏死。及时的经皮介入非常有助于恢复冠脉血流灌注和受损心肌细胞修复。当再灌注延迟或无效（如无再流现象）时，受损心肌细胞的恢复是有限或不完全的，可导致心肌纤维化和不良的心室重塑；在某些情况下，可出现动脉瘤形成或心脏破裂，连同持续存在的缺血性损伤，会导致 HFrEF 的发生。

（二）HFpEF 合并心肌缺血的病理生理机制

与由心肌瘢痕形成导致左室扩张的 HFrEF 相比，继发于缺血的 HFpEF 的病理生理机制不同且更复杂。在全身性炎症加剧、易损心肌持续增加的背景下，在需求增加期间增加血流量的能力受限，导致局部缺血区域的形成。在心肌细胞缺血期间，心肌纤维僵硬度增加导致心肌舒张功能受损和左室充盈压的升高，进一步限制了心肌血流，加重缺血并导致肺充血和呼吸急促等心衰标志性症状的出现。因此，即使在保留左室收缩功能（如 EF ≥ 50%）的情况下也会发生心衰综合征。

既往 HFpEF 被认为继发于长期高血压或主动脉瓣狭窄引起的心肌超负荷。然而，最近的大量证据表明，涉及非梗死区域较小冠状血管的微血管功能障碍会导致持续存在或复发的心肌缺血。内皮功能障碍会增加血管硬度和阻力，并降低组织灌注，从而导致多器官功能障碍（如肾脏、骨骼肌和肺血管系统）和心脏后负荷增加。HFpEF 在老年妇女和黑种人患者中非常普遍，并伴有加重全身炎症的多种合并症，如糖尿病、肥胖、慢性肾病、慢性阻塞性肺疾病等。炎症会导致内皮一氧化氮合酶表达的下调、解偶联、活性氧物质的产生增加及一氧化氮减少并伴有广泛的内皮功能障碍。最终，一氧化氮活性减弱和内皮功能障碍的持续存在会进一步促进心衰的进展。此外，在没有阻塞性心外膜冠状动脉狭窄的情况下，伴有小动脉周围纤维化的炎症会进一步限制微血管功能，从而加剧心肌缺血和舒张功能障碍。

研究表明，IL-33 可通过激活其受体 ST2 抑制压力超负荷导致的左室心肌纤维化。但尚不清楚 IL-33 是否能调控外周小动脉纤维化。因此，阻断 ST2 信号通路而非改变 IL-33 的表达可能导致衰老或压力负荷过重造成的外周小动脉纤维化，但单独调控该通路可能不足以预防或逆转纤维化。在一项对约 1200 名患者进行正电子发射断层扫描心肌灌注显像的研究中，冠状动脉血流储备受损的患者心脏事件的发生率更高，主要与心衰住院相关。在另一项对约 200 名患者进行的正电子发射断层扫描研究 4.1 年的中位数随访时间中，冠状动脉血流储备受损与舒张功能障碍显著相关。总之，HFpEF 的心外合并症，如衰老、高血压、肥胖、女性性激素降低和肾功能不全等，通过系统性炎症反应引起的冠状动脉内皮和血管平滑肌功能障碍，导致持续性的左室功能障碍和重构。该过程通过巨噬细胞浸润导致左室舒张功能障碍和间质纤维化。随着心肌细胞旁分泌信号的改变，一氧化氮和环磷酸鸟苷减少导致心肌细胞肥大和僵硬。若肺、骨骼肌和肾脏等脏器受到影响，会导致肺动脉高压、骨骼肌无力或肌肉减少症，并伴有钠和液体潴留。

（三）心衰影响冠脉血流的病理生理机制

心脏负荷、神经激素、遗传背景和合并症等因素会改变衰竭心脏的大小、形状和功能，参与左室重塑的病理生理学过程（图 6-1）。在 HFrEF 中，重塑心肌的主要结构改变是心室扩大和室壁变薄。而 HFpEF 主要发生的是向心性重塑，EF 值得以维持，心室容积正常或降低，左室质量体积比因室壁显著增厚而增加。在这两种心衰亚型中，重塑决定了心肌细胞、纤维细胞和血管的重新排列，导致僵硬度增加和（或）收缩力降低。

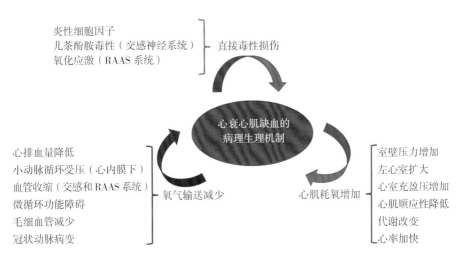

图 6-1　心衰心肌缺血的病理生理机制

［引自：PAGLIARO B R，CANNATA F，STEFANINI G G，et al. Myocardial ischemia and coronary disease in heart failure. Heart Fail Rev，2020，25（1）：53-65.］

升高的心室壁张力和左室压力通过直接的机械方式和以肾素–血管紧张素–醛固酮系统和交感神经系统介导的间接方式引起冠脉血流的改变。Logeart 等提出左室充盈压的增加会牵拉心肌细胞，通过外部压迫小动脉循环以阻碍冠状动脉灌注，并导致缺血和肌钙蛋白释放。正如在 HFpEF 等压力负荷增高情况下观察到的，左室相对室壁厚度增加，可能对缺血更加敏感。心内膜更是如此，心内膜下肌层在收缩期和舒张期更容易受到心肌压力的影响，导致心内膜下缺血和心肌细胞坏死。

在急性失代偿性心衰中，心室充盈压更高，心排血量减少，导致冠状动脉灌注梯度降低和缺血性心肌损伤。此外，长期升高的心室壁张力会上调肾素–血管紧张素–醛固酮系统，并产生一系列不利影响。容量超负荷和全身性血管收缩使充盈压升高、成纤维细胞肥大和胶原沉积持续存在，促进心肌纤维化并降低毛细血管密度。同时氧化应激也参与了内皮损伤和对心肌细胞的直接毒性作用。心衰交感神经系统过度激活会引起心动过速、冠状动脉大循环和微循环的血管收缩、儿茶酚胺相关的心脏毒性（钙过载、氧化应激和线粒体功能障碍）及代谢改变。代谢改变的范畴包括从能量底物的变化（脂肪酸氧化下降）到线粒体功能障碍（呼吸链酶和 ATP 合酶）导致的 ATP 缺乏和心肌收缩力受损。

Takashio 等的研究显示与非心衰患者相比，非缺血性心衰患者的肌钙蛋白释放明显增加，机制与左心室舒张期负荷增加和冠状动脉微血管功能障碍有关。研究者认为心室舒张末期压力升高可能与冠状动脉微血管功能障碍有关，心肌毛细血管受压会进一步导致冠状动脉灌注减少、功能性心肌缺血和肌钙蛋白的释放。心衰急性失代偿阶段室壁张力和充盈压的升高会引起持续的心内膜下缺血、神经激素和炎症反应机制激活，最终导致衰竭心脏的慢性缺氧和细胞溶解状态。因此，心衰患者长期可检测到肌钙蛋白。而肌钙蛋白值与利尿钠肽水平显著相关，后者则是反映心室牵张和室壁张力的实验室标志物。

三、慢性心衰合并冠心病的治疗

（一）药物治疗

1. 改善预后的药物治疗

（1）β 受体阻滞剂：β 受体阻滞剂治疗已被证明可为继发于缺血性或非缺血性心肌病的 HFrEF 患者提供生存获益。此前，大多数显示 β 受体阻滞剂治疗获益的试验排除了既往 MI 或近期经皮冠状动脉介入治疗的患者。在一项对约 2000 名既往 MI 且 LVEF ≤ 40% 的患者进行的多中心、随机、安慰剂对照试验中，β 受体阻滞剂治疗有效降低了全因死亡、心血管死亡及非致命性再发 MI 的发生风险，且该临床获益是排除他汀类和 ACEI 类药物治疗的额外获益。另一项随机、安慰剂对照试验分析了 β 受体阻滞剂治疗对缺血性心肌病患者的影响。在 19 个月的平均随访中，β 受体阻滞剂治疗可改善 EF 和 LV 大小，并降低死亡率和再入院率。MERIT-HF 充血性心衰随机干预试验的预设亚组分析显示，在 EF ≤ 40% 和既往有 MI 住院史的患者中也有相似的发现。在使用阿司匹林、他汀类药物、ACEI 并行血运重建术的基础上，β 受体阻滞剂治疗能进一步降低死亡率和发病率。当前，ACC/AHA 和 ESC 的心衰管理指南已将 β 受体阻滞剂作为 Ⅰ 类 A 级推荐治疗用于降低有远期 MI 或 ACS 和 HFrEF 病史的患者死亡率。但在临床实践中，心衰患者对 β 受体阻滞剂的耐受剂量通常受到低血压的限制，只有部分达到了真正药理学意义上的 β 受体阻滞剂剂量。

（2）ACEI 和 ARB：抑制 ACE 改善症状和死亡率的临床获益证据可追溯到 20 世纪 80 年代，但上述研究未排除缺血性心脏病的患者。TRACE 研究纳入了合并既往 MI 病史的 LVEF < 35% 的患者，将患者随机分配至群多普利拉或安慰剂组；该试验结果显示在 MI 后 LV 功能下降的患者长期使用 ACEI 可降低全因死亡率、心血管相关死亡率、猝死和心衰发展的风险。SAVE 试验也得出了类似的结论，使用卡托普利后，心衰住院的相对风险降低了 22%，心梗复发率降低了 25%。在 AIRE 研究中，随机分配至雷米普利组的患者死亡率降低了 27%。虽然 SAVE 研究和 AIRE 研究均纳入了 LV 收缩功能障碍的 MI 后患者，但关键区别在于 AIRE 中纳入的患者存在临床心衰，而 SAVE 患者属于无症状心衰。尽管如此，这些随机试验的结果清楚地表明患有 CAD 或 MI 后及患有缺血性心肌病的患者可以从 ACE 抑制剂中获益。ACC/AHA 和 ESC 指南均将在有 MI 或 ACS 病史且 LVEF 降低时使用 ACE 抑制剂作为 Ⅰ，A 类推荐。

阻断肾素-血管紧张素系统的另一种方法是通过 AT1 受体血管紧张素受体阻滞剂。这些药物作用于最终的共同通路，即阻断血管紧张素 Ⅱ 的作用。OPTIMAAL 试验将约 5000 名急性 MI 合并 HFrEF 的患者随机分配至氯沙坦或卡托普利组。在平均 2.7 年的随访中，全因死亡率无显著差异。VALIANT 试验将约 15 000 名具有心衰和缺血性心肌病临床证据（EF ≤ 40%）的 MI 后患者随机分配至卡托普利、缬沙坦或缬沙坦和卡托普利的组合。尽管结果显示联合用药组的不良事件发生率增加，但单独使用卡托普利与单独使用缬沙坦相比，死亡率无显著差异。因此，上述两项研究结果支持在 MI 后 HFrEF 患者使用血管紧张素受体阻断的策略。心衰相关指南建议在 MI 或 ACS，以及随后出现缺血性心肌病或 HFrEF，对 ACEI 不耐受的患者使用 ARB 治疗，以降低心血管不良事件的发生率和死亡率。

（3）盐皮质激素受体拮抗剂：循证医学证据支持在包括缺血性心肌病患在内的 NYHA 心功能分级 Ⅱ～Ⅳ 级的 HFrEF 患者中使用盐皮质激素受体拮抗剂来降低发病率和死亡率。EPHESUS 研究将约 6000 名 HFrEF 患者随机分配至依普利酮或安慰剂组。在 16 个月时，依普利酮可使全因死亡率降低 15%。使用螺内酯可将因心衰恶化而住院的风险降低 35%，该作用可能与螺内酯具有减少心肌和血管纤维化的能力有关。除了标准的心衰治疗外，还应考虑通过螺内酯阻断醛固酮受体来治疗重度心衰患者。为了深入了解 MI 和心衰症状发展后早期使用盐皮质激素受体拮抗剂的益处，EPHESUS 研究评估了 30 天随访的结果。HFrEF 患者在 MI 后约 1 周开始使用依普利酮可降低 30 天的全因死亡率。因为药物疗效相似，这些数据已被推断适用于其他盐皮质激素受体拮抗剂（如螺内酯）。在由缺血性心肌病导致 HFrEF 的患者中，螺内酯的使用与逆转负性心脏重构，以及减少室性心律失常相关，从而降低发病风险。在一项大型随机安慰剂对照试验中，其中大多数患者的 HFrEF 继发于缺血性心肌病，也观察到螺内酯可降低死亡率和不良心血管事件的发病率。心衰相关指南推荐在没有禁忌的情况下，建议在 LVEF ≤ 35% 和 NYHA 心功能分级 Ⅱ～Ⅳ 级的心衰患者中使用盐皮质激素受体拮抗剂。

（4）ARNI：由 ARB 和脑啡肽酶抑制剂组成。脑啡肽酶与生物活性利尿钠肽和其他几种血管活性化合物（包括缓激肽）的降解有关。抑制脑啡肽酶可升高这些化合物的循环水平，抵消心衰引起的心房和心室压力增加，从而降低前负荷和后负荷并增加尿钠排泄。PARADIGM-HF 试验评估了 ARNI 与依那普利在 HFrEF 患者中的疗效，因随机分配至缬沙坦/沙库巴曲组患者的心血管死亡率和心衰住院率降低了 21% 而提前终止。ACC/AHA 和 ESC 指南都建议尽可能用 ARNI 替代 ACEI。最近，PIONEER-HF 试验表明，与依那普利相比，在 HFrEF 和急性失代偿性心衰患者中启动 ARNI 治疗，能够更大程度地降低 NT-proBNP 的浓度，并不增加肾功能不全和低血压等副作用的发生风险。一项针对 MI 后新发 LV 收缩功能障碍患者的大型前瞻性临床试验（PARADISE-MI）纳入 5661 名患者，随机分配至雷米普利和 ARNI 组，在 22 个月的中位数随访时间中，与雷米普利组相比，ARNI 组患者心血管死亡和心衰的发生率无显著降低。

（5）可溶性鸟苷酸环化酶刺激剂：在 HFrEF 患者中，NO 生物利用度的降低进一步减少了 cGMP 的合成。cGMP 的减少与内皮功能障碍、微血管疾病和心肌功能障碍有关。当前已建立的神经激素抑制疗法并不针对该通路。维立西呱是一种新型可溶性鸟苷酸环化酶刺激剂，在 Ⅱb 期临床试验中通过降低 NT-proBNP 表现出良好的耐受性和有效性。VICTORIA Ⅲ期临床试验中纳入了 5050 名 NYHA 心功能分级 Ⅱ～Ⅳ级 EF ≤ 45% 的心衰患者，在标准疗法外，将患者随机分为维立西呱组和安慰剂组，在 10.8 个月的中位数随访时间里，维立西呱显著降低了心血管死亡和心衰首次住院的复合终点的发生率。

2. 改善症状的药物治疗

（1）利尿剂：利尿剂通过抑制肾小管中不同部位的钠重吸收，增加尿钠排泄，有助于减轻心衰患者的液体潴留，改善临床症状及增加运动耐力。利尿剂治疗启动时机的判断，基于心衰患者血管充血的临床表现，如颈静脉充盈、外周水肿或呼吸急促。因此，利尿剂是心衰患者症状管理的基石。心衰相关指南推荐在没有禁忌的情况下，有液体潴留证据的 HFrEF 患者应使用利尿剂（IC）。

（2）If 通道阻滞剂（伊伐布雷定）：伊伐布雷定作用于 If 离子通道，该离子通道在心肌起搏细胞的活动中起着重要作用。与 β 受体阻滞剂相比，伊伐布雷定没有负性肌力的作用是其治疗优势。SHIFT 试验（随机、双盲、安慰剂对照试验）评估了伊伐布雷定在心衰患者中的疗效，入组的主要是缺血性心肌病患者；在平均 22.9 个月的随访中，伊伐布雷定显著降低了心血管死亡率和心衰住院率，该结果在缺血性心肌病和非缺血性心肌病亚组中无差异。在降低死亡率方面的获益主要与静息心率降低有关。用于稳定性 CAD 合并 LV 收缩功能障碍患者的 BEAUTIFUL 试验，将 LVEF ≤ 40% 的 CAD 患者随机分配至伊伐布雷定或安慰剂组，心血管死亡和因心衰或急性 MI 住院没有显著性改善，但是在基线静息心率 > 70 次/分的亚组中，伊伐布雷定显著减少了因致死性或非致死性 MI 或冠状动脉血运重建导致的入院。SHIFT 研究亚组分析显示，在未接受 β 受体阻滞剂治疗或 < 50% 目标剂量的患者中，添加伊伐布雷定能减少主要结局，而在使用 > 50% 目标 β 受体阻滞剂剂量的患者中，添加伊伐布雷定仅减少了心衰住院。基于这些研究数据，2017 年 ACC/AHA 的心衰指南已将伊伐布雷定列为 NYHA Ⅱ～Ⅲ级 HFrEF 患者的 Ⅱa 类推荐，以减少已经接受指南指导的心衰药物治疗包括最大耐受剂量 β 受体阻滞剂治疗和窦性心律时静息心率 > 70 次/分患者的心衰住院率。

（3）抗血小板和抗栓药物：抗血小板药物在既往 MI 和 HFrEF 患者中的作用已得到充分证实。此处抗血小板药物的主要作用是二级预防动脉粥样硬化性血管事件。然而，从心衰的角度来看，关于使用抗血小板药物是否会改善预后的证据很少。部分原因是大多数随机试验纳入了同时使用抗凝剂和抗血小板剂的患者。来自 SOLVD 试验的早期分析表明，抗血小板药物（主要是阿司匹林）的使用与降低 19% 的死亡及心衰再入院率相关，但这种差异完全归因于依那普利治疗的随机化。

除了在房性心律失常或 LV 附壁血栓患者抗凝治疗中众所周知的心源性保护作用外，口服抗凝剂能否改善窦性心律和缺血性心肌病患者的临床结局一直是多项研究关注的主题。WASH 试验评估了心衰的抗血栓治疗，其中约 60% 患有缺血性心肌病，随机接受安慰剂、华法林或 300 mg/d 的阿司匹林治疗。在平均 27 个月的随访中，3 个组在死亡、非致死性 MI 或非致死性脑卒中方面无显著差异。

在该试验之后进行的另外 2 项随机试验也得到了类似的结果，华法林等抗凝剂与安慰剂或抗血小板药物相比，未能改善窦性心律条件下的缺血性心肌病心衰患者的心血管结局。COMMANDER-HF 试验将约 5000 名主要由 CAD 导致的窦性心律 HFrEF 患者随机分配至低剂量利伐沙班（2.5 mg，每天两次）与安慰剂组，表明利伐沙班可降低窦性心律 HFrEF 患者的脑卒中发生率。然而该试验中脑卒中的总体发生率相对较低，且脑卒中事件的绝对减少＜大出血事件的绝对增加。但如能够识别出脑卒中风险足够高的患者亚组，则预防性抗凝治疗可能在这类患者中达到收益-风险平衡。鉴于这些发现，不推荐常规使用抗血小板药物或抗凝药物来改善缺血性心肌病或心衰的临床结局。然而，抗血小板药物，特别是阿司匹林，适用于冠心病合并心衰的患者，用于缺血事件的二级预防。

（4）降脂药物：3- 羟基 -3- 甲基戊二酰辅酶 A 还原酶抑制剂（他汀类药物）是 MI 和脑卒中等动脉粥样硬化性心血管事件的一级和二级预防的基石。虽然预防不良心血管事件的益处是显而易见的，但早期证明这种益处的研究并未扩展到心衰患者。自 20 世纪 90 年代以来，多项试验已经评估了使用他汀类药物治疗心衰患者的增量益处。斯堪的纳维亚多中心研究的亚组分析表明，经过 5 年的随访，辛伐他汀治疗（与安慰剂相比）与心衰发病率降低相关（8.3% vs. 10.3%，$P < 0.015$）。来自回顾性分析和观察性分析的数据研究也显示他汀类药物治疗对心衰患者有临床获益。

然而，CORONA 试验在 33 个月的中位随访时间里，与安慰剂相比，瑞舒伐他汀并未能显著减少主要终点事件，即非致死性心肌梗死、非致死性脑卒中和心血管死亡的复合事件。GISSI-HF 试验也再次证明了他汀类药物治疗在改善心衰结果方面的中性作用。自 CORONA 和 GISSI-HF 以来，一些事后分析评估了他汀类药物对 C 反应蛋白等生物标志物升高的部分缺血性心肌病患者的影响，增加在炎症特征增强的心衰患者中的使用是有可能获益的。但心衰患者合并有明确的冠心病时，则推荐常规使用他汀类药物治疗，以改善临床预后。

（二）冠状动脉血运重建

1. 冠状动脉血运重建在慢性 HFrEF 中的应用

越来越多的观察性研究表明，PCI 在慢性 HFrEF 患者治疗中的可行性及对预后的改善，但尚缺乏随机对照试验对当代 PCI 策略、药物治疗和 CABG 对慢性 HFrEF 患者生存时间和心血管事件的影响。STICH 研究纳入约 1200 名冠心病合并 LVEF ≤ 35% 适合血运重建手术的患者，随机接受最佳药物治疗或冠状动脉旁路移植术加最佳药物治疗，表明 CABG 不能改善严重左室收缩功能障碍患者的 5 年生存率，但可以改善其 10 年生存率。PCI 作为另外一种创伤较小的血运重建方式，对此类患者治疗的效果还无从知晓。目前大多数对比 CABG 和 PCI 疗效的临床研究，都主要选取稳定的慢性冠状动脉综合征排除了严重左室收缩功能障碍的患者。

由于缺乏来自随机对照试验的证据，目前并没有关于 PCI 在 HFrEF 临床管理中的明确建议或指南。因此，2017 年血运重建适宜性标准中未对 LVSD 患者做出 PCI 的推荐。此外，慢性 HFrEF 患者冠状动脉造影和 PCI 的临床应用情况也尚不清楚。一项研究调查了 1995 年至 2012 年接受冠状动脉造影术的 LVEF ≤ 35% 且适合 PCI 的稳定冠心病患者，其中只有 30% 的患者接受了 PCI，其余 70% 接受了药物治疗。稳定性 CAD 患者接受 PCI 后，LVEF 降低与较高的院内和长期死亡率有关。此外，与正常冠状动脉相比，HFrEF 合并非梗阻性 CAD 患者的心血管死亡风险高出近 2 倍。

（1）PCI 对慢性 HFrEF 预后的影响：目前缺少随机对照试验来评估 PCI 对慢性 HFrEF 患者的影响。此前，对比 PCI 与药物治疗效果，以及 PCI 与 CABG 在稳定性冠心病疗效的随机对照试验均排除了患有严重 LVSD 的患者或只纳入了极少数的心衰患者。部分观察性研究和注册研究发现，中度和重度 LVSD 患者接受 PCI 治疗，可将 3 年死亡率从 21% 降至 6%，证实了 PCI 治疗在该部分患者中的可行性和有效性。一项倾向值匹配研究结果提示，在 LVEF ≤ 35% 适合行 PCI 的稳定冠心病患者，PCI 与药物治疗相比，7 年死亡率、死亡、心血管原因及住院的复合终点没有显著差异。一项纳入 19 项观察性研究共 4766 名 LVEF ≤ 40% 患者的荟萃分析表明，PCI 后院内死亡率为 1.8%，随访 24 个月的长期死亡率为 15.6%。

来自观察性的研究结果表明，合并 LVSD 的复杂 CAD 患者在接受高风险 PCI 后可能逆转 LV 重构，改善临床结局。尽管 PCI 在 LVSD 患者的可行性得到了证实，但严重的 LVSD 与 PCI 后 1 年支架内血栓形成增加近 4 倍和主要不良心血管事件（全因死亡、Q 波心肌梗死、支架内血栓形成和靶病变血运重建）增加 2 倍有关。REVIVED–BCIS2 为一项前瞻性、多中心、随机、开放标签试验，纳入 700 例冠状动脉广泛病变的严重左心室收缩功能障碍的患者（LVEF ≤ 35%）。患者按 1 : 1 的比例随机分配到 OMT 组（单纯 OMT，OMT 是指对心衰进行个体化的药物和器械治疗，包括植入式心律转复除颤器或心脏再同步化治疗装置）或 PCI 组（PCI+OMT，在 OMT 的基础上，对存活心肌的所有近端病变冠状动脉进行血运重建）；在 24 个月的随访期内，在 OMT 的基础上行 PCI 未能降低因缺血导致的严重左心室收缩功能障碍患者的全因死亡或心衰住院的发生率，也不能明显改善患者的 LVEF 及生活质量。但目前还不能完全否定 PCI 在缺血性心肌严重收缩功能障碍患者群体的临床价值，随着 REVIVED 研究随访时间的延长，有可能会出现有意义的研究结果。

（2）HFrEF 血运重建策略选择：目前尚无在 HFrEF 患者中比较 PCI 和 CABG 的随机试验。此前在多支血管或左主干疾病患者中比较 CABG 与 PCI 的随机临床试验很少纳入 LVEF 降低的患者，有的研究中，LVSD 患者不足 20%，严重 LVSD 患者不足 3%。尽管与 CABG 相比，LVEF 降低与 PCI 的临床 SYNTAX Ⅱ 评分更高（死亡率更高）有关，但只有 2% 的 SYNTAX 入组患者患有严重的 LVSD。在比较 CABG 与 PCI 在 LVSD 患者的疗效时，来自观察性研究和随机试验子研究的数据得出的结果不一致，大多数研究表明，CABG 后的长期生存率高于 PCI。最大的倾向评分调整分析之一（匹配队列中纳入 4794 名患者）显示，在 LVEF < 35% 合并左前降支、左主干或多支血管疾病的患者中，与接受 CABG 的患者相比，在 5 年随访里，PCI 患者全因死亡（$HR=1.6$，95% CI: 1.3 ~ 1.7）、心血管死亡（$HR=1.4$,95% CI: 1.1 ~ 1.6）、再次冠状动脉血运重建（$HR=3.7$，95% CI: 3.2 ~ 4.3）、心衰住院（$HR=1.5$，95% CI: 1.3 ~ 1.6）和 MI（$HR=3.2$，95% CI: 2.6 ~ 3.8）更高。另一项大型倾向评分分析（匹配队列 $n=2126$）来自纽约州登记的 LVEF ≤ 35% 的患者表明，与 CABG 相比，PCI 脑卒中风险较低（$HR=0.57$，95% CI: 0.33 ~ 0.97），MI 风险更高（$HR=2.16$，95% CI: 1.42 ~ 3.28），死亡率风险相似（$HR=1.01$，95% CI: 0.81 ~ 1.28）。在 IRIS–MAIN 注册研究中，分别有 12%、7% 和 5% 的患者患有轻度、中度和重度 LVSD。与 CABG 相比，风险调整后的死亡、MI 和脑卒中的主要复合终点在接受 PCI 后的中度（$HR=2.23$，95% CI: 1.17 ~ 4.28）和重度（$HR=2.45$，95% CI: 1.27 ~ 4.73）LVSD 中更高，但在轻度 LVSD 中无明显差异（$HR=1.17$，95% CI: 0.63 ~ 2.17）。来自 EXCEL 的一项子研究表明，PCI 与 CABG 治疗在术后 3 年死亡、脑卒中或 MI 的主要复合终点的发生率在 LVEF < 40%（29% PCI *vs.* 28% CABG）、LVEF 40% ~ 49%（16% PCI *vs.* 15% CABG）和 LVEF ≥ 50%（15% PCI *vs.* 15% CABG）的患者中没有差异（$P=0.9$）。PCI 和 CABG 对缺血性心肌病患者的 LVEF 都有相应的改善，PCI 的 1 年生存率更高，但再次血运重建的发生率也更高。在最近发表的一项比较缺血性 LVSD 患者的 CABG、PCI 和药物治疗的网络荟萃分析中，18 项研究比较了 CABG 和 PCI 之间的结果，其中 1 项研究是 1 个小型随机对照试验的子研究，其余的是观察性研究。与 CABG 相比，PCI 与更高的全因死亡（$IRR=1.38$，95% CI: 1.19 ~ 1.60）、心源性死亡（$IRR=1.61$，95% CI: 1.18 ~ 2.99）、MI（$IRR=2.16$，95% CI: 1.66 ~ 2.81）和再次血运重建（$IRR=3.79$，95% CI: 2.88 ~ 4.99）有关。

2.PCI 在慢性 HFpEF 中的应用

尽管冠心病在 HFpEF 人群中患病率很高，但当前关于 PCI 在 HFpEF 临床应用的数据却十分有限。在一组纳入急性 HFpEF 合并 CAD 的研究对象中，80% 的患者接受了冠状动脉血运重建，其中 63% 接受了 PCI。完全血运重建能改善急性和慢性 HFpEF 患者的预后。在成人慢性心力衰竭的 CHART−2 研究中，PCI 后冠状动脉残余狭窄与 LVEF ≥ 50% 患者（$HR=1.94$，$95\% CI$：$1.22 \sim 3.09$）和 $40\% \leq$ LVEF $\leq 49\%$ 患者（$HR=4.47$，$95\% CI$：$1.13 \sim 14.98$）的死亡率增加独立相关，但在 LVEF $< 40\%$ 的患者中（$HR=1.20$，$95\% CI$：$0.59 \sim 2.43$）无明显相关性。

参考文献

[1] ROSSI J S，FLAHERTY J D，FONAROW G C，et al. Influence of coronary artery disease and coronary revascularization status on outcomes in patients with acute heart failure syndromes：a report from OPTIMIZE-HF（Organized Program to Initiate Lifesaving Treatment in Hospitalized Patients with Heart Failure）[J]. Eur J Heart Fail，2008，10（12）：1215-1223.

[2] RUSINARU D，HOUPE D，SZYMANSKI C，et al. Coronary artery disease and 10-year outcome after hospital admission for heart failure with preserved and with reduced ejection fraction[J]. Eur J Heart Fail，2014，16（9）：967-976.

[3] HWANG S J，MELENOVS Y V，BORLAUG B A. Implications of coronary artery disease in heart failure with preserved ejection fraction[J]. J Am Coll Cardiol，2014，63（25 Pt A）：2817-2827.

[4] BARDY G H，LEE K L，MARK D B，et al. Amiodarone or an implantable cardioverter-defibrillator for congestive heart failure[J]. N Engl J Med，2005，352（3）：225-237.

[5] BRISTOW M R，SAXON L A，BOEHMER J，et al. Cardiac-resynchronization therapy with or without an implantable defibrillator in advanced chronic heart failure[J]. N Engl J Med，2004，350（21）：2140-2150.

[6] EZEKOWITZ J A，KAUL P，BAKAL J A，et al. Declining in-hospital mortality and increasing heart failure incidence in elderly patients with first myocardial infarction[J]. Journal of the American College of Cardiology，2009，53（1）：13-20.

[7] CHIRINOS J A，ORLENKO A，ZHAO L，et al. Multiple plasma biomarkers for risk stratification in patients with heart failure and preserved ejection fraction[J]. J Am Coll Cardiol. 2020，75（11）：1281-1295.

[8] PAULUS W J，TSCHÖPE C. A novel paradigm for heart failure with preserved ejection fraction：comorbidities drive myocardial dysfunction and remodeling through coronary microvascular endothelial inflammation[J]. J Am Coll Cardiol，2013，62（4）：263-271.

[9] PFEFFER M A，BRAUNWALD E，MOYÉ L A，et al. Effect of captopril on mortality and morbidity in patients with left ventricular dysfunction after myocardial infarction. Results of the survival and ventricular enlargement trial. The SAVE Investigators[J]. The New England journal of medicine，1992，327（10）：669-677.

[10] The Acute Infarction Ramipril Efficacy（AIRE）Study Investigators. Effect of ramipril on mortality and morbidity of survivors of acute myocardial infarction with clinical evidence of heart failure. The Acute Infarction Ramipril Efficacy（AIRE）Study Investigators[J]. Lancet，1993，342（8875）：821-828.

[11] BÖHM M，SWEDBERG K，KOMAJDA M，et al. Heart rate as a risk factor in chronic heart failure（SHIFT）：the association between heart rate and outcomes in a randomised placebo-controlled trial[J]. Lancet，2010，376（9744）：886-894.

[12] FOX K，FORD I，STEG P G，et al. Heart rate as a prognostic risk factor in patients with coronary artery disease and left-ventricular systolic dysfunction（BEAUTIFUL）：a subgroup analysis of a randomised controlled trial[J]. Lancet，2008，372（9641）：817-821.

[13] Scandinavian Simvastatin Survival Study Group. Randomised trial of cholesterol lowering in 4444 patients with coronary heart disease: the Scandinavian Simvastatin Survival Study（4S）[J]. Lancet. 1994，344（8934）：1383-1389.

[14] WALLACE T W，BERGER J S，et al. Impact of left ventricular dysfunction on hospital mortality among patients

undergoing elective percutaneous coronary intervention[J]. Am J Cardiol，2009，103（3）：355-360.

[15] GAYDA M，BRUN C，JUNEAU M，et al. Long-term cardiac rehabilitation and exercise training programs improve metabolic parameters in metabolic syndrome patients with and without coronary heart disease[J]. Nutr Metab Cardiovasc Dis，2008，18（2）：142-151.

[16] GEVAERT A B，ADAMS V，BAHLS M，et al. Towards a personalised approach in exercise-based cardiovascular rehabilitation：How can translational research help？　A "call to action" from the Section on Secondary Prevention and Cardiac Rehabilitation of the European Association of Preventive Cardiology[J]. Eur J Prev Cardiol，2020，27（13）：1369-1385.

（熊诗强　蔡琳）

第三节　心房颤动

一、房颤的抗凝管理

心力衰竭伴房颤是一种常见的心脏疾病，其发病率随着人口老龄化的加剧而增加。据现有文献，在心力衰竭临床试验中房颤的患病率为 10%～50%，其中 21%～68% 的患者患有持续性或永久性房颤。在这种疾病状态下，房颤可以导致血流动力学的改变，促进血栓形成，增加患者发生脑卒中的风险。因此，对于心力衰竭伴房颤的患者而言，抗血栓治疗是一项极其重要的治疗措施。通过干扰凝血系统的各个环节，阻止血栓形成和发展，可以有效地预防脑卒中等各类栓塞事件的发生，降低致残率和死亡率，有助于改善心力衰竭患者的症状和预后。

抗血栓治疗通常包括抗凝治疗和抗血小板治疗。抗凝治疗的药物主要包括华法林和新型口服抗凝药（NOAC，如达比加群、阿哌沙班等）。可以防止血液在心脏中形成血栓，从而减少出现脑卒中等并发症的风险。目前，NOAC 已被证明是一种有效、安全、方便的抗凝药物选择。与华法林相比，NOAC 与食物的相互作用更少。在心力衰竭患者中，与华法林相比，NOAC 显著降低了心力衰竭患者脑卒中/全身性栓塞、大出血和颅内出血的发生率。抗血小板药物（如阿司匹林、氯吡格雷等）可以防止血小板在血管中聚集，进一步降低血栓栓塞事件的发生率。

（一）房颤栓塞风险和出血风险的评估

抗血栓治疗在预防栓塞事件的同时也可能增加出血的风险，因此在进行抗凝治疗之前，需要进行栓塞风险和出血风险的评估。栓塞风险评估使用 CHA_2DS_2-VASc 评分对患者评估。此评分仅用于非瓣膜性房颤，积分越高，发生血栓栓塞的风险越高。

当对使用口服抗凝药的患者进行出血风险评估时，可以采用 HAS-BLED 评分系统。评分越高则说明出血风险越高。一般认为 HAS-BLED 评分 3 分及以上的患者为出血风险高危人群，评分 0～2 分的患者为出血风险低危人群。

（二）脑卒中的预防

1. 华法林

华法林属于维生素 K 拮抗剂，通过抑制维生素 K 的作用，阻止血液中凝血因子的形成和活性化，从而减少血栓形成。华法林的剂量需要根据患者的体重、年龄、肝功能、肾功能、凝血功能等因素进行调整。口服华法林时 INR 的调整应遵循个体化原则，使 INR 维持在 2.0～3.0。华法林初始剂量一般为 2～3 mg/d，老年、肝功能受损、心力衰竭及出血高风险患者初始剂量可适当降低。2～4 天起效后开始监测 INR，多数患者在 5～7 天达治疗高峰。在开始治疗时，每周至少监测 1～2 次，抗凝强度稳定后（连续 3 次 INR 均在监测窗内），每月复查 1～2 次，可于 2～4 周达到目标范围 INR。INR 在 2.0～3.0 时华法林剂量不变，如超出范围则应调整华法林服用剂量，调整后重新监测 INR。华法林药物代谢受基因组学、多种食物及药物的影响，故需长期监测和随访，尽量保证 INR 达标。

对于非瓣膜性房颤，华法林的使用可以降低脑卒中的风险，而且随着使用时间的延长，效果会更加明显。华法林与新型口服抗凝药物相比，预防静脉血栓的效果相当，但是华法林需要更频繁的血液检查和剂量调整，因此使用起来更为繁琐。

2.NOAC

NOAC 的问世为房颤患者预防血栓栓塞治疗提供了新选择，并逐渐成为房颤抗凝治疗的新趋势。新型口服抗凝药物适用于非瓣膜病房颤患者，主要包括 II 因子抑制剂达比加群酯和 X a 因子抑制剂利伐沙班、阿哌沙班及依度沙班，可在保证抗凝效果的同时降低出血风险，无须频繁监测抗凝强度，颅内出血的风险低于华法林。因其应用时间较短，在特殊房颤人群（如 80 岁以上人群）中尚缺乏足够的循证医学证据。

达比加群是一种直接抑制凝血酶的口服抗凝药物。它被广泛用于预防和治疗静脉血栓栓塞、肺栓塞、非瓣膜性房颤的栓塞事件等。一般建议的非瓣膜性房颤患者初始剂量为 150 mg，口服，2 次/天，维持剂量为 110 mg，口服，2 次/天；瓣膜性房颤患者：初始剂量为 110 mg，口服，2 次/天，维持剂量为 75 mg，口服，2 次/天；肾功能受损的患者，需要根据肾功能情况调整用量。在多项大规模、随机对照临床试验中证实了其在预防血栓栓塞和降低脑卒中风险方面的有效性。ROCKET-AF 试验：随机对照试验，纳入了超过 14 000 名非瓣膜性房颤患者，结果显示，达比加群与华法林预防脑卒中和系统性栓塞的效果相当，并且具有更低的出血风险。RE-LY 试验：随机对照试验，纳入了超过 18 000 名非瓣膜性房颤患者，结果显示，达比加群在预防脑卒中和系统性栓塞方面比华法林更有效，并且具有相似的出血风险。ENGAGE AF-TIMI 48 试验：随机对照试验，纳入了超过 21 000 名瓣膜性和非瓣膜性房颤患者，结果显示，达比加群与华法林预防脑卒中和系统性栓塞的效果相当，并且具有更低的出血风险。

利伐沙班通过抑制凝血酶的生成，以防止血栓形成。常用剂量为每次 20 mg，每日 1 次，中度肾功能损害者建议选择低剂量（每次 15 mg，每日 1 次）。新型口服抗凝药物的临床应用为房颤患者血栓栓塞并发症的预防提供了安全有效的新选择，但对于中度以上二尖瓣狭窄及机械瓣置换术后的房颤患者，只能应用华法林进行抗凝。在非瓣膜性房颤的防治中，利伐沙班比华法林更安全、更有效，可减少脑卒中的风险。

3. 抗血小板药物

阿司匹林是一种广泛使用的非甾体抗炎药，它通过抑制血小板产生的血小板聚集因子，防止血小板的聚集和血栓的形成。氯吡格雷属于二磷酸腺苷受体拮抗剂。它通过抑制血小板的 ADP 受体，防止血小板聚集和血栓形成。但是抗血小板药物预防房颤患者血栓栓塞事件的有效性不如抗凝药物。阿司匹林与氯吡格雷合用（双联抗血小板治疗）可提高预防血栓栓塞事件的有效性，但双联抗血小板治疗减少房颤患者脑卒中、体循环血栓栓塞、心肌梗死和心血管死亡复合终点的有效性不如华法林。此外，抗血小板治疗，尤其是双联抗血小板治疗可增加出血风险。因此，不推荐单一抗血小板治疗用于房颤患者血栓栓塞的预防。

二、房颤的症状控制

房颤的主要治疗目标是控制症状、预防心功能不全及继发的心力衰竭和（或）血流动力学不稳，预防动脉血栓栓塞，尤其是脑卒中。这两个过程会相互促进，互为因果。

（1）AF可通过多种机制损害心肌功能，导致或加重心衰。

（2）心动过速、心动过缓及心率突然改变和随后发生的心律不规则，均可能使心排血量减少。

（3）持续性心动过速可导致心动过速心肌病，也可加重原有心肌病。

（4）获得最佳心室充盈所需的心房收缩，这对舒张性HF患者尤为重要，因为其左心室充盈主要发生在舒张晚期，比正常心脏更加依赖心房收缩。

（5）神经内分泌血管收缩因子（如血管紧张素Ⅱ和去甲肾上腺素）激活，以及其他适应不良和促凝血生化机制激活。

节律控制和室率控制是改善房颤患者症状的两项主要治疗措施。虽然节律控制和室率控制策略对存在心衰的AF患者都是合理的，但不管其病因为HFpEF还是HFrEF，我们都优选节律控制策略，尤其是较年轻的患者，原因如下。

（1）存在心房收缩可能在静息时可以更好地控制长期症状和心衰。

（2）由于较年轻个体的体力活动水平通常更高，所以窦性心律中的心率反应可得到更好的控制，血流动力学反应也能更大幅地改善。

（3）节律控制与室率控制均可改善心室功能和充血性心衰，但节律控制后改善可能更显著。

有证据表明，控制心律可以改善生存质量。对某些患者，发现恢复为窦性心律可明显获得重大改善。因此，对存在心衰的患者进行节律控制的要求较低，因为他们比不存在心衰的患者有更多症状。不规则心悸或心跳加速、疲劳、无力、呼吸急促或运动耐受不良等症状，可能是由于AF或心衰。

EAST-AFNET4研究结果显示，对于1年内新诊断的房颤，包括初诊、无症状和合并心力衰竭者，早期节律控制（包括消融和抗心律失常药治疗）主要终点[心血管死亡、脑卒中、因心力衰竭恶化和（或）ACS住院的复合终点]的发生率低于常规治疗组。该研究重新确立了节律控制在房颤患者治疗中的主导地位，也进一步证明了抗心律失常药物的合理应用和导管消融作为节律控制策略为房颤带来的获益。随后该研究亚组分析对房颤合并心力衰竭人群做进一步探索，结果显示，早期节律控制相比室率控制同样减少主要终点事件风险（$HR=0.74$, $95\% CI$: $0.56\sim0.97$, $P=0.03$），且这种获益不受心力衰竭类型的影响。因此这一发现也为节律控制在房颤合并心力衰竭患者中改善预后提供了坚实证据。

节律控制是指恢复并维持窦性心律，可采用多种治疗方法，包括心脏电复律、抗心律失常药物治疗、导管消融等。目前用于复律的主要药物是Ⅰc类（普罗帕酮）和Ⅲ类抗心律失常药物（胺碘酮、伊布利特、尼非卡兰、决奈达隆、多非利特），可通过减慢传导速度和（或）延长有效不应期以终止折返激动达到复律的目的。需注意普罗帕酮禁用于有明显结构性心脏病、明显心力衰竭、缺血性心脏病，尤其是心肌梗死的患者，因为此类患者发生严重不良反应的概率高。

1. 胺碘酮

胺碘酮是一种碘化苯并呋喃衍生物，是一种高亲脂性药物。虽然在20世纪60年代早期，胺碘酮作为治疗心绞痛的冠状动脉扩张剂上市，但其强大的抗心律失常作用很快被认识到，Singh、Vaughan和Williams将胺碘酮分类为Ⅲ类抗心律失常药物，具有复杂的电生理特征，可显著延长心脏组织复极。

（1）电生理特性：胺碘酮的电生理效应取决于给药途径（静脉和口服）和治疗时间（急性和慢性）。胺碘酮的电生理效应在急性静脉给药（5 mg/kg）和慢性口服（累积剂量为10 g）之间存在显著差异。尽管胺碘酮的长期抗心律失常作用在很大程度上是由其活性代谢物去乙基胺碘酮介导的，但慢性使用会增加心脏组织中胺碘酮的积累。

静脉给药后，胺碘酮主要影响窦房结组织，同时阻断肾上腺素受体和Ca^{2+}通道，减缓传导，延长房室结的不应期。静脉注射胺碘酮对心房和心室电生理、旁路和希浦系统的影响较小，因此与QRS持续时间和QT间期的显著增加无关。

慢性口服胺碘酮可显著改善整体的电生理特性。它与窦房结自律性和窦房结频率的减慢有关，最终导致窦性心动过缓或窦性停搏，特别是对于存在窦房结功能障碍的老年患者。口服胺碘酮除对房室结有影响外，还可延长房室不应期，延长 HV 和 QT 间期，QRS 变宽，导致束支传导阻滞。

（2）药物代谢动力学：吸收和代谢：胺碘酮在小肠内的吸收缓慢且多变，口服给药后 3～7 小时达到最大血药浓度，其生物利用度为 35%～65%。胺碘酮被肝细胞色素酶 CYP3A4 和 CYP2C8 代谢为活性代谢物 DEA。胺碘酮和 DEA 抑制几种 P450 细胞色素酶的活性，可能导致临床相关的药物相互作用。

分布：胺碘酮和 DEA 均显著积聚在组织中，如肝、肺、脂肪组织、骨骼肌和皮肤。慢性用药时，心肌内的药物浓度比血浆中高 10～50 倍。96% 以上的循环胺碘酮与血浆蛋白结合。胺碘酮的体积分布非常大，每千克体重 60 L（成年人平均约 5000 L），但由于脂肪组织的不同沉积，肥胖受试者的差异很大。通常需要几个星期的组织饱和与药物达到最大的抗心律失常的效果。相反，停止口服胺碘酮几个月后，脂肪组织释放活性药物。

胺碘酮的抗心律失常作用在口服 2～3 天后开始发挥作用。使用静脉给药途径和（或）"负荷剂量"可显著缩短这段时间。胺碘酮的血药浓度与口服维持剂量之间存在良好的相关性，据推测，每日每 100 mg 剂量血药浓度增加 0.5 μg/mL。治疗药物血药浓度为 1～2.5 μg/mL。虽然较高的药物血药浓度（最高可达 3.5 μg/mL）能够更有效地抑制心律失常，但也与较高的药物毒性风险相关。在慢性使用胺碘酮期间，胺碘酮和 DEA 的心肌浓度与累积服药剂量密切相关，但与药物血药水平无关。因此，在常规临床实践中，监测总累积剂量（每日剂量和治疗时间）可能比监测血药胺碘酮水平更有用。

代谢：胺碘酮主要通过胆道排泄排出，也有一些肝肠循环。胺碘酮的肾脏排泄量可以忽略不计，对于肾功能不全患者无须减少药物剂量。胺碘酮穿过胎盘（10%～50%），出现在母乳中。重要的是，胺碘酮和 DEA 不能从血浆中透析。胺碘酮的消除遵循"双室"动力学原理。最初的 50% 的药物浓度降低发生在胺碘酮停药后的前 3～10 天，反映了药物从高灌注组织中消除。在接下来的第 26～107 天内，剩余 50% 的药物清除速度要慢得多。

（3）临床应用：13 项随机研究的荟萃分析报告，胺碘酮对新近发作的房颤复律优于安慰剂，但延迟了 > 6 小时（RR=1.23）。尽管胺碘酮在前 8 小时内的疗效低于 I，C 类药物（RR=0.67），但在给药后 24 小时内其疗效与 I，C 类药物相似（RR=0.95）。与安慰剂、地高辛或地尔硫䓬/维拉帕米相比，胺碘酮在 4 周内将新近发生的房颤转变为窦性心律的有效性随着房颤发作时间的延长而增加，比起房颤持续时间 < 48 小时的（RR=1.40），对房颤持续时间 > 48 小时的有效性几乎提高了 3 倍（RR=4.33）。此外，对于持续几个月的房颤患者，在 1 个月后，口服胺碘酮的复律成功率为 15%～40%。

胺碘酮起效缓慢，因此对房颤急性复律作用有限。静脉胺碘酮是结构性心脏病患者和其他Ⅲ类和 I，C 类药物无效或禁忌使用房颤复律的首选药物。

维持窦性心律，对于复发性阵发性或持续性房颤患者，胺碘酮的窦性心律维持率为 60%～69%，优于 I 类药物或索他洛尔（23%～39%）。然而，胺碘酮比其他抗心律失常药更容易出现副作用，这使得对于不适合或不愿意接受导管消融术的非结构性心脏病患者，胺碘酮只是次要的治疗选择。然而，对于左室肥大、冠状动脉疾病或心力衰竭患者，胺碘酮是一种主要的治疗选择，因为与其他抗心律失常药相比，胺碘酮在这些患者中的应用与较低的心律失常发生率有关。

室率控制，胺碘酮能有效地降低 AF 患者的心室率。室率控制在房性心律失常的危重患者中，静脉注射胺碘酮与静脉注射地尔硫䓬相似，但在急性非并发房颤中，胺碘酮不如地尔硫䓬，其使用更常伴有全身低血压。静脉注射胺碘酮可作为急性心率控制的替代药物，但应作为心力衰竭患者心率控制的首选药物。然而，口服胺碘酮并不是长期控制发病率的合适治疗选择。

CAMIAT 和 EMIAT 研究证明胺碘酮在这些患者中的安全性，其心律失常死亡的相对风险降低

35%～48%，比安慰剂低。因此，对于心力衰竭或左室功能受损的患者，建议将胺碘酮作为首选的抗心律失常药。

AF-CHF 研究报道，在降低 AF 和充血性心力衰竭患者的死亡率、心力衰竭进展或脑卒中风险方面，胺碘酮控制心律和受体阻滞剂控制心律存在差异。然而，在 CHF-STAT 研究中，胺碘酮在缺血性或非缺血性心肌病患者房颤转化中优于安慰剂（31.4% *vs.* 7.7%）。此外，用胺碘酮转成窦性心律的患者死亡率比仍在房颤的患者低；胺碘酮预防了这些患者新发房颤的发展，并对持续性房颤患者提供了更好的心率控制。然而，在阵发性或持续性房颤和收缩性左室功能障碍患者中，基于肺静脉隔离的导管消融术在控制心律方面优于胺碘酮，而且房颤负担更低，左室射血分数有更大改善，生存率更好。AF 和 WPW 综合征是一种心脏疾病。在预兴奋患者中，房颤的发生率为 10%～30%。当存在短的顺行性阻滞辅助通路时，可能导致 VF 引起的心脏骤停。在房颤急性复律过程中，应谨慎使用静脉注射胺碘酮——需提前考虑其可能导致的主要房室结阻滞和血管扩张作用，这可能引发传导反射加速旁路，循环衰竭，甚至致患者死亡。因此，在这种情况下，体外心脏电复律可能是一种更好的治疗选择。

（4）不良反应：胺碘酮是毒性作用最显著的抗心律失常药，其使用与大量心脏和心脏外副作用相关。

心律失常：胺碘酮相关窦性心动过缓发生在 60 次/分以下较为常见（12.5%）。然而，窦性停搏、房室阻滞和束支阻滞较为少见，合并治疗的病例分别仅占 0.3%、4.6% 和＜1%。使用胺碘酮与对照组相比，植入起搏器的风险高出 2 倍。

由于 QT 间期延长，胺碘酮治疗可能导致的发生尖端扭转性室速。使用胺碘酮治疗期间 TdP 的发生率（0.3%）低于其他 I，A 类或 III 类抗心律失常药（0.5%～4.7%），对于患有严重左室收缩功能障碍、晚期充血性心力衰竭（NYHA 心功能分级 III～IV 级）、低钾血症或低镁血症、肝肾功能损害、心动过缓和（或）其他 I，A 类或 III 类抗心律失常药或地高辛共同给予治疗的老年人和（或）女性患者尤其需要谨慎。当 QTc 和 QT 间期分别超过 500 ms 和 550～600 ms 时升高，使用胺碘酮期间发生 TdP 的风险相当大，特别是在有症状性心动过缓患者中。

所有患者在胺碘酮治疗前采集 12 导联心电图。需要在负荷剂量给药和使用慢性药物时适当监测窦性心律、房室传导和 QT 间期。因此，建议在使用胺碘酮前进行心电图检查，至少在负荷期（通常在治疗的第一个月）进行一次，然后每隔 6～12 个月进行一次。如果记录到＞QRS 增宽 25% 和（或）＞QTc 间隔延长 500 ms，建议停用胺碘酮以避免心律失常的发生。

甲状腺功能障碍：每天使用 200～600 mg 的胺碘酮维持剂量每 24 小时可产生 7～21 mg 碘会导致身体碘过量（增加 50～100 倍），因此在一些患者中可能会出现甲状腺功能异常。胺碘酮诱发甲状腺功能亢进的发病率为 1%～23%，多发生于用药后 3 年，男性发病率为女性的 3 倍。

为了识别 AIH 高危患者，建议在胺碘酮治疗开始前获取血液中抗甲状腺过氧化物酶自身抗体和促甲状腺激素的水平。胺碘酮日剂量与 AIH 风险之间没有相关性。对于 AIH 患者，建议停用胺碘酮，这通常会导致甲状腺功能减退，但在随后的 2～4 个月内会自行缓解。否则，应该使用左甲状腺素替代，剂量通常要比"经典"甲状腺功能减退患者更高。

肝毒性：它通常与口服胺碘酮有关，发生在潜伏期，与胺碘酮的血清浓度有关。80% 以上服用胺碘酮的患者血清转氨酶轻度升高。然而，临床相关的肝病，如慢性胆汁淤积性肝炎或伴有肝衰竭的急性重型肝炎，发生在不到 3% 的患者中。治疗前发现血清转氨酶的临界浓度和心脏失代偿合并肝充血和灌注不足是胺碘酮致肝损伤的危险因素。胺碘酮可抑制游离脂肪酸的肝氧化，导致假酒精性肝损伤。在胺碘酮治疗开始前，初始评估应包括全面的肝功能检查，之后仅对转氨酶进行连续检查就足够了：治疗开始后 1 个月进行第一次检查（排除特征性药物反应），之后每 6 个月例行检查一次。如果血清转氨酶的增加比参考值高出 2 倍，应停止给予胺碘酮治疗。

肺毒性：胺碘酮引起的肺毒性，特别是肺纤维化，是一个严重的问题，是胺碘酮治疗中最严重、最致命的并发症，发生率为 1.5%～2%，死亡率为 10%～23%。肺损伤与药物累积剂量有高度相关性。胺碘酮肺毒性的危险因素是年龄较大（＞65 岁）、男性、每日剂量＞200 mg、治疗时间＞2 年、既往有慢性肺病史和氧疗史。肺损伤是由胺碘酮直接细胞毒性作用或免疫反应介导的，导致弥漫性间质性肺炎和纤维化。

眼毒性：胺碘酮相关眼部症状的发生率为 0～11.4%。然而，使用胺碘酮 1～6 个月后，70%～100% 的患者出现双侧角膜病变，包括角膜微沉积物，很少产生蓝色晕圈症状。胺碘酮角膜病变一般不需要停止胺碘酮治疗，但对于有症状的患者，停用药物后 3～20 个月内可以完全康复。胺碘酮可引起晶状体和视网膜的色素变化，并可能导致可逆性视力丧失。尽管在一些受试者中报道胺碘酮停用后视力恢复缓慢，但可完全恢复。胺碘酮诱导的光敏性可能会引起睑炎（如眼睑炎症），因此应建议用胺碘酮治疗的患者避免阳光照射并使用太阳镜。

皮肤方面的副作用：长期使用胺碘酮与皮肤的各种副作用有关，这些副作用通常是良性和可逆的，但由于药物的缓慢消除，从停药到皮肤完全正常化，有时可能需要 1 年以上的时间。对胺碘酮最常见的皮肤反应是光敏性和日晒部位（如面部和手部）的蓝灰色色素沉着，在接受胺碘酮治疗的患者中分别出现 30%～57% 和 1%～10%。有零星报道称，长期使用胺碘酮可能导致基底细胞癌的发生。胺碘酮似乎通过损害黑素小体的成熟和黑色素的合成，增加了暴露在阳光下的皮肤对紫外线的敏感性。

神经毒性：据报道，在大约 5% 的患者中，大剂量口服胺碘酮与相关的神经系统副作用有关。早期的高神经毒性率与较高的每日维持剂量有关。最近，胺碘酮神经毒性效应的 2 年累计发病率为 2.8%，通常包括震颤、步态共济失调、周围神经病变和认知障碍。较少见的患者主诉为噩梦、脑病、帕金森病和肌病。诊断胺碘酮诱导的神经毒性可能在老年患者中存在困难，特别是当患者同时患者脑血管疾病时。

2. 伊布利特

（1）电生理特性：伊布利特是一种甲基磺酰胺衍生物，伊布利特能延长心房和心室肌的复极。Ⅲ类抗心律失常药可阻滞 I_{Kr}，I_{Kr} 是心脏延迟整流钾电流的快速成分。这导致复极延迟，动作电位时程增加及不应期延长。伊布利特可延长心房和心室肌、房室结、希浦系统和旁路的不应期。另外，伊布利特可激活复极早期的缓慢内向晚钠电流。

伊布利特对心电图有两方面主要影响：可轻度减慢窦性心律；同时与其他Ⅲ类抗心律失常药一样，可延长 QT 间期。其对 PR 间期和 QRS 时限无影响。伊布利特的 QT 间期延长程度与剂量、输注速度及血清浓度相关。QT 间期延长是尖端扭转性室性心动过速发生的基础，而 TdP 是一种多形性室性心动过速。停止输注伊布利特 2～4 小时后，QT 间期可恢复至基线水平。伊布利特与其他延长 QT 间期并引起 TdP 的药物一样，也可阻滞 I_{Kr}，即 3 期复极的快激活延迟整流钾电流。I_{Kr} 通道是异源多聚体，由 KCNH2 基因（之前称为 HERG 基因）编码的四聚体钾通道和 MirP1 基因（KCNE2）编码的辅助亚基组成。

（2）药物代谢动力学：伊布利特的半衰期为 2～12 小时，由肝脏广泛代谢为 8 种产物。仅 1 种代谢产物具有抗心律失常活性，但其浓度仅仅约是母体药物浓度的 10%。因此，这 1 代谢产物对于伊布利特的效果并无作用。尽管在尿液中可检测到接近 90% 的伊布利特或其代谢产物，但仅 7% 是以活性药物原形排出。

（3）临床应用：对于近期发作的房颤，静脉用伊布利特有一定帮助，能有效复律。与其他抗心律失常药一样，伊布利特对于持续时间较短的房颤的疗效较好。虽然伊布利特对持续不超过 7 天的房颤具有明确益处，但对持续时间超过 7 天的房颤，支持其有益的证据不强，不过也显示有效。研究中的大部分患者心律失常持续不到 90 天。

伊布利特对房颤的快速转复率是 28%～51%。伊布利特转复房扑更有效，成功率为 50%～75%。伊布利特可对持续性房颤的急性发作期起作用，并可谨慎地用于结构性心脏病患者。

对于老年患者近期发作的房颤和房扑的复律，伊布利特似乎也是安全有效的抗心律失常药。一项涉及 32 例（平均年龄 76 岁）近期发作的房颤（19 例）或房扑患者（13 例）的研究显示，总复律成功率为 59%，平均复律时间为 33 分钟。伊布利特导致 QTc 间期延长了（17±21）ms。

静脉用硫酸镁可增强静脉用伊布利特成功复律心颤或房扑的能力，同时其可削弱伊布利特治疗相关的 QT 间期延长。两项队列研究显示，同时给予伊布利特和镁剂（静脉给予 4～5 g）时，药物复律成功概率升高。其中一项研究还发现，相比单用伊布利特组，联合组的多形性 VT 发生率显著降低。

（4）不良反应：伊布利特的副作用较少且通常短暂。一篇报道显示：与安慰剂相比，只有非心脏相关副作用发生较多，为恶心（1.9%）、头痛（3.6%）和肾衰竭（0.3%）。最严重的副作用是累及心血管系统的副作用。因此，伊布利特不应该用于存在结构性心脏病、QT 间期延长或基础窦房结疾病的患者。

致心律失常作用，尤其是非持续性或持续性多形性 VT（TdP）或单形性 VT，是最重要的毒性反应。由于存在 VT（特别是 TdP）风险，接受伊布利特治疗的患者在输注完成后应采用持续心电图至少监测 4 小时，如有需要应监测更长时间直到 QTc 间期恢复至基线水平。几项大型病例系列研究发现，多形性 VT 发生率为 4%～8%。需要心脏复律的持续性发作发生率约为 2%。除多形性 VT 外，非持续性单形性 VT 发生率为 3%～4%。大部分持续性多形性 VT 发作发生于首次给药的 10 分钟内和第 2 次给药（如有需要）前。TdP 可能更常见于女性患者，一项病例系列研究中，女性发生率为 6%，而男性发生率为 3%。此外，心力衰竭患者中，TdP 风险增加（女性心力衰竭患者的 TdP 发生率为 11% vs. 男性心力衰竭患者的 TdP 发生率为 4%）。

伊布利特还有多种其他心脏副作用，其发生率：低血压为 2%，通常为轻度低血压，且经液体复苏治疗有效；窦性心动过速或室上性心动过速为 2%；窦性心动过缓为 2%；房室传导阻滞为 2%；束支阻滞为 2%。

3. 尼非卡兰

（1）电生理特性：尼非卡兰是一种单纯的钾离子通道阻滞剂，主要阻断快速延迟整流钾电流（I_{Kr}）：其低浓度（3 μM）时仅阻滞 I_{Kr}，较高浓度（10 μM）时可阻滞瞬时外向钾电流（I_{to}）和内向整流钾电流（I_{Ki}）。尼非卡兰延长心房和心室肌细胞的动作电位时程和有效不应期，心电图上表现为 QT 间期的延长，发挥其抗心律失常作用，尤其对各种折返性心律失常效果明显。

尼非卡兰不阻断钠离子通道，对心肌细胞除极和传导速度几乎没有影响；也不阻断钙离子通道和 β 肾上腺素受体，不存在负性变力作用，一般不会引起低血压和心动过缓。但由于心室壁各心肌细胞 I_{Kr} 的不均一性，尼非卡兰可能会导致各心室壁细胞复极程度不一致，在 QT 间期延长的基础上造成跨室壁复极离散度增加，诱发尖端扭转型室性心动过速（TdP），这是Ⅲ类抗心律失常药的共性不良反应。

（2）药物代谢动力学：尼非卡兰单次负荷剂量注射，血浆中的原形药物浓度在给药后很快达到最高值，血药浓度的峰值与给药剂量呈线性关系，给药后 2.5 分钟可达到最大的血药浓度，QT 间期显著延长。持续给予一定剂量的药物 4 小时后，药物原形的血药浓度可达到稳态。

尼非卡兰与血清蛋白的结合率为 86.4%～94.6%；健康成年男子静注本品时，血浆中主要代谢物为 M_1、M_2、葡萄糖醛酸结合体（M-GC）。尼非卡兰及其 3 种代谢物（M_1、M_2、M-GC）对犬浦肯野纤维心肌动作电位时程（APD）的延长作用的比较结果表明，M_1 几乎没有活性，M-GC 的活性不及尼非卡兰的 1/100，M_2 活性与尼非卡兰几乎相等。但是在人体中，M_2 血药浓度低至尼非卡兰的 1/15 左右，因此在尼非卡兰的活性代谢物 M_2 的药物代谢动力学参数临床疗效中，M_2 的参与是较少的。尼非卡兰在体内以双室开放模型进行分布与代谢，清除半衰期为 1.15 ～ 1.53 小时。

尼非卡兰经肾脏排泄，24 小时以原形或代谢产物排泄率为药物摄入量的 47% ～ 55.5%，而以药物原形排泄占 27.8% ～ 31.7%。

（3）临床应用：国外两项研究显示，单次负荷剂量尼非卡兰转复房扑的成功率为 77.4%（24/31）、89.5%（34/38）。相关研究显示，尼非卡兰转复房颤成功率为 75%（18/24），并可降低房颤的除颤阈值，提高电复律成功率。尼非卡兰无负性肌力作用，可用于轻度心力衰竭患者（NYHA 心功能分级为 I 级或 II 级），包括缺血性心脏病患者，但伴有低血压或 QT 间期延长的患者除外。尼非卡兰转复房颤起效快、消除快、不影响心功能，适用于心力衰竭合并房颤患者的紧急处理。

（4）不良反应：包括头晕、疲倦、肌肉痉挛、恶心、呕吐、腹泻、皮疹、过敏反应等。在临床应用中，个别患者可能出现心动过速、心动过缓、心悸、心前区疼痛、血压下降、心室颤动、室速、室上速等心律失常。此外，长期或大剂量应用尼非卡兰还可能导致肝功能异常、肾功能异常、电解质紊乱等系统性不良反应。

在使用尼非卡兰时，医师应根据患者的具体情况进行综合评估，监测患者可能出现的不良反应，并及时采取相应的干预措施，以确保达到治疗效果的同时最大限度地减少不良反应的发生。

4. 决奈达隆

决奈达隆是胺碘酮的非碘化类似物，是抗心律失常药，该药能维持房颤患者的窦性心律。由于决奈达隆与胺碘酮存在分子和结构差异，特别是决奈达隆去掉了胺碘酮含有的碘分子，研究人员推测，与胺碘酮相比，决奈达隆对甲状腺和肺的影响将减少。决奈达隆对维持房颤患者心脏复律后窦性心律的临床效果和短期安全性（最长 21 个月）已在临床试验中得到证实。决奈达隆用于儿童和 18 岁以下青少年的疗效和耐受性尚未确定。

（1）电生理特性：决奈达隆是一种 III 类抗心律失常药，也是多种心脏内离子通道的强效阻滞剂，与胺碘酮有许多相同的电生理特性。与胺碘酮类似，决奈达隆具有抗肾上腺素能特性，并可抑制多种跨膜钾电流，包括延迟整流钾电流、超速延迟整流钾电流、内向整流钾电流和瞬时外向钾电流。此外，决奈达隆还可阻滞内向去极化钠电流和 L- 型钙电流。

（2）药物代谢动力学：口服给药后 70% ～ 94% 的决奈达隆被吸收，但由于存在明显的首过代谢，其绝对生物利用度大约只有 15%。服药后 3 ～ 6 小时内达到峰值血药浓度。但该药存在显著的食物效应，与食物同服时，决奈达隆的血药浓度会上升至 2 ～ 3 倍。在开始使用决奈达隆（每次 400 mg，每日 2 次）后，血药浓度会在 4 ～ 8 日内达到稳态。

决奈达隆主要通过非肾脏途径清除，终末半衰期约为 24 小时。这明显短于胺碘酮的半衰期，胺碘酮的有效半衰期长达 50 日。决奈达隆与血浆蛋白高度结合，不会引起明显的组织蓄积。因此，人们推测，与长期使用胺碘酮相比，长期使用决奈达隆的全身副作用（如肝毒性、肺纤维化或甲状腺功能障碍）将最大限度地减少。不过，尚无有关远期毒性的数据。

研究显示，决奈达隆会使血清肌酐水平增加 10% ～ 15%，不过一旦停药，这种变化似乎就消失了。一项纳入 12 名健康男性的决奈达隆（每次 400 mg，每日 2 次，连用 7 日）I 期试验显示，肌酐清除率下降 18%（与安慰剂组相比），但对肾小球滤过率或肾血浆流量无不良影响。有人提出，决奈达隆对肾小管有机阳离子转运蛋白的部分抑制是导致肌酐清除率下降的一种机制。

口服决奈达隆（每次 400 mg，每日 2 次，与早餐和晚餐同服）获准用于维持有房颤或房扑病史患者的正常窦性心律。决奈达隆通过肝脏中的 CYP3A4 系统代谢，可与多种药物发生相互作用；详情也可通过药物相互作用工具获取。由于决奈达隆主要经肝脏代谢，因此，在肝损害患者中其清除可能发生改变。而肾功能不全患者无须调整剂量。

（3）临床应用：决奈达隆主要用于维持窦性心律，适用于有阵发性或持续性房颤或房扑，且无左室收缩功能障碍所致中至重度心力衰竭证据的患者。

尽管在启用决奈达隆治疗后偶尔会出现自发性心脏复律，但该药用于药物复律的疗效较弱，故应使用其他药物。

鉴于 PALLAS 试验的初步结果显示发生心血管不良事件的可能性较大，以及现有其他药物可以控制心率，所以不应将决奈达隆专门用于控制心率。

据报道，对于 NYHA 心功能分级为Ⅲ级和Ⅳ级的近期失代偿性心力衰竭患者，决奈达隆会显著增加患者的死亡率，因此禁用于该类患者。

长期以来，人们认为胺碘酮是对房颤或房扑患者行心脏复律后，维持窦性心律最有效的抗心律失常药，一项试验直接比较了决奈达隆与胺碘酮。DIONYSOS 试验是一项双盲试验，将 504 例房颤患者随机分至决奈达隆组或胺碘酮组。至少随访患者 6 个月，主要复合终点为房颤复发（包括电复律未成功、无自发性复律和未行电复律）或者因不耐受或缺乏疗效而提前停用研究药物。治疗 12 个月后，决奈达隆组主要复合终点的发生率显著高于胺碘酮组（75% *vs.* 59%，*HR* = 1.59，95% *CI*：1.28 ～ 1.98）。这一结果主要是因为决奈达隆组房颤复发更频繁（决奈达隆组 64% *vs.* 胺碘酮组 42%）。不过，决奈达隆组因不耐受而停药的患者比例有降低趋势（决奈达隆组 10% *vs.* 胺碘酮组 12%）。

根据 DIONYSOS 研究，决奈达隆在维持房颤患者的窦性心律方面不如胺碘酮有效。在服用决奈达隆的患者中，短期毒性似乎较少见，而关于长期毒性的数据有限。

决奈达隆可增加中至重度心力衰竭患者的死亡率，故不应用于治疗这类患者的房颤。

（4）不良反应：包括肌酐水平增加 10% ～ 15%、肾小管有机阳离子转运蛋白部分抑制导致的肌酐清除率下降，以及对肾功能可能产生的一定影响。此外，决奈达隆在开始使用时可能会造成患者血清肌酐水平变化，但一旦停药，这种变化通常会消失。另外，决奈达隆还可能与其他药物发生相互作用，因其通过肝脏中的 CYP3A4 系统代谢，具体可通过药物相互作用工具了解。

在使用决奈达隆时，临床医师应注意监测患者可能出现的不良反应，及时评估并处理。个体患者的情况和药物的相互作用可能影响不良反应的发生和程度，因此需谨慎选择用药方案，并密切关注患者的病情变化。

5. 多非利特

多非利特是一种Ⅲ类抗心律失常药，可用于急性终止房颤或房扑，以及预防 AF 或 AFL 复发。也将多非利特超适应证地用于治疗阵发性室上性心动过速。与其他抗心律失常药相比，多非利特用于心力衰竭或先前存在心肌梗死的患者似乎在血流动力学上是安全的。由于多非利特发生尖端扭转型室性心动过速这一不良反应的风险相对较高，使用该药的禁忌证较多且有严格的给药指南。

（1）电生理特性：多非利特是一种Ⅲ类抗心律失常药，可阻断心脏延迟整流钾通道并延长复极。多非利特在浓度为 10 ～ 30 nmol/L 时，会相对选择性地阻断延迟整流钾电流的快速激活成分（I_{Kr}）。在该浓度范围内，该药物不会阻断延迟整流钾电流的缓慢成分（I_{Ks}）或内向整流钾电流（I_{Ki}），也不影响钙电流。多非利特通过对 I_{Kr} 的电生理作用，可能还有对 I_{NaL} 的电生理作用，选择性地改变了体表心电图的 QT 间期。临床电生理研究显示，多非利特可延长 QT 间期，而对 QT 离散度的影响即使有也很轻微。类似于其他Ⅲ类抗心律失常药，多非利特也显示出逆向使用依赖性（心率更缓慢时，复极延长时间和不应期更长）。多非利特可延长心房肌、心室肌和旁路的有效不应期，但对传导参数、窦性周期长度或窦房结恢复并没有影响。

（2）药物代谢动力学：多非利特口服给药后可被完全吸收，生物利用度为 75% ～ 100%。主要经肾消除（80%），仅 20% 经肝脏转化为无活性的代谢产物。静脉给药或口服给药后的消除半衰期约为 10 小时。

估计清除率为 0.35 L/（h·kg）。

多非利特口服或静脉给药后，其给药剂量、血药浓度与对 QT 间期的影响都存在较强的线性关系。这一观察结果表明代谢产物对钾通道不太可能有重要影响，并且支持体外检测代谢产物活性的早期研究工作。

多非利特与其他大多数钾通道阻滞剂一样，主要由肝脏和胃肠道中的 CYP3A4 酶家族代谢。这意味着多非利特可能与抑制 CYP3A4 的药物（如红霉素、克拉霉素或酮康唑）发生相互作用，导致多非利特的血药浓度更高并可能引起毒性。将多非利特与某些药物（包括其他也会延长 QT 间期的药物或者干扰多非利特肾脏清除的药物，如西咪替丁、维拉帕米、甲氧苄啶、丙氯拉嗪、氢氯噻嗪等）联用会增加延长 QT 间期的作用和发生尖端扭转型室性心动过速的风险。

（3）临床应用：SAFIRE-D 研究将 325 例 AF（$n=277$）或 AFL 患者（$n=48$）随机分至 3 个多非利特剂量组（每次 125 μg、250 μg、500 μg，每日 2 次）或安慰剂组。多非利特组的总体转复率分别为 6%、10% 和 30%，而安慰剂组为 1.2%。当剂量为每次 500 μg、每日 2 次时，AF 和 AFL 的转复率分别为 22% 和 67%。多非利特治疗有效的患者，70% 的患者在用药 24 小时内转复为窦性心律，91% 的患者在用药 36 小时内转复为窦性心律。

SAFIRE-D 试验还评估了多非利特维持窦性心律的长期效果，该试验中 204 例成功电复率或多非利特药物复律的 AF 患者，维持多非利特每次 125 μg、250 μg 或 500 μg，每日 2 次治疗或安慰剂治疗。1 年时仍维持窦性心律的概率分别为 40%、37% 和 58%，而安慰剂组为 25%；四组的全因死亡率相同。

动物和人类研究均显示多非利特对左心室收缩没有负性肌力作用。一项临床研究纳入 II 级或 III 级心力衰竭患者，静脉给予多非利特（8 μg/kg）并不会改变左心室心肌收缩力或心室容积。但关于多非利特用于此类患者（特别是晚期心力衰竭患者）的安全性和有效性数据仍然有限且结果不一。

在一项单中心回顾性研究中，多非利特作为针对 AF 的初始抗心律失常策略，使 73% 左室射血分数 ≤ 35% 的患者左室射血分数升高大于 35%，从而使大多数患者不需接受 ICD 一级预防。

DIAMOND-CHF 试验以安慰剂做对照，评估了多非利特的安全性，该试验纳入 1518 例有症状的心力衰竭且左心室功能不全（左室射血分数 ≤ 35%）的患者，包括 391 例基线时有 AF 的患者。治疗 1 个月后，基线时有 AF 的患者中，治疗组有 12% 的患者恢复窦性心律，安慰剂组仅有 1%。平均随访 18 个月后，两组的死亡率没有总体差异（41% vs. 42%）。随后的分析发现，按照不同的基线时 QTc 间期，两组的死亡率存在差异。对于多非利特组患者，QTc 间期 < 429 ms 时死亡率显著下降（$RR=0.4$，95%CI：0.3～0.8），但是 QT 间期 > 479 ms 者有死亡率增加的趋势（$RR=1.3$，95%CI：0.8～1.9）。在这些使用多非利特的患者中，尖端扭转型室性心动过速的发生率为 3.3%，其中 3/4 发生在用药后的前 3 日。

（4）不良反应：为评估院内不良事件的发生率和危险因素及继续使用多非利特的长期安全性，一项研究回顾性分析了 1404 例患者的病历，这些患者在 2008—2012 年初始治疗采用多非利特负荷量抑制 AF。负荷量治疗期间发生尖端扭转型室性心动过速的 17 例（1.2%）患者中，10 例出现需要复苏的心搏骤停（1 例死亡），5 例有晕厥/晕厥前兆，2 例无症状。由于 QTc 间期过度延长或尖端扭转型室性心动过速，105 例（7.5%）患者停止多非利特负荷量治疗。与尖端扭转型室性心动过速有关的变量为女性、500 μg 剂量、射血分数降低及与基线相比 QTc 间期增加。与停药的患者相比，继续多非利特治疗的患者的 1 年全因死亡率更高（$HR=2.48$，95%CI：1.08～5.71，$P=0.03$）。发生尖端扭转型室性心动过速的患者相比未发生的患者，1 年全因死亡率更高（17.6% vs. 3%，$P < 0.001$）。

三、心力衰竭合并房颤的介入治疗

（一）房颤流行病学

1. 房颤的患病率

截至 2019 年，全球房颤（包括房扑）患者约 5970 万例。此前，房颤的终身风险估计约为 1/4，而最近的研究报告显示，在 55 岁以上的欧洲血统人群中，每 3 人中就有 1 人患房颤。年龄校正后患病率为男性 0.60%、女性 0.37%，年龄校正后年发病率为男性 0.78‰、女性 0.60‰。房颤的患病率及发病率均随年龄增长逐步增加，且各年龄段男性均高于女性。不同地区的患病率及发病率不同。对我国 14 个省和直辖市自然人群中 29 079 例 30～85 岁人群的流行病学调查提示，房颤患病率为 0.77%，且随年龄增长患病率增加，在年龄高于 80 岁人群中高达 7.5%。针对不同地区自然人群 19 368 例成年人（≥ 35 岁）的横截面调查结果显示，我国房颤年龄校正后患病率为 0.74%，年龄小于 60 岁男、女患病率分别为 0.41% 和 0.43%，年龄大于 60 岁的男、女患病率均增长至 1.83%。于 2020 年 7 月至 2021 年 9 月对全国 25 个省 114 039 例年龄 ≥ 18 岁的常住居民展开房颤流行病学调查，结果显示，我国房颤年龄校正后患病率为 1.6%，男性和女性的年龄校正后患病率分别为 1.7% 和 1.4%，城市和农村居民经年龄校正后患病率分别为 1.6% 和 1.7%。

2. 房颤的致残率、致死率及医疗负担

房颤导致全因死亡率男性增加 1.5 倍、女性增加 2 倍。截至 2010 年，年龄调整的死亡率为男性 1.6/10 万、女性 1.7/10 万，女性较男性略高；通过年龄校正的劳力丧失修正寿命年（DALY）评估致残率，男性为 114.1/10 万，女性为 101.0/10 万。最近一项研究表明，房颤患者最常见的死亡原因是心力衰竭（14.5%）、恶性肿瘤（23.1%）和感染/败血症（17.3%），而脑卒中相关死亡率仅为 6.5%。关于房颤管理导致的费用，在美国每年为 2000～14 200 美元/人，在欧洲每年为 450～3000 欧元/人。房颤患者每年住院率是年龄和性别匹配的非房颤患者的 2 倍，约 30% 的房颤患者每年至少住院 1 次，而最常见的住院原因是心血管疾病（49%）、非心血管原因（43%）和出血（8%）。

（二）房颤的危害

1. 脑卒中及血栓栓塞

房颤增加缺血性脑卒中及体循环动脉栓塞的风险，年发生率分别为 1.92% 和 0.24%。其缺血性脑卒中的风险是非房颤患者的 4～5 倍，可致近 20% 的致死率及近 60% 的致残率。房颤相关缺血性脑卒中早期复发风险、出血风险均增加。发生缺血性脑卒中的房颤患者急性肾损伤、出血、感染及重度残疾的发生率也较高。接受非维生素 K 拮抗剂口服抗凝药治疗的房颤患者缺血性脑卒中的年发病率为 1%～2%。无论是否抗凝治疗，亚裔房颤患者均较非亚裔患者更易发生缺血性脑卒中，同时出血性脑卒中发生风险亦较高。体循环栓塞常见部位依次为下肢、肠系膜及内脏、上肢，60% 左右的患者需要介入或外科手术干预，事件发生 30 天内致残率为 20%、致死率为 25%。

2. 心力衰竭

发达国家的心力衰竭患病率为 1.5%～2.0%，年龄大于 70 岁的人群患病率 ≥ 10%。2017 年的流行病学调查显示，我国 ≥ 25 岁成人心力衰竭的发病率为 1.1%。随着我国人口老龄化加剧，冠心病、高血压、糖尿病、肥胖等慢性病的发病率呈上升趋势，医疗水平的提高使心脏疾病患者生存期延长，导致我国心力衰竭患病率呈持续升高趋势。对国内 10 714 例住院心力衰竭患者的调查显示：1980 年、1990 年、2000 年心力衰竭患者住院期间病死率分别为 15.4%、12.3% 和 6.2%，主要死亡原因依次为左心衰竭（59%）、心律失常（13%）和心源性猝死（13%）。China-HF 研究显示，住院心力衰竭患者的

病死率为 4.1%。心力衰竭和房颤往往同时存在并形成恶性循环，两者有相同的危险因素如高血压、糖尿病及心脏瓣膜病等，阵发性房颤、持续性房颤和永久性房颤的心力衰竭发生率分别为 33%、44% 和 56%。房颤致 HFrEF 或 HFpEF 的发病率增加 2 倍；房颤的发生率与 NYHA 心功能分级相关，NYHA 心功能分级 Ⅰ 级的心力衰竭患者房颤发生率 < 10%，而 NYHA 心功能分级 Ⅳ 级患者中为 55%，不仅如此，严重的心力衰竭也会增快房颤的心室率。心力衰竭合并房颤因果：临床上，房颤和心力衰竭关系密切（图 6-2）——房颤可通过一系列病理生理过程导致心力衰竭的发生发展，心力衰竭可导致心房的电重构和结构重构，并激活神经体液代偿机制，加剧炎症和氧化应激从而导致房颤。

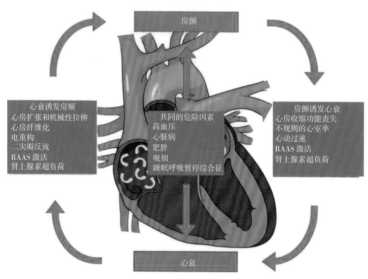

图 6-2 房颤和心力衰竭互为因果

［引自：VERHAERT D V M, BRUNNER-LA ROCCA H P, VAN VELDHUISEN D J, et al. The bidirectional interaction between atrial fibrillation and heart failure: consequences for the management of both diseases. Europace, 2021, 23（23 Suppl 2）: ii40-ii45.］

3. 心肌梗死

房颤患者发生心肌梗死的风险增加 2 倍，但与年龄相关性较小。其心肌梗死的年发病率为 0.4% ～ 2.5%。其中稳定型心绞痛、心脏瓣膜病、心力衰竭、冠状动脉介入治疗后的患者发生率更高。年发生率分别为 11.5%、4.47%、2.9%、6.3%。

4. 认知功能下降、痴呆

房颤增加认知功能下降、痴呆、阿尔茨海默病、血管性痴呆的风险，即使对于没有脑卒中的患者，房颤同样可以导致认知功能下降和海马部萎缩，其中对认知的影响主要表现在学习能力、记忆力、执行力和注意力下降等。

5. 肾功能损伤

肾功能不全是房颤的危险因素，同时房颤患者中肾功能不全的风险也增加。15% ～ 20% 的慢性肾功能不全患者合并房颤，其与死亡率增加相关。40% ～ 50% 的房颤患者合并慢性肾功能不全，且肾功能随时间推移逐渐恶化。

6. 生活质量及功能下降

超过 60% 的房颤患者生活质量、运动耐量明显下降，17% 出现致残症状。其中女性、低龄及有合并症人群生活质量降低更加显著。房颤负荷也可能影响生活质量，心理功能在预测症状及生活质量中显示出一致性。房颤患者更易出现焦虑障碍，抑郁症状更重，具有抑郁型人格（D 型）者生活质量更差。

四、心力衰竭合并房颤治疗指南更新

2021—2022 年诸多心力衰竭指南及共识发布，包括美国心脏病学会、美国心脏协会、加拿大心血管学会、加拿大心力衰竭协会、欧洲药品管理局、欧洲心脏病学会、美国食品药物管理局、欧洲心力衰竭协会。

首先来看最新的 2022 年 4 月美国心脏协会、美国心脏病学会、美国心力衰竭学会发布的对于心力衰竭患者的房颤管理指南（图 6-3），指南里面总共 5 条，有 3 条跟抗凝相关，抗凝对心力衰竭合并房颤的管理相当重要，其中对于有房颤症状的心力衰竭患者，房颤消融对于改善症状和生活质量是合理的（Ⅱa，B-R），在此也补充如果节律控制策略失败或不接受，并且加用药物治疗后心室率仍过快，房室结消融并植入心脏同步化治疗装置是合理的（Ⅱa，B-R）。

推荐等级	证据级别	推荐
I	A	1. 患有永久性持续性阵发性 AF 且 CHA_2DS_2-VASc 评分 ≥ 2（男性）和 ≥ 3（女性）的慢性心力衰竭患者应接受长期抗凝治疗
I	A	2. 对于患有永久性 / 持续性 / 阵发性 AF 的慢性心力衰竭患者，推荐使用新型口服抗凝药优于华法林
Ⅱa	B-R	3. 对于有房颤症状的心力衰竭患者，房颤消融对于改善症状和生活质量是合理的
Ⅱa	B-R	4. 对于合并有 AF 且 LVEF ≤ 50% 的患者，如果节律控制策略失败或不接受，并且药物治疗后心室率仍过快，房室结消融并植入心脏再同步化治疗装置是合理的
Ⅱa	B-NR	5. 对于合并永久性 / 持续性 / 阵发性 AF 的慢性心力衰竭患者，如果没有其他危险因素，不论男女，进行长期抗凝治疗都是合理的

图 6-3　心力衰竭患者的房颤管理

2021 年 7 月，欧洲心脏病学会发布对于心力衰竭合并房颤管理的流程（图 6-4）。

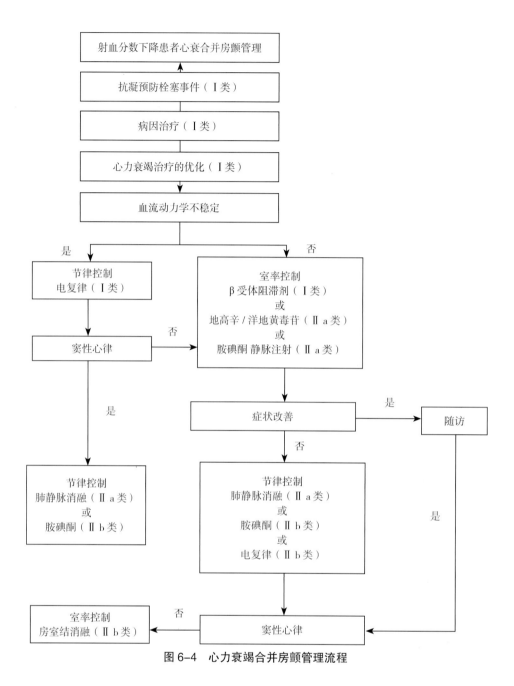

图 6-4　心力衰竭合并房颤管理流程

　　从房颤管理和指南内容可知，心力衰竭合并房颤的节律控制中肺静脉消融得到推荐（Ⅱa类），见图 6-4、表 6-1，关于药物治疗抗凝方面新型口服抗凝药物也占据重要地位。

表 6-1　心力衰竭合并房颤指南内容

2021 年欧洲心脏病学会推荐内容	推荐级别	2016 年欧洲心脏病学会推荐内容	推荐级别
房颤导管消融：如果阵发性或持续性房颤与心力衰竭症状恶化之间存在明显关联（药物治疗后心力衰竭症状仍存在），应考虑导管消融以预防房颤	Ⅱa	可考虑使用房室结消融去控制心率并缓解患者对药物治疗或节律治疗不耐受的症状	Ⅱb

续表

2021 年欧洲心脏病学会推荐内容	推荐级别	2016 年欧洲心脏病学会推荐内容	推荐级别
除了中、重度二尖瓣狭窄患者或使用机械人工心脏瓣膜者，心衰患者推荐 DOACs 优于 VKAs	I	根据 CHA_2DS_2-VASCs 评分，符合抗凝条件的心衰合并非瓣膜性 AF 患者，NOAC 优于华法林，因其脑卒中颅内出血和死亡风险更低，且获益超过胃肠道出血风险的增加	Ⅱa
在心衰合并 AF 患者中，应考虑使用 β 受体阻滞剂用于短期和长期心率控制	Ⅱa	NYHA 心功能分级 Ⅰ～Ⅲ级患者，若血容量正常，β 受体阻滞剂（通常口服）是安全的，因此推荐作为控制心室率的一线治疗	I

大量临床研究已证实房颤导管消融的有效性和安全性，在维持窦性心律方面显著优于药物治疗，可显著改善症状和生活质量。在 CABANA 研究中，导管消融未能显著降低由全因死亡、脑卒中致残、严重出血和心脏骤停等组成的复合终点发生率。近期公布的 EAST-AFNET4 研究表明，具有心血管危险因素的新诊断房颤患者（1 年内），采用早期节律控制与常规治疗相比，可显著降低由心血管死亡、脑卒中和心力衰竭加重或 ACS 所致住院等组成的复合终点发生率。该研究中，节律控制组仅 19.4% 的患者通过导管消融进行了早期节律控制。进一步亚组分析提示无症状性房颤患者从早期节律控制策略中的获益与症状性房颤患者相仿。

中华医学会心电生理和起搏分会、中国医师协会心律学专业委员会、中国房颤中心联盟心房颤动防治专家工作委员会、欧洲心脏病学会发布 2020—2021 年诸多房颤指南及共识。

中国专家共识《心房颤动：目前的认识和治疗建议（2021）》见表 6-2。

表 6-2　中国专家共识《心房颤动：目前的认识和治疗建议（2021）》

建议	推荐级别	证据级别
导管消融的治疗选择应与患者共同决定	I	C
症状性阵发性房颤患者，以肺静脉电隔离为主要策略的导管消融可作为一线治疗	I	A
症状性持续性房颤患者，无论是否合并复发的主要预测因素，经至少一种 Ⅰ 类或 Ⅲ 类 AAD 治疗后效果不佳或不能耐受者，可导管消融	I	A
合并左心室射血分数下降的房颤患者，若高度怀疑为心律失常性心肌病，可行导管消融以改善心功能	I	B
对具有心血管危险因素的新诊断房颤患者（1 年内），应积极进行包括导管消融在内的早期节律控制策略	I	B
不合并复发的主要预测因素的症状性持续性房颤患者，在使用 Ⅰ 类或 Ⅲ 类 AAD 治疗前，导管消融可作为一线治疗	Ⅱa	A
伴有快慢综合征的房颤患者，导管消融可为合理治疗选择	Ⅱa	B
合并左心室射血分数下降的房颤患者，可行导管消融以改善生存率并减少心衰住院次数	Ⅱa	B
高龄患者（≥ 75 岁）或肥厚型心肌病患者房颤导管消融适应证与一般患者相同	Ⅱa	B
合并房颤复发的主要预测因素的症状性持续性房颤患者，在使用 Ⅰ 类或 Ⅲ 类 AAD 治疗前，导管消融可作为一线治疗	Ⅱb	C
对具有心血管危险因素的新诊断无症状房颤患者（1 年内），可积极进行包括导管消融在内的早期节律控制策略	Ⅱb	B
存在抗凝禁忌的房颤患者	Ⅲ	C
存在左心房 / 左心耳血栓的患者	Ⅲ	C

注：房颤，心房颤动；心衰，心力衰竭；AAD，抗心律失常药。

其中合并左室射血分数下降的房颤患者，若高度怀疑为心律失常性心肌病，可行导管消融以改善心功能（Ⅰ，B）；合并左室射血分数下降的房颤患者，可行导管消融以改善生存率并减少心力衰竭患者住院次数（Ⅱa，B）。

2020 年欧洲心脏病学会房颤诊断和管理指南见表 6-3。

表 6-3 2020 年欧洲心脏病学会推荐内容更新

2020 年欧洲心脏病学会推荐内容	推荐级别	2016 年欧洲心脏病学会推荐内容	推荐级别
房颤导管消融：当房颤患者高度怀疑因心动过速引发心肌病时，推荐行导管消融逆转患者 LV 功能不全	Ⅰ	对于怀疑心动过速心肌病的房颤合并 HFrEF 患者，应考虑导管消融，以改善症状和心功能	Ⅱa
房颤合并 HFrEF 的患者应行导管消融，以提高生存率、减少心力衰竭住院率	Ⅱa		

与其他人群相比，心力衰竭患者出现房颤更加常见，心力衰竭患者房颤发生率与心功能分级显著相关。在心功能分级Ⅰ级患者中，房颤发生率为 4%，而在心功能分级Ⅳ级患者中，房颤发生率高达 40%。房颤是心力衰竭进展的独立预测因素，且心力衰竭和房颤可以相互影响和促进，房颤可以加重心力衰竭的临床症状，而心力衰竭恶化也可导致房颤的心室率增加。心力衰竭合并房颤的治疗目标除了预防血栓栓塞和控制临床症状外，还应通过节律控制来改善心功能。研究表明，对于房颤合并 HFrEF 患者，药物节律控制策略并不优于心室率控制，这种结果实际反映目前抗心律失常药的低效性及其不良反应。另外，对于房颤合并 HFrEF 患者，严格的心室率控制也未能减少心源性猝死出现概率或降低心力衰竭再住院率。有研究证实心力衰竭合并房颤行导管消融的成功率与不合并心力衰竭的房颤患者并无显著差异。CASTLE-AF 研究显示，与药物治疗相比，对心力衰竭合并房颤患者行导管消融能降低全因死亡率及因心力衰竭恶化的住院率。CABANA 研究的亚组分析也证实对射血分数下降的房颤患者行导管消融能显著降低死亡率和脑卒中风险。临床上如果高度怀疑患者的心力衰竭和快心室率房颤、房扑导致的心动过速心肌病相关时，导管消融更应该作为首选治疗方案（表 6-2、图 6-5）。

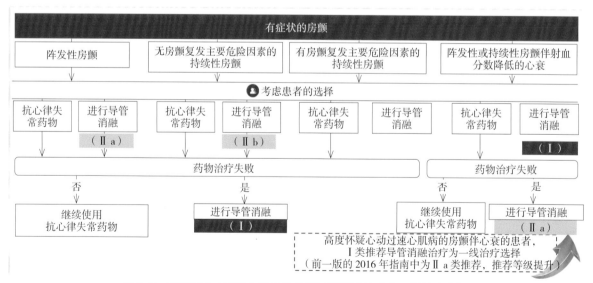

图 6-5 房颤伴心力衰竭患者Ⅰ类推荐导管消融治疗为一线治疗选择

［引自：PACKER D L，MARK D B，ROBB R A，et al. Effect of Catheter Ablation vs Antiarrhythmic Drug Therapy on Mortality，Stroke，Bleeding，and Cardiac Arrest Among Patients With Atrial Fibrillation：The CABANA Randomized Clinical Trial. JAMA，2019，321（13）：1261-1274.］

近年来，导管消融在房颤合并心力衰竭患者中取得了一系列临床证据，其成功率和围手术期并发症发生率与心功能正常房颤患者相近，术后左心室功能、运动耐量、生活质量、生存率改善明显。PABA-CHF研究提示，对房颤合并心力衰竭患者，房颤导管消融优于房室结消融加双心室起搏。CASTLE-AF研究提示，在房颤合并心力衰竭患者中，与传统治疗相比，导管消融患者的全因死亡和因心力衰竭恶化住院的复合终点显著下降。但此研究对象系高度选择的人群，3013例患者仅入选363例，且不是双盲研究，消融组和药物治疗组有一定的交叉，且全因死亡和心力衰竭住院的事件率均较低。CABANA研究的778例NYHA心功能分级Ⅱ级以上患者的亚组分析显示，房颤合并心力衰竭的患者可能从导管消融中获益（导管消融组和药物治疗组的终点事件率分别为9.0%和12.3%）。然而，在CABANA研究中，事件率过低，加之心力衰竭的诊断仅根据症状，而非LVEF，限制了该研究结果的科学评判。但上述2项研究均显示导管消融可以明显改善患者的症状。另外尚有2项持续性房颤伴HFrEF的前瞻性研究：AMICA研究比较了导管消融和优化药物治疗的疗效，没有显示导管消融可升高LVEF；AATAC研究比较了导管消融和胺碘酮治疗的疗效，显示导管消融可明显降低房颤复发率、非预期住院率和死亡率，同时可以改善LVEF。总之，在心力衰竭伴房颤患者的临床研究中，导管消融相对于优化药物治疗可以明显改善症状，但由于事件率较低，对死亡率和住院的影响难以得出明确的结论。

房颤与心力衰竭互为因果，且两者通常伴发。心力衰竭为房颤患者栓塞风险增加的重要危险因素，因此房颤合并心力衰竭的患者更需要规范抗凝治疗，推荐首选NOAC，其疗效、安全性与是否合并心力衰竭无关。所有房颤合并心力衰竭的患者均应接受心力衰竭标准治疗。荟萃分析及真实世界研究已证实，房颤合并HFrEF患者应用β受体阻滞剂可降低死亡率，改善预后。RCT研究显示盐皮质激素受体拮抗剂可减少HFrEF患者新发房性心律失常风险，同时改善其心血管结局。回顾性研究表明，ACEI/ARB可降低心力衰竭患者房颤风险，血管紧张素受体脑啡肽酶抑制剂较依那普利并未降低新发房颤风险。

五、房颤消融术式选择

房颤导管消融主要存在以下术式：环肺静脉电隔离（circumferential pulmonary vein isolation，CPVI）、CPVI基础上联合线性消融、非肺静脉触发灶消融、基质标测消融、碎裂电位（complex fractionated atrial electrograms，CFAEs）消融、转子样激动的标测及消融、左心房神经节（ganglion，GP）丛消融，以及新近出现的Marshall静脉无水乙醇消融等（图6-6）。

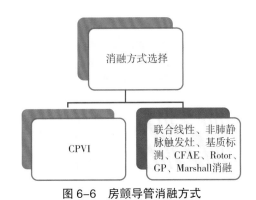

图6-6　房颤导管消融方式

（一）CPVI

CPVI是房颤消融的基石。目前多采用环肺静脉前庭电隔离，终点为肺静脉内与左心房传导双向阻滞，可应用标测或消融导管记录肺静脉电位或起搏验证。前庭定位采用肺静脉造影和三维标测系统相结合的方法，或 CT 影像与三维模型的融合，也可借助 ICE。精准前庭定位非常重要，它既可提高消融成功率，也可预防肺静脉狭窄的并发症。消融能量的有效释放及损伤面的大小在永久肺静脉隔离中起到关键作用。损伤范围及是否透壁取决于导管的稳定性、接触压力、能量输出、温度和消融时间。肺静脉初始隔离后观察 20～30 分钟并验证双向阻滞可提高永久隔离率，部分特殊患者可延长观察到 60 分钟和 90 分钟。肺静脉传入阻滞为标准的硬性终点，传出阻滞（稳定肺静脉-左房传导缺失）是阻止肺静脉触发房颤的最终目标。传出阻滞可以通过以下方法证实：环状电极沿肺静脉记录到的自发电位、持续心律失常、肺静脉内起搏与窦性心律分离。肺静脉内起搏无法传出可证实传出阻滞，但需要避免邻近心房组织远场夺获而导致误判。肺静脉隔离完整性还可借助药物及电刺激起搏夺获验证。

（二）CPVI 基础上的复合术式

持续性或长期持续性房颤，单纯 CPVI 的窦性心律维持率欠佳，需考虑联合其他消融术式，可针对不同患者行个性化消融策略。常见的附加消融术式为线性消融、非肺静脉触发灶消融、基质标测消融等。针对个性化消融策略，依赖标测工具和软件的不断进步，高精密度标测工具更新（图 6-7），可更好地进行房颤基质标测，此外，标测软件的进步促进了房颤发病机制的探索。

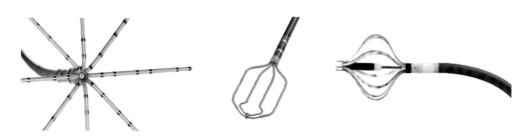

图 6-7　高精密度标测导管

1. 线性消融

线性消融为常用的附加消融术式，目的在于阻断折返路径、改变房内激动、延长激动周长、改善心房基质。常见的消融线为三尖瓣峡部线、二尖瓣峡部线、后壁顶部线或顶部加底部（Box）线、前壁线等。导管消融三尖瓣与下腔静脉之间的峡部是治疗典型房扑的安全有效且成熟的术式。对持续性房颤或有房扑证据的导管消融而言，三尖瓣峡部线性消融安全易行，操作时间延长有限。左心房顶部线及二尖瓣峡部线、左心房前壁线是目前应用的左心房线性消融术式。目前尚缺乏线性消融增加持续房颤成功率的证据，STAR-AF 研究提示肺静脉电隔离（pulmonary vein isolation，PVI）外附加线性消融并不提高消融效果。CHASE-AF 研究证实对持续性房颤附加线性消融和碎裂电位消融与单纯 PVI 相比，单次成功率并未提高。近期更多数据证实，附加线性消融较单纯 PVI 并未提高获益，且左心房线性消融（left artrial lineablation，LALA）增加了左心房房扑发生率。左心房后壁（left atrial posterior wall，LAPW）隔离类似盒状消融，分别连接肺静脉上部的顶部线和肺静脉下方的底部线。消融线中的后壁隔离部位需达到电学传入阻滞，观察证实后壁消融范围中无电位，并通过窦性心律下 Box 内起搏验证传出阻滞。POBIAF 研究证实针对持续性房颤患者，在肺静脉隔离基础上增加左心房后壁 Box 消融并不能降低术后复发率。

推荐初次消融的阵发性房颤不行附加线性消融；初次或复发消融的非阵发性房颤，如未诱发出大折返房速，或非必要改良基质，不附加线性消融；对非持续性房颤确需附加线性消融，必须通过标测及起搏的方法确认消融线阻断。

2. 非肺静脉触发灶消融

非肺静脉触发灶包括未能启动房颤的反复异位房性节律及稳定诱发房颤的触发活动，采用导管消融的非选择性房颤患者中 10%～33% 可发现非肺静脉触发灶。阵发性和较多持续性房颤可通过诱发手段发现非肺静脉触发灶。研究表明，反复使用高剂量异丙肾上腺素及三磷酸腺苷（adenosine triphosphate，ATP）可诱发非肺静脉触发灶。非肺静脉触发灶起源点多位于左心房后壁、上腔静脉、界嵴、卵圆窝、冠状静脉窦、欧氏嵴、Marshall 静脉及房室瓣环交接处，此外，部分持续性房颤患者可存在左心耳触发灶。定位非肺静脉触发灶需通过左右心房、冠状静脉窦、上腔静脉等不同部位的导管置入，结合体表心电图信息识别第一搏触发激动。由于非肺静脉触发灶直接诱发房颤少见，目前针对非肺静脉触发灶的经验性消融仍存争议，但对肺静脉已隔离的持续性房颤或二次消融患者，非肺静脉触发灶的处理极具重要性。若非肺静脉触发灶不能诱发，可在常规部位行经验性消融。

3. 基质标测消融

房颤是一种进展性疾病，尤其在老年人，这种病变基质在组织学上表现为心房肌纤维化，少数为淀粉样变性。MRI 可检出瘢痕区，电解剖标测显示为低电压区。基质的存在是房颤稳定维持的重要因素，已存在的心房纤维化瘢痕也是消融术后复发的独立危险因子，有效处理基质可能提高治疗效果并降低复发率。电压标测（electroanatomic voltage mapping，EAVM）或 MRI 可明确心房基质，进而采取个体化治疗策略。EAVM 在窦性心律下进行，通过点对点标测电压，记录的电压受节律（窦性心律、期前收缩或房颤）、电极与组织的接触、心房肌的厚度、标测电极的尺寸、极间距等影响。MRI 钆延迟增强成像可检出并定位心房纤维化，按照病变程度可分为 4 级（Utah 分级）。MRI 结果与 EAVM 结果相吻合，多中心延迟增强 MRI 和房颤导管消融研究（DECAAF）证实心房组织纤维化和心房导管消融获益之间的关系，提示纤维化程度与治疗效果成反比。但近期公布的 MRI 指导下的基质改良研究并未提示对提升成功率有益。多项研究表明作为肺静脉电隔离的辅助消融策略，左心房基质改良安全、有效，可减少线性消融，避免术后左心房房速。STABLE-SR 研究中左心房高密度标测指导下均质化消融低电压区域（low-voltage area，LVA）及碎裂电位区域，必要时消融相关峡部，非阵发性房颤患者 50% 无须 PVI 外的附加消融，与 STEP-WISE 术式比较，并不会降低整体成功率。目前仍缺乏数据支持基质改良策略的额外获益，或者何种程度的基质病变可以通过改良获益。

4. 转子样激动的标测及消融

转子样激动为通过算法运算的规则的功能性折返激动，多种方法均发现房颤时心房内部存在旋转激动区域。早期报道转子消融能减少房颤复发，但近期研究无明显获益。其争议主要归因于 3 个方面：①缺乏固定命名，如转子、旋转激动、局灶折返激动等；②缺乏展示驱动消融临床结果的随机试验；③在标测方法上缺乏一致性。

5. 左心房神经节丛消融

不连续的自主神经丛组成心内神经系统即 GP，在房颤的发生和维持中起着重要作用。GP 定位可采用高频刺激（high frequency stimulation，HFS）观察有无房室传导阻滞现象。房颤时标测或消融导管的远端电极在左心房碎裂电位处释放周长为 50 ms、脉宽 12～15 ms 的高频刺激，GP 部位表现为一过性房室传导阻滞、平均 RR 周长增加 50% 以上等阳性 HFS 反应。HFS 阳性区域即为消融点。也有术者不采用刺激手段，单纯解剖定位消融。有限的临床研究数据显示，在 PVI 基础上行 GP 消融可增加成功率，但 1 项外科房颤解剖消融 GP 显示了不同结果。

6. 复杂 CFAE 消融

CFAE 是指房颤时心房连续低振幅（0.06～0.15 mV）的碎裂激动电位，平均周长 ≤ 120 ms 且无基线持续 10 秒以上，伴或不伴有多波折电位。CFAE 作为房颤的潜在基质及消融目标已应用十余年，但对该消融策略的实际效果具有极大争议。STAR AF Ⅱ 及 CHASE-AF 研究结果提示，持续性房颤 PVI 外附加线性或 CFAE 消融并未降低复发率。消融 CFAE 不仅大大增加了手术和 X 线曝光时间，消融损伤区域与周边无传导区域可形成新发房扑的基质。

7.Marshall 静脉无水乙醇消融

Marshall 静脉可能与房颤的发生及维持相关。在肺静脉隔离基础上对 Marshall 静脉行无水乙醇消融是新近出现的针对持续性房颤的消融术式，其可能有效的作用：去除了潜在的起源于 Marshall 静脉的触发；去除伴行于 Marshall 静脉的神经节；Marshall 静脉无水乙醇消融对局部心房组织的毁损有助于提高左侧肺静脉隔离率，且有助于二尖瓣峡部线的阻断，因此某种程度可以认为是二尖瓣峡部线消融的加强版。最近发表的 VENUS 研究提示，在标准的肺静脉隔离术式基础上进行 Marshall 静脉无水乙醇注射能够降低房颤/房速的复发风险。

六、导管消融能量选择

目前房颤的导管消融以射频能和冷冻能为主，射频消融以射频能量加热导管头端来进行消融，多采用盐水灌注导管；冷冻消融采用球囊内释放冷冻剂（液态一氧化二氮或液态氮），使周围组织冷冻。近年来，脉冲消融也有较好的临床研究评价，并有望成为一种全新的导管消融能源。其他能源尚在研发或临床探索阶段。

（一）射频消融

通过射频导管释放高频电磁波（射频能量），射频能量产生的热量使与消融导管接触的局部心肌组织温度升高，使局部病变组织内水分蒸发，变性坏死，从而阻断该部分心肌细胞电信号的产生和传导。目前射频消融是经导管消融治疗房颤最早、最常用、临床证据最多的能源。全新的射频消融 QDot Micro 导管，能在温度控制的消融模式下以高达 90 W 的射频功率进行最多 4 秒的消融，在不影响安全性的情况下可显著提高消融效率，从而减少总手术时间，2020 年在一项前瞻性、非随机试验中，QDot Micro 能将每次手术时间平均节省 87 min，较高功率的 QMode+ 模式下消融的平均透视时间缩短了 78%。对于患者而言，较短的消融时间意味着较少的麻醉和射治疗，以改善后续疾病护理（图 6-8）。

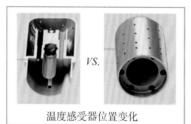
温度感受器位置变化

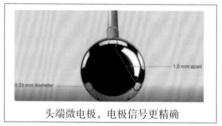
头端微电极，电极信号更精确

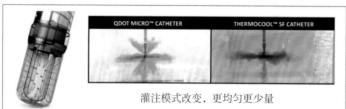
灌注模式改变，更均匀更少量

工作模式
QMODE：≤ 50 W，AI
QMODE+：90 W，4S

图 6-8　新型射频消融导管

［引自：DIKDAN S J，JUNARTA J，BODEMPUDI S，et al. Comparison of clinical and procedural outcomes between high-power short-duration, standard-power standard-duration, and temperature-controlled noncontact force guided ablation for atrial fibrillation. J Cardiovasc Electrophysiol，2021，32（3）：608-615. ］

（二）冷冻球囊

与射频消融相比，冷冻球囊（图6-9）用于肺静脉消融具有冷冻黏附性、产生的瘢痕边界连续均匀、瘢痕表面心内膜损伤小、相邻组织完整性好、患者不适感少等优点。既往研究提示，冷冻球囊消融在药物难治性阵发性房颤的肺静脉隔离率及窦性心律的维持上与射频消融相似，主要并发症发生率也相似。最近的多中心随机临床试验 EARLY AF 和 STOP AF 结果显示，冷冻球囊消融术作为阵发性房颤的初始治疗优于药物治疗，明显降低了房颤的复发率，严重的手术相关不良事件也不常见。

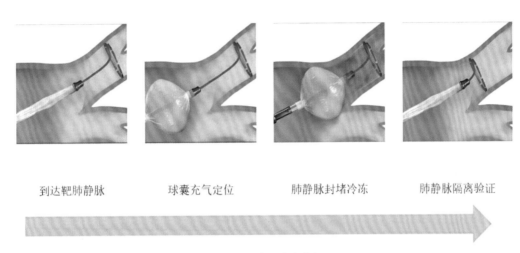

到达靶肺静脉　　　球囊充气定位　　　肺静脉封堵冷冻　　　肺静脉隔离验证

图 6-9　冷冻球囊介绍

（三）脉冲消融

脉冲消融通过外加短时电场，在细胞膜上形成跨膜亲水孔隙，在脉冲电场作用下发生移动，重新排列，形成不可逆电穿孔，进而使细胞凋亡，达到消除及阻止异常电位传递的目的（图6-10）。脉冲消融具有选择性、不损伤周围组织、基本无热损伤、放电时间短等优势。2019 年临床试验评估了脉冲消融对阵发房颤的有效性和安全性。所有入选患者（81例）的肺静脉均达到即刻电隔离，手术的操作时间（92.2±27.4）分钟，X线曝光时间（13.1±7.6）分钟。除1例操作相关的心脏压塞外，其余患者术后 120 天内无其他主要不良事件发生。结果显示，脉冲消融可以达到快速肺静脉隔离，有良好的耐受性和安全性。此后，对脉冲消融的改进仍在继续，2020 年首次报道了利用单脉冲消融进行肺静脉隔离治疗房颤的研究。近年来，一项多中心临床研究显示，121 例阵发房颤患者单用脉冲消融的肺静脉即刻隔离成功率为 100%，主要不良事件发生率为 2.5%，提示单脉冲消融具有良好的肺静脉电隔离安全性和有效性，1 年房性心律失常复发率较低。持续性房颤临床试验结果显示，利用脉冲消融进行的肺静脉隔离、左心房后壁及三尖瓣峡部消融均成功，无与脉冲消融相关的不良事件发生。这在一定程度上说明了脉冲消融的安全性，可将脉冲消融的适应证从阵发性房颤扩展到持续性房颤。目前将脉冲消融与其他消融方式进行全面对比的临床试验正在进行，研究结果尚未公布。几种典型的脉冲消融导管如图6-11所示。

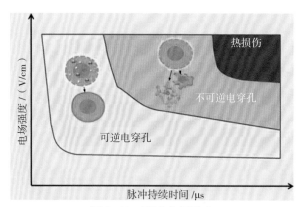

图 6-10　脉冲电场强度

［ 引 自：MAOR E，SUGRUE A，WITT C，et al. Pulsed electric fields for cardiac ablation and beyond: A state-of-the-art review. Heart Rhythm，2019，16（7）：1112-1120. ］

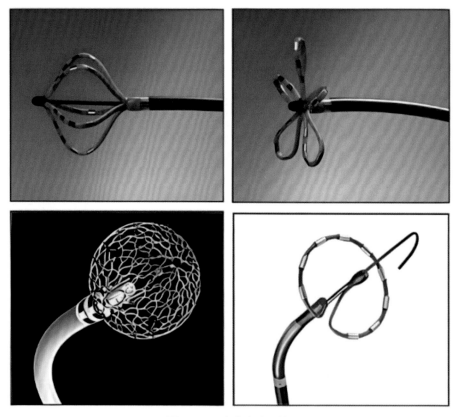

图 6-11　脉冲消融导管

（四）其他

激光球囊消融和微波消融等其他能源已应用于临床，激光球囊导管消融是利用激光作为消融能源，其能量相对更精准集中，且其导管头端安装内镜，使者可以在直视下消融。微波是一种高频电磁波，其能量相对集中，可对靶组织直接加热，且不会对周围组织造成损伤，但尚需深入研究。

参考文献

[1] HINDRICKS G，POTPARA T，DAGRES N，et al. 2020 ESC Guidelines for the diagnosis and management of atrial fibrillation developed in collaboration with the European Association for Cardio-Thoracic Surgery（EACTS）：The Task Force for the diagnosis and management of atrial fibrillation of the European Society of Cardiology（ESC）Developed with the special contribution of the European Heart Rhythm Association（EHRA）of the ESC[J]. Eur Heart J，2021，42（5）：373-498.

[2] McDONAGH T A，METRA M，ADAMO M，et al. 2021 ESC Guidelines for the diagnosis and treatment of acute and chronic heart failure：Developed by the Task Force for the diagnosis and treatment of acute and chronic heart failure of the European Society of Cardiology（ESC）With the special contribution of the Heart Failure Association（HFA）of the ESC[J]. Rev Esp Cardiol（Engl Ed），2022，75（6）：523.

[3] WANG Y，GUO Y，QIN M，et al. 2024 Chinese Expert Consensus Guidelines on the Diagnosis and Treatment of Atrial Fibrillation in the Elderly，Endorsed by Geriatric Society of Chinese Medical Association（Cardiovascular Group）and Chinese Society of Geriatric Health Medicine（Cardiovascular branch）：Executive Summary[J]. Thromb Haemost，2024，2.

[4] REDDY Y N V，BORLAUG B A，GERSH B J. Management of Atrial Fibrillation Across the Spectrum of Heart Failure With Preserved and Reduced Ejection Fraction[J]. Circulation，2022，146（4）：339-357.

[5] MANKAD P，KALAHASTY G. Antiarrhythmic Drugs：Risks and Benefits[J]. Med Clin North Am，2019，103（5）：821-834.

[6] PACKER D L，MARK D B，ROBB R A，et al. Effect of Catheter Ablation vs Antiarrhythmic Drug Therapy on Mortality，Stroke，Bleeding，and Cardiac Arrest Among Patients With Atrial Fibrillation：The CABANA Randomized Clinical Trial[J]. JAMA，2019，321（13）：1261-1274.

[7] DONG X J，WANG B B，HOU F F，et al. Global burden of atrial fibrillation/atrial flutter and its attributable risk factors from 1990 to 2019[J]. Europace，2023，25（3）：793-803.

[8] KIRCHHOF P，CAMM A J，GOETTE A，et al. Early Rhythm-Control Therapy in Patients with Atrial Fibrillation[J]. N Engl J Med，2020，383（14）：1305-1316.

[9] SOHNS C，ZINTL K，ZHAO Y，et al. Impact of Left Ventricular Function and Heart Failure Symptoms on Outcomes Post Ablation of Atrial Fibrillation in Heart Failure：CASTLE-AF Trial[J]. Circ Arrhythm Electrophysiol，2020，13（10）：e008461.

[10] HUANG F，ZHONG Y，ZHANG R，et al. Cluster Analysis and Ablation Success Rate in Atrial Fibrillation Patients Undergoing Catheter Ablation[J]. Sichuan Da Xue Xue Bao Yi Xue Ban，2024，55（3）：687-692.

[11] DONG Y，ZHAO D，CHEN X，et al. Role of electroanatomical mapping-guided superior vena cava isolation in paroxysmal atrial fibrillation patients without provoked superior vena cava triggers：a randomized controlled study[J]. Europace，2024，26（3）：euae039.

[12] KISTLER P M，CHIENG D，SUGUMAR H，et al. Effect of Catheter Ablation Using Pulmonary Vein Isolation With vs Without Posterior Left Atrial Wall Isolation on Atrial Arrhythmia Recurrence in Patients With Persistent Atrial Fibrillation：The CAPLA Randomized Clinical Trial[J]. JAMA，2023，329（2）：127-135.

[13] MARROUCHE N F，WILBER D，HINDRICKS G，et al. Association of atrial tissue fibrosis identified by delayed enhancement MRI and atrial fibrillation catheter ablation：the DECAAF study[J]. JAMA，2014，311（5）：498-506.

[14] YANG B，JIANG C，LIN Y，et al. STABLE-SR（Electrophysiological Substrate Ablation in the Left Atrium During Sinus Rhythm）for the Treatment of Nonparoxysmal Atrial Fibrillation：A Prospective，Multicenter Randomized Clinical Trial[J]. Circ Arrhythm Electrophysiol，2017，10（11）：e005405.

[15] NAKAGAWA H，SCHERLAG B J，PATTERSON E，et al. Pathophysiologic basis of autonomic ganglionated plexus ablation in patients with atrial fibrillation[J]. Heart Rhythm，2009，6（12 Suppl）：S26 - S34.

[16] VERMA A，JIANG C Y，BETTS T R，et al. Approaches to catheter ablation for persistent atrial fibrillation[J]. N Engl J

Med，2015，372（19）：1812-1822.

[17] VALDERRÁBANO M，PETERSON L E，SWARUP V，et al. Effect of Catheter Ablation With Vein of Marshall Ethanol Infusion vs Catheter Ablation Alone on Persistent Atrial Fibrillation：The VENUS Randomized Clinical Trial[J]. JAMA，2020，324（16）：1620-1628.

[18] DIKDAN S J，JUNARTA J，BODEMPUDI S，et al. Comparison of clinical and procedural outcomes between high-power short-duration，standard-power standard-duration，and temperature-controlled noncontact force guided ablation for atrial fibrillation[J]. J Cardiovasc Electrophysiol，2021，32（3）：608-615.

[19] WAZNI O M，DANDAMUDI G，SOOD N，et al. Cryoballoon Ablation as Initial Therapy for Atrial Fibrillation[J]. N Engl J Med，2021，384（4）：316-324.

[20] DUYTSCHAEVER M，DE POTTER T，GRIMALDI M，et al. Paroxysmal Atrial Fibrillation Ablation Using a Novel Variable-Loop Biphasic Pulsed Field Ablation Catheter Integrated With a 3-Dimensional Mapping System：1-Year Outcomes of the Multicenter inspIRE Study[J]. Circ Arrhythm Electrophysiol，2023，16（3）：e011780.

（刘汉雄）

第四节　糖尿病

一、流行病学

心力衰竭和糖尿病均是严重危害人类健康的慢性非传染性疾病，糖尿病是心力衰竭最重要的合并疾病，心力衰竭是糖尿病患者住院、死亡的重要原因。70% 以上的糖尿病患者死于心血管疾病，是非糖尿病人群心血管疾病死亡率的 2～3 倍。糖尿病患者的冠状动脉疾病死亡率高于非糖尿病患者，预后较差，这可能与动脉粥样硬化增加有关，并可导致缺血性心力衰竭，心力衰竭是糖尿病患者主要的不良心血管预后。目前的大多数研究主要关注大血管病变所致的冠状动脉粥样硬化性心脏病，而对于由微血管病变、自主神经病变、心肌代谢异常等导致的弥漫心肌病变研究较少。迄今已有较多的证据表明，部分糖尿病患者出现的心力衰竭与大血管的粥样硬化无关,而是由糖尿病心肌病(diabetic cardiomyopathy，DCM)所致。近年来，研究者提出了糖尿病心肌病的概念，逐渐认识到糖尿病心肌病是糖尿病患者的主要心脏并发症之一，是导致糖尿病患者心力衰竭的主要原因。

心力衰竭和糖尿病均是世界范围内的主要健康负担。全球心力衰竭患者超 6400 万，发达国家成年人心力衰竭的患病率为 1%～2%。根据中国 2019 年发表的心力衰竭流行病学调查数据，年龄 ≥ 35 岁居民的心力衰竭患病率为 1.3%，即约有 1370 万心力衰竭患者，其患病率在过去 15 年间增加了 44%。糖尿病也已成为全球重要的疾病负担之一，国际糖尿病联盟最新数据显示，2019 年全球 20～79 岁的成人糖尿病患者数约 4.63 亿，预计至 2045 年将增加 51%（达 7.0 亿）。我国是世界上糖尿病患者最多的国家，糖尿病防治已是《健康中国行动（2019—2030 年）》的重点行动之一。近年来，我国成人糖尿病患病率持续上升，目前我国 18 岁以上的成人糖尿病患病率达 12.8%、患病人口达 1.3 亿。《中国慢性病及危险因素监测报告 2018》显示，全国糖尿病知晓率、治疗率和控制率分别为 38.0%、34.1% 和 33.1%。然而，糖尿病可防可控，糖尿病的早期发现和综合管理可以预防和控制糖尿病并发症，降低糖尿病的致残率和早死率。糖尿病和心力衰竭并存的情况也很常见，糖尿病和心力衰竭彼此增加了疾病风险，两者合并则预后差，死亡率高。心力衰竭患者中糖尿病患病率为 10%～47%，住院心力衰竭患者糖尿病患病率达 40% 以上；随访期间，心力衰竭患者新发糖尿病患病率也显著高于非心力衰竭患者。中国心力衰竭注册登记研究显示约 1/5 的心力衰竭患者同时患有糖尿病。糖尿病是心力衰竭的独立危险因素，糖尿病患者中心力衰竭的患病率为 9%～22%，比普通人群高 4 倍，60 岁及以上糖尿病患者心力衰竭的患病率更高。

已有明确证据表明，与非糖尿病人群相比，糖尿病患者发生心脑血管事件的风险显著增加。

糖尿病心肌病是指在无明显的冠状动脉及瓣膜病变、先天性心脏病、高血压的情况下，由心肌细胞损伤引起广泛的结构异常，最终导致左心室肥大、舒张期和（或）收缩期功能障碍的一种疾病状态，是一种存在心脏重构和功能障碍而没有传统心脏危险因素（如高血压、冠心病、心脏瓣膜疾病及其他心脏病变）的病理定义，在没有有效治疗的情况下，最终会导致致命的心力衰竭的特异性心脏病变。其主要临床表现为由舒张期和（或）收缩期功能障碍导致的充血性心力衰竭，与高血压、缺血或冠状动脉疾病无关。糖尿病心肌病临床早期主要表现为心脏舒张功能不全，晚期也合并收缩功能障碍，也可伴有心律失常、心源性休克甚至猝死，其病理学变化主要表现为心肌细胞肥大增殖、凋亡，以及心肌间质纤维化。

尽管目前在控制高血糖的治疗策略方面取得了进展，但发生由糖尿病引起的心力衰竭的可能性依然很大，特别是随着全球糖尿病患病率和人口老龄化的加速，提示高血糖以外的其他机制可能使糖尿病患者易患心血管疾病的风险增加。因此，早期干预和治疗糖尿病患者的心血管疾病至关重要。心血管疾病和心力衰竭的预防及治疗仍然是糖尿病治疗和管理的一个相当大的挑战。

二、糖尿病合并心力衰竭的结构功能特点

糖尿病引起的心力衰竭以多方面的心脏损伤为主要表现，包括舒张功能和随后的收缩功能障碍，心肌肥厚和纤维化，以及冠状动脉微血管灌注受损。

（一）舒张和收缩功能障碍

舒张功能障碍和心力衰竭是糖尿病患者心肌功能衰竭的标志。舒张功能障碍的超声心动图和多普勒成像评估显示，在 2 型糖尿病患者中左心室功能障碍主要表现为左心室充盈改变、左心室舒张异常、左心室舒张末期容积减少和左心室室壁僵硬。1 型糖尿病患者的研究表明左心室舒张充盈异常、低等容舒张期延长和收缩末期容积减少。因此，没有单一参数来指示和量化舒张功能障碍。此外，在 1 型和 2 型糖尿病患者中显示，舒张功能异常，包括等容舒张期延长和左心室顺应性受损，与年龄、性别、糖尿病持续时间或其他并发症的存在等其他因素无关。此外，高血压会加重舒张功能障碍，这可以通过进一步严重损害左心室舒张和左心室充盈异常得到证实。斑点追踪超声心动图已经成为早期检测糖尿病左心室功能障碍的一种新的有益的诊断方法，因此有助于检测左心室异常。

收缩功能障碍也存在于糖尿病心肌病患者中，虽然在人类和动物的研究中已经表明它需要更长的时间发展，通常发生在舒张功能障碍之后。在人类研究中，这主要表现为射血分数降低，同时左心室收缩末期容积增加。

（二）心肌肥厚

糖尿病心肌病常伴有左室肥厚。研究显示糖尿病与心肌肥厚之间存在独立的相关性。1 型和 2 型糖尿病心肌壁厚度增加，伴有心室功能不全。此外，心肌肥厚与不良的心血管疾病预后相关，包括心血管死亡的预测因子。研究发现糖尿病患者的心室壁厚度略大，同时心室大小减小，他们认为这可能与较高的充盈压和舒张功能障碍有关。这些发现已在动物研究中得到证实，显示左心室质量增加，同时左心室舒张功能受损和房室壁僵硬度增加。在糖尿病患者中观察到的左心室肥大可能先于收缩功能障碍发作，另外也可以用作糖尿病患者心力衰竭发展的诊断指标。

（三）心肌纤维化

心肌纤维化和胶原沉积可能表现为糖尿病患者心脏的主要结构改变，这可能导致心肌损伤和心力衰

竭。多项人体研究显示，左心室存在纤维化，同时糖尿病患者的间质和血管周围区域存在胶原沉积。这种心肌纤维化与心脏功能障碍有关，并可能导致恶化的心脏结局，包括发展为心力衰竭。

（四）冠状动脉微血管灌注受损

冠状动脉功能和循环异常在糖尿病中非常普遍，这可能使糖尿病患者的心肌易受心脏损伤和疾病的影响，包括由血液循环和流量受损引起的缺血。1 型和 2 型糖尿病患者的冠状动脉血流储备减少，同时由于 NO 产生减少，冠状动脉血管舒张减少。Marciano 等通过研究显示，无冠状动脉疾病的 2 型糖尿病患者冠状动脉微血管受损。高血压引起的血管病变可能会进一步损害冠状动脉微血管灌注。血管内皮生长因子表达降低导致血管生成减少，而糖尿病患者心肌中的冠状动脉毛细血管密度也有所降低。在糖尿病和胰岛素抵抗的非糖尿病大鼠中，血管内皮生长因子与血管内皮生长因子受体 mRNA 和蛋白质表达显著降低，并伴有心肌灌注减少和左心室功能障碍。总之，这表明结构异常伴随着糖尿病冠状动脉微血管功能异常。糖尿病血管舒张受损，这也可能是由于 NO 产生抑制，由于高血糖通过产生氧衍生的自由基，也可能导致动脉粥样硬化。因此，这种冠状动脉血流异常会大大增加心肌缺血的风险和可能。

三、糖尿病心肌病的潜在机制

（一）胰岛素抵抗

胰岛素抵抗是糖尿病心肌病发展的早期因素之一。胰岛素降血糖效应是由高胰岛素血症介导的胰岛素受体信号传导过多或胰岛素受体信号传导下调所致。这种胰岛素抵抗导致心脏发生许多不利变化，包括心脏能量代谢的改变，心脏脂毒性和葡萄糖毒性，线粒体功能受损，炎症和心肌细胞肥大，活性氧产生的改变，晚期糖基化终末产物和 O- 连接 β-N- 乙酰葡糖胺糖基化修饰的累积，心肌细胞钙离子稳态的改变、全身性高血糖和高脂血症，以及神经内分泌激素变化。

重要的是，心脏胰岛素抵抗先于心功能不全和心力衰竭的发展。一项针对心力衰竭小鼠的研究显示，在 2 周时出现舒张功能障碍，在 3 周时出现收缩功能障碍。在功能下降之前，即检测出显著的心脏胰岛素抵抗。这些发现得到了流行病学研究的支持，这些研究还发现胰岛素抵抗是心力衰竭的预测因子，而不是生物标志物。在 1990—1995 年，有学者对 1187 名没有充血性心力衰竭的老年男性进行的流行病学研究发现，胰岛素抵抗显著增加了心力衰竭风险并预测了充血性心力衰竭。另一项研究是针对 431 名 50 岁男性，随访 20 年，70 岁时发生心力衰竭的患者在 50 岁时血浆胰岛素原增加，这表明胰岛素抵抗先于心功能障碍。

（二）心脏能量代谢改变

尽管 ATP 储存量非常低，但心脏的能量需求非常高，心脏有能力从各种能量底物中持续产生大量的 ATP，包括脂肪酸、葡萄糖、乳酸、酮体和氨基酸，无论工作负荷、营养状况和激素水平如何。然而，这种代谢灵活性在许多形式的心脏病中受损，包括糖尿病心肌病。胰岛素抵抗导致糖尿病心肌病中心肌脂肪酸氧化率升高和葡萄糖氧化率受损（图 6-12）。这会增加心肌氧耗量，降低心脏效率，并与心脏收缩和舒张功能受损密切相关。能量代谢途径的药理学靶向已成为一种新的治疗方法，可提高心脏效率、减少能量不足和改善心力衰竭的心脏功能。

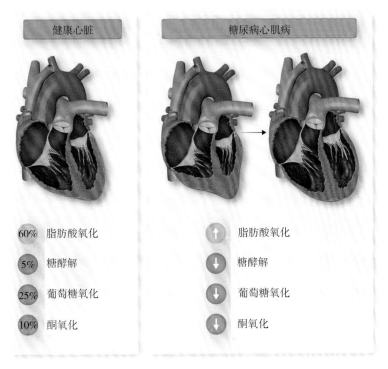

图 6-12　健康环境中的能量代谢变化与糖尿病心肌病的比较

在健康的心脏中，大约 60% 的心脏能量来自脂肪酸的氧化，其次约 5% 来自糖酵解，25% 来自葡萄糖氧化，10% 来自酮体氧化。然而，在糖尿病心肌病中，由于能量底物浓度及胰岛素抵抗的全身和局部变化，蛋白代谢机制受到影响，从而导致心脏的整体能量代谢谱受损。因此，糖尿病心肌病导致脂肪酸氧化增加、葡萄糖代谢减少和酮体氧化减少。

（三）心脏脂毒性和葡萄糖毒性

在正常情况下，脂肪酸的摄取和氧化受到精细调节，导致心肌脂质储存很少。然而，在糖尿病患者中，循环游离脂肪酸的持续升高为心脏提供过量的脂肪酸并促进心肌细胞中脂质的积累（心脏脂毒性）（图 6-13）。大量数据表明，心脏中过量的脂肪酸储存和利用对心脏功能有害。与心脏脂毒性相反，人们对葡萄糖毒性知之甚少。虽然心肌葡萄糖转运蛋白在糖尿病中下调，但心脏仍可能暴露于过量的葡萄糖中。细胞外葡萄糖浓度的增加导致葡萄糖梯度通过质量作用在肌层中建立葡萄糖梯度。在糖尿病中，由于心肌葡萄糖氧化受到抑制，葡萄糖通量增加会导致糖酵解中间体和产物的积累。这种不平衡可以驱动糖酵解中间体转移到糖尿病的病理途径中。

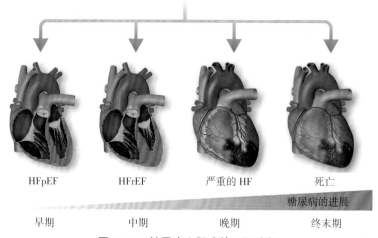

·线粒体功能障碍	·血脂异常	·晚期糖基化终末产物
·胰岛素抵抗	·干扰 Ca^{2+} 处理	·神经内分泌调节
·胰岛素信号传导受损	·收缩蛋白功能障碍	·缺血
·高血糖	·自噬	·高血压
·ROS 生成	·脂肪毒性	·肾功能衰竭
·炎症	·葡萄糖毒性	·微血管病
·纤维化	·细胞死亡	·冠心病
·肥大	·O-GlcNA 酰化	·大血管病

HFpEF	HFrEF	严重的 HF	死亡

糖尿病的进展

早期	中期	晚期	终末期

图 6-13　糖尿病心肌病的不同阶段

（四）线粒体功能受损

心力衰竭和糖尿病对线粒体生物能量的影响早已确立。线粒体氧化代谢和线粒体活性氧（ROS）生成的紊乱，发生在心力衰竭和糖尿病患者中。肥胖和糖尿病患者中心脏功能和效率的降低，以及心脏线粒体生物能量受损，至少部分是由于过度依赖脂肪酸氧化和心脏中解偶联蛋白含量的增加，这有助于ROS 的产生。许多研究提出，ROS 超负荷是糖尿病心肌病的罪魁祸首。线粒体是 ROS 的主要来源，增加脂肪酸氧化可以促进 ROS 的产生。过量心脏 ROS 可产生许多诱发炎症并激活病理信号级联的关键介质。这些信号级联反应的激活可导致糖尿病心肌病的并发症。有许多研究着眼于抗氧化剂在治疗糖尿病心肌病方面的功效。在动物研究中，抗氧化剂可以减轻 ROS 介导的线粒体解偶联，这是糖尿病心肌病的特征。同样，抗氧化剂可以防止心力衰竭中的线粒体 ROS 生成。

（五）炎症和心肌细胞肥大

糖尿病导致心肌内炎症增加，其特征是细胞黏附分子增加和巨噬细胞浸润增加导致促炎性细胞因子（白细胞介素、肿瘤坏死因子）的释放。在糖耐量受损的情况下，细胞因子急性期促炎性细胞因子介质在血浆中的浓度和循环中的含量增加，因此，炎症已被证明可预测糖尿病。这是由于过量的葡萄糖和游离脂肪酸对胰岛细胞和脂肪细胞造成压力，导致促炎性细胞因子和趋化因子释放到循环中，从而促进其他组织（如心脏）的炎症。血浆白细胞介素和肿瘤坏死因子水平升高，与糖尿病患者的左心室舒张功能障碍有关。全身和局部炎症导致心肌纤维化，以及心肌细胞肥大和凋亡。炎症信号的上调导致巨噬细胞浸润、心肌细胞凋亡、肥大和通过细胞外基质重塑的促纤维化反应——所有这些都会导致心脏收缩力受损和糖尿病心肌病。巨噬细胞和淋巴细胞浸润到心脏细胞后分泌促炎性细胞因子，可导致不良的心脏重构。

晚期糖基化终末产物、血管紧张素 II 和脂毒性的全身积累，导致促炎性细胞因子分泌和随后的心肌细胞凋亡、肥大、代谢失衡、收缩功能障碍、氧化应激和线粒体功能障碍。心肌炎症激活成纤维细胞并促进心脏纤维化的促纤维化因子，以及损害心脏能量代谢。炎症也可导致内皮和微血管损伤，导致心肌缺血，并导致糖尿病心肌病的舒张和收缩功能障碍。此外，炎症促使钙离子通道受损并最终导致舒张功能障碍。心肌炎症也会抑制心脏收缩力，因为白细胞介素、肿瘤坏死因子可对心脏产生负性肌力作用。

心肌细胞肥大继发于糖尿病患者心脏炎症，因为细胞因子可诱发心肌细胞肥大。促炎性细胞因子激活各种传导通路促进心肌细胞肥大。高胰岛素血症通过增加胰腺胰岛素的分泌，导致胰岛素抵抗，以补偿受损的细胞胰岛素作用。过量的胰岛素刺激可导致心肌细胞肥大。

（六）心脏僵硬

胰岛素抵抗和高胰岛素血症会导致心脏僵硬和舒张功能障碍。胰岛素抵抗引起的胰岛素信号传导障碍降低了 Ca^{2+}-ATP 酶活性，从而使细胞内的 Ca^{2+} 水平升高，导致心脏僵硬和舒张功能障碍的水平升高。此外，胰岛素抵抗会降低 NO 水平，NO 的减少导致冠状动脉微循环受损，这是由于冠状动脉血管平滑肌细胞松弛受损。

（七）晚期糖基化终末产物

糖尿病引起的慢性高血糖显著增加了心脏中晚期糖基化终末产物的形成。蛋白质糖基化发生在长时间暴露于高浓度葡萄糖后，其中蛋白质的氨基与葡萄糖非酶结合。心脏中糖基化组织蛋白的形成与高血糖期存在相关性。与非糖尿病患者病理学相比，糖尿病患者的心脏在心肌中也显示出更大量的晚期糖基化终末产物形成。大量晚期糖基化终末产物也发生在糖尿病患者心脏的小心肌内动脉中。这表明糖尿病可以促进晚期糖基化终末产物的形成并增强心肌脉管系统对糖基化的易感性。胶原蛋白交联的形成是糖尿病心肌病发展的主要决定因素，晚期糖基化终末产物诱导的交联胶原蛋白增加可能会导致心肌和动脉壁僵硬，最终形成动脉粥样硬化斑块。此外，晚期糖基化终末产物还与糖尿病心肌病的其他病理途径有关，包括氧化应激和钠钾 ATP 酶活性受损。慢性高血糖增加晚期糖基化终末产物的形成和晚期糖基化终末产物受体的表达，进而通过激活转录因子诱导氧化应激。

（八）己糖胺生物合成途径 O- 连接 β-N- 乙酰葡糖胺糖基化修饰

O- 连接 β-N- 乙酰葡糖胺（O linked β-N-acetylglucosamine，O-GlcNAc）是一种翻译后修饰，负责调节蛋白质的活性。当 N- 乙酰葡糖胺通过 O 键（O-GlcNAc）连接到肽的丝氨酸或苏氨酸残基上时，该过程开始。O-GlcNAc 被认为存在于细胞核、细胞质和线粒体中，越来越多的证据表明糖尿病心肌病患者的 O-GlcNA 酰化水平升高。在 2 型糖尿病患者中，O-GlcNAc 增加与葡萄糖诱导的内皮细胞活化受损有关，这可能导致 2 型糖尿病中的血管功能障碍。

（九）心脏细胞死亡途径

心脏细胞死亡途径主要涉及三种：细胞凋亡、坏死和自噬。控制细胞凋亡率和自噬率对于去除不需要的细胞是必要的。然而，在糖尿病中，心脏细胞死亡的速度加快，这是由于过度激活细胞死亡途径和细胞防御机制受损。与细胞凋亡不同，自噬在糖尿病患者心脏中的作用仍然存在争议。一些证据表明诱导自噬可能具有保护作用，其他研究表明，过度的自噬可能会加速心力衰竭的过程。糖尿病心肌病中自噬调节受损。自噬的一个主要调节因子是胰岛素，胰岛素信号传导受损刺激心肌自噬。研究表明，线粒体依赖性钙超负荷引起的坏死可能加快心力衰竭的进展。尽管坏死被认为是一种被动且不受调节的细胞死亡形式，但靶向坏死途径具有治疗心脑血管损伤的潜力。

（十）心脏 Ca^{2+} 稳态的改变

糖尿病心肌病中左心室功能障碍之前的 Ca^{2+} 稳态是缓慢衰减的，糖尿病可通过损害 Ca^{2+} 稳态来影响心肌功能。翻译后修饰、胰岛素抵抗、氧化应激、与糖尿病心脏收缩功能相关的收缩蛋白的改变、心脏 ATP 酶活性的降低等因素的多重作用导致钙稳态失衡。

（十一）神经内分泌激素机制

肾素-血管紧张素-醛固酮系统和内皮素-1系统在心力衰竭和糖尿病病理生理学中的作用早已得到认可。糖尿病伴有肾素-血管紧张素-醛固酮通路的上调，导致后负荷增加，这是糖尿病心肌病心脏重构的重要因素。与此一致，许多动物研究表明，抑制肾素-血管紧张素-醛固酮系统的活性限制了糖尿病心肌病的进展。因此，建议使用血管紧张素转换酶抑制剂或血管紧张素受体拮抗剂治疗糖尿病和非糖尿病患者的心力衰竭。此外，糖尿病还与全身自主神经功能的改变和心律的紊乱有关。尽管这些不规则性对神经激素系统有不利影响，但目前没有治疗方法用于在糖尿病心肌病的情况下靶向该系统。

（十二）心脏基因调控的变化

在糖尿病心肌病中，涉及炎症、纤维化、胰岛素信号传导、细胞死亡和代谢的几个基因表达存在差异。微阵列技术的进步促进了广泛的基因表达谱分析，以揭示糖尿病心肌病的遗传机制及其治疗意义。糖尿病心肌病中经常失调的基因总结见图 6-14。

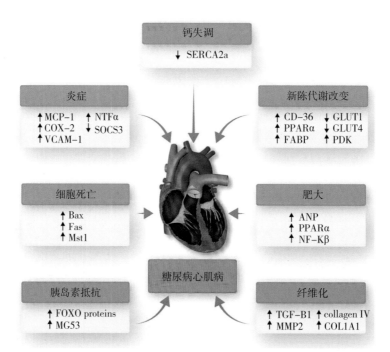

ANP, atrial natriuretic peptide，心房利钠肽；Bax, BCL2 Associated X Protein, BCL2 相关 X 蛋白；CD-36, cluster of differentiation 36，分化抗原簇 36；COL1A1, collagen type I alpha 1, Ⅰ型胶原 α1；collagen Ⅳ，胶原蛋白Ⅳ；COX-2, Cyclooxygenase-2，环氧化酶-2；FABP, fatty-acid-binding protein, 脂肪酸结合蛋白；Fas, factor associated suicide，自杀相关因子；FOXO proteins, Forkhead box O proteins，叉头框蛋白 O 类；GLUT1, glucose transpoter 1，葡萄糖转运蛋白 1；GLUT4, glucose transporter 4，葡萄糖转运蛋白 4；MCP-1，monocyte chemoattractant protein-1，单核细胞趋化蛋白-1；MG53, mitsugumin 53（又称 tripartite motif-containing 72），三结构域蛋白 72；MMP2, matrix metalloproteinase-2，基质金属蛋白酶 2；Mst1，macrophage stimulating 1，巨噬细胞刺激 1；NF-kB, nucle ar factor kappa B，核因子 κB；PDK, pyruvate dehydrogenase kinase，丙酮酸脱氢酶激酶；PPARα, peroxisome proliferator-activated receptor α, 过氧化物酶体增殖物激活受体 α；SERCA2a, sarcoplasmic-endoplasmic reticulum Ca^{2+} ATPase 2a，肌浆网钙 ATP 酶 2a；SOCS3, suppressor of cytokine signalling-3，细胞因子信号转导抑制因子 3；TGF-β1, transforming growth factor beta 1，转化生长因子-β1；TNFα, tumour necrosis factor α，肿瘤坏死因子 α；VCAM-1, vascular cell adhesion molecule 1，血管细胞黏附分子-1。

图 6-14 糖尿病心肌病的基因表达失调

四、糖尿病心肌病的诊断

（一）临床特点

许多糖尿病心肌病病例是亚临床的，患者可能没有任何明显的疾病体征或症状。在早期，当心肌细胞发生亚结构的变化时，只有使用非常敏感的方法才能检测到。随后，心肌纤维化和心肌肥厚，这可能与心肌质量增加和心室肥大等结构改变有关。传统的诊断方法，如超声心动图，可以在这个阶段发现收缩期和（或）舒张期功能障碍。在糖尿病心肌病的晚期，心肌发生明显的纤维化和微循环变化；这一阶段通常与明显的心力衰竭、缺血性心脏病和高血压有关。最近，出现了一些用于检测代谢变化的生物标志物（表6-4）。一般糖尿病心肌病患者的病程在5年以上，多见于中、重度糖尿病患者，无冠心病和高血压性心脏病的临床特点。患者可逐渐出现心悸、呼吸困难、水肿、肝大、颈静脉怒张、腹腔积液等心力衰竭症状。

表6-4 糖尿病心肌病的诊断方法

工具	评估	参数
超声心动图	结构变化	2D 模式用于检测左心室肥大
	功能变化	二尖瓣反流用于舒张功能
		TDI 用于舒张和收缩功能
MRI	结构变化	左心室肥大、心肌脂肪变性
	功能变化	心肌延迟强化对舒张和收缩功能的抑制
	代谢变化	心肌 TG 含量和 PCr/ATP 的 MRS
PET	代谢和血流动力学变化	心肌代谢异常和血流
冠状动脉造影	功能和血流动力学变化	舒张功能、微血管 CAD 的平均 PCWP 和 LVEDP
血清学	结构变化	MMP 和 TIMP 治疗心肌纤维化
	功能变化	用于收缩功能的 mi-RNA
		P Ⅲ NP 治疗左心室功能障碍
		BNP 用于左心室舒张和收缩功能
		肌钙蛋白治疗左心室功能障碍

注：2D，二维超声心动图；CLV，左心室；TDI，组织多普勒成像；MRS，磁共振波谱；TG，甘油三酯；PCr，磷酸肌酸；ATP，三磷酸腺苷；PET，正电子发射断层扫描；PCWP，肺毛细血管楔形压；LVEDP，左心室舒张末期压力；MMP，基质金属蛋白酶；TIMP，MMP 的组织抑制剂；mi-RNA，微核糖核酸；P Ⅲ NP，Ⅲ型前胶原 N 末端肽；BNP，脑利尿钠肽。

（二）心电图

糖尿病心肌病的心电图表现常常缺乏特异性。早期可正常，随着病情的发展可出现多种心律失常、心房肥大、ST 段压低、T 波低平或双向改变。Bildirici 等通过 4 年的随访和多普勒检查，发现 R 波递增不良的 2 型糖尿病患者常出现左室舒张功能异常，射血分数降低。认为 2 型糖尿病伴有心电图的 R 波递增不良，可能是 2 型糖尿病心肌病患者左心室功能障碍的早期表现之一。

（三）超声心动图

超声心动图是一种相对廉价的评估功能和结构性心脏异常的诊断方法。左室舒张功能障碍为糖尿病心肌病超声心动图早期常见的表现。随着病程延长，逐渐可出现左心房增大、心肌局限性回声增强、左心室壁增厚、左心室扩大、运动幅度降低、左心室射血时间缩短，也可表现左室舒张和收缩功能同时受损，并逐渐发展到有临床症状的心力衰竭。

组织多普勒超声成像术是运用高速度低振幅的滤波器探测和评估心肌组织的速率，可用于定量估计区域和整体舒张和收缩期心肌功能。糖尿病心肌病患者多表现为侧壁心肌收缩期峰速度及舒张早期速度减低。糖尿病患者的收缩期，舒张早期和心房收缩期心肌功能受损明显，提示在心力衰竭的临床症状出现和超声心动图发现心肌收缩功能障碍等指标变化之前，TDI 就能够发现 2 型糖尿病患者的心肌收缩和舒张功能障碍，能够为糖尿病心肌病的早期诊断提供可靠的临床依据。

（四）磁共振

MRI 能够检测具有高空间分辨率的心肌结构，并对左心功能做出的客观评价，有助于识别心肌脂肪变性和舒张功能障碍。MRI 发现糖尿病小鼠心肌形态和功能发生损伤，左室收缩末期直径和体积增加，左室射血分数和心排血量减少，左心室灌注速率高峰降低。

（五）心导管检查

心导管检查是评估心室内血流动力学事件的最佳手段，因为通过导管有创记录的舒张功能障碍仍然是舒张性心力衰竭最明确的证据。肺毛细血管平均楔压 > 12 mmHg 或肺舒张末期压 > 16 mmHg 是舒张功能障碍的最佳诊断特征。然而，由于具有高度敏感性和特异性的无创技术的发展，基于导管的糖尿病心肌病诊断很少被使用。冠状动脉造影有助于检测可能与糖尿病心肌病共存或复杂化的冠脉病变。

（六）放射性核素显像

目前，使用放射性核素进行糖尿病心肌病的诊断方法已逐渐运用到临床。如使用门控单光子发射计算机断层扫描进行锝 ^{99m}Tc 标记的心肌胰岛素抵抗的研究；使用灌注剂进行正电子发射断层扫描，观察静息电位和血流压力和冠脉血流储备；放射性核素程序评估有氧和无氧状态下心肌代谢；以及心脏神经传导成像，自主神经病变的研究等。Rijzewijk 等使用正电子发射断层显像评估左心室心肌功能和心肌灌注显影和心肌代谢。发现与正常对照组相比，糖尿病患者左室舒张功能、心肌葡萄糖摄取显著降低，而心肌非酯化脂肪酸的摄取和氧化明显增加。

（七）血清标志物

各种血清/血浆心脏生物标志物水平的改变可能提示一些心肌结构和代谢功能。在不同的研究中报道了正在进行的心脏重构和细胞外基质蛋白的周转之间有很强的相关性。基质金属蛋白酶是一种降解细胞外基质，增加基质周转，并改变几种微核糖核酸的表达，从而诱导心肌的收缩功能障碍。在心肌纤维化中观察到 MMP 水平升高，特别是 MMP-9，以及 MMP 的组织抑制剂水平降低。这些新的生物分子对糖尿病心肌病诊断的临床用途目前正在研究中。血清Ⅲ型前胶原氨基末端肽是体内Ⅲ型胶原周转的指标，被认为是胰岛素抵抗型肥胖受试者左室功能障碍的早期指标。近年来，脑利尿钠肽作为筛选糖尿病患者亚临床心室舒张功能障碍的有用生物标志物。Epshteyn 等显示糖尿病患者血浆 BNP 水平（> 90 pg/mL）诊断左室功能障碍的阳性预测值为 96%。心肌肌钙蛋白是在炎症或缺血性疾病中从损伤心肌释放到循环中的生物标志物。在糖尿病母亲所生的患有心功能障碍和心肌病的婴儿中发现肌钙蛋白 T 水平升高。然而，肌钙蛋白在评估成人糖尿病心肌病患者中的作用尚不清楚。微核糖核酸是协调细胞基因表达的小的非编码 RNA 分子。微核糖核酸的调节失调与糖尿病及其许多并发症有关。在实验性糖尿病模型的心肌细胞中观察到微核糖核酸水平的改变。这些新的生物标志物可能在未来成为糖尿病心肌病患者的预后和诊断方法。

（八）病理学

心肌活检病理学诊断是糖尿病心肌病诊断的可靠依据。在糖尿病心肌病早期即可出现心肌超微结构的改变、毛细血管数量减少、基底膜增厚、微血管数与心肌纤维数比率显著降低；心肌间细、小动脉壁明显增厚，有纤维化及玻璃样变性，管腔明显狭窄；逐渐发展为肌纤维排列的改变，微小心肌细胞凋亡坏死。电镜下观察可见粗大胶原纤维相互连接成网状，排列紊乱，分布不匀，并且有糖原沉积现象；心肌间质胶原沉积增加、心肌纤维增粗、心肌僵硬度增加，最终可导致心肌纤维化。

五、治疗

糖尿病心肌病是糖尿病患者死亡的主要原因之一。早期治疗是控制糖尿病心肌病的关键。目前没有单一的药物可以治疗糖尿病心肌病。大量临床数据显示，严格控制血糖对减少糖尿病患者的心血管疾病发生及死亡风险作用有限，尤其是病程长、年龄大和已经发生过心血管疾病或伴有多个心血管风险因素的患者。然而，对多重危险因素的综合干预可显著降低糖尿病患者心血管疾病的发生和死亡风险。因此，糖尿病心肌病需要进行综合防治：控制血糖，使用肾素–血管紧张素–醛固酮抑制剂、β受体阻滞剂、醛固酮受体拮抗剂、抗氧化剂，调节血脂，进行靶向治疗，接受中医治疗，适当运动等。

（一）降血糖药物对糖尿病心肌病严重程度的影响

虽然降血糖药物可显著改善糖尿病患者的血糖控制，但使用这些疗法并不一定等同于降低发生心力衰竭的风险。这表明，仅降低血糖不足以预防糖尿病心肌病的发展。然而，许多降血糖药物可以改变糖尿病患者心血管并发症的病程（有益/中性/有害）。这些治疗方法对葡萄糖和脂肪酸氧化的影响见图 6–15。

图 6–15 展示了脂肪酸、葡萄糖和酮体代谢，并介绍了体内平衡调节的关键模式。SGLT2i 抑制近端小管中的 SGLT2，从而阻止肾葡萄糖重吸收，促进尿糖的排泄，减少胰岛素释放，增加肝生酮作用，增加循环血酮水平。这些增加的循环血酮随后可以调节心脏酮体的氧化率。二甲双胍的作用方式尚不清楚，尽管它确实刺激抑制 ACC，降低丙二酰辅酶 A 水平并增加脂肪酸代谢的 AMPK。DPP4 抑制剂可防止 DPP4 灭活 GLP-1，从而增加 GLP-1 水平以增强胰腺 β 细胞的胰岛素分泌。GLP-1 受体激动剂同样增加 GLP-1 水平以增加胰岛素分泌。磺胺类药物与 SUR1 结合，因此 K-ATP 通道关闭，使胰岛细胞去极化并增加细胞内钙水平以促进胰岛素的分泌。最后，TZDs 在体内具有广泛的作用，但在这里专注于它在促进葡萄糖代谢和通过与 PPARγ 结合提高胰岛素敏感性和促进参与葡萄糖摄取和代谢的基因转录方面的作用。

1. 二甲双胍

二甲双胍是大多数 2 型糖尿病患者的一线治疗药物。除了在降低血糖方面的主要作用外，二甲双胍还有刺激胰岛素生成、减少炎症的作用，并改善心肌能量代谢。然而，其对心力衰竭发展的影响仍不确定。一些研究表明，二甲双胍禁用于因乳酸酸中毒引起的心力衰竭糖尿病患者。最近一项对 9 项随机对照试验研究的系统评价，研究了二甲双胍对糖尿病患者心力衰竭相关结局的影响，表明二甲双胍有一些有益的作用，但总体证据不足以得出二甲双胍能降低心力衰竭严重程度的可靠结论。其他部分研究表明，二甲双胍治疗不会减缓心力衰竭发展的风险。

2. 磺胺类

磺胺类药物，尤其是老一代的磺胺类药物，会增加 2 型糖尿病患者发生不良事件的风险，并且与低血糖的发生率升高有关。荟萃分析显示，磺胺类药物与死亡率升高有关，但主要不良心血管事件似乎并未受到影响。另一项调查二甲双胍和磺胺类药物与 2 型糖尿病患者全因死亡率和心血管死亡率关联的荟萃分析表明，联合治疗导致心血管住院及致死性和非致死性事件的相对风险增加。同样，一项回顾性队列分析调查了糖尿病患者加用胰岛素或磺胺类药物的情况，表明磺胺类药物会增加非致命性心血管结局和全因死亡率的风险。在 2 型糖尿病患者的二甲双胍和磺胺类联合治疗研究中也观察到了这一点，其中新接受磺胺类药物治疗的患者发生不良心血管事件的风险更高。最近，对 18 项关于磺胺类药物相关心血管事件风险的研究进行的荟萃回归分析发现，磺酰脲类药物治疗会增加心血管死亡和事件的风险。在一项网状荟萃分析中，研究了 167 327 名患者，以评估使用不同磺胺类药物发生心血管事件的风险。格列齐特和格列苯脲的心血管相关死亡率和全因死亡率均低于格列本脲。因此，磺胺类药物存在死亡风险的差异。一项针对 2 型糖尿病患者接受磺胺类药物单药治疗的队列研究进一步证实了这一点，其中格列本脲和格列苯脲与格列齐特、格列吡嗪和甲苯磺丁脲相比不会增加心血管不良事件的风险。

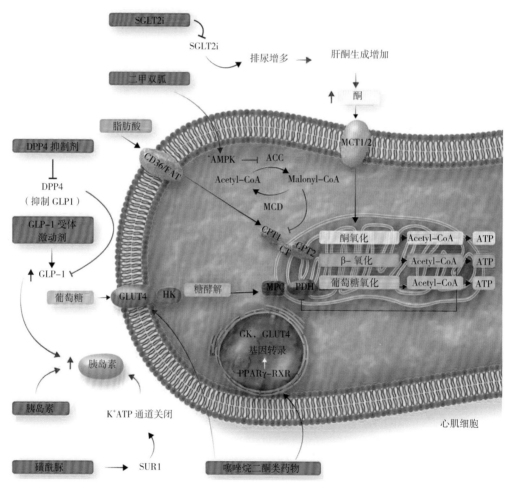

ACC，acetyl CoA car-boxylase，乙酰辅酶 A 羧化酶；Acetyl-CoA，Acetyl coenzyme A，乙酰辅酶 A；AMPK，Adenosine-monophosphate-activated protein kinase，腺苷酸活化蛋白激酶；ATP，Adenosine -triphosphate，三磷酸腺苷；CPT，carnitine palmitoyltransferase，肉碱棕榈酰转移酶；CT，carnitine acylcarnitine translocase，肉碱酰基肉碱移位酶；DPP4，Dipeptidyl peptidase-4，二肽基肽-4；GK，glucokinase，葡萄糖激酶；GLP-1，glucagon-like peptide-1，胰高血糖素样肽-1；GLUT4，glucose transporter 4，葡萄糖转运蛋白 4；HK，Hexokinase，己糖激酶；ketone，酮；malonyl-CoA，Malonyl coenzyme A，丙二酰辅酶 A；MCD，Malonyl-CoA decarboxylase，丙二酰辅酶 A 脱羧酶；MPC，Mitochondrial pyruvate carrier，线粒体丙酮酸载体；PDH，pyruvate decarboxylase，丙酮酸脱氢酶；PPARγ，peroxisome proliferator-activated receptor γ，过氧化物酶体增殖物激活受体 γ；SGLT2i，Sodium - glucose cotransporter 2 inhibitors，钠 - 葡萄糖共转运蛋白 2 抑制剂；SUR1，sulfonylurea receptor1，磺脲类药物受体 1；TZDs，Thiazolidinediones，噻唑烷二酮类药物。

图 6-15　各种降血糖药物及其在心脏背景下的作用方式的摘要

3. 噻唑烷二酮类

已知 TZDs 会导致体液潴留，从而增加充血性心力衰竭的风险。在吡格列酮大血管事件临床试验（PROACTIVE）研究中，有大血管疾病病史的 2 型糖尿病患者被随机分配接受吡格列酮或安慰剂。吡格列酮组心力衰竭的住院率增加，尽管这与较少的心脏缺血事件有关。一项使用雷米普利和罗格列酮药物（DREAM）治疗没有已知心血管疾病的空腹血糖/葡萄糖耐量受损糖耐量减低患者的研究发现，虽然罗格列酮减少了糖尿病和肾脏疾病的发生，但它增加了新发心力衰竭。在罗格列酮评估心脏结局和糖尿病血糖调节（RECORD）试验中，伴或不伴 2 型糖尿病的多中心开放研究发现，罗格列酮使心力衰竭或住院的风险增加了两倍以上。因此，罗格列酮会增加心力衰竭的风险，并且与其他 TZDs 一起，包含有关体液潴留和充血性心力衰竭风险增加的严重警告。

4.GLP-1 受体激动剂

GLP-1 受体激动剂通过模拟 GLP-1 作用来改善糖尿病患者的血糖控制。包括 GLP-1 的部分结构类似物（艾塞那肽），以及其他 GLP-1 类似物（包括利拉鲁肽、利司那肽和司美格鲁肽）。其中一些 GLP-1 类似物在介导糖尿病患者心力衰竭风险方面具有功效，如多项 Ⅲ / Ⅳ 期大规模双盲随机临床试验的结果所示。艾塞那肽降低心血管事件研究（EXSCEL）试验表明，艾塞那肽在有心血管风险的 2 型糖尿病患者中不会增加其总体风险，并且 MACE 的发病率没有恶化。在利司那肽治疗（EXLXA）试验期间，急性冠脉综合征后 2 型糖尿病患者的心血管结局评估显示了类似的结果，其中利司那肽治疗显示对近期发生急性冠状动脉事件的 2 型糖尿病患者的 MACE 没有影响。相比之下，利拉鲁肽对糖尿病的作用和 LEADER 试验显示，在心血管高危 2 型糖尿病患者中，MACE 的风险较低，包括心血管原因引起的死亡率、非致死性心肌梗死或非致命性脑卒中的风险。此外，评估司美格鲁肽在 2 型糖尿病受试者中的心血管和其他长期结局的研究（SUSTAIN-6）显示，在心血管风险高的 2 型糖尿病患者中，心血管死亡率、非致死性心肌梗死或非致命性脑卒中的发生率显著降低。然而，GLP-1 对心力衰竭治疗（FIGHT）功能影响试验的结果显示，在最近住院的心力衰竭和射血分数降低的患者中，利拉鲁肽没有改善住院后的临床稳定性。有关利拉鲁肽对稳定型慢性心力衰竭患者心室功能影响的检查也表明，利拉鲁肽没有改善左室射血分数或收缩功能，并且与心率增加和更严重的心血管不良事件有关。综合起来，这让人质疑利拉鲁肽在预防糖尿病心肌病方面的益处。

5.DPP4 抑制剂

基于肠促胰岛素的疗法已成为糖尿病管理的一种新型治疗方法，抑制二肽基肽酶 4（DPP4）用于防止 GLP-1 的切割和失活。DPP4 抑制剂增加胰腺 β 细胞的胰岛素分泌，从而改善胰岛素耐受性和葡萄糖控制。目前的 DPP4 抑制剂包括维格列汀、西格列汀和沙格列汀，在降低 HbA1c 水平方面，以及改善糖尿病患者糖耐量的疗效相似。尽管 DPP4 抑制剂在改善血糖控制方面有效，但 DPP4 抑制剂在改善糖尿病患者心力衰竭结局方面的疗效尚不清楚。研究表明 DPP4 抑制剂在降低糖尿病患者心力衰竭风险方面的有益作用很小，并支持某些 DPP4 抑制剂对患者可能是安全的。然而，DPP4 抑制剂的心血管安全性和有效性有待进一步阐明。

6.SGLT2i

SGLT2i 可防止肾脏近端小管中的葡萄糖重吸收，从而增加尿液排泄葡萄糖并改善血糖控制。三种获批临床使用的 SGLT2i 包括恩格列净、达格列净和卡格列净。最近，大规模的临床试验显示，在 2 型糖尿病和非糖尿病患者中，心脏保护作用独立于其抗高血糖作用。恩格列净心血管结局事件试验在 2 型糖尿病患者中的结果（EMPA-REG 结果）显示，与安慰剂相比，恩格列净治疗的心血管原因、非致死性心肌梗死或非致命性脑卒中的死亡率较低，并且总体死亡率和心力衰竭住院率降低。卡格列净心血管评估研究（CANVAS）和达格列净对心肌梗死患者心血管事件溶栓的影响 58（DECLARE-TIMI58）试验支持 EMPA-REG 结局研究的结果。CANVAS 试验显示，心血管疾病风险升高的 2 型糖尿病患者发生心血管事件的风险较低，而 DECLARE-TIMI58 试验显示，患有心血管疾病或心血管疾病高风险的 2 型糖尿病患者的心血管死亡和心力衰竭住院率有所降低，尽管它并没有降低 MACE 的发生率。有趣的是，达格列净和心力衰竭不良结果预防（DAPA-HF）试验显示，心力衰竭患者的死亡风险降低，射血分数降低，伴或不伴 2 型糖尿病。这些结果得到了慢性心力衰竭患者恩格列净结局试验和射血分数降低（EMPEROR-降低）试验的支持。综合来看，临床试验的证据表明，SGLT2i 作为一种治疗策略来管理糖尿病和相关心血管疾病、心力衰竭及其风险具有安全性和有效性。

7. 胰岛素

虽然胰岛素是治疗 1 型糖尿病的一线疗法，但只有当口服降血糖药物和生活方式无法建立血糖控制时，胰岛素才能用于治疗 2 型糖尿病患者。有人认为，接受胰岛素治疗的 2 型糖尿病患者心力衰竭患病率和心血管死亡率增加。评估胰岛素治疗对糖尿病患者心血管疾病的影响一直是最近一些临床试验的重点。例如，ORIGIN 试验（初始甘精胰岛素干预降低结局）调查了甘精胰岛素与标准治疗相比对心血管风险高的 2 型糖尿病患者的影响。试验数据是中性的，接受甘精胰岛素和标准治疗的心血管结局发生率相似。虽然提高循环胰岛素水平可以恢复衰竭心脏的心脏胰岛素敏感性，提高心脏效率并降低心血管死亡率，但目前缺乏直接获得这种可能性的前瞻性研究。

（二）心力衰竭药物对血糖的影响

1. 肾素 - 血管紧张素 - 醛固酮抑制剂

血管紧张素转换酶抑制剂已被证明可以通过增加 GLUT4 易位。用 ACE 抑制剂替莫卡普利治疗的糖尿病小鼠显示血浆葡萄糖和胰岛素水平降低，骨骼肌葡萄糖摄取增加及 GLUT4 向质膜易位增加。在一项针对动脉高血压的 2 型糖尿病患者的单盲交叉设计研究中，血管紧张素转换酶抑制剂卡托普利提高了胰岛素敏感性并改善了血糖控制。然而，虽然血管紧张素转换酶抑制剂可改善血糖控制效果，但一项针对糖尿病患者的病例对照研究发现，血管紧张素转换酶抑制剂与严重低血糖住院率增加有关。

2. 降脂药

他汀类药物有诱发高血糖的倾向，并已被证明会导致动物和人类葡萄糖耐受不良。例如，用阿托伐他汀或辛伐他汀治疗的糖尿病大鼠表现出高血糖和葡萄糖耐受不良。在一项针对 9 例接受他汀类药物治疗的患者试验的荟萃分析中，平均 HbA1C 升高了 0.12%，表明他汀类药物治疗糖尿病的风险略有增加。另一项调查他汀类药物治疗对 HbA1C 水平及空腹血糖的影响的荟萃分析中，他汀类药物增加了 HbA1C。具体而言，匹伐他汀改善了血糖控制，而阿托伐他汀恶化了血糖控制。

3. β 受体阻滞剂

β 肾上腺素能刺激促进胰岛素和胰高血糖素释放，而 α 肾上腺素能刺激抑制胰岛素和胰高血糖素分泌。因此，β 肾上腺素受体拮抗作用抑制胰岛素释放，并可能恶化血糖控制，特别是在低血糖期间。β 受体阻滞剂的选择性产生明显的代谢作用，某些 β 受体阻滞剂可通过延迟葡萄糖恢复时间来加剧低血糖发作。一项回顾性研究监测了接受卡维地洛或选择性第二代 β 受体阻滞剂（美托洛尔或阿替洛尔）的患者的血糖，发现 β 受体阻滞剂，特别是美托洛尔或阿替洛尔，会增加这些住院患者发生低血糖的概率。在高血压糖尿病患者中，用普萘洛尔或美托洛尔治疗导致平均血糖升高 1.0～1.5 mM。一项针对糖尿病和高血压患者的随机双盲平行组试验显示，美托洛尔可增加平均 HbA1C，但卡维地洛可改善胰岛素敏感性。第三代非选择性 β 受体阻滞剂（卡维地洛）具有胰岛素增敏特性并改善血糖控制，而第二代选择性 β₁ 受体阻滞剂（美托洛尔）则恶化血糖控制。为了强调 β 受体阻滞剂之间的不同益处，非血管舒张 β 受体阻滞剂（美托洛尔、普萘洛尔和阿替洛尔）已被证明会恶化血糖控制，而血管舒张 β 受体阻滞剂（卡维地洛、拉贝洛尔、奈比洛尔）可改善血糖状况。

4. 醛固酮受体拮抗剂

醛固酮信号传导的活性增强通过触发纤维化和胰岛素抵抗，参与了糖尿病患者心力衰竭的发展。使用醛固酮受体拮抗剂螺内酯治疗扩张型心肌病患者可减少心脏中胶原蛋白的积累，并改善左心室功能。同样，拮抗醛固酮可改善高血压心肌病患者的舒张功能并限制纤维化和代谢综合征。依普利酮被证明可以限制 HIV 患者炎症和胰岛素抵抗的生物标志物。醛固酮受体拮抗剂在糖尿病心肌病小鼠模型中也表现出减少细胞凋亡和改善舒张功能的良好效果。醛固酮拮抗剂对糖尿病诱发心力衰竭患者的舒张功能、心脏胰岛素抵抗和炎症的影响尚未确定。

（三）其他治疗方式

1. 靶向治疗、基因治疗

糖尿病引起的胰岛素抵抗、心脏能量代谢改变、ROS 生成、炎症、细胞死亡途径、神经激素机制、晚期糖化终产物积累、脂毒性、糖毒性和翻译后修饰的扰动促进了糖尿病心肌病的发展。靶向这些通路是降低患糖尿病心肌病可能性的潜在治疗方法。

近年来，在调节体内特定心脏基因或非编码 RNA 的表达的可能性方面取得了很大的进步，开辟了调节糖尿病心肌病发展/进展中关键参与者表达的可能性。

2. 抗氧化应激

抗氧化剂可以减少活性氧生成量，加速活性氧清除，减少糖尿病心肌损伤。过氧化物酶体增殖体激活受体 α（PPARα）激动剂和锌、硒元素等抗氧化剂有助于糖尿病心肌病的预防与治疗。维生素 E 和维生素 C 可以减少脂肪酸氧化，减少活性氧产量并清除活性氧，有助于阻止糖尿病引起的心肌功能障碍。研究发现 α- 硫辛酸治疗后糖尿病大鼠心肌丙二醛含量显著减少，线粒体还原型谷胱甘肽含量、超氧化物歧化酶活性增加；并且心肌 TUNEL 阳性细胞、凋亡相关基因 caspase-9 表达及线粒体细胞色素 C 的释放显著减少，显著改善心肌细胞结构的紊乱。表明 α– 硫辛酸可以有效地减轻心肌氧化应激，减少心肌细胞凋亡。

3. 中医中药

随着现代医学的发展，中医药对糖尿病心肌病也有深入的研究。研究表明丹参酮 ⅡA 对糖尿病心肌病的作用是通过 TGF-β1/Smad 途径，减轻线粒体超微结构的变化，抑制心肌细胞凋亡，能够提高左室射血分数，以及左室收缩末压，左室舒张压也显著增加，显著改善左心室功能。

4. 运动

目前研究显示，运动是改善糖尿病心肌损害的重要的非药物干预措施。它可以通过改善心肌代谢、增强 Ca^{2+} 调控、保护细胞内线粒体功能等，实现抑制心肌细胞凋亡、心肌微血管病变、心肌纤维化等作用，最终缓解糖尿病并发症的发生、发展。运动可延缓甚至逆转糖尿病心肌病进展及心肌重构，防止其转变为心功能不全甚至心力衰竭。作为治疗糖尿病的基本措施之一，运动在心血管保护方面发挥重要作用。高糖所致的心肌凋亡、心肌纤维化、血流动力学障碍等均可经运动改善甚至逆转。运动可通过改善心肌细胞代谢、抑制细胞凋亡、缓解氧化应激损害、改善心肌纤维化及微血管障碍而达到保护心肌的作用，最终延缓甚至逆转心肌损伤。目前研究一致认为运动是防治糖尿病及其并发症有效且经济的一种方式。此外，运动的益处亦取决于不同的运动强度。所以，建议在相关医务人员的指导下进行适量的运动，以保证获得最大的运动效益。研究显示，运动在糖尿病心肌病的早期防治中发挥重要作用。适量的运动可以降低血糖，提高胰岛素敏感性，抑制心肌纤维化，改善氧化应激，最终改善心功能。

参考文献

[1] 吴晓明.胰高血糖素样肽 1 的抗糖尿病心肌病作用 [J].中国糖尿病杂志，2014，6（11）：834-837.

[2] KARWI Q G，HO K L，PHERWANI S，et al. Concurrent diabetes and heart failure：interplay and novel therapeutic approaches[J]. CARDIOVASC RES，2022，118（3）：686-715.

[3] 柯静，赵冬，陈燕燕.2 型糖尿病与心力衰竭的关系：美国心脏病学会第70届科学年会热点报道[J].中华内分泌代谢杂志，2021，37（11）：1029-1034.

[4] 中国老年 2 型糖尿病防治临床指南编写组，中国老年医学学会老年内分泌代谢分会，中国老年保健医学研究会老年内分泌与代谢分会，等.中国老年 2 型糖尿病防治临床指南（2022 年版）[J].中华内科杂志，2022，61（1）：12-50.

[5] SUN Y H，CHEN K.CHEN X，et al. Expert consensus on the management of diabetic patients with cardiovascular diseases[J]. Zhonghua Nei Ke Za Zhi，2021，60（5）：421-437.

[6] 中华医学会糖尿病学分会，国家基层糖尿病防治管理办公室.国家基层糖尿病防治管理指南（2022）[J].中华内科杂志，2022，61（3）：249-262.

[7] TAYANLOO-BEIK A，ROUDSARI P P，REZAEI-TAVIRANI M，et al. Diabetes and Heart Failure：Multi-Omics Approaches[J]. Front Physiol，2021，12：705424.

[8] PARK J J. Epidemiology，Pathophysiology，Diagnosis and Treatment of Heart Failure in Diabetes[J]. Diabetes Metab J，2021，45（2）：146-157.

[9] LOPASCHUK G D，KARWI Q G，TIAN R，et al. Cardiac Energy Metabolism in Heart Failure[J]. Circ Res，2021，128（10）：1487-1513.

[10] PARIM B，SATHIBABU UDDANDRAO V V，SARAVANAN G. Diabetic cardiomyopathy：molecular mechanisms，detrimental effects of conventional treatment，and beneficial effects of natural therapy[J]. Heart Fail Rev，2019，24（2）：279-299.

[11] JIA G，HILL M A，SOWERS J R. Diabetic Cardiomyopathy：An Update of Mechanisms Contributing to This Clinical Entity[J]. Circ Res，2018，122（4）：624-638.

[12] LEE W S，KIM J. Diabetic cardiomyopathy：where we are and where we are going[J]. Korean J Intern Med，2017，32（3）：404-421.

[13] 林延艳，赵林双.运动改善糖尿病心肌病的机制 [J].国际内分泌代谢杂志，2017，37（3）：207-209，216.

[14] HUYNH K，BERNARDO B C，MCMULLEN J R，et al. Diabetic cardiomyopathy：mechanisms and new treatment strategies targeting antioxidant signaling pathways[J]. Pharmacol Ther，2014，142（3）：375-415.

[15] BORGHETTI G，VON LEWINSKI D，EATON D M，et al. Diabetic Cardiomyopathy：Current and Future Therapies. Beyond Glycemic Control[J]. Front Physiol，2018，9：1514.

（钟晓卫　覃萌）

第五节　肥厚型心肌病

肥厚型心肌病（hypertrophic cardiomyopathy，HCM）是一种常见的原发性心肌病，以心肌肥厚和室间隔不对称增厚为特点。HCM 患者的临床表现差异较大，可从无症状到心力衰竭、心律失常和猝死等严重并发症。HCM 的诊断和治疗仍面临诸多挑战，包括病因和病理生理机制的研究、早期诊断和风险评估、药物和非药物治疗等方面。

HCM 的发病率较高，对患者的生活质量和预后造成严重影响。特别是 HCM 导致的心力衰竭，已成为心血管疾病的重要死因之一。因此，深入探讨 HCM 与心力衰竭的关系，阐明其病理生理学过程，以及寻求有效的治疗方法，对于改善 HCM 患者的生活质量和预后具有重要意义。

本章节系统阐释肥厚型心肌病的流行病学、形态学特征、发病机制、临床表现等方面的研究进展，特别关注肥厚型心肌病与心力衰竭的关系，分析肥厚型心肌病致心力衰竭的病理生理学过程，并探讨目前的治疗策略。

一、病因与遗传学

肥厚型心肌病的遗传学研究在过去的几十年里取得了显著进展，揭示了许多与疾病相关的基因突变。然而，肥厚型心肌病的遗传学仍然复杂，部分患者的遗传原因尚未明确。

（一）肥厚型心肌病的遗传模式

肥厚型心肌病主要表现为常染色体显性遗传，这意味着患者只需从父母其中一方继承一份异常基因，就可能发病。然而，研究表明，部分肥厚型心肌病患者的遗传模式可能是复杂的，包括多基因遗传和表观遗传。

（二）肥厚型心肌病相关基因

迄今为止，已有超过 1500 种已知的与肥厚型心肌病相关的基因突变。这些突变主要涉及编码心肌纤维的肌球蛋白基因，其中，两个最常见的基因是 β 肌球蛋白重链基因（*β-myosin heavy chain*，*MYH7*）和心脏型肌球蛋白结合蛋白 C（*myosin binding protein C*，*MYBPC*）3 基因，在肥厚型心肌病患者中被鉴定出的比例为 70%，而其他基因各自只占一小部分（1%～5%）。大部分的基因突变呈现出专一的家族聚集性，而非大部分肥厚型心肌病家族广泛共有。受影响家庭成员的每一个后代都有 50% 的概率继承这个突变。尽管带有病原性变体的家庭成员发展成临床肥厚型心肌病的可能性很高，但疾病表现出现的年龄在每个人中都是变化的。

（三）基因型－表型关联

肥厚型心肌病患者的临床表现差异较大，基因型与表型之间的关联尚不完全清楚。然而，一些研究发现，不同基因突变的肥厚型心肌病患者可能存在不同的临床特征和预后。例如，*MYH7* 基因突变与较轻的病程和较低的猝死风险相关；而 *MYBPC3* 基因突变可能与较严重的病程和较高的猝死风险相关。

（四）肥厚型心肌病的其他致病原因

在肥厚型心肌病患者中，有 30%～60% 的人能够确定有致病基因。大部分肥厚型心肌病患者目前并未找到他们的疾病的遗传病因，既往有研究报道，高达 40% 的患者没有明确的家族史。这些结果表明，其他新的病理生理机制可能与这些肥厚型心肌病患者的表型主要相关。

（五）遗传筛查

针对肥厚型心肌病的遗传筛查在家族性病例中具有重要意义，可以帮助识别患者的亲属中是否存在病变基因携带者。对于这些家庭成员，如果他们的基因检测结果是阴性，则没有遗传到家族肥厚型心肌病突变，因此他们的肥厚型心肌病风险很低。如果这些家庭成员的基因检测结果是阳性，那么他们就应该接受定期的心脏检查，以便在早期就能发现疾病的迹象。

二、流行病学

肥厚型心肌病是最常见的遗传性心脏疾病，国外的研究显示肥厚型心肌病的患病率约为 1/500。21 世纪初，我国一项研究显示肥厚型心肌病患病率约为 80/100 000。肥厚型心肌病患病率很可能被低估，原因是许多无症状患者未明确诊断，以及早期心脏超声检查不够敏感，实际上肥厚型心肌病的患病率据估计至少为 1/200。

最近一项研究对 1961—2019 年被诊断为肥厚型心肌病的 7286 例患者进行分析，研究显示年龄＞60 岁的诊断比例有显著增加，从 2000 年前的 9.2% 增加到 2010 年后的 31.8%。中国医学科学院阜外医院单中心研究发现，肥厚型心肌病从 2016 年起成为该院门诊和住院患者最常见的心肌病类型，占心肌病门诊及住院患者的 45%，并且呈持续上升态势。也就是说，随着检查手段的进步，肥厚型心肌病的实际患病率也在增加，尤其对年轻时症状不明显而漏诊的老年人来说，这个趋势更加明显。

肥厚型心肌病的患病率也受性别和种族的影响。男性在肥厚型心肌病群体中的占比高于女性。这可能是由于女性肥厚型心肌病患者需要相对更大的肥厚程度才能达到诊断的室壁厚度阈值（15 mm）。所以女性患者往往确诊时年龄更大、症状更重，且死亡率更高。尽管肥厚型心肌病的患病率在不同种族和地理区域中具有一定的稳定性，但某些特定种群的患病率可能会更高。例如，美国黑种人肥厚型心肌病患病率是白种人的两倍，且死亡率更高；而实际上黑种人患病率可能更高，因为这一种族高血压患病率过高，使心肌肥厚被错误归因，导致真正的肥厚型心肌病患病率被低估。

三、形态学

肥厚型心肌病形态学表现是指在心脏结构和组织学水平上观察到的异常表现。肥厚型心肌病的形态学表现具有较大的异质性，包括心肌肥厚的部位、程度和形态，心脏腔室的大小和形状，以及细胞和细胞外基质的改变等。

（一）心肌肥厚

心肌肥厚是肥厚型心肌病的核心形态学表现，通常定义为左室心肌厚度超过正常值（＞15 mm）。心肌肥厚可呈局限性、弥漫性或不对称性，其中室间隔肥厚最为常见，约占 70%。心尖部肥厚约占 25%，还有少数患者表现为其他部位的局限性肥厚或全心肌肥厚。

（二）左室腔室大小和形状

肥厚型心肌病患者的左室腔室大小和形状常常发生改变。左室腔室常呈正常、减小表现，少见扩张。左室流出道可能因心肌肥厚而变窄，甚至导致左室流出道梗阻（left ventricular outflow tract obstruction，LVOTO）。

（三）右室和心房改变

肥厚型心肌病患者的右室和心房也可能发生形态学改变。右室肥大较少见，但可在部分肥厚型心肌病患者中观察到。左、右心房可能因肥厚型心肌病的心功能不全、心瓣膜功能不全等而发生扩大，尤其是左心房扩大较为常见。

（四）心瓣膜改变

肥厚型心肌病患者可能出现心瓣膜结构和功能的改变。二尖瓣膜可呈现形态异常，如增厚、增长或移位。肥厚的室间隔可能导致二尖瓣膜的收缩性运动异常，引发二尖瓣关闭不全和反流。主动脉瓣膜的形态和功能通常保持正常，但在部分肥厚型心肌病患者中也可能出现异常。

（五）冠状动脉改变

肥厚型心肌病患者可能伴有冠状动脉的形态学改变。冠状动脉可能因心肌肥厚、室间隔厚度增加而受压、扭曲或移位。此外，部分肥厚型心肌病患者的冠状动脉内膜可能出现增厚、纤维化或钙化，导致血管腔狭窄和局部供血不足，可能导致心绞痛症状。

（六）细胞和细胞外基质改变

肥厚型心肌病患者心肌组织的细胞和细胞外基质也可能发生改变。心肌细胞可呈肥大、形状不规则、排列紊乱等表现，称为肥大性心肌细胞重构。此外，心肌细胞间的纤维化程度可能增加，导致心肌的弹性降低、顺应性减弱。

四、病理生理机制

肥厚型心肌病患者可能出现心力衰竭、猝死等多种临床症状，肥厚型心肌病疾病发展的病理生理机制涉及多个方面。本文将探讨以下几个方面的病理生理机制：①心脏顺应性降低；②左室流出道梗阻；③心肌缺血；④二尖瓣反流；⑤心肌纤维化。

（一）心脏顺应性降低

约 80% 的肥厚型心肌病患者在心脏超声检查中表现为左心室舒张及充盈受损，这一现象出现的可能原因有心室负荷高、心室压力高、心室收缩和舒张的不均匀性，以及细胞内钙再摄取异常。心肌肥厚、心肌缺血与心肌纤维化也会引起心脏顺应性降低。由于心脏顺应性降低，心室在舒张期无法充分扩张，进而减少了心室舒张末期容积，导致心排血量减少。此外，舒张功能障碍还可能导致左心房压力增高，进一步引发肺淤血和心力衰竭；并且随着心室心肌舒张受损，心室充盈可能更依赖于心房收缩，这些患者一旦出现房性心律失常，其心力衰竭症状可能更加明显。CMR 中 LGE 可以显示心肌纤维化和瘢痕，提示存在舒张功能障碍及左室重塑。舒张功能障碍可能导致运动耐受性降低或心力衰竭症状，这与 LVOTO 具有相互独立的预后影响。对于左室收缩功能良好的非梗阻性肥厚型心肌病患者，其发生心力衰竭的机制可能与舒张功能不全相关。

（二）左室流出道梗阻

LVOTO 的诊断主要依赖于超声心动图，通常将峰值左室流出道压力梯度大于或等于 30 mmHg 视为梗阻的存在。60%～70% 的肥厚型心肌病患者存在 LVOTO。LVOTO 会直接降低心排血量，进而诱发心力衰竭，同时高左室内压力可能加重左室肥大、心肌缺血和延长心室舒张时间。然而流出道梗阻与明确的猝死因素之间的相关性很小。

导致 LVOTO 的主要机制是肥厚的室间隔直接引起的左心室流出道狭窄，进而异常的血流向量动态地将二尖瓣前叶拉扯前移。同时二尖瓣及其邻近组织的解剖结构改变（如乳头肌前移、长瓣叶），使得瓣膜更容易受到异常血流向量的影响。这些解剖学异常引起左室流出道狭窄、二尖瓣前叶发生收缩期前移，最终引起 LVOTO、心室高压，以及二尖瓣反流。

肥厚型心肌病中的 LVOTO 是动态变化的，主要受到前后负荷和收缩力的影响。增加心肌收缩力、降低前负荷或后负荷都会增加左室流出道的压力阶差。降低心肌收缩力（如应用 β 受体阻滞剂）、增加容量（如下蹲动作）可以减小压力阶差。而心肌收缩力增强（如应用异丙肾上腺素、多巴酚丁胺等正性肌力药物，或进行体育运动），以及减少容量（如应用硝酸甘油、做 Valsalva 动作、脱水、失血）则会增加压力阶差。另外，进行进食难以消化的食物和少量饮酒也可能会引起压力阶差的瞬间增加。正是因为这些日常的活动会引起压力阶差的自发性变化，因此，即使患者静息梯度峰值不高，也可能需要使用诱发手段来诱发 LVOTO。这些操作包括站立、做 Valsalva 动作、使用药物或运动（空腹或餐后），同时进行超声心动图检查以记录梯度与二尖瓣收缩前移。

（三）心肌缺血

由于心肌氧供应和需求之间的失衡，肥厚型心肌病患者容易出现心肌缺血。心肌肥厚、微血管功能障碍伴随冠状动脉血流储备减少、心肌内小动脉的中膜肥厚及其密度降低是常见的病理表现。LVOTO会加重这一现象。如果同时合并严重的冠状动脉粥样硬化则会加重供需失衡，并影响预后。心肌缺血会促使心室瘢痕形成及左室重构，在CMR成像上表现为LGE。心尖部心肌缺血和梗死可能是导致左心室室壁瘤发展的机制之一，增加了心力衰竭和室性心律失常的风险。

（四）二尖瓣反流

二尖瓣反流的原因可能是LVOTO继发或者二尖瓣解剖结构异常。在由LVOTO继发的二尖瓣反流中，二尖瓣前叶收缩期前向运动（systolic anterior motion，SAM）导致叶片边缘无法完全贴合，反流束主要发生在收缩中晚期，方向向后方或侧方。影响LVOTO严重程度的因素也可能影响二尖瓣反流的程度。二尖瓣及其邻近组织的解剖异常也很常见，包括过长的叶片、乳头肌异常插入和前移的乳头肌等。

（五）心肌纤维化

肥厚型心肌病患者心肌纤维化的程度与心力衰竭的发生和严重程度密切相关。心肌纤维化可能由基因突变、心肌缺血、心肌细胞凋亡和炎症等多种原因引起。心肌纤维化导致心肌弹性降低，心脏顺应性下降，进一步加重舒张功能障碍。此外，心肌纤维化还可能引起心脏传导系统异常和心律失常，加重心力衰竭的症状。

五、临床表现

（一）病程

肥厚型心肌病在整个生命周期都可出现临床表现。大多数肥厚型心肌病患者的预期寿命与普通人相当，无症状的患者无须将异性的治疗。近一半的患者初诊时无明显的临床症状。有许多肥厚型心肌病患者60多岁才被发现，且没有或很少伤残。规范管理下的肥厚型心肌病总死亡率可以降到每年0.5%。

30%～40%的患者会经历不良事件，包括：①猝死事件；②由LVOTO或舒张功能障碍导致的缺血或充血性心力衰竭症状；③与收缩功能障碍相关的心力衰竭症状；④房颤伴发栓塞性脑卒中的风险。然而，对于有风险或发展为这些疾病相关并发症之一的患者，应用现代心血管治疗和干预措施已经将肥厚型心肌病的死亡率降低到每年＜1.0%。降低死亡率的主要治疗举措之一是识别出肥厚型心肌病猝死高风险人群，并安置ICD。随着肥厚型心肌病的猝死率下降，心力衰竭逐渐成为肥厚型心肌病管理与治疗的重点。

（二）症状与体征

肥厚型心肌病的临床症状个体差异较大，有些患者终身无症状，有些患者很年轻即发生猝死。肥厚型心肌病常见的临床症状主要包括下述几种。①呼吸困难：肥厚型心肌病患者在进行运动时，可能会出现呼吸急促、乏力、心慌等症状。这些症状可能是由心肌肥厚导致的心脏充盈不足，从而影响心脏的泵血功能。②胸痛：一些肥厚型心肌病患者可能会感到持续或间歇性的胸痛，尤其是在运动时。胸痛可能是由于心肌缺血，即心肌的氧气需求超过了冠状动脉的供氧能力。③心悸：肥厚型心肌病患者可能会出现各种心律失常（如房颤、心动过速或心动过缓），这些心律失常可能导致心慌、乏力、气短等症状。④晕厥：部分肥厚型心肌病患者在运动或情绪激动时可能会出现昏厥或晕厥，这可能是由于心排血量减少或心律失常引起的。⑤猝死。

肥厚型心肌病的体征与疾病状态相关，如果存在左室流出道梗阻，可在患者胸骨左缘第 3～第 4 肋间闻及较粗糙的喷射性收缩期杂音，嘱患者行 Valsalva 动作可使杂音增强。肥厚型心肌病患者可能并发心律失常，这在听诊中可闻及。

（三）心力衰竭

心力衰竭是肥厚型心肌病的常见并发症，与肥厚型心肌病患者死亡风险增加独立相关。肥厚型心肌病的心力衰竭以 HFpEF 为主，研究显示 43.5% 的肥厚型心肌病患者可进展为 HFpEF。这类心力衰竭的患者，几乎不出现肺水肿和周围水肿、容量过载的情况，因此，他们很少需要急性住院治疗，而且通常表现出保持良好的收缩功能。需注意的是，肥厚型心肌病患者心腔容量相对较小，所以在 EF 接近正常下限时每搏输出量可能不足，从而引起典型充血性心力衰竭症状。

一些患者最终表现为 HFrEF，本质是心室纤维化及左室重塑导致室腔扩大和心室壁变薄。这与潜在致命的室性快速心律失常及晚期心力衰竭症状的风险增加有关。患者往往反复出现心力衰竭症状，如果患者达到 NYHA 心功能分级 III～IV级，预后比 HFpEF 差。当患者 EF 低于 50% 时，患者每年死亡率增加 11%。

（四）房性心律失常

至少有 20% 的肥厚型心肌病患者会发生房性心律失常，主要表现为房颤。索他洛尔、胺碘酮通常用作抗心律失常药物。肥厚型心肌病合并房颤患者接受导管消融治疗，单次手术 3～4 年内复发率约为 70%。与心肌切除手术同时进行的外科消融治疗可能略微更有效（复发率为 36%～51%）。合并房颤的肥厚型心肌病患者有血栓栓塞风险，未经抗凝治疗或依从性差的患者，血栓栓塞事件的发生率比接受规律抗凝治疗的患者高出 7 倍以上。

（五）猝死

猝死常为肥厚型心肌病的初发症状。肥厚型心肌病猝死最常发生于青少年和年龄小于 35 岁的年轻人，换言之，年龄大的患者其猝死风险反而更低。猝死通常是由室性心动过速、心室颤动导致。对于肥厚型心肌病患者来说，猝死危险分层是必要的，识别高危患者并及时置入 ICD 能降低死亡风险。评估肥厚型心肌病患者猝死风险的主要方法，包括临床风险因素评估、CMR。临床风险因素包括年龄、家族猝死史、个人史、心肌肥厚程度、左室流出道压力梯度、室性心律失常等。CMR 可以发现心肌纤维化、心脏结构异常等潜在危险因素。

六、诊断

（一）心电图

大多数肥厚型心肌病患者都会出现心电图异常。但这种异常表现多种多样且非特异性，没有一种典型的表现。最常见的表现是电压升高、ST-T 改变。其他异常包括突出的下壁或侧壁 Q 波、左轴偏移，以及 P 波异常（包括左或右房异常）。还可能出现类似于预激综合征的预激波。心尖肥厚型心肌病患者的心电图 V_3～V_6 导联会出现巨大的负性 T 波。如果肥厚型心肌病患者心电图正常，可能与良好的心血管疾病病程正相关。

（二）实验室检查

肥厚型心肌病合并症状性心力衰竭的患者 BNP 水平呈上升趋势，且随着心力衰竭严重程度的增加而增加，因此可以协助诊断肥厚型心肌病是否合并心力衰竭，以及对疾病进展与预后进行评估。

血清肌钙蛋白 I 和肌钙蛋白 T 检测在肥厚型心肌病诊断中具有预测价值。超敏肌钙蛋白 T 水平较高与左室壁厚度增加和舒张功能恶化呈正相关。这种生物标志物还与心血管死亡、心力衰竭住院率、持续性室性心动过速、栓塞性事件，以及随访期间心功能下降风险增加相关。

（三）影像学检查

影像学检查在肥厚型心肌病的诊断和预后中起着核心作用。尽管家族史、症状、体格检查和心电图都可以是提示性因素，但它们都不是诊断肥厚型心肌病所必需或充分的条件。在没有其他原因的情况下，存在左室肥大（舒张期左室壁厚度＞15 mm）可确认诊断。如果有明确疾病的亲属，无法解释的心壁厚度 ≥ 13 mm 就足以确诊。常用的两种影像学方法是二维超声心动图和高分辨率心脏磁共振。

1. 超声心动图

超声心动图的一个优点是能够评估心室、瓣膜和流出状态。使用连续波、脉冲波和彩色多普勒技术，超声心动图可以准确估计流出道梯度和瓣膜反流程度。在肥厚型心肌病中，二尖瓣及其邻近结构的异常很常见，其叶片更长，并且可能存在乳头肌异常。在左室流出道梗阻的患者中，二尖瓣收缩期前向运动产生一个动态的、偏心的、朝后定向的反流喷射，这一点需要通过超声与二尖瓣本身的病变相鉴别。

静息状态下流出道梯度 ≥ 30 mmHg 是心力衰竭症状的独立预测因素。而肥厚型心肌病中 LVOTO 的动态特性增加了影像学评估的复杂性。诱发 LVOTO 的方法包括做 Valsalva 动作、药物诱发等。在超声心动图上的最大瞬时左室流出道梯度与心导管检查时的峰值梯度评估有很好的相关性。

2. CMR

CMR 比超声心动图具有更高的空间分辨率。CMR 的图像不受体型、胸壁形状和肺实质影响，而这些因素都限制了超声心动图的声学窗口。不过由于 CMR 的图像质量取决于心脏和呼吸门控，某些时候需要长时间的呼吸暂停，一些患者可能无法配合。CMR 用于评估非典型部位（如，前外侧游离壁、心尖部或后间隔）的左室肥大优于心脏超声。MRI 还可以通过 LGE 测量心肌纤维化的程度。肥厚型心肌病中 LGE 的发生率高达 80%。在一项大型、多中心、国际前瞻性研究中，出现 ≥ 15% 的 LGE 提示猝死风险增加两倍。

七、鉴别诊断

（一）运动员心脏

运动员心脏是指长期运动训练使心脏发生适应性的改变，包括左室舒张末期腔径、室壁厚度和心肌质量增加。运动员心脏是一种生理性的改变，而肥厚型心肌病的患者则不宜参与竞技运动，所以临床上需要谨慎鉴别二者。生理性的肥厚是有限度的，在顶级运动员中左室壁厚度＞12 mm 的情况并不常见（1.7%），且分布倾向于均匀，不伴随舒张功能障碍。运动员心脏通常伴随左心室心腔扩张，这在病理性肥厚中比较少见。在少数运动员身上可以通过 CMR 观察到轻微的 LGE；然而，如果出现大量的 LGE 则需高度怀疑肥厚型心肌病。肥厚型心肌病和运动员心脏其他的鉴别点：肥厚型心肌病可能有异常的心电图表现，肥厚型心肌病家族史明确，肥厚型心肌病左心房扩大更明显（中度及以上的扩大），肥厚型心肌病运动测试中峰值摄氧量降低（＜110% 预测值），以及停止运动后运动员心脏肥厚消退。

（二）高血压心脏病

高血压心脏病导致的心肌肥厚也可能与肥厚型心肌病、运动员心脏混淆。高血压心脏病患者的心肌肥厚度通常会比运动员心脏的更严重。高血压是肥厚型心肌病患者的常见合并症，有 50% 以上的肥厚型心肌病患者合并有高血压。区分高血压心脏病和肥厚型心肌病的几个要点：左室肥大的程度（单纯由高血压引起的左室壁厚度＞18 mm的情况很少见）、左室肥大的模式（高血压心脏病更均匀，呈同心状），以及高血压的严重程度和持续时间。

八、治疗

（一）药物治疗

肥厚型心肌病药物治疗的目标是减轻症状，对无症状患者没有明确的药物治疗作用，只需要治疗肥厚型心肌病无关的合并症（如高血压、肥胖和其他因素）。这些药物包括β受体阻滞剂和非二氢吡啶类钙通道阻滞剂（如维拉帕米或地尔硫䓬），与未经治疗的肥厚型心肌病患者相比，每种方案均被证明有效。这些药物根本机制是通过负性肌力作用减轻或消除左室流出道压力梯度，从而改善心绞痛、气促症状，提高生存率。

肥厚型心肌病患者如果出现心力衰竭，则针对心力衰竭进行治疗。对于HFpEF患者，治疗的目的是改善心室舒张功能障碍及充盈障碍。治疗的药物包括β受体阻滞剂、非二氢吡啶类钙离子通道阻滞及利尿剂。对于HFrEF患者，其治疗策略与其他病因引起的心力衰竭一致，包括β受体阻滞剂、血管紧张素受体脑啡肽酶抑制剂/血管紧张素转换酶抑制剂、钠－葡萄糖耦联转运体2抑制剂、醛固酮受体拮抗剂及利尿剂等。

（二）猝死预防

定期评估个体患者猝死风险是肥厚型心肌病管理的一个重要方面。猝死的原因通常为引起血流动力学紊乱的室性心律失常，故ICD在肥厚型心肌病的猝死预防中占有重要地位。既往明确发生过心源性猝死事件的HCM患者推荐植入ICD进行猝死二级预防。而ICD的一级预防主要取决于患者的猝死风险评估。2020年AHA/ACC肥厚型心肌病指南的风险评估指标包括猝死或持续性心室性心律失常的个人病史、左心室壁最大厚度、心律失常相关晕厥、家族性猝死病史、非持续性心室性心动过速、左室射血分数降低（＜50%）、左室心尖室壁瘤、心脏MRI检查发现的广泛心肌纤维化（15%～20%）。

有研究者开发出帮助量化个体患者风险大小的计算器，这个风险计算器使用上述变量的一个子集，还考虑了年龄、左心房大小和流出道梯度。一些提供者已经将计算出的风险估计作为植入型心脏除颤器指征的主要决定因素。

（三）手术治疗

室间隔切除术是治疗肥厚型心肌病的最主要的侵入性疗法，这一方法最早在20世纪50年代被发明。切除术可以长期缓解症状，并且在AHA/ACC相关指南中被视为室间隔减容术的"金标准"。肥厚心肌切除外科手术的安全性已被证实，有经验的中心手术死亡率小于1%，成功率在90%～95%，术后远期生存率与年龄匹配的普通人群相近。

（四）介入治疗

1. 经皮腔内室间隔心肌消融术（percutaneous transluminal septal myocardial ablation，PTSMA）

PTSMA是通过导管将1～3 mL 95%无水乙醇注入左前降支的一支或多支间隔支中，造成相应肥厚部分的心肌透壁性梗死，使室间隔基底部变薄，以减轻左室流出道压力梯度和梗阻的方法。PTSMA对于有适应证的肥厚型心肌病患者，可有效降低左室流出道压力梯度，改善症状，增加活动耐量，长期预后良好，恶性心律失常及猝死发生率无明显提高。

2. 经皮心肌内室间隔射频消融术（percutaneous intramyocardial septal radiofrequency ablation，PIMSRA）

PIMSRA 是在超声实时引导下，将射频针经皮直接送至室间隔心肌肥厚部位，利用射频电极针前端发出的高频交变电流，使局部心肌细胞发生脱水，从而导致凝固性坏死；同时，可使消融心肌内间隔支发生凝固形成反应带，从而使窄处内径增宽，缓解梗阻。中短期随访显示，PIMSRA 可以有效减小室间隔厚度，降低左室流出道或心腔内压力阶差，改善患者症状，提高患者的生活质量。

3. 经皮心内膜室间隔射频消融术（percutaneous endocardial septal radiofrequency ablation，PESA）

PESA 是通过心室内的三维超声导管将阻塞区域和心脏关键传导束标测到电生理三维定位图中，以尽可能避免在消融过程中对传导束造成损害。消融导管在阻塞的室间隔区域释放射频能量，导致肥厚的室间隔在短时间内发生水肿、心肌抑制，随后形成瘢痕并出现萎缩，最后心肌的向心性收缩力激动顺序发生变化，这些综合因素共同作用使得左室流出道压力梯度降低，从而缓解梗阻。有研究提示 PESA 和外科切除术相比，在减小室间隔厚度方面，外科切除术优于 PESA，而在改善心功能方面，二者类似。但目前尚缺乏长期随访数据。

（五）起搏治疗

心室起搏可以通过改变心脏激动顺序，使远离肥厚室间隔部位的心肌提前激动和收缩，而肥厚室间隔的激动和收缩相对滞后，从而减轻左室流出道梗阻。右室心尖部起搏可以在短期内改善一些患者的压力阶差，但是就长期而言并未显示出明显的获益。右室起搏可能对年龄在 65 岁以上的个体潜在有益。

尽管 CRT 的大部分证据鲜有肥厚型心肌病患者参与，但如果肥厚型心肌病患者符合当前心力衰竭指南推荐植入 CRT 的标准，包括患有 NYHA 心功能分级 II ～ IV 级的心力衰竭，LVEF ≤ 35%，伴或不伴完全性左束支传导阻滞，QRS 波宽 ≥ 130 ms，即可进行 CRT 治疗。除这些患者外，还有研究报道了在 LVEF > 35% 的肥厚型心肌病患者中使用 CRT。大约一半的患者在临床上对 CRT 有反应，CRT 改善了 NYHA 心功能分级或逆转左心室重塑。在完全性左束支传导阻滞和非常长的 QRS 时程的患者中，这种好处似乎更大。CRT 有反应者的 EF 得到了适度改善。

（六）基因编辑

肥厚型心肌病是一种常染色体显性遗传异质性疾病，由多达 1500 个已知基因突变引起。携带肥厚型心肌病基因的家庭，父母可以选择体外受精和胚胎移植前基因诊断；更理想的方法是在体外受精时纠正突变，确保所有胚胎都没有基因缺陷。有研究使用携带 *MYBPC3* 异型基因突变的男性患者的精子，与健康女性的卵子结合，在早期的有丝分裂过程中，同时注入特异性的 CRISPR/Cas9 系统使得突变被编辑修复。RNA 干扰是另一种基因技术，它可以使目标基因特异性地沉默。在临床前模型中，这种技术可以减轻肥厚型心肌病的特定突变的表型。基因层面的治疗固然很有吸引力，但是涉及具有争议的伦理问题，最好持保守态度。

参考文献

[1] INGLES J，SEMSARIAN C. Conveying a probabilistic genetic test result to families with an inherited heart disease[J]. Heart Rhythm，2014，11（6）：1073-1078.

[2] MARON B J. Clinical Course and Management of Hypertrophic Cardiomyopathy[J]. N Engl J Med，2018，379（20）：1977.

[3] RICHARD P，CHARRON P，CARRIER L，et al. EUROGENE Heart Failure Project. Hypertrophic cardiomyopathy：

distribution of disease genes，spectrum of mutations，and implications for a molecular diagnosis strategy[J]. Circulation，2003，107（17）：2227-2232.

[4] LOPES LR，ZEKAVATI A，SYRRIS P，et al. Uk10k Consortium；Plagnol V，Elliott PM. Genetic complexity in hypertrophic cardiomyopathy revealed by high-throughput sequencing[J]. J Med Genet，2013，50（4）：228-239.

[5] CANEPA M，FUMAGALLI C，TINI G，et al. SHaRe Investigators. Temporal Trend of Age at Diagnosis in Hypertrophic Cardiomyopathy：An Analysis of the International Sarcomeric Human Cardiomyopathy Registry[J]. Circ Heart Fail，2020，13（9）：e007230.

[6] NTUSI N A B，SLIWA K. Associations of Race and Ethnicity With Presentation and Outcomes of Hypertrophic Cardiomyopathy：JACC Focus Seminar 6/9[J]. J Am Coll Cardiol，2021，78（25）：2573-2579.

[7] SOULLIER C，OBERT P，DOUCENDE G，et al. Exercise response in hypertrophic cardiomyopathy：blunted left ventricular deformational and twisting reserve with altered systolic-diastolic coupling[J]. Circ Cardiovasc Imaging，2012，5（3）：324-332.

[8] VILLEMAIN O，CORREIA M，MOUSSEAUX E，et al. Myocardial Stiffness Evaluation Using Noninvasive Shear Wave Imaging in Healthy and Hypertrophic Cardiomyopathic Adults[J]. JACC Cardiovasc Imaging，2019，12（7 Pt 1）：1135-1145.

[9] MARON B J，MARON M S. Hypertrophic cardiomyopathy[J]. Lancet，2013，381（9862）：242-255.

[10] MARON B J. Hypertrophic cardiomyopathy：a systematic review[J]. JAMA，2002，287（10）：1308-1320.

[11] NISTRI S，OLIVOTTO I，MARON M S，et al. Timing and significance of exercise-induced left ventricular outflow tract pressure gradients in hypertrophic cardiomyopathy[J]. Am J Cardiol，2010，106（9）：1301-1306.

[12] JOSHI S，PATEL U K，YAO S S，et al. Standing and exercise Doppler echocardiography in obstructive hypertrophic cardiomyopathy：the range of gradients with upright activity[J]. J Am Soc Echocardiogr，2011，24（1）：75-82.

[13] HO C Y，LÓPEZ B，COELHO-FILHO O R，et al. Myocardial fibrosis as an early manifestation of hypertrophic cardiomyopathy[J]. N Engl J Med，2010，363（6）：552-563.

[14] HARRIS K M，SPIRITO P，MARON M S，et al. Prevalence，clinical profile，and significance of left ventricular remodeling in the end-stage phase of hypertrophic cardiomyopathy[J]. Circulation，2006，114（3）：216-225.

[15] MUSUMECI M B，RUSSO D，LIMITE L R，et al. Long-Term Left Ventricular Remodeling of Patients With Hypertrophic Cardiomyopathy[J]. Am J Cardiol，2018，122（11）：1924-1931.

[16] ROWIN E J，HAUSVATER A，LINK M S，et al. Clinical Profile and Consequences of Atrial Fibrillation in Hypertrophic Cardiomyopathy[J]. Circulation，2017，136（25）：2420-2436.

[17] BASSIOUNY M，LINDSAY B D，LEVER H，et al. Outcomes of nonpharmacologic treatment of atrial fibrillation in patients with hypertrophic cardiomyopathy[J]. Heart Rhythm，2015，12（7）：1438-1447.

[18] OMMEN S R，MITAL S，BURKE M A，et al. 2020 AHA/ACC Guideline for the Diagnosis and Treatment of Patients With Hypertrophic Cardiomyopathy：A Report of the American College of Cardiology/American Heart Association Joint Committee on Clinical Practice Guidelines[J]. J Am Coll Cardiol，2020，76（25）：e159-e240.

[19] O'MAHONY C，JICHI F，PAVLOU M，et al. Hypertrophic Cardiomyopathy Outcomes Investigators. A novel clinical risk prediction model for sudden cardiac death in hypertrophic cardiomyopathy（HCM risk-SCD）[J]. Eur Heart J，2014，35（30）：2010-2020.

[20] CHO Y H，QUINTANA E，SCHAFF H V，et al. Residual and recurrent gradients after septal myectomy for hypertrophic cardiomyopathy-mechanisms of obstruction and outcomes of reoperation[J]. J Thorac Cardiovasc Surg，2014，148（3）：909-916.

（何佳玲）

第六节　扩张型心肌病

一、概述

扩张型心肌病（dilated cardiomyopathy，DCM）是以左室或双心室扩大、心室壁变薄及心室收缩功能障碍为主要特点的一种原发性心肌病。其临床发病率约为 1/250，多为散发，全球疾病负担研究估计全球心肌病的总患病数约为 250 万例。在我国，DCM 的发病率大约为 19/10 万，并呈逐年上升及年轻化趋势。大约有 35% 的 DCM 患者有明确家族史，而约 50% 的患者病因不明确。DCM 是引起心源性猝死和心力衰竭的重要病因，也是全世界心脏移植的主要原因。DCM 在英国所有心力衰竭诊断中占 20%；在美国，治疗 DCM 患者的费用为每年 40 亿～100 亿美元。DCM 的临床发病通常在 20～60 岁，在儿童中，DCM 占儿童心肌病的 60%。通常以心力衰竭为临床特征，可伴有心律失常、血栓栓塞疾病，但也可无症状。目前医学上在介入治疗方面取得了长足进步，DCM 仍然与显著增高的死亡率相关，其 10 年存活率约为 40%，给患者家庭和社会带来沉重负担。因此，准确评估 DCM 患者心脏受累程度，对疾病进行危险分层，识别需密切随访及强化治疗的高危患者尤为重要。DCM 的早期诊断、早期治疗、疾病监测和预后判断对于提高 DCM 患者的生存率和生活质量具有重要意义。

二、定义与病因分类

（一）定义

DCM 是一种异质性心肌病，特征是左心室扩大和心肌收缩功能障碍，发病时除外高血压、心脏瓣膜病、先天性心脏病或缺血性心脏病等。左室舒张末内径大于预测值的 2 个标准差（standard deviation，SD），左室缩短分数 < 25% 或左室射血分数 < 45%，说明存在该疾病。DCM 患者临床表现个体差异性大，主要为心脏逐渐扩大、心室收缩功能降低、心力衰竭、心律失常、血栓栓塞和猝死。病理表现以心腔扩大为主，肉眼可见心室扩张、室壁多变薄、纤维瘢痕形成，且常有附壁血栓（图 6-16）。组织学表现为心肌细胞凋亡、自噬异常、线粒体功能异常、炎症反应、心肌坏死和纤维化等。DCM 可归因于遗传和非遗传两方面，非遗传因素包括炎症、感染、心动过速、甲状腺功能亢进等。其临床病理表现的复杂性给临床医师对患者预后的评估及进展机制的阐明带来了重大挑战（表 6-5、表 6-6）。

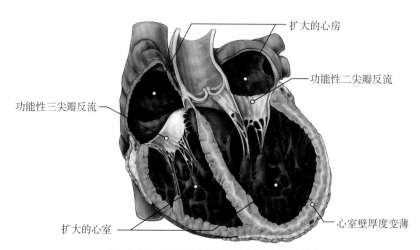

图 6-16　扩张型心肌病形态学特征性改变

表 6-5　DCM 的临床诊断标准

1. 具有心室扩大和心肌收缩功能降低的客观证据

（1）LVEDD > 5.0 cm（女性）和 LVEDD > 5.5 cm（男性）（或大于年龄和体表面积预测值的 117%，即预测值的 2 倍 SD+5%）

（2）LVEF < 45%（Simpsons 法），LVFS < 25%

2. 发病时除外高血压、心脏瓣膜病、先天性心脏病或缺血性心脏病

表 6-6　DCM 亲属筛查的诊断标准

1. 主要标准

　　LVEF > 45% 且 ≤ 50%，且无其他原因可解释；或未解释的 LVED 扩张，依据正常值（> 2SD+5%）

2. 次要标准

　　（1）完全性 LBBB 或房室传导阻滞（Ⅰ度或更高）

　　（2）不明原因的室性心律失常（> 100 VPB/24 h 或 NSVT ≥ 120 bpm）

　　（3）无室内传导阻滞的左心室壁局部运动异常

　　（4）非缺血性起源的 CMR LGE

　　（5）EMB 非缺血性心肌异常（炎症、坏死 ± 纤维化）

　　（6）血清器官特异性和疾病特异性抗心脏抗体 ≥ 1 自身抗体试验

3. 疾病概率

　　（1）疾病明确：达到 DCM 诊断标准

　　（2）疾病可能性大：1 个主要标准 + ≥ 1 个次要标准；或 1 个主要标准 + 先证者中发现致病突变

　　（3）疾病可能性小：2 个次要标准；或 1 个次要标准 + 先证者中发现致病突变；或 1 个主要标准（家族中不存在主要标准或遗传数据）

　　注：CMR，心脏磁共振；EMB，心肌活检；LGE，心肌延迟强化；LVED，左心室舒张末期；LVEF，左室射血分数；LVFS，左室缩短分数；LVEDD，左室舒张末内径；LBBB，左束支传导阻滞；NSVT，非持续性室性心动过速；RWMA，局部室壁运动异常；VPB，室性期前收缩。

（二）病因分类

　　我国扩张型心肌病指南依据病因不同将扩张型心肌病分为原发性扩张型心肌病和继发性扩张型心肌病。原发性扩张型心肌病又可分为 3 种类型：家族性扩张型心肌病、获得性扩张型心肌病、特发性扩张型心肌病，其中特发性扩张型心肌病为最常见类型，特发性扩张型心肌病病因不明，需要排除其他疾病。继发性扩张型心肌病指全身系统性疾病累及心肌，心肌病变仅是系统性疾病的一部分（图 6-17）。

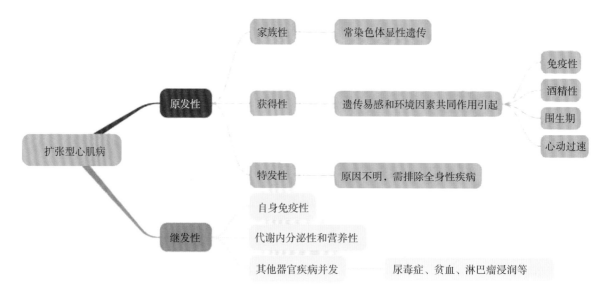

图 6-17　扩张型心肌病的病因分类

三、生物标志物

扩张型心肌病的循环生物标志物的发现将有助于更好地认识扩张型心肌病的病理生理机制，并从中找到有助于扩张型心肌病早期诊断、疗效监测、药物研发的潜在靶点，为扩张型心肌病的预防与治疗开辟新的视野和方法。

（一）BNP 和 NT-proBNP

心脏应激导致心肌细胞分泌的心脏特异性 BNP 及 NT-proBNP，在 ESC 心力衰竭指南中被定义为心力衰竭的金标准诊断生物标志物。由于扩张型心肌病被归类为心脏扩张且 LVEF < 45% 的非缺血性心脏病，且心力衰竭是大多数心肌病患者常见的最后病程阶段，所以常规 BNP 和 NT-proBNP 检测适用于具有心力衰竭症状的扩张型心肌病患者。

（二）cTnI 和 cTnT

cTnI 和 cTnT 是心肌肌肉收缩的调节蛋白，已作为心肌梗死和急性冠脉综合征的经典血浆生物标志物在临床中广泛应用。此外，这两种肌钙蛋白还可以预测扩张型心肌病患者的不良预后。Kawahara 等首次探索了超敏肌钙蛋白 T（hs-cTnT）在非缺血性扩张型心肌病患者中的预后价值，检测了 85 例非缺血性扩张型心肌病患者（随访过程中有 20 例心脏死亡）血清 cTnT、hs-cTnT 和 BNP 水平，并在长期随访期间发现，76 例患者 hs-cTnT 升高（≥ 0.001 ng/mL）。另外，在这 76 例患者中，非幸存者的血清 hs-cTnT 水平显著高于幸存者。这表明血清中升高的 hs-cTnT 可能是一个有用的预后预测因子，独立于 LVEF 或者 BNP。因此，高浓度的血清 hs-cTnT 反映了持续的心肌损伤。另一项因突变导致的心肌病的研究报道，在扩张型心肌病的临床症状出现之前，大约 2/3 的 LMNA 基因突变的心肌病先证者和超过 1/3 的先证者家属 hs-cTnT 水平升高（> 14 ng/L），而且 hs-cTnT 水平升高似乎是心肌病发展过程中最早出现的异常，这表明 hs-cTnT 可能是一个早期标志物，其水平的升高在这些携带者中是一种危险信号。因此，在未来，心肌损伤标志物 cTnI 和 cTnT 用于评估扩张型心肌病是值得期待的。

（三）自身抗体

针对自身抗原的抗体，即所谓的自身抗体，是血浆生物标志物的另一个潜在来源。抗心脏自身抗体是机体产生的针对自身心肌蛋白分子抗体的总称，常见的 5 种抗体为抗线粒体腺嘌呤核苷异位酶抗体（抗线粒体 ADP/ATP 载体抗体）、抗肾上腺素能 β1 受体抗体、抗胆碱能 M2 受体抗体、抗肌球蛋白重链抗体和抗 L 型钙通道抗体。这些抗体均具有致病作用。抗心脏自身抗体检测阳性反应患者体内存在自身免疫损伤，常见于病毒性心肌炎及其演变的扩张型心肌病患者。在一项对 169 例扩张型心肌病的 592 例无症状一级或二级亲属进行调查的研究中发现，大约 1/3 的亲属有抗心脏自身抗体，部分超声心动图正常而抗心脏自身抗体阳性的患者可能有进展为扩张型心肌病或临床前扩张型心肌病的风险，而这些潜在的发生风险单靠超声心动图是无法识别的。这表明在扩张型心肌病患者的健康亲属中，抗心脏自身抗体是 5 年内疾病发展的独立预测因子。这一发现导致 ESC 心肌和心包疾病工作组将抗心脏自身抗体纳入扩张型心肌病亲属的诊断标准中。

（四）非编码 RNA

非编码 RNA 在人体内多种体液（包括血液）中广泛存在，血液的易得性和微创性使它们具有作为生物标志物的潜力。从临床角度来看，非编码转录本，特别是微小 RNA（miRNA）和长链非编码 RNA（LncRNA），具有绝佳的生化特性，可作为很好的生物标志物。具体而言，miRNA 和 lncRNA 不容易降解，在生物样本中具有较长的半衰期，并且可以通过常规实验室技术测量。RNA 可以通过实时定量逆转录聚合酶链反应以高灵敏度和特异性进行定量。研究表明，外周血 miRNA 可作为辅助检查帮助寻找扩张型心肌病的病因，也可以预测扩张型心肌病的预后。

（五）肿瘤生成抑制因子 2

sST2 是一种白细胞介素家族的成员，用于评估心力衰竭或急性冠脉综合征患者的心脏重构和组织纤维化。在 2017 年修订的 ACC/AHA 指南中，ST2 被给予 II a 类推荐，用于心力衰竭患者的风险评估，可独立预测扩张型心肌病患者的全因死亡率和心脏病死率。

（六）半乳糖凝集素 -3

半乳糖凝集素 -3（Galectin-3，Gal-3）是一种 β- 半乳糖苷结合蛋白，属于凝集素家族，具有多效调节活性并参与多种生物学过程，如炎症、组织纤维化和血管生成。这种蛋白质可导致心脏成纤维细胞的激活，促进心脏的纤维化过程。心肌纤维化在扩张型心肌病的发生发展中发挥重要作用，且可能与扩张型心肌病的室性心律失常相关。

（七）生长分化因子 -15

生长分化因子 -15（growth/differentiation factor-15，GDF-15）也称为血清巨噬细胞抑制性细胞因子 -1，是一种属于转化生长因子 β（TGF-β）超家族的蛋白质，是一种应激反应性细胞因子，在调节炎症、纤维化和凋亡等过程中发挥作用。研究表明，GDF-15 与 DCM 心律失常的危险分层有关。

（八）无细胞 DNA（cell-free DNA，cfDNA）

cfDNA 是高度片段化的双链 DNA，在正常生理条件下可在体液中存在。循环 cfCDA 是一种有用的生物标志物，可用于评估急性心力衰竭危险分层。

（九）其他

如脂质组学、生物流体等也有报道作为疾病筛查或早期诊断的潜在标志物。

四、影像学检查

心脏影像可定量心室大小、功能和组织结构，是诊断 DCM 的关键。超声心动图和心脏磁共振是主要的成像方式，而氟 –2– 脱氧葡萄糖正电子发射断层扫描在疑似炎性疾病中起辅助作用。建议通过侵入性或计算机断层扫描冠状动脉造影进行冠状动脉评估，以排除缺血性心肌病。

（一）超声心动图检查

超声心动图（ultrasound cardiogram，UCG）对扩张型心肌病的诊断、随访和家庭筛查至关重要。UCG 检查中，LVEDD 大于预测值的 2 个 SD，LVFS < 25% 或 LVEF < 45%，说明存在该疾病（图 6–18）。UCG 能有效检测心室扩张、心脏重构和心脏瓣膜疾病，可以帮助区分扩张型心肌病和其他心肌病变（肥厚型心肌病、致心律失常性右室心肌病和缺血性心肌病）。LVEF 是一个重要的参数，也是预后的独立预测因子。较新的 UCG 技术包括心肌应变成像和斑点追踪技术等，已被用于检测 LVEF 正常亲属的早期扩张型心肌病。整体纵向应变目前正被用作死亡率的预测因子。DCM 最强的预后指标之一是左心室逆重构（left ventricular reverse remodeling，LVRR），定义为 LVEF 增加 > 10% 或 LVEF > 50%，以及在 24 个月时 LVEDD 指数下降 > 10% 或 LVEDD 指数下降 > 33 mm/m^2。右心室扩张和功能障碍具有预后意义，并与较差的功能状态和晚期左室功能衰竭相关。

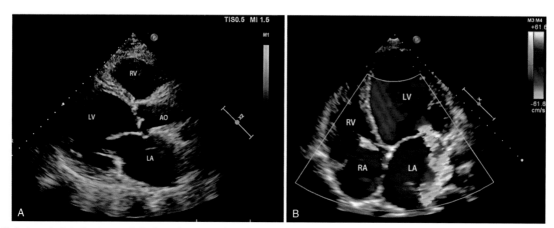

A. 胸骨旁左心室长轴切面，二维超声心动图显示左心室明显扩大；B. 心尖四腔心切面，显示左心室明显扩大，彩色多普勒提示二尖瓣重度反流。LV，左心室；RV，右心室；LA，左心房；RA，右心房；Ao，主动脉。

图 6–18　扩张型心肌病的超声心动图

（二）心脏磁共振检查

常规心脏磁共振序列能准确评估心脏的形态及功能异常，而基于心脏磁共振的组织学与微观结构成像还能为扩张型心肌病患者的预后提供更多有价值的信息。在《中国扩张型心肌病诊断和治疗指南》中，心脏磁共振已经被列为 I 类推荐，在扩张型心肌病的疾病诊治及预后评估中起到了至关重要的作用。心脏磁共振多参数、多序列成像，不仅能从心脏形态、结构方面的变化预测患者的远期预后，还能根据 LGE 纤维化情况，T$_1$mapping（定性）和细胞外容积分数（定量）成像判断扩张型心肌病患者的心肌组织学异常，为预后提供影像学参考指标。肌壁间 LGE 是扩张型心肌病患者最常发生的 LGE 类型，最常见于室间隔区域。LGE 阳性、类型及分布是独立于 LVEF 等常规危险因素之外的重要预后因子，可为扩张型心肌病患者的预后提供重要的信息。尽管大量队列研究发现 LGE 是扩张型心肌病患者预后不良的独立预测因子，但仍有约 60% 的扩张型心肌病患者表现为 LGE 阴性，无法利用 LGE 评估心肌

续表

受累的严重程度。基于心脏磁共振的 $T_1mapping$ 和细胞外容积分数成像与心肌的胶原体积分数及细胞外间隙成分显著相关，能够定量评估心肌弥漫性间质纤维化，还能在 LGE 之前发现心肌异常。有研究显示，扩张型心肌病患者在疾病早期阶段（LVEF=45%～55%）即可发生弥漫性心肌纤维化。因此，通过 $T_1mapping$（定性）和细胞外容积分数不仅能有效评估扩张型心肌病的心肌微观结构异常，还能为预后提供更敏感的影像学信息。

同时，基于心脏磁共振特征追踪成像技术应变参数（如整体纵向应变、长轴应变、周向应变、径向应变、右室应变异常及左室重构指数等）的应用，不仅能在 LVEF 下降之前探测到心室功能障碍，也可作为评估扩张型心肌病患者预后的新指标，有望在扩张型心肌病的危险分层及预后评估方面发挥更为重要的作用。

（三）胸部 X 线检查

胸部 X 线检查常提示心影向左侧或双侧扩大，心胸比＞ 0.5。常伴有肺淤血、肺水肿、肺动脉高压或胸腔积液等表现。

（四）心电图检查

心电图和动态心电图是常用检查方法。高达 80% 的扩张型心肌病患者报告心电图异常，可见各类期前收缩、心房颤动、传导阻滞及室性心动过速等，此外还有 ST-T 改变、低电压、R 波递增不良，少数可见病理性 Q 波，多系心肌广泛纤维化所致。不同基因类型的扩张型心肌病可能有不同的心电图表现：如基因型 LMNA 和 SCN5A 变体中，窦房结疾病、房室传导缺陷和明显的心动过缓是常见的。传导异常是基因型 EDS 的扩张型心肌病的特征。心电图上的低电压，尤其是肢体导联的低电压是基因型 FLNC、PLN 和 DSP 的特征，可能先于任何超声心动图改变。在基因型 FLNC 和 DSP 中实现了 T 波倒置。在基因型 LMNA、FLNC、DES、DSP 和 SCN5A 携带者中，在明显的左室功能障碍之前经常观察到室性心律失常。传导异常和复杂室性心律失常的结合高度提示基因型 LMNA。

（五）冠状动脉造影检查

冠状动脉造影 / CT 血管成像检查主要用于排除缺血性心肌病。

（六）心脏放射性核素检查

核素扫描可见舒张末期和收缩末期 LV 容积增大，LVEF 降低。运动或药物负荷心肌灌注显像可用于排除冠状动脉疾病引起的缺血性心肌病。

（七）心内膜心肌活检

DCM 心肌病变主要是心肌纤维化，心内膜心肌活检和组织病理学检查有助于心肌病的病因诊断与鉴别诊断。

五、扩张型心肌病的诊断

诊断流程：临床诊断 → 病因诊断 → 家族筛查 → 危险分层 → 基因检测

（一）临床诊断标准

见表 6-5。

（二）病因诊断标准

1. 家族性扩张型心肌病

符合扩张型心肌病临床诊断标准，具备下列家族史之一者即可诊断：①一个家系中（包括先证者）有＞2例扩张型心肌病患者；②在扩张型心肌病患者的一级亲属中有尸检证实为扩张型心肌病的，或有不明原因的50岁以下猝死者。

2. 获得性扩张型心肌病

我国常见的获得性DCM有如下几种类型。

酒精性心肌病（alcoholic cardiomyopathy，ACM）：符合扩张型心肌病临床诊断标准，长期大量饮酒（WHO标准：女性＞40 g/d，男性＞80 g/d，饮酒＞5年），既往无其他心脏病病史，早期发现并戒酒6个月后DCM的临床症状得到缓解，饮酒是导致心功能损害的独立因素，建议戒酒6个月后再做临床状态评价。

围生期心肌病（peripartum cardiomyopathy，PPCM）：符合扩张型心肌病临床诊断标准，多发生于妊娠期晚期或产后数月内。AHA在46%～60%的PPCM患者中检测为阳性，推荐常规检测嗜心肌病毒和AHA。

心动过速性心肌病（tachycardia-in-duced cardiomyopathy，TCM）：符合扩张型心肌病临床诊断标准，具有发作时间＞每天总时间的12%～15%的持续性心动过速，包括窦房折返性心动过速、房性心动过速、持续性交界性心动过速、心房扑动、心房颤动和持续性室性心动过速等，心室率多＞160次/分，少数可能只有110～120次/分，其与个体差异有关。

免疫性扩张型心肌病：符合扩张型心肌病临床诊断标准，血清免疫标志物AHA检测为阳性，或具有以下3项中的一项证据：①存在经心肌活检证实有炎症浸润的病毒性心肌炎病史；②存在心肌炎自然演变为心肌病的病史；③肠病毒RNA的持续表达。对于心脏扩大的心力衰竭患者，推荐常规检测AHA，可提供扩张型心肌病免疫诊断、指导选择针对性治疗策略和预测扩张型心肌病患者猝死和死亡风险。

3. 特发性扩张型心肌病

符合扩张型心肌病临床诊断标准，病因不明。AHA在41%～85%的特发性扩张型心肌病患者中被检测为阳性，推荐检测AHA。

4. 继发性扩张型心肌病

我国常见有以下几种类型。①自身免疫性心肌病：符合扩张型心肌病临床诊断标准，具有系统性红斑狼疮、胶原血管病或白塞综合征等证据。②代谢内分泌性和营养性疾病继发的心肌病：符合扩张型心肌病临床诊断标准，具有嗜铬细胞瘤、甲状腺疾病、卡尼汀代谢紊乱或微量元素（如硒）缺乏导致心肌病等证据。③其他器官疾病并发心肌病：如尿毒症性心肌病、贫血性心肌病或淋巴瘤浸润性心肌病等。

（三）家族筛查

家族筛查在扩张型心肌病患者的诊断检查中至关重要，因为它可以识别家族病例中临床或亚临床扩张型心肌病的亲属，并提供关于表型表达的关键信息。因此，具有复杂心律失常、高负荷室性心律失常或广泛心肌纤维化的能被识别出来。重要的是，扩张型心肌病的阴性家族史并不能排除家族性疾病，因为系统的临床筛查可能显示无症状或亚临床的扩张型心肌病病例。

筛查扩张型心肌病时所有一级亲属均应进行心电图和超声心动图检查。如果有证据表明有心律失常的家族性表型或症状提示心律失常，应考虑进行动态心电图监测。家族筛查应从儿童时期开始，在青春期每年检查一次，如果没有发现异常，则在成年后每2～3年检查一次。扩张型心肌病亲属筛查的诊断标准见表6-6。

（四）亚临床扩张型心肌病与运动员心脏的比较

亚临床扩张型心肌病与运动员心脏的比较见表 6-7。

表 6-7　亚临床扩张型心肌病与运动员心脏的比较

疾病	家族史	ECG	BNP	肌钙蛋白	室性心律失常	基因检测	心肌纤维化	预测峰值 VO_2	运动后 EF 增加	整体纵向应变
亚临床扩张型心肌病	有	异常	异常	异常	有	异常	有	< 80%	< 11%	> –17
运动员心脏	无	正常	正常	正常	无	正常	无	> 80%	> 11%	< –17

（五）危险分层

扩张型心肌病患者临床预后较差，能够及早对扩张型心肌病患者依据 LVEF < 35% 和 CMR LGE 检查进行危险分层和预后判断对临床实践具有一定指导意义。多年来，扩张型心肌病患者的危险分层是基于 LV 功能障碍的程度及存在的症状进行的。在 LVEF < 35% 且预期生存期超过 1 年的有症状患者中，建议植入 ICD 以预防 SCD。然而，相当一部分经历 SCD 的患者 LVEF > 35%。越来越多的研究支持在扩张型心肌病患者的危险管理中使用 CMR LGE 检查来进行扩张型心肌病患者的危险分层。LGE 是死亡率、住院率和 SCD 的有效预测因子。LGE 的范围和模式也可能为恶性室性心律失常（ventricular arrhythmia，VA）或左心室逆重构提供预测数据。VA 与 LGE 之间存在显著的相关性。在仅包括一级预防 ICD 患者的研究中，LGE 和 VA 之间的相关性最大。通过系统的家族及运动筛查，扩张型心肌病患者通常可在早期和无症状阶段被发现。这些患者发生心力衰竭相关事件的风险较低，而危及生命的 VA 和 SCD 的风险可能较高。心肌纤维化和与心律失常表型相关的特定遗传底物已成为额外的危险分层标志。

（六）基因检测

扩张型心肌病是一种慢性病，患者往往在疾病发展到一定阶段，出现较明显的临床症状和体征后才去就诊。而此时患者的病程通常已发展到中晚期，病情严重，治疗效果和预后均较差，因此早期诊断至关重要。由于早期扩张型心肌病患者并无明显的临床症状，对患者和亲属进行基因筛查，及早发现致病基因是目前首选的诊断方法。如果在家族中检测到致病或可能致病的变异，应向一级亲属提供遗传级联筛查和遗传咨询。

虽然扩张型心肌病与多基因相关，且有明显的遗传异质性，但基因型在疾病诊断和临床决策的制定上仍有不可替代的价值。对所有扩张型心肌病病例均应考虑进行基因检测，包括散发性病例。所有临床诊断为心肌病的个体或在尸检时诊断为心肌病的死者均应进行基因检测。最初选择的基因组合和随后的解释都应该基于患者的表型。对于临床表现不典型或病因不明确的患者，基因型阳性可以协助疾病确诊和病因诊断，并为其临床预后预测提供一定的参考。携带某些突变基因型的扩张型心肌病患者可有特定的临床表现和预后。研究表明，*LMNA* 基因突变携带者易出现恶性心律失常、传导阻滞、终末期心力衰竭，且心源性猝死事件明显增加。*LMNA* 突变可表现为单独心肌受累或同时合并骨骼肌营养不良（如埃默里 - 德赖弗斯肌营养不良、肢带型肌营养不良），往往需要早期进行起搏器干预。因此，对于扩张型心肌病合并进行性房室传导阻滞或恶性心律失常的患者，应警惕合并 *LMNA* 突变，合并时应早期进行起搏器干预，避免不良临床事件的发生。另外，有研究发现 *RBM20*、*PLN* 和 *FLN* 基因突变导致的扩张型心肌病患者猝死风险高，应尽早植入 ICD；*TTN* 突变患者，左心室逆重构可能性大，房性和室性心动过速风险高。而且，携带多个突变的患者往往临床表型更重、预后更差。因此，在制定扩张型心肌病治疗决策时应充分考虑其基因型。基因突变扩张型心肌病患者的易感性增加，特定的基因型可为患者的临床诊断、危险分层提供关键信息，从而为精准药物治疗提供靶点。

基因检测中最重要的一步是正确地识别和解释一种致病性变异。目前，不仅有许多未知的重要变异，而且已经发表的基因也正在被重新分析和分类。目前 ClinGen 心血管疾病临床领域工作组正在调整一些已知与扩张型心肌病相关基因变异有关的指南。表 6-8 列出了根据最新的立场文件和指南纳入扩张型心肌病筛选的最新基因列表，此外还包括基因型 - 表型相关性。随着对扩张型心肌病异质性的认知，近年来，其研究重点逐渐从对单纯基因型的探讨转变为对基因、获得性/环境因素（感染、心肌毒性药物、辐射、妊娠等）、表观遗传调控（如非编码 RNA、DNA 甲基化、组蛋白乙酰化等）、表型之间关系的探讨（图 6-19）。基因和获得性/环境因素相互作用影响扩张型心肌病患者的预后。表观遗传调控对基因表达进行调控，同时受获得性因素、环境因素等影响，作用于细胞内相关通路，从而影响患者的表型和预后，形成复杂的调控网络。

表 6-8　扩张型心肌病基因型 - 表型相关性

基因（蛋白质）	扩张型心肌病患者的发病频率	遗传模式	表型
TTN（肌巨蛋白）	截断突变 18%～25%	AD，AR	LBBB 低患病率，房颤，LVRR 高发生率
ACTC1（心肌肌动蛋白 α1）	< 1%	AD	p.Gly247Asp 变异与房间隔缺损和晚发性 DCM 相关 p.（H175R）和 p.（Y220H）与严重形式的儿童 DCM 有关
LDB3（LIM 结构域绑定 3）	< 1%	AD	与 LVNC 表型相关
MYBPC3（肌球蛋白结合蛋白 C）	2%	AD	证据薄弱 - 在 HCM 晚期有报告 LVNC 表型
MYH6（肌球蛋白重链 6）	4%	AD	房室传导障碍，病态窦房结综合征
MYH7（肌球蛋白重链 7）	4%	AD	房室传导障碍可与肌病早期发病并存
TAZ（磷脂 - 溶血磷脂转酰酶）	未知	X 连锁遗传	DCM 的综合征特征：巴思综合征（DCM、肌病、中性粒细胞减少、身材矮小）
TNNC1（肌钙蛋白 C）	< 1%	AD	
TNNI3（肌钙蛋白 I）	< 1%	AD，AR	
TNNT2（肌钙蛋白 T）	< 1%	AD	
TPM1（原肌球蛋白 1）	< 1%	AD	
LMNA（核纤层蛋白 A/C）	6%	AD	疾病加速 心房颤动 VA 通常发生在明显的 LV 功能障碍之前 房室传导障碍（明显的心动过缓/房室传导阻滞）
BAG3（Bcl-2 相关抗凋亡）	未知	AD	高外显率 > 40 年 无义突变的预后较差 男性、LVEF 降低和 LVEDD 增加与预后较差相关（p.3） 可能与肌病共存

续表

基因（蛋白质）	扩张型心肌病患者的发病频率	遗传模式	表型
FLNC（细丝蛋白 C）	0～3%	AD	VA 通常发生在明显的 LV 功能障碍之前 低 QRS 电压 扩张型和左显性心律失常性心肌病合并频繁的过早 SCD 的重叠表型
RBM20（RNA 结合基序蛋白 20）	未知	AD	恶性 VA SCD 的高风险
TMEM43（跨膜蛋白 43）	＜ 1%	AD	纽芬兰 Founder 变异型心前导联 R 波进展不良 SCD（男性＞女性）
PLN（受磷蛋白）	0～12%	AD	低 QRS 振幅，RBBB 和下壁 R 波的缺失 荷兰 Founder 突变 SCD 的高风险 PLN R14 del 中，明显的后外侧和游离壁纤维化
DSP（桥粒黏蛋白）	1%～13%	AD，AR（Carvajal 综合征）	低 QRS 电压，VA 广泛的纤维化可能先于 LV 收缩功能障碍和 LV 扩张 发作性心肌损伤 心脏皮肤综合征
DSG2（桥粒芯糖蛋白）	4%～15%	AD	LV 频繁受累
DSC2（桥粒胶蛋白 2）	未知	AD，AR	
SCN5A（钠通道电压门控 V 型，α）	0～2%	AD	窦性心动过缓、房性心律失常、窦房结阻滞、房室传导疾病、VA 通常发生在明显的左室功能障碍之前，可能与 Brugada 综合征和（或）长 QT 综合征 3 型并存
DES（结蛋白）	＜ 1%	AD	VA 通常发生在明显的 LV 功能障碍之前，骨骼肌病、传导系统疾病、RBBB
DMD（抗肌萎缩蛋白）	未知	X 连锁遗传	下壁侧壁心肌梗死，短 PR 间期，RBBB
EMD（核膜蛋白）	未知	X 连锁遗传	P 波低振幅，心房静止，房性心律失常，埃默里 – 德赖弗斯肌营养不良

注：AD，常染色体显性遗传；AR，常染色体隐性遗传；AV，房室；ARVC，致心律失常性右室心肌病；DCM，扩张型心肌病；HCM，肥厚型心肌病；LBBB，左束支传导阻滞；LV，左心室；LVRR，左心室逆重构；LVNC，左室致密化不全；NSVT，非持续性室性心动过速；RBBB，右束支传导阻滞；SCD，心源性猝死；VA，室性心律失常。

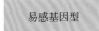　　获得性 / 环境因素：感染、心肌毒性药物、辐射、妊娠等　　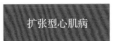

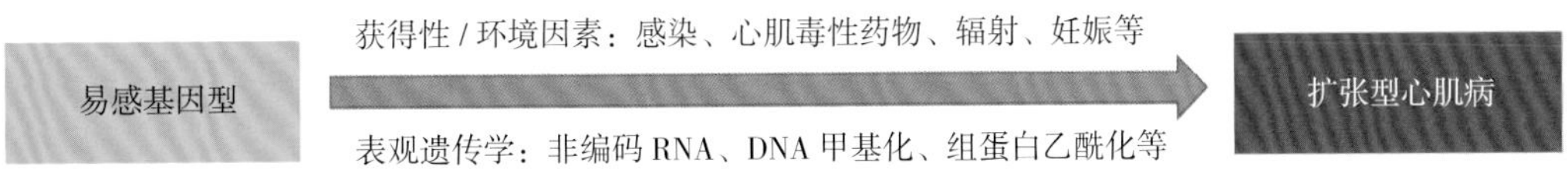

表观遗传学：非编码 RNA、DNA 甲基化、组蛋白乙酰化等

图 6-19　DCM 基因型和表型之间的关系

基因检测极大地提高了我们对扩张型心肌病病因学的理解，以及对有发病风险的个体的识别。下一代测序（NGS）技术由于其低成本、灵活性、短周转时间和全基因组覆盖率，极大地加速了扩张型心肌病的基因测试。NGS 基因组和全基因组测序可用于鉴定致病点变异、小插入和缺失或大结构拷贝数变异。因此，NGS 目前是扩张型心肌病基因评价的临床金标准（表 6-8）。

六、治疗原则

扩张型心肌病的防治宗旨是阻止基础病因介导心肌损害，有效控制心力衰竭和心律失常，预防猝死和栓塞，提高患者的生活质量及生存率。扩张型心肌病早期并无明显的临床症状，是慢性病，患者就诊时已经有明显的临床症状和体征，病情已到中晚期，预后差，治疗效果不佳，花费大，负担重。因此，早期诊断至关重要。

七、治疗

药物治疗依然是扩张型心肌病心力衰竭治疗的基石，随着对心力衰竭认识的不断深化和基因检测的普及，最新指南强调心力衰竭治疗的个体化及基因检测的重要性。需对心力衰竭患者院内-院外全程、长期管理，全面及时、反复进行临床评估，并及时调整决策路径（图6-20）。

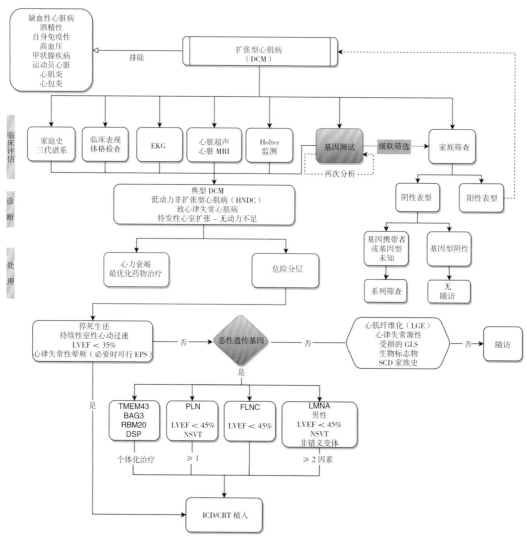

CMR：心脏磁共振；CRT：心脏再同步化治疗；DCM：扩张型心肌病；EPS：电生理研究；hs-Tn：超敏肌钙蛋白；ICD：植入型心脏转复除颤器；LGE：心肌延迟强化；LVEF：左室射血分数；NSVT：非持续性室性心动过速；SCD：心源性猝死。

图6-20　扩张型心肌病的临床管理流程

（所有扩张型心肌病病例，都应考虑进行基因检测。对于不符合广泛心肌梗死、室性心律失常、生物标志物升高的高风险标准的患者，仍可考虑植入型心律转复除颤器）

（一）基因治疗

扩张型心肌病的病死率极高，发病后病情往不可逆方向快速进展。目前扩张型心肌病仍没有远期缓解的治疗方案，在临床工作中扩张型心肌病仍以对症支持治疗为主，但基因治疗逐渐成为未来扩张型心肌病治疗的主要手段。基因治疗是指对有缺陷的基因进行修复或置换，改变基因表达，从而治疗和预防疾病的方法。基因治疗的关键是有合适的载体将目的基因转移入靶细胞并高效表达。腺相关病毒是目前研究扩张型心肌病基因治疗较为常用的病毒载体，具无致病性、免疫原性弱和转染后目的基因可长时间存在等优点。非病毒载体主要是阴离子脂质体，具有安全和免疫原性低等优点。目前认为扩张型心肌病致病基因涉及编码心肌细胞骨架蛋白和肌节蛋白、调节 Ca^{2+}、细胞内信号转导、调控能量代谢和细胞凋亡等多个方面，基因治疗可针对以上一个或多个环节的靶细胞进行。

早期对患者和亲属进行基因筛查，及早发现致病基因是目前的首选方法。扩张型心肌病可遗传给后代，产生"家族聚集"的特征。有家族史的扩张型心肌病患者可通过基因筛查来寻找致病基因，对胎儿进行产前诊断，选择性生育以降低扩张型心肌病患儿的出生缺陷发生率。此外，已有大量研究证实通过对基因进行置换或修饰来治疗扩张型心肌病的可行性，尤其是腺相关病毒载体的应用为基因治疗的临床应用奠定了基础。随着分子遗传学的发展，更多的扩张型心肌病致病基因将会被发现，这有助于扩张型心肌病的早期诊断，并为扩张型心肌病的基因治疗提供更充足的依据。

（二）药物治疗

使用心力衰竭治疗药物之前，应对患者进行全面临床评估，与决策路径密切相关的血流动力学情况、体液潴留状况和 BNP 水平应作为评估的三要素。在临床实践中，心力衰竭患者的病情往往不断变化，应及时、反复进行临床评估，并及时调整决策路径。药物治疗可有效减少心力衰竭者的病死率和心力衰竭再住院率、改善生活质量，是心力衰竭治疗的基石。最新指南中心力衰竭基石药物从原来的"金三角"更新为"新四联"，包括血管紧张素受体脑啡肽酶抑制剂、β受体阻滞剂、醛固酮受体拮抗剂和钠-葡萄糖耦联转运体2抑制剂（ARNI 或 ACEI/ARB+SGLT2i+BB+MRA）。新近的研究表明，与传统的"金三角"治疗相比，尽早联合使用"新四联"药物治疗能够进一步降低心力衰竭患者全因死亡、心血管死亡和因心力衰竭住院的风险，延长无事件生存期。

1.血管紧张素受体脑啡肽酶抑制剂

ARNI 有 ARB 和脑啡肽酶抑制剂的双重作用，后者可升高 BNP、缓激肽和肾上腺髓质素及其他内源性血管活性肽的水平，代表药物是沙库巴曲缬沙坦钠。ARNI 可降低 NYHA 心功能分级 Ⅱ～Ⅲ级的心力衰竭的发病率和死亡率（Ⅰ，A）。对于既往有症状或目前有症状的慢性心力衰竭患者，若无法获得 ARNI，使用血管紧张素转换酶抑制剂（ACEI）有助于降低发病率和死亡率（Ⅰ，A），因咳嗽或血管性水肿而不能耐受 ACEI/ARNI 者，建议使用 ARB（Ⅰ，A）。NYHA 心功能分级 Ⅱ～Ⅲ级的慢性心力衰竭患者若耐受 ACEI/ARB，推荐用 ARNI 替换，可进一步降低发病率并减少死亡（Ⅰ，B）。对于急性心力衰竭住院患者在出院前推荐使用 ARNI 作为初始治疗，因与 ACEI/ARB 相比，ARNI 可以改善健康状况，降低 BNP 水平，改善左室重构。对于有症状的慢性心力衰竭患者，首选 ARNI 作为初始治疗有利于简化管理。避免 ARNI 和 ACEI 合用，如果患者从 ACEI 切换到 ARNI，ACEI 和 ARNI 之间至少要间隔36小时。

2.β受体阻滞剂

目前或既往有症状的患者应使用β受体阻滞剂降低死亡率和再住院率（Ⅰ，B），有改善预后证据的药物包括比索洛尔、卡维地洛、琥珀酸美托洛尔缓释剂。β受体阻滞剂可减少心力衰竭患者死亡风险、死亡/住院的复合风险，改善 LVEF，减轻心力衰竭症状，改善临床状况。β受体阻滞剂应以低剂量启动，并尽力达到临床试验中被证实有效的目标剂量，或者患者能耐受的剂量。

3. 醛固酮受体拮抗剂

NYHA 心功能分级 Ⅱ～Ⅴ级的心力衰竭，如果估算肾小球滤过率＞ 30 mL/（min·1.73 m²）且血清钾＜ 5.0 mEq/L，建议使用醛固酮受体拮抗剂（螺内酯或依普利酮）（Ⅰ，A），应注意监测血钾、肾功能。

4. SGLT2i

SGLT2i 是一种新型降糖药，最初的药理作用是降糖和减重。在合并心血管疾病或心血管疾病高危的 2 型糖尿病患者中多项随机对照试验表明，SGLT2i 可降低心力衰竭 31% 的住院风险。具有里程碑意义的 DAPA-HF 和 EMPEROR-Reduced 研究显示，无论是否合并糖尿病，心力衰竭规范治疗基础上加用达格列净或恩格列净可降低心血管死亡或心力衰竭住院风险 25%～26%。因此，慢性心力衰竭有症状时，推荐使用 SGLT2i 来降低心力衰竭住院率和心血管死亡率（Ⅰ，A），与是否合并糖尿病无关。SGLT2i 治疗心力衰竭的作用机制主要是通过利尿、降压、促进红细胞生成等来调节血流动力学，以及经由改善心肌能量代谢、调节心肌离子稳态、抑制心肌细胞 SGLT1 介导的心室重塑、抑制心外膜脂肪组织 SGLT2 介导的心脏代谢重构来发挥作用。与 ACEI/ARB/ARNI 和 β 受体阻滞剂滴定剂量不同，达格列净和恩格列净的推荐剂量均为 10 mg/d。应用中应注意：识别并避免可能导致酮症酸中毒的危险因素；监测生殖泌尿道感染的相关症状；根据容量状态，调整利尿剂和液体摄入量，避免发生容量不足，尤其是年老、体弱、服用利尿剂者；若合用其他降糖药，应避免发生低血糖。

以上"新四联"（ARNI 或 ACEI/ARB+SGLT2i+BB+MRA）药物的启动原则包括尽早启动、安全启动（收缩压≥ 100 mmHg 为安全启动的前提）、小剂量药物联合优先 + 逐渐递增剂量、分步启动及个体化原则。

5. 其他药物

规范化指南治疗的稳定期心力衰竭患者，NYHA 心功能分级 Ⅱ～Ⅲ级、LVEF ≤ 35%、窦性心律且静息心率仍≥ 70 次/分，如患者已接受最大耐受剂量的 β 受体阻滞剂，加用伊伐布雷定可获益（Ⅱb，B）。接受规范化指南治疗（或无法耐受治疗）仍有症状的心力衰竭患者，可以考虑使用地高辛减少住院（Ⅱb，B）。洋地黄类药物可改善心力衰竭患者的症状，降低 HFrEF 患者住院风险，也可用于控制房颤患者的心室率，使用时应监测地高辛血药浓度，建议维持在 0.5～0.9 μg/L。

维立西呱是一种口服可溶性鸟苷酸环化酶（soluble guanylyl cyclase，sGC）刺激剂，通过 sGC-cGMP 信号通路发挥作用，可不依赖一氧化氮的浓度直接刺激 sGC，同时也可以增加 NO 的敏感性，通过双重机制刺激 sGC 产生 cGMP，发挥抗炎与抗心肌纤维化的作用，为心力衰竭的治疗领域开辟了新的治疗靶点。VICTORIA 研究结果表明，慢性心力衰竭患者近期出现心力衰竭加重（6 个月内因心力衰竭住院或 3 个月内因心力衰竭静脉使用利尿剂）时，在减少心血管死亡或心力衰竭住院风险方面，维立西呱优于安慰剂，安全性及耐受性均较好。新的作用机制给心力衰竭患者带来新的希望，维立西呱的亮点是在目前已有阳性药物基础上加用可进一步改善心力衰竭患者的临床结局，同时对于近期心力衰竭加重患者可改善临床预后。2022 年 ACC/AHA 指南与 2021 年 ESC 心力衰竭指南推荐一致，对 NYHA 心功能分级 Ⅱ～Ⅴ级、LVEF ≤ 45% 患者，尽管接受最优化指南药物治疗，近期出现心力衰竭加重（需要静脉使用利尿剂，BNP 水平升高或因心力衰竭再住院）的高危患者，可考虑使用维立西呱降低心力衰竭住院率和心血管死亡率（Ⅱb，B）。注意事项：由于可能出现低血压，不建议将维立西呱与长效硝酸盐或 5 型磷酸二酯酶抑制剂联用；妊娠患者禁用，不推荐用于哺乳期患者。

因为药物不耐受或肾功能不全，无法接受血管紧张素受体脑啡肽酶抑制剂的心力衰竭患者，可考虑联合使用肼屈嗪和硝酸异山梨酯来改善症状，降低死亡率（Ⅱb，C）。NYHA 心功能分级 Ⅱ～Ⅳ级的心力衰竭患者，补充 ω-3 多不饱和脂肪酸作为辅助治疗可能是合理的，可以减少死亡率和心血管疾病住院率（Ⅱb，B）。血管紧张素抑制剂导致高钾血症（血清钾≥ 5.5 mEq/L）时，钾结合剂（patiromer、环硅酸锆钠）能否使患者继续使用血管紧张素受体脑啡肽酶抑制剂治疗并带来获益尚不明确（Ⅱb，B）。

扩张型心肌病常合并心律失常。室性心律失常和猝死是扩张型心肌病的常见临床表现，预防猝死主要是控制诱发室性心律失常的可逆性因素：①纠正心力衰竭，降低室壁张力；②纠正低钾低镁；③改善神经激素功能紊乱，选用 ACEI 和 β 受体阻滞剂（有直接抗心律失常作用）；④避免药物因素（如洋地黄、利尿剂）的毒副作用。DCM 合并持续性、永久性或阵发性房颤的患者，CHA_2DS_2–VASc 评分 ≥ 2 分（男性）或 ≥ 3 分（女性）者，在无禁忌证时建议进行常规抗凝治疗；CHA_2DS_2–VASc 评分为 1 分的男性患者和 2 分的女性患者也建议进行抗凝治疗。药物优先选择新型口服抗凝剂抗凝；若使用华法林，应将 INR 控制在 2.0～3.0。如发现心室血栓、心室自发超声显影或其他血栓/栓塞证据，在无禁忌证时建议进行长期抗凝治疗。抗凝治疗前应考虑采用 HAS–BLED 评分评估出血风险。HAS–BLED 评分 ≥ 3 分提示高出血风险。

心力衰竭是发生静脉血栓栓塞症（venous thromboembolism，VTE）的额外风险。当患者因失代偿性心力衰竭住院，或慢性稳定性心力衰竭患者因其他原因住院时，发生 VTE 风险增加，并与较高的心力衰竭症状负担有关，VTE 风险在住院后持续 2 年，在最初 30 天内最大。最新美国指南推荐，心力衰竭住院患者，建议预防 VTE（Ⅰ，B）。皮下低分子肝素（如依诺肝素 40 mg/d）、普通肝素、磺达肝癸钠、利伐沙班（10 mg/d）均可用于预防 VTE。

心力衰竭患者应避免使用的药物：非二氢吡啶类钙通道阻滞剂、非甾体抗炎药、噻唑烷二酮类药、沙格列汀和阿格列汀、ⅠC 类抗心律失常药和决奈达隆。

（三）非药物治疗

1. 心力衰竭的 CRT

CRT 的适应证中，强调 LBBB 和 QRS 宽度。若为窦性心律，LBBB 且 QRS ≥ 120 ms 时为Ⅱa 类推荐，QRS ≥ 150 ms 时则为Ⅰ类推荐；非 LBBB 且 QRS ≥ 150 ms 时则为Ⅱa 类推荐。LVEF 在 36%～50%，合并高度或完全性心脏传导阻滞时，植入 CRT 为Ⅱa 类推荐，可降低死亡、减少住院、改善症状。如果 LVEF ≤ 35% 合并心房颤动需要心室起搏或符合其他 CRT 标准，或者药物控制室率/房室结消融，需要近 100% 心室起搏时，植入 CRT 为Ⅱa 类推荐。LVEF ≤ 35% 需要新植入或更换起搏器的患者，若起搏比例＞40%，推荐植入或更换为 CRT（Ⅱa，B）。

此外，中国起搏专家共识提出了希浦系统起搏这一更符合生理的起搏方式，可以作为 CRT 的另一种手术方法，并谨慎地推荐了适合希浦系统起搏的患者。

2. 植入型心律转复除颤器

恶性心律失常及其导致的猝死是扩张型心肌病的常见死因之一，植入型心律转复除颤器能降低猝死率，可用于心力衰竭患者猝死的一级预防；亦可降低心脏停搏存活者和有症状的持续性室性心律失常的病死率，即作为心力衰竭患者猝死的二级预防。

一级预防：对经过 ≥ 3 个月的优化药物治疗后仍有心力衰竭症状，LVEF＜35% 且预计生存期＞1 年，状态良好的扩张型心肌病患者推荐 ICD 治疗（Ⅰ，B）。尽管 2021 年 ESC 心力衰竭指南中将此类患者的推荐从Ⅰ降为Ⅱa，但 2022 年 AHA/ACC/HFSA 指南中此类患者的推荐仍为Ⅰ。

二级预防：对曾发生室性心律失常伴血流动力学不稳定、预期生存期＞1 年的状态良好的扩张型心肌病患者推荐 ICD 治疗，降低扩张型心肌病的猝死及全因死亡风险（Ⅰ，A）。

此外，最新指南指出不同突变导致的扩张型心肌病特点不同，如 *LMNA*、*RBM20*、*PLN* 和 *FLN* 基因突变导致的扩张型心肌病猝死风险高，应尽早植入 ICD。

3. 二尖瓣反流手术

心力衰竭导致继发性重度二尖瓣反流时，在干预瓣膜病变前，应优化药物治疗，进而根据患者情况行二尖瓣手术或导管介入修复。

4. 心力衰竭的超滤治疗

床边超滤技术可以充分减轻扩张型心肌病失代偿性心力衰竭患者的容量负荷，缓解心力衰竭的发生发展，特别是对利尿剂抵抗或顽固性充血性心力衰竭患者，疗效更为显著，可减少心力衰竭患者的住院时间、降低患者再住院率（Ⅱa，B）。

主要适应证：①利尿剂抵抗；②近期液体负荷明显增加，体液潴留明显，心力衰竭症状进行性加重。

禁忌证：①低血压；②合并全身性感染，有发热、全身中毒症状、白细胞升高等表现；③血肌酐 ≥ 3 mL/dL（265 μmol/L）；④需要透析或血液滤过治疗；⑤有肝素抗凝禁忌证。对于扩张型心肌病合并有难治性心力衰竭和肾功能不全者，可使用床边肾脏替代疗法（透析）（表6-9）。

表6-9　心力衰竭超滤治疗的适应证及禁忌证

主要适应证	①利尿剂抵抗
	②近期液体负荷明显增加，体液潴留明显，心力衰竭症状进行性加重
禁忌证	①低血压
	②合并全身性感染，有发热、全身中毒症状、白细胞升高等表现
	③血肌酐 ≥ 3 mL/dL（265 μmol/L）
	④需要透析或血液滤过治疗
	⑤有肝素抗凝禁忌证。对于DCM合并难治性心力衰竭和肾功能不全者，可使用床边肾脏替代疗法（透析）

5. 左室辅助装置

持续静脉正性肌力药可用于难治性晚期心力衰竭等待器械辅助或心脏移植的"桥接"治疗（Ⅱa，B），也可用于不符合器械辅助或心脏移植条件的晚期心力衰竭的姑息治疗（Ⅱb，B）。NYHA心功能分级Ⅳ级的晚期心力衰竭患者，如果依赖持续的静脉输液或临时器械辅助，长期植入左室辅助装置可有效改善功能状态、生活质量和生存率（Ⅰ，A）；药物优化治疗NYHA心功能分级Ⅳ级的晚期心力衰竭患者，可考虑植入长期器械辅助（Ⅱa，B）；晚期心力衰竭伴血流动力学障碍和休克者，短期器械辅助，包括经皮和体外心室辅助装置，可作为短期替代或终点治疗（Ⅱa，B）。

6. 心脏移植

对于扩张型心肌病终末期患者，心脏移植是最根本的治疗方法，但由于伦理学、器官来源，以及经济问题等多方面的限制很难广泛展开。未接受心脏移植或长期左室辅助装置支持的终末期心力衰竭患者，预期生存时间不到2年。而接受心脏移植的成年人的中位生存期为12.5年；1岁以下的婴儿存活期则超过24年。

心脏移植的适应证：①心肺运动测试峰值氧耗量：对于不能耐受β受体阻滞剂的患者，峰值氧耗量 < 14 mL/（kg·min）则应考虑行心脏移植（Ⅰ，B）；对于正在使用β受体阻滞剂的患者，峰值氧耗量 < 12 mL/（kg·min）则应考虑心脏移植（Ⅰ，B）。②对年龄 > 70岁的患者进行慎重选择后，可以考虑心脏移植（Ⅱb，C）。③术前体重指数 > 35 kg/m² 的患者心脏移植术后预后更差，因此，此类肥胖患者建议在术前将体重指数降至 ≤ 35 kg/m²（Ⅱa，C）。

八、多学科合作

通过多学科合作的综合方式对扩张型心肌病进行全面诊疗评估，有助于为患者选择个体化的诊疗方案，并获得最佳效果。经初级首诊机构的初步评估、治疗和护理后的具有心脏扩大表现的患者，若需要进行鉴别诊断，建议根据病史、临床表现、体格检查及辅助检查结果，联合心内科、心外科、内分泌科、风湿免疫科、感染科、肾内科、血液科、ICU、儿科、营养科及对各科疾病谱的系统性表现进行评估和鉴别，联合影像科（超声心动图、心肌核素显像及 CMR）团队解读相关的影像学检查结果，联合病理科判断心肌活检结果，联合遗传学专家分析基因检查结果等，进行综合性的精准诊断；对特定病因及系统性疾病所导致的扩张型心肌病，在后续的治疗中，与患者及相关科室进行共同决策的治疗指导，共同参与患者对治疗进行风险评估及预后的咨询。扩张型心肌病患者的运动处方应结合心内科及康复医学/运动医学科的参与，结合个体 SCD 等危险因素和治疗目标，就训练强度及参与的潜在风险进行全面讨论。

九、特殊类型的诊治要点

（一）家族性扩张型心肌病

家族性扩张型心肌病（filial dilated cardiomyopathy，FDCM）表现为同一家族的一级亲属中有 2 例以上扩张型心肌病患者或者有 50 岁以下的一级亲属不明原因死亡，国外研究发现其在扩张型心肌病中的发病率占 25%～50%。研究发现，目前共有 50 多种基因突变与 FDCM 发病相关，基因编码一组异质性成分，包括细胞骨架、肌小节、离子通道、线粒体及桥粒等。FDCM 有以下遗传特点。①遗传异质性：不同基因的不同突变可导致同样的 FDCM 表型，同一家族相同基因的同一突变位点可产生不同表型；②基因突变外显不全：通常外显率会随着年龄的增大而增高，常染色体显性遗传者在＜ 20 岁时外显率为 10%，20～30 岁者为 20%，30～40 岁者为 50%，年龄＞ 40 岁时外显率达到 90%；③遗传方式的多样性：包括常染色体显性遗传、常染色体隐性遗传、X 连锁遗传及线粒体遗传。FDCM 以常染色体显性遗传最为常见。随着 FDCM 研究的逐渐深入，临床上已开始对疑似有遗传倾向的家族中其他成员进行心电图和心脏超声检查，根据患者意愿对疑似病例进行相关基因检测，有助于 FDCM 的早期诊断及临床干预，以达到延缓疾病发生或预防疾病的目的。但 FDCM 是一种多基因遗传病，其致病机制复杂，现有的基因检测预防疾病的效果不佳。FDCM 的生物学治疗：实验研究发现补充正常 δ-SG 基因、肝细胞生长因子基因治疗扩张型心肌病仓鼠，可以改善心功能和延长其寿命；转染单核细胞趋化蛋白 –1 基因治疗可明显减轻自身免疫性心肌炎。基因治疗方法的探索将有助于寻找治疗 FDCM 的方法。FDCM 的治疗可参照扩张型心肌病的治疗。此外，FDCM 由于存在与代谢相关酶的缺陷，可应用能量代谢药改善心肌代谢紊乱。曲美他嗪能抑制游离脂肪酸 β 氧化，促进葡萄糖有氧氧化，利用有限的氧产生更多 ATP，优化缺血心肌能量代谢作用，有助于心肌功能的改善。辅酶 Q10 参与氧化磷酸化及能量的生成过程，并有抗氧自由基及膜稳定作用。

（二）酒精性心肌病

酒精性心肌病（alcoholic cardiomyopathy，ACM）的发生与单日饮酒量及饮酒年限有关，酒精成瘾者有 21%～31% 被诊断为 ACM。长期饮酒可导致线粒体损伤、氧化应激损伤、心肌细胞肥大、凋亡及坏死、肌动蛋白和肌球蛋白结构改变，以及钙稳态改变，从而引起心肌收缩力下降。除了酒精的直接毒性作用外，其主要代谢产物乙醛也能使心肌细胞活性氧水平升高，引起脂质、蛋白质及 DNA 氧化损伤，从而导致心功能障碍。ACM 患者饮酒是导致心功能损害的独立因素，ACM 的诊断是排他性诊断，早期发现者戒酒 6～12 个月，扩张型心肌病临床状态可得到缓解，这也是此类患者的临床诊断依据。ACM 的治疗关键是立即戒酒，对于酒精成瘾者，突然戒酒可能出现戒断综合征，此类患者应由相关专家进行药物和心理综合治疗，并长期随访。除立即戒酒外，对于心力衰竭患者还应给予最佳抗心力衰竭的药物治疗。

同时，可予以辅酶 Q10 等药物改善心肌能量代谢，以及补充维生素 B_1。一般来说，ACM 较特发性 DCM 的预后更好，但如不完全戒酒，ACM 患者的 10 年死亡率可达 40%～80%，是长期过量饮酒者的常见死因，其他并发症可能出现反复心力衰竭、心律失常及血栓栓塞等。

（三）围生期心肌病

围生期心肌病（peripartum cardiomyopathy，PPCM）是指心脏健康的女性在妊娠晚期至产后数月内发生的心力衰竭，呈特发性心肌病表现，部分 LVEF 超过 45% 的患者，如有明确的心功能受损和典型 PPCM 表现，有时也需诊断为 PPCM。诊断 PPCM 必须排除其他原因导致的心力衰竭。国际上认为本病总体发生率为 1∶15 000～1∶300（妊娠总数）。PPCM 的发病机制复杂，可能与多种因素有关，如遗传易感性、低硒血症、病毒感染、炎症、自体免疫反应、对血流动力学负荷的病理性反应、氧化应激导致的细胞因子激活、氧化应激失衡及其导致的抗血管生成因子升高等。PPCM 的主要危险因素有多胎多产、家族史、种族（非洲裔高发）、吸烟、糖尿病、高血压、子痫前期、营养不良、母亲年龄（年龄越大风险越高）、长时间使用 β 受体兴奋剂类的保胎药等。PPCM 是孕产期女性死亡的重要原因，死因大多为难治性心力衰竭、心律失常、并发肺栓塞或系统性栓塞。部分 PPCM 患者有着与扩张型心肌病类似的基因突变，包括 *TTN* 基因突变。而携带 *TTN* 基因突变的 PPCM 患者预后差，1 年后的 LVEF 明显低于无基因突变的 PPCM 患者。

对 PPCM 急性发病的患者应立即做床边评估明确诊断，妊娠心脏团队尽早介入管理。根据血流动力学状态和胎儿能否存活进行紧急处理，必要时终止妊娠。2019 年 ESC 的 PPCM 专家共识提出了 PPCM 急性发病者的药物治疗可以用 "BOARD" 来概括，即 B—溴隐亭（bromocriptine）、O—口服抗心衰治疗（oral heart failure therapies）、A—抗凝药物（anticoagulants）、R—血管扩张剂（vaso-relaxing agents）和 D—利尿剂（diuretics）。PPCM 合并慢性心力衰竭治疗时，需考虑患者的妊娠状态、药物对胎儿的可能影响，因此，需要妊娠心脏团队共同处理。是否处于妊娠期、产后及产后是否哺乳，均会影响心力衰竭药物的选择应用。原则上此类患者的处理与通常的慢性心力衰竭患者一致，仍强调 "指南指导的药物治疗"，同时寻找并去除诱因，积极处理合并症；监测体重，必要时进行心理辅导。具体药物及治疗（表 6-10）：①阻断肾素 – 血管紧张素系统的药物包括 ACEI、ARB 和 ARNI，此类药原本是慢性心力衰竭治疗的基石，但在妊娠期禁用，主要是其胎儿毒性及致畸作用强，肾衰竭、羊水过少和围产期胎儿死亡等并发症发生率高。产后患者可使用 ACEI，对于哺乳的建议选用卡托普利、依那普利和贝那普利，这几种药物在乳汁中仅极少量分泌，对胎儿无明显副作用。停止哺乳的可考虑早期使用 ARNI。②β 受体阻滞剂：妊娠期及产后均可使用。优先使用选择性 $β_1$ 受体阻滞剂美托洛尔，其分泌到乳汁中的剂量可忽略不计，哺乳期可安全使用。β 受体阻滞剂应从小剂量开始，逐渐增加剂量以达目标剂量或耐受剂量。③醛固酮受体拮抗剂：包括螺内酯，产后哺乳期可使用。④利尿剂：妊娠期患者使用利尿剂时需权衡利弊，如有明显淤血表现，可以使用利尿剂以维持容量负荷的平衡。应用过程中应注意监测血钾、血钠、血肌酐和血压水平。在利尿剂使用的基础上，一旦患者病情平稳，即需启动规范和优化的药物治疗。⑤伊伐布雷定：PPCM 产后呈窦性心律的患者，如在使用可耐受剂量 β 受体阻滞剂后静息心率仍偏快（＞75 次 / 分），可使用伊伐布雷定；也可考虑更早期使用以尽早帮助控制心律，等病情稳定后再开始小剂量使用 β 受体阻滞剂，逐渐滴定至目标剂量或耐受剂量。⑥溴隐亭：使用溴隐亭的患者必须停止哺乳，溴隐亭在抑制乳汁分泌的同时使血栓栓塞风险升高，因此使用溴隐亭必须同时进行抗凝治疗（至少预防剂量的低分子肝素或普通肝素）。目前溴隐亭在 PPCM 中为Ⅱ b 类推荐，国际上的临床应用差别较大，美国很少使用，而德国和非欧盟则使用广泛。⑦抗凝治疗：多数专家建议所有的 PPCM 患者均需接受抗凝治疗，并至少维持至产后 2 个月或心功能恢复正常。低分子肝素或普通肝素不通过胎盘，可作为妊娠期抗凝的首选药物，产后则可常规使用华法林。新型口服抗凝药物因缺乏临床研究和实践资料，目前不建议在妊娠期和哺乳期使用。
⑧合并心律失常的处理：SCD 是 PPCM 的常见死亡原因，出现血流动力学不稳定时需行电复律治疗。抗心律失常药物应用时需考虑药物对胎儿的毒性，胺碘酮和决奈达隆在妊娠期和哺乳期均属禁忌。β 受体阻滞剂可用于妊娠期及产后，优先使用选择性 $β_1$ 受体阻滞剂美托洛尔。腺苷可用于终止阵发性室上性心动过速的发作。洋地黄类药物可以安全地用于妊娠期和哺乳期，以控制房性心动过速、房颤或房扑发作时过快的心室率。药物治疗无效时可考虑导管消融治疗，但要考虑射线对胎儿的影响，需权衡利弊，建议进行无辐射的"绿色"电生理治疗。目前建议，所有的 PPCM 患者均需联合使用抗心力衰竭药物至少要到左心室功能完全恢复后的 12～24 个月。PPCM 患者预后通常较好，23%～78% 的患者心功能得以恢复（表6-10）。

表 6-10　围生期心肌病伴心力衰竭的药物治疗（部分）

药物名称	孕前	妊娠期	产后	疗程
阻断肾素–血管紧张素系统的药物包括 ACEI、ARB 和 ARNI	禁用	禁用	尽早用	至少要用到左心室功能完全恢复后的 12～24 个月
β 受体阻滞剂	可用，优选索他洛尔或美托洛尔	可用，优选索他洛尔或美托洛尔	可用	从小剂量开始，逐渐增加剂量以达目标剂量或耐受剂量
醛固酮受体拮抗剂	禁用	禁用	可用	
利尿剂	可用	可用	可用	权衡利弊，有体液潴留可用小剂量
伊伐布雷定	—	—	可用	
溴隐亭	—	可用	可用，必须停止哺乳	必须同时进行抗凝治疗（至少预防剂量的低分子肝素或普通肝素）
洋地黄类药物	可用	可用	可用	

（四）心动过速性心肌病

心动过速性心肌病（tachycardio–in–duced cardiomyopathy，TCM）又称为心动过速诱导的心肌病，指长期持续性或反复发作的快速性心律失常导致的类似扩张型心肌病的心肌疾病，以快速型房颤最为常见。如心动过速被尽快控制，心脏的形态和功能可以逆转，甚至完全恢复正常。TCM 的发病率较低，均为个例或 < 50 例的回顾性病例报道，可见于从胎儿至成人的各个年龄阶段，男性居多。其发病原因尚未明确，一部分可能与基因变异有关，如 ACE（DD 型）基因多态性缺陷人群易发生 TCM。心动过速引起的心排血量下降、神经内分泌系统异常激活等病理生理变化促进心肌重构和心力衰竭的发生发展。依据是否患有基础性心脏病，TCM 可划分为"单纯性"和"非单纯性"两种类型。

心动过速的快速心室率大小和持续时间长短决定 TCM 病变的严重程度，自快速心律失常出现至TCM 发生的时间可达数月至数年不等。很多患者在出现症状时已同时合并有心动过速、心脏扩大和心力衰竭，不利于与扩张型心肌病继发心动过速相鉴别，只有在终止心动过速后心脏病变逆转时才能回顾性明确诊断。尽早使用药物或导管消融术治疗控制心室率和维持正常窦性心律对 TCM 的防治至关重要。
①早期识别与诊断：既往心脏正常，单纯由心动过速引起的左心室或双心室扩大、室壁变薄、心肌收缩功能下降的心肌病变才能诊断为 TCM。既往病史不详，除了心动过速不能以其他原因来解释心肌病变，终止心动过速后心脏的结构和功能明显好转，可以诊断为 TCM。② Holter、ECG、电生理和 UCG 检查有助于疾病诊断。③治疗目标静息心室率 < 80 次/分。④ β 受体阻滞剂是控制快速心律失常和改善心肌

重构的首选用药。⑤ TCM 的心肌病变严重时，导管消融风险增高。

大多数 TCM 患者在心室率被控制后预后良好，且在心室率被控制的第 1 个月其心脏结构和功能恢复最为明显，有些患者在半年内可以完全恢复正常。但在心率、心脏结构和功能恢复正常后，少数患者仍有发生猝死的风险；如再发心动过速，那么，患者发生心力衰竭的风险可明显增高。难治性快速性心律失常并发的 TCM 预后较差，且有发生心源性休克或猝死的可能。目前，ICD 和 CRT 的植入对 TCM 患者的疗效和必要性尚不明确。

（五）免疫性扩张型心肌病

免疫性 DCM 常见于病毒性心肌炎演变所致的扩张型心肌病，符合扩张型心肌病诊断标准，且患者的 AHA 阳性检出率高。临床实践中，对因心力衰竭和心室扩大而初诊的患者，当病程 > 3 个月时，应询问病毒感染病史，检测其病毒和 AHA，并行冠脉造影检查排除缺血性心脏病，如符合条件则可确诊为免疫性扩张型心肌病。免疫性扩张型心肌病的治疗可参照扩张型心肌病的治疗。早期应用药物阻止抗体致病作用的治疗可延缓免疫性扩张型心肌病的发生发展，针对抗肾上腺素能 β_1 受体抗体阳性选择 β 受体阻滞剂，针对抗 L-CaC 抗体阳性选择地尔硫䓬治疗。对抗体滴度高的患者推荐免疫吸附治疗。芪苈强心胶囊是治疗心力衰竭及免疫调节的药物。重视扩张型心肌病的早期防治，有利于提高扩张型心肌病患者的生存率。

（六）肥厚型心肌病扩张期

肥厚型心肌病（hypertrophic cardiomyopathy，HCM）是一种常见的遗传性心肌疾病，主要表现为心室壁肥厚及心室腔的相对减少，并伴有心脏舒张功能障碍。HCM 的自然病程很长且呈良性进展，心脏结构很少出现明显变化，然而少数患者逐渐发生心腔扩大、室壁变薄及 LVEF 降低，出现类似扩张型心肌病样改变，这种 HCM 的终末期改变称之为肥厚型心肌病扩张期（dilated phase hypertrophic cardiomyopathy，DPHCM）。DPHCM 的发病率较低，一旦从 HCM 进展到 DPHCM，则较扩张型心肌病更为严重，病死率明显增加，其治疗可参照扩张型心肌病的治疗，多数 DPHCM 患者需进行心脏移植。

（七）药物中毒性心肌病

药物中毒性心肌病是指某些药物或毒品引起的心肌损害，临床表现类似扩张型心肌病。主要诊断标准：服药前无心脏病证据，服药后出现心律失常、心脏增大和心功能不全的征象，且不能用其他心脏病解释者可诊断为药物中毒性心肌病。药物，如抗肿瘤药物，包括蒽环类化疗药、分子靶向治疗药等，可损伤心肌，导致获得性扩张型心肌病。需对患者用药前后心功能情况进行评估和比较，如有收缩期心力衰竭的肿瘤患者应接受规范化心力衰竭治疗，可使用细胞能量代谢药如辅酶 Q10 等。毒品主要包括可卡因、冰毒等。儿茶酚胺是这类毒品致心肌损害的主要成分。防治措施包括戒毒 6 个月以上，启用心力衰竭的标准药物治疗，β 受体阻滞剂推荐 β_1 受体阻滞剂、β_2 受体阻滞剂（如卡维地洛），避免可卡因的 α_1 激动效应。

（八）地方性心肌病

地方性心肌病（克山病）是我国特有的、原因不明的地方性心肌病，最早发现于我国黑龙江省克山县，其发病机制可能与地球化学因素（低硒、低钙和蛋白质不足）和生物因素（病毒感染、真菌中毒）有关。基本病理改变是心肌实质的变性、坏死和继发性纤维化，心脏呈肌原性扩张，心腔扩大、室壁趋向变薄。诊断原则是在克山病病区连续生活 ≥ 6 个月，具有克山病发病的时间、人群特点；主要临床表现为心肌病或心功能不全，或心肌组织具有克山病的病理解剖改变；排除其他心脏疾病，尤其是其他类型心肌疾病。本病应采用综合治疗，抢救心源性休克，控制心力衰竭和纠正心律失常等。克山病急性治疗可参照急性重症心肌炎的救治，亚急性治疗可参照急性心肌炎的治疗，慢性治疗可参照扩张型心肌病的长期治疗。

（九）继发性扩张型心肌病

继发性扩张型心肌病是指全身性系统性疾病累及心肌，心肌病变仅仅是系统性疾病的一部分。该病的治疗主要是针对心力衰竭的治疗和针对全身性系统性疾病的治疗。

十、随访管理

扩张型心肌病心力衰竭管理方案应覆盖诊治全程，根据病情和危险分层制定出院计划和随访方案。建立心力衰竭随访制度，为患者建立医疗健康档案。随访方式包括门诊随访、社区访视、电话随访、家庭监测、植入式或可穿戴式设备远程监控等，根据具体的医疗条件和患者的意愿及自我管理能力采取适合的随访方式。

病情和治疗方案稳定的慢性心力衰竭患者可在社区或基层医院进行随访。缺乏自我管理的知识和方法是心力衰竭患者反复住院的重要原因之一。通过患者教育，能提高患者的自我管理能力和用药依从性，改善生活方式，有助于预防心力衰竭加重的发生，减少再住院次数和住院天数。

在扩张型心肌病患者随访期间常用的一个重要参数是 LVRR，它反映了病情的改善和更好的预后。通过适当的药物和器械治疗，约 40% 的扩张型心肌病患者出现显著的 LVRR。治疗开始后，LVRR 的过程通常需要 6 个月至 2 年的时间。LVRR 和达到 LVRR 所需的时间似乎与扩张型心肌病患者的长期预后密切相关。在诊断和随访期间，应系统地评估一些重要参数，如右心室功能、功能性二尖瓣反流、诊断时或随访期间存在 LBBB 等，这些参数提示会影响疾病的预后和扩张型心肌病早期 LVRR 的可能性。

参考文献

[1] BAIG M K，GOLDMAN J H，CAFORIO A L，et al. Familial dilated cardiomyopathy：cardiac abnormalities are common in asymptomatic relatives and may represent early disease[J]. J Am Coll Cardiol，1998，31（1）：195-201.

[2] HEIDENREICH P A，BOZKURT B，AGUILAR D，et al. 2022 AHA/ACC/HFSA Guideline for the Management of Heart Failure：Executive Summary：A Report of the American College of Cardiology/American Heart Association Joint Committee on Clinical Practice Guidelines[J]. Circulation，2022，145（18）：e876-e894.

[3] PINTO Y M，ELLIOTT P M，ARBUSTINI E，et al. Proposal for a revised definition of dilated cardiomyopathy，hypokinetic non-dilated cardiomyopathy，and its implications for clinical practice：a position statement of the ESC working group on myocardial and pericardial diseases[J]. Eur Heart J，2016，37（23）：1850-1858.

[4] KAWAHARA C，TSUTAMOTO T，NISHIYAMA K，et al. Prognostic role of high-sensitivity cardiac troponin T in patients with nonischemic dilated cardiomyopathy[J]. Circ J，2011，75（3）：656-661.

[5] CHMIELEWSKI P，MICHALAK E，KOWALIK I，et al. Can Circulating Cardiac Biomarkers Be Helpful in the Assessment of LMNA Mutation Carriers？[J]. J Clin Med，2020，9（5）：1443.

[6] CAFORIO A L，MAHON N G，BAIG M K，et al. Prospective familial assessment in dilated cardiomyopathy：cardiac autoantibodies predict disease development in asymptomatic relatives[J]. Circulation，2007，115（1）：76-83.

[7] CENTURION O A，ALDERETE J F，TORALES J M，et al. Myocardial Fibrosis as a Pathway of Prediction of Ventricular Arrhythmias and Sudden Cardiac Death in Patients With Nonischemic Dilated Cardiomyopathy[J]. Crit Pathw Cardiol，2019，18（2）：89-97.

[8] MERLO M，PYXARAS S A，PINAMONTI B，et al. Prevalence and prognostic significance of left ventricular reverse

remodeling in dilated cardiomyopathy receiving tailored medical treatment[J]. J Am Coll Cardiol，2011，57（13）：1468-1476.

[9] MEMON S，GANGA H V，KLUGER J. Late Gadolinium Enhancement in Patients with Nonischemic Dilated Cardiomyopathy[J]. Pacing Clin Electrophysiol，2016，39（7）：731-747.

[10] ORPHANOU N，PAPATHEODOROU E，ANASTASAKIS A. Dilated cardiomyopathy in the era of precision medicine：latest concepts and developments[J]. Heart Fail Rev，2022，27（4）：1173-1191.

[11] RICHARDSON P，MCKENNA W，BRISTOW M，et al. Report of the 1995 World Health Organization/International Society and Federation of Cardiology Task Force on the Definition and Classification of cardiomyopathies[J]. Circulation，1996，93（5）：841-842.

[12] TOWBIN J A，MCKENNA W J，ABRAMS D J，et al. 2019 HRS expert consensus statement on evaluation，risk stratification，and management of arrhythmogenic cardiomyopathy：Executive summary[J]. Heart Rhythm，2019，16（11）：e373-e407.

[13] MCDONAGH T A，METRA M，ADAMO M，et al. 2021 ESC Guidelines for the diagnosis and treatment of acute and chronic heart failure[J]. Eur Heart J，2021，42（36）：3599-3726.

[14] SAMMANI A，BAAS A F，ASSELBERGS F W，et al. Diagnosis and Risk Prediction of Dilated Cardiomyopathy in the Era of Big Data and Genomics[J]. J Clin Med，2021，10（5）.

[15] MCMURRAY J J V，SOLOMON S D，INZUCCHI S E，et al. Dapagliflozin in Patients with Heart Failure and Reduced Ejection Fraction[J]. N Engl J Med，2019，381（21）：1995-2008.

[16] PACKER M，ANKER S D，BUTLER J，et al. Cardiovascular and Renal Outcomes with Empagliflozin in Heart Failure[J]. N Engl J Med，2020，383（15）：1413-1424.

[17] REGAN T J. Alcohol and the cardiovascular system[J]. JAMA，1990，264（3）：377-381.

[18] MANTHEY J，PROBST C，RYLETT M，et al. National，regional and global mortality due to alcoholic cardiomyopathy in 2015[J]. Heart，2018，104（20）：1663-1669.

（田芸　余秀琼）

第七节　心脏淀粉样变性

HFpEF 占心力衰竭病例的一半以上，具有各种相关的病因学和病理生理学，多与女性、高龄和合并症（如高血压、糖尿病、肥胖和慢性肾脏疾病）相关，过去十年中的几项试验未能确定任何一种药物治疗来改善 HFpEF 患者的病死率和提高生活质量，目前 HFpEF 治疗的目标是严格控制相关合并症。未来的管理将是针对病因的特异性治疗。心脏淀粉样变性（cardiac amyloidosis，CA）通常以 HFpEF 为首发症状，传统上被认为是一种罕见和不可治愈的疾病，在过去的十年里，随着对淀粉样变性认识的加深、实验室检验技术的进步和治疗策略的显著改进，逐渐受到临床医师的重视。

一、概述

淀粉样变性是一组异质性的错误折叠的蛋白质构成的不溶性原纤维，在细胞外沉积导致的获得性或遗传性、局部或全身性疾病。淀粉样物质沉积于心肌细胞外间质即是心脏淀粉样变性，是限制型心肌病的一种病因。

二、病理生理改变

淀粉样物质在细胞外间质沉积和浸润会使室壁增厚，僵硬度增加。此外，蛋白质沉积会导致钙代谢和细胞代谢紊乱及心脏毒性，导致水肿和心肌细胞损伤，心脏的结构和功能发生相应改变，出现心力衰竭，初以左室充盈压升高，舒张末期容积减少为表现，射血分数不变，通常伴有左心室肥大，研究亦证实在25%的老年人群和13%～19%有HFpEF病史的患者中发现了淀粉样沉积物。随着病情进展，左心室收缩功能也受损，射血分数降低。

三、分型

目前已知有30多种"致淀粉样变性"蛋白前体，但心脏淀粉样变性的两种最常见形式是单克隆免疫球蛋白轻链淀粉样变性（immunoglobulin light-chain amyloidosis，AL）和甲状腺素运载蛋白淀粉样变性（transthyretin amyloidosis，ATTR），其他独特类型的淀粉样变性与淀粉样蛋白A和载脂蛋白A有关。

美国国家卫生统计中心统计分析，AL是骨髓浆细胞产生的单克隆免疫球蛋白轻链由于解离，以错误折叠和不溶性蛋白（称为淀粉样蛋白）的形式沉积在组织和器官中引起的，患病率为4.5/100 000。AL的主要靶器官为心脏（70%～80%）、肾脏（74%）、肝脏（27%）及外周和自主神经系统（分别为22%和18%），仅在5%的病例中观察到罕见的疾病表现，如孤立性心脏淀粉样变性。单克隆免疫球蛋白轻链淀粉样变性心肌病（AL-CM）是心脏淀粉样变性最常见的形式，占所有形式疾病的70%～80%。

甲状腺素运载蛋白（transthyretin，TTR）是肝脏中产生的一种生理蛋白质，可转运甲状腺激素和维生素A。TTR分子分解形成错误折叠的单体，这些单体形成不溶性淀粉样蛋白，其中不溶性淀粉样蛋白以沉积物的形式在组织和器官（包括心脏）中蓄积形成ATTR。TTR分子分解错误折叠根据有无 TTR 基因突变分为突变型转甲状腺素蛋白淀粉样变性（ATTRv）及野生型转甲状腺素蛋白淀粉样变性（ATTRwt）。甲状腺素运载蛋白淀粉样心肌病（ATTR-CM）是心脏淀粉样变性的第二常见类型，一项荟萃分析显示，ATTR-CM大多数患者为80岁以上的男性（$RR=1.38$，$95\% CI$：$1.09～1.75$，$P<0.01$，$I^2=37\%$），与其他研究一致，显示超过88%的ATTR-CM患者为男性，平均年龄为74岁。ATTR-CM以前被称为老年性心脏淀粉样变性。在芬兰对85岁以上成人的尸检研究中，无论是否发生心力衰竭，25%的患者中发现了ATTRwt。一项日本尸检研究显示在随机选择的尸检病例中，8.8%的80岁以上人群患有ATTR。ATTR-CM未经治疗者预后差，TTR（Val 122 Ile 或 pV 142 I）突变引起的ATTRv诊断后的中位生存期为2.5年，ATTRwt为3.6年。

四、临床症状

（一）心脏表现

1. 心力衰竭

CA最常见的临床表现。淀粉样物质在心肌细胞间质沉积会使室壁增厚、室壁僵硬度增加，AL还可因为溶酶体功能障碍和活性氧生成，直接产生心肌毒性作用，以肥厚型心肌病（通常无症状）、左室HFpEF为首要症状，研究证实HFpEF患者ATTR的患病率为11%，随病情进展，逐渐表现出限制型心肌病（轻度症状），进一步影响心室收缩功能，表现为HFpEF终末期心肌病。

2. 直立性低血压

淀粉样物质侵及自主神经系统后引起直立性低血压或既往高血压者血压逐渐降低，甚至恢复正常，既往服用ACE-I或β受体阻滞剂者反复出现低血压。

3. 心律失常

房颤、室性心律失常及传导阻滞是CA患者最常见的心律失常表现。ATTRwt-CM患者多见房颤的发生，一项纳入238例CA患者的临床研究显示44%的CA患者合并房颤，ATTRwt、AL、ATTRv者房颤的发生率分别为 71%、26% 和 19%。CA 患者发生室性心律失常预后差；研究已证实室性期前收缩、室性心动过速与 CA 心律失常相关性猝死有关。CA 患者更多发生房室结及希浦系统的传导阻滞，其病理生理机制目前尚不清楚。

4. 血栓形成及出血风险

淀粉样变性患者血栓栓塞事件的发生率高达 5%～10%，与房颤、心力衰竭和心房扩张有关，CA 患者可以缺血性脑卒中为首发症状，预后不良。AL-CM 患者血栓发生率高达 30%，这与 AL-CA 者发生肾病综合征和使用免疫调节药物有关，因此，建议在此类患者心脏复律前进行系统性检查，注意有无血栓形成。另外，由于淀粉样物质累及消化系统、因子 X 缺乏、肾衰竭和自主神经功能障碍相关跌倒风险增加，出血风险增加。

5. 合并主动脉瓣狭窄

研究发现 16% 的 80 岁以上 ATTR-CM 患者合并中度或重度主动脉瓣狭窄（aortic stenosis，AS）。几项研究显示接受经导管主动脉瓣置换术（transcatheter aortic valve implantation，TAVI）的老年患者中淀粉样变性与 AS 共存的比例为 14%～16%。Chacko 等证实 ATTR-CM 和 AS 的并存与不良预后和显著更短的生存时间（22 个月 vs. 53 个月，P=0.001）有关。

（二）心外表现

AL-CM 通常合并肾病（包括无症状性蛋白尿和肾病综合征）、胃肠道疾病（包括腹泻、肝大、消化道出血）、巨舌、眼眶周围紫癜及出血体质。

ATTR-CA 通常患有腕管综合征，有 40%～50% 的病例出现；腰椎管狭窄，导致黄韧带增厚和椎管狭窄；33% ATTRwt-CM 患者出现远端二头肌肌腱自发性断裂、肱二头肌肌腱断裂和自主神经或感觉多发性神经病变。因为 ATTRv 的一种遗传形式 Val 122 Ile 突变几乎只在黑种人患者中观察到，与 ATTRwt 相比，它的自主神经病变和周围神经病变更明显、预后更差。

五、检查

（一）血清学检验

AL-CM 重要实验室指标是血清游离轻链（sFLC）中 κ 和 λ 轻链的浓度及其比值；如果累及肾脏，可见蛋白尿，可能伴或不伴血清尿素氮和肌酐升高，以及淤血性肝病患者的肝生化异常（如血清胆红素升高）。

（二）心脏标志物

BNP、NT-proBNP 和 TnT 是研究最广泛的用于诊断 CA 的心脏受累生物标志物。研究表明，BNP/NT-proBNP 水平在 CA 中不成比例地升高，且具有预后评估价值。

（三）心电图

以肢体低电压 QRS 波群和假性心肌梗死为常见图形，但是缺乏早期诊断价值。研究发现 < 40% 的活检证实为 ATTR-CM 的患者的心电图表现为肢体低电压，通常这些患者已处于疾病的晚期阶段。不到 50% 的患者表现为超声心动图显示心肌肥厚、心电图显示肢体低电压的淀粉样心肌病的特征性改变。此外，还可能存在房颤等心律失常和传导阻滞。

（四）心脏超声

心脏超声可见心肌呈现毛玻璃样回声改变与颗粒样回声增强、左心室壁增厚、心腔正常或略偏小、双心房增大、房间隔增厚，EF 早期正常，晚期出现下降。心室 GLS 早期即可表现为下降，特征性表现为左心室的基底段和中段纵向应变下降，而心尖纵向应变保留，这种"心尖保留"具有很高的诊断和预后价值。Barros-Gomes 等研究表明，与其他临床表现、超声心动图和血清学指标相比，GLS 最准确地提供了全因死亡率的额外预后信息。ATTR-CM 和 AL-CM 均可发生心尖保留。

（五）心脏磁共振成像

心脏电影成像序列可动态评估 CA 患者心脏形态和功能的异常，主要有左心室壁肥厚，左心室舒张和收缩功能降低，以及右心室壁轻度增厚、双心房扩张等限制型心肌病的表现。心脏 MRI 延迟增强成像可用于初步分型：AL-CM 患者多合并弥漫性心内膜下强化，而 ATTR-CM 患者更易发生透壁强化。新的标测技术非对比增强纵向弛豫时间定量成像（T_1 mapping）、非对比增强横向弛豫时间定量成像（T_2 mapping）及细胞外容积分数目前已成为诊断早期心肌病变的有效量化工具。AL-CM 心肌 T_2 值明显高于 ATTR-CM，未经治疗的 AL-CM 患者升高程度更大，T_2 值是 AL-CM 患者病死率的预测因子，AL-CM 患者治疗成功后细胞外容积分数降低是心脏淀粉样蛋白消退的最早标志。

（六）放射性同位素显像技术

放射性同位素心脏闪烁显像技术是目前诊断 ATTR-CM 的基本方法，采用 ^{99m}Tc 放射性同位素，操作简单，具有几乎 100% 高度特异性，特征性表现为 ATTR-CM 患者心肌中放射性同位素的弥漫性摄取。

（七）组织活检

通常对疑似 AL-CM 患者进行骨髓活检和其他组织活检（脂肪垫抽吸，心内膜心肌）。低倍显微镜可观察到刚果红染色后细胞外间隙的"红染"无定形透明沉积物，在偏振光显微镜下呈典型苹果绿双折射，电子显微镜下呈独特交叉 β 折叠片。目前研究显示，激光显微切割联合质谱蛋白质分析使识别前体蛋白和淀粉样变性分型达到了近 100% 的敏感性及特异性，逐渐成为分型的金标准，还可以通过免疫组织化学、免疫荧光法或免疫电镜区分淀粉样原纤维的类型。

六、诊断

心脏淀粉样变性的初发症状多为呼吸困难、疲乏和水肿等非特异性表现，因此早期诊断很困难；尤其是 HFpEF 伴中度至重度室壁厚度增加的患者通常被误诊为高血压心脏病，还需要与肥厚型心肌病、主动脉瓣狭窄和罕见的遗传性疾病，如法布里病等鉴别诊断。以下可能是怀疑心脏淀粉样变性诊断的线索：①70～80 岁男性，由于症状性低血压或体位性低血压而导致抗高血压或心力衰竭药物不耐受；②血清肌钙蛋白持续低水平升高；③不明原因的左心室壁增厚、右心室壁增厚或心房壁增厚；④心电图显示的低电压与心脏彩超提示的室壁厚度增加不一致；⑤不明原因的房室传导阻滞或既往起搏器植入；⑥心肌病家族史。

心脏淀粉样变性的诊疗流程，如图 6-21 所示。

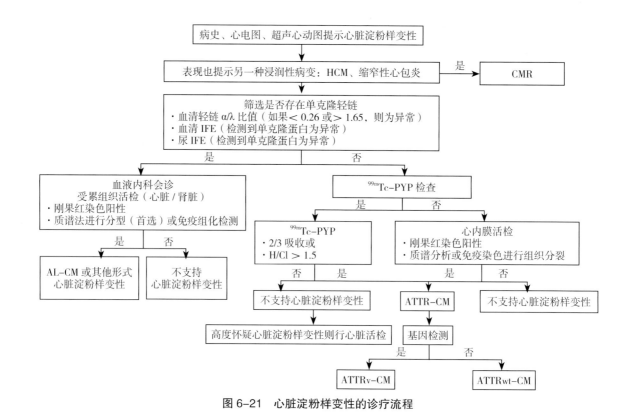

图 6-21　心脏淀粉样变性的诊疗流程

七、治疗

（一）综合管理策略

从以下三个方面进行管理。

第一方面：管理由于异常蛋白在整个心脏中沉积导致的心脏并发症，包括引起的 HF 症状、运动能力受损，以及可能发生的房室传导障碍或室上性快速性心律失常。低剂量的血管紧张素受体拮抗剂可能有益，因为它们降低后负荷，并改善前向心脏血流和肾灌注。同样，低剂量 β 受体阻滞剂也有帮助。但是对于心脏受累的晚期患者，不建议使用血管紧张素转换酶抑制剂、β 受体阻滞剂或血管紧张素受体脑啡肽酶抑制剂等用于 HF 治疗的典型药物，也应避免使用钙拮抗剂，尤其是非二氢吡啶类钙通道阻滞剂和地高辛。

第二方面：针对 AL-CM，强调以血液学缓解为基础，继而实现脏器功能缓解。多由血液科医师完成，根据患者的危险分层选择化疗方案，最常用的方案是采用硼替佐米、环磷酰胺和美法仑的免疫化疗。有些患者接受高剂量治疗并辅以自体外周血造血干细胞移植。新型免疫调节药物沙利度胺、来那度胺、泊马度胺等药物也逐渐应用于临床。

第三方面：针对 ATTR-CM 患者，修饰治疗的靶点包括 TTR 沉默、TTR 稳定和 TTR 清除。

（1）TTR 沉默剂：靶向 TTR 肝脏合成。代表药物是 inotersen 和 patisiran。inotersen 已被欧盟和美国 FDA 批准用于成人 ATTR-CM 的治疗，用于治疗 ATTR-CM 的 2 期临床试验正在进行。Patisiran 目前正在进行 3 期临床试验，旨在观察治疗 ATTR-CM 神经病变的效果，用于治疗 ATTR-CM 的临床研究 APOLLO-B 正在进行中。

（2）TTR 稳定剂：与 TTR 四聚体结合，防止错误折叠，从而防止淀粉样蛋白原纤维沉积。代表药物是 tafamidis 和 diflunisal。2019 年 FDA 批准的 tafamidis 是首个治疗 ATTR-CM 的药物。该药物可稳定

TTR 四聚体，并减缓分解为不稳定单体的速度，从而减少在组织（包括心脏）中的沉积。研究表明，tafamidis 可降低病死率和相关心脏疾病的住院率，并减缓功能能力和生活质量的下降。diflunisal 是一种非甾体抗炎药，但随机研究证实其使用与心脏受累患者预后改善无关，并伴有许多并发症，尤其是胃肠道的不良反应。

（3）TTR 清除剂：靶向清除组织中的淀粉样纤维。缺乏临床试验证据，基础研究尝试用多西环素或牛磺熊去氧胆酸、表没食子儿茶素没食子酸酯降解 ATTR-CM 患者的淀粉样蛋白，尚需要进一步评估。也有一些临床试验使用影响淀粉样蛋白降解的特异性单克隆抗体 PRX 004。有个别病例进行心脏和肝脏移植。

（二）抗血栓治疗

心脏淀粉样变患者同时有血栓形成及出血的风险，其中 AL-CM 有更高的出血风险，以消化道出血多见，与骨髓瘤相关，可导致血细胞减少、凝血因子 X 缺乏、肾脏受累从而引起肾功能不全，也与 AL 型淀粉样变性治疗药物存在相互作用。二级预防中抗凝治疗的主要适应证为房颤（不考虑 CHA_2DS_2-VaSC 评分）、深静脉血栓形成和（或）肺栓塞、肾病综合征伴低蛋白血症（< 20 g/L）和经心脏成像检查（超声心动图、计算机断层扫描和磁共振成像）发现的心内血栓。

主要抗凝药物为以下几种。①维生素 K 拮抗剂（vitamin K antagonists，VKA）：VKA 可能与 AL-CM 化疗药物发生相互反应，且受急性疾病、慢性合并症恶化或相关药物的影响，故需监测 INR。②直接口服抗凝剂（direct oral anticoagulants，DOACs）：具有使用方便、口服给药、服用后数小时内快速起效、治疗窗宽的优点，与 VKA 治疗相比，血栓形成或出血事件无差异。三种不同的代表药物：达比加群、利伐沙班、阿哌沙班。DOACs 使用的主要缺点之一是对危及生命的出血或紧急情况下的患者的管理，需要用价格昂贵的特异性解毒剂，并且可能增加患者血栓形成并发症的风险。③低分子量肝素（low molecular weight heparin，LMWH）：最常用药物为依诺肝素和亭扎肝素，半衰期短，用于发生出血不良反应时。

左心耳封堵术：部分伴有或不伴有既往心源性栓塞事件的 AF 的 CA 患者有严重出血史，如弥漫性消化道出血，在这些情况下，必须考虑左心耳封堵术以停止或避免使用抗凝药物。

血栓栓塞和出血事件是 AL-CM 和 ATTR-CM 的常见和主要问题。医师应系统地寻找有利于血栓栓塞的因素，如心力衰竭、心房病变、室上性心律失常、既往血栓栓塞事件史、肾病综合征和与化疗相关的血栓形成风险。血栓形成风险必须与淀粉样消化系统或肝脏受累、凝血障碍（如凝血因子 X 缺乏）、肾衰竭、血栓病导致的出血风险进行权衡。需要进行前瞻性研究，以明确何时及如何在这一特定人群中实行处方预防性抗血栓治疗。

参考文献

[1] PFEFFER M A，SHAH A M，BORLAUG B A. Heart failure with preserved ejection fraction in perspective[J]. Circ Res，2019，124：1598-1617.

[2] SHAH S J，KITZMAN D W，BORLAUG B A，et al. Phenotype-specific treatment of heart failure with preserved ejection fraction[J]. Circulation，2016，134：73-90.

[3] CUDDY S，JEROSCH-HEROLD M，DORBALA S. Phenotyping of cardiac amyloidosis：Advancing from macro to micro？[J].Circ Cardiovasc Imaging，2020，13（5）：e010785.

[4] GONZÁLEZ-LÓPEZ E，GALLEGO-DELGADO M，GUZZO-MERELLO G，et al. Wildtype transthyretin amyloidosis as a cause of heart failure with preserved ejection fraction[J]. Eur Heart J，2015，36（38）：2585-2594.

[5] PIKA T，VYMETAL J. Amyloid cardiomyopathy[J]. Biomed Pap Med Fac Univ Palacky Olomouc，2017，161（2）：117-

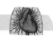

127.

[6] PALLADINI G，MILANI P，MERLINI G. Management of AL amyloidosis in 2020[J]. Blood，2020，136：2620-2627.

[7] WECHALEKAR A D，GILLMORE J D，HAWKINS P N. Systemic amyloidosis[J]. Lancet，2016，387（10038）：2641-2654.

[8] KITTLESON M M，MAURER M S，AMBARDEKAR A V，et al. Cardiac Amyloidosis：Evolving Diagnosis and Management：A Scientific Statement From the American Heart Association[J]. Circulation，2020，142（1）：e7-e22.

[9] PINNEY J H，WHELAN C J，PETRIE A，et al. Senile systemic amyloidosis：clinical features at presentation and outcome[J].J Am Heart Assoc，2013，2：e000098.

[10] SABBOUR H，HASAN K Y，AL BADARIN F，et al. From clinical clues to final diagnosis：the return of detective work to clinical medicine in cardiac amyloidosis[J].Front Cardiovasc Med，2021，8：644508.

[11] GOLDSMITH Y B，LIU J，CHOU J，et al. Frequencies and types of arrhythmias in patients with systemic light-chain amyloidosis with cardiac involvement undergoing stem cell transplantation on telemetry monitoring[J]. Am J Cardiol，2009，104（7）：990-994.

[12] GELLER H I，SINGH A，ALEXANDER K M，et al.Association between ruptured distal biceps tendon and wild-type transthyretin cardiac amyloidosis[J]. JAMA，2017，318：962-963.

[13] VERGARO G，AIMO A，BARISON A，et al. Keys to early diagnosis of cardiac amyloidosis：Red flags from clinical，laboratory and imaging findings[J]. Eur J Prev Cardiol，2020，27（17）：1806-1815.

[14] MURTAGH B，HAMMILL S C，GERTZ M A，et al.Electrocardiographic findings in primary systemic amyloidosis and biopsy-proven cardiac involvement[J]. Am J Cardiol，2005，95（4）：535-537.

[15] BANYPERSAD S M，SADO D M，FLETT A S，et al. Quantification of myocardial extracellular volume fraction in systemic AL amyloidosis：an equilibrium contrast cardiovascular magnetic resonance study[J].Circ Cardiovasc Imaging，2013，6（1）：34-39.

[16] RIDOUANI F，DAMY T，TACHER V，et al.Myocardial native T2 measurement to differentiate light-chain and transthyretin cardiac amyloidosis and assess prognosis[J].J Cardiovasc Magn Reson，2018，20（1）：58.

[17] DELANEY F T，DEMPSEY P，WELARATNE I，et al. Incidental cardiac uptake in bone scintigraphy：Increased importance，association with cardiac amyloidosis[J]. BJR Case Rep，2021，7（3）：20200161.

[18] SAID G，GRIPPON S，KIRKPATRICK P. Tafamidis[J]，Nat Rev Drug Discov，2012，11：185-186.

[19] MAURER M S，SCHWARTZ J H，GUNDAPANENI B，et al. Tafamidis treatment for patients with transthyretin amyloid cardiomyopathy[J]，N Engl J Med，2018，379：1007-1016.

[20] MARTINEZ-NAHARRO A，GONZALEZ-LOPEZ E，COROVIC A，et al. High prevalence of intracardiac thrombi in cardiac amyloidosis[J].J Am Coll Cardiol，2019，9（73）：1733-1734.

（戴玫）

第八节　炎症性心肌病

心肌炎是由各种感染性和非感染性原因引起的心肌炎症，炎症性心肌病为伴有心功能不全和心室重塑的心肌炎，以炎性细胞浸润心肌和心脏功能恶化的高风险为特征，病因具有异质性。炎症性心肌病主要由病毒感染介导，但也可由细菌、原生动物或真菌感染及多种有毒物质和药物，以及全身免疫介导的疾病诱发。此外，暴发性心肌炎是一种罕见、突发和严重的心脏炎症，是年轻人心源性休克的主要原因之一。炎症性心肌病的治疗方案包括根据常规指南治疗心律失常和心力衰竭，以及针对病因进行治疗。炎症性心肌病出现心力衰竭常与预后不良有关，需要及时诊断和制定特定的治疗策略，以降低这些患者的病死率和心脏移植需求。

一、流行病学

由于心肌炎临床表现的异质性，且目前尚缺乏对心肌炎诊断金标准的共识，各中心对于心内膜心肌活检（endomyocardial biopsy，EMB）的可获得性和解释不同，常规临床实践中很少做 EMB 和病毒基因组检测，故心肌炎的确切发病率尚不清楚。由于亚急性心肌炎往往诊断不足，实际病例数难以确定，而且很可能更高。急性心肌炎（acute myocarditis，AM）最常见于相对年轻的患者。在 35～39 岁年龄组中，发病率为每 100 000 名男性中 6.1 例，每 100 000 名女性中 4.4 例，20～44 岁年龄组的发病率相似。在 COVID-19 疫情期间，据报道，20 岁以下人群中 COVID-19 相关的心肌炎发病率约为 0.045%，一项纳入 5.6 万例 COVID-19 住院患者的全球多中心调查研究显示，COVID-19 相关的心肌炎发病率为 0.24%～0.41%，其中 57.4% 的患者不合并肺炎，38.9% 的患者出现暴发性心肌炎。

二、病因和发病机制

炎症性心肌病可由多种感染性或非感染性病因引起，如病毒感染、免疫系统激活［自身免疫（如结节病）、免疫刺激（如疫苗或抗癌疗法）］或暴露于毒素和药物所致。在感染性心肌炎中，病毒感染是最常见病因。

（一）病毒

目前尚无病毒性心肌炎的真实患病率数据，因为常规临床实践中很少做 EMB 和病毒基因组检测，此外，还需要考虑季节、地理和社会经济差异，以及人群对接种疫苗的不同态度。病毒介导的心肌炎可由以下几类病毒引起：①原发性嗜心性病毒，如腺病毒和肠病毒（如柯萨奇病毒）；②嗜血管病毒，如细小病毒 B19；③嗜淋巴细胞病毒，如巨细胞病毒、EB 病毒和人类疱疹病毒 6 型；④心脏毒性病毒，如丙型肝炎病毒、HIV 和流感病毒；⑤可能还有嗜血管紧张素转换酶 2 的心脏毒性病毒，如冠状病毒，包括 SARS-CoV-2。过去 30 年间，在流行病学上，由病毒介导的心肌炎从传统嗜心性病毒向细小病毒 19 和人类疱疹病毒 6 型的转变显而易见。然而，由于细小病毒 19 和人类疱疹病毒 6 型也可见于正常心脏或与其他疾病相关，因此有人提出，当病毒 DNA 拷贝数超过 500 copies/μg 阈值时可确定病毒感染是心肌炎的病因。

在 COVID-19 背景下，心脏损伤的机制可能是多方面的，可能不仅包括内皮炎或心肌炎，还包括由于氧供需不匹配、微血管血栓、全身性过度炎症反应和心肌缺血引起的心肌损伤。

（二）药物

有多种药物与心肌炎相关，主要是抗精神病药、细胞毒性药物、免疫制剂、疫苗和水杨酸盐。据报道，2010 年，与疫苗相关的心肌炎发病率剧增，主要与天花、炭疽和流感疫苗相关。疫苗诱发的心肌炎通常是嗜酸性粒细胞性心肌炎，如与天花疫苗相关的心肌炎。近期，心肌炎被认为是 COVID-19 mRNA 疫苗的罕见并发症。时间先后关联不一定提示疫苗是唯一原因，可能是由于病毒或免疫介导的机制促发、再激活或加速了自然发生的心肌炎。

免疫检查点抑制剂是晚期癌症的新疗法，该疗法应用靶向细胞毒性 T 淋巴细胞抗原 4（cytotoxic T lymphocyte antigen 4，CTLA-4）、程序性细胞死亡受体 1 或程序性死亡受体配体 1 的抗体来增强 T 细胞介导的针对肿瘤细胞的免疫应答。人们逐渐认识到了全身性免疫介导的不良事件，已有证据表明，免疫检查点抑制剂诱导的心肌炎病例中，有高达 67% 的病例是致命性的，尤其是采用免疫检查点抑制剂联合疗法时，可能产生危及生命的心肌炎。

（三）免疫相关

1. 免疫细胞

免疫细胞在病毒性心肌炎和病毒性炎症性心肌病发病机制中的重要性已在实验小鼠模型中得到证实，病毒性炎症心肌病可分为三个时间段：病毒通过跨膜受体进入心肌细胞，伴发坏死、凋亡和先天性免疫应答激活（1～7日）；病毒复制和获得性免疫应答激活，伴发 T 细胞浸润和自身抗体形成（1～4周）；慢性期可持续数月至数年，其中延迟或无效的病毒清除以及慢性炎症和心脏重构可导致扩张型心肌病（数月至数年）。单核细胞和巨噬细胞是人类和实验性心肌炎中发现的主要炎性细胞亚群。其他非原发性嗜心性病毒是否会引起直接组织损伤或引发免疫介导的损伤，目前尚不确定。

2. 自身免疫

炎症性心肌病中自身免疫的参与已被证实，高达 60% 的炎症性心肌病患者及其亲属中存在心脏特异性自身抗体。巨细胞心肌炎（giant cell myocarditis，GCM）被认为是一种罕见的，但进展非常迅速的心肌炎病因，它主要影响平均年龄在 42～56 岁的年轻患者，临床上，GCM 最常表现为心力衰竭、室性心律失常和房室传导阻滞，可被误认为是心肌梗死。在 20% 的病例中，GCM 被发现与系统性自身免疫性疾病相关，因此其也被认为是自身免疫性疾病的病因。

（四）遗传

遗传因素作为心肌炎促发因素的作用已得到证实，有多达 16% 的病例被检出心肌细胞结构和功能相关基因可能存在有害变异。根据"双重打击"假说，在暴露于感染性或毒性因素的患者中，遗传基础可能在表型结局方面起关键作用。携带遗传性心肌病相关致病性基因变异的患者很少表现出心肌炎的临床和组织病理学特征。基因检测不仅可以用于检测家族性心肌病，还可以考虑应用于检测所有家族性心肌炎患者的检测。

（五）肠道微生物

肠道微生物群最近被认为是心肌炎潜在的风险调节因素。心肌炎可通过肌球蛋白重链 6 特异性辅助性 T（T helper，TH）细胞，如 TH1 和 TH17 细胞的慢性刺激发展为炎症性心肌病。研究发现来自共生细菌的模拟肽可能在遗传易感人群中促发炎症性心肌病。心肌炎发展为致命的心脏病取决于由共生拟杆菌类肽模拟物印在肠道中的心肌肌球蛋白特异性 TH17 细胞。通过抗生素治疗成功预防小鼠的致命疾病，以及在人类心肌炎患者中观察到的类杆菌特异性 CD4$^+$T 细胞和 B 细胞反应显著升高，表明了共生细菌的模拟肽可以促进遗传易感个体的炎症性心肌病。

三、临床表现

（一）炎症性心肌病

炎症性心肌病的临床表现多样，多数表现为胸痛伴其他不复杂的临床症状（左室射血分数保留，非室性心律失常）、新发或加重的心力衰竭、慢性心力衰竭、危及生命的血流动力学受损（暴发性心肌炎，伴有心源性休克和左心室功能严重受损），以及危及生命的心律失常或传导障碍（如持续性室性心律失常、房室传导阻滞和猝死）。临床表现可能是结局的预测因素。发生 LVEF 降低、心力衰竭、终末期房室传导阻滞、持续性室性心律失常或心源性休克可使患者的死亡或心脏移植风险增加。

炎症性心肌病可根据病程分为：暴发性心肌炎、急性心肌炎、慢性活动性心肌炎、慢性持续性心肌炎。急性心肌炎患者的典型症状和体征包括胸痛、呼吸困难、疲劳、心悸、昏厥和心源性休克。急性心肌炎也可表现为心源性猝死，约占年轻人（年龄 < 35 岁）心源性猝死的 10%。在急性期前几周，多达 80%的急性心肌炎患者出现前驱症状，包括发热、胃肠道疾病和流感样症状。一项对急性心肌炎病例系统数据进行的分析显示，大多数患者的病程不复杂，97% 出现胸痛，62% 出现 ECG ST 段抬高，5 年内无死亡或移植病例。出现以下情况的患者会进行心脏移植或发生因心脏原因的死亡：就诊时出现 LVEF 低于50%、持续性室性心律失常、入院时血流动力学不稳定。

（二）心力衰竭

炎症性心肌病可能导致四个腔室的扩张和功能障碍，从而导致心力衰竭。右心室（right ventricle，RV）衰竭主要表现为颈静脉扩张、肝充血和外周水肿，而左心室（left ventricle，LV）衰竭包括呼吸困难、端坐呼吸甚至急性肺水肿。心力衰竭症状的严重程度从运动不耐受、中度症状心室功能障碍到暴发性心肌炎的心源性休克不等。因此，确定心脏症状发作的时间至关重要。血浆肌钙蛋白水平的轻度升高与 LVEF 损害的严重程度不相称，并且在出现时与左心室扩张相关，提示炎症性心肌病而非急性心肌炎。炎症性心肌病患者由于左心室收缩功能障碍和重塑的逐渐且不易识别的减弱，通常血流动力学稳定。然而，并发心肌炎患者的康复率仅为 50%。目前，尚无确定的临床标志物可用于表征炎症性心肌病患者的预后。

对经 EMB 证实的急性心肌炎伴收缩功能障碍（LVEF < 50%）的多中心登记系统数据进行的分析显示，就诊时血流动力学受损具有预后意义，心源性休克患者的 60 天死亡或移植发生率为 27.8%，而无休克表现的患者为 1.8%。炎症的组织学特征也有预后意义，巨细胞性心肌炎患者发生预后不良的风险最高。

对于就诊时表现为快速进展性心力衰竭或心源性休克（伴或不伴传导障碍），并且常规治疗无效的患者，要考虑巨细胞性心肌炎。此类患者预后不良，3 年死亡或心脏移植发生率为 85%。早期诊断和迅速启动积极免疫抑制治疗或先进机械支持有可能降低死亡风险或减少心脏移植需求。

（三）免疫检查点抑制剂治疗相关心肌炎

对最大规模的免疫检查点抑制剂治疗相关的心肌炎患者进行的系列数据分析显示，症状发生时间早（治疗开始后的中位间隔时间，34 天）的患者死亡率高（50%）。随着对该并发症的认识不断提高，以及接受免疫检查点抑制剂联合治疗的患者越来越多，有人建议在基线时和治疗前 6 周内每周做 ECG 和测定肌钙蛋白，但尚无明确证据证明常规基线或系列评估的效果或意义。

（四）COVID-19 相关心肌炎

尽管 COVID-19 的患者临床过程主要以呼吸系统受累为特征，但高达 30% 的住院患者有急性冠脉综合征、心律失常、心肌炎和心源性休克导致心肌损伤的证据。特别是，心肌炎是新型冠状病毒感染公认的严重并发症，与暴发性心源性休克和心源性猝死有关。伴发肺炎的患者比未伴发肺炎的患者更容易出现血流动力学不稳定、更容易需要临时机械循环辅助支持、更易死亡。

对大规模人群的回顾性数据进行的分析表明，符合疫苗接种条件的人接种 mRNA 疫苗 BNT162b2 后，患心肌炎者非常罕见，心肌炎最常见于年轻男性和注射第二剂疫苗后数日内，通常具有自限性。最近，根据美国的被动监测报告显示，接种 COVID-19 mRNA 疫苗后的人群患心肌炎的风险增加，在性别和多个年龄分层中均有报道，并且该风险在青少年和青年男性接种第二剂疫苗后最高。87% 的病例症状在出院时已消退。

四、诊断

根据 2013 年 ESC 的心肌炎诊治共识，心肌炎的临床表现包括：①急性胸痛、心包炎或假缺血；②新发（3 个月内）或恶化的休息或运动时呼吸困难和（或）疲劳，伴有或不伴有左 / 右心衰竭症状；③亚急性/慢性（＞3 个月）或恶化的休息或运动时呼吸困难和（或）疲劳，伴有或不伴有左/右心衰竭症状；④心悸和（或）不明原因的心律失常症状和（或）昏厥和（或）心源性猝死；⑤不明原因的心源性休克。心肌炎的诊断标准包括：①新发的心电图变化；②心肌损伤标志物如肌钙蛋白 T/ 肌钙蛋白 I 升高；③心脏彩超或心脏磁共振显示心脏的结构和功能异常；④心脏磁共振显示典型心肌炎性水肿和（或）钆剂延迟增强。如果临床表现≥1 项且不同类别的诊断标准≥1 项，排除冠状动脉疾病和已知的可解释该综合征的既往心血管疾病或心外原因，可诊断临床怀疑的心肌炎。如果患者无症状，应符合 2 项以上的诊断标准。所有临床怀疑的心肌炎患者应该考虑行冠状动脉造影和 EMB。EMB 获得的组织应该进行进一步的组织学、免疫组化及聚合酶链式反应分析。

尽管 ESC 建议对符合临床疑似心肌炎诊断标准的所有患者进行选择性冠状动脉造影和 EMB，但科学界有关 EMB 的建议仍有争异。

（一）CMR

目前，诊断心肌炎的非侵入性金标准方法是 CMR，在出现最初临床表现后 2～3 周具有最高灵敏度。CMR 也用于 6～12 个月后的随访评估，以监测疾病发展情况。2009 年，MRI 诊断心肌炎国际共识小组提出了 MRI 心肌炎诊断标准，即路易斯湖标准（Lake Louise criteria，LLc），该标准推荐将心肌水肿、心肌充血及心肌坏死等 3 项指标作为 CMR 诊断心肌炎的标准：钆强化后不久成像上出现高信号，表明充血；心肌 T_2 弛豫时间延长或 T_2 加权成像上信号强度增强，反映组织水肿；以及 LGE，表明坏死或纤维化。对于临床可疑心肌炎患者，满足 LLc 中 3 个指标中的 2 个即可诊断为心肌炎，其诊断准确率约为 80%。2018 年，国外共识指南建议在现有的 LLc 标准中增加 T_2 相关成像以检测心肌水肿，普通 T_1 成像结合增强扫描以反映心肌充血情况，LGE 评估心肌坏死情况。由于敏感性增加，2018 版 LLc 显示出比原始标准更好的诊断性能。此外，参数化 CMR 模式，可以促进对心肌炎症或弥漫性心肌纤维化的客观评估。然而，CMR 的诊断准确性可能因经 EMB 确诊的急性心肌炎患者的临床表现和细胞坏死程度而异。CMR 对梗死样表现的心肌炎诊断敏感性较高，对心肌病样表现的心肌炎敏感性较低，对心律失常表现的心肌炎敏感性极低。此外，使用 CMR 无法确定心肌炎的类型（特定免疫细胞浸润类型和潜在病因）。在日常的临床检查中，许多患者的 T_1 和 T_2 成像接近"正常"，这可能导致心肌炎诊断为假阴性。

CMR 还可以通过对现有影像使用新的后处理软件或通过采集特定序列（如受激回波位移编码 MRI 或快速应变编码 MRI）来客观评估心肌形变，也可以在心肌的不同肌层以及右心室和左心房中评估形变。

LGE 的模式、潜在进展和 CMR 上的局灶性纤维化程度已显示可预测疑似心肌梗死患者的住院风险和不良心血管事件。即使在临床表现有所改善的心肌炎患者中，LGE 也会在成像上增加，并应被视为评估不良心血管事件风险的指标。18F- 氟脱氧葡萄糖摄取是葡萄糖代谢增加的可量化替代参数，这是炎症的标志。因此，18F- 氟脱氧葡萄糖 PET 是诊断和监测心脏结节病患者治疗反应的重要工具。在选定的心肌炎患者中，除了 CMR 外，使用 18F- 氟脱氧葡萄糖 PET 可能会提供有关疾病进展的补充信息。通过 4D 血流 CMR 评估脑室内压力梯度或左心室动能的新技术正在开发中。

（二）EMB

EMB 是诊断急性或慢性炎症性心肌病的金标准，可以通过组织学、免疫学和免疫组织化学标准对心肌进行分析，但不能达到 100% 的诊断敏感性。这可以通过收集多个样本（从心肌的不同区域收集至少 3 个样本，每个样本大小为 1～2 mm）来改善。

尽管 ESC 建议对符合临床疑似心肌炎诊断标准的所有患者进行选择性冠状动脉造影和 EMB，但科学界有关 EMB 的建议尚未统一。2020 年，专家发布了共识并提出了 EMB 可留给有以下状况的临床疑似心肌炎患者：发生需要正性肌力药或机械循环辅助的心源性休克或急性心力衰竭；室性心律失常或更高程度房室传导阻滞（尤其是近期出现症状的情况下，伴左心室轻度扩张或无扩张）；外周嗜酸性粒细胞增多症或相关全身性炎症性疾病；坏死标志物持续或反复释放，尤其是可能有自身免疫病或存在室性心律失常和高度房室传导阻滞时；免疫检查点抑制剂治疗。对于其他临床状况，应将 CMR 视为检测炎症的初始诊断检查，之后根据检出疾病的可能性，针对具体状况考虑 EMB。

达拉斯标准将心肌炎定义为"心肌内炎症浸润的组织学证据，与非缺血性起源的心肌细胞变性和坏死有关"。2013 年 ESC 的共识提出异常炎症浸润定义为：$\geq$ 14 个白细胞 /mm^2，包括最多 4 个单核细胞 /mm^2，且存在 CD3$^+$T 淋巴细胞（$\geq$ 7 个细胞 /mm^2）。除了对活组织切片进行组织学和免疫组织化学分析外，组织和血液样本还应进行 PCR 以筛查病毒。

如果 EMB 标本的组织学评估结果显示炎性浸润，并伴有邻近肌细胞坏死或变性，则可诊断为心肌炎。活检可以确定心肌炎亚型，如淋巴细胞性、嗜酸性粒细胞性和巨细胞性心肌炎，以及心脏结节病，它们在预后和治疗方面具有特定意义。根据 EMB 结果，可将患者分为 4 组：炎症阴性病毒阴性；炎症阳性病毒阴性；炎症阴性病毒阳性；炎症阳性病毒阳性。在病毒阳性炎症性心肌病患者中，需要明确区分病毒活性型和病毒相关性炎症性心肌病。鉴于 4 组不同的病因和临床表现，除了批准的最佳心力衰竭药物治疗和风险调整治疗外，还建议每组使用特定的治疗方案。此外，应报告是否有纤维化及纤维化程度，并将其描述为间质、心内膜或替代性纤维化。用于鉴定炎性细胞的免疫组织化学检测结果出现染色后，EMB 的阳性结果增加。在症状出现后 2 周内进行的 EMB 诊断率最高。通过增加标本数量，以及通过影像学或电解剖标测引导 EMB，可以提高灵敏度。

EMB 样品的质谱分析可以对蛋白质谱进行区域特异性评估，从而能够区分患有心脏炎症的患者和无心脏炎症患者。表观遗传学特征与包括下一代测序技术在内的其他遗传方法相结合，可以揭示出患有心力衰竭（heart failure，HF）的心肌炎患者的复杂基因网络。

心脏组织样本具有相当大的细胞异质性，这样便难以确定特定细胞类型对心肌炎发病机制的贡献。心肌细胞的单细胞 RNA 测序等新方法为以单细胞分辨率研究心脏病理提供了巨大的机会。

通过表型组学（如蛋白质组学、病毒诊断和免疫细胞分析），以及患者的临床特征（包括心电图、超声心动图、实验室和物理测试）对 EMB 样本进行深入表征，将有助于改善炎症类型的诊断和心肌病的鉴别，定义治疗上同源的患者亚群，以改善患者预后。

（三）其他检查

1. 基因检测

越来越多的数据表明，一些基因变异会导致更严重的炎症性心肌病。例如，*titin* 基因变异可能会使心肌炎患者在急性期出现更严重的左室功能障碍；HLA-DQ1B 血清型与淋巴细胞性心肌炎相关。致心律失常性 RV 心肌病，是一种常染色体显性遗传病，我们建议对患有室性心肌炎的患者，尤其是与室性心律失常相关的患者，以及有心肌炎一级亲属的患者，进行与心肌病相关的致病性变体的基因检测。

2.EMB 样品和血液中的 miRNA 谱分析

表观遗传因素影响不同基因的表达并影响发展性心肌炎和炎症性心肌病的遗传易感性。miRNA 已成为心脏免疫反应的重要表观遗传调节因子。因此，EMB 样本的 miRNA 谱可能有助于区分不同形式的心肌炎。

3. 基于 EMB 转录组的生物标志物

Toll 样受体家族的生物标志物是基于转录组的生物标志物，能有效地检测风湿性疾病或围产期心肌病患者 EMB 样本中的淋巴细胞性心肌炎和活动性心脏炎性疾病。

4. 血液生物标志物

高灵敏度 CRP、NT-proBNP、肌钙蛋白 T 和 IL1RL1 等多种血液生物标志物也有助于心肌炎的诊断。根据 NYHA 心功能分级评估，年龄 ≤ 50 岁且临床疑似或 EMB 确诊心肌炎的男性患者血清可溶性 ST2 水平升高与更严重心力衰竭的风险增加相关。初步证据表明，S100A8-S100A9 异二聚体（主要由单核细胞和中性粒细胞释放）的血浆水平准确反映了心肌炎患者近期发作时心脏组织样本中的疾病活动情况。此外，数据也表明 S100A8-S100A9 异二聚体可作为疑似急性心肌炎（心肌炎发病后 ≤ 30 天）患者的诊断和治疗监测生物标志物。

自身免疫性心肌炎或特发性扩张型心肌病的患者循环调节性 T（regulatory T，Treg）细胞的数量较低，循环 TH17 细胞的反应更大。因此，在这些患者中测量血液 Treg 细胞和 TH17 细胞数量可能有助于指导治疗决策和治疗随访。炎症性心肌病被证明是由肌球蛋白肽模拟物诱导的心脏特异性 CD4$^+$T 细胞活化驱动的，该模拟物来源于肠道共生细菌类杆菌。这一发现表明，对这种肠道细菌的特异性 IgG 抗体的分析可能有助于指导抗生素治疗决策。

5. 心电图检查

心电图在检测心肌炎异常方面的敏感性约为 50%，并且发现这些异常并非病理诊断，但与 ACS 非常相似。所有患者均应接受心电图检查，可能包括凹形和弥漫性 ST 段抬高，其他导联和 T 波倒置无交互变化。如果心包受累，可能检测到 PR 波形压低。更严重的异常可能包括心房或心室异位搏动、房室传导阻滞或束支传导阻滞，很少出现室性心动过速、房颤或室颤。心肌炎是年轻人心源性猝死最常见的原因之一，心律失常的监测非常重要。

6. 超声心动图

超声心动图是评估疑似心肌炎患者心肌功能的一种方便、无创的工具。超声心动图上显示的结构变化是非特异性的，可能包括室壁增厚或扩张、室壁运动异常和心脏形状的变化，以及球形度的增加。此外，超声心动图是监测治疗反应的重要工具。

五、治疗

炎症性心肌病的治疗方案包括根据常规指南治疗心力衰竭和心律失常，以及针对病因进行治疗。

（一）心力衰竭和心律失常的管理

心肌炎的心力衰竭治疗旨在支持左室射血分数，对于血流动力学稳定的心力衰竭患者，建议使用利尿剂、血管紧张素转换酶抑制剂 / 血管紧张素受体阻滞剂和 β 肾上腺素受体阻滞剂治疗。经过治疗仍有持续性心力衰竭的患者，可加用醛固酮受体拮抗剂。血流动力学不稳定的心力衰竭患者需要使用正性肌力药。治疗应在配备呼吸支持和机械心肺支持设备的 ICU 内进行，并考虑转诊到三级医疗中心。对于出现严重心室功能障碍且药物治疗无效的心源性休克患者，可能需要使用心室辅助装置或 ECMO 进行机械循环辅助。

早期使用肾素 – 血管紧张素 – 醛固酮系统抑制剂或 β 受体阻滞剂治疗是否可以减少这些患者的炎症、心脏不良重塑和瘢痕形成，值得怀疑。钙通道阻滞剂因为具有负性肌力作用，通常不被推荐用于射血分数降低的心力衰竭的治疗。关于强心苷类药物，如洋地黄在心肌炎中的应用一直存在争议。虽然在 NYHA 心功能分级 Ⅱ～Ⅳ 级中，这些药物被用于有症状性收缩功能障碍的心力衰竭，但有证据表明，小鼠出现中毒相关性心肌炎导致恶化。此外，由于其负性肌力作用，强心苷药物可能会抵消β受体阻滞剂的效果，而β受体阻滞剂会抵消心脏重构，是首选药物。因此，专家建议在心肌炎相关心力衰竭治疗中推迟强心苷的使用。

由于心肌炎可能具有可逆性，因此治疗的主要目标是降低双心室负荷、保证充分的全身和冠状动脉灌注，以及减轻静脉充血，旨在避免多器官功能障碍，并且在康复、移植或使用永久辅助装置之前提供过渡治疗。应考虑使用临时装置，如主动脉内球囊泵、静脉-动脉ECMO、旋转泵或主动脉内轴流泵。单独使用或与ECMO联合使用降低左心室后负荷的装置（如离心泵或主动脉内轴流泵）比单独使用ECMO更有可能促进心肌恢复。近年来，通过经皮放置的轴流泵（Impella；Abiomed）降低左心室负荷已被证明是心源性休克患者的可行治疗方案，既可在右心室功能保留的情况下为左心室提供支持，也可与体外生命支持装置或右侧Impella泵结合使用。如果患者在2～3周后无法脱离机械循环辅助，应考虑使用永久左心室辅助装置或进行心脏移植。

对于心肌炎患者的心律失常和传导障碍，目前并无具体治疗建议。急性期后治疗应遵从有关心律失常和器械植入的现行指南。由于心肌炎可能具有可逆性，因此建议在急性期采取循序渐进的疗法。完全性房室传导阻滞可能需要起搏治疗。植入型心律转复除颤器植入时间应推迟至急性发作缓解期，通常是急性期开始后3～6个月，这一期间可将穿戴式心律转复除颤器作为过渡治疗。

（二）药物和生物制剂

基于EMB定义的病毒基因组（病毒类型和病毒载量）和免疫细胞浸润，在特定炎症性心肌病患者中研究了几种治疗方案。

1.病毒阴性炎症性心肌病

对病毒阴性慢性炎症性心肌病患者EMB样本的研究表明，使用泼尼松和硫唑嘌呤免疫抑制治疗可改善心功能。一项单中心观察性研究发现，53%的对类固醇治疗无反应的炎症性心肌病患者EMB样本中有CD20$^+$B细胞。在6例病毒阴性炎症性心肌病和CD20$^+$B细胞阳性EMB结果的患者中，利妥昔单抗（一种针对泛B细胞表面分子CD20的嵌合单克隆抗体）治疗改善了心功能，减轻了患者基线的心力衰竭症状和体征，这表明利妥昔单抗治疗对患者具有有益的效果。病毒阴性或自身免疫性炎症性心肌病患者的替代治疗方案包括类固醇治疗联合环孢霉素或吗替麦考酚酯，或免疫吸附联合随后进行的静脉注射免疫球蛋白（intravenous immunogloblin，IVIG）治疗（免疫吸附-IVIG）。免疫吸附-IVIG治疗可改善DCM患者的心肌功能，并减少心肌炎症。不过，这些新的发现需要更多的随机试验数据来验证。免疫吸附的替代方案是静脉注射小的可溶性分子（如肽或适配体），这些分子特异性地靶向和中和针对β_1-肾上腺素能受体的自身抗体。

总的来说，对于特定形式的病毒阴性自身免疫性心肌炎，如嗜酸性粒细胞性心肌炎、巨细胞心肌炎和心脏结节病，必须进行免疫抑制治疗。免疫抑制治疗对于临床不稳定或未消退的淋巴细胞病毒阴性心肌炎患者和采用标准心力衰竭治疗方案后仍难治的淋巴细胞病毒阴性心肌炎患者也是安全有效的。自身抗体靶向可以通过免疫吸附或新开发的中和特定自身抗体的小分子（适配体）来实现。自身抗体靶向性治疗非原发性炎症性心脏病也在研究中。

2.病毒阳性炎症性心肌病

区分病毒诱导的活动性心肌炎（如由腺病毒或肠道病毒引起）和病毒相关心肌炎（如由疱疹病毒或B19V潜伏感染引起）很重要，取决于病毒与炎症性心肌病发病机制之间的因果关系。迄今为止，针对急性病毒性心肌炎病毒感染的治疗效果尚未在随机临床试验中得到证实。Ⅱ期BICC试验研究了干扰素β（interferon β，IFNβ）治疗免疫调节对炎症性心肌病和心肌持续存在病毒（腺病毒、肠道病毒或

B19V）患者病毒清除的影响。肠病毒阳性心肌炎或腺病毒阳性心肌炎（经 EMB 评估）的试验参与者在 IFNβ 治疗后显示病毒清除，但 IFNβ 治疗与 B19V 阳性心肌炎患者的病毒 DNA 清除无关。抗病毒药物波卡帕韦和普可那利及 IVIG 治疗对感染肠道病毒性心肌炎的新生儿有效。在潜在感染 EB 病毒、巨细胞病毒或人类疱疹病毒 6 型的患者中，使用抗疱疹病毒药物是减少病毒拷贝数的一种选择。抗病毒和免疫抑制药物的组合应用是否可以作为病毒阳性炎症性心肌病患者的选择，取决于疾病的阶段，并且需要进行研究。

静脉注射丙种球蛋白常用于严重 B19V 病毒血症和发生临床并发症的患者。针对 B19V 感染的抗病毒新策略正在研究中，包括合成核苷酸类似物西多福韦和布林西多福韦、类黄酮分子和羟基脲。然而，目前还没有治疗 B19V 相关性炎症性心肌病的方法。国外共识建议，如果在没有心脏炎症的情况下，在心脏组织样本中检测到低 B19V 拷贝数，则无须进行治疗。小型观察性研究的证据表明，由于抗病毒药物替比夫定具有免疫调节特性，免疫抑制治疗对心肌中 B19V 的 DNA 负荷低者和心脏炎症患者（CaPACITY 计划），以及 B19V RNA 阳性患者具有有益的效果。值得注意的是，无论 EMB 样本中是否存在 B19V 或人类疱疹病毒 6 型，免疫吸附–IVIG 在改善病毒阳性炎症性心脏病患者的临床症状方面是安全有效的。

HIV 相关、HCV 相关或流感相关心肌炎或炎症性心肌病患者使用已确定的抗病毒药物治疗方案：对 HIV 相关心肌炎患者使用抗逆转录病毒治疗，对 HCV 相关心肌炎患者使用奥贝他韦、帕利普韦、利托那韦和达沙布韦的联合治疗，对流感相关心肌炎患者使用神经氨酸酶抑制剂（帕拉米韦和扎那米韦）治疗。对于新型冠状病毒感染患者，正在研究的几种抗病毒治疗方案，包括防止病毒进入宿主细胞的策略（如氯喹、羟基氯喹、甲磺酸卡莫司他和乌米诺韦）、蛋白酶抑制剂（洛匹那韦–利托那韦和达芦那韦）、RNA 聚合酶抑制剂（瑞德西韦）和抗细胞因子剂（如 IL-6 受体拮抗剂和 IL–1β 抑制剂）。

（三）新的治疗策略

对神经激素抑制剂治疗和血流动力学支持无应答的患者可能从抑制一个或多个免疫应答效应臂或促进免疫系统调节的治疗中获益。探索性临床试验表明，心肌炎或炎症性心肌病患者可以差异性激活多种信号通路，通过采取系统化的方法进行个性化靶向治疗。目前这一代治疗药物旨在使特定表型炎症性心肌病患者的治疗毒性最小化、功能恢复最大化。

1. 可溶性抗 CAR 抗体

使用与人 IgG 羧基端融合的工程可溶性 CAR 进行治疗，可以减少病毒对宿主细胞的摄取，已证明其可以限制小鼠急性和慢性柯萨奇 B3 病毒诱发的心肌炎发展。这种方法的效果仍需在人类身上进行评估。

2. 抗 IL–1β 和抗 IL–1 受体抗体

病毒性心肌炎和自身免疫性心肌炎动物模型的研究结果支持 NLRP3 炎症小体激活和随后产生的 IL-1β 在心肌炎发病机制中的中心作用。在肠道病毒感染的不同阶段用抗小鼠 IL-1β 抗体治疗，通过减少小鼠的炎症、间质纤维化和不良的心脏重构，来防止慢性病毒性心肌炎的发展。一项临床试验和几个系列病例研究支持使用抗 IL–1β 单克隆抗体治疗复发性心包炎。

3. 抗 IL–17 抗体

IL–17 相关反应的增加和纤维化途径的激活与柯萨奇 B3 病毒诱导的心肌梗死小鼠的死亡风险增加及与心肌梗死患者的功能恢复率降低相关。TH17 细胞已显示可促进小鼠向扩张型心肌病的进展，Treg 细胞通过减轻炎症来保护小鼠免于罹患心肌炎。目前一种抗 IL–17 单克隆抗体（苏金单抗）的临床试验正在研究中。

4. 细胞疗法

Treg 细胞的临床应用或 IL-2 激动剂的使用是提高 Treg 细胞与 TH17 细胞比率的替代方法。使用间充质基质细胞，也已被证明可以增加 Treg 细胞的数量，并在小鼠心肌炎模型中具有免疫调节和心脏保护作用。在 POSEIDON-DCM 试验中，同种异体间充质基质细胞治疗非缺血性扩张型心肌病患者也是安全有效的，仅在未携带与扩张型心肌病相关的致病基因变体的患者中观察到自体间充质基质细胞治疗对左室射血分数的显著改善，提示免疫调节控制的治疗效果。总之，这些发现表明细胞治疗在炎症性心肌病患者的治疗中具有潜在作用。

5. 醛固酮受体拮抗剂

证据表明，在持续性病毒性心肌炎小鼠模型中，用依普利酮早期（从柯萨奇 B3 病毒感染的急性期开始）阻断盐皮质激素受体具有多效作用，包括免疫调节、抗氧化和抗凋亡作用，并能防止不良心脏重构和功能障碍，而不影响心脏中的病毒载量。这一发现表明，依普利酮是一种理想的急性心肌炎和心力衰竭的治疗药物。不过，目前的指南并未考虑将醛固酮受体拮抗剂用于治疗急性心肌炎。

6. 大麻二酚和抗 miRNA

全身或局部注射的抗 miRNA 可作为减少炎症或病毒复制的治疗方法。

7. 肠道微生物组的调节

越来越多的研究结果表明，肠道微生物组及其衍生代谢产物对心力衰竭相关的潜在炎症有促进作用。此外，肠道微生物群衍生的肌球蛋白模拟肽与炎症性心肌病有关。这些发现表明，微生物组及其衍生代谢产物的调节是炎症性心脏病的潜在预防和治疗策略。

8. 暴发性心肌炎患者的机械循环辅助

对于因暴发性心肌炎引起心源性休克的患者，通常需要使用肠外正性肌力药物和短期机械循环辅助系统。无论是否开始免疫抑制治疗，都可以使用机械循环辅助。不同的机械循环辅助装置对暂时性稳定血流动力学有效，并可作为暴发性心肌炎患者移植的桥梁，包括静脉 - 动脉体外膜肺氧合（venous-arterial ECMO、V-A ECMO）、IABP、经皮心室辅助装置 TandemHeart 和 ProtekDuo，以及 Impella。在常规临床实践中，机械循环辅助装置的选择通常取决于它的可用性，是否仅左心室或右心室或两者都受到损害。患有右心室或双心室衰竭的患者通常采用机械装置，如 V-A ECMO、血管内主动脉导管、TandemHeart 和 ProtekDuo。来自经验丰富的中心的数据分析表明，V-A ECMO 与 IABP、EC-iVAC 或左心室 Impella（ECMELLA）的组合在暴发性心肌炎患者中是安全的，可能比单一的 V-A ECMO 方法更有效。对于主要为左心衰竭且右心室功能保留的患者，使用左心室 Impella（ECMELLA）可能是有利的。

参考文献

[1] LEONE O，PIERONI M，RAPEZZi C，et al. The spectrum of myocarditis：from pathology to the clinics[J]. Virchows Arch，2019，475（3）：279-301.

[2] TSCHÖPE C，AMMIRATI E，Bozkurt B，et al. Myocarditis and inflammatory cardiomyopathy：current evidence and future directions[J]. Nat Rev Cardiol，2021，18：16993.

[3] MAISCH B. Cardio-immunology of myo carditis：focus on immune mechanisms and treatment options[J].Front Cardiovasc Med，2019，6：48.

[4] ELSANHOURY A，KÜHL U，STAUTNER B，et al. The spontaneous course of human herpesvirus 6 DNA-associated myocarditis and the effect of immunosuppressive intervention[J].Viruses，2022，14：299.

[5] BASSO C，LEONE O，RIZZO S，et al. Path ological features of COVID-19-associated myocardial injury：a multicentre cardiovascular pathology study[J].Eur Heart J，2020，41：3827-3835.

[6] NGUYEN L S，COOPER L T，KERNEIS M，et al. Systematic analysis of drug-associated myocarditis reported in the

World Health Organization pharmacovigilance database[J].Nat Commun，2022，13：25.

[7] WITBERG G，BARDA N，HOSS S，et al. Myocarditis after Covid-19 vaccination in a large health care organization[J]，N Engl J Med，2021，385：2132-2139.

[8] CAFORIO A L P，ADLER Y，AGOSTINI C，et al. Diagnosis and management of myocardial involvement in systemic immune-mediated diseases：a position statement of the European Society of Cardiology Working Group on Myocardial and Pericardial Disease[J]. Eur Heart J，2017，38，2649-2662.

[9] AMMIRATI E，VERONESE G，CIPRIANI M，et al. Acute and fulminant myocarditis：a pragmatic clinical approach to diagnosis and treatment[J]. Curr Cardiol Rep，2018，20（11）：114.

[10] TSCHOPE C，COOPER L T，TORRE-AMIONE G，et al. Management of myocarditis-related cardiomyopathy in adults[J]. Circ Res，2019，124，1568-1583.

[11] SEFEROVIĆ P M，TSUTSUI H，MCNAMARA D M，et al. Heart failure association of the ESC，heart failure society of America and Japanese heart failure society position statement on endomyocardial biopsy[J]，Eur J Heart Fail，2021，23：854-871.

[12] FRIEDRICH M G，SECHTEM U，SCHULZMENGER J，et al. Cardiovascular magnetic resonance in myocarditis：a JACC white paper[J]，J Am Coll Cardiol，2009，53：1475-1487.

[13] KANNAN S，MIYAMOTO M，LIN B L，et al. Large Particle Fluorescence-Activated Cell Sorting Enables High-Quality Single-Cell RNA Sequencing and Functional Analysis of Adult Cardiomyocytes[J]，Circ Res，2019，125（5）：567-569.

[14] VAN LINTHOUT S，TSCHÖPE C. Lost in markers？ Time for phenomics and phenomapping in dilated cardiomyopathy[J]. Eur J Heart Fail，2017，19（4）：499-501.

[15] HEIDECKER B，KITTLESON M M，Kasper E K，et al. Transcriptomic biomarkers for the accurate diagnosis of myocarditis[J]. Circulation，2011，123（11）：1174-1184.

[16] MÜLLER I，VOGL T，KÜHL U，et al. Serum alarmin S100A8/S100A9 levels and its potential role as biomarker in myocarditis[J]. ESC Heart Fail，2020，7（4）：1442-1451.

[17] ESCHER，F. et al. Long-term outcome of patients with virus-negative chronic myocarditis or inflammatory cardiomyopathy after immunosuppressive therapy[J]. Clin Res Cardiol，2016，105，1011-1020.

[18] TSCHOPE，C. et al. Targeting CD20[+] B-lymphocytes in inflammatory dilated cardiomyopathy with rituximab improves clinical course：a case series[J]. Eur Heart J. Case Rep. 3，ytz131.

[19] SCHULTHEISS，H. P. et al. Betaferon in chronic viral cardiomyopathy（BICC）trial：effects of interferon-β treatment in patients with chronic viral cardiomyopathy[J]. Clin. Res. Cardiol，2016，105，763-773.

[20] TSCHÖPE C，VAN LINTHOUT S，JÄGER S，et al. Modulation of the acute defence reaction by eplerenone prevents cardiac disease progression in viral myocarditis[J]. ESC Heart Fail，2020，7（5）：2838-2852.

（黄刚　朱煜欣）

第九节　心肾综合征

一、概述

早在 1836 年，Robert 就描述了肾脏和心脏之间微妙且高度依赖的关系，概述了晚期肾病患者会出现明显的心脏结构变化，而肾功能不全在心力衰竭患者中也非常普遍，一项对 80 093 例心力衰竭患者随访 1 年的荟萃分析发现，38% 的心力衰竭患者同时存在肾损伤，此外，还有调查研究发现美国近 800 万肾小球滤过率（glomerular filtration rate，GFR）< 60 mL/（min·1.73 m²）的患者中，心肌梗死、心力衰竭等心脏因素导致死亡的风险较 GFR 正常者显著增加，而肾功能不全也是舒张期和收缩期心室功能不全和严重心功能不全的独立影响因素。因此，越来越多的临床研究开始探索心肾之间的联系，在血流

动力学、病理生理学、治疗和预后等多方面取得了一定进展，促进了心血管和肾脏疾病重叠医学领域的多学科发展。心脏和肾脏对机体的正常循环、体液平衡和内分泌系统都发挥着重要作用，因此心脏和肾脏疾病常常共同存在和发生发展，二者共同作用、互为因果，加速两种脏器的共同损害和衰竭的进展。因此，心脏疾病和肾脏疾病的共同诊治可提高此类患者的诊治水平，改善两个器官功能的转归和预后，值得关注和重视。

2004 年，美国心、肺和血液研究院首次提出了心肾综合征（cardio-renal syndrome，CRS）的概念，指失代偿心力衰竭引起的进行性肾功能损害，可进展至中度或重度的肾功能不全，即心肾综合征的狭义概念。随后 2005 年，Bongartz 等对狭义的心肾综合征概念做出了修订，广义上的心肾综合征是指心脏或肾脏两个器官中的一个对另一个的功能损害并不能进行代偿，最终导致心脏和肾脏功能的共同损害并加速了器官衰竭的进展，显著增高了疾病发病率及病死率。2008 年，Roneo 等再提出了新的心肾综合征概念和分型，其内容涵盖了急性及慢性器官损害，认为心肾综合征是在心脏和肾脏的病理生理状态下，一个器官的急性或慢性功能损害能引起另一个器官的急性或慢性功能损害；这一概念随后被 ADQI 组织有关心肾综合征国际共识研讨会和 2019 年 AHA 对心肾综合征科学声明中采用，现已被国际广泛认可。

根据心脏疾病和肾脏疾病两者发病的急、慢和先、后将 CRS 分为 5 型。

1 型（急性心肾综合征）：指心功能突然恶化（如急性心源性休克、失代偿性心力衰竭等）引起的急性肾损害，有 27%～40% 急性失代偿性心力衰竭住院患者出现急性肾损害并发展成急性肾损伤（acute kidney injury，AKI），此类患者的病死率高，并且住院时间延长。

2 型（慢性心肾综合征）：指慢性心功能异常（如慢性充血性心力衰竭）引起的慢性进行性肾脏疾病。此型患者最常见，大约有 65% 的慢性充血性心力衰竭住院患者发生此型心肾综合征，同时慢性心力衰竭患者肾功能损伤程度与远期病死率相关。

3 型（急性肾心综合征）：指肾功能急剧恶化（如急性肾小管坏死、急进性肾小球肾炎等）引起的急性心功能损害（如心力衰竭、心肌缺血、节律紊乱）。其病理生理机制可能不仅是简单的容量过载所致，氧化应激损伤亢进及神经内分泌系统异常激活等均与疾病发生和发展有关，且上述因素还能相互影响，进一步加重心、肾功能的损伤。

4 型（慢性肾心综合征）：指慢性肾脏病（如慢性肾小球肾炎、IgA 肾病等）引起的心功能不全、心室肥大、心室舒张功能不全及心血管不良事件发生率增加。此型患者也十分常见。有文献报道，慢性肾脏病患者的心脏病病死率是无慢性肾脏病者的 10～20 倍，即使在慢性肾脏病早期阶段（如 CKD2 期、CKD3 期），患者的心血管病的风险也已明显增加。一项 CKD 患者全因死亡因素的荟萃分析中显示 50% 以上的死亡与心血管疾病有关。

5 型（继发性心肾综合征）：导致心脏和肾脏同时损伤和（或）功能障碍的全身性疾病，是指两个器官同时受到全身疾病（急性或慢性）影响的情况，如糖尿病、淀粉样变性、系统性红斑狼疮及败血症等引起的心脏及肾脏功能的共同损害。

表 6-11 是 2019 年 AHA 推荐的 CRS 分型。

尽管心肾综合征分型明确，但许多患者在病程中可能在不同亚型之间转变或重叠出现，比如 16% 的 2 型 CRS 患者及 20% 的 4 型 CRS 患者可能发展为急性 CRS，而 14% 的急性 CRS 患者发展为 CKD 或慢性 HF，所以这种分类并不是要把患者归为一个固定的亚型，而帮助临床医师对 CRS 提供基于不同亚型的指导治疗。此外，心肾综合征发生率高、预后差，目前对其发生机制认识不全，尚无有效治疗措施，这种分类有利于以后临床试验研究的开展。本节着重介绍 2 型 CRS。

表 6-11　2019 年 AHA 推荐的 CRS 分型

分型	专业命名术语	描述	临床实例
1 型 CRS	急性心肾综合征	急性心力衰竭导致急性肾损伤	急性冠脉综合征导致心源性休克和急性肾损伤，急性心力衰竭导致的急性肾损伤
2 型 CRS	慢性心肾综合征	慢性心力衰竭导致慢性肾脏病	慢性心力衰竭导致肾损伤
3 型 CRS	急性肾心综合征	急性肾损伤导致急性心力衰竭	急性肾损伤所致容量过载、炎症激增和代谢紊乱导致心力衰竭
4 型 CRS	慢性肾心综合征	慢性肾脏病导致慢性心力衰竭	慢性肾脏病相关心肌病，如左室肥大和心力衰竭
5 型 CRS	继发性心肾综合征	系统性疾病导致心力衰竭和肾功能不全	淀粉样变性、败血症、肝硬化

二、病理生理机制

传统的观点认为 CRS 的发生发展是以心脏为中心的泵衰竭理论，由于心脏无法产生足够的血流动力从而无法将充足的血液运送到全身各个组织器官，血流动力学的不稳定导致肾脏血液灌注不足，进而引起肾功能损害，而肾脏血流灌注不足又会激活 RAAS、交感神经系统等神经内分泌系统，增加精氨酸加压素分泌和液体滞留，最后因液体负荷过重又将进一步加重和恶化患者的心力衰竭。然而，除了 GFR 较低的肾功能不全患者中有更多比例的心功能不全（按 NYHA 心功能分级）外，没有更多研究证据表明 EF 与 GFR 之间存在显著相关性。既往一些研究结果显示，在慢性心力衰竭患者中 EF 正常者和 EF < 45% 者相比，GFR 水平无显著差异，美国 ADHERE 研究（急性失代偿性心力衰竭注册研究）显示，以左心室收缩功能减退的急性心力衰竭患者与左心室收缩功能正常者相比，两者血清肌酐水平升高的发生率相似。此外，一些研究观察到急性 CRS 住院患者的血压和 EF 可以保持正常或升高。因此，单用因血流动力学不稳导致肾灌注不足所致的肾损伤只能解释部分 CRS 的病理生理机制。研究结果显示，在 194 名充血性心力衰竭患者中经肺动脉导管测量的血流动力学指标，除右心房压与血肌酐水平有显著相关性外，没有任何其他血流动力学指标与肾功能损害显著相关，这表明肾脏淤血导致肾功能损害可能比想象中的更为重要。肾动脉与肾静脉之间必须保持足够的压力差，才能让肾脏在循环系统中具有低阻力特性，让肾脏接受更多从心脏射出来的血液（大约达到心排血量的 25%），以保证足够的肾脏血流量和肾小球滤过率。因此，CVP 升高引起肾静脉高压，增加肾脏阻力引起肾淤血、肾内血流量降低，并最终导致肾功能损害，而这已在早期实验模型中得到证实，然而在临床中没有简便易行的设备来监测患者的肾静脉压，通常用监测 CVP 来代替。此外，Merrill 研究结果显示，心力衰竭失代偿的患者中尽管肾血流量大幅减少，但是 GFR 在疾病早期能够保持相对稳定；这可能是因为肾脏血流灌注不足而导致肾素水平升高、出球小动脉收缩，进而肾小球内压力升高，GFR 代偿性升高，所以早期心力衰竭患者能够在肾脏血流灌注不足的情况下保持 GFR 的相对稳定；然而在严重失代偿性心力衰竭患者中，由于肾静脉压进一步升高和肾血流量进一步下降，GFR 的代偿性增加被抵消，最终导致 GFR 下降，这与 RAAS 抑制剂导致血肌酐升高的原理相似，只有当平均动脉压降低程度超过了肾脏自动调节能力时，升高的肾小球囊内压才能导致肾功能的恶化。最后，肾血管和肾实质的低阻力特性及外髓质的低氧张力也解释了肾脏对低灌注引起损伤的高敏感性。

此外，ESCAPE 研究也提示右心室功能是影响 CRS 发生发展的血流动力学原因之一。既往有研究显示，反映右心室功能的血流动力学指标，如右心室卒中工作指数能预测即使 EF 正常的心力衰竭患者的肾损伤，因此强调了右心室功能对肾脏血流动力学的影响。另外，右心衰竭导致的肾脏血流动力学不稳的其他影响因素包括左右心室之间非同步运动和心包介导的左右心室交互作用，比如舒张早期右心室压力过载超过左心室压力引起心室间隔反常运动，导致左心室舒张末期容积减少。但其他一些研究表明，在肺动脉压力感受器正常和心排血量保持恒定时，肺动脉扩展对肾脏血流动力学没有直接影响，因此，在肺动脉高压患者中出现的肾脏血流动力学变化和水钠潴留可能是由全身而非肺动脉压力感受器所介导。所以，在 CRS 的病理生理机制中，右心室功能下降和右心室后负荷增加对肾脏血流动力学的影响尚不完全清楚。

然而，血流动力学影响因素也仅仅是 CRS 的病理生理过程和发生发展机制之一，非血流动力学因素也同样起到至关重要的作用，其核心是慢性炎症、氧化应激损伤亢进、交感神经系统的激活、持续的 RAAS 激活，以及神经内分泌系统异常激活。神经内分泌激素异常表现为血管收缩介质（肾上腺素、血管紧张素、内皮素）的过度产生和内源性血管舒张因子（利尿钠肽、一氧化氮）的敏感性和释放性改变，部分神经内分泌因子，如 Ang Ⅱ 激活一系列信号分子通路，将细胞外信号传递至细胞内产生纤维化效应，并可导致心脏局部的成纤维细胞过度增殖、细胞外基质沉积及 Ⅰ 型、Ⅲ 型胶原不成比例增加，促进心脏纤维化发生。同时，神经内分泌因子 Ang Ⅱ 也通过多种机制促进肾间质纤维化的形成，并诱导足细胞骨架损伤和启动足细胞凋亡程序，从而导致肾损伤。持续的 RAAS 激活和神经内分泌系统异常，将引起肾小球入球小动脉的强烈收缩，导致肾小球囊内压的降低和 GFR 的降低，同时增强近端肾小管对钠和水的重吸收，以维持有效的血浆容量，最终导致少尿和充血性心力衰竭的恶化。而水钠潴留所致的周围静脉充血，将引起血管内皮细胞肥大进而导致血管内皮从静止的表型转变为促炎症表型，又将进一步促进 CRS 的发生发展。在这种情况下，用于治疗心力衰竭的药物治疗可能会使肾功能不全进一步恶化。比如，2 型 CRS 患者在接受利尿剂、RAAS 抑制阻滞剂和血管扩张剂等药物治疗上，尤其是大剂量的药物相关性低血容量可能会是心肾综合征发生发展的促成因素，参与肾脏损伤的发生和进展，但这样的治疗结果只能说明患者有严重的血流动力学不稳，这些药物可能更加容易导致肾功能损伤，而不是导致肾功能损伤恶化的主要因素。此外，在急性肾损伤中，TNF-α、IL-1 和 IL-6 水平升高，这些细胞因子具有直接的心脏抑制作用，可降低 EF 水平。心脏和肾脏树突状细胞之间的相互作用，能介导先天性和适应性免疫反应，这些同样也在 CRS 发生机制中起着核心作用。随着细胞因子研究的日益深入，最近一些研究表明，GDF-15 和肥胖抑制素也参与 CRS 的发生发展。GDF-15 是转化生长因子 β 超家族成员，当机体处于缺氧、缺血、心力衰竭、氧化应激等多种病理状态下，血清中 GDF-15 水平呈现高表达，同样，GDF-15 对肾脏损伤也具有较高的敏感性，是心、肾功能损伤的早期诊断和评估的关键指标。肥胖抑制素是众多多肽类激素之一，具有减少精氨酸加压素分泌和抑制口渴中枢的作用，研究发现其与肾功能分期和心功能分级存在一定的相关性，肥胖抑制素能够通过特定的途径参与 CRS 的发生发展，其表达水平可反映该疾病的严重程度。

CKD 患者由于多种异常因素和复杂机体内环境的相互作用长期持续干扰心脏的生理平衡，CKD 进展过程中出现钙磷代谢紊乱、维生素 D 缺乏、FGF23 升高、亚临床感染、C 反应蛋白、TGF-β 升高等炎症因子升高，以及血管紧张素激活和氧化应激反应均参与心肌肥厚和纤维化的改变，使 CKD 患者更容易发生心脏损伤、纤维化及特异性的心肌病变，主要表现为心肌肥厚和纤维化、左室舒张功能受损和血管钙化，在此基础上患者更易发生充血性心力衰竭并加速了 CKD 患者心血管粥样硬化。然而 CKD 患者接受心血管风险改善治疗的比例却远低于一般人群，一项调查研究显示，基于对肾功能恶化的担忧和担心由于清除率低而引起的治疗相关毒性反应，小于 50% 的 CKD 患者联合使用阿司匹林、β 受体阻滞剂、ACEI/ARB、他汀类等保护心血管的药物。贫血也在 CKD 患者中十分常见，而相对或绝对促红细胞生成素缺乏在 CRS 患者中所起的致病作用同样不容忽视。有研究表明，心脏中促红细胞生成素受体的激活可保护心脏免受细胞凋亡、纤维化和炎症的影响，促红细胞生成剂对于慢性心衰、CKD 和贫血患者，也可以改善其心功能、缩小左心室扩大和降低 BNP 水平等。最后，CKD 中早期即出现持续异常升高的 FGF23 水平，FGF23 水平与心血管疾病，特别是心肌肥厚的发病率之间存在显著的关联，FGF23 在 CKD 患者的心肌细胞中显著上调，提示它可能作为旁分泌因子在心脏重构中起作用，因此 FGF23 水平也与 CRS 的发生发展有着独立的因果效应关系。

该病的发病机制目前尚未得到完全阐明，已明确的包括心脏和肾脏的血流动力学相互作用，动脉粥样硬化疾病对两种器官的影响，持续 RAAS 激活和神经内分泌系统极度激活，慢性炎症状态和细胞因子分化、贫血、FGF23 及肾脏疾病进展中独特的心脏结构变化等。目前仍需要进行更多的研究工作来进一步深入了解心肾综合征的发病机制，以开展具有针对性和全面性的治疗方法。

三、流行病学与临床特点

心肾综合征的特征是在相似的病理生理机制上心脏和肾脏疾病同时存在，以及二者之间相互作用共同发展的过程，而且临床上常常难以区分哪一种疾病是先出现的，这就使得临床上对 2 型 CRS 和 4 型 CRS 难以区分，并且急性 CRS 和慢性 CRS 常常在不同的时间节点上相互转换，这让临床情况更为复杂，在治疗上更具有挑战性。SOLVD 研究中有 1/3 中等程度的 CHF 患者的 eGFR < 60 mL/（min·1.73 m^2），PRIME–Ⅱ 研究中则有近 50% 的患者存在肾功能不全，并且肾功能不全患者的死亡风险较肾功能正常的患者显著增加。研究表明当血肌酐水平比基线水平升高 0.3 mL/dL，CHF 患者住院时间将明显延长，并且出院后 6 个月内的死亡率明显增加。研究数据显示，45%～63.6% 的 CHF 患者同时伴有 CKD 的证据。在一项针对 1102 名充血性心力衰竭患者的研究中，有超过 50% 的患者存在肾功能损害的证据，9% 的患者 eGFR < 60 mL/（min·1.73 m^2），其死亡率较单纯充血性心力衰竭患者增加了 3 倍，此外即使只存在单纯解剖性心脏缺损的充血性心力衰竭患者也可观察到肾功能损害。CHF 患者伴有肾损伤时病死率显著增高，血清肌酐水平每增高 0.5 mL/dL，CHF 患者的死亡风险将增加 15%，eGFR 每下降 10 mL/（min·1.73 m^2），CHF 患者的死亡风险将增加 7%。即使 CHF 患者仅存在轻度的肾功能损伤，也是独立的、新增的心血管危险因素，伴随着心血管事件风险的显著增加和病死率升高。

另外，根据美国医疗保险登记患者数据研究显示，当患者同时存在慢性肾衰竭（chronic renal failure，CRF）和 CHF 时，此类患者的病死率和透析率分别增加 50%～100%。在一项对 11 912 名男性退伍军人随访至少 13.9 年的高血压治疗研究中，结果显示 CHF 是需要透析治疗的最有力的预测因子，多因素分析结果显示，透析患者合并 CHF 时死亡风险是正常人的 5.39 倍，据研究报道终末期肾病患者中有 43.6% 死于心血管疾病。CKD 患者的心血管死亡风险较普通人群增加了 10～20 倍。流行病学调查也显示，终末期肾病患者冠心病和左心室肥大的发病率分别为 40% 和 75%，近 50% 终末期肾病患者在透析开始后的 2 年内发生心肌梗死，具有相当高的病死率。

四、治疗管理策略

心力衰竭、肾功能不全，以及各类型 CRS 的治疗原则上没有任何冲突，两者用药有很多共同之处。综合评估患者心肾两方面情况，根据分型、启动因素及病理生理机制，采取心内科、肾内科多学科共同参与、协作诊治的模式，重点在于同时兼顾心脏和肾脏的病情，给予患者个体化治疗方案，最终目的是改善患者的症状、保护患者的心肾功能、优化药物治疗方案、避免药物的不良反应、延长患者生存时间和提高生活质量。以下主要介绍具体的药物及治疗措施。

（一）减少容量负荷药物和治疗措施

1. 利尿剂

液体潴留和充血是 CHF 的基本特征和主要临床症状，而利尿剂可以明显减轻容量负荷，改善临床症状，是控制 CHF 的基石和重要治疗手段。因此，利尿剂是心力衰竭患者最常见的处方药物，AHA 根据专家意见，将利尿剂在心力衰竭患者中的使用推荐为 I 级证据。但是与其他心力衰竭的药物不同的是，利尿剂并没有大型临床试验数据的支持，尽管利尿剂能够立刻缓解心力衰竭患者的临床症状，但对短期或长期病死率及再入院治疗率并无益处。

袢利尿剂是治疗心力衰竭患者的主要利尿剂种类，常用的药物有呋塞米、布美他尼、托拉塞米、依他尼酸。袢利尿剂主要作用于肾小管髓袢升支粗段，抑制 $Na^+-K^+-2Cl^-$ 共转运蛋白，$Na^+-K^+-2Cl^-$ 抑制后会引起尿钠和液体排泄明显增加，并用以治疗心力衰竭。但袢利尿剂的作用时间短，静脉注射和口服分别持续作用最长时间为 2～3 小时和 6 小时。口服呋塞米生物利用度变异性大（20%～50%），静脉给药可确保呋塞米 100% 的生物利用度。布美他尼和托拉塞米的生物利用度都比呋塞米高，因此两种药物口服药效的稳定性较呋塞米更高。此外，托拉塞米的半衰期较长，不需要频繁给药。所以，在治疗充血性心力衰竭时，给予口服生物利用度更准确和半衰期更长的袢利尿剂，如托拉塞米可能比呋塞米更为有效。需要临床医师警惕的是，袢利尿剂可引起神经内分泌系统的激活及肾脏和心脏血流动力学不稳，因此，长期持续大剂量使用袢利尿剂可能诱发肾功能不全，导致急性肾损伤。

利尿抵抗是指在使用利尿剂时出现最大利尿效果降低的情况，最终将导致体内钠、氯及液体的排泄减少，是利尿剂使用中一个典型的现象。利尿剂抵抗明显增加了患者发生心力衰竭后再住院和死亡的风险。导致利尿剂抵抗的因素包括药物代谢动力学和药物效应动力学、制动现象和肾小管重塑等。而 CRS 本身也会促进利尿剂抵抗的形成。心力衰竭可延长利尿剂达峰值的时间并降低峰值水平，减弱利尿剂的作用。CKD 不仅可以减少利尿剂的代谢和排泄，还可以由于钠滤过负荷减少导致袢利尿剂疗效降低，尿毒症毒素也可以竞争性地抑制袢利尿剂在肾小管上皮细胞的作用。所以 CRS 患者更容易出现利尿剂抵抗。另外，利尿剂在短期内可诱发制动现象，长期可诱发远端肾小管肥大。制动现象指的是利尿功效随着每一剂量的增加而降低。这种效果在数小时内就能观察到，但其机制尚不清楚。钠丢失可能引起近端和远端钠转运蛋白上调，而补充钠会减弱这种钠转运蛋白上调现象，进而削弱制动现象。最后，一项研究表明在使用大剂量袢利尿剂治疗后出现的低氯血症在神经内分泌系统激活中起着关键作用，也可能会引起利尿剂抵抗。

利尿效率是肾脏对每 40 mg 呋塞米所能利出的液体（mL）或体重的变化（kg），或是连续静脉注射呋塞米后尿钠的排泄（尿钠/呋塞米）。利尿效率可作为判断 CRS 治疗效果和预后的指标。在 ESCAPE 试验中，对受试者基线和住院特征进行了调整后，利尿效率低于中位数患者的死亡风险高于中位数患者的近 3 倍，尿钠/呋塞米比值 < 2 mmol/mg 的患者在最初 24 小时内体重减轻和液体排出较少，死亡风险显著增加，而且这些患者在减轻容量负荷治疗中更有可能出现肾功能恶化。因此，利尿效率的测量可能有助于确定出现利尿抵抗的个体，并确定预后差的 CRS 患者和高风险亚群。

2. 超滤

对于利尿效果不佳的充血性心力衰竭，超滤脱水可作为有效治疗措施，可达到短时间内减轻容量负荷和改善临床症状的目的。但 UNLOAD 研究结果显示，尽管超滤组 48 小时内 AHF 患者体重明显下降，但在呼吸困难和 90 天后血清肌酐变化上超滤组和对照组并没有明显差异。在所有针对 AHF 超滤的随机试验中，CARRESS-HF 是唯一一项纳入 1 型 CRS 患者的研究，其结果显示超滤组血清肌酐升高 0.23 mL/dL，利尿剂组血清肌酐下降（0.04 ± 0.53）mL/dL（$P=0.003$），此外超滤组患者不良事件发生率较高（72% $vs.$ 53%，$P=0.03$）。因此 CARRESS-HF 提供了一个强有力的证据来反对使用超滤作为

1型 CRS 患者的主要减轻容量负荷的治疗措施。所以，未来有必要进一步研究探索超滤在利尿抵抗、AHF 频繁再入院、CHF 患者早期中的临床治疗价值，观察在这些高危人群中是否能够取得临床和经济学上有意义的结果。

超滤的主要方式包括 CRRT 和单纯超滤，随着技术的不断进步，目前已出现心力衰竭专用的超滤设备，可为 CRS 患者提供更贴合心力衰竭要求的治疗模式。关于具体超滤原理、模式、处方等实施过程见第五章第一节。

（二）RAAS 抑制剂

RAAS 抑制剂不仅能缓解心力衰竭症状、改善心室重塑，还能降低蛋白尿、有效延缓 CKD 的进展、降低心肾疾病的病死率，是 CRS 治疗中最重要的组成部分，除患者存在禁忌证或不能耐受不良反应外，都建议使用。ACEI 是循证医学证据积累最多的临床用药，随着 ARB 临床资料的累积，ARB 所产生的血流动力学指标改变及其抑制 RAS 的效果与 ACEI 相似，对于因受的刺激性干咳或血管神经性水肿不能耐受 ACEI 的患者，建议使用 ARB 做 ACEI 的代替药物。

即使在 CKD 晚期患者中 ACEI/ARB 类药物仍能够明显降低患者病死率、逆转心肾结局，但临床医师特别需要注意的是，ACEI/ARB 相关的高钾血症发生率高，且与肾功能恶化程度相关，而高钾血症又能明显增加患者猝死风险。由于缺乏纳入心力衰竭合并晚期 CKD 的患者，目前 ACEI/ARB 在此类患者中的证据强度尚不确定。

（三）ARNI

近年来临床研究资料显示，脑啡肽酶抑制剂与 RAAS 抑制剂联合使用可以获得更低的死亡率、心力衰竭导致再入院率和高血钾发生率，更好地保留肾功能，但可能会引发生更多低血压事件。ARNI 有 ARB 和脑啡肽酶抑制剂的作用，后者可升高利尿钠肽、缓激肽和肾上腺髓质素及其他内源性血管活性肽的水平。ARNI 的代表药物是沙库巴曲缬沙坦钠。PARADIGM-HF 试验显示，与依那普利相比，沙库巴曲缬沙坦钠使主要复合终点（心血管死亡和心力衰竭住院）风险降低 20%，包括心源性猝死减少 20%，在 CKD 心力衰竭患者中尽管沙库巴曲缬沙坦钠组蛋白尿略有增加，但 eGFR 更稳定且 GFR 下降速度更缓慢。

（四）MRA

长期使用 ACEI 或 ARB 类药物会引起醛固酮水平升高，导致 RAAS 抑制受阻，疗效受限。MRA（如螺内酯、依普利酮）与 ACEI/ARB 合用，可以更好地抑制 RAAS 激活，降低病死率，且具有潜在的长期心肾益处。但需引起注意的是，MRA 和 RAAS 抑制剂都有引起高钾血症的风险，因此在联合治疗 CRS 时明显增加了高钾血症的死亡风险。将新型口服抗高钾药如环硅酸锆钠纳入慢性 CRS 的治疗方案中，可以最大限度地发挥 MRA 对 ACEI/ARB 的附加效益。但 MRA 治疗 CHF 合并晚期 CKD 的安全性和有效性数据是有限的。

（五）β- 肾上腺素能受体阻滞剂

β- 肾上腺素能受体阻滞剂（如美托洛尔、比索洛尔和卡维地洛等）基于对交感神经的抑制作用，已在许多 RCT 研究中显示其能够改善慢性心力衰竭患者的 NYHA 心功能分级和左室收缩功能、心室重塑，能够有效缓解症状，明显降低全因死亡与心血管死亡的风险，延长生存寿命，并且对各期 CKD 患者［eGFR > 60 mL/（min·1.73 m²）、45～60 mL/（min·1.73 m²）和< 45 mL/（min·1.73 m²）］也都表现出显著的益处。2013 年 AHA 指南推荐 β 受体阻滞剂为Ⅰ，A 级治疗收缩功能下降的心力衰竭的药物。

但由于液体潴留、心动过缓、低血压和疲劳等不良反应使得 β 受体阻滞剂的应用受到部分限制，使得心力衰竭的管理更加复杂化，尤其在 eGFR < 45 mL/（min·1.73 m²）和 < 55 mL/（min·1.73 m²）CKD 患者中更容易出现药物不耐受而停药事件。

（六）神经激素调节、血管扩张和正性肌力药物

精氨酸加压素是垂体后叶在血清渗透压升高、心脏指数降低或低血容量时释放的一种非肽激素。托伐普坦是一种选择性 V₂ 受体拮抗剂，可在不增加钠排泄的情况下促进水分排泄。既往临床研究显示，托伐普坦与安慰剂相比，尽管在短期内可以明显减轻患者体重，无明显不良反应，但并不能改善呼吸困难症状，以及在长期观察中并没有发现其能降低全因死亡率、心血管疾病死亡率和因心力衰竭导致的入院率。

心力衰竭患者 BNP 水平升高十分普遍，BNP 具有扩展静脉、动脉和冠状动脉血管的特性，可降低后负荷并增加心排血量而没有正性肌力作用，但这些内源性释放的 BNP 往往不足以对抗血流动力学所产生的负性作用。因此，外源性补充重组人脑利钠肽可用来治疗心力衰竭患者，多项 RCT 研究观察到它能促进尿钠排泄、改善 GFR 和呼吸困难症状，并抑制 RAAS，但对再住院率、死亡率、肾功能等远期预后事件无显著影响。

正性肌力药物有可能通过改善 CO 和减少静脉充血来改善 CRS。多项临床研究发现多巴胺尽管能短时间增加尿量，但由于存在心律失常、缺血和长期心肌功能恶化，在肾功能、再住院率和死亡率等结局上没有任何改善。

因此，尽管理论上神经激素调节、血管扩张和正性肌力的药物有应用依据，但各种大型随机研究显示，其并不能改善临床和肾脏终点，所以临床上医师应根据患者病情个体化使用托伐普坦、重组人脑利钠肽和多巴胺、地高辛等药物。

（七）其他

贫血是导致心力衰竭和慢性肾脏病进展的共同原因，也促进 CRS 的发生发展。使用铁剂、促红细胞生成素等纠正贫血可明显改善 CRS 患者的临床症状和心功能，缩短住院时间和减少住院率，甚至促红细胞生成素的治疗可直接保护心肌细胞，避免其凋亡、纤维化和发生炎症。

在 CRS 中仍有较高占比的患者根据心脏病情需要给予心脏植入装置治疗，如植入型心律转复除颤器或心脏再同步化治疗，这种治疗装置能有效改善患者 NYHA 心功能分级和提高收缩功能，减少二尖瓣反流及因心力衰竭再住院率等。在 GFR > 60 mL/（min·1.73 m²）的患者中，ICD 与患者生存益处相关，但对于 GFR < 60 mL/（min·1.73 m²）与 CRS 患者再住院之间的相关性不大。但 Chen 等进行的一项荟萃分析，特别纳入了接受 ICD 的 ESKD 和心力衰竭患者的随机试验数据，显示放置 ICD 患者的总生存期和 2 年生存期均得到改善。CRT 是使用双心室起搏器，以同步方式电激活左心室和右心室，改善心室收缩，降低二尖瓣反流程度。一项对 14 项中重度左心室收缩功能障碍患者进行的 CRT 荟萃分析显示，CRT 显著改善 LVEF 和生活质量（降低 22% 的全因死亡率）。但鉴于晚期 CKD 患者通常被排除在主要的心血管治疗试验之外，并且缺乏关于生存益处的可靠数据，因此 CKD 晚期和 ESKD 患者中使用 ICD 和 CRT 进行一级预防的决定必须考虑患者的合并症、体质情况和生活质量，以平衡这些设备的风险-收益情况。此外，由于患者同时伴有肾功能损伤，在治疗后也更容易出现感染和大出血，以及中心静脉狭窄和三尖瓣反流等风险。因此心脏植入装置治疗需个体化、综合评估、多学科协作。表 6-12 为 2019 年 AHA 非透析性慢性肾脏病不同分期的患者伴有心力衰竭时推荐治疗相对的证据强度水平。

表 6-12　2019 年 AHA 非透析性慢性肾脏病不同分期的患者伴有心力衰竭时推荐治疗相对的证据强度水平

治疗方式	CKD 1 期和 2 期	CKD 3 期	CKD 4 期和 5 期
CRT	强	强	不清楚
ICD	强	强	弱
H-ISDN	弱	弱	不清楚
Digoxin	弱	弱	弱
伊伐布雷定	中	中	不清楚
β 受体阻滞剂	强	强	中
MAR	强	强	不清楚
ARNI	强	强	不清楚
ACEI/ARB	强	强	弱
利尿剂	不清楚	不清楚	不清楚

五、心肾综合征的新进展和未来发展方向

在过去的十年里，临床医师对 CRS 的研究探索日益深入，明确了心肾综合征疾病的定义、命名和分级，在病理生理发病机制、诊断和管理治疗等多方面都取得了突破性的进展，特别是引入了新的生物标志物和影像学技术，对 CRS 早期心肾功能损伤的修复，诊断、疾病治疗和预后都有着重要临床意义，并为以后精准靶向干预提供了机会。未来可能会以生物标志物和影像学技术为核心进一步发展。

心脏损伤相关生物学标志物：2017 年 ACC、AHA、HFSA 再次推荐 BNP、NT-proBNP 用于诊断与鉴别诊断心力衰竭，并用于急慢性心力衰竭预后和严重程度的评估（推荐等级和证据等级 I，A）。但在 CRS 中，由于肾损伤的存在，往往导致 BNP 水平的进一步升高，干扰对心力衰竭预判价值，未来的研究需要进一步探索 BNP 波动对 CRS 的意义。ST2 是左心室和主动脉流出道内皮细胞在生物力学应变下产生的诱饵蛋白。ST2 与心肌细胞和心脏卫星细胞上的 IL-33 受体结合接受信号转导引起心肌细胞功能障碍和组织纤维化，ST2 不受肾功能的影响，较 BNP 在预测心力衰竭相关死亡率和住院率方面提供了更有意义的参考价值。Galectin-3 是由心脏巨噬细胞合成的 β- 半乳糖凝集素家族的一员，已知与特定的细胞外基质蛋白相互作用，包括层粘连蛋白、连接蛋白和整合素，是心血管疾病死亡率的独立预测因子。高敏感性心肌肌钙蛋白 I 和 T 是急性心肌梗死的诊断和预后标志物，但在即使没有急性冠脉综合征的急性失代偿性心力衰竭或 CKD 患者中，心肌肌钙蛋白水平也可能会升高，并且升高的水平与更高的死亡风险直接相关。

肾小球损伤相关的标志物：胱抑素 C 和蛋白尿是肾小球滤过性和完整性的生物标志物。胱抑素 C 在急性心力衰竭患者中是再次住院率和死亡率的一个强有力的预测指标，当与其他生物标志物如 NT-proBNP 和心脏肌钙蛋白 T 结合使用时，具有更强的预测价值。蛋白尿对心力衰竭患者的全因死亡率、心血管死亡率和再入院率有很强的预测价值。

肾小管损伤相关的标志物：中性粒细胞明胶酶相关载脂蛋白（neutrophil gelatinase-associated lipocalin，NGAL）是一种分泌型蛋白，位于中性粒细胞中的过氧化物酶阴性颗粒中，由肾小管上皮、心肌细胞等分泌，对判断早期肾损伤、心力衰竭和疾病预后有重要价值，近年来已在 CRS 中广泛研究。金属蛋白酶组织抑制剂 -2（tissue inhibitor of metalloproteinase-2，TIMP-2）和胰岛素样生长因子结合蛋白 7（insulin-like growth factor binding protein 7，IGFBP7）也是肾小管损伤的生物标志物，参与细胞损伤

的早期阶段，尿液 TIMP-2 和 IGFBP7 联合检测对 AKI 预测有更好的特异性和敏感性，并且能够鉴别功能性血清肌酐波动与真性急性肾损伤，可指导未来 CRS 中目标导向治疗的实施。最后，CRS 各表型之间会出现相互转换甚至共存，所以探索研究代表急性向慢性转变的生物标志物可能更有助于指导临床的治疗和对疾病预后进行评估。表 6-13 为心脏和肾脏损伤的生物标志物。

表 6-13　心脏和肾脏损伤的生物标志物

损伤类型	生物标志物	在 CRS 中的意义
心脏损伤相关	BNP/NT-proBNP	用于心力衰竭诊断和鉴别诊断，评估急慢性心力衰竭严重程度和判断预后，但由于肾损伤的存在，往往导致其水平进一步升高，干扰了对心力衰竭的预判价值
	ST2	不受肾功能的影响，能更准确地预测心力衰竭相关死亡率和住院率
	Galectin-3	是心血管疾病死亡率的独立预测因子
	TnI 和 TnT	是急性心肌梗死的诊断和预后标志物，升高的水平与更高的死亡风险直接相关
肾小球损伤相关	胱抑素 C	预判急性心力衰竭患者再次住院率和病死率的一个指标，当与 NT-proBNP 和心脏肌钙蛋白 T 结合使用时，具有更强的预测价值
	蛋白尿	对心力衰竭患者的全因死亡率、心血管死亡率和再入院率有很强的预测价值
肾小管损伤相关	NGAL	对判断早期肾损伤、心力衰竭和疾病预后有重要价值
	TIMP-2 和 IGFBP7	联合检测对 AKI 预测有更好的特异性和敏感性，并且能够鉴别功能性血清肌酐波动与真性急性肾损伤

非侵入性检查指标：超声心动图可通过血流动力学参数（CVP、收缩压、肺动脉压/左房压、心排血量）评价机体的充血状态，而左心室收缩功能降低、增加的肺动脉压及右心室内径与较高的 CRS 发生率独立相关。肾及肾血管超声可用来识别肾静脉淤血状态，肾动脉阻力指数和肾灌注指数与 CVP、平均动脉压和有效肾血浆流量有明显相关性，对 CRS 的临床预测有重要的价值，但目前尚未进一步研究。此外，肾超声检查通过肾脏大小、回声强度、皮质厚度和异常皮质髓质比提供疾病的慢性信息，有助于确定从 1 型 CRS 到更不明显的 2 型 CRS 表型的进展。心脏磁共振是检测心室尺寸、功能和纤维化的非侵入性标准方法，不使用含钆造影剂的心脏磁共振有很大的潜力作为未来研究 CRS 心脏结果的工具。生物电阻抗矢量分析是一种基于电阻抗原理的无创床边体液容量评估技术，可用来鉴别是否是由心力衰竭引起的呼吸困难，与 BNP 联合使用能预测在心力衰竭时使用大剂量利尿剂诱发的 AKI、出院时机、再住院率和心血管死亡风险。

不推荐有创置管监测心肾血流动力学指标对 CRS 进行常规评估，但难治性 CRS 患者使用有创肺动脉置管监测心肾血流动力学指标用以指导临床治疗可能有一定价值，但并不能降低此类患者的病死率和再住院率。

因此，早期诊断 CRS、减少双器官功能损伤和阻断疾病发生发展是每个临床医师关注的焦点，而选择稳定、敏感、特异且便于检测的生物标志物或非侵入性检测，帮助临床医师更精准地预测疾病的发生发展和用药指导，无疑是至关重要的。

六、总结

目前 CRS 正经历着心脏和肾脏疾病的双重负担，病理生理机制错综复杂，没有特效的治疗措施，患者面临着症状重但治疗效果不佳的状况，拥有着惊人的高住院率和病死率。因此，心肾科医师早期识别疾病和共同诊治十分重要，建立一个专门的心肾跨学科团队负责早期诊治、制定干预措施和长期随访管理是十分必要的，可进一步促进"心肾对话"，探索 CRS 纵横交错的病理生理机制和优化治疗模式，旨在最大限度地保护心肾功能、减少住院率和扩大生存获益。

参考文献

[1] RONCO C，MCCULLOUGH P，ANKER S D，et al. Cardio-renal syndromes：report from the Consensus Conference of the Acute Dialysis Quality Initiative[J].Eur Heart J，2010，31：703-711.

[2] COSTANZO M R，GUGLIN M E，SALTZBERG M T，et al.Uhrafihration versus intravenous diuretics for patients hospitalized for acute decompensated heart failure[J]. J Am Coll Cardiol，2007，49（6）：675-683.

[3] HEYWOOD J T. The cardiorenal syndrome：lessons from the ADHERE database and treatment options[J]. Heart Fail Rev，2004，9（3）：195-201.

[4] TONELLI M，WIEBE N，CULLETON B，et al. Chronic kidney disease and mortality risk：a systematic review[J]. J Am Soc Nephrol，2006，17（7）：2034-2047.

[5] BHATIA R S，TU J V，LEE D S，et al. Outcome of heart failure with preserved ejection fraction in a population-based study[J]. N Engl J Med，2006，355（3）：260-269.

[6] WINTON F R. The influence of venous pressure on the isolated mammalian kidney[J]. J Physiol，1931，72（1）：49-61.

[7] MERRILL A J. Edema and decreased renal blood flow in patients with chronic congestive heart failure：evidence of forward failure as the primary cause of edema[J]. J Clin Invest，1946，25（3）：389-400.

[8] SCHRIER R W. Body fluid volume regulation in health and disease：a unifying hypothesis[J]. Ann Intern Med，1990，113（2）：155-159.

[9] RONCO C，CHIONH C Y，HAAPIO M，et al. The cardiorenal syndrome[J]. Blood Purif，2009，27（1）：114-126.

[10] GANDA A，ONAT D，DEMMER R T，et al. Venous congestion and endothelial cell activation in acute decompensated heart failure[J]. Curr Heart Fail Rep，2010，7（2）：66-74.

[11] FAUL C，AMARAL A P，OSKOUEI B，et al. FGF23 induces left ventricular hypertrophy[J]. J Clin Invest，2011，121（11）：4393-4408.

[12] HEYWOOD J T，FONAROW G C，COSTANZO M R，et al. High prevalence of renal dysfunction and its impact on outcome in 118，465 patients hospitalized with acute decompensated heart failure：a report from the ADHERE database[J]. Journal of Card Fail，2007，13：422-430.

[13] AHMED A，RICH M W，SANDERS P W，et al. Chronic kidney disease associated mortality in diastolic versus systolic heart failure：a propensity matched study[J]. J Card Fail，2007，13（6）：422-430.

[14] DIMOPOULOS K，DILLER G P，KOLTSIDA E，et al. Prevalence，predictors，and prognostic value of renal dysfunction in adults with congenital heart disease[J]. Circulation，2008，117（18）：2320-2328.

[15] FARIS R F，FLATHER M，PURCELL H，et al. Diuretics for heart failure[J]. Cochrane Database Syst Rev，2012，15（2）：CD003838.

[16] FELKER G M，O'CONNOR C M，BRAUNWALD E. Loop diuretics in acute decompensated heart failure：necessary？Evil？A necessary evil？[J]. Circ Heart Fail，2009，2（1）：56-62.

[17] KONSTAM M A，KIERNAN M，CHANDLER A，et al. Short-term effects of tolvaptan in patients with acute heart failure and volume overload[J]. J Am Coll Cardiol，2017，69（11）：1409-1419.

[18] MCALISTER F A，EZEKOWITZ J，HOOTON N，et al. Cardiac resynchronization therapy for patients with left ventricular systolic dysfunction：a systematic review[J]. JAMA，2007，297（22）：2502-2514.

（韩天翌　龚蓉）

第十节　呼吸系统疾病

慢性心力衰竭患者常合并呼吸系统疾病，包括慢性气道疾病，如慢性阻塞性肺疾病和阻塞性呼吸睡眠障碍，以及急慢性感染等，可能加重慢性心力衰竭。呼吸系统疾病本身也可以引起心力衰竭，并常为左室射血分数保留的右心衰竭，如慢性阻塞性肺疾病继发的肺源性心脏病、慢性肺栓塞引起的肺动脉高压等。无论原发病因为何或左心功能如何，右心衰竭均与发病率和死亡率增加相关。但区别于左心衰竭治疗方案，右心功能不全的治疗有所不同。此外，多病并存时一些治疗存在相互矛盾，临床需要注意调整。

一、慢性心力衰竭合并慢性阻塞性肺疾病

慢性阻塞性肺疾病简称慢阻肺，约 50% 合并心血管疾病，包括心力衰竭、缺血性心脏病、高血压、心律失常和外周血管疾病。慢阻肺尤其急性加重期明显增加心力衰竭的风险，特别是舒张功能不全的心力衰竭。同时，心力衰竭患者中慢阻肺的患病率也高达 11%～55%。我国的一项注册研究显示心力衰竭住院患者诊断合并慢阻肺的比例为 7.6%，提示我国 HF 患者中可能存在慢阻肺诊断不足。因此，在 HF 患者中需要识别是否合并慢阻肺并加以治疗。此外，治疗 HF 的一部分药物可能与慢阻肺患者的基础用药存在冲突，两种疾病并存时医师需要关注药物的相互作用与不良反应。

（一）心力衰竭与慢阻肺的临床鉴别

由于慢阻肺和心力衰竭的患者均可出现劳力性呼吸困难、呼吸窘迫和低氧血症，因此左心功能不全与慢阻肺的鉴别诊断具有一定难度，包括区分慢阻肺与慢性 HFrEF 和更为隐匿的 HFpEF。后者在肺心病中更为多见，也容易被认为是单纯的慢阻肺。两种疾病并存很常见，需准确加以识别和治疗，其中最有价值的检查包括胸部 CT、肺功能和血浆利尿钠肽。

1. 胸部影像学

胸部 X 线检查对 HFrEF 合并慢阻肺的检测可以不敏感，因为肺部过度充气状态下心肺比例可显示正常，而肺水肿可能被肺血管重塑和透光肺野所掩盖。胸部 CT 可以显示慢阻肺的特征性影像，包括心胸比例缩小、肺动脉增宽、胸腔内主支气管刀鞘样廓形、肺实质透光度下降、存在肺气肿或肺大疱，此时强烈提示胸膜腔内压增大即存在慢阻肺的可能（图 6-22）。

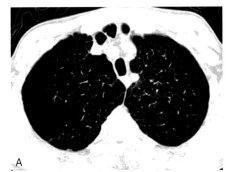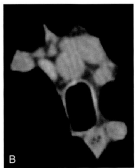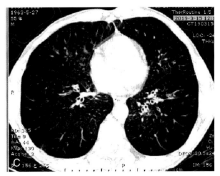

1 名 55 岁的男性慢阻肺患者，胸部 CT 显示双上肺小叶中央型肺大疱并局部融合成片，肺透光度增高，主支气管刀鞘样（进入胸腔的主支气管前后径超过了左右径），心胸比例明显缩小，支气管壁增厚而远端支气管管径狭窄甚至不可见。

图 6-22　慢阻肺患者胸部 CT

2. 肺功能

肺功能有助于鉴别单纯的慢阻肺和 HFrEF 患者。根据 2023 年慢性阻塞性肺疾病全球倡议（global

initiative for chronic obstructive lung disease，GOLD），慢阻肺的诊断标准为肺功能第 1 秒用力呼气容积（forced expiratory volume in one second，FEV_1）占用力肺活量（forced vital capacity，FVC）的比值（FEV_1/FVC）< 0.7，证明存在持续气流受限。慢性心力衰竭患者可以出现 FEV_1 和（或）FVC 下降，平均下降约 20%，但 FEV_1/FVC 通常正常。

3. 动脉血气分析

慢阻肺患者晚期可出现Ⅱ型呼吸衰竭，其原因在于阻塞性通气功能障碍，导致氧气和二氧化碳均存在交换异常。而 CHF 患者肺氧合正常，急性左心衰竭伴肺水肿也可出现Ⅰ型呼吸衰竭。当 CHF 患者出现Ⅱ型呼吸衰竭，需怀疑合并慢阻肺或其他气道疾病，或大量痰液涌堵。

4. 血清学指标

血浆利尿钠肽是诊断 HFrEF 的可靠生物标志物。当慢阻肺患者主诉劳力性呼吸困难或疲劳时，这些劳力性症状常被归因于慢阻肺，而左室功能障碍常常未被发现。此时血浆利尿钠肽是诊断 HFrEF 的可靠生物标志物。BNP < 100 pg/mL 常不考虑 HFrEF。BNP 为 100～500 pg/mL 可能是肺源性心脏病、中度左室功能障碍，或两者兼有。慢阻肺患者病情恶化时如血脑钠素水平 > 500 pg/mL，应怀疑 HFrEF，如图 6-23 所示。

NT-proBNP < 300 pg/mL 在慢阻肺患者中可排除 HFrEF。在慢阻肺且存在呼吸困难的患者中，如 NT-proBNP 对 50 岁以下患者 < 450 pg/mL，50 岁以上患者 > 900 pg/mL 可以诊断 HFrEF。虽然在慢阻肺急性加重患者中，临床判断结合 BNP 水平可诊断 95% 的 HFrEF 患者，但 BNP 水平升高患者仍应结合超声心动图评估以早期发现 HFrEF。

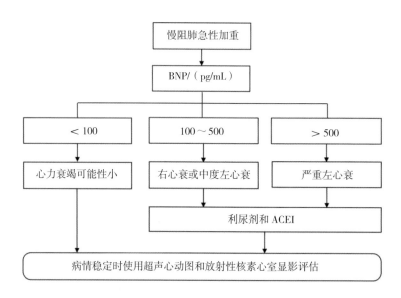

图 6-23　慢阻肺急性加重期心力衰竭的评估

5. 其他检查

HFpEF 的诊断更具挑战性，需依靠超声心动图、肺功能、病史和利尿钠肽综合判断。慢阻肺患者左室射血分数常正常，继发心力衰竭时表现为舒张功能不全的心力衰竭。超声心动图可发现右心增大、肺动脉高压、右室流出道增宽等肺心病表现，有时也因肺气肿受到干扰。当慢阻肺患者因声窗差（由于肺过度充气）妨碍超声心动图评估左室功能时，放射性核素心室造影和心脏 MRI 是首选的诊断方式。

（二）慢性心力衰竭合并慢阻肺的治疗

心血管疾病合并慢阻肺，包括从充血性心力衰竭到缺血性心脏病、心律失常、周围血管疾病和高血压，所有存在这些情况的患者都应该按照独立于慢阻肺诊断之外的既定指南进行治疗，包括选择性使用β_1受体阻滞剂。当慢阻肺与心力衰竭并存时，一些治疗药物可能对心力衰竭产生不利影响，在使用时需要加以调整和监测。

1. 慢阻肺的治疗基础药物：吸入性糖皮质激素和支气管扩张剂

根据 2023 年 GOLD 指南，以慢阻肺患者的分组、活动耐力、每年急性加重次数、外周血嗜酸性粒细胞计数和感染风险，对慢阻肺患者采取不同的初始治疗方案，并需要通过进行疗效评估以不断调整治疗方案。基础治疗药物为单用一种或者联用两种吸入性支气管扩张剂，即长效抗胆碱能药物（long-acting muscarine anticholinergic，LAMA）和长效 β_2 受体激动剂（long acting beta-2 receptor agonist，LABA），联合或不联合吸入性糖皮质激素（inhaled corticosteroid，ICS）。具体方案见图 6-24。ICS 能够减少慢阻肺的急性加重和死亡，频繁急性加重的严重慢阻肺患者可将其作为一线药物使用。但具有以下情况时，ICS 无效或因导致不良事件增加而反对使用，包括反复发生肺炎、血嗜酸性粒细胞< 100 细胞 /μL、存在分枝杆菌感染病史。

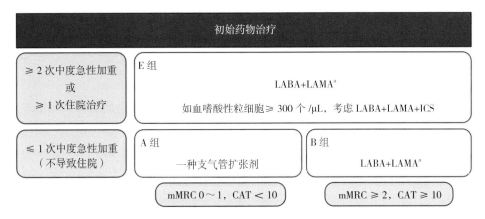

[a] 单一吸入装置比多种吸入装置可能更方便和有效。
　急性加重指此前 1 年的急性加重次数。

mMRC，改良的医学研究呼吸困难问卷；CAT，COPD 评估测试；LAMA，长效抗毒蕈碱拮抗剂、长效 β_2 受体激动剂；ICS，吸入皮质类固醇。

图 6-24　慢阻肺的初始药物治疗方案

经初始药物治疗后，患者若疗效不佳，治疗方案调整包括：①呼吸困难不能改善的患者，单一支气管扩张剂升级到 LABA 联合 LAMB，如果仍不能改善，应该考虑更换吸入装置，以及调查和治疗呼吸困难的其他原因，例如感染和心力衰竭等。②每年急性加重次数频繁（相关住院≥ 1 次或非住院≥ 2 次的急性发作）的慢阻肺患者，如无禁忌（活动性结核），且外周血嗜酸性粒细胞≥ 300 个 /μL 者可升级至 LABA+LAMA+ICS。如患者仍持续恶化或嗜酸性粒细胞计数< 100 个 /μL，可以考虑添加罗氟司特（特别是有慢性支气管炎且 FEV_1 预测值< 50% 的患者）或大环内酯（特别是此前吸烟者）。

不管心力衰竭患者是否伴有慢阻肺，支气管扩张剂的短期使用都可能改善心力衰竭症状，但在长期甚至短期治疗中，均可能出现明显的心血管不良反应，特别是有潜在心血管疾病的患者。当并发心力衰竭患者需要支气管扩张以改善肺部症状并降低加重风险时，在开始使用支气管扩张剂后，医师应仔细监测心力衰竭患者的症状改善和不良反应，并最终考虑是否停药。

在慢阻肺急性加重期，短期使用全身性糖皮质激素可改善肺功能、氧合、早期复发的风险，并减少治疗失败率和住院时间。建议处方口服或静脉 40 mg 泼尼松或等效剂量，持续 5 天，延长疗程会增加患者肺炎和死亡的风险。对无法使用全身性激素的患者可考虑布地奈德雾化替代。有研究显示，布地奈德每天 6 mg 雾化治疗与口服泼尼松 30 mg 或甲泼尼龙 40 mg 疗效相当。但需要注意的是，糖皮质激素可引起水钠潴留，导致心力衰竭恶化，因此慢阻肺合并心力衰竭的患者应权衡利弊使用。根据研究，血浆糖皮质激素水平升高是 CHF 死亡风险增加的独立预测因子，但糖皮质激素在心脏的局部生物合成和病理生理作用尚不清楚。一项大鼠的心肌细胞培养实验表明，地塞米松对培养的心肌细胞起到了类似肥厚的作用，这说明糖皮质激素可促进心力衰竭进展过程中心脏肥厚的发展。雾化吸入糖皮质激素的风险被认为相当低，但对于心力衰竭患者，糖皮质激素的处方还是应谨慎考虑，尤其应避免长期使用全身性糖皮质激素。

2. 慢阻肺的非药物治疗

除药物治疗外，慢阻肺的非药物治疗也有助于降低病死率，这些措施包括戒烟、肺康复（急性加重的住院期间或出院 4 周内）、长期氧疗 ≥ 15 小时/天 [PaO₂ ≤ 55 mmHg（7.33 kPa），或 PaO₂ < 60 mmHg（8 kPa）继发性高红细胞血症的患者]、无创机械通气（对伴高碳酸血症的稳定期患者）和肺减容术（对上叶肺气肿和运动能力差的患者）。

二、心力衰竭合并呼吸系统感染

（一）心力衰竭合并肺部感染

心力衰竭患者常伴有肺循环淤血、肺水肿，可导致呼吸困难、气体交换障碍，为病原体入侵和定植创造一定条件。因此，心力衰竭患者发生肺部感染的风险较高，死亡率也随之增加。据报道，心力衰竭合并肺部感染患者的死亡风险是无肺部感染患者的 2.5 倍。此外，因肺炎入院的患者合并心力衰竭的占比也很高。美国一项回顾性队列研究纳入了来自 651 家医院的 75 万名肺炎住院患者，有 27% 的患者诊断为心力衰竭。其中 26.5% 的心力衰竭为急性心力衰竭，22.7% 为慢性心力衰竭，51% 为未明确类型的心力衰竭。合并心力衰竭的人群病死率显著高于没有合并心力衰竭的人群 [OR = 1.35（1.33 ~ 1.38）]，但病死率的增加仅与急性心力衰竭有关 [OR = 1.19（1.15 ~ 1.22）]，与慢性心力衰竭无关 [OR = 0.92（0.89 ~ 0.96）]。与非心力衰竭患者相比，心力衰竭患者年龄更大、合并症更多、心血管用药和利尿剂处方更多，以及静脉输液更少、预后更差、病死率更高（13.2% vs.8.1%）、ICU 治疗更多（41.35% vs.27.7%）、住院时间更长（6 天 vs.5 天）和费用更高（11 709 美元 vs.8175 美元）（P 均 < 0.001）。

1. 心力衰竭合并肺部感染的常见病原菌

了解心力衰竭患者合并肺部感染的常见病原菌，有助于正确选择抗生素。一项中国的回顾性研究纳入了 2018—2020 年 201 例因心力衰竭入院的老年患者，其中 23.9% 诊断为存在肺部感染。研究显示，年龄 ≥ 70 岁（OR = 2.049）、糖尿病（OR = 2.129）、NYHA 心功能分级 ≥ Ⅲ 级（OR = 2.455）、LVEF ≤ 55%（OR = 3.806）、CRP ≥ 10 mg/L（OR = 1.934）是心力衰竭患者发生肺部感染的独立危险因素（P 均 < 0.05）。从病原学检出看，革兰氏阴性杆菌占比 63.0%（n = 29 例），并以铜绿假单胞菌和肺炎克雷伯菌为主；革兰氏阳性菌检出占比 30.4%（n = 14 例），以金黄色葡萄球菌和溶血性葡萄球菌为主；真菌检出占比 6.5%（n = 3 例），均为白色念珠菌。该研究显示，心力衰竭合并肺部感染的经验性抗菌治疗应以覆盖革兰氏阴性菌为主，真菌感染以覆盖白色念珠菌为主。

同时，需正确识别心力衰竭合并感染，避免不恰当静脉使用抗生素。美国的一项多中心回顾性研究，纳入了 2014 年 7 月至 2019 年 8 月入院的 240 例患者，其中 120 人使用了静脉抗生素治疗，结果显示组的住院持续时间更长（5.3 天 *vs.*3.7 天，$P < 0.001$），且接受了更多的静脉输液量和钠（$P < 0.001$）。静脉使用抗生素组患者住院 24 小时后入住 ICU 率较高（20% *vs.*7.5%，$P = 0.049$），而袢利尿剂用量、插管率、病死率和 30 天再入院率无显著差异。所以急性失代偿性心力衰竭患者接受了可能不合理的静脉抗生素治疗后住院日更长，并且更有可能在住院 24 小时后入住 ICU。

2. 心力衰竭合并 COVID-19

COVID-19 在全球有很高的发病率和病死率。多项报告表明，心力衰竭患者合并 COVID-19 发展为重症肺炎和死亡的风险较高，且评估和治疗心力衰竭合并 COVID-19 具有挑战性，因为两种疾病症状可能重叠，并相互加重。

中国医师协会心力衰竭专业委员会与欧洲心脏病学会心力衰竭协会于 2020 年 6 月发布了联合意见书，根据现有数据和来自亚洲、欧洲和美国医师的个人经验，提出了心力衰竭合并 COVID-19 患者的管理意见。意见书指出，在 COVID-19 患者中，由于液体从血管内转移到血管外间隙致肺渗出，血管内容量可能减少。呼吸频率的增加也可能会增加液体的流失，而食欲缺乏可能会减少液体的摄入量。所以必须考虑脱水、低血容量及相关低血压的风险，谨慎调节利尿剂剂量，否则 COVID-19 可能导致血流动力学恶化和肺充血加剧。

没有证据表明停用血管紧张素转换酶抑制剂/血管紧张素-Ⅱ受体阻滞剂/血管紧张素受体脑啡肽酶抑制剂治疗可以降低 COVID-19 的风险或严重程度。然而，COVID-19 患者可能会出现与感染本身和（或）同时进行抗病毒治疗相关的血压下降。因此，当低血压发生时，可能需要减少使用血管紧张素转换酶抑制剂/血管紧张素-Ⅱ受体阻滞剂/血管紧张素受体脑啡肽酶抑制剂治疗的剂量。

心力衰竭合并冠脉综合征或应激性心肌病时，在血流动力学不稳时使用 β 受体阻滞剂应谨慎。COVID-19 早期有时会使用到抗病毒药物，如洛匹那韦/利托那韦或达芦那韦。这些药物可能会降低心率并引起低血压，需要考虑暂时停用 β 受体阻滞剂或者减量使用。目前尚无证据表明，在治疗心力衰竭时，已批准的 4 种 β 受体阻滞剂美托洛尔、比索洛尔、卡维地洛和奈比洛尔之间存在优先选择。如果不能继续使用 β 受体阻滞剂，或增加剂量导致了低血压、气道高反应性或血流动力学不稳定，且患者窦性心率增加并非由适应机制（发热、缺氧、焦虑）引起，可考虑单独使用伊伐布雷定或联合 β 受体阻滞剂控制心率。

需要注意的是，心力衰竭患者常用的药物中，依普利酮、吲哒帕胺、地高辛、硝酸异山梨酯、沙库巴曲、伊伐布雷定等药物在与达芦那韦/考比司他或洛匹那韦/利托那韦合用时，药物血药浓度会增高；而托拉塞米与洛匹那韦/利托那韦合用，则会使托拉塞米血药浓度降低。

（二）心力衰竭合并肺结核

肺是分枝杆菌侵入人体的主要入口，可通过不同途径到达心包，包括经纵隔、气管旁和支气管周围淋巴结进行淋巴扩散，或自肺或胸膜直接播散。一篇综述纳入了 1955—2020 年 51 篇英文文献，显示在南亚、撒哈拉以南非洲和西太平洋疾病流行的国家，结核病是缩窄性心包炎的最常见原因，占病例总数的 38%～83%。尽管 10% 的肺结核相关的心包炎患者发生心包缩窄是短暂的，但仍有 20%～50% 的患者即便接受了抗结核治疗，仍发展为明显的缩窄性心包炎。而缩窄性心包炎可持续数年，导致心力衰竭。结核性心包炎的抗结核药物治疗方案包括异烟肼（300 mg/d）、利福平（600 mg/d）、乙胺丁醇[15～25 mg/（kg·d）]和吡嗪酰胺[15～30 mg/（kg·d）]。

此外，一项荟萃分析显示，糖皮质激素具有积极作用，可降低心包炎的死亡率（$P = 0.004$）和缩窄性心包炎的发展（38% 降低至 27%，$P = 0.15$）。泼尼松的推荐剂量：初始每天 1 mg/kg、连续 4 周，之后每天 0.5 mg/kg、连续 4 周，然后每天 0.25 mg/kg、连续 2 周，最后每天 0.125 mg/kg、连续 2 周。因此，需警惕肺结核累及心包，一旦结核性心包炎诊断确立，建议应用抗结核药物治疗同时联合糖皮质激素，以避免发展为心力衰竭。

常用抗生素与治疗心力衰竭的相关药物的相互作用见表 6-14。

表 6-14　常用抗生素与治疗心力衰竭的相关药物的相互作用

药物	联用后效应
地高辛	升高地高辛血药浓度：异烟肼、克拉霉素、华法林 可降低地高辛药物血药浓度：利福平（严重肾功能不全时）
他汀类	升高他汀类血药浓度：大环内酯 增加肌病风险：华法林*
呋塞米	增加肾毒性和耳毒性：头孢菌素、氨基糖苷类
华法林	升高华法林血药浓度或增强抗凝作用：青霉素、头孢菌素、异烟肼、莫西沙星 降低华法林血药浓度：利福平（严重肾功能不全时） 避免合用：阿米卡星
阿司匹林	延长青霉素半衰期 拮抗异烟肼
胺碘酮	避免合用：左氧氟沙星、莫西沙星 QT 间期延长：大环内酯类

* 华法林联合他汀类药物可增加患肌病风险（横纹肌溶解症），建议使用他汀类药物最低有效剂量或停用。

三、慢性心力衰竭合并睡眠呼吸暂停

睡眠呼吸障碍（sleep-disordered breathing，SDB）是一种常见的慢性疾病，对人群的疾病发生率和病死率有重大影响。据估计，CHF 患者中 SDB 的患病率可高达 80%，比其他任何人群都更普遍。

（一）睡眠呼吸暂停的分型

SDB 最常见的表现为阻塞性睡眠呼吸暂停（obstructive sleep apnea，OSA）和中枢性睡眠呼吸暂停（central sleep apnea，CSA），均与心力衰竭有显著相关性。按照 ESC 指南，根据超声心动图参数左室射血分数（ejection fraction，EF）将心力衰竭分为射血分数降低的心力衰竭（EF < 40%）、射血分数轻度降低的心力衰竭（EF 41%～49%）和射血分数保留的心力衰竭（EF > 50%）三类。在一项研究中，252 名心力衰竭患者中有 48% 的患者存在 OSA，22% 存在 CSA。OSA 的发病率在各型心力衰竭中均为 42%～49%，CSA 的发病率在射血分数降低的心力衰竭和射血分数轻度降低的心力衰竭人群为 40%～44%，在射血分数保留的心力衰竭的人群仅为 12%。研究发现，不同射血分数的心力衰竭发生 SDB 类型存在差异，其中 OSA 在各型心力衰竭发生相似，但 CSA 主要发生在射血分数下降的心力衰竭人群。

OSA 主要由睡眠时上呼吸道塌陷引起，但在呼吸暂停期间仍有呼吸运动。OSA 可通过改变胸膜腔内压、兴奋交感神经、促进炎症和氧化应激导致血管内皮损伤等途径引发心力衰竭。研究表明，OSA 与病死率和心律失常增加有关。此外，一项研究发现肺动脉高压是住院死亡率的一个强有力的独立预测因子，且 OSA 在这些患者人群中存在相当大的重叠。因此，对 CHF 合并 OSA 需要积极治疗。

与 OSA 相反，CSA 发生在二氧化碳分压低于呼吸暂停阈值时，过低的二氧化碳水平导致神经系

统无法触发呼吸。与 OSA 不同，CSA 呼吸暂停期间呼吸驱动完全停止，深大换气，表现为逐渐增强－逐渐减弱、气流交替的呼吸模式，其中一个亚型因临床表现又被称为陈－施呼吸（Cheyne-Stokes respiration，CSR）（图 6-25）。这种特殊的模式被认为是由于中央呼吸控制机制不稳定导致，在心力衰竭患者中很常见，特别是那些病情处于较晚期的患者，发生率为 45%～55%。严重的心力衰竭患者在清醒或运动时也会发生这种情况。一般认为，CSA 由心力衰竭引发又可加重心力衰竭。一项研究对符合 NYHA 心功能分级 Ⅱ～Ⅳ 级、LVEF ≤ 45% 的 148 例 CHF 患者进行 SDB 筛查，筛选出 43 例睡眠期间 CSR > 25% 的患者和 19 例呼吸暂停低通气指数（apnea-hypopnea index，AHI）≥ 6 的 OSA 患者。研究显示，在 CHF 患者中，CSR 患者的病死率高于 OSA 患者，与年龄和心脏收缩功能无关。在随访中位数为 1371 天内，5 例 OSA 患者（26%）死亡，14 例（74%）达到死亡或住院的联合终点。CSR 患者在两个终点的风险均显著较高，有 23 例（53%）死亡 [log-rank $P = 0.040$；$HR = 2.70$（$1.01 \sim 7.22$）；$P = 0.047$]，40 例（93%）死亡或再入院 [log-rank $P = 0.029$；$HR = 1.96$（$1.06 \sim 3.63$）；$P = 0.032$]。在对混杂危险因素进行校正后，CSR 与死亡之间的相关性仍然显著 [$HR = 4.73$（$1.10 \sim 20.28$）；$P = 0.037$]，入院率无显著差异。也有研究者推测，CSA 可能代表一种对心力衰竭具有保护作用的代偿机制，因此是否需要治疗 CHF 患者中的 CSA 存在争议。本篇幅重点讨论慢性心力衰竭合并 OSA 的治疗。

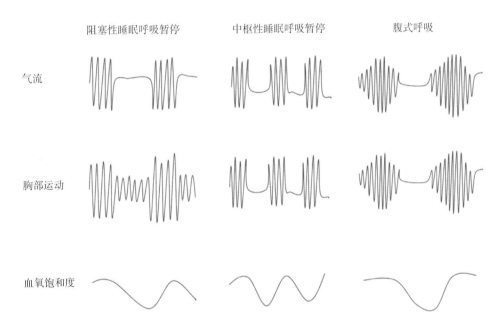

阻塞性睡眠呼吸暂停的特征是上呼吸道阻塞，尽管胸壁持续运动，但空气运动停止，导致缺氧和呼吸过度。中枢性睡眠呼吸暂停的不同之处在于没有中枢触发的呼吸，导致胸壁运动和氧气运动停止。Cheyne-Stokes 呼吸是一种独特的中枢性睡眠呼吸暂停亚型，其特征是呼吸速度和深度随呼吸暂停期的波动。

图 6-25　睡眠呼吸紊乱的模式

（二）阻塞性睡眠呼吸暂停的治疗

心力衰竭合并睡眠呼吸暂停的主要治疗方法包括：持续气道正压通气（continuous positive airway pressure，CPAP）、自适应伺服通气（adaptive pressure support servo-ventilation，ASV）和膈神经刺激。CPAP 可解除气道阻塞；ASV 维持了较低的气道内压，适用于充血性心力衰竭患者；膈神经刺激可显著改善睡眠呼吸暂停，不适感小，具有较大应用潜力。需根据心力衰竭与睡眠呼吸暂停的相互作用进行全面考虑，选择适合的治疗方案。

心力衰竭合并 OSA 需要及时治疗，否则可能促进心力衰竭的临床进展。但考虑到患者的健康和经济负担，识别潜在的可变危险因素、选择可改善结局的适当治疗至关重要。从心力衰竭合并 OSA 患者中识别 OSA 治疗获益最多的亚组，是一个重要的问题。

根据《成人阻塞性睡眠呼吸暂停基层诊疗指南（2018 年）》，OSA 的主要治疗方法包括危险因素控制（如减肥、戒烟戒酒、慎用镇静催眠药物等）、病因治疗（如纠正甲状腺功能减退等）、体位治疗（侧卧位睡眠）、无创气道正压通气（positive airway pressure，PAP）治疗、口腔矫治器治疗、外科治疗、药物治疗和合并症治疗。PAP 是成人 OSA 的首选和初始治疗手段。

与单纯 OSA 相比，心力衰竭合并 OSA 的治疗更为复杂。例如，2005 年一个小样本研究显示，相比较坐位、俯卧位和仰卧位，OSA 常用的侧卧位治疗体位可能并不适合 OSA 合并 CHF 患者。研究显示，侧卧位时气道阻塞和肺弥散障碍随心脏尺寸增大而加重；与其他体位（坐位、仰卧位和俯卧位）相比，侧卧位时肺功能指标 FEV_1、FVC 和 FEV_1/FVC 更低，并伴有弥散降低，其原因在于侧卧时肺力学、毛细血管体积、亚成分膜阻力受到影响。

1. 气道正压通气（positive airway pressure，PAP）

根据诸多指南，PAP 是成人 OSA 的首选和初始治疗手段，但目前尚无充分证据显示其能够预防心血管事件的发生。McEvoy 等的一项随机试验表明，CPAP 可以改善 OSA 患者的 AHI，明显改善日间嗜睡症状及患者的生活质量和心情，但在平均 3.7 年的随访中，CPAP 组死于心血管疾病或因此入院的发生率与普通治疗组无统计学差异（17.0% vs.15.4%）。但 Abuzaid 等的研究则细化了 CPAP 每晚的使用时长，在每晚 CPAP 超过 4 小时的患者中观察到了心血管事件的减少，但并未影响生存时间。另外，指南对 OSA 合并心力衰竭尤其是 HFpEF 人群应用 PAP 治疗尚无特别提示。

美国一项研究对 2016—2018 年全国住院患者样本进行了回顾性研究及样本匹配，纳入了 127 773 例 HFpEF 住院病例，发现其中 20% 的患者合并 OSA，但仅 9% 的患者使用夜间 CPAP。结果显示，与无 OSA 患者相比，HFpEF 患者的 OSA 与更高的死亡率（$OR = 1.33$）、更长的住院时间（5.6 天 vs. 5.3 天，$P < 0.001$）、更高的医疗费用（61 844 美元 vs. 56 182 美元，$P < 0.001$）、更高的心律失常发生率相关。夜间 PAP 未显著降低 HFpEF 心律失常的发生率，但对心脏停搏发生率有降低的趋势（1.3% vs.0.7%，$P = 0.063$）。该研究尽管没有发现 CPAP 治疗 HFpEF 合并 OSA 患者短期住院期间的显著获益，但长期 CAPA 对治疗 HFpEF 合并 OSA 患者可能有益。CPAP 治疗的患者中存在心脏停搏减少的趋势，这意味着住院患者进行短期 CPAP 治疗可能仍有好处。

针对心力衰竭合并 OSA 人群，2022 年发表的一项全球性荟萃分析纳入了 16 项相关随机对照试验，结果显示，与对照组相比，PAP 与 LVEF 增加 3.48% 相关（$P < 0.00001$），但没有影响心率（$P = 0.67$）。平均夜间使用超过 6 小时与更大的 LVEF 增加 5.21%（$P = 0.0002$）和心力衰竭显著降低 3.81 bpm（$P = 0.03$）相关。PAP 未能改善运动能力和生活质量的变化。此外，PAP 与收缩压降低 13.08 mmHg 和 OSA 伴随症状的显著改善有关，其他改善指标还包括 AHI 呼吸暂停－低通气指数（−23.73 e/h）、平均氧饱和度（1.86%）、最低氧饱和度（8.78%）、爱普沃斯嗜睡量表（−1.39 分）和唤醒指数（−16.41 e/h），但对舒张压的影响无显著差异。荟萃分析显示，气道正压治疗可改善心力衰竭合并 OSA 患者的心功能，但改善程度与夜间使用时长有关，而与总体治疗时间（3 天至 6 个月）无关。研究推荐，对心力衰竭合并 OSA 患者，夜间 CPAP ＞ 6 小时获益更多（图 6-26）。

根据 OSA 指南，PAP 适用于以下人群：①中、重度 OSA（AHI ＞ 15 次 / 小时）；②轻度 OSA（5 次 / 小时 ≤ AHI ≤ 15 次 / 小时）但临床明显（如白天嗜睡、认知障碍及抑郁等），并发心脑血管疾病、糖尿病等；③ OSA 患者围手术期治疗；④经过手术或其他治疗（如悬雍垂腭咽成形术、口腔矫治器等）后仍存在的 OSA；⑤ OSA 合并慢性阻塞性肺疾病。PAP 必须在专业医务人指导下实施。遇到下列情况时，临床医师应根者的具体情况，权衡利弊，酌情选择应用：①胸部 X 线检查或 CT 检查发现肺大疱；②气胸或纵隔气肿；③血压明显降低［血压低于 90/60 mmHg（12/8 kPa）］休克时；④急性心肌梗死患者血流动力学指标不稳定者；⑤脑脊液漏、颅脑外伤或颅内积气；⑥急性中耳炎、鼻炎、鼻窦炎感染未控制时；⑦青光眼。

OSA 呼吸机工作模式首选 CPAP，在不能适应 PAP 患者可考虑使用自动气道正压通气，当治疗压力＞15 cmH$_2$O（0.147 kPa）或合并慢性阻塞性肺疾病或肥胖低通气综合征患者，可使用双水平气道正压通气（bilevel positive airway pressure，BPAP）。治疗压力需要进行人工或自动滴定，以选择最佳数值。

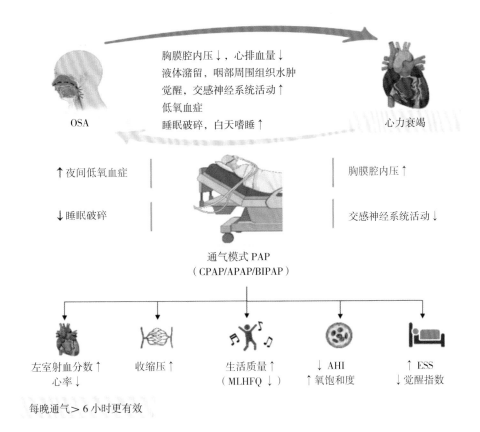

PAP，气道正压；CPAP，持续气道正压通气；APAP，自动气道正压；BIPAP，双水平气道正压；MLHFQ，明尼苏达州心功能不全生命质量量表；AHI，呼吸暂停低通气指数；ESS，Epworth 嗜睡量表。

图 6-26　OSA 与心力衰竭相互作用的病理生理机制及 PAP 干预对 OSA、阻塞性睡眠呼吸暂停的影响

另外，除了 OSA，心力衰竭患者中 CSA 的发生率也很高，可以与 OSA 并存。CPAP 治疗可使心力衰竭合并 CSA 患者夜间氧合、射血分数得到改善，去甲肾上腺素分泌减少，6 分钟步行距离延长。但这种作用仅限于部分 CSA 患者，而其对于存活率、入院率和生存质量方面并无正面影响。且 CPAP 形式的通气具有一定的弊端，尤其是在肺动脉楔压较低等较为严重的病例中，CPAP 将减少心排血量，且患者对于 CPAP 的依从性不佳。在最近的一项研究中，52% 的患者拒绝持续接受 CPAP 治疗或 CPAP 规范治疗，而在另一项研究中，一年内也有 28% 的患者停止了治疗，仅有 45% 的患者坚持 CPAP 每晚使用大于 3 小时。由此可见，CPAP 作为心力衰竭合并呼吸暂停患者的长期治疗选择存在困难。

2. 心力衰竭合并 OSA 的药物治疗

SGLT2i 最初始糖尿病的治疗药物，主要通过阻止近端肾小管葡萄糖重吸收，增加尿糖排泄来降低血糖。研究显示，SGLT2i 可减少 2 型糖尿病患者及射血分数降低的患者心力衰竭的发生和进展。

SGLT2i 可减少心力衰竭患者的心血管事件，且不受心力衰竭的射血分数类型影响，并独立于糖尿病诊断。对射血分数保留的心力衰竭患者，SGLT2i 被证明仍可有效减少患者的心血管事件。2021 年《新英格兰医学杂志》发表了著名的随机双盲安慰剂对照 EMPEROR-Preserved 试验，纳入 978 例 HFpEF 患者，证实 SGLT2i 恩格列净可降低心力衰竭患者心血管死亡、心力衰竭相关住院和需要静脉治疗的急症事件的联合风险，并与糖尿病诊断无关［$RR = 0.77$（$95\%CI$：$0.67 \sim 0.87$）］。OSA 作为心力衰竭独立的危险因素，尤其在抗高血压治疗耐药的肥胖患者中患病率较高。SGLT2i 能促进脂肪分解和脂肪酸 β- 氧化，通过减小内脏的大小和改善真皮及皮下组织重分布，在 OSA 患者的预防、康复和治疗方面起着良好作用。此外，SGLT2i 有助于改善肾功能和非酒精性脂肪肝（nonalcoholic fatty liver disease，NAFLD），这些都参与了心力衰竭的发生发展。因此，SGLT2i 对心力衰竭合并 OSA 的患者，具有多方面治疗机制。

（三）慢性心力衰竭合并 CSA 的治疗

与 OSA 不同，CSA 存在中枢性驱动障碍，且被认为是一种心力衰竭可能的保护机制，治疗存在争议。目前治疗方法包括 ASV、膈神经刺激、低流量氧疗和药物治疗。

1. 心力衰竭合并 CSA 呼吸支持治疗：ASV

ASV 是一种使用无创呼吸机通过在呼气正压上提供伺服控制吸气压力支持来治疗 CSA 的治疗方法。相对于 PAP 提供恒定的气道压力支持，ASV 通过实时监测患者呼吸状况，提供可变的吸气压力支持（inspiration pressure support，IPS），在自主呼吸增强时减少 IPS，在自主呼吸减弱时增加 IPS，CSA 暂停期间启动备用频率强制通气，从而维持通气平稳，保持二氧化碳分压正常，并且不断变动 IPS 以提高患者的舒适度。

ASV 目前代表了 PAP 治疗睡眠呼吸疾病的最先进手段，可用于治疗复杂性睡眠呼吸暂停患者，包括 CPAP 或其他方法治疗失败的 CSA 患者。研究显示，CPAP 治疗心力衰竭合并 CSA，有效率仅为 50%，且患者依从性较差。在 CANPAP 研究中对患者进行了 1 年的随访，随访结果显示患者均应用 CPAP 仅 3.5 小时/晚。心力衰竭患者可以重叠 OSA 和 CSA，随着药物调整、体重变化、心力衰竭急性加重或进展、夜间体液转移、体位变化等多种因素影响，其呼吸事件类型及严重程度也会发生变化，ASV 用于心力衰竭的治疗，理论上更具有独特的优势。10% 的心力衰竭患者 PAP 治疗可能会导致血压下降，其原因可能为 PAP 增加胸腔内压力，减少静脉血液回流，降低心排血量。ASV 可根据内置算法，自动调整 EPAP。因此，建议在心力衰竭患者应用 ASV 治疗初期应监测血压、心率变化，避免低血压。

2001 年 ASV 首次用于治疗 CSA。Tesehler 应用 ASV 治疗心力衰竭合并 CSA，对 14 例患者进行了连续 5 夜 PSG 监测，后 4 晚随机进行氧疗、CPAP、BiPAP 或 ASV 治疗，显示 ASV 对减少 AHI 最有效，由 46 次/小时减至 6 次/小时，并可纠正所有的 CSA。此后很多研究证实了 CHF 合并呼吸暂停的患者中，ASV 较其他方法能更好地治疗呼吸异常事件，改善心脏功能及活动耐量，包括 Oldenburg 等的研究。2012 年的一项荟萃分析纳入了 LVEF 为 20% ~ 55% 的稳定心力衰竭患者的研究，显示 ASV 较对照组可降低 SDB 严重程度和心力衰竭患者的心脏功能和运动能力。

但 2015 年，Martin R 在《新英格兰医学杂志》发表了一项随机对照研究（SERVE-HF），使得 ASV 对心力衰竭合并 CSA 的应用发生了重大转折。该研究纳入了 1325 例 LVEF ≤ 45%、AHI ≥ 15 次/小时、以 CSA 占优势的患者，患者被随机分配到接受心力衰竭的最佳药物治疗组（对照组）或联合 ASV 治疗组（实验组），研究观察 12 个月。结果显示，在标准药物治疗基础上联合 ASV 治疗，对心力衰竭合并 CSA 患者的心血管事件发生没有益处，反而观察到全因死亡率或心血管死亡率显著增加（全因死亡的 $RR = 1.28$，$95\%CI$：$1.06 \sim 1.55$，$P = 0.01$；心血管死亡的 $RR = 1.34$，$95\%CI$：$1.09 \sim 1.65$，$P = 0.006$）。研究者推测，心力衰竭患者的 CSA 可能是一种生理保护。该项研究导致心力衰竭合并 CSA 患者在包括葡萄牙在内的整个欧洲的 ASV 处方频率大幅度下降。该研究使用的是以分钟通气量为目标值的治疗模式，但并不清楚使用以吸气峰流速为目标值的模式是否有类似结果。此外，SERVE-HF 中使用的 ASV 装置无法将最小支撑压力降低到 3 cmH$_2$O 以下，这被认为是本研究中观察到的超额死亡率的可能原因之一，而此后的 ASV 设备解决了此限制。后续研究认为，SERVE-HF 研究结论应该谨慎解读。此外，研究者认为，SERVE-HF 研究存在缺陷，因为纳入了过于严重的心力衰竭患者，这导致结果偏倚，因为只有一小部分心力衰竭患者属于这种严重程度组。

Eulenburg C 于 2017 年在 *Lancet* 发表了针对 SERVE-HF 的再分析，显示 ASV 增加的死亡风险主要发生在未入院的心血管患者（可能是由于猝死）和左心室功能较差的患者中，尤其是增加了 LVEF ≤ 30% 无入院史患者的心血管死亡风险（*HR*=5.21，95%*CI*：2.11～12.89，*P*=0.026）。后续 2023 年一项 3 个月的随机对照研究显示，在 ASV 组中，交感神经张力的降低与心血管死亡率的显著增加相关，而在对照组中，交感神经张力的降低似乎具有保护作用。

事实上，SERVE-HF 研究之前的研究中患者表现良好，ASV 被认为是一种非常好的治疗方法，优于 CPAP，并且患者的治疗依从性更好。ERS 的一个工作组建议停止开具 ASV 治疗 LVEF ≤ 45% 的 HFrEF 患者的 CSA，直到新研究结果发表。因此，基于诸多研究证据，目前国际上一致认同 ASV 禁用于 HFrEF < 30% 的患者，但对 EF 值在 30%～45% 的心力衰竭患者仍不清楚。

2021 年一个葡萄牙工作组达成一致，并发表了研究结论，建议对不同程度 EF 的心力衰竭合并 CSA 患者治疗进行精确分类。具体流程见图 6-27。

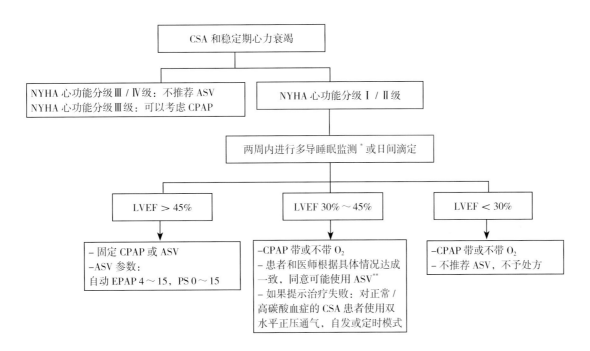

* 如两周内不能进行多导睡眠监测，则使用固定 CPAP
** 或由当地伦理委员会同意

随访：
超声心动图：LVEF > 45%：1～3 个月，LVEF < 45%：1 个月
使用 ASV 患者：BNP/NT-proBNP 和超声心动图，首次 3 个月，此后每 6 个月一次

图 6-27　治疗心力衰竭合并中枢性睡眠呼吸暂停

2. 心力衰竭合并 CSA 其他治疗：膈神经刺激

remede 系统（图 6-28），一种刺激膈神经的经静脉装置，于 2017 年 10 月获得 FDA 批准，用于治疗中枢性睡眠呼吸暂停，但到目前为止，还没有建议在心力衰竭患者中使用膈神经刺激。经静脉单侧膈神经刺激可使膈肌发生类似正常呼吸时的收缩，产生呼吸时所需的胸内负压，改善 CSA。经腋静脉或锁骨下静脉将膈神经刺激导联植入于左心包膈或右头臂静脉内的适宜位置，通过血管壁刺激膈神经（图 6-29）。鉴于 CPAP 患者依从性较差，膈神经刺激最近被确定为一种潜在的治疗策略。插入经静脉神经刺激器激活膈神经并触发膈肌收缩与 AHI 事件的显著减少有关，并且被认为比正压通气更具有生理性。

Abraham 等的研究显示，经 3 个月的膈神经刺激治疗的 57 例 CSA 患者的平均 AHI 降低了 55% [（49.5±14.6）次/小时 vs.（22.4±13.6）次/小时，$P=0.000$]，中枢性呼吸暂停指数平均改善了 84% [（23.4±15.3）次/小时，$P=0.000$]，氧合与睡眠时觉醒的情况得到显著改善，生活质量提高，日间嗜睡得到缓解。在心力衰竭患者中，明尼苏达心力衰竭生活质量量表评分也有所改善。可见单侧膈神经刺激的治疗手段对改善 CSA 与心力衰竭的效果显著。除此之外，Costanzo 等的研究显示，在 151 例入选患者组成的研究中，实验组的 73 例患者中有 37% 报告了因治疗手段带来的轻微不适感，经系统重新编程后仅有 1 例未得到解决，说明了该治疗手段带来较少不适感，造成的不良反应便于调整解决，患者或将具有良好的依从性。在 Zhang 等的研究中，8 例植入膈神经刺激器的患者中仅有 1 例患者的刺激器发生移位，与植入前相比，左室射血分数和 6 分钟步行距离也有显著改善，也证实了膈神经刺激治疗的安全性和有效性。相比前两项治疗手段，这一全新的治疗手段具有极大应用潜力，需要开展更大样本数量的随机对照试验进一步证实其有效性并发现不良反应。

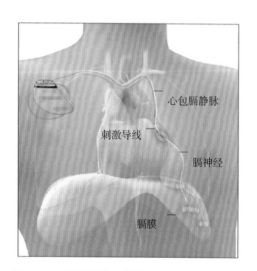

图 6-28　带有刺激导线的 remede 系统

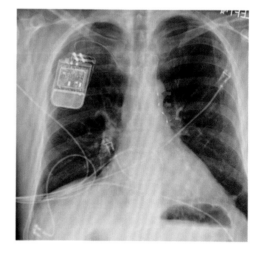

图 6-29　新一代左侧刺激导线（带有 4 个环形电极，红色箭头示）的 remede 系统的前后位胸部 X 线检查

Sagalow ES 等 2022 年发表的荟萃分析研究了膈神经起搏器 RespiCardia remede 系统，纳入了 13 篇研究共有 232 例患者接受了器械植入，所有研究都报道了中枢呼吸暂停指数显著下降，许多患者报告了生活质量的轻度到改善。因此，RespiCardia 治疗系统已被证明可以改善睡眠和呼吸参数，并发症很少。该装置已被证明可安全有效地治疗成人患者中至重度 CSA，包括心力衰竭患者。

3. 心力衰竭合并 CSA 其他治疗：低流量氧疗

在对其他治疗不耐受的患者中，单独氧疗已被证明可以减少心力衰竭合并 CSA 患者的去氧率及减少 AHI 事件。不幸的是，单纯的氧疗并不能改善左心室活力或降低心律失常的风险。几十年来，低流量氧疗一直用于治疗 CSA。它已被证明可以减少 CSR，并被美国睡眠医学学会推荐。然而，低流量氧疗对 CSA/CSR 心力衰竭患者发病率和死亡率的长期影响目前仅在一项前瞻性随机对照试验中进行研究。因此，目前不可能对这种疗法给出结论性的建议。

4. 心力衰竭合并 CSA 其他治疗：乙酰唑胺

乙酰唑胺由于具有刺激呼吸的效应，也被认为可以改善氧合和减少 AHI 事件，但目前需要进一步的研究来阐明其潜在的益处。

四、用药注意事项

心力衰竭合并呼吸系统疾病患者的用药较复杂，可能存在矛盾与冲突，需注意疗效与不良反应，权衡利弊后使用。

（一）洋地黄

地高辛主要局限于心力衰竭晚期患者的治疗。根据 1997 年的 DIG 试验，长期使用地高辛虽然可以减少左心室衰竭患者因心力衰竭而住院的概率，但没有死亡率的获益。该试验排除了右心衰竭患者。实际上，很少有研究评价洋地黄用于右心衰竭。

2016 年发表的一项系统回顾，评估了地高辛治疗右心衰竭患者的相对获益和危害。该文作者通过检索 2014 年发表的研究，筛选出 4 项研究纳入分析，所有研究均为随机、双盲、安慰剂对照试验，交叉设计，偏倚风险低，但样本量小，共 76 例患者。所有的研究都是在由肺部疾病（肺心病）引起的右心衰竭患者中进行的，且为稳定代偿性心力衰竭。所有研究都比较了地高辛与安慰剂在重度 COPD 继发肺心病患者中的疗效。在这 4 项研究中，2 项评估了 RVEF 的改善，2 项比较了运动能力指数，1 项评估了地高辛与安慰剂的临床症状差异，但均没有评估死亡率。4 项研究对右心衰竭有不同的定义标准，包括心电图下右轴偏离伴或不伴右心室肥大，或用利尿剂治疗外周水肿；或者以颈静脉扩张、肝大和外周水肿为标准，与呼吸衰竭相关，临床、心电图和胸部 X 线片显示有肺动脉高压的证据；或者采用心脏扩大为标准，即心胸比 > 0.40，吸气和呼气时均有颈静脉扩张，肝大和外周水肿。该汇总分析显示，使用地高辛治疗不能改善肺部原因的右心衰竭患者的 RVEF、运动能力或 NYHA 心功能分级。虽然地高辛可增加衰竭的右心室的肌力，可能对右心衰竭患者有用，但根据该证据，不支持常规用于肺心病代偿期患者。对缺乏效果最可能的解释是现有研究的数量少、质量低和异质性，不允许充分的数据汇集。此外，由于大多数患者有严重的肺实质损伤，他们的症状和生存可能受到呼吸系统疾病的影响，从而妨碍了地高辛效应的公正评估。由于患者数量少，可能会导致统计学上未能显示出显著性差异。然而，也必须考虑到地高辛的确没有获益，可能的解释包括增加心律失常、右心室壁应力，加重缺血等。一个小样本研究表明，地高辛可能对特定的右心衰竭人群有用。现有证据不支持使用地高辛治疗孤立性右心衰竭，但右心衰竭伴左心衰竭的患者有可能从地高辛治疗中获益，成为未来研究的潜在人群。

（二）利尿剂

在慢阻肺患者晚期可出现肺动脉高压或肺源性心脏病（简称肺心病），发生右心衰竭。失代偿期常表现为双下肢水肿、颈静脉怒张和肝淤血肿大，在去除慢阻肺急性加重的原发因素（如感染）后，需要适当利尿以减轻心脏负荷、减轻肺动脉压力。但利尿剂也可以导致患者气道分泌物黏稠、痰栓形成并加重气道阻力，或者导致电解质紊乱和酸碱失衡，导致呼吸衰竭和呼吸运动障碍发生频率增加。

很多研究认为，在 COPD 合并肺心病患者的治疗中，推荐常规内科治疗法联合利尿剂使用。一项纳入 90 名确诊慢阻肺伴肺心病患者的研究发现：COPD 合并心力衰竭的患者使用利尿剂的临床有效率为

91.30%，而仅使用常规内科治疗为 86.67%。利尿剂联合血管扩张剂的治疗可优化心脏负荷和降低心脏充盈压力，可能有助于改善 AECOPD 患者右心室状况和延缓右心衰竭进展。另一项纳入伴有 BNP 升高的 40 例 AECOPD 和 20 例稳定期 COPD 患者，排除了肺心病、糖尿病、肾衰竭等，研究显示呋塞米（40 mg/d）联合单硝酸异山梨酯（40 mg/d）治疗组患者血浆 BNP 水平迅速下降，3 天下降至原水平的 60%，6 天下降至原水平的 20%，而仅接受利尿剂治疗的患者血浆 BNP 水平下降较缓慢，6 天下降至原水平的 60%。更重要的是，可接受利尿剂和血管扩张剂联合单硝酸异山梨酯治疗。因此，建议在 COPD 急性加重早期可给予利尿剂和血管扩张剂来改善病情和减少肺心病的发生。

但是，有研究观察到 COPD 合并心力衰竭患者使用袢利尿剂可能增加与呼吸相关的发病率和死亡率。一项加拿大的回顾性研究纳入了 99 766 名 66 岁及以上的慢阻肺患者，其中 51.7% 的患者服用利尿剂。与对照组相比，使用利尿剂的患者因 COPD 或肺炎的住院率显著增加（$HR = 1.22$，$95\%CI$：$1.07 \sim 1.40$），急诊次数增加（$HR = 1.35$，$95\%CI$：$1.18 \sim 1.56$）。相关死亡率增加（$HR = 1.41$，$95\%CI$：$1.04 \sim 1.92$）和全因死亡率增加（$HR = 1.20$，$95\%CI$：$1.06 \sim 1.35$）。这项研究还发现，在非姑息性治疗 COPD 的年龄较大的患者中，应用利尿剂（特别是袢利尿剂）与呼吸系统相关的发病率和死亡率升高有关，提示在积极治疗 COPD 的老年患者人群中利尿剂的使用与呼吸系统不良事件潜在相关。可能的机制为利尿剂使用可能影响血清碳酸氢盐和动脉血 pH，从而抑制外周和中枢化学感受器活性，导致呼吸暂停和死亡风险增加。不过绝对不良事件发生率相对较小，并且需要进一步的研究来确定这种关联是因果关系还是由于未解决的混杂。

一种特殊类型的利尿剂乙酰唑胺，被认为具有刺激呼吸的特性。乙酰唑胺能抑制肾碳酸酐酶，降低血清碳酸氢盐，导致代谢性酸中毒，进而通过外周和中枢化学感受器刺激增加分钟通气。通过刺激微小通气和改善气体交换，乙酰唑胺可以缓解 COPD 患者的呼吸困难危机和呼吸恶化。该药物目前在我国主要用于青光眼的治疗，且说明书上显示心力衰竭是其治疗禁忌证，但是 2022—2023 年发表的数十篇研究显示其可能对心力衰竭具有独特作用。乙酰唑胺作为新的研究热点，将引导人们重新认识其对心力衰竭的治疗作用。

利尿剂在心力衰竭合并 COPD 中收益大于风险，联合利用血管扩张剂能快速改善 AECOPD 患者右心室状况。但在利尿剂尤其是袢利尿剂的使用中，需监测动脉血气，平衡血清碳酸氢盐和动脉血 pH，保持气道湿化、适当饮水、监测尿比重，以及保持电解质平衡。

（三）抗凝剂

抗凝治疗对心力衰竭伴 COPD 患者有益且必要。一项关于 AECOPD 患者使用华法林的研究显示，预防性应用华法林 7 ～ 14 天后 INR 较治疗前有明显改善（$P < 0.05$），但 INR 达标率较低。AECOPD 伴静脉血栓栓塞症发生率为 21.35%，采用华法林治疗出院时 INR 达标率 < 50%。AECOPD 伴非瓣膜性房颤发生率为 30.19%，患者出院后抗凝比例约为 61.39%。

一项关于 AECOPD 患者使用利伐沙班的研究显示，治疗 35 天后，与对照组相比，抗凝组获得了更好的改善，包括呼吸困难指数评分的改善［（1.9 ± 0.6）*vs.*（1.0 ± 0.5）］，第 1 秒用力呼气容积 / 预计值的升高［（4.36% ± 4.25%）*vs.*（11.32% ± 7.65%）］，肺动脉压下降幅度的改善［（4.22 ± 6.22）mmHg *vs.*（11.85 ± 5.41）mmHg］（1 mmHg ≈ 0.133 kPa），D- 二聚体下降水平的改善［（0.69 ± 0.70）mg/L *vs.*（1.58 ± 0.66）mg/L］。因此，研究认为利伐沙班抗凝治疗有助于改善 AECOPD 患者的呼吸困难症状和肺功能。

因此，根据 2018 年《中国心房颤动患者卒中预防规范》建议，无新型口服抗凝剂（new oral anticoagulants，NOACs）使用禁忌患者，可首选 NOACs。与非亚洲人相比，亚洲人接受华法林治疗的大出血和颅内出血发生率较高，而 NOACs 治疗可显著降低相对风险，因此 NOACs 被认为特别适用于亚洲人群。NOACs 也可用于华法林治疗下 INR 控制不理想时。证据表明，心房颤动的抗凝适应药物评估（SAMe-TT2R2 评分）可用于预测 INR 控制不佳。SAMe-TT2R2 评分最高分为 8 分，包括性别（女性 1 分）、年龄（< 60 岁 1 分）、病史［（以下疾病 ≥ 2 种为 1 分：高血压、糖尿病、冠状动脉疾病/心肌梗死、外周动脉疾病、慢性心力衰竭、脑卒中史、肺病、肝肾疾病）］、使用存在相互作用的药物如胺碘酮（1 分）、两年内吸烟（2 分）、种族（非白种人 2 分）。SAMe-TT2R2 0～2 分的患者可选择华法林治疗，> 2 分时推荐 NOACs。由于慢阻肺或其他慢性肺病患者合并心力衰竭时往往超过 2 分，因此 NOACs 的有效性和安全性可能优于法华林。

（四）抗血小板药物

抗血小板药物阿司匹林在 CHF 患者中很常用。慢阻肺患者血小板活性显著升高，导致发生心血管事件的风险很高。研究显示阿司匹林可以减少 AECOPD 风险，减轻 AECOPD 严重程度，降低病死率，具有显著的生存获益。一项荟萃分析表明，抗血小板治疗可能显著降低 COPD 患者的全因死亡率（$OR=0.81$，$95\%CI$：$0.75\sim0.88$）。2019 年发表在 *Chest* 上的一项研究显示，阿司匹林可以减少 AECOPD 风险，减轻呼吸困难，改善生活质量，并降低病死率。一项纳入 1343 例患者的前瞻性队列研究显示，阿司匹林可显著降低慢阻肺急性加重后 1 年的病死率（$OR=0.63$，$95\%CI$：$0.47\sim0.85$，$P=0.003$）。

但需要警惕的是，如果患者患有阿司匹林加重呼吸系统疾病（aspirin-exacerbated respiratory disease，AERD），使用阿司匹林可能诱发阿司匹林哮喘。AERD 又称阿司匹林敏感性哮喘或非甾体抗炎药加重呼吸系统疾病，是一种以临床三联征［包括哮喘、嗜酸性慢性鼻窦炎伴鼻息肉，以及暴露于所有环氧合酶 1 抑制剂（包括阿司匹林和其他非甾体抗炎药）后发生上、下呼吸系统症状］为特征的获得性炎症综合征。COX 抑制剂分类见表 6-15。AERD 并不少见，据估计影响了 7%～15% 的哮喘患者和 10%～16% 的慢性鼻窦炎伴鼻息肉患者。然而，该疾病未被多数医师所认识，且部分患者临床症状并不典型而容易被忽略。AERD 的标准治疗需要同时控制上下呼吸道症状，包括使用皮质类固醇、白三烯调节药物（如孟鲁司特钠）和针对 2 型炎症细胞因子的生物制剂，以及进行阿司匹林脱敏治疗。生理盐水冲洗鼻腔、内镜鼻窦手术可用于去除鼻息肉，但术后容易复发。虽然 AERD 患者脱敏后持续使用阿司匹林仍然获益，但医师需要对出现哮喘、鼻窦炎、鼻息肉的患者加以警惕，通过肺功能激发试验排除哮喘。对于需要进行抗血小板治疗的 AERD 患者，也可以考虑氯吡格雷代替。

表 6-15　COX 抑制剂分类

分类	药物
高选择性 COX-1 抑制剂	阿司匹林、氟比洛芬、安乃近、安替比林/苯佐卡因、布洛芬、甲芬那酸、苯恶洛芬、吲哚美辛、萘普生、双氯芬酸、酮洛芬、奥沙普秦、依托度酸、酮咯酸、甲氯芬那酸、非诺洛芬、托美汀
低选择性 COX-1 抑制剂	对乙酰氨基酚、双氟米松、三水杨酸胆碱镁、双水杨酸酯
高选择性 COX-2 抑制剂	塞来昔布、鲁米拉昔布、依托考昔、帕瑞昔布
选择性 COX-2 抑制剂（高剂量抑制 COX-1）	美洛昔康、尼美舒利、纳布美通

（五）β受体阻滞剂

β受体阻滞剂是 CHF 的常用药物，而 β_2 受体激动剂是慢性气道疾病如慢阻肺和（或）哮喘的常用药物。因此，当 CHF 合并慢阻肺或哮喘时，医师对使用β受体阻滞剂是否存在气道不利影响而存有疑虑。

1. 心力衰竭合并慢阻肺

β_1 受体主要分布于心脏，而 β_2 受体主要分布于支气管和血管平滑肌。β_1 受体阻滞剂对 β_1 受体的亲和力比 β_2 受体高 20 倍，尽管在剂量高限水平可能会失去敏感性，但慢阻肺患者通常不会发生呼吸系统不利事件，FEV_1 保持稳定。选择性 β_1 受体阻滞剂不会减弱 β_2 受体激动剂的支气管扩张作用，反而可能通过增强对外源性β–肾上腺素能刺激的敏感性对慢阻肺有益。研究表明，心力衰竭合并 COPD 患者，治疗中是否使用 β_1 受体阻滞剂，以及是否使用心脏选择性β受体阻滞剂，均未影响 60 天病死率、$60 \sim 90$ 天病死率，以及再入院风险。而选择性 β_1 受体阻滞剂可显著改善 AECOPD 患者心力衰竭的症状。长期使用心脏选择性β受体阻滞剂可降低 COPD 患者的病死率和急性加重风险，即使在无已知心血管疾病的亚组中也是如此。此外，2005 年的荟萃分析强烈支持在轻–重度慢阻肺合并心力衰竭患者中不应停用选择性 β_1 受体阻滞剂，如比索洛尔和美托洛尔，因其获益远大于风险。因此，HFrEF 合并 COPD 的患者使用β受体阻滞剂出现轻度肺部症状或 FEV_1 轻度恶化，不应促使停用β受体阻滞剂。随着时间的推移，短期使用β受体阻滞剂对气道高反应性的有害影响可能转化为有益影响。建议临床医师密切观察，只有当肺部症状持续恶化时，才有理由停用β受体阻滞剂。

此外，一种选择性β受体阻滞剂奈比洛尔，可以调节内源性一氧化氮的产生并降低氧化应激，因此可能是伴有 HFrEF 的 COPD 患者的首选药物。该药 2007 年 12 月 17 日经 FDA 批准上市，但目前国内还未获批上市。另一些研究发现，即使在伴有肺动脉高压和右心室功能不全的 COPD 患者中，选择性β受体阻滞剂也可能是安全的。然而，β受体阻滞剂在右心衰竭患者中的常规应用还需要进一步的研究。

2. 心力衰竭合并哮喘

一项观察性研究显示，选择性和非选择性β受体阻滞剂的使用，均没有增加需要口服类固醇治疗哮喘加重的患者数量。最近，一项大型病例对照研究表明，哮喘合并心血管疾病患者使用心脏选择性β受体阻滞剂，与中度或重度哮喘发作的风险显著增加无关，且不受低–中–高剂量影响。同样，当评估暴露剂量和持续时间时，长期或短期使用心脏选择性β受体阻滞剂不会增加中度或重度哮喘发作的风险。研究结果与非选择性药物的结果相反，表明哮喘患者对β受体阻滞剂的不良呼吸反应部分取决于心脏选择性、剂量和使用时间。因此，合并哮喘的患者，如果已经开始使用心脏选择性β受体阻滞剂且有充分适应证时，不应常规停用。然而，心脏选择性β受体阻滞剂的短期使用可能存在剂量–反应关系。如果哮喘患者必须接受这种治疗，那么合理的做法是，从每日低剂量开始滴定，根据需要逐步增加，以保证不影响哮喘的控制。

新型选择性 β_1 受体阻滞剂，例如前面提到的奈比洛尔、高血压、哮喘或慢性阻塞性肺疾病患者对其耐受性良好。同样，对高选择性 β_1 肾上腺素受体拮抗剂的前期研究没有显示 β_2 肾上腺素受体介导的支气管痉挛和血管收缩等不良反应。对大量心血管疾病合并哮喘的患者，心脏选择性β受体阻滞剂可能是最佳选择。这些药物的使用必须基于对患者个体化的风险评估。

（六）血管紧张素转换酶抑制剂

血管紧张素转换酶抑制剂（angiotensin-converting enzyme inhibitor，ACEI）是治疗 CHF 的基石，且有研究显示其可以预防心力衰竭患者的平滑肌萎缩和改善呼吸肌力量，用于治疗心力衰竭合并 COPD 尤其令人关注。Andreas 等纳入了 60 例 FEV_1 低于 50% 预测值的 COPD 患者，且无明显心血管疾病，经厄贝沙坦治疗 4 个月以上，结果发现，厄贝沙坦对主要终点最大吸气压没有产生显著影响，但肺总量有降低的趋势，显示对肺气肿可能有益。此外，使用 ACEI 和血管紧张素 Ⅱ 受体阻滞剂治疗可以通过减少肺损伤和降低心血管危险因素来降低 COPD 的发病率和病死率。因此，ACEI 可能使 HFrEF 和 COPD 患者特殊获益。

五、氧疗和其他治疗

（一）氧疗和无创机械通气

慢性心力衰竭合并感染或者各种原因出现低氧血症及呼吸衰竭时，需要使用氧疗，包括鼻导管或面罩给氧、无创或有创机械通气。当心力衰竭合并急性肺水肿时，传统的氧疗已被证明无法向组织输送足够的氧气，需要有效的方法输送足够的氧气，减少插管和机械通气的风险。欧洲心脏病学会发布的急慢性心力衰竭诊断和治疗指南提出，呼吸频率超过 20 次/分和急性心源性肺水肿的呼吸困难患者可应用无创机械通气，包括持续气道正压通气或无创正压通气，以减少高碳酸血症和酸中毒，改善呼吸困难（Ⅱa 类推荐）。

（二）经鼻高流量氧疗

重型新型冠状病毒感染患者需要高流量经鼻氧疗（high-flow nasal cannula，HFNC），其中部分患者可能合并慢性心力衰竭急性加重，甚至肺水肿。2020 年一项韩国的前瞻性多中心随机对照试验研究了 HFNC 与常规氧疗比较治疗急诊科心力衰竭患者急性肺水肿的益处。在常规氧疗组，氧疗开始时使用常规鼻导管，起始流速为 2 L/min，后调整流速或使用鼻、面罩以维持 $SpO_2 > 93\%$。在 HFNC 组中，起始流速为 45 L/min，吸氧浓度 100%，后可调整参数至 $SpO_2 > 93\%$，所有患者至少接受 60 分钟的治疗。研究显示，HFNC 组在初始、30 分钟和 60 分钟的 RR 和 SpO_2 的数据较常规氧疗治疗组更佳。Makdee 等认为在急诊室使用高流量鼻插管可显著降低 RR 和 30 分钟内呼吸困难程度。HFNC 改善了包括 $PaCO_2$、pH 和 SpO_2 在内的几个参数，在 0 到 30 分钟之间，比传统的氧疗更有效。结合我们的研究结果和既往研究，如果使用 HFNC 后 30 分钟内 ABG、RR 等客观参数没有改善，应积极考虑采用无创、有创机械通气等先进通气设备治疗肺水肿 HF 患者。HFNC 组无严重和危及生命的并发症发生。然而，与以往研究相比，在 HF 合并急性肺水肿患者 24 小时内气管插管、ICU 入院率和 28 天死亡率方面，HFNC 并没有表现出比常规氧疗更大的益处。

参考文献

[1] MEYER P，FILIPPATOS G S，AHMED M I，et al. Effects of right ventricular ejection fraction on outcomes in chronic systolic heart failure[J].Circulation，2010，121：252-258.

[2] FORFIA P R，FISHER M R，MATHAI S C，et al.Tricuspid annular displacement predicts survival in pulmonary hypertension[J].Am J Respir Crit Care Med，2006，174：1034-1041.

[3] MACDONALD M I，SHAFUDDIN E，KING P T，et al. Cardiac dysfunction during exacerbations of chronic obstructive pulmonary disease[J]. Lancet Respir Med，2016，4（2）：138-148.

[4] CHHABRA S K，GUPTA M. Coexistent chronic obstructive pulmonary disease-heart failure：mechanisms，diagnostic and therapeutic dilemmas[J]. Indian J Chest Dis Allied Sci，2010，52（4）：225-238.

[5] HAWKINS N M，PETRIE M C，JHUND P S，et al. Heart failure and chronic obstructive pulmonary disease：diagnostic pitfalls and epidemiology[J]. Eur J Heart Fail，2009，11（2）：130-139.

[6] BRENNER S，GÜDER G，BERLINER D，et al. Airway obstruction in systolic heart failure-COPD or congestion？［J]. Int J Cardiol，2013，168（3）：1910-1916.

[7] LE JEMTEL T H，PADELETTI M，JELIC S. Diagnostic and therapeutic challenges in patients with coexistent chronic obstructive pulmonary disease and chronic heart failure[J]. J Am Coll Cardiol，2007，49（2）：171-180.

[8] JAISWAL A，CHICHRA A，NGUYEN V Q，et al.Challenges in the Management of Patients with Chronic Obstructive Pulmonary Disease and Heart Failure With Reduced Ejection Fraction[J]. Curr Heart Fail Rep，2016，13：30-36.

[9] KELLY J P，MENTZ R J，MEBAZAA A，et al. Patient selection in heart failure with preserved ejection fraction clinical trials [J]. J Am Coll Cardiol，2015，65（16）：1668-1682.

[10] RABE K F，CALVERLEY P M A，MARTINEZ F J，et al. Effect of roflumilast in patients with severe COPD and a history of hospitalisation[J]. Eur Respir J，2017，50：1700158.

[11] DAVIES L，ANGUS R M，CALVERLEY P M. Oral corticosteroids in patients admitted to hospital with exacerbations of chronic obstructive pulmonary disease：a prospective randomised controlled trial[J]. Lancet，1999，354：456-460.

[12] AARON S D，VANDEMHEEN K L，HEBERT P，et al. Outpatient oral prednisone after emergency treatment of chronic obstructive pulmonary disease[J]. NEW ENGL J MED，2003，348（26）：2618-2625.

[13] LEUPPI J D，SCHUETZ P，BINGISSER R. Short-term vs conventional glucocorticoid therapy in acute exacerbations of chronic obstructive pulmonary disease：The reduce randomized clinical trial[J]. JAMA，2013，309：2223-2231.

[14] JAVAHERI S，DEMPSEY J A. Central sleep apnea[J]. Compr Physiol，2013，3（1）：141-163.

[15] LYONS O D，BRADLEY T D. Heart failure and sleep apnea[J]. Can J Cardiol，2015，31（7）：898-908.

[16] BRADLEY T D，FLORAS J S. Sleep apnea and heart failure：Part I：obstructive sleep apnea[J]. Circulation，2003，107：1671-1678.

[17] BRADLEY T D，FLORAS J S. Sleep apnea and heart failure：Part II：central sleep apnea[J]. Circulation，2003，107：1822-1826.

[18] PALERMO P，CATTADORI G，BUSSOTTI M，et al. Lateral Decubitus Position Generates Discomfort and Worsens Lung Function in Chronic Heart Failure[J]. Chest，2005，128：1511-1516.

[19] SAGALOW E S，ANANTH A，ALAPATI R，et al. Transvenous Phrenic Nerve Stimulation for Central Sleep Apnea[J]. AM J CARDIOL，2022，180：155-162.

[20] CICERO A F G，KUWABARA M，BORGHI C. A critical review of nebivolol and its fixed-dose combinations in the treatment of hypertension[J]. Drugs，2018，78：1783-1790.

（何萍）

第十一节 甲状腺疾病

一、甲状腺激素与心脏

甲状腺是人体最大的内分泌腺，位于喉与气管两侧、颈动脉鞘和胸锁乳突肌内侧，重 15～20 g，其侧叶长 3～4 cm、宽 1.5～2.0 cm；峡部位于第Ⅰ、第Ⅱ软骨环前方，长 1.2～2 cm、宽 2 cm。

甲状腺的主要功能是合成和分泌甲状腺激素，甲状腺功能由下丘脑-垂体-甲状腺轴通过经典的内分泌反馈回路机制调节。促甲状腺激素释放激素（thyrotropin-releasing hormone，TRH）在下丘脑水平分泌并刺激垂体前叶产生促甲状腺激素（thyroid stimulating hormone，TSH），后者反过来又驱动甲状腺释放甲状腺激素。甲状腺激素调节 TRH 和 TSH 的产生和释放。TSH 与甲状腺素（thyroxine，T_4）水平呈对数线性关系，所以即使是甲状腺激素浓度的轻微变化也会导致 TSH 的大幅变化。因此，血清 TSH 是全身甲状腺激素状态的有力监测标志。除此之外，甲状腺自身抗体也与甲状腺激素的合成、甲状腺滤泡细胞增殖，以及甲状腺自身免疫异常有密切关系。TSH 受体抗体（thyrotrophin receptor antibody，TRAb）是诊断毒性弥漫性甲状腺肿的主要指标，TRAb 主要有 3 种抗体亚型，与甲状腺功能相关的抗体包括 TSH 受体刺激性抗体和阻断性抗体。TSH 受体刺激性抗体与 TSH 受体结合促进甲状腺激素合成、甲状腺滤泡细胞增殖。TSH 受体阻断性抗体与 TSH 受体结合阻断 TSH 对甲状腺滤泡细胞的刺激作用导致甲状腺功能减退。甲状腺自身免疫中 3 个主要抗原分别为甲状腺球蛋白、甲状腺过氧化物酶和 TSH 受体，它们均参与甲状腺激素合成，甲状腺过氧化物酶抗体（thyroid peroxidase antibody，TPOAb）可与甲状腺过氧化物酶结合而抑制酶活性，并通过抗体依赖性细胞毒作用损伤甲状腺细胞。TPOAb 和甲状腺球蛋白抗体是反映甲状腺自身免疫异常的指标。

甲状腺激素几乎作用于机体的所有器官和组织，对生长、发育、代谢、生殖和组织分化等各种功能均有影响。甲状腺素的作用主要是 T$_3$ 和受体及其他相关蛋白质相互作用后，通过调控靶基因的转录和蛋白质的表达而实现的。甲状腺激素是维持心脏和血管功能的重要激素之一，它影响心血管系统几乎所有组成部分的结构和功能。甲状腺功能及相关激素水平与心血管疾病之间存在密切关系。

甲状腺激素受体存在于心肌和血管组织中，从而允许循环中甲状腺激素浓度的变化来调节终末器官活动。甲状腺激素通过多种机制与心血管系统有着复杂的关系，其通过影响心率、心脏节律、心肌收缩及舒张功能、平滑肌张力和内皮功能调节血压和直接作用于心血管疾病危险因素（表 6-16、图 6-30）。

表 6-16　甲状腺功能障碍对心血管疾病危险因素的影响

危险因素	显性甲亢和亚临床甲亢	显性甲减和亚临床甲减
血脂	轻度降低	总胆固醇和低密度脂蛋白胆固醇升高
高血压	收缩期高血压 脉压增宽	舒张期高血压
内皮功能障碍	血管内皮一氧化氮过度产生、增加血管反应性动脉硬度和颈动脉内膜中层厚度增加	内皮依赖性血管舒张受损 动脉僵硬度增加
血栓因素	纤维蛋白原和 von Willebrand 因子增加	不清楚
心脏功能	房性心律失常的风险降低，心房增大、左心室心肌重量增加和心脏舒张功能受损	休息时和运动时的左心室收缩和舒张功能障碍

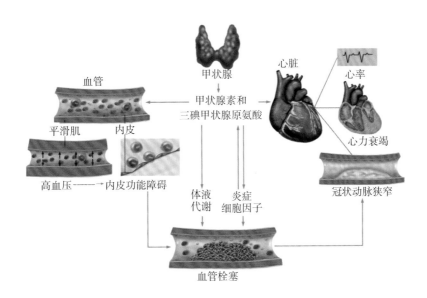

图 6-30　甲状腺激素与心血管系统之间的相互作用

T$_3$ 对心肌细胞具有基因组和非基因组效应。基因组效应由血浆 T$_3$ 转运至心肌细胞并直接结合甲状腺素受体介导，甲状腺素受体进而调节特定心脏基因的转录。在 T$_3$ 存在的情况下，正调控基因被转录，负调控基因被抑制。非基因组机制包括膜离子通道的直接调节。甲状腺激素的基因组效应由位于细胞核内的甲状腺激素核受体介导。

　　甲状腺激素的基因组效应由位于细胞核内的甲状腺激素核受体介导。蛋白受体结合 T_3 的亲和力远大于 T_4。在哺乳动物中，这些受体蛋白以 α 和 β（TRα 和 TRβ）两种亚型存在，并与甲状腺激素应答基因启动子区的甲状腺激素应答元件结合。TRα 和 TRβ 在 T_3 存在时激活正调节基因的表达，而在 T_3 不存在时抑制表达。TRα1 亚型在心脏基因的调节中起着重要作用（图 6-31），包括肌浆网 Ca^{2+}-ATP 酶及其抑制性对应物磷酸化蛋白（phospholamban，PLB）。肌浆网 Ca^{2+}-ATP 酶的功能是在肌丝收缩的松弛阶段将钙离子（Ca^{2+}）泵回肌浆网。肌浆网 Ca^{2+}-ATP 酶受到 T_3 的正向调节，而 PLB 受到负向调节。它们共同负责钙离子流入（和随后流出）肌浆网的动力学。有效的钙吸收和释放对于能量最佳的心肌细胞放松和收缩至关重要。甲状腺激素的这种促调亡作用是 T_3 调节心肌细胞收缩力的特征。心肌细胞的收缩装置包含肌球蛋白重链 α 和 β（α-MHC 和 β-MHC）。α-MHC（快速肌球蛋白）和 β-MHC（慢速肌球蛋白）分别受 T_3 正向和负向调节。心脏收缩力进一步受到几种重要的心脏蛋白的调节，包括肌浆网 Ca^{2+}-ATP 酶及其抑制对应物 PLB。肌浆网 Ca^{2+}-ATP 酶的功能是在肌丝收缩的松弛期将钙离子泵回肌浆网。肌浆网 Ca^{2+}-ATP 酶受 T_3 正向调节，而 PLB 受到负向调节。它们共同负责钙离子流入（及随后流出）肌浆网的动力学。有效的钙螯合和释放对于能量最佳的心肌细胞松弛和收缩至关重要。甲状腺素调节的其他重要心脏基因还包括编码甲状腺受体蛋白本身的基因、电压门控钾离子（K^+）通道（Kv1.5 和 Kv4.2）和钠/钙离子（Na^+/Ca^{2+}）交换器。

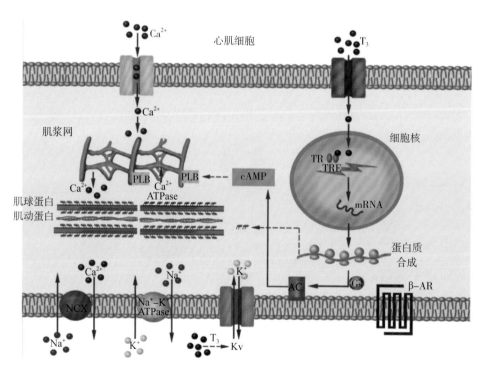

AC，腺苷酸环化酶；β-AR，β-肾上腺素能受体；Ca^{2+}，钙离子；Ca^{2+}ATPase，肌浆网 Ca^{2+}-ATP 酶；cAMP，环磷酸腺苷；GS，刺激性 G（鸟嘌呤核苷酸结合）蛋白；K^+，钾离子；Kv，电压门控钾离子通道；mRNA，信使核糖核酸；Na^+-K^+ ATPase，钠钾 ATP 酶；Na^+，钠离子；NCX，钠钙交换剂；PLB，受磷蛋白；T_3，三碘甲状腺原氨酸；TR，甲状腺激素受体；TRE，甲状腺激素反应元件。

图 6-31　T_3 对心肌细胞的细胞通路和作用机制

除了前面描述的 T_3 的基因组效应外，甲状腺激素（T_4 和 T_3）对心肌细胞和血管系统亦产生非基因组效应。非基因组效应通常与受体无关，并且主要发生在细胞质膜上，调节离子转运蛋白活性。甲状腺激素转录调节的几个离子通道也受到非基因组机制的翻译后调节。甲状腺激素对血管系统的影响包括发生在血管平滑肌和内皮细胞水平的基因组和非基因组机制。甲状腺激素的非基因组间接影响包括离子通道激活（Na^+、K^+、Ca^{2+}）和特定信号转导通路的调节。磷脂酰肌醇 3– 激酶和丝氨酸 / 苏氨酸蛋白激酶途径的激活导致内皮细胞产生一氧化氮，通过其对血管平滑肌细胞的影响导致全身血管阻力降低。

慢性心力衰竭是各种病因所致心血管疾病的最终阶段，严重影响患者的生存质量，是导致患者住院及死亡的常见原因。慢性心力衰竭主要表现为血流动力学改变及心脏损害，而神经内分泌系统过度激活是其发生发展的根本原因。甲状腺激素是人体内重要的内分泌激素，调控全身多器官组织代谢。心脏是甲状腺激素作用的重要靶器官，甲状腺激素在心血管稳态中起着重要作用，分泌过量或分泌过少都会对心脏调节的血流动力学方面产生深远的影响。显著的甲状腺功能亢进或甲状腺功能减退如果不及时治疗，两者都会加速有症状的心血管疾病的发作。未经治疗的明显甲状腺功能障碍患者患心力衰竭的风险增加。此外，在血清 TSH < 0.1 mIU/L 或 > 10 mIU/L 的患者中，持续的亚临床甲状腺功能障碍与心力衰竭的发展有关。

二、甲状腺疾病与慢性心力衰竭

（一）甲状腺功能亢进

甲状腺功能亢进时，过多的甲状腺激素可通过多种机制作用于心血管系统，出现外周血管阻力降低、心率和心排血量增加及心肌收缩力增强等，造成心脏负荷过重、心肌氧耗增加、心脏肥大等，从而导致心动过速、心律失常、心力衰竭等并发症。甲状腺功能亢进会导致心力衰竭的原因可能有以下几点：第一，体内过高的甲状腺激素使心率增快、心脏舒张不完全、心肌长期处在疲劳状态，对缺氧敏感性增加，造成心肌收缩力减退进而导致心力衰竭的发生；第二，肾素 – 血管紧张素 – 醛固酮系统活性增加，引起心肌纤维化、病理性的心肌肥厚、心室重塑从而导致心力衰竭的发生；第三，机体在过量甲状腺激素作用下产生氧化应激反应，大量的活性氧自由基驱动的脂质和蛋白质的氧化改变引起心肌细胞损伤、能量不足，从而导致心肌细胞的电生理改变和功能障碍，进而出现心力衰竭；第四，体内过量的甲状腺激素增加了心血管系统对儿茶酚胺的敏感性，细胞内钙离子水平超载，同时还提高心肌细胞内 ATP 浓度，加快心肌细胞运动代谢及氧耗量，促进心肌细胞缺血缺氧，从而导致心力衰竭的出现。在大约 6% 的甲状腺功能亢进患者中，心力衰竭仍然是最常见的临床表现，其中一半的患者已经有左心室收缩功能障碍；且有研究指出，与甲状腺功能正常的受试者相比，甲状腺功能亢进使有症状（如心力衰竭和射血分数 < 35%）的患者的相对死亡风险增加了 85%。因此，甲状腺功能亢进的早期诊断和适当治疗对患者的预后起着决定性作用。甲状腺功能障碍的纠正应该是甲状腺功能亢进伴心力衰竭患者的首要治疗。抗甲状腺药物可能会改善甲状腺功能，尽管可能需要数周时间才能控制甲状腺激素过多。甲状腺功能亢进症的最终治疗通常是为了恢复心脏功能。然而，据报道，在接受治疗的甲状腺功能亢进患者中，心脏病病死率有增加的趋势。因此，甲状腺功能亢进伴心力衰竭或心脏受累患者的正确治疗方法仍有待明确。全甲状腺切除术可迅速恢复甲状腺功能，从而改善心脏功能并降低伴有严重左心室功能不全的自身免疫性甲状腺炎患者的死亡风险。同时应考虑预防甲状腺功能亢进的严重心脏并发症（心房颤动、心力衰竭和栓塞事件），以抵消与甲状腺激素过量相关的心血管死亡率。多普勒超声心动图可能是诊断甲状腺功能亢进伴心力衰竭患者最有用的检查。事实上，该技术用于评估左室射血分数、左心室的结构及估计可

能导致临床表现的其他结构异常，如瓣膜、心包或右心室异常。因此，对于疑似心脏病的甲状腺功能亢进患者，心脏彩超检查是必要的。对有症状的甲状腺功能亢进患者的心脏表现进行及时有效的治疗很重要，因为心血管并发症是导致甲状腺功能亢进患者死亡的主要原因。甲状腺功能亢进患者的心力衰竭管理很困难，因为心力衰竭症状可能与异质性实体瘤体有关。心力衰竭可能是心房颤动或窦性心动过速的并发症，当心室率减慢或恢复窦性心律时可能会得到改善或解决。对于甲状腺功能亢进和心房颤动患者，初始治疗应旨在使用 β 受体阻滞剂控制心室率。这些药物应及早使用，剂量应能将心率控制在接近正常水平，以改善由心动过速介导的左心室功能障碍。其次可选择全甲状腺切除术以迅速恢复甲状腺功能，从而改善严重左心室功能障碍患者的心功能，降低死亡风险；最后也可选择放射性碘治疗。

（二）亚临床甲状腺功能亢进

亚临床甲状腺功能亢进症在普通人群中发病率为 1%～2%，其诊断基于 TSH 低于参考范围下限，同时 FT_4 和 FT_3 和（或）TT_3、TT_4 在参考范围内。根据 TSH 降低程度，亚临床甲状腺功能亢进可分为两大类：TSH 部分抑制（通常为 0.1～0.4 mIU/L）和 TSH 完全抑制 TSH（< 0.1 mIU/L）。

亚临床甲状腺功能亢进患者患心血管病、冠状动脉疾病、心房颤动和心力衰竭的风险更高。亚临床甲状腺功能亢进会加剧患有潜在心脏病的患者的心血管风险，它是充血性心力衰竭患者心源性死亡的独立预测因子。有研究提示，亚临床甲状腺功能亢进（TSH < 0.1 mIU/L）与有心血管疾病病史的老年患者的心力衰竭发病率增加有关。该研究表明，轻度甲状腺激素过量也会增加 72～82 岁（平均年龄为75.3 岁）心血管疾病高危患者的心力衰竭发生率，尤其是在血清 TSH < 0.10 mIU/L 的情况下。亚临床甲状腺功能亢进可能通过增加心率和左心室大小、损害舒张功能和引起心房颤动而导致心力衰竭。我国指南推荐，对于持续性 TSH < 0.1 mIU/L，或年龄 ≥ 65 岁，或有合并症（心脏病高危因素或合并心脏病、合并骨质疏松症、未行雌激素/双膦酸盐治疗的绝经女性）及有甲状腺功能亢进临床表现的患者建议其接受治疗。对于年龄 < 65 岁，无心血管疾病、骨质疏松症等合并症，TSH 水平在 0.1 mIU/L 到参考范围下限之间，且无甲状腺功能亢进相关症状的患者应暂时观察和随访。对于合并高代谢综合征的亚临床甲状腺功能亢进患者，可使用 β 受体阻滞剂缓解症状。

（三）甲状腺功能减退

甲状腺功能减退是由于甲状腺激素合成和分泌减少或激素作用下降所致的全身低代谢综合征。甲状腺功能减退原因很多，其中最为常见的是自身免疫性甲状腺炎（桥本甲状腺炎），其他原因还有甲状腺全切或次全切除术后、甲状腺功能亢进 ^{131}I 治疗后、碘缺乏等。甲状腺功能减退以女性患者多见，男女患病比例约为 1∶8。甲状腺功能减退时可对心血管系统产生影响，表现为心动过缓、房室传导阻滞、收缩力降低、心室充盈延迟、舒张功能障碍、全身血管阻力增加、肺动脉高压、心包积液、血管内皮功能障碍、外周血管阻力增加等；此外，慢性甲状腺功能减退可刺激成纤维细胞，促进心肌纤维化，并可导致冠状动脉损伤、心肌形态改变，进而导致心力衰竭；长期甲状腺功能减退可影响血脂模式，冠心病的其他危险因素（C 反应蛋白和血同型半胱氨酸水平、内皮功能、血压、凝血参数）也会受到影响。甲状腺激素的缺乏也会影响心脏功能，通过改变危险因素及心肌对缺血性心肌病的反应，增加患冠心病的风险，冠心病是慢性心力衰竭的主要原因之一。在成年人中，甲状腺激素水平对于维持正常的心血管功能也是必要的。有研究认为，随着患者甲状腺功能减退程度逐渐加重，其患心血管疾病的风险也逐渐增加。对于所有新诊断心力衰竭的患者，建议进行血甲状腺激素水平的筛查。由于高胆固醇血症、高血压和同型半胱氨酸水平升高等危险因素的增加，甲状腺功能减退的患者可能会增加动脉硬化的风险。甲状腺功能减退大大增加了心力衰竭患者全因死亡率及心血管死亡率和（或）住院率。

我国指南指出，甲状腺功能减退的治疗目标为症状和体征消失，血清 TSH、TT_4 和 FT_4 维持在正常范围。左甲状腺素（levothyroxine，LT₄）是甲状腺功能减退的主要替代治疗药物。LT₄的治疗剂量取决于患者的病情、年龄、体重，要个体化评估。成年甲状腺功能减退患者的LT₄替代剂量为每日50～200 μg，平均每日125 μg，如按照体重计算的剂量是每日每公斤体重1.6～1.8 μg。儿童需要较高的剂量，约为每日每公斤体重2.0 μg；老年患者则需要较低的剂量，约为每日每公斤体重1.0 μg；妊娠时的替代剂量需要增加30%～50%；甲状腺癌术后的患者需要剂量约为每日每公斤体重2.2 μg，以抑制TSH到防止肿瘤复发需要的水平。LT₄治疗甲状腺功能减退的起始剂量和达到完全替代剂量所需时间应根据患者年龄、体重和心脏功能状态确定。小于50岁、既往无心脏病史的患者可以尽快达到完全替代剂量。大于50岁患者服用LT₄前要常规检查心脏功能状态，一般从每日25～50 μg，每天1次口服，每1～2周复查，每次增加25 μg，直至达到治疗目标。患缺血性心脏病者起始剂量宜小，调整剂量宜慢，防止诱发和加重心脏病。

　　妊娠期未治疗的临床甲状腺功能减退对母体和胎儿均有不良影响，包括自然流产、早产、先兆子痫、妊娠高血压、产后出血、低体重儿、死胎、胎儿智力和运动发育受损。由于妊娠期甲状腺激素代谢改变，导致血清甲状腺指标参考值变化，所以需要建立妊娠期特异的血清甲状腺指标参考范围（简称妊娠期参考值）以诊断妊娠期甲状腺疾病。妊娠期临床甲状腺功能减退的诊断标准是TSH＞妊娠期参考值上限，且LT₄＜妊娠期参考值下限。LT₄是治疗妊娠期甲状腺功能减退患者的首选药物。既往患有甲状腺功能减退或亚临床甲状腺功能减退的育龄妇女计划妊娠，若正在服用LT₄治疗，应调整LT₄剂量，使TSH在正常范围，最好TSH＜2.5 mIU/L再妊娠。既往患有甲状腺功能减退的妇女一旦怀孕，应立即就诊检测甲状腺功能和自身抗体，根据TSH水平调整LT₄剂量。如果不能就诊，可以自行增加原有LT₄剂量的25%～30%，以使妊娠早期TSH处于0.1～2.5 mIU/L、妊娠中期TSH处于0.2～3.0 mIU/L、妊娠晚期TSH处于0.3～3.0 mIU/L，以及血清FT₄/TT₄处于妊娠特异正常范围。妊娠期诊断的临床甲状腺功能减退，LT₄替代剂量高于非妊娠妇女，为每天每公斤体重2.0～2.4 μg，足量起始或尽快达到治疗剂量。治疗的剂量要根据TSH水平决定，TSH＞妊娠特异参考值上限，LT₄的起始剂量为每天50 μg；TSH＞8.0 mIU/L，LT₄的起始剂量为每天75 μg；TSH＞10 mIU/L，LT₄起始剂量为每天100 μg。血清TSH和FT₄/TT₄，应在妊娠前半期每4周监测一次，TSH平稳者可以延长至每6周一次，LT₄剂量应根据TSH水平变化调整。临床甲状腺功能减退患者产后LT₄剂量恢复到妊娠前水平，需在产后6周复查甲状腺功能及抗体各项指标，以调整LT₄剂量。

　　LT₄服药方法是每日晨起空腹服药1次，如果剂量大，有不良反应，可以分多次服用。如果以TSH的控制水平为标准，那么不同的服药时间相比较，从吸收最好到最差排序是早餐前60分钟、睡前、早餐前30分钟、餐时。LT₄与其他药物的服用间隔应当在4小时以上，因为有些药物和食物会影响LT₄的吸收和代谢，如肠道吸收不良及服用氢氧化铝、碳酸钙、考来烯胺、硫糖铝、硫酸亚铁、食物纤维添加剂等均可影响小肠对LT₄的吸收；苯巴比妥、苯妥英钠、卡马西平、利福平、异烟肼、洛伐他汀、胺碘酮、舍曲林、氯喹等药物可以加速LT₄的清除。甲状腺功能减退患者同时服用这些药物时，需要增加LT₄用量。

　　中枢性甲状腺功能减退，是由于垂体TSH或下丘脑TRH合成和分泌不足导致的甲状腺激素合成减少，在判定中枢性甲状腺功能减退时需同时检查性腺及肾上腺皮质功能，如同时存在肾上腺皮质功能减退，在补充LT₄替代治疗时需先予糖皮质激素替代治疗，以预防肾上腺危象的发生。同时，中枢性甲状腺功能减退的治疗不能把TSH作为监测指标，而是把血清TT₄、FT₄达到正常范围作为治疗目标。

（四）亚临床甲状腺功能减退

　　亚临床甲状腺功能减退是指血清游离甲状腺素和游离三碘甲状腺原氨酸的浓度正常和血清促甲状腺激素浓度升高，且没有明显甲状腺功能减退症状的疾病，尤其在妇女和老年人中比较普遍。每年有

2%～5% 的亚临床甲状腺功能减退患者进展为临床甲状腺功能减退，且合并有甲状腺自身抗体阳性和 TSH 水平较高的患者进展速度更快。有研究表明，与甲状腺功能正常者相比较，亚临床甲状腺功能减退患者发生心力衰竭的风险会增加，尤其是当 TSH ≥ 10 mIU/L，发生心力衰竭的风险更高。亚临床甲状腺功能减退促进心力衰竭的发展可能与心肌肥厚、心肌纤维化、心肌收缩及心肌舒张功能障碍、血管内皮功能障碍、动脉僵硬度增加及全身性炎症反应有关。根据 TSH 水平，亚临床甲状腺功能减退可分为两类：①轻度亚临床甲状腺功能减退：TSH < 10 mIU/L；②重度亚临床甲状腺功能减退：TSH ≥ 10 mIU/L。轻度亚临床甲状腺功能减退约占 90%。我国指南指出，对于重度亚临床甲状腺功能减退患者主张给予 LT₄ 替代治疗，治疗目标与临床甲状腺功能减退一致。轻度亚临床甲状腺功能减退患者，如伴有甲状腺功能减退症状，且 TPOAb 阳性、血脂异常或合并动脉粥样硬化性疾病，应予 LT₄ 替代治疗。但老年人亚临床甲状腺功能减退是否予甲状腺激素治疗仍有争议，因为 LT₄ 过度治疗会带来医院性甲状腺毒症风险，在老年亚临床群体中更为显著，主要表现为心房颤动、骨质疏松、骨折等。老年亚临床群体的治疗建议如下：① 80 岁以上高龄老年亚临床甲状腺功能减退患者：缺乏 LT₄ 治疗获益的证据，甚至有研究显示 TSH 的升高与病死率呈负相关；因此，不建议行常规 LT₄ 替代治疗，建议随访观察，每 6 个月监测 1 次甲状腺功能。② 70～80 岁老年亚临床甲状腺功能减退患者：a.TSH ≥ 10 mIU/L，如果有甲状腺功能减退症状、心血管疾病危险因素，应考虑给予 LT₄ 治疗；b.TSH < 10 mIU/L，建议随访观察，每 6 个月监测 1 次甲状腺功能。③ 60～70 岁的老年亚临床甲状腺功能减退患者：a.TSH < 10 mIU/L，如果有甲状腺功能减退症状、TPOAb 阳性、心血管疾病危险因素，则考虑给予 LT₄ 治疗；其中因甲状腺功能减退症状开始治疗者，TSH 达标 3～4 个月后症状未见缓解或出现不良反应者，应逐渐停止治疗；如无上述情况，不建议治疗，每 6 个月监测 1 次甲状腺功能；b.TSH ≥ 10 mIU/L，建议给予 LT₄ 治疗。

　　妊娠期亚临床甲状腺功能减退也增加不良妊娠结局的发生风险。妊娠前半期亚临床甲状腺功能减退与胎儿智力和运动发育损害是否有关尚有争议。甲状腺功能正常的单纯 TPOAb 阳性的妊娠早期妇女流产、早产，后代认知能力发育障碍的风险增加。妊娠亚临床甲状腺功能减退者予 LT₄ 治疗可否降低流产率和其他并发症发生率尚有争议。妊娠亚临床甲状腺功能减退的诊断标准是 TSH >妊娠期参考值上限，且 FT₄ 在正常范围。妊娠期诊断的亚临床甲状腺功能减退患者，当 TSH >正常参考范围上限时，不考虑 TPOAb 是否阳性，均应开始使用 LT₄ 治疗。妊娠期诊断的亚临床甲状腺功能减退患者产后可以停用 LT₄，需在产后 6 周复查甲状腺功能及抗体各项指标，以调整 LT₄ 剂量。

（五）正常甲状腺功能病态综合征

　　正常甲状腺功能病态综合征（euthyroid sick syndrome，ESS）是一种非甲状腺的全身性疾病，多在全身严重感染、外科重大手术、心力衰竭等应激状态下出现，此时机体通过减慢全身组织代谢，促进疾病恢复，维持机体生存而出现甲状腺功能异常。这类疾病的甲状腺功能水平表现为 FT₃、T₃ 降低，FT₄、T₄ 正常或轻微降低，而 TSH 正常或轻微降低，rT₃ 升高。因其以 T₃ 或 FT₃ 降低为主要表现，故也称为低 T₃ 综合征。过去认为 ESS 是机体在急危重症下的一种机体自我保护的表现，但近年研究发现 ESS 可能是急危重症时下丘脑-垂体-甲状腺轴功能受损所致，提示预后不良。与正常人群相比，慢性心力衰竭患者更容易伴发 ESS，而这部分患者的病死率明显升高（图 6-32）。

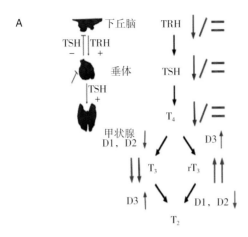

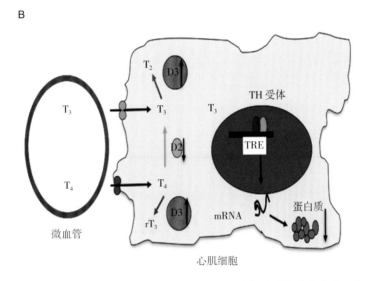

A. 危重病期间下丘脑－垂体－甲状腺轴中发生的激素变化。B. 心肌细胞水平甲状腺激素进入和代谢的变化。箭头方向分别表示增加（↑）或减少（↓），等号（＝）表示没有变化。D（1-3），脱碘酶1-3；rT₃，反向三碘甲状腺原氨酸；TRH，促甲状腺激素释放激素；TSH，促甲状腺素；T₄，甲状腺素；T₂，二碘甲状腺原氨酸。

图 6-32　危重非甲状腺疾病的甲状腺功能变化

　　心力衰竭患者出现 ESS 的可能原因是：①慢性心力衰竭时，患者神经内分泌系统被激活，儿茶酚胺及糖皮质激素分泌增加，氧化应激增加，同时能促进 T_4 转化为 T_3 的 I 型碘化甲状腺原氨酸 5'- 脱碘酶（D1）活性降低或含量减少，从而使得 T_4 向 T_3 转化减少，同时慢性心力衰竭时，由于机体缺氧，T_4 的脱碘途径改变，使无生物活性的 rT_3 生成增多及 T_3 清除增多、生成减少；②慢性心力衰竭时，由于胃肠道淤血、缺氧、营养吸收差等，使得蛋白合成减少，影响 T_3 的结合，导致其被肾脏清除掉。机体持续的低 T_3 水平可造成心脏收缩/舒张功能障碍、心肌细胞异常电活动、血清胆固醇增高，从而导致神经内分泌系统的激活、心肌纤维化、心室重塑、动脉粥样硬化加重、心力衰竭加重、心血管死亡率增加。在慢性心力衰竭时，体内甲状腺激素水平亦发生改变，可常表现为血浆 FT_3 水平降低，FT_4 水平降低或正常，TSH 常在正常范围，rT_3 升高，而患者通常没有甲状腺功能减退的临床表现。心力衰竭程度越重，T_3 和 FT_3 水平下降越明显，rT_3 增高明显。慢性心力衰竭合并甲状腺激素异常患者病死率明显高于未发生甲状腺激素变化者，FT_3 和 rT_3 可用于判断 ESS 病态程度，同时也可作为心力衰竭病情和预后特异且敏感的预测指标。慢性心力衰竭患者中伴有 ESS 者比甲状腺功能正常的心力衰竭患者心功能更差、预后更差。

对于伴有 ESS 的心力衰竭患者是否应该给予补充甲状腺激素治疗尚未得到共识。目前我国指南不建议对 ESS 进行甲状腺激素替代治疗，而应积极治疗导致 ESS 的原发基础疾病。但近年来有研究表明，对于伴有 ESS 的慢性心力衰竭患者给予补充甲状腺激素后心血管疾病危险性降低，生活质量得到改善，但甲状腺激素适应指征、治疗剂量、疗程及随访指标等，目前均缺乏有力的循证医学证据。

综上，甲状腺功能状态可能与心血管疾病密切相关，在心血管疾病，尤其是慢性心力衰竭中，甲状腺功能的检测对心力衰竭的治疗、预后有着重要的临床意义。

参考文献

[1] RAZVI S，JABBAR A，PINGITORE A，et al. Thyroid Hormones and Cardiovascular Function and Diseases[J]. J Am Coll Cardiol，2018，71（16）：1781-1796.

[2] 中华医学会内分泌学分会，中国医师协会内分泌代谢科医师分会，中华医学会核医学分会，等 . 中国甲状腺功能亢进症和其他原因所致甲状腺毒症诊治指南 [J]. 国际内分泌代谢杂志，2022，42（5）：401-450.

[3] MITCHELL J E，HELLKAMP A S，MARK D B，et al. Thyroid function in heart failure and impact on mortality[J].JACC Heart Fail，2013，1（1）：48-55.

[4] RIVAS A M，DENNIS J，PENA C，et al. Association of Hypertension and Hyperthyroidism in a Subspecialty Clinic and a National Database[J]. South Med J，2020，113（12）：607-611.

[5] SONG X，YANG K，CHEN G，et al. Characteristics and Risk Factors of Pulmonary Hypertension in Patients With Hyperthyroidism[J]. Endocr Pract，2021，27（9）：918-924.

[6] BIONDI B. MECHANIS ms in endocrinology：Heart failure and thyroid dysfunction[J].Eur J Endocrinol，2012，167（5）：609-618.

[7] DANZI S，KLEIN I. Thyroid Abnormalities in Heart Failure[J]. Heart Fail Clin，2020，16（1）：1-9.

[8] REID J R，WHEELER S F. Hyperthyroidism：diagnosis and treatment[J]. Am Fam Physician，2005，72（4）：623-630.

[9] SURKS M I，ORTIZ E，DANIELS G H，et al. Subclinical thyroid disease：scientific review and guidelines for diagnosis and management[J]. JAMA，2004，291（2）：228-238.

[10] BIONDI B，KAHALY G J. Cardiovascular involvement in patients with different causes of hyperthyroidism[J]. Nat Rev Endocrinol，2010，6（8）：431-443.

[11] NANCHEN D，GUSSEKLOO J，WESTENDORP R G，et al. Subclinical thyroid dysfunction and the risk of heart failure in older persons at high cardiovascular risk[J].J Clin Endocrinol Metab，2012，97（3）：852-861.

[12] TRIGGIANI V，IACOVIELLO M. Thyroid disorders in chronic heart failure：from prognostic set-up to therapeutic management[J]. Endocr Metab Immune Disord Drug Targets，2013，13（1）：22-37.

[13] JESSUP M，ABRAHAM W T，CASEY D E，et al. 2009 focused update：ACCF/AHA Guidelines for the Diagnosis and Management of Heart Failure in Adults：a report of the American College of Cardiology Foundation/American Heart Association Task Force on Practice Guidelines：developed in collaboration with the International Society for Heart and Lung Transplantation[J]. Circulation，2009，119（14）：1977-2016.

[14] 中华医学会内分泌学分会 . 成人甲状腺功能减退症诊治指南 [J]. 中华内分泌代谢杂志，2017，33（2）：167-180.

[15] BIONDI B，CAPPOLA A R，COOPER D S. Subclinical Hypothyroidism：A Review[J]. JAMA，2019，322（2）：153-160.

[16] RAZVI S，INGOE L，KEEKA G，et al.The beneficial effect of L-thyroxine on cardiovascular risk factors，endothelial function，and quality of life in subclinical hypothyroidism：randomized，crossover trial[J]. J Clin Endocrinol Metab，2007，92（5）：1715-1723.

（钟晓卫　李莎）

第十二节　肺动脉高压

1891 年，德国病理学家 Ernst Von Romberg 报道了世界上第 1 例肺血管病变；1951 年，Soothill 报道了 1 例肺动脉压力达 128/83 mmHg（17.07/11.07 kPa）且伴左声带麻痹的 22 岁男性患者；但这个时期，并没有确切定义肺动脉高压。直到 1960 年，在日内瓦举行的早期世界卫生组织（WHO）肺心病会议的声明中，明确指出：正常平均肺动脉压（mPAP）≤ 15 mmHg（2 kPa），当 mPAP 超过 25 mmHg（3.33 kPa）时，诊断为肺动脉高压（pulmonary hypertention，PH）。1973 年 10 月，WHO 在日内瓦举办首届世界肺动脉高压大会（world symposium on pulmonary hypertension，WSPH），发表的附件中包含了关于 PH 诊断的重要声明：①需要右心导管检查（right heart catheterization，RHC）来可靠测量肺动脉压力；② mPAP 受年龄影响较小，正常人 mPAP 不超过 20 mmHg（2.67 kPa）；③如果静息状态下，卧位，右心导管检查测定 mPAP 超过 25 mmHg（3.33 kPa），肯定存在 PH。此外，会议将正常肺毛细血管压力范围定义为 6～9 mmHg（0.8～1.2 kPa），正常上限为 12 mmHg（1.6 kPa）。1998 年，WHO 在法国依云举办的第二届 WSPH，仍沿用 mPAP 超过 25 mmHg（3.33 kPa）的肺动脉高压定义，并将之前肺动脉高压分为原发性和继发性两分类法更改为了五分类法。此后，每 5 年举办一次 WSPH，人们对该疾病的认识不断深入，对其背后的病理生理学特点、疾病的诊治手段的探索不断进展，疾病关注和治疗的关键已不再是肺动脉压力、肺血管阻力，而是其对右心甚至全心功能的影响。我们将从维持右心功能的角度出发，来对 PH 定义的变迁、分类、危险分层和治疗等多方面进行简述。

一、定义

《中国肺动脉高压诊断与治疗指南（2021 版）》指出：PH 是指由多种异源性疾病（病因）和不同发病机制所致的肺血管结构或功能改变，引起肺血管阻力和肺动脉压力升高的临床和病理生理综合征，继而发展成右心衰竭甚至死亡。

二、血流动力学的定义和特征

多年以来，研究者们希望通过准确地描述血流动力学特征来更早期地预测 PH 患者右心功能受损和死亡风险的增加，随着临床新的循证医学证据的不断获得，PH 的血流动力学定义在不断变迁。

PH 的血流动力学指标包括平均肺动脉压（mean pulmonary artery pressure，mPAP）、肺血管阻力（pulmonary vascular resistance，PVR）和肺动脉嵌（pulmonary artery wedge pressure，PAWP），mPAP/CO 变化斜率等。不同的指标其临床意义不同，又相互关联。

1973—2013 年，第 5 届 WSPH 均将海平面状态下、静息时，右心导管检查测定的 mPAP 超过 25 mmHg（1 mmHg ≈ 0.133 kPa），定义为 PH。但近年来，越来越多的循证医学证据显示 mPAP 超过 25 mmHg，无法早期预测患者的右心功能受损。2013 年，一项针对 228 名系统性硬化症（systemicsclerosis，SSc）患者的单中心队列研究显示：86 例患者在基线调查时 mPAP 为 21～24 mmHg，其中 38 人在随访期间接受了第 2 次 RHC，有 16 例（42%）进展为 PH，5 例患者病情进展迅速，不仅发展为 PH，且尽管给予了联合靶向药物治疗（部分患者还静脉注射前列环素类药物），但最终还是因右心衰竭而死亡。

2017 年，一项研究纳入 547 名不明原因的呼吸困难和（或）存在 PH 风险患者，将其分为 4 个亚组：正常肺动脉压且 mPAP 偏低组、正常肺动脉压且 mPAP 偏高组、临界肺动脉高压组和肺动脉高压组。经 45.9 个月的随访，临界 PH 组（mPAP 为 21～24 mmHg）和 PH 组（mPAP 为 > 25 mmHg）患者的生存率差。在肺动脉压正常的两组中，mPAP 偏高组（18～20 mmHg）患者的预后也较 mPAP 偏低组差。研究结果显示：即使 mPAP 在低于 25 mmHg 的所谓正常范围内，也会因 mPAP 临界的增加而导致右心室功能障碍，影响患者预后。

2007—2012 年，共 21 727 例美国退伍军人接受右心导管检查，在对肺动脉压力的分析中发现：当将 mPAP 作为一个连续变量，通过 Cox 比例风险模型评估其与全因死亡率和住院治疗结果间的相关性时，死亡风险和住院率从 mPAP 为 19 mmHg（$HR=1.183$，$95\%CI$：$1.004\sim1.393$）时开始增加。

众多研究表明，mPAP 在 25 mmHg 作为界定 PH 的标准，不能充分体现肺动脉压力异常产生的右心功能受损和不良预后。因此，2018 年法国尼斯召开的第 6 届 WSPH、欧洲心脏病学会（ESC）和欧洲呼吸学会（ERS）联合发布了《2022 ESC/ERS 肺动脉高压诊断和治疗指南》，均将静息状态下，mPAP > 20 mmHg 定义为肺动脉高压。

然而，仅 mPAP 一项指标，无法全面反映 PH 的血流动力学状态，结合 PVR 和 PAWP 的综合评估，区分患者是毛细血管前性肺动脉高压或毛细血管后性肺动脉高压（表 6-17）。传统观念认为：PVR ≥ 3 WU 为异常。另一项针对 284 例 SSc 患者的研究发现，28 名（9.8%）mPAP 为 21～24 mmHg 且 PVR ≥ 2 WU 的患者已出现早期肺血管病变，6 分钟步行距离（$P<0.001$）、三尖瓣环收缩期位移（tricuspid annular plane systolic excursion，TAPSE）（$P=0.004$）和肺动脉顺应性（$P<0.001$）降低，生存率显著降低（$P=0.002$）。另一项研究，纳入 40 082 例接受 RHC 的退伍军人，结果显示：mPAP 升高患者的死亡风险从 PVR 约为 2.2WU 开始上升，如果仍以 PVR > 3 WU 来界定 PH 患者，会导致部分 PH 患者错过早期诊断的机会。《2022 ESC/ERS 肺动脉高压诊断和治疗指南》定义毛细血管后性肺动脉高压，需满足 mPAP > 20 mmHg，PAWP > 15 mmHg，提示肺静脉压升高、左心系统受累；毛细血管前性肺动脉高压，需满足 mPAP > 20 mmHg，PAWP ≤ 15 mmHg，PVR > 2 WU。

表 6-17 2022 ESC/ERS 肺动脉高压诊断和治疗指南——肺动脉高压血流动力学标准

定义		血流动力学标准
肺动脉高压		mPAP > 20 mmHg
毛细血管前性肺动脉高压		mPAP > 20 mmHg PAWP ≤ 15 mmHg PVR > 2 WU
毛细血管后性肺动脉高压	单纯性毛细血管后性肺动脉高压	mPAP > 20 mmHg PAWP > 15 mmHg PVR ≤ 2 WU
	混合性毛细血管后性肺动脉高压	mPAP > 20 mmHg PAWP > 15 mmHg PVR > 2 WU
运动性肺动脉高压		静息和运动之间 mPAP/CO 斜率 > 3 mmHg/（L·min） 区分毛细血管前或毛细血管后 PH，需要用运动时 PAWP/CO 斜率 > 2 mmHg/（L·min）区别
未分类肺动脉高压		mPAP > 20 mmHg PAWP ≤ 15 mmHg PVR ≤ 2 WU 高心排血量、低阻力、常见于左向右分流性疾病，贫血、肝病、肺部疾病、甲状腺疾病

早期更敏感阶段诊断 PH 并给予积极治疗，可改善患者心功能状态和减缓病情进展。运动性肺动脉高压是 PH 的早期表现形式。20 世纪 80 年代，研究者们将运动期间 mPAP > 30 mmHg 作为运动性肺动脉高压的诊断标准。但研究显示：静息时 mPAP 正常的 SSc 患者中，其运动期间 mPAP 的过度增加和血管扩张性受损可能表明肺血管病变的早期阶段，与静息期患者相比，生存率降低。运动性肺动脉高压受到广泛关注，但由于其评估方法、诊断与临床关联的不明确性，2008 年，WHO 第 4 届 WSPH，弃用了运动性肺动脉高压的诊断。如何更准确地描述运动性肺动脉高压一直是临床研究者们关注的重点之一。王辰等对 62 例慢性阻塞性肺疾病所致各期慢性肺源性心脏病患者的分析发现：18 例早期肺源性心脏病患者即使运动后也未出现肺动脉高压；但如果同时测算肺血管阻力指数（pulmonary vascular resistance index，PVRI），则发现所有病例的 PVRI 升高，运动试验后 PVRI 更是显著上升（幅度 > 30 dyn·s·cm^{-5}）。研究认为：PVRI 相对于肺动脉压对检出右心后负荷的增加更为敏感，运动后 PVRI 宜作为右心后负荷的主要评价指标。运动期间肺动脉压力的病理性升高与运动、呼吸困难患者的不良预后相关，也与多种心血管疾病相关。

随着方法学的明确和临床相关数据的不断积累，《2022 ESC/ERS 肺动脉高压诊断和治疗指南》再次强调了运动性肺动脉高压的诊断，并将运动后 PVRI 的变化作为诊断标准。

指南建议：静息和运动之间 mPAP/CO 变化斜率 > 3 mmHg/（L·min）用于诊断运动性肺动脉高压，PAWP/CO 斜率的阈值为 0.2 mmHg/（L·min），用于区分运动性 PH 发生在毛细血管前或毛细血管后。

《2022 ESC/ERS 肺动脉高压诊断和治疗指南》还首次纳入了未分类的肺动脉高压，诊断需要同时满足 mPAP > 20 mmHg、PAWP ≤ 15 mmHg 和 PVR ≤ 2 Wood，这类肺动脉高压表现为高心排血量和肺血管阻力低，多见于左向右分流的疾病，如贫血、肝病、肺部疾病、甲状腺疾病等，以原发疾病的治疗为主，不建议行靶向药物治疗。虽然 PH 的血流动力学指标复杂，但指标的综合分析能更全面地展示患者心功能状态。

三、肺动脉高压的分类

1973 年，WHO 首次将 PH 区分为原发性肺动脉高压和继发性肺动脉高压两大类；随着人们对 PH 发病机制不断深入的认识，1998 年，第 2 届 WSPH 将 PH 的两大分类修改为了 5 种分类；2003 年，第 3 届 WSPH 取消了原发性肺动脉高压的术语，修改为特发性肺动脉高压；2022 年，ESC/ESR 再次对 PH 分类进行了调整，指南对肺血管舒张试验阳性的特发性肺动脉高压（idiopathic pulmonary arterial hypertension，IPAH）患者进行了重新定位，将其分为两个亚组"急性血管反应试验阴性者""急性血管反应试验阳性者"，而部分药物或毒物相关肺动脉高压、遗传性肺动脉高压患者可能急性血管反应试验是阳性。在第三大类 PH 患者中，单纯的夜间阻塞性睡眠呼吸暂停一般不是导致 PH 的病因，但通气不足综合征的患者发生 PH，白天常常会出现高碳酸血症，因此，本次指南使用"通气不足综合征"，而不再是"睡眠呼吸紊乱"。此外，指南将既往归于第五大类 PH 中的淋巴管平滑肌瘤病所致的 PH 进行了调整，把其归类至第三大类 PH 中（表 6-18）。

肺动脉高压发生机制复杂，受到环境、遗传和交互因素多方面的影响。多种血管活性分子（内皮素、前列环素、一氧化氮、雌激素等）、多种离子通道（钾离子通道、钙离子通道、锌离子通道等）、多条信号通路［Rho/ROCK 通路、低氧诱导因子 /TRPC 通路、核因子 kB（NF-kB）通路和 Notch 通路等］均参与了 PH 疾病的发生和发展。根据不同的病理生理和发病机制，将 PH 分为 5 种类型（表）：①动脉性肺动脉高压（PAH）；②左心疾病相关性肺动脉高压（PH-LHD）；③肺部疾病/缺氧相关性肺动脉高压；④慢性血栓栓塞性肺动脉高压和（或）肺动脉阻塞性疾病所致肺动脉高压（TEPH/CTEI）；⑤未明和（或）多因素所致肺动脉高压。

表 6-18　2022 ESC/ERS 肺动脉高压诊断和治疗指南——肺动脉高压分类

1. 动脉性肺动脉高压
（1）特发性肺动脉高压
　1）急性血管反应试验阴性者
　2）急性血管反应试验阳性者
（2）遗传性肺动脉高压
（3）药物及毒物相关性肺动脉高压
（4）疾病相关的肺动脉高压
　1）结缔组织病
　2）HIV 感染
　3）门脉高压
　4）先天性心脏病
　5）血吸虫病
（5）具有明显肺静脉/肺毛细血管受累特征的 PAH（PVOD/PCH）
（6）新生儿持续性肺动脉高压综合征

2. 左心疾病相关性肺动脉高压
（1）心力衰竭
　1）射血分数保留的心力衰竭
　2）射血分数降低或轻度降低的心力衰竭
（2）瓣膜性心脏病
（3）导致毛细血管后肺动脉高压的先天性或获得性心血管病

3. 肺部疾病/缺氧性肺动脉高压
（1）阻塞性肺疾病或肺气肿
（2）限制性肺疾病
（3）混合性限制/阻塞性肺疾病
（4）非肺部疾病导致的低氧血症（如高原反应）
（5）肺发育障碍性疾病

4. 慢性血栓栓塞性肺动脉高压和（或）肺动脉阻塞性疾病所致肺动脉高压
（1）慢性血栓栓塞性肺动脉高压
（2）其他肺动脉阻塞性病变

5. 未明和（或）多因素所致肺动脉高压
（1）血液系统疾病：慢性溶血性贫血、骨髓增生性疾病
（2）系统性疾病：肺朗格汉斯细胞组织细胞增生症、神经纤维瘤病 I 型
（3）代谢性疾病：戈谢病、糖原储积症
（4）慢性肾功能不全伴或不伴血液透析
（5）肺肿瘤性血栓性微血管病
（6）纤维性纵隔炎

　　第二大类肺动脉高压即左心疾病相关性肺动脉高压的毛细血管后性肺动脉高压，其他大类为毛细血管前性肺动脉高压。不同分类患者的病理生理机制不同，但最终都会导致右心衰竭甚至死亡。

　　PAH 发生的主要病理生理机制是肺小动脉和微动脉的重构：包括血管内膜增厚、纤维化，形成洋葱皮样结构、血管中膜增厚，平滑肌细胞增殖和肥大、肌性动脉薄壁分支扩大呈血管丛样病变，肌性动脉发生坏死性动脉炎和纤维素样坏死。

　　PH-LHD 包括左心收缩、舒张功能障碍和（或）瓣膜性心脏病、导致毛细血管后性肺动脉高压的先

天性或获得性心血管病，这些疾病导致肺动脉压力异常升高，病理生理特征为左心充盈压升高，肺静脉回流受阻，肺静脉压升高，继发了肺动脉压力的升高。肺实质或肺间质长期受到破坏，缺氧和继发的肺血管床损害导致了第三大类肺动脉高压的发生。血栓、癌栓或其他肺动脉阻塞性病变导致了肺动脉的长期阻塞，最终导致肺动脉高压的发生，这是第四大类肺动脉高压发生的病理生理机制。

此次指南将第五大类肺动脉高压分为：①血液系统疾病；②系统性疾病；③代谢性疾病；④慢性肾功能不全伴或不伴血液透析；⑤肺肿瘤性血栓性微血管病；⑥纤维性纵隔炎。这一大类肺动脉高压发病机制复杂，临床常被误诊和漏诊。

不同的肺动脉高压分类决定了患者治疗的原则和方案的选择。一旦确诊肺动脉高压并进行分类后，就会对患者进行肺动脉高压的危险分层，根据危险分层选择合理的治疗方案。

四、右心功能

右心与肺循环和体静脉回流有关，右心主要作用是将血液泵入肺循环。既往认为，肺循环是低阻力、低压力系统，右心仅起通道的作用。1616 年，威廉·哈维爵士在专著《心血运动论》中第一次描述了右心室功能的重要性，他证明了心脏收缩时，血由右心经肺动脉至肺，在心脏舒张时，血由大静脉输入心房，然后流入心室。哈维爵士强调了右心室与肺循环一体化的概念。PH 发生后，肺血管阻力异常升高，导致右心后负荷过重，进一步出现右心室收缩和（或）舒张功能障碍，不足以提供机体所需要的心排血量，发生右心衰竭。PH 患者可以出现急性右心衰竭，表现为血流动力学不稳定和心源性休克，如急性高危肺栓塞所致的急性 PH；也可以表现为慢性的右心衰竭，右心衰竭是 PAH 患者死亡的主要原因。

一项研究共纳入 247 例 PAH 患者，通过指数回归分析建立不同于美国国立卫生研究院的新的生存预测方程，结果显示：右心房压力每增加 5 mmHg（1 mmHg ≈ 0.133 kPa），死亡风险增加 30%，心脏指数每增加 1 L/（min·m^2），死亡风险降低 21%。来自美国约翰·霍普金斯医院的数据显示：205 例 PAH 患者住院死亡的首要原因是右心衰竭的进展，达 81.3%。

研究以肺动脉收缩压和右心室功能是否异常为标准将射血分数保留的心力衰竭患者分为四组，分别是肺动脉收缩压 < 47 mmHg 合并右心功能正常组、肺动脉收缩压 < 47 mmHg 合并右心功能异常组、肺动脉收缩压 ≥ 47 mmHg 合并右心功能正常组、肺动脉收缩压 ≥ 47 mmHg 合并右心功能异常组，结果显示：影响患者生存率的不仅是肺动脉压，更重要的是右心功能。

一项对 110 例 PAH 患者的研究，结果显示：RVEF（HR=0.938，P=0.001）和 PVR（HR=0.001，P=0.031）是患者死亡的预测因素。在研究的前 12 个月，PVR 变化与 RVEF 变化中度相关（HR=0.330，P=0.005）。RVEF 变化（HR=0.929，P=0.014）与生存率相关，但 PVR 变化（HR=1.000，P=0.820）与生存率无关。68% 的患者在 PH 靶向药物治疗后 PVR 降低；但即使 PVR 降低，仍有 25% 患者表现出 RV 功能恶化，预后不良。因此，专家们提出了右心功能比肺血管重构对生存的影响更显著。

为更好地反映肺动脉高压与右心的关系，学者们提出了"右心-肺循环一体化"概念。从左、右心解剖结构的不同可以看出：在对抗后负荷增加方面右心明显不如左心；在容积变化方面右心容纳性更好。根据 Frank-starling 定理和 Anrep 效应，右心室有一定随右心室后负荷增加而增加其收缩力的能力；但如果右心室后负荷急剧或持续升高，右心室功能就会恶化（图 6-33）。

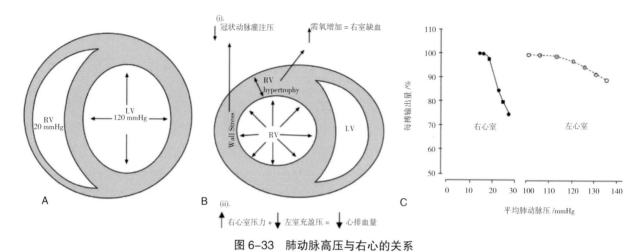

图 6-33　肺动脉高压与右心的关系

[引自：MATTHEWS J C，MCLAUGHLIN V. Acute right ventricular failure in the setting of acute pulmonary embolism or chronic pulmonary hypertension: a detailed review of the pathophysiology, diagnosis, and management. Curr Cardiol Rev, 2008，4（1）: 49-59.]

正常情况下，肺循环是低阻、高容量的系统，呈月牙形，右心室的体积与表面积之比远低于左心室，且顺应性较左心室高（图 6-34）。因此，在肺动脉压力没有显著升高的情况下，右心室容积可以扩大 3～4 倍。但右心室的月牙形结构使其难以应对后负荷的快速或持续的升高。正常人，右心室平均压力如果超过 40 mmHg，就可能导致急性右心室扩张，损害可收缩的肌节装置，从而导致右心衰竭。PH 会导致长期持续的后负荷增加，初期，右心室通过室壁肥厚来维持心排血量和射血分数，应对升高的肺动脉压力。但当肺动脉压力持续升高，肥厚的右心室无法维持右心功能时，右心室扩张，进一步导致室壁应力和右心室氧耗量增加，同时右心组织和心肌细胞水平不断重塑，最终导致右心室功能障碍。当心室因压力超负荷或发生心肌疾病、心肌缺血、先天性缺陷等，会对右心室心肌造成伤害，右心室扩张，右心室壁张力增加，导致需氧量增加，冠脉灌注降低，可能进一步导致心律失常、右心室缺血、心肌损伤、局部炎症、神经激素及细胞因子激活，导致右心室功能障碍、右心室收缩能力下降；且与右心室扩张间相互影响，最终导致右心室输出量下降，左右心室在收缩和舒张期相互的依赖发生变化，室间隔因右心室扩张，同时回到左心的血量因肺动脉压的升高而导致左心室前负荷降低，从而进一步影响到心排血量，严重者出现低血压和休克；此外，右心室的扩张，进一步导致三尖瓣反流、肺动脉瓣反流、右心室容量超负荷，如果肺动脉高压持续存在，右心房压会增加，中心静脉压增加，体循环出现淤血，而最终导致器官功能障碍或衰竭（图 6-35）。

近年来，专家们已经达成共识：在肺动脉高压患者治疗中，右心功能的维护和维持是治疗的重点。无论肺动脉高压危险分层的评价指标如何变化，生化指标、生存质量评估、心脏超声和右心导管检查评估测得的右心功能多项指标，都是肺动脉高压患者危险分层的重要依据。在肺动脉高压的初始及随访中，都需要对患者的右心功能进行评估，根据评估结果进行相应的治疗方案调整。

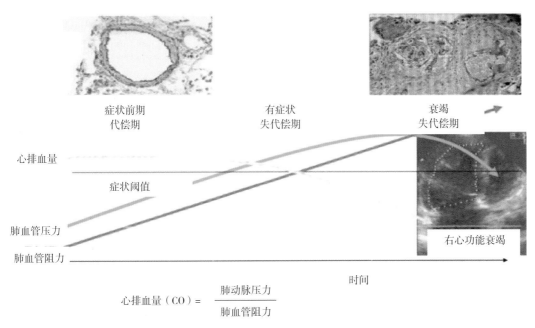

症状前期　　　　　　有症状　　　　　　　衰竭
代偿期　　　　　　失代偿期　　　　　　失代偿期

心排血量

症状阈值

肺血管压力

肺血管阻力

右心功能衰竭

时间

$$心排血量（CO）= \frac{肺动脉压力}{肺血管阻力}$$

图 6-34　肺血管压力、肺血管阻力和右心功能的关系

〔引自：KHAN R，ABBASI T，MACHADO R F. Treatment of Idiopathic Pulmonary Arterial Hypertension：Current and Clinical Trial Modalities. Journal of Hypertension and Management，2016，5（4）：271-282.〕

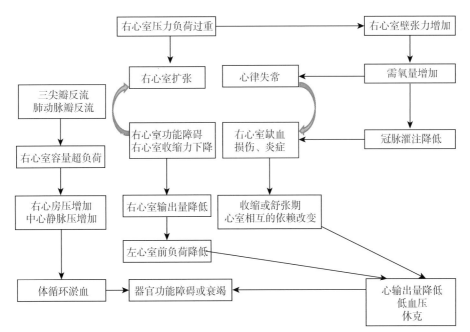

图 6-35　肺动脉高压所致右心衰竭病理生理学机制

五、右心功能的评估

影像学对右心功能的评估不仅能可靠地反映患者病情的严重程度，对预后也有重要参考价值。《2022 ESC/ERS 肺动脉高压诊断和治疗指南》对右心功能评估的影像学方法包括超声、CT、心肌磁共振等。指南明确了超声心动图作为一线、非侵入的方法评估 PH 的可能性（Ⅰ类推荐，C 级证据）（表 6-19、表 6-20、图 6-36），但因超声评估患者肺动脉压力的不确定性及患者存在的病理生理性因素，如心律

419

失常、传导阻滞、室内室间的不同步等因素，均可能影响三尖瓣反流速度的测定，从而影响 PH 的诊断。因此，右心导管检查仍是 PH 确诊的金标准，结合心肌磁共振能全面反映患者右心功能。

超声评估右心功能的参数包括组织多普勒测量的三尖瓣环收缩期位移（TAPSE）、右心室面积变化分数（RV-FAC）、右心室游离壁应变和三尖瓣环收缩期峰值速度（S' 波），三维超声测得的 RVEF；为表达 RV-PA 耦合，TAPSE/sPAP 的比值有利于诊治；而右心室流出道血流形态的改变提示毛细血管前性 PH。

三尖瓣峰值反流速度测定会直接影响肺动脉收缩压测定值的准确性。因此，必须选择与超声束平行的信号，并需要从多个不同的声学窗口（胸骨旁短轴、右心室流入、顶部四腔心、近柱视图）来测算。部分患者因三尖瓣反流速度很小，无法获取足够的多普勒信号；建议通过外周静脉注射搅动的生理盐水来提高多普勒信号质量，且避免高估三尖瓣反流速度。

本次指南首次纳入了心肌磁共振检查的参数（右室射血分数、每搏指数、右心室收缩末期容积指数）作为肺动脉高压的评估指标。MRI 测得的参数对肺动脉高压所致右心功能受损的评估非常重要，能较准确地评估患者预后。

表 6-19　超声心动图根据三尖瓣反流峰值流速评估肺动脉高压的可能性

三尖瓣反流峰值流速 /（m/s）				
≤ 2.8		2.9–3.4		> 3.4
其他超声心动图参数				
无	有	无	有	有 / 无
PH 可能性		PH 可能性		PH 可能性
低		中		高
肺动脉高压或血栓栓塞性肺动脉高压的风险因素				
无	有	无	有	有 / 无
其他诊断		UCG 随访		需要进一步干预 / 右心导管

表 6-20　提示肺动脉高压的超声指标

心室	肺动脉	下腔静脉和右心房
右室 / 左室基底部直径 / 面积比率 > 1.0	右室流出道加速时间（RVOTAT）< 105 ms 和 / 或收缩中期切迹	下腔静脉内径 > 21 mm，呼吸塌陷率减低（深吸气时 < 50% 或平静吸气时 < 20%）
室间隔运动扁平（收缩期和 / 或舒张期偏心指数 > 1.1）	舒张早期肺动脉瓣反流速度 > 2.2 m/s	右心房面积（收缩末期）> 18 cm^2
三尖瓣环收缩期位移 / 肺动脉收缩压比值 < 0.55 mm/mmHg	肺动脉内径 > 主动脉内径 肺动脉内径 > 25 mm	

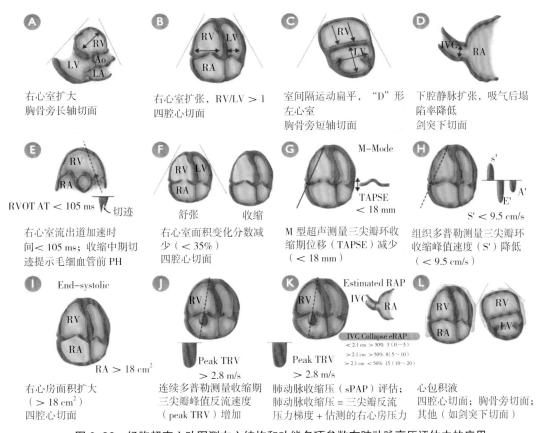

图 6-36　经胸超声心动图测右心结构和功能多项参数在肺动脉高压评估中的应用

〔引自：GALIÈ N，HUMBERT M，VACHIERY J L，et al. 2015 ESC/ERS Guidelines for the diagnosis and treatment of pulmonary hypertension：The Joint Task Force for the Diagnosis and Treatment of Pulmonary Hypertension of the European Society of Cardiology（ESC）and the European Respiratory Society（ERS）：Endorsed by：Association for European Paediatric and Congenital Cardiology（AEPC），International Society for Heart and Lung Transplantation（ISHLT）. Eur Heart J，2016，37（1）：67-119.〕

六、肺动脉高压的危险分层

心功能的维护是降低肺动脉高压患者病死率、改善患者短期及长期生存质量的关键；对肺动脉高压患者进行危险分层的目的就在于更好的个体化管理患者的心功能。

1991年,研究对1981—1988年美国32个临床中心诊断的原发性肺动脉高压特征进行分析,结果显示：可以通过使用3个变量（平均肺动脉压力、平均右心房压力和心脏指数）的方程来反映与病死率密切相关的患者右心室血流动力学功能。研究提出了方程的建立可能作为肺动脉高压患者规划治疗策略和医疗资源合理分配的辅助工具。

2010年，美国医学家们收集了来自世界卫生组织REVEAL注册的新确诊（<3个月）的肺动脉高压患者的数据，通过预测算法来验证患者的1年生存率，首次建立了PAH的危险分层模型、提出了风险评分，并建议根据患者的风险评分对患者进行分层管理。研究发现WHO心功能分级、肾功能不全、结缔组织疾病、右心房平均压、肺血管阻力、静息收缩压、静息心率、一氧化碳弥散功能占预测值百分比、6MWD、BNP水平，以及心包积液等对患者的预后有重要预测价值。

风险评分涉及参数过多会影响临床操作。PAH的REVEAL模型使用19个预测因子来计算1年生存率，2014年，Cogswell等提出了简化版的REVEAL风险评分，排除所有右心导管置入术和肺功能测试数据（简单模型），再次仅使用 PAH 类型、心功能分级、BNP、肾功能和超声心动图检测右心房压力（临床模型）参数。结果显示简单模型和原始模型的预测评估价值相似。2018 年，Chakinala 等发现在 REVEAL 中，eGFR 在 1 年内下降≥ 10% 可独立预测患者生存率较低，并认为 eGFR 可能是 PAH 中一种简单而经济的生物标志物。REVEAL 2.0 评分将原始模型的 19 个指标进行了简化，并增加了 6 个月内全因住院率和估算的肾小球滤过率两项可影响到 PAH 患者病死率的指标。

2015 年，ESC/ERS 关于肺动脉高压指南指出：对 PH 患者应进行常规预后评估，并根据评估结果将患者分为低危、中危或高危。指南还首次明确提出：对 PH 患者进行定期随访，根据随访评估的结果调整患者治疗方案，使患者能达到并维持在低危状态。

2015 年 ESC/ERS 关于肺动脉高压指南中的风险评估在临床实际应用中，存在一定局限。同一患者的各项预后决定因素可能分布在不同风险分组中，治疗随访期间，对预后更有参考价值的究竟是依据危险因素本身达到了低风险状态，还是根据达到低风险的危险因素个数来判断？如何有效界定达到危险因素的个数呢？这些问题的存在都可能导致患者风险分组存在分歧。2018 年，Dardi 等对 893 例特发性/遗传性 PAH、结缔组织病相关的 PAH 和先天性心脏病相关 PAH 患者进行风险因素评估，评估根据 4 项指标进行危险分层：WHO 心功能分级、6MWD、右心房压及混合静脉血氧饱和度（oxygen saturation in mixed venous blood，SvO_2），低危判断标准为至少满足 3 项符合低危且无高危指标；高危判断标准为 4 项指标均符合高危标准或包括 SvO_2 在内的 3 项指标符合高危标准或包括 SvO_2 和 RAP 在内的 2 项指标符合高危标准，其他不满足低危和高危者都属于中危。简化的风险因素评估有利于临床应用，且分层也清晰简洁。

《2022 ESC/ERS 肺动脉高压诊断和治疗指南》通过是否合并右心衰竭的临床表现、WHO 心功能分级、6MWD、血浆 BNP 或血浆 NT-proBNP、超声和磁共振对右心功能的评价指标、血流动力学等来综合评估患者的右心功能。评估将初次诊断的患者危险分层评估指标细化为 11 项，复诊/随访期间采取了四层风险评估模型。详细见表 6-21。

如何计算风险呢？将所有四类预后因素指标根据其风险程度进行赋值，4 个指标赋值总分除以指标数，非整数者，并四舍五入到下一整数，如 4 个指标均处于高危区，每个指标赋值 4 分，总分 16 分除以 4 得 4，那么患者处于高危状态（表 6-22 肺动脉高压的危险分层）。

表 6-21　复诊/随访期间肺动脉高压的四层危险评估模型

预后因素	低危	中低危	中高危	高危
相应分值	1	2	3	4
WHO-FC	I 或 II		III	IV
6 分钟步行试验距离 /m	> 440	320～440	165～319	< 165
BNP 或	< 50	50～199	200～800	> 800
NT-proBNP/（ng/mL）	< 300	300～649	650～1100	> 1100

表 6-22　肺动脉高压的危险分层

预后评估 （1 年死亡率）	低危 < 5%	中危 5%～20%	高危 > 20%
右心衰竭的临床表现	无	无	有
症状进展	无	慢	快

续表

预后评估 （1年死亡率）	低危＜5%	中危 5%～20%	高危＞20%
昏厥	无	偶尔晕厥	反复晕厥
WHO 心功能分级	Ⅰ、Ⅱ	Ⅲ	Ⅳ
6MWD	＞440 m	165～440 m	＜165 m
心肺运动试验 最大氧耗量 VE/VCO$_2$ slope	＞15 mL/（kg·min） （＞65% 预计值） ＜36	11～15 mL/（kg·min） （35%～65% 预计值） 36～44	＜11 mL/（kg·min） （＜35% 预计值） ＞44
血浆 BNP 或血浆 NT-proBNP	BNP＜50 ng/L NT-proBNP＜300 ng/L	BNP 50～800 ng/L NT-proBNP 300～1100 ng/L	BNP＞800 ng/L NT-proBNP＞1100 ng/L
超声心动图 右心房面积 TAPSE/sPAP 心包积液	＜18 cm^2 ＞0.32 mm/mmHg 无	18～26 cm^2 0.19～0.32 mm/mmHg 少量心包积液	＞26 cm^2 ＜0.19 mm/mmHg 中等或大量心包积液
cMRI RVEF SVI RVESVI	＞54% ＞40 mL/m^2 ＜42 mL/m^2	37%～54% 26～40 mL/m^2 42～54 mL/m^2	＜37% ＜26 mL/m^2 ＜54 mL/m^2
血流动力学 RAP CI SVI SvO$_2$	＜8 mmHg ≥2.5 L/（min·m^2） ＞38 mL/m^2 ＞65%	8～14 mmHg 2.0%～2.4 L/（min·m^2） 31～38 mL/m^2 60%～65%	＞14 mmHg ＜2.0 L/（min·m^2） ＜31 mL/m^2 ＜60%

　　指南中简洁的四类预后因素指标，能有效帮助患者在基层的随访，有利于临床操作。首次评估采用的指标虽更细化、更全面，但和之前的分层方案也有类似缺陷。熊长明教授指出：指南并没有将如咯血、肺动脉瘤样扩张导致胸腔脏器压迫及心律失常等可能危及生命安全的指标纳入初始评估中，是否会影响到患者预后的判断还需要更多深入的研究。

七、肺动脉高压的治疗

　　肺动脉高压的治疗目标是通过多种治疗策略尽快让患者达到并长期维持在低风险状态，改善患者运动耐量，提高生活质量，改善右心功能，降低死亡风险。

　　在确诊肺动脉高压后，需要根据肺动脉高压的分类、制定个性化治疗方案。PAH 患者，需要评估患者的危险分层，给予一般及支持治疗，根据急性肺血管扩张试验的反应性评价，是否有心肺合并症，选择靶向药物。规范化抗凝是慢性血栓栓塞性肺动脉高压的重要治疗环节，联合靶向药物及肺动脉内膜剥脱术和（或）球囊肺动脉成形术，甚至可能让这类患者治愈。第二、第三、第五大类肺动脉高压，原发疾病的治疗是关键，在充分治疗原发疾病的基础上，有必要考虑靶向药物的联合应用。PH 的治疗是一个完整的流程体系，除外基础治疗、靶向药物治疗，手术也是治疗 PH 的重要策略之一。

（一）基础治疗

PAH 的基础治疗包括对患者进行社会心理支持，接受 COVID-19、流感等免疫接种，利尿剂的应用，低氧患者的长期氧疗、纠正贫血等。先天性心脏病合并肺动脉高压的患者若合并了血栓事件，可进行抗凝治疗；但对艾森曼格综合征患者，缺乏常规抗凝的证据，而发绀患者有出血风险，抗凝剂需慎用。抗磷脂抗体综合征患者禁用新型口服抗凝药物。PVOD/PCH 患者因潜在的出血风险，不建议常规抗凝。表6-23 简单介绍了 PAH 的基础治疗方案。

表 6-23　PAH 的基础治疗方案

建议	推荐类别	推荐水平
对 PAH 患者进行社会心理支持	I	C
PAH 患者接受 COVID-19、流感和肺炎链球菌免疫接种	I	C
伴有右心衰竭和液体潴留体征的 PAH 患者应用利尿剂治疗	I	C
动脉血氧分压＜ 60 mmHg 的 PAH 患者长期氧疗	I	C
存在缺铁性贫血情况下，纠正 PAH 的确定状态	I	C
无贫血情况下，伴有铁缺乏的 PAH 患者可考虑补铁	Ⅱ b	C
不建议 PAH 患者使用抗凝，根据个体情况考虑应用与否	Ⅱ b	C
除非合并左心疾病（如高血压、冠心病、左心衰竭或心律失常），否则不建议 PAH 患者使用 ACEI/ARB/ARNI/SGLT2i/ 伊伐布雷定或 β 受体阻滞剂	Ⅲ	C

（二）钙离子拮抗剂

钙离子拮抗剂能舒张肺动脉，降低肺动脉压，改善患者症状。针对特发性/遗传性/药物相关性 PAH 患者进行急性肺血管扩张试验，阳性者可口服 CCB 治疗，1 年后再次进行急性肺血管扩张试验评估，如仍为阳性，才能继续 CCB 治疗，否则会转为靶向药物。

对于未做急性肺血管扩张试验或结果阴性的患者，不能给予 CCB 治疗，否则可能导致严重的低血压、心力衰竭加重、昏厥等。

（三）靶向药物

目前，临床常用的靶向药物分别通过 3 条不同的途径治疗 PAH：①内皮素途径，如波生坦、安立生坦、马昔腾坦；②一氧化氮途径，包括 5 型磷酸二酯酶抑制剂，如西地那非、伐地那非、他达拉非和鸟苷酸环化酶激动剂，利奥西呱；③前列环素途径，包括口服和静脉/皮下给药方式，如伊洛前列素、贝前列素和曲前列尼尔。

最初对靶向药物的研究局限于患者临床症状的改善和 6MWD 的改善，随着人们对肺动脉高压与右心关系的深入认识，研究者们也就药物治疗的重心前移到患者心功能的改善上。

大量的临床研究证据显示，靶向药物的应用能有效改善患者右心功能，治疗期间，尽快让患者危险分层达到低危状态并维持，能有效改善患者预后。BREATHE1-5 系列的研究针对 SSc 相关/先天性心脏病相关/特发性/慢性血栓栓塞性 /HIV 感染相关性肺动脉高压的患者应用波生坦，结果显示波生坦能改善患者的 6MWD 距离、血流动力学指标和心功能分级，能延迟临床恶化时间，延迟患者生存时间。

ARIES-1 和 ARIES-2 研究显示，安立生坦也能改善患者运动耐量、WHO 心功能分级，降低 BNP/NT-proBNP 水平，提高生存质量，延迟临床恶化时间。SERAPHIN 研究是首个以肺动脉高压长期复合临床结局为终点的Ⅲ期临床试验发现，起始治疗给予马昔腾坦 10 mg 可降低恶化 / 死亡风险 55%。Medicare 研究中的马昔腾坦治疗亚组，虽然患者年龄更大、合并症更多，但较其他内皮素受体拮抗剂，马昔腾坦能更大程度降低患者死亡风险。多项临床Ⅳ期研究结果也证实，即使初始没有选择马昔腾坦，后转换为马昔腾坦治疗，并不增加患者不良事件总体发生率。REPAIR 研究结果显示经马昔腾坦持续治疗 26 周，患者的右室每搏输出量增加 12 mL，PVR 下降 38%，右室射血分数提高至 48.3%，右室结构和功能得到显著改善。SUPER-1 研究通过对比不同剂量西地那非（20 mg、40 mg、80 mg，每日 3 次）治疗 PAH，12 周后发现 3 种剂量均可增加患者的 6 MWD，降低 mPAP 和 PVR，提高运动耐力，改善心功能。同样，研究也显示伐地那非和他达那非的应用能改善症状和减少临床事件恶化，以及缩短住院时间。指南推荐，PAH 高危患者，初始静脉 / 皮下应用前列环素类似物联合治疗，能让部分患者早期达到低危状态，有效改善患者预后。对于 NYHA 心功能分级Ⅱ～Ⅳ级的 PAH 患者，12 周曲前列环素的应用，能有效提高患者 6MWD，改善心力衰竭症状和提高血流动力学指标。多项研究显示：曲前列尼尔单药治疗 1 年和 4 年的生存率分别是 88% 和 70%。现阶段，唯一治疗方案是口服高选择性前列环素受体激动剂司来帕格治疗 17 周，可显著提高患者心脏指数，26 周时患者 NT-proBNP 降低，右心功能改善明显。

PAH 是一个进展性疾病，延迟达标会影响患者长期预后。一项单中心回顾性分析，纳入了 100 名 PAH 患者，于 2004—2015 年一直单靶向药物治疗。随访 38 个月发现，期间 62% 的患者出现临床事件恶化（包括死亡、肺移植和病情恶化），恶化发生的平均时间为 24 个月。与单一治疗相比，联合治疗可从不同途径改善患者预后，能更明显地提高患者运动耐量，降低临床恶化风险。OPTIMA 研究评估了马昔腾坦联合他达拉非治疗肺动脉高压的疗效和安全性，同时发现：16 周时，患者 PVR 较基线下降 47%，87% 的患者 PVR 下降幅度 ≥ 30%。一项针对 21 例 PAH 患者的回顾性研究结果显示：起始三联治疗（安立生坦 + 他达拉非 + 皮下注射曲前列尼尔），中位随访 24 个月：患者的血流动力学改善，右心室功能改善且与 PVR 降低成正比。回顾性研究纳入新诊断的 IPAH、HPAH 及药物 / 毒物相关 PAH 患者，对比其接受不同靶向药物治疗方案的长期预后显示：三联治疗患者的 5 年生存率（91%）显著优于双联或单药治疗患者（61%，$P < 0.001$）。

《2022 ESC/ERS 肺动脉高压诊断和治疗指南》，对特发性 / 遗传性 / 药物相关性 / 结缔组织疾病相关性 PAH 的治疗推荐见表 6-24。与既往推荐不同，本次指南根据是否有心肺合并症将患者分为两大群体：①无心肺合并症；②有心肺合并症的所有风险人群。心肺合并症具体指与左心室舒张功能障碍风险增加相关的疾病，包括肥胖、高血压、糖尿病和冠心病；心肺合并症可能包括轻度实质性肺病的症状，并且通常与低肺一氧化碳弥散量（< 45% 的预测值）相关。指南将无心肺合并症的人群进行危险分层：包括低中危、高危两大类，低中危患者建议使用 5 型磷酸二酯酶抑制剂和内皮素受体拮抗剂联合治疗；高危患者建议 5 型磷酸二酯酶抑制剂和内皮素受体拮抗剂及前列环素类似物进行三联治疗。有心肺合并症的所有风险人群建议起始单药治疗：包括 5 型磷酸二酯酶抑制剂或内皮素受体拮抗剂。所有患者均建议规律随访并根据随访结果调整治疗方案。无心肺合并症患者随访期间，建议用四分法进行危险分层。其中低危患者，仍维持原治疗方案；中低危患者建议加用前列环素类似物或将 5 型磷酸二酯酶抑制剂更改为鸟苷酸环化酶激动剂；如随访评估为高危患者，建议加用前列环素类似物和（或）做肺移植的评估。

表 6-24　特发性/遗传性/药物相关性/结缔组织疾病相关性 PAH 的治疗策略

特发性/遗传性/药物相关性/结缔组织疾病相关性 PAH 的治疗			
PH 中心确诊，急性血管反应试验阴性			
贯穿疾病全程的基础治疗（Ⅰ类推荐）			
无心肺合并症			有心肺合并症所有风险人群
危险分层（三分法）			起始单药：PDESi 或 ERA（Ⅱa 类推荐）
低危或中危		高危	规律随访评估及个体化治疗
ERA+PDE5i 起始联合（Ⅰ类推荐）		ERA+PDE5i+ 前列环素类似物静脉/皮下（Ⅱa 类推荐）	
规律随访评估			
危险分层（四分法）			
低危	中低危		中高危或高危
继续原治疗方案Ⅰ类推荐	加用前列环素受体激动剂Ⅱa 类推荐	将 PDE5i 换为 sGCsⅡb 类推荐	加用前列环素类似物和（或）评估肺移植指征Ⅱa 类推荐

　　指南针对先天性心脏病相关性肺动脉高压治疗推荐中提到先天性心脏病术后，如果为低中风险患者，建议靶向药物口服初始联合治疗；高风险患者，应用静脉或皮下前列环素类似物行初始联合治疗；如患者未能达到治疗目标，应考虑序贯联合治疗。对于结缔组织疾病相关肺动脉高压患者，指南建议积极治疗基础疾病和肺动脉高压，争取双达标（Ⅰ类推荐，A 级证据）。治疗方案相同于特发性肺动脉高压的治疗方案（Ⅰ类推荐，C 级证据）。对门静脉高压相关性肺动脉高压的治疗，指南推荐：①初始建议单药治疗，后必要时再进行序贯联合治疗，需要积极进行基础肝病治疗，并评估肝移植指征；患者只要 PVR 正常或接近正常，就应根据个体情况考虑肝移植（Ⅱa 类推荐，C 级证据）；②门静脉高压合并未分类（高心排血量、低阻力：mPAP 升高、CO 升高、PVR 正常）的肺动脉高压患者，不推荐靶向药物治疗（Ⅲ类推荐，C 级证据）。

（四）PH 合并右心衰竭的治疗策略

　　右心衰竭是肺动脉高压发病和死亡的主要原因。治疗重点是纠正诱因，优化前负荷，减少后负荷，应用正性肌力药物，必要时使用血管升压药支持右心室功能。部分患者可通过机械支持来促进康复或作为肺/心肺移植的桥梁。

　　实时准确的血流动力学监测能有效评估 PH 合并重症右心衰竭患者的容量状态和心功能受损程度，是治疗的关键。①生物标志物：如 BNP、超敏肌钙蛋白、乳酸、血肌酐、肝功能、D 二聚体等；②右心导管检查：提供患者心排血量、肺动脉压力、PVR、混合血氧饱和度等血流动力学指标（表 6-25）；③心脏超声：可动态观察肺动脉收缩压和左右心形态及功能变化。结合肺 CT/肺动脉 CT 血管成像/肺通气血流灌注等影像指标，协作病因及诱因的诊治。

表 6-25　右心导管参数

部位		血氧饱和度 /%				压力 /mmHg		氧消耗量 / (ml/min) 195.0
		用药前		用药后		用药前	用药后	
上腔静脉		67.4	67.25	60.8	60.9			用药前肺循环血流量
下腔静脉		67.1		61.0				QP (L/min) 4.18
右房	房上	72.0	72.33			12/4/7		用药前体循环血流量
	房中	77.0						Qs (L/min) 2.92
	房下	68.0						
右室	流入道	77.0	79.0			61/−2/19		用药前 QP/QS 1.43
	室中	81.0						
	流出道							
肺动脉	主肺动脉	77.0	76.5	76.0	76.0	72/31/44	66/29/41	用药前 CI 1.93
	左肺动脉							
	右肺动脉	76.0						
肺静脉		91.6		88.9				用药后 QP 4.36
股动脉		95.0		95.0				用药后 Qs 2.60
最大血氧含量		21.71%		20.23%				用药后 QP/Qs 1.68
估测肺静脉		98		98				用药后 CI 1.72
全肺血管阻力		10.53 Wood		9.40 Wood				

指南指出：对于合并右心功能不全和液体潴留的 PAH 患者应给予利尿剂治疗（Ⅰ类推荐，C 级证据）；但部分患者在大剂量利尿剂治疗后，可能会出现有效循环血容量不足的情况，此时适当补液是合理的。因此，容量管理对于肺动脉高压合并右心衰竭患者非常重要，如临床存在质疑时，血流动力学监测是很好的评估工具。小剂量多巴胺可增强或改善利尿剂的利尿效应；重组人脑利钠肽、托伐普坦也可在重症 PAH 患者中使用。

对利尿剂反应不佳的肺动脉高压合并右心衰竭患者，可以考虑短期应用正性肌力药物，如多巴酚丁胺、5 型磷酸二酯酶抑制剂米力农和钙增敏剂左西孟旦。左西孟旦在不增加氧耗的情况下可以降低右心室后负荷、改善心室间的相互作用、增加右心室的收缩力和右心室舒张功能。除非合并左心疾病（如高血压、冠心病、左心衰竭或心律失常），否则不建议 PAH 患者使用 ACEI/ARB/ARNI/SGLT-2/ 伊伐布雷定或 β 受体阻滞剂。

PH 发生后，增加的右室壁应力会导致右冠状动脉低灌注。当肺循环阻力超过体循环阻力时，右冠状动脉灌注仅发生在舒张期，会加重冠脉低灌注。这时，升压药的应用可以让体循环阻力增加，降低肺循环阻力/体循环阻力比，改善右冠状动脉灌注，但大剂量升压药物可能诱发心动过速，甚至严重的心律失常，增加心肌耗氧量、冠脉血流减少，甚至病情快速恶化，因此，合理剂量升压药的选择是重点。多巴酚丁胺 2～5 μg/（kg·min）为 β_1 受体阻滞剂，可降低肺血管阻力和系统血管阻力，可增加心脏指数，常作为 PH 合并低血压时的一线药物。但多巴酚丁胺＞10 μg/（kg·min）应用后会出现心动过速、肺血管阻力增加，甚至系统血管阻力降低，反而需要血管收缩药物。多巴胺 2.5～5 μg/（kg·min）也可增加心排血量，但对肺血管阻力的影响不确切。低剂量去甲肾上腺素 [＜2 μg/（kg·min）] 的 β_1 受体激动作用更明显，可增加心排血量；但在高于 3 μg/（kg·min）剂量下，α_1 效应占主导，导致血管收缩、全身血管阻力随剂量增加而增强；因此，肺动脉高压合并严重右心衰竭且血流动力学不稳定时，去甲肾上腺素选择的剂量要合理。肾上腺素可降低 PVR，改善肺动脉压力，并不导致右心室后负荷增加，严重右心衰竭时联合血管加压素的应用，起到血管收缩、升高血压且同时发挥正性肌力药物的作用。

肺血管阻力的降低，应用靶向药物扩张肺血管是改善患者预后的关键环节，尤其针对肺动脉高压危象患者。为更快速有效地达到治疗目的，静脉注射前列环素类药物或吸入一氧化氮、伊洛前列素、前列环素的作用明确。

对于血流动力学不稳定的患者，机械支持治疗需要快速给予。插管时要慎重选择麻醉方式和镇痛药物。插管前肾上腺素和（或）血管加压素可减轻血流动力学显著的波动。而正压通气可能增加右心室后负荷，需要调整呼气终末正压，使呼气末的肺容积接近功能残气量，同时需要选择合适的潮气量和间歇强制通气的比例，避免出现肺通气血流比例失调。

部分患者由于血流动力学的严重异常，甚至需要体外膜肺氧合（extracorporeal membrane oxygenation，ECMO）、右心辅助装置或经皮球囊房间隔造口术等。对于右心功能正常或轻度下降的血流动力学稳定患者，VV-ECMO 可作为肺/心肺联合移植前的过渡治疗手段。右心功能受损严重、血流动力学不稳定患者建议 VA-ECMO 治疗。

（五）手术治疗方案

经皮球囊房间隔造口术可有效缓解右心负荷，用于严重肺动脉高压所致右心衰竭的姑息治疗，也作为肺移植的桥接治疗。但房间隔造口术可能造成全身缺氧，造成的瘘口容易自行闭合而导致手术失败，且手术相关死亡率在不同中心差异较大。经皮球囊房间隔造口术可降低右心容量负荷，但并不改善 PVR，而对于部分左心压力显著升高的重症患者，也可能导致减压性右向左分流失败。

Potts 分流术通过连接降主动脉和左肺动脉，形成右向左分流，能缓解右心室的高负荷状态，但会造成下半身缺氧加重。分流术目前成为治疗特发性肺动脉高压或先天性心脏病外科术后艾森曼格综合征的一种新选择。

肺动脉高压患者多伴随着交感神经过度激活，去神经治疗可通过局部肺动脉交感神经的阻断，降低肺动脉压，改善肺血管重塑，改善右室心肌纤维化，改善心功能。一项 128 名随机患者与假手术患者相比的研究，结果显示：接受肺动脉去神经术治疗的患者从基线到 6 个月的 6 MWD 有更大的改善（$P < 0.001$）。从基线到 6 个月，肺动脉去神经术后 PVR 降低了（3.0±0.3）Wood，假手术后 PVR 降低了（-1.9±0.3）Wood；肺动脉去神经术还能改善右心室功能，减少三尖瓣反流，降低 NT-proBNP 水平。

目前的治疗方案更多是改善患者症状，延缓病情变化，但还不足以有效保护右心功能。因此，科学家们一直在研究新的药物和手段来有效治疗肺动脉高压。

（六）靶向药物进展

现阶段，肺动脉高压的靶向药物均通过舒张受损血管恢复肺的正常血流而起到治疗目的。而肺血管重构被认为是 PH 最重要的病理变化。在重塑过程中，血管内皮细胞暴露于多种病理刺激下，如氧化应激、机械应激（如剪切应激）和细胞因子升高（如 TGF-β 的过度激活）、瞬时受体电位通道参与等；同时，能量供应障碍，如糖酵解减少、脂肪酸氧化增加、谷氨酰胺分解增强与线粒体功能障碍，均影响疾病进程和右心功能。目前的靶向药物无法从根本逆转肺血管重构，因此，研究者们拟从病理生理机制出发，通过新药开发来达到真正改善肺血管重构目的。

新研发药物的种类繁多，包括受体酪氨酸激酶抑制剂、血管活性肠肽、RhoA/Rho 激酶抑制剂、脂肪酸氧化抑制剂、雌激素水平抑制剂、他汀类等，能改善症状及右心功能。

1.Sotatercept

PAH 患者中，作为 TGF-β 超家族成员的抗增殖骨形态发生蛋白 2 型受体（BMPR2）介导的信号传导减少，允许不受抑制的促增殖激活素信号通过激活素 Ⅱ A/B 受体（ActR Ⅱ A/B）传导，导致了血管壁细胞的过度增殖。Sotatercept 是一种新型融合蛋白，与激活素和生长分化因子结合，恢复 BMPR2 生长促进和生长抑制信号通路间的平衡。在 PAH 的临床前模型中，Sotatercept 已显示出逆转肺动脉壁和右心室重塑的作用。与安慰剂相比，Sotatercept 治疗显著降低 PVR，改善了 6MWD 和 NT-proBNP 水平。

2. 受体酪氨酸激酶抑制剂

酪氨酸激酶抑制剂能有效抑制血小板衍生生长因子受体（platelet-derived growth factor veceptors，PDGF-R）。PDGF-R 在 PAH 患者的肺小动脉强烈上调，导致肺血管重塑。一项多中心、双盲、安慰剂对照、Ⅲ 期临床试验纳入有严重血流动力学障碍的 PAH 患者，结果显示：伊马替尼能提高患者的运动耐量及 WHO 心功能分级。索拉非尼在 9 名患重症 PAH 和右心衰竭患者（7 名患有特发性 PAH，2 名患有肺静脉闭塞性疾病）中附加使用（患者均已应用靶向药物），8 名患者的心功能分级改善，1 名患者无变化。6 名患者 mPAP 改善（下降 14%～28%），2 名患者无明显变化（1 名患者未进行右心导管检查随访），研究认为索拉非尼可作为重症 PAH 患者的替代治疗策略。而同样为 SRC 的达沙替尼，却导致了 PDGF-R 表达增加，增加 PAH 发生风险，被 FDA 警告。

3. 他汀类

近期研究表明他汀类可抑制 RhoA/Rho 激酶(ROCK)通路，治疗 PH。辛伐他汀不仅能抑制 ROCK 通路，还可作为 Nrf2 激活剂，具有抗氧化保护作用，减轻急性肺损伤。合理使用先进的颗粒工程技术，将辛伐他汀加工为可吸入固体颗粒，显示在啮齿动物模型（大鼠）和肺动脉高压模型（羔羊）中治疗 PH 安全有效。

4. RhoA/Rho 激酶抑制剂

RhoA/Rho 激酶抑制剂法舒地尔在动物研究模型中显示应用后能降低肺动脉压、肺 PVR，提高运动耐力，提高生存率，降低住院病死率，无明显不良反应。动物研究显示：法舒地尔与贝前列素或西地那非联合应用治疗 PH 较单药更有效。

5. 雌激素合成酶抑制剂

Anastrozole 阻断雄激素向雌激素转化，在动物实验中已证实能减缓 PH 的发生发展。一项 18 例 PAH 患者接受 Anastrozole 治疗的研究显示：Anastrozole 显著降低 PAH 患者雌激素水平，6MWD 得到了改善，但对 TAPSE 无影响，对右心功能的影响还需深入细化评估。

6. 其他

Celastramycin 可降低缺氧诱导因子 1α 和核因子 -κB 的蛋白质水平，导致炎症细胞因子分泌减少。动物实验模型显示，Celastramycin 治疗改善了肺动脉高压，减少了炎症和活性氧水平较低的肺动脉平滑肌细胞的过度增殖，恢复线粒体能量代谢，减轻肺部炎症。缺氧时，人和动物 PH 模型中骨膜蛋白（periostin，POSTN）表达增加，通过 HIF-1α 和 POSTN 之间的正反馈回路促进 PH 发生发展。控制 POSTIN 的表达可能是治疗 PH 的一个有效的靶点。基因治疗突破了传统治疗的界限，近年来在肺动脉高压诊治中崭露头角。治疗主要涉及 3 个主要方面：血管扩张（一氧化氮合酶基因疗法、降钙素基因相关肽基因疗法、前列环素合酶基因疗法）、细胞生长因子（血管内皮生长因子基因疗法、肝细胞生长因子基因疗法、骨形态发生蛋白 2 型受体基因疗法）、其他目的基因转移疗法。不同治疗对 PH 均有效，研究者们还提出未来可能通过基因联合治疗来获得更优的疗效。

肺动脉高压合并右心衰竭的诊治是一项复杂但细致的工作，我们需要结合病史特点、实验室检查、影像学检查、右心导管检查、基因筛查等来综合评估，并根据危险分层采取个体化治疗手段，治疗的最终目标不是改善症状，而是保护右心功能不再恶化。相信随着对本疾病不断深入的认识，以及新治疗手段的研发和应用，PH 患者的预后能得到更好的改善。

参考文献

[1] 中华医学会呼吸病学分会肺栓塞与肺血管病学组，中国医师协会呼吸医师分会肺栓塞与肺血管病工作委员会，全国肺栓塞与肺血管病防治协作组，等 . 中国肺动脉高压诊断与治疗指南（2021 版）[J]. 中华医学杂志，2021，101（1）：11-51.

[2] VALERIO C J, SCHREIBER B E, HANDLER C E, et al. Borderline mean pulmonary artery pressure in patients with systemic sclerosis: transpulmonary gradient predicts risk of developing pulmonary hypertension[J].Arthritis Rheum, 2013, 65（4）: 1074-1084.

[3] HUMBERT M, KOVACS G, HOEPER M M, et al. 2022 ESC/ERS Guidelines for the diagnosis and treatment of pulmonary hypertension[J].Eur Heart J, 2022, 11, 43（38）: 3618-3731.

[4] DENG J Y. Clinical application of pulmonary vascular resistance in patients with pulmonary arterial hypertension[J].J Cardiothorac Surg, 2021, 16（1）: 311.

[5] XANTHOULI P, JORDAN S, MILDE N, et al. Haemodynamic phenotypes and survival in patients with systemic sclerosis: the impact of the new definition of pulmonary arterial hypertension[J].Ann Rheum Dis, 2020, 79（3）: 370-378.

[6] MARON B A, BRITTAIN E L, HESS E, et al.Pulmonary vascular resistance and clinical outcomes in patients with pulmonary hypertension: a retrospective cohort study[J]. Lancet Respir Med, 2020, 8（9）: 873-884.

[7] RICH S, DANTZKER D R, AYRES S M, et al. Primary pulmonary hypertension: a national prospective study[J]. Ann Intern, 1987, 107（2）: 216-223.

[8] MADONNA R, FABIANI S, MORGANTI R, et al.Exercise-Induced Pulmonary Hypertension Is Associated with High Cardiovascular Risk in Patients with HIV[J].J Clin Med, 2022, 27; 11（9）: 2447.

[9] NAEIJE R, VONK NOORDEGRAAF A, KOVACS G.Exercise-induced pulmonary hypertension: at last！[J].Eur Respir J, 2015, 46（3）: 583-586.

[10] NAEIJE R, SAGGAR R, BADESCH D, et al.Exercise-Induced Pulmonary Hypertension: Translating Pathophysiological Concepts Into Clinical Practice[J]. Chest, 2018, 154（1）: 10-15.

[11] THENAPPAN T, ORMISTON M L, RYAN J J, et al.Pulmonary arterial hypertension: pathogenesis and clinical management[J].BMJ, 2018, 14; 360; j5492.

[12] CASSADY S J, RAMANI G V. Right Heart Failure in Pulmonary Hypertension[J].Cardiol Clin, 2020, 38（2）: 243-255.

[13] THENAPPAN T, SHAH S J, RICH S, et al. Survival in pulmonary arterial hypertension: a reappraisal of the NIH risk stratification equation[J]. European Respiratory Journal, 2010, 35: 1079-1087.

[14] MOHAMMED S F, ROGER V L, ABOU EZZEDDINE O F, et al. Right ventricular systolic function in subjects with HFpEF: A community based study[J].Circulation, 2011, 124: A17407.

[15] VAN DE VEERDONK M C, KIND T, MARCUS J T, et al. Progressive Right Ventricular Dysfunction in Patients With Pulmonary Arterial Hypertension Responding to Therapy[J]. J Am Coll Cardiol, 2011, 58（24）: 2511-2519.

[16] HABIB G, TORBICKI A. The role of echocardiography in the diagnostic work-up of pulmonary hypertension[J]. Eur Respir Rev, 2010, 19（118）: 288-299.

[17] USUI-KAWANISHI F, TAKAHASHI M, SAKAI H, et al. Implications of immune-inflammatory responses in smooth muscle dysfunction and disease[J]. J Smooth Muscle Res, 2019, 55（0）: 81-107.

[18] HUMBERT M, MCLAUGHLIN V, GIBBS J S R, et al. Sotatercept for the treatment of pulmonary arterial hypertension:

PULSAR open-label extension[J]. Eur Respir J，2023，6；61（1）：2201347.

[19] ZHANG Y，WU S. EFFECTS of fasudil on pulmonary hypertension in clinical practice[J]. Pulm Pharmacol Ther，2017，46：54-63.

（王引利）

第十三节　瓣膜性心脏病

一、流行病学

心脏有四个瓣膜，当前指南主要关注主动脉瓣、二尖瓣和三尖瓣，它们可能受到狭窄（血流受限）或关闭不全导致血液反流。一个瓣膜可能同时存在多个问题，瓣膜性心脏病（valvular heart disease，VHD）也可能同时发生在多个瓣膜。

据估计，在高收入国家，75 岁及以上人群中有 13% 患有 VHD，65 岁后发病率显著增加。轻度或中度心脏瓣膜病患者，以及一些重度心脏瓣膜病患者，均可没有症状，甚至不知道自己患病。严重的心脏瓣膜病会导致心脏功能恶化，可发生呼吸短促、胸痛、心悸和昏厥，需要住院治疗和干预，严重者可能导致死亡。

二、病理生理机制

（一）主动脉瓣疾病

主动脉瓣由左冠瓣、右冠瓣和无冠瓣 3 个半月瓣组成，附着于主动脉瓣环。主动脉瓣叶闭合时成"Y"形，开放时呈等边三角形"▲"。风湿性主动脉瓣狭窄的病理改变为瓣叶游离缘的增厚、钙质沉着和交界处的粘连、融合、纤维化（图 6-37），甚至形成功能性二叶瓣，使瓣口面积明显缩小。风湿性主动脉瓣狭窄通常与二尖瓣病变合并存在。

正常主动脉瓣口面积为 $3\sim4\ cm^2$，当瓣口面积减少到原来的 1/3 时才出现明显的血流动力学改变。对主动脉瓣狭窄所致的压力负荷增加，左心室主要以心肌收缩力增强和室壁向心性肥大进行代偿，但同时也导致了左心室顺应性降低。而冠状动脉开口本身的狭窄，左心室舒张期缩短和收缩期高压挤压冠状动脉等因素使肥厚的心肌供血严重不足，心肌或心内膜下出现缺血、坏死，导致心力衰竭甚至猝死。另外，在瓣口高速射流的冲击下，升主动脉常出现狭窄后扩张。

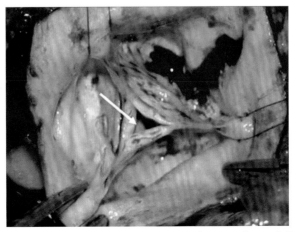

图 6-37　风湿性主动脉瓣狭窄患者，主动脉瓣缘明显增厚，交界区粘连

慢性主动脉瓣反流所致的左心室容量负荷过重有较长的代偿期，临床上可维持多年无症状。由于主动脉和左心室之间明显的压力阶差，即使反流口面积很小，也可产生大量的主动脉瓣反流。左心室因充盈过度而代偿性扩张，以及肌纤维肥厚且收缩力增加，心排血量可维持正常，甚至高于正常。随着长期容量负荷过重，左心室出现失代偿并明显扩张，心排血量减少，导致左心衰竭。

（二）二尖瓣疾病

二尖瓣装置除瓣叶、瓣环、腱索、乳头肌外，还包括左心房壁、部分左心室壁及邻近的主动脉瓣环支架部分。随着人口老龄化的加剧，缺血性心肌病导致的乳头肌功能失常所致二尖瓣关闭不全越来越常见。为更好地指导二尖瓣关闭不全的外科治疗，Alain Carpentier 医师根据瓣叶启闭的运动特征，将二尖瓣关闭不全分为以下 3 型（图 6-38）。

Ⅰ型：瓣膜运动正常，瓣膜本身无病变或病变较轻者，可进一步分为Ⅰa 和Ⅰb 两个亚型。Ⅰa 主要由于继发性瓣环扩张，如扩张型心肌病功能性二尖瓣反流；Ⅰb 主要指瓣膜穿孔导致的二尖瓣反流，如感染性心内膜炎等。

Ⅱ型：瓣膜过度运动，见于腱索冗长、断裂等原因所致瓣膜脱垂，可进一步分为Ⅱa、Ⅱb、Ⅱc、Ⅱd 4 个亚型。Ⅱa 系由于瓣叶和（或）腱索冗长；Ⅱb 是由于腱索断裂；Ⅱc 是由于乳头肌梗死或瘢痕；Ⅱd 是由于乳头肌断裂。因二尖瓣脱垂是二尖瓣不闭全的特殊类型，故我们还将另行讨论。

Ⅲ型：瓣膜运动受限，可进一步分为Ⅲa、Ⅲb 两型。Ⅲa 主要是指风湿性心脏病所致瓣叶、腱索收缩期运动受限而引起的关闭不全；Ⅲb 见于心脏扩大、乳头肌移位导致瓣叶运动受限而不能有效关闭，如下壁心肌梗死。

二尖瓣反流可分为急性和慢性。急性重度的二尖瓣反流导致左心房压力急剧升高从而引起急性肺淤血；慢性的二尖瓣反流常可以耐受。二尖瓣反流发生在收缩期，约占心动周期的 1/3。所以，二尖瓣反流导致的左心房压升高不是持续性的，与二尖瓣狭窄相比在早期不容易导致肺动脉高压。但是如果严重的二尖瓣反流未被纠正，最终会导致左心室心肌收缩力降低、心力衰竭。

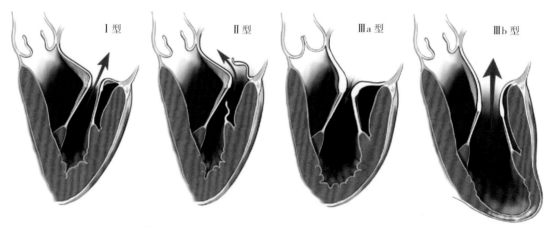

图 6-38　二尖瓣关闭不全的 Carpentier 分型示意图

（三）三尖瓣疾病

三尖瓣反流分为功能性三尖瓣反流和器质性三尖瓣反流两大类，其病理改变取决于基础病因。

功能性三尖瓣反流：包括生理性三尖瓣反流和相对性三尖瓣反流。生理性三尖瓣反流常见于正常个体，三尖瓣叶正常，右心室无扩大，反流量少。相对性三尖瓣反流主要是由右心室压或肺动脉压增高性疾病导致右心室扩大或三尖瓣环扩大，三尖瓣叶及瓣下装置本身无明显形态学异常，主要病理表现为原发性疾病的改变，例如风湿性二尖瓣或主动脉瓣病变、先天性肺动脉瓣狭窄、艾森曼格综合征、肺源性心脏病、原发性肺动脉高压、甲状腺功能亢进等。

器质性三尖瓣反流：包括感染性心内膜炎、先天性心脏病（如埃布斯坦畸形、心内膜垫缺损）、风湿性三尖瓣病变，三尖瓣黏液样变、脱垂、穿孔、腱索断裂，心内膜心肌纤维化、外伤、右心导管检查等致三尖瓣叶、腱索、乳头肌异常。感染性心内膜炎三尖瓣赘生物形成致三尖瓣关闭不全；先天性改变包括三尖瓣发育不良、瓣裂或脱垂等；风湿性病变三尖瓣叶增厚、挛缩致关闭不全；其他器质性病变如三尖瓣叶或瓣下装置发生相应改变而导致三尖瓣关闭不全。

病理生理改变取决于三尖瓣反流的严重程度及病因。生理性三尖瓣反流、右心房或右心室无扩大，对心脏血流动力学基本无影响；严重三尖瓣反流，右心容量负荷增加，右心房、右心室增大。同时右心房压力增加可致外周静脉回流受阻，引起腔静脉和肝静脉扩张，继而出现右心衰竭。

三、诊断和评估

准确评估患者的病史和症状及适当的体格检查对于 VHD 的诊断和管理至关重要。超声心动图是诊断 VHD 并评估其严重程度和预后的最关键技术。其他非侵入性检查，如心脏磁共振、心脏计算机断层扫描、荧光检查和生物标志物，为选定的患者提供了重要的附加信息。

（一）主动脉瓣反流

常用切面有胸骨旁左室长轴切面、主动脉短轴切面、心尖五腔心及剑突下主动脉短轴切面，主要评价内容包括主动脉瓣叶形态和对合情况、主动脉根部形态，以及左心室大小和功能。风湿所致主动脉瓣关闭不全患者的主要二维超声改变有瓣叶增厚、回声增强、挛缩变形，主动脉短轴切面显示开放时呈大三角形，关闭时瓣叶对合不良，主动脉瓣中央或一侧可见缝隙。部分病例可不显示关闭裂隙，但不能轻易排除主动脉瓣关闭不全，需结合多普勒超声做出诊断（图 6-39）。

另外，二维超声还可见左心室不同程度扩大、室间隔和左室厚壁运动增强及升丰动脉扩张等征象。

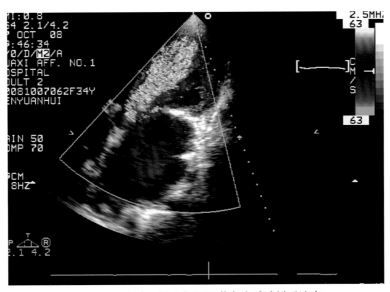

图 6-39 心尖五腔心切面示花色主动脉瓣反流束

（二）主动脉瓣狭窄

主要观察切面包括左室长轴切面、胸骨旁主动脉短轴切面，还可采用剑突下主动脉短轴切面。风湿性主动脉瓣狭窄的二维超声主要表现为瓣叶增厚、回声增强，瓣缘钙化，瓣叶交界处粘连、融合，致瓣叶活动受限，开放幅度减小（图6-40～图6-43）。对于主动脉瓣狭窄程度的评估，尽管在主动脉短轴切面可直接测量瓣口面积，但是由于主动脉瓣口的三维立体结构、瓣叶钙化的声影及胸壁、骨和肺组织的影响都可能导致瓣口面积的高估或者低估，故多采用连续波多普勒测量的主动脉瓣平均跨瓣压差来进行主动脉瓣狭窄程度分级。

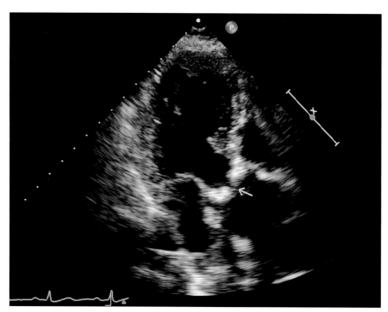

图 6-40　胸骨旁左室长轴切面示主动脉瓣明显增厚，开放受限呈穹隆样

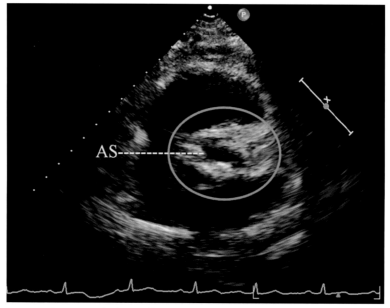

图 6-41　主动脉短轴切面示主动脉瓣明显增厚，回声增强

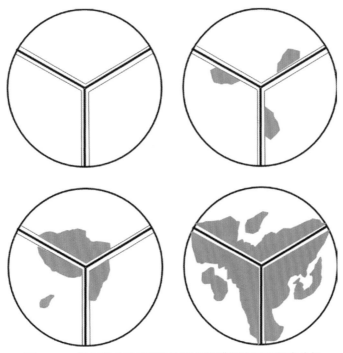

图 6-42 退行性主动脉瓣狭窄患者瓣膜钙化严重程度分级

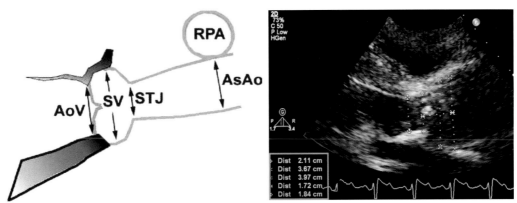

图 6-43 患者在进行手术治疗前，应常规评估主动脉根部解剖结构，
包括窦管连接、主动脉窦、左室流出道宽度及主动脉瓣环径

　　彩色多普勒超声在心尖五腔心切面和左室长轴切面可显示主动脉瓣狭窄的多色镶嵌的高速血流，并引导频谱多普勒取样（图6-44、图6-45）。连续波多普勒测量所得的主动脉瓣平均跨瓣压差与心导管所测的压力阶差有较好的相关性，主动脉瓣狭窄程度分级标准见表6-26。

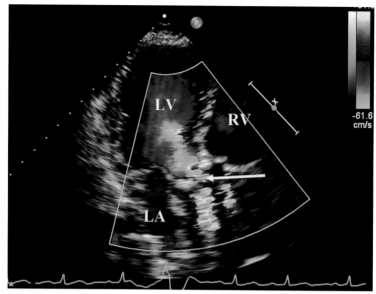

图 6-44　左室长轴切面彩色多普勒示主动脉瓣口收缩期花色血流束

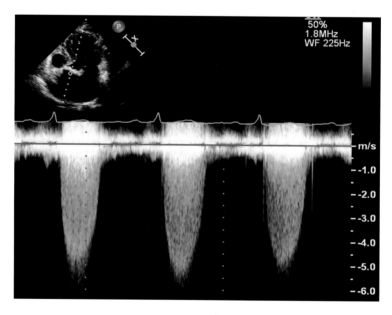

图 6-45　心尖五腔心切面频谱多普勒示主动脉瓣口收缩期高速血流

表 6-26　主动脉瓣狭窄程度的判定

狭窄程度	PG/mmHg	mPG/mmHg	AVA/cm²
轻度	20～50	10～20	1.1～1.5
中度	51～80	21～40	0.75～1.0
重度	＞80	＞40	＜0.75

注：PG，峰值跨瓣压差；mPG，平均跨瓣压差；AVA，主动脉瓣口面积。

（三）二尖瓣反流

二维超声心动图在提供反流原因与机制方面有独到价值，同时还可以用来评估瓣膜形态和功能，为治疗方案的选择提供参考。术前超声心动图检查，还应对病变机制、部位及二尖瓣反流继发性改变进行重点观察和评估。常见二尖瓣关闭不全的机制及二维超声表现见表6-27。

表 6-27　常见二尖瓣关闭不全的机制及二维超声表现

病因	机制	二维超声表现
风湿性心脏病	瓣叶组织和腱索纤维化、挛缩致瓣叶关闭不全	瓣叶和腱索增厚、钙化，瓣叶活动受限
感染性心内膜炎	感染致二尖瓣装置损毁	瓣叶穿孔、赘生物形成、连枷样运动
退行性心脏病	瓣环钙化、瓣叶对合不良	瓣环增厚、钙化，关闭裂隙
扩张型心肌病	瓣环扩张，瓣叶对合面积减少	瓣叶组织正常，瓣环扩大
缺血性心肌病	缺血致二尖瓣装置功能失调	瓣环扩大，心室节段性运动异常
先天性心脏病	瓣叶裂缺	瓣叶裂缺，多与心内膜垫缺损并存
嗜酸性粒细胞增多症	瓣叶对合面积不良	瓣叶活动度降低
马方综合征	腱索冗长	瓣叶冗长、脱垂，连枷样运动
放射后病变	瓣叶增厚、挛缩致瓣叶关闭错位	瓣叶增厚，活动受限
类癌病变	瓣叶纤维化、瓣叶无法正常闭合	瓣叶增厚，活动受限，关闭裂隙

彩色多普勒超声能够多切面直观显示二尖瓣反流的起源、走行和分布。半定量二尖瓣反流严重程度常用反流面积法，即计算反流束面积与左心房面积的比值，但这一方法受多普勒增益及速度量程影响较大；同时还有近端等速表面积（PISA）法。

多数超声诊断仪可检出生理性二尖瓣反流，其主要特点为局限于二尖瓣口对合处、速度较低、色彩黯淡、反流束面积$< 1.0\,cm^2$、持续时间短且无二尖瓣结构异常及心腔大小变化。

频谱多普勒在二尖瓣关闭线左房侧可以探及左心室到左心房的高速异常血流。脉冲波多普勒会产生频率失真，不能探及反流峰值；应选用连续波多普勒以获得完整的反流频谱。二尖瓣反流频谱为单峰，峰值位于中央，峰顶圆钝，上升支和下降支基本对称，时相上占据等容收缩期、射血期和等容舒张期。

（四）三尖瓣反流

可显示三尖瓣叶及瓣下装置的改变。应尽量多切面、多角度扫查，三尖瓣的超声观察切面见前一节。

风湿性病变者超声表现为瓣叶增厚、挛缩或腱索增粗、融合，收缩期瓣叶对合不良或关闭裂隙；感染性心内膜炎者，三尖瓣叶赘生物形成和（或）瓣叶穿孔。较为少见的三尖瓣裂，可见瓣膜回声中断（图6-46）。三尖瓣脱垂时，瓣尖或瓣体凸入右心房，瓣叶关闭错位或对合不良（图6-47）；三尖瓣腱索断裂时，可见瓣叶连枷样运动，随心脏舒缩活动往返于右心房和右心室之间，致三尖瓣严重关闭不全。

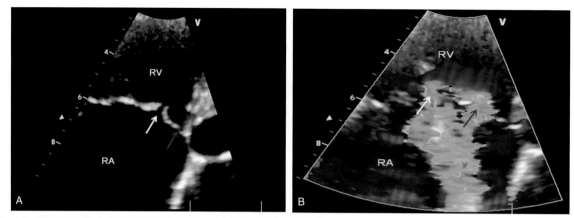

图 6-46　胸骨旁四腔心切面局部放大图示三尖瓣关闭裂隙（白色箭头），隔瓣裂缺（红色箭头），彩色多普勒反流束起源于瓣口及瓣膜裂缺处

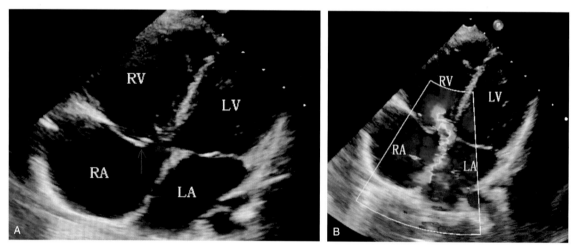

图 6-47　胸骨旁四腔心切面示右心房、右心室明显增大，三尖瓣前瓣脱垂（箭头）；彩色多普勒示反流呈偏心性，沿房间隔右侧面走行

　　功能性三尖瓣反流显示三尖瓣叶及瓣下装置正常，无上述超声改变，反流明显者可见三尖瓣环扩大、三尖瓣关闭裂隙。二维超声同时也可显示三尖瓣反流的继发性改变，主要包括右心房、右心室增大，右心室流出道增宽，右心室壁运动增强，下腔静脉增粗等改变。

　　彩色多普勒可以显示三尖瓣反流的起源、走行和范围，是评估反流严重程度最可靠的方法。因三尖瓣反流口常不规则，需多切面综合评估其反流程度，常采用右心室流入道切面及四腔心切面显示收缩期右心房内出现源于三尖瓣口的蓝五彩镶嵌血流束（图 6-48）。

　　生理性三尖瓣反流，反流束长常小于 1 cm，呈细小中央型射流，持续时间短于 2/3 收缩期，收缩期峰值反流速度一般在 1.7～2.3 m/s。相对性三尖瓣反流一般亦呈中心性，而器质性三尖瓣关闭不全如三尖瓣脱垂、腱索断裂、风湿性病变致关闭错位，反流束常呈偏心性。反流束的偏心状况常与脱垂的瓣膜相关，如前瓣脱垂，四腔心切面反流束沿房间隔右侧走行；后瓣脱垂反流束沿右心房前侧壁走行；前瓣脱垂时反流束沿右心房侧壁走行。对于重度三尖瓣反流的定性，可通过收缩期肝静脉内逆向血流做出快速诊断（图 6-49）。

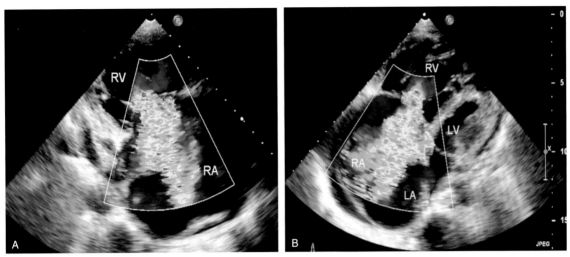

图 6-48　右心室流入道切面及四腔心切面示三尖瓣反流

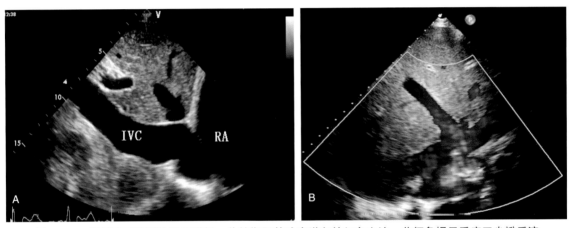

图 6-49　超声示下腔静脉明显增粗，收缩期肝静脉内逆向的红色血流，此征象提示重度三尖瓣反流

采用连续波多普勒记录三尖瓣反流频谱，表现为收缩期负向高速湍流，测量其最大反流速度及压差可间接反映肺动脉收缩压。通过三尖瓣反流速度间接评估肺动脉收缩压，应注意右心室功能状态（图 6-50）。

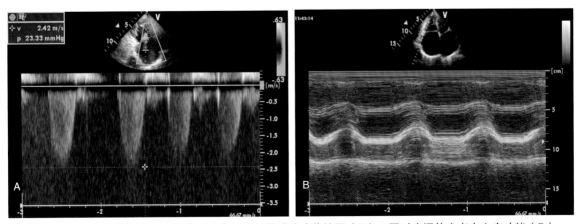

图 6-50　三尖瓣反流速度及压差可用来间接评估肺动脉收缩压（A），同时应评估患者右心室功能（B）

四、治疗进展

《2021 ESC/EACTS 瓣膜性心脏病管理指南》重点关注了主动脉瓣疾病、二尖瓣疾病及三尖瓣疾病的诊疗策略选择。自 2017 年上一版瓣膜性心脏病指南公布以来，临床证据逐渐积累，并集中在流行病学、术前评估、继发性二尖瓣关闭不全的诊疗、瓣膜性心脏病术后抗栓治疗策略、干预时机危险分层、不同干预方式的结果和指征等方面，为瓣膜性心脏病诊疗策略的制定提供了新的循证依据。

（一）重度主动脉瓣反流

在重度主动脉瓣反流的外科手术指征方面，对于左室收缩末内径（left ventricular end-systolic diameter，LVESD）/ 体表面积（body surface area，BSA）> 20 mm/m² 或静息 LVEF ≤ 55% 的无症状患者，如果手术风险较低，可考虑外科手术治疗（Ⅱb 类推荐）。在有经验的医疗中心，对预计耐久性高的特定患者可进行主动脉瓣膜修复（Ⅱb 类推荐）。推荐等级由Ⅰ类下调到Ⅱb 类。

对于主动脉根部扩张的年轻患者，在有经验的医疗中心开展，且更换后预期耐久性高的患者，推荐行保留瓣膜的主动脉根部置换术，不再强调瓣膜修复。

（二）主动脉瓣狭窄

压力阶差高的主动脉瓣重度狭窄（平均压力阶差 ≥ 40 mmHg，峰值流速 ≥ 4.0 m/s，主动脉瓣面积 ≤ 1.0 cm² 或 ≤ 0.6 cm²/m²）的有症状患者，应考虑进行干预治疗（Ⅰ类推荐）。LVEF > 55%、运动试验结果正常的无症状患者，在干预风险低且满足以下条件之一时，应考虑进行干预治疗（Ⅱa 类推荐）。

（1）极重度主动脉瓣狭窄（平均压力阶差 ≥ 60 mmHg 或 V_{max} ≥ 5 m/s）。

（2）严重的瓣膜钙化（推荐行 CCT 评估）且 V_{max} 每年进展 ≥ 0.3 m/s/ 每年。

（3）经多次检测确认 BNP 水平显著提高（> 经年龄、性别校正的正常值 3 倍），且无其他的原因解释。

新指南对极重度主动脉瓣狭窄增加了平均压力阶差 ≥ 60 mmHg 的指标，增加了增强 CT 评估钙化的推荐，去掉了无其他原因解释的肺高压这一条件。对于干预方式，不再单独指明外科手术。

选择外科手术还是介入治疗需心脏团队仔细的临床、解剖评估，针对单个患者衡量每种干预方法的风险和获益。心脏团队应使患者充分知情，与其讨论，做出决定（Ⅰ类推荐）。新指南强调了患者的知情权和患者参与手术方式的选择。

在低手术风险的年轻患者（< 75 岁，STS-PROM 或 EuroSCORE Ⅱ < 4%）或不适合行经股动脉 TAVI 的可手术患者中推荐主动脉瓣置换手术（surgical aortic valve replacement，SAVR）（Ⅰ类推荐）。新指南对低手术风险定义有所修改，特别加入了年龄因素。在老龄患者（≥ 75 岁）或高手术风险（STS-PROM/EuroSCORE Ⅱ > 8%）或不适合外科手术的患者中推荐行 TAVI（Ⅰ类推荐）。新指南对 TAVI 的推荐较前更加具体。对于其余的患者推荐根据个体的临床、解剖情况行 SAVR 或 TAVI（Ⅰ类推荐）。

在主动脉瓣狭窄患者的干预方式方面，对于不能接受 SAVR 治疗且不适合经股动脉入路 TAVI 治疗的患者，可考虑选择经非股动脉入路 TAVI（Ⅱb 类推荐）。

（三）重度二尖瓣反流

在介入治疗慢性重度继发性二尖瓣关闭不全指征方面，推荐只有当患者接受最优药物治疗（如果需要的话，包括 CRT）后，仍存在严重继发性二尖瓣关闭不全时，由心脏团队判断行外科瓣膜手术或介入治疗（Ⅰ类推荐），见表 6-28。

表 6-28　二尖瓣反流程度的超声评价指标

评价指标	1+	2+	3+	4+
左心室大小	正常	正常	↑	↑↑
左心房大小	正常	正常	↑	↑↑
（反流束/左心房）/%	< 15	15～30	35～50	> 50
频谱多普勒密度	淡	—	—	浓
反流颈口宽度/mm	< 3	—	—	> 6
反流容量/mL	< 30	30～44	45～59	≥ 60
反流口有效面积/cm^2	< 0.2	0.2～0.29	0.3～0.39	> 0.4
PISA	小	—	—	大

左心室功能障碍（LVESD ≥ 40 mm 或 LVEF ≤ 60%）的无症状患者推荐行外科手术（Ⅰ类推荐）。左心室功能保留（LVESD < 40 mm 且 LVEF > 60%）、二尖瓣反流继发心房颤动、肺动脉高压（静息SPAP > 50 mmHg）的无症状患者推荐行外科手术（Ⅱa类推荐）。

对于 LVEF > 60%、LVESD < 40 mm，左心房明显增大（左心房容积指数 ≥ 60 mL/m^2 或直径 ≥ 55 mm）的低风险的无症状患者，如在心脏瓣膜病中心且预期瓣膜修复后耐久性高的，应考虑行二尖瓣修复术（Ⅱa类推荐）。新指南对 LVESD 的阈值调低为 40 mm。

对于合并冠脉或其他需要治疗的心脏病患者，若经心脏团队根据个体特征判断不适合行外科手术的无症状患者，则应考虑 PCI［和（或）TAVI］及后续可能的 TEER（Ⅱa类推荐）。新指南对 TEER 的推荐由Ⅱb升级到Ⅱa。

（四）三尖瓣反流

无症状或症状较轻的原发性重度三尖瓣反流伴右心室扩大适合外科手术的患者应考虑行手术治疗（Ⅱa类推荐）。对右心室的描述，新指南简单化为扩大，替代原指南进行性增大或失能。

有症状或有右心室扩大的继发性重度三尖瓣反流（不管有没有做过左心手术），且没有重度右心室或左心室功能障碍，或严重肺血管疾病、肺高压等的患者，应考虑行外科手术（Ⅱa类推荐）。新指南不再关注是否进行左心手术。

在继发性三尖瓣关闭不全的干预指征方面，若有症状的重度继发性三尖瓣关闭不全患者，在具有治疗三尖瓣瓣膜疾病专业知识的心脏瓣膜中心无法接受手术，可考虑经导管治疗（Ⅱb类推荐）。

在人工瓣膜选择方面，对于具有高血栓栓塞风险，已经长期使用新型口服抗凝药物的患者，可以考虑选择生物瓣膜（Ⅱb类推荐）。

（五）人工瓣膜与抗栓治疗

在围手术期抗栓治疗管理方面，当需要中断口服抗凝药物（oral anticoagulation，OAC）治疗时，建议以下患者进行桥接治疗：①机械瓣膜；②合并有明显二尖瓣狭窄的心房颤动患者；③ CHA$_2$DS$_2$-VASc评分 ≥ 3 分的女性或 ≥ 2 分的男性；④在 4 周内发生过急性血栓栓塞事件；⑤高血栓栓塞风险（Ⅰ类推荐）。

在围手术期抗栓治疗管理方面，建议在择期手术前，及时停用 VKA，以达到 INR < 1.5（Ⅰ类推荐）。计划接受外科手术的患者中，如果有指征，建议在手术期间维持阿司匹林治疗（Ⅰ类推荐）。

对于接受外科瓣膜手术并在术后有桥接治疗指征的患者，建议在术后 12～24 小时开始使用肝素或低分子肝素。（Ⅰ类推荐）对接受机械瓣膜植入的患者，建议术后第 1 天就启动（重启）VKA 治疗。（Ⅰ类推荐）。对近期（1 个月内）PCI 后正在接受 DAPT 治疗且需要接受外科心脏瓣膜手术的患者，在无 OAC 适应证的情况下，建议术后只要不担心出血事件，应尽快恢复 P2Y$_{12}$ 受体抑制剂治疗（Ⅰ类推荐）。

对近期（1 个月内）PCI 后正在接受双联抗血小板治疗且需要接受外科心脏瓣膜手术的患者，在无 OAC 适应证的情况下，可考虑桥接 P2Y$_{12}$ 受体抑制剂与 GP Ⅱ b/ Ⅲ a 抑制剂和坎格雷洛（Ⅱ b 类推荐）。对于合并有抗血小板治疗指征的患者，若同时接受 OAC 治疗，建议在 12 个月后停止抗血小板治疗（Ⅰ类推荐）。

对于合并有抗血小板治疗指征的患者，若患者接受一种 VKA 药物治疗（如植入机械瓣膜的患者），且情况特殊（如 HAS-BLED ≥ 3，满足 ARC-HBR 标准，支架内血栓风险低），可考虑单独使用 12 个月的氯吡格雷（Ⅱ a 类推荐）。若患者除 VKA 外还需要阿司匹林/氯吡格雷治疗，则应仔细调节 VKA 的使用剂量，使目标 INR 位于推荐目标范围内较低部分，治疗范围内的时间 > 70%（Ⅱ a 类推荐）。

若患者为简单 PCI 后或需要行 OAC 与抗血小板治疗的 ACS 患者，当支架内血栓风险大于出血风险时，应考虑使用超过一周的阿司匹林、氯吡格雷与 OAC 的三联疗法，并根据风险评估决定总疗程（≤ 1 个月），在出院时确定方案（Ⅱ a 类推荐）。

对于接受外科瓣膜置换术的患者，若合并有心房颤动，外科手术植入生物瓣 3 个月后应考虑使用 NOAC，而不是 VKA（Ⅱ a 类推荐）。对于接受外科瓣膜置换术的患者，若没有 OAC 基线适应证，则应考虑在生物瓣植入后的前 3 个月应用低剂量阿司匹林（75～100 mg/d），或使用 VKA 用于 OAC 治疗（Ⅱ a 类推荐）。

对于接受 TAVI 治疗的患者，若有其他 OAC 适应证，建议终身使用 OAC（Ⅰ类推荐）。若无 OAC 基线适应证，不建议 TAVI 术后常规使用 OAC（Ⅲ类推荐）。

（六）人工瓣膜功能障碍

若围手术期出现瓣周漏，则应根据患者风险情况、瓣周漏形态及当地专业知识，综合考虑对具有临床意义的明显瓣周漏进行外科或经导管方式的闭合处理（Ⅱ a 类推荐）。

对于因瓣膜增厚和瓣叶活动减少导致跨瓣压差增高的患者，应考虑进行抗凝治疗，并至少持续到状况解决为止（Ⅱ a 类推荐）。

对于生物瓣衰败的患者而言，若患者二次外科手术风险较高，可考虑选择经导管二尖瓣/三尖瓣的瓣中瓣植入术（Ⅱ b 类推荐）。

参考文献

[1] VAHANIAN A，BEYERSDORF F，PRAZ F，et al. 2021 ESC/EACTS Guidelines for the management of valvular heart disease[J]. Eur J Cardiothorac Surg，2021，60（4）：727-800.

[2] LANCELLOTTI P，MAGNE J，DULGHERU R，et al. Outcomes of patients with asymptomatic aortic stenosis followed up in heart valve clinics[J]. JAMA Cardiol，2018，3（11）：1060-1068.

[3] DE MEESTER C，GERBER B L，VANCRAEYNEST D，et al. Do guideline-based indications result in an outcome penalty for patients with severe aortic regurgitation？[J]. JACC Cardiovasc Imaging，2019，12（11Pt 1）：2126-2138.

[4] BOHBOT Y，KOWALSKI C，RUSINARU D，et al. Impact of mean transaortic pressure gradient on long-term outcome in patients with severe aortic stenosis and preserved left ventricular ejection fraction[J]. J Am Heart Assoc，2017，6（6）：e005850.

[5] CARROLL J D，MACK M J，VEMULAPALLI S，et al. STS-ACC TVT registry of transcatheter aortic valve replacement[J]. J Am Coll Cardiol，2020，76（21）：2492-2516.

[6] POPMA J J，DEEB G M，YAKUBOV S J，et al. Transcatheter aortic-valve replacement with a self-expanding valve in low-risk patients[J]. N Engl J Med，2019，380（18）：1706-1715.

[7] GRIGIONI F，CLAVEL M A，VANOVERSCHELDE J L，et al. The MIDA mortality risk score：development and external validation of a prognostic model for early and late death in degenerative mitral regurgitation[J]. Eur Heart J，2018，39（15）：1281-1291.

[8] BUZZATTI N，VAN HEMELRIJCK M，DENTI P，et al. Transcatheter or surgical repair for degenerative mitral regurgitation in elderly patients：a propensity-weighted analysis[J]. J Thorac Cardiovasc Surg，2019，158（1）：86-94.e1.

[9] PASCIOLLA S，ZIZZA L F，LE T，et al. Comparison of the efficacy and safety of direct oral anticoagulants and warfarin after bioprosthetic valve replacements[J]. Clin Drug Investig，2020，40（9）：839-845.

[10] ALKHOULI M，RIHAL C S，ZACK C J，et al. Transcatheter and surgical management of mitral paravalvular leak：long-term outcomes[J]. JACC Cardiovasc Interv，2017，10（19）：1946-1956.

[11] MARIJON E，MIRABEL M，CELERMAJER D S，et al. Rheumatic heart disease[J]. Lancet，2012，379（9819）：953-964.

（孔令秋）

第十四节　抗肿瘤治疗相关心力衰竭

随着抗肿瘤治疗技术手段的革新及新药物的研发，与癌症相关的死亡率自 20 世纪 90 年代来稳步下降。人们日益关注这些治疗带来的不良反应，如癌症治疗相关的心血管毒性（cancer therapy-related cardiovascular toxicity，CTR-CVT）。抗肿瘤治疗的首要目标是让癌症患者安全地接受尽可能最佳的治疗，并最小化 CTR-CVT 的发生。因此，这就催化了一个嵌合学科的形成：肿瘤心血管病学。本章将结合近十年最新的研究及指南推荐，探讨抗肿瘤药物与心功能障碍、心力衰竭的关系。

一、定义

既往的文献及指南对 CTR-CVT 定义各有不同，导致其在诊断和管理上的不一致。美国国家癌症研究所和欧洲肿瘤内科学会将 CTR-CVT 定义为具有下面的一项或多项表现（但不包含化疗/靶向药物使用早期发生的亚临床的心血管损伤）：①左室射血分数降低的心肌病，表现为整体功能降低或室间隔运动明显降低。②充血性心力衰竭相关的症状。③ CHF 相关的体征，如第三心音奔马律、心动过速，或两者都有。④ LVEF 较基线降低至少 5% 至绝对值＜ 55%，伴随 CHF 的症状或体征；或 LVEF 降低至少 10% 至绝对值＜ 55%，未伴有症状或体征。

根据 2022 ESC 指南，推荐使用癌症治疗相关心功能障碍（cancer therapy-related cardiac dysfunction，CTRCD）来描述由抗肿瘤治疗引起的心功能障碍、心肌损伤和心力衰竭。该概念涵盖广泛的各种癌症治疗范围，包括化疗、靶向药物、免疫治疗和放射治疗。在这一语境下，症状性 CTRCD 即代表心力衰竭，包括主要症状（如呼吸困难、脚踝肿胀和疲劳），以及可能伴有的体征（如颈静脉压升高、肺部啰音和外周水肿），根据左室射血分数的不同分为射血分数降低的心力衰竭（LVEF ≤ 40%）、射血分数中间值的心力衰竭（LVEF 为 41%～49%）和射血分数保留的心力衰竭（LVEF ≥ 50%），相关定义见表 6-29。

表 6-29　CTRCD 定义

分类	分级	定义
症状性 CTRCD（心力衰竭）	极重度	心力衰竭需要肌力支持、机械循环辅助或考虑移植
	重度	住院
	中度	需要在门诊强化利尿剂和心力衰竭治疗
	轻度	轻度心力衰竭症状，不需要强化治疗
无症状性 CTRCD	重度	新发的 LVEF < 40%
	中度	新发的 LVEF 下降 ≥ 10% 且 LVEF 40% ～ 49%； 或 新发的 LVEF 降低 < 10% 且 LVEF 为 40% ～ 49%，伴 GLS 相对较基线降低 > 15%； 或 新发的 LVEF 降低 < 10% 且 LVEF 为 40% ～ 49%，伴心脏生物标志物新升高
	轻度	LVEF > 50% 伴新发的 GLS 较基线水平降低 > 15%；和（或）伴新发心脏肿瘤标志物升高

二、分类

CTR-CVT 根据时间分为急性心脏毒性、慢性心脏毒性和迟发性心脏毒性。其中，急性心脏毒性是在治疗几小时或几天内发生。发生率约 1%，主要表现为短暂性心功能异常、心电图改变、室上性心律失常。慢性心脏毒性在治疗后 1 年内发生，发生率为 1.6% ～ 2.1%，表现为进行性左心室扩张、室壁变薄、收缩功能下降。而迟发性心脏毒性在治疗数年后发生，发生率为 1.6% ～ 5%，表现为左心室功能障碍、心力衰竭及心律失常。

根据病理变化特点，将心脏毒性分为 I 型和 II 型两类。I 型是指药物对心肌细胞造成不可逆性超微结构损伤，多见于传统化疗药物如蒽环类、烷化剂和抗微管类药物，其心脏损伤与累积剂量和治疗时间相关。II 型是指由药物导致心肌细胞超微结构呈良性改变，及时干预或中断抗肿瘤药物治疗能够有效逆转心脏损伤，不呈剂量-毒性反应相关性，常见于靶向肿瘤治疗药物。

三、抗肿瘤治疗与心力衰竭发病率

（一）药物

由不同化疗药物引起的心力衰竭发病率有所差异。因此，根据药物类型分为传统化疗药物（包括蒽环类、烷化剂、抗代谢药、抗微管类药等）、靶向治疗药物（单克隆抗体、TKI、蛋白酶体抑制剂等），以及免疫治疗药物（包括 PD-1 抑制剂、CTLA-4 抑制剂等）。在常规化疗药物中，导致心力衰竭发病最主要的药物是蒽环类药物。与其他抗肿瘤药物相比，蒽环类药物心脏毒性多为 I 型，与剂量累积相关。但不同患者对该类药物心脏毒性的敏感性不同，部分患者在首次化疗时即可引起心力衰竭，因此没有绝对安全剂量。靶向药物也可导致心力衰竭发生，心脏毒性多呈 II 型，最常见的就是曲妥珠单抗。不同药物所致心力衰竭发生率及其特点如表 6-30 所示。

表 6–30　不同药物所致心力衰竭发生率及其特点

抗肿瘤药物		心力衰竭发生率	特点
蒽环类	阿霉素 / (mg/m²)		所致心脏毒性多为 I 型, 不可逆 呈剂量累积性 无绝对安全阈值 首次化疗即可出现 脂质体蒽环类比普通蒽环类心力衰竭发生率低
	400	5%	
	550	26%	
	多柔比星 / (mg/m²)		
	150	0.2%	
	300	1.7%	
	400	5%	
	500	16%	
	550	26%	
	700	48%	
	脂质体蒽环类	2%	
烷化剂类	环磷酰胺	5%～19%	剂量依赖性 通常在治疗后的几天内出现 环磷酰胺的安全剂量为 600～2000 mg/m² 联合蒽环类或放疗时风险增加
	异环磷酰胺	< 10 g/m²: 0.5% 12.5～16 g/m²: 17%	
HER2	曲妥珠单抗	心功能障碍: 1.7%～4.1% LVEF 降低: 7.1%～18.6%	所致心脏毒性多为 II 型, 可逆 非剂量依赖性 序贯或联合蒽环类药物时风险增加 帕托珠单抗心脏毒性比曲妥珠单抗低, 可仅有 BNP 升高而无 LVEF 降低
	帕托珠单抗	0.7%～1.2%	
蛋白酶体抑制剂	硼替佐米	2%～5%	硼替佐米比卡菲佐米风险低 既往放疗和蒽环类药物使用史会增加风险
	卡菲佐米	11%～25%	
多靶点酪氨酸酶抑制剂	舒尼替尼	2.7%～19%	剂量依赖性 心力衰竭发生与血压升高相关
	索拉非尼	4%～8%	
	拉帕替尼	0.2%～1.5%	

（二）放疗

除了药物以外, 放疗也可引起心肌炎、心包炎、瓣膜病变、冠脉病变、心脏传导系统损害、心功能不全甚至心力衰竭, 被统称为放疗相关性心脏损伤。当其引起的瓣膜病变和冠脉病变同时存在时, 可加重心力衰竭。

在对 1820 例儿童时期肿瘤的成年幸存者的研究表明, 在只接受放疗的患者中, 22% 的患者存在左心室舒张功能不全, 27.4% 的患者运动能力降低（6 MWD < 490 米）, 而同时进行放疗和蒽环类药物化疗的幸存者出现收缩功能降低。关于放疗最安全的辐射剂量、哪些心脏结构对放疗诱导的损伤最为敏感, 以及减少放疗相关心脏损伤的最佳策略一直存在争议。由于心脏是一个对辐射敏感的器官, 因此各大指南建议基于平均心脏剂量（mean heart dose, MHD）进行心血管危险分层, 而非基于处方剂量。这是因为处方剂量不能准确反映心脏的辐射暴露量。例如, 35 Gy 处方剂量辐射至 70% 心脏容积相当于约 25 Gy MHD, 而 35 Gy 处方剂量辐射至 40% 心脏容积相当于约 15 Gy MHD。当然, MHD 并不是一个完美的衡量指标, 在一些患者中, 非常小的一部分心脏可能被照射到非常高的剂量, 尽管 MHD 很低, 但

仍然有很大的风险。目前认为，放疗引起危险的因素包括总放射剂量＞35 Gy、心脏照射容积大、照射技术及防护技术差、辅助化疗药物尤其是蒽环类药物、合并其他心血管危险因素（如肥胖、吸烟、酗酒、家族史、高脂血症、糖尿病等）。

四、病理生理机制

（一）蒽环类药物

1. 氧化应激损伤

蒽环类药物诱导心功能不全最被广泛接受的假说是氧化应激损伤、过量 ROS 的产生。这是通过氧分子和蒽环类药物醌部分与其他细胞电子供体之间的电子交换发生的。下游氧化应激产物增加和上游抗氧化剂减少的不平衡被认为会导致脂质过氧化、细胞膜破坏和 DNA/RNA 损伤，从而导致细胞凋亡和纤维组织形成。在心肌细胞中，蒽环类药物的醌部分被单价还原为半醌自由基，半醌自由基在分子氧的存在下自动氧化，重新形成母体蒽环类药物的醌和自由基超氧阴离子（O_2^{2-}）。这种自氧化过程形成了一个重复的循环，导致超氧阴离子的持续产生和积累。反过来，心肌细胞中自由基清除酶的缺乏导致氧化应激，出现心肌细胞损伤和（或）细胞死亡。生成的 ROS 还可以与线粒体 DNA、脂质和蛋白质相互作用，破坏正常的线粒体功能，减少细胞的能量储备。此外，蒽环类药物与铁形成复合物，该复合物与心脏磷脂的亲和力高，结合后导致多种细胞器膜功能的损伤，最终导致心肌细胞坏死。ROS 的产生会形成细胞内外电位差，增加 Ca^{2+} 的释放，抑制 Ca^{2+} 转运酶活性，导致心肌细胞内 Ca^{2+} 浓度升高，形成钙超载。钙超载不仅能让心电活动不稳定从而诱发心律失常，同时还能导致三磷酸腺苷合成障碍诱发心脏毒性。

2. 拓扑异构酶 II β

近年来，人们对拓扑异构酶 II β 的作用有了深入研究。DNA 拓扑异构酶是一类防止 DNA 在复制、转录和重组过程中的超卷曲的酶。在癌细胞中，蒽环类药物与拓扑异构酶 β 和 DNA 结合，形成一种复合物，抑制细胞复制并触发细胞死亡。拓扑异构酶 II 有两种同工酶，分别是拓扑异构酶 II α 和拓扑异构酶 β。拓扑异构酶 II α 主要在常变细胞中表达，而拓扑异构酶 β 存在于心肌细胞等静止细胞中。蒽环类药物与拓扑异构酶 β 在心肌细胞中通过引起 DNA 断裂和抑制线粒体生物发生而导致蒽环类药物的心脏毒性。支持这一理论的证据来自于动物研究，其中拓扑异构酶 β 缺失的小鼠胚胎成纤维细胞对阿霉素诱导的 DNA 损伤具有耐药性。心肌细胞暴露于蒽环类药物和拓扑异构酶 β 抑制也会导致线粒体生物发生受损和 p53 的激活，所有这些都会导致心肌细胞损伤和死亡。

3. 遗传易感性

在蒽环类药物毒性患者中进行的第一个全基因组关联研究支持了蒽环类药物拓扑异构酶 β 的相互作用。该研究发现了维 A 酸受体 –γ（RARG）的一个高度显著的多态性，这是一种已知在拓扑异构酶 β 的转录调控中发挥作用的蛋白质。体外研究表明，RARG 抑制了拓扑异构酶 β 的表达，携带这种多态性的大鼠心肌细胞表达了更高的拓扑异构酶 β 基础水平，这可能解释了该等位基因携带者发生蒽环类药物毒性风险的增加。在一些研究中，编码调节蒽环类药物内流（*SLC28A3*）和外排（*ABCC1*、*ABCC2*、*ABCC5*）的基因变异也被发现与蒽环类药物的心脏毒性相关。最广泛的证据表明 *SLC28A3* 基因的一个多态性，在 3 个儿童队列中显示出保护作用；数据表明蒽环类药物流入心肌细胞导致心脏毒性较小。另一个基因 *UGT1A6* 与药物解毒葡萄糖醛酸化途径相关。有人提出，减少 *UGT1A6* 介导的蒽环类代谢物的葡萄糖醛酸化，可能导致变异基因载体中有毒代谢物的积累，从而导致观察到的蒽环类药物的心脏毒性。关于遗传易感性在蒽环类药物毒性中的作用仍有很多有待了解。

（二）HER2

这类药物以曲妥珠单抗为代表，诱发心脏毒性的具体机制尚不明确。神经调节蛋白1通过HER2/HER4异二聚体促进心肌细胞存活、生长和增殖，平衡β-肾上腺素能效应和维持钙稳态，改善血管生成和刺激干细胞分化为心肌细胞。因此，这种信号的中断有可能损害心肌性能并导致心力衰竭。曲妥珠单抗干扰由神经调节蛋白1诱导HER2/HER4异二聚体信号通路，影响心肌细胞线粒体功能及代谢功能，引起心肌细胞损伤。曲妥珠单抗也可通过下调抗凋亡蛋白（Bcl-XL），上调促凋亡蛋白（Bcl-XS），导致线粒体膜完整性的丧失，引起电子转运障碍、自由基产生、ATP生成减少等，使心肌细胞受损。此外，曲妥珠单抗还可通过影响HER2下游信号如磷脂酰肌醇3-激酶-蛋白激酶B、细胞外调节蛋白激酶-丝裂原活化蛋白激酶信号通路，影响线粒体功能，使心肌细胞受损甚至死亡。

五、影响因素

目前仅美国临床肿瘤学会（American Society of Clinical Oncology，ASCO）明确定义了发生心功能障碍的高风险人群。满足以下任一条件即可判定为高风险人群：①使用高累积剂量的蒽环类药物（如多柔比星 ≥ 250 mg/m²，表柔比星 ≥ 600 mg/m²）；②心脏部位涉及高剂量（≥ 30 Gy）放疗；③联合使用低累积剂量的蒽环类药物（如多柔比星 < 250 mg/m²，表柔比星 < 600 mg/m²）和低剂量（< 30 Gy）放疗；④使用低累积剂量的蒽环类药物或曲妥珠单抗伴以下任一项特征：含两项及以上心血管风险因素者（如吸烟、高血压、糖尿病、血脂异常和肥胖等），高龄者（≥ 60岁），治疗期间出现心脏功能受损者，或有心肌梗死史、心脏瓣膜病史等基础心脏病者；⑤使用低剂量的蒽环类药物后序贯使用曲妥珠单抗者。

六、评估

有一些对特定肿瘤患者的风险评估量表，但这些量表不能轻易地应用或推断到其他类型的恶性肿瘤患者中。虽然尚需更大规模的验证，但可以使用欧洲心脏病学会心力衰竭协会-国际心脏肿瘤学会风险评估工具来确定抗肿瘤治疗前风险。在开始治疗前将癌症患者分为低、中、高和极高的CV并发症风险等级。CTR-CVT的严重程度、持续时间和表现类型因肿瘤本身和治疗类型而异。风险本身可以通过两种方式来描述：其发生的可能性和并发症的严重程度。例如，一个患者可能有极大可能经历CTR-CVT，但如果该事件是轻微的，则抗肿瘤治疗应继续。相反，根据事件的严重程度，即使低可能性的患者也可处于高风险，这将导致抗肿瘤治疗的中断。例如，蒽环类药物化疗后LVEF显著下降至40%以下。在心脏毒性癌症治疗完成后，进行新一轮的风险评估，其目的是通过制定个化治疗策略以减少心血管事件、改善预后。

首先，需要识别心脏毒性高危患者，仔细评估基线心血管危险因素。建议详细询问病史和仔细的体格检查。应该考虑过早CVD的家族史，因为与CVD相关的基因异常可能使癌症患者易有更高的CTR-CVT风险。生活方式因素，如吸烟、饮酒、缺乏运动，都是癌症和CVD的重要共同风险因素。应收集有关既往肿瘤史、心脏毒性抗肿瘤治疗的信息。应询问患者心脏症状（如活动时胸痛、活动时呼吸困难、端坐呼吸、心悸和外周水肿），这可以指导临床进行检查。体格检查应记录生命体征，并寻找有无心力衰竭、心包疾病、心脏瓣膜病和心律失常的迹象。

有CVD病史的癌症患者未来发生CV事件的风险可能性很高，需要对其CVD严重程度、既往史和当前的治疗方法进行更全面的临床评估。可能需要额外的检查——包括心电图、生物学标志物、静息或负荷超声心动图、心脏磁共振、核灌注成像和冠状动脉计算机断层血管造影等来确定风险等级。增加基线CV风险评估复杂性的其他因素包括肿瘤的类型和预后，以及抗肿瘤治疗的类型、持续时间和强度。既往的CVD不应成为停止肿瘤治疗的理由。

（一）心电图

基线 12 导联心电图可以为潜在的 CVD 提供重要的线索。心电图可以提示心室扩大、传导异常、心律失常、缺血或既往心肌梗死和低电压。建议所有开始接受癌症治疗的患者都进行心电图检查，作为其基线 CV 风险评估的一部分。对于基线心电图异常的患者，比如严重的传导阻滞、两个或两个以上导联 Q 波；左心室肥大；既往未确诊的房颤/房扑；QTc 延长至男性大于 450 ms，女性大于 460 ms 或其他心电图异常，建议转诊至心脏病科。

（二）血清心脏生物标志物

建议测量心脏血清生物标志物——cTnI 或 cTnT，以及 BNP 或 NT-ProBNP，帮助对计划进行抗肿瘤治疗的患者进行基线心血管危险分层，尤其是使用蒽环类药物、HER2 靶向治疗、血管内皮生长因子抑制剂、蛋白酶体抑制剂、免疫检查点抑制剂、嵌合抗原受体 T 细胞和肿瘤浸润淋巴细胞治疗的时候。如果要在抗肿瘤治疗期间使用生物标志物的变化程度来识别亚临床心脏损伤，则需要测量基线心脏血清生物标志物。对一些关于需要蒽环类药物化疗的研究报道，治疗前 cTn 升高的癌症患者更有可能发生 CTRCD。一项对 251 名接受曲妥珠单抗治疗早期 HER2 阳性乳腺癌女性进行的研究报告称，在曲妥珠单抗治疗期间出现心功能障碍的患者中，19% 在基线时 cTnI 阳性（> 80 ng/L）。此外，基线高 cTnI 水平是尽管接受了最佳的心力衰竭治疗后仍预后不良的一个预测因素。对 533 例曲妥珠单抗治疗乳腺癌的研究表明，基线 cTn 升高（hs-cTnI 和 hs-cTnT 分别为大于 40 ng/L、大于 14 ng/L）与左心室心功能障碍的风险升高 4 倍相关。

BNP 是 CV 危险分层的另一个潜在的生物标志物。一些研究已证实基线时的 BNP 水平或 BNP 变化对预测未来 CTR-CVT 的作用。在多发性骨髓瘤（multiple myeloma，MM）患者中，治疗前 BNP 可能是随后 CV 不良事件的预测标志物。在 109 例复发的 MM 患者中，开始使用卡非佐米之前，BNP > 100 pg/mL 或 NT-proBNP > 125 pg/mL 与随后的 CV 不良事件增加 10.8 倍相关。因此，建议对高危患者和极高危患者进行基线 BNP 测量，在蛋白酶体抑制剂治疗前应考虑对低、中风险患者测量 BNP。

此外，还有一些血清生物标志物引起了学者的关注，比如髓过氧化物酶、C 反应蛋白、半乳糖凝集素 -3、精氨酸-一氧化氮代谢物、生长分化因子 -15、胎盘生长因子、微核糖核酸和免疫球蛋白 E 等。目前，尚无证据支持对这些新的生物标志物进行常规测量，亟待更多研究。

（三）经胸超声心动图

作为一种应用广泛、价格低廉且无创的检查手段，经胸超声心动图（transthoracic echocardiography，TTE）是基线危险分层的首选成像技术，因为它能对心脏大小、室壁厚度、局部运动异常、收缩舒张功能、心瓣膜疾患、肺动脉压和心包疾病进行定量评估，而这些异常可能会影响治疗决策。三维超声心动图技术可整体计算左心室容积，准确识别心尖部，并应用心内膜自动描记进行测算，可提高左室射血分数测量的准确性，且数据重复性佳，是评估 LVEF 和心脏容积的首选超声心动图方式。斑点追踪显像（speckle tracking imaging，STI）可以自动追踪心肌组织中自然声学斑点，计算出两点间的运动轨迹，通过对所记录轨迹的后续处理，提供评价心肌整体和各个节段收缩与舒张功能的信息，即使心肌有很微小的位置变化，STI 也能较好地跟踪心肌运动，结果具有足够的可靠性。STI 相关参数包括整体纵向应变（global longitudinal strain，GLS）、整体圆周应变、整体径向应变等。其中，GLS 为最佳心肌应变参数，可用以评估心脏收缩功能，且较 LVEF 更敏感，可作为早期监测以识别亚临床心功能障碍。GLS 较基线下降不足 8%，无临床意义，但若较基线下降超过 15% 则提示异常的可能性大。由于正常的 LVEF 不排除 CTRCD，GLS 等参数可以检测到早期收缩期损伤，故建议在基线时，使用斑点追踪显像来确定

GLS，特别是中、高危患者。建议所有在心脏毒性癌症治疗开始前接受 TTE 评估的患者进行基线 LVEF 和 GLS 评估，以对 CTR-CVT 风险进行分层，并用于与治疗期间的变化做对比。由于在化疗期间的容量变化（如静脉输液导致的体液增加、呕吐或由腹泻引起的容量损失）及疼痛或压力引起的心率变化均可能影响心脏容积、LVEF 和 GLS 定量。因此，建议所有患者在做 TTE 时均测量全身动脉血压并应将其记录在案。

如果三维超声心动图不可行，推荐改良的二维（2D）双平面 Simpson 方法。如无法很好地观察到两个或多个左心室节段，则应使用超声增强造影剂以改善左心室功能和容积的评估。

（四）CMR

CMR 可评估心脏结构及功能，有助于阐明左心室功能不全的原因，亦可用于评估心包是否受累。当 TTE 图像质量较差、对 LVEF 结果有争议，或发现了特定的 CVD 如肥厚型心肌病时，应考虑使用 CMR 进行进一步的风险评估。CMR 有独特的组织定征能力，可评估心肌炎症和水肿。钆延迟显像可提示心肌瘢痕或纤维化，判断对左心室功能不全的化疗患者预后。需要注意的是，蒽环类化疗药物引起的弥漫性纤维化不能通过钆延迟显像来评估。

（五）多门控采集核素显像

多门控采集核素显像具有较高的准确性和可重复性，但其缺点在于有放射性。当 TTE 不能诊断且 CMR 不可用时，可考虑使用该方法进行评估。

表 6-31 总结了潜在的心脏毒性治疗前心血管风险的评估建议。

表 6-31　潜在的心脏毒性治疗前心血管风险的评估建议

心血管毒性风险评估的一般建议	推荐等级	证据级别
心血管毒性风险分层的基本评估		
建议所有癌症患者在开始潜在的心脏毒性抗癌治疗之前进行 CV 毒性危险分层	I	B
建议向患者和其他适当的医疗保健专业人员告知 CV 毒性危险评估的结果	I	C
应考虑使用欧洲心脏病学会心力衰竭协会 - 国际心脏肿瘤学会风险评估对计划接受心脏毒性抗癌治疗的癌症患者的 CV 毒性危险进行分层	Ⅱ a	C
建议 CV 毒性危险较低的患者立即进行抗肿瘤治疗	I	C
对于有中度 CV 毒性危险的患者，可以考虑心脏病学转诊	Ⅱ b	C
建议高危和极高危的患者启动抗肿瘤治疗前转诊心脏病科	I	C
建议在开始治疗前，采用多学科方法对高危和极高危患者进行心脏毒性抗癌治疗的风险/获益平衡	I	C
对于需要潜在心脏毒性抗癌治疗的肿瘤患者和既往有 CVD 或基线 CV 毒性危险评估异常的患者，推荐心脏病科转诊	I	C
心电图基线评估建议		
建议所有开始接受癌症治疗的患者都进行心电图检查，作为其基线 CV 风险评估的一部分	I	C
对于基线心电图异常的患者，建议转诊至心脏病科	I	C
心脏生物标志物评估建议		
建议对所有有 CTRCD 风险的癌症患者进行 BNP 和（或）cTn 的基线测量	I	C
影像学评估建议		
超声心动图被推荐作为评估肿瘤患者心功能的一线方法	I	C

心血管毒性风险评估的一般建议	推荐等级	证据级别
建议三维超声心动图作为测量 LVEF 的首选 TEE 模式	I	B
如果有的话，建议所有做 TEE 检查的肿瘤患者都使用 GLS	I	C
当 TEE 无法获得或无法诊断时，应考虑使用心脏磁共振来评估心功能	II a	C
当 TEE 不能诊断且 CMR 不可用时，可以考虑多门控采集核素显像	II b	C
推荐所有高危和极高危的肿瘤患者进行基线综合 TTE 评估（除无症状的、需要 BCL-ABL 治疗的患者外）	I	C

七、预防

（一）一级预防

为减少和避免在抗肿瘤治疗中发生心脏损伤，需识别引起心脏毒性的基线危险因素。危险因素可分为心血管传统危险因素和肿瘤特异危险因素两大类：前者为人群普适性高危因素，包括年龄、早发心血管疾病家族史、高血压、糖尿病、高脂血症、吸烟等；后者则与肿瘤治疗相关，如高剂量蒽环类药物（如阿霉素 $\geq 250 \, mg/m^2$，表柔比星 $\geq 600 \, mg/m^2$）、心脏区域高剂量放疗（放射剂量 $\geq 30 \, Gy$）、蒽环类药物联合放疗、蒽环类和抗 HER2 药物序贯治疗等。每一位接受具有心脏毒性的肿瘤治疗的患者都应被视为心力衰竭 A 期。

1. 抗肿瘤药物所致心功能障碍的一级预防

首先，和其他原因所致心力衰竭的一级预防相似，抗肿瘤治疗所致心力衰竭的一级预防需要改善其生活方式。包括戒烟、限酒、控制体重及进行有氧运动。有大量证据表明，锻炼可降低心脏毒性风险。鼓励患者在抗肿瘤治疗前、治疗期间及治疗后进行每日体育锻炼。因人而异制定个性化运动方案。

其次，纠正基础心血管疾病，控制血压、血糖、血脂，治疗冠心病。

再次，调整抗肿瘤治疗方案。如果使用蒽环类药物，降低其心脏毒性最有效、最简单和最广泛的方法就是限制蒽环类药物的累积剂量。根据个体情况调整药物剂量和方案，尤其对于儿童及老年患者，或是合并有基础疾病、感染或代谢紊乱等高危因素患者，应适当调整剂量以降低蒽环类药物的心脏毒性。降低蒽环类心脏毒性的另一个策略就是改变给药方式，通过调整输注时间和剂量强度来减少药物的心脏毒性。持续缓慢静脉泵入可以降低蒽环类药物的峰浓度，减少发生心力衰竭的概率。另一种方法是改用脂质体蒽环类药物来替代普通剂型。由于聚乙二醇化脂质体阿霉素和非聚乙二醇化脂质体阿霉素改变了药物代谢动力学和组织分布，而不影响抗肿瘤疗效，因此二者被批准用于转移性乳腺癌，聚乙二醇化脂质体阿霉素也被批准用于晚期卵巢癌、获得性免疫缺陷综合征相关卡波西肉瘤和 MM。一项纳入了 9 项试验的荟萃分析中，无论是在辅助治疗和转移治疗方面，脂质体阿霉素的心脏毒性都低于传统的阿霉素。脂质体柔红霉素也可用于急性白血病患者，以替代普通柔红霉素。

最后，进行药物预防。推荐在每个蒽环类化疗周期前用右雷佐生进行预处理。这是目前唯一有循证医学证据的被批准用于减轻蒽环类抗肿瘤药物诱发的心脏毒性的药物。右丙亚胺在细胞内水解后，与细胞内的铁螯合，减少三价铁离子（Fe^{3+}）与蒽环类抗肿瘤药物形成复合物，减少自由基的形成，减少脂质过氧化产物含量和减轻心肌细胞凋亡，从而起到保护作用。此外，它还能抑制拓扑异构酶 II 产生的细胞毒性作用。一项多中心随机对照研究显示右丙亚胺具有显著的心脏保护作用，且不影响蒽环类药物的抗肿瘤疗效。

一项包含 16 项 RCT 的荟萃分析对预防蒽环类药物致心脏毒性的心脏保护剂进行了评估，纳入分析的心脏保护剂包括 ACEI（依那普利）、ARB（替米沙坦）、β受体阻滞剂（卡维地洛）、他汀类药物（阿托伐他汀）、右丙亚胺、辅酶 Q10、N-乙酰半胱氨酸等。该研究结果显示，右丙亚胺可降低患者 LVD 和（或）HF 的发生风险（$OR=0.31$，$95\%CI$：$0.11\sim0.74$）；ACEI/ARB 类药物可降低 HF 的发生风险（$OR=0.18$，$95\%CI$：$0.07\sim0.55$）。与对照组相比，使用β受体阻滞剂、他汀类药物的患者更倾向于获益，但差异无统计学意义（$P>0.05$）。一项多中心 RCT 纳入了 469 例早期乳腺癌患者，所有患者均接受了为期 1 年的曲妥珠单抗治疗，并根据所用心脏保护剂的不同，分为赖诺普利组、卡维地洛组和安慰剂组。结果显示：与安慰剂组相比，赖诺普利组、卡维地洛组患者更有可能获益，但差异无统计学意义（$P>0.05$）。亚组分析发现，对之前接受过蒽环类药物治疗的患者在曲妥珠单抗治疗期间预防性应用赖诺普利（$HR=0.53$，$95\%CI$：$0.30\sim0.94$）及卡维地洛（$HR=0.49$，$95\%CI$：$0.27\sim0.89$）均可降低 LVEF 下降的风险，同时还可减少因心脏毒性而中断曲妥珠单抗治疗的风险（16.3% vs. 26.3%，$P=0.011$）。

近期有一项研究报道了蒽环类或曲妥珠单抗化疗后使用他汀类药物后因心力衰竭住院或急诊就诊的关系。对 2007—2017 年大于等于 66 岁的接受蒽环类药物或曲妥珠单抗治疗的早期乳腺癌患者进行了回顾性研究。用倾向评分对暴露和非暴露于他汀类药物的女性进行 1∶1 的匹配。接受曲妥珠单抗治疗的女性也与蒽环类药物暴露相匹配。共计匹配了 666 对接受他汀类及蒽环类药物治疗的患者，以及 390 对接受他汀类和曲妥珠单抗治疗的患者，其中位年龄分别为 69 岁和 71 岁。在接触蒽环类药物的患者中，暴露于他汀类患者的 5 年累计心力衰竭就诊率及住院率为 1.2%（$95\%CI$：$0.5\%\sim2.6\%$），未使用他汀类患者中为 2.9%（$95\%CI$：$1.7\%\sim4.6\%$）（$P=0.01$）。曲妥珠单抗治疗后，使用他汀类药物患者的 5 年累计心力衰竭住院发生率为 2.7%（$95\%CI$：$1.2\%\sim5.2\%$），未使用他汀类患者为 3.7%（$95\%CI$：$2.0\%\sim6.2\%$）（$P=0.09$）。该研究认为，接受蒽环类药物化疗后的早期乳腺癌患者，如果使用他汀类药物可降低因心力衰竭就诊及住院风险，而接受曲妥珠单抗化疗的患者使用他汀风险降低趋势不显著。

最新研究显示，SGLT2i 可能在蒽环类药物心血管毒性一级预防中占有一席之地。该研究共纳入了 3033 名糖尿病合并恶性肿瘤的患者，他们均接受了蒽环类药物的治疗。治疗组（32 例）为服用蒽环类药物的同时接受 SGLT2i 治疗，对照组（96 人）是接受了蒽环类药物的治疗，但没有使用 SGLT2i。各组之间的年龄、性别、种族、肿瘤类型和阶段及其他心脏风险因素都相似。主要的心脏结局是心脏事件，包括心力衰竭发作、因心力衰竭住院、新发心肌病（射血分数下降大于 10% 且下降至小于 53%）和临床显著心律失常的复合终点。主要的安全结果是全因死亡率。在 1.5 年的中位随访期间，共有 20 起心脏事件。与对照组患者相比，治疗组的心脏事件发生率较低（3% vs. 20%，$P=0.025$），全因死亡率更低（9% vs. 43%，$P<0.001$），败血症和粒细胞减少性发热的比例也更低（16% vs. 40%，$P=0.013$）。因此研究作者认为，在接受蒽环类药物治疗的癌症合并糖尿病患者中，SGLT2i 可减低心力衰竭发作、因心力衰竭住院、新发心肌病和心律失常的复合终点发生风险，并具有良好的安全性。

2. 放疗所致心功能障碍的一级预防

目前尚无有效的药物可用于预防放疗引起的心功能障碍。因此，建议严格控制心血管危险因素是关键。预防放疗所致心功能障碍的策略主要集中在癌症治疗期间减少心脏的辐射暴露，包括以下 3 个方面：尽可能地调整抗肿瘤策略以避免放疗；尽可能减少放疗剂量和减少辐射体积，以最少剂量至最小获得预期临床效益；改进技术以减少心脏辐射暴露。通过提高放疗的精准度，用深吸气屏气或呼吸门控技术，或使用图像引导放疗，以确保放疗的准确性，在提高抗肿瘤疗效的同时减少心力衰竭的发生。质子治疗或许能进一步减少对周围健康器官的损伤。然而，有些肿瘤如中央肺肿瘤、纵隔淋巴瘤、乳腺癌等，由于瘤体靠近心脏，想要完全避免心脏损伤并不总是可行的。因此，对于放疗仅起巩固疗效的作用而其诱导心血管损伤风险非常高的患者，需要多学科会诊（multi-disciplinary treatment，MDT）来探讨放疗的风险和获益。

（二）二级预防

接受肿瘤药物治疗的无心力衰竭症状或体征的患者，一旦出现 LVEF 降低较治疗前基线下降＞10% 或绝对值＜50%，或其他心脏结构的改变，需使用治疗心力衰竭的药物进行二级预防，主要包括 ACEI/ARB 和 β 受体阻滞剂。这一时期的管理如能早期发现并采取针对性的抗心力衰竭药物治疗，常有较好的疗效和可恢复心脏功能。前瞻性研究结果显示，一旦发现 LVEF 损害，应立即使用 ACEI（依那普利）和 β 受体阻滞剂（卡维地洛），以减缓 LVEF 的下降并减少进一步发展为临床 HF 和相关心血管不良事件的风险。当化疗结束和 CTRCD 检测之间的间隔时间延长时，对 ACEI 治疗的反应下降。但对于 LVEF 完全恢复正常的患者，是否需要长期针对心力衰竭进行治疗尚无证据。

八、治疗

（一）蒽环类药物化疗相关的心功能障碍

蒽环类药物化疗相关心功能障碍的诊断包括新发症状、影像学检查的新异常和（或）心脏生物标志物的异常。建议进行 MDT 讨论考虑继续蒽环类化疗的风险–获益比。对于出现严重症状的癌症患者，建议停止蒽环类化疗药物的使用。对于出现中度症状性 CTRCD 的患者和出现中度或重度无症状性 CTRCD 的患者，建议暂时中断蒽环类药物化疗。对于出现轻度症状性 CTRCD 的患者，建议采用多学科方法决定中断或继续蒽环类药物化疗。对于蒽环类化疗期间出现症状性 CTRCD 或无症状中重度性 CTRCD 的患者，推荐基于指南的心力衰竭治疗。建议使用 ACEI/ARB 或 ARNI、SGLT2i 和醛固酮受体拮抗剂，除非存在药物禁忌或不耐受。对于心力衰竭治疗下左心室功能恢复后出现轻度/中度症状 CTRCD 或中度/重度无症状性 CTRCD 的患者，应进行 MDT 讨论重新开始进行蒽环类化疗。如果有充足理由继续进行蒽环类药物化疗，除了继续使用 ACEI/ARB 和 β 受体阻滞剂外，还有其他 3 种策略：尽量减少蒽环类药物化疗的剂量、转向脂质体蒽环类药物制剂、在每个进一步的蒽环类药物化疗周期前使用噻唑烷。

（二）HER2 靶向治疗相关心功能障碍

HER2 靶向治疗相关心功能障碍的诊断可以结合新的心血管症状、影像学和生物标志物。患者可能表现为有症状的 CTRCD 或可能无症状。无论有无症状，严重 CTRCD（LVEF＜40%）都需要早期干预以防止心力衰竭恶化，特别是在继续进行靶向治疗时。对于发生 CTRCD 的患者，建议使用 MDT 来指导临床决策。对于在 HER2 靶向治疗过程中出现中度/重度症状性 CTRCD 或重度无症状性 CTRCD（LVEF＜40%）的患者，建议暂时中断治疗。对于有轻度症状的 CTRCD 患者，建议 MDT 以讨论是继续还是中断 HER2 靶向治疗。对于中度无症状性 CTRCD（LVEF 40%～49%）的患者，应继续进行 HER2 靶向治疗，并推荐心脏保护治疗（ACEI/ARB 和 β 受体阻滞剂），并经常进行心脏监测。对于轻度无症状性 CTRCD 患者［LVEF ≥ 50%，新的 GLS 显著降低和（或）心脏生物标志物增加］，建议继续进行 HER2 靶向治疗，并应考虑心脏保护治疗［ACEI/ARB 和（或）β 受体阻滞剂］。对于继续 HER2 靶向癌症治疗的患者，以及那些在心力衰竭体征和症状消失且 LVEF 恢复至 ≥ 40%（理想是 LVEF 恢复至 ≥ 50%）后重新开始的患者，建议其经常进行心脏监测、心脏影像学和心脏血清生物标志物的心脏监测。建议在重新开始 HER2 靶向治疗后的前 4 个周期内，每两个周期测量一次超声心动图和心脏血清生物标志物，如果心功能和生物标志物水平保持稳定，则可以减少检测频率。

表 6-32、表 6-33 是蒽环类药物化疗和 HER2 靶向治疗期间癌症治疗相关心功能障碍管理的建议。

表 6-32　蒽环类药物化疗期间癌症治疗相关心功能障碍管理的建议

蒽环类药物化疗期间癌症治疗相关心功能障碍管理的建议	推荐等级	证据水平
症状性 CTRCD		
对于蒽环类药物化疗期间出现症状性 CTRCD 的患者，建议进行抗 HF 治疗	I	B
对于出现重度症状性 CTRCD 的患者，建议停止蒽环类药物化疗	I	C
对于出现中度症状性 CTRCD 的患者，建议暂时中断蒽环类药物化疗，并建议采用 MDT 决定重启时期	I	C
对于出现轻度症状性 CTRCD 的患者，建议采用 MDT 决定中断或继续进行蒽环类药物化疗	I	C
无症状性 CTRCD		
对于中度或重度无症状性 CTRCD 的患者，建议暂时中断蒽环类药物化疗并开始 HF 治疗	I	C
对于所有中度或重度无症状性 CTRCD 患者，建议采用 MDT 决定重启蒽环类药物时机	I	C
对于有 LVEF > 50%、GLS 显著下降或肌钙蛋白/BNP 升高 > 正常上限的无症状性 CTRCD 患者，建议继续使用蒽环类药物	I	C

表 6-33　HER2 靶向治疗期间癌症治疗相关心功能障碍管理的建议

HER2 靶向治疗期间癌症治疗相关心功能障碍管理的建议	推荐等级	证据水平
症状性 CTRCD		
中重度症状性 CTRCD 并伴有 LVEF < 50% 的患者，建议进行 HF 治疗	I	B
中度或重度症状性 CTRCD 的患者，建议暂时中断 HER2 靶向治疗，在左心室功能改善和症状缓解后，应根据多学科方法决定重新开始治疗	I	C
轻度症状性 CTRCD 患者，建议采用抗 HF 治疗和采用多学科方法来决定继续或中断 HER2 靶向治疗	I	C
无症状性 CTRCD		
重度无症状性 CTRCD 的患者，建议暂时中断 HER2 靶向治疗并开始 HF 治疗	I	C
重度无症状性 CTRCD 患者，建议采用多学科方法决定重新开始 HER2 靶向治疗	I	C
对于出现轻度无症状性 CTRCD（LVEF > 50%）且心脏监测更频繁的患者，建议继续进行 HER2 靶向治疗	I	C
对于在 HER2 靶向治疗期间出现中度无症状性 CTRCD（LVEF 40% ~ 49%）的患者，建议使用 ACEI/ARB 和 β 受体阻滞剂	I	C
中度无症状性 CTRCD（LVEF 40% ~ 49%）患者如考虑继续进行 HER2 靶向治疗，应进行更频繁的心脏监测	II a	B
接受 HER2 靶向治疗期间 LVEF ≥ 50% 无症状但在继续进行 HER2 靶向治疗时 GLSc 显著下降的患者，应考虑 ACEI/ARB 和（或）β 受体阻滞剂	II a	B

　　当出现肿瘤治疗相关心功能障碍时，应尽早开始 ACEI/ARB 联合 β 受体阻滞剂治疗。一项研究纳入 201 例蒽环类药物相关心功能不全患者（LVEF < 45%），其中 72 例患者接受依那普利治疗，129 例患者接受依那普和卡维地洛治疗。主要终点为评估左室射血分数对治疗的反应，分为反应组：左室射血分数恢复正常（LVEF > 50%）；部分反应者：LVEF 增加至少 10%，但绝对值 < 50%，以及无反应者：LVEF 增加 < 10% 且绝对值 < 50%。结果显示开始抗心力衰竭治疗时间、基础心功能与预后密切相关，化疗结束后 2 个月内开始抗心力衰竭治疗，LVEF 完全恢复的患者占 64%，而在化疗结束后 6 个月才开

始抗心力衰竭治疗未能观察到 LVEF 完全恢复。6 个月内开始抗心力衰竭治疗和美国纽约心脏病学会心功能分级为 I 级或 II 级患者，LVEF 完全恢复的阳性预测值为 84%，阴性预测值为 87%（敏感性 82%、特异性 89%）。

一项研究评估了螺内酯在蒽环类药物相关心功能不全的作用，83 例乳腺癌患者被随机分为螺内酯组和安慰剂组，平均随访时间 24 周，结果显示螺内酯可减少左室射血分数下降并减少肌钙蛋白 I 和 NT-proBNP 的增加，维持舒张功能。此外，醛固酮受体拮抗剂可能通过抑制表皮生长因子受体来防止曲妥珠单抗诱发的心肌功能不全。

目前尚无利尿剂、强心剂等在 CTRCD 患者中与预后相关的研究，但可结合相关心力衰竭指南推荐，根据病情酌情使用。

对于抗肿瘤治疗引起的终末期心力衰竭，应根据患者年龄、心脏、并存疾病、预期寿命等情况综合考虑，在抗心力衰竭药物基础上联合非药物治疗措施。心脏再同步化治疗可显著改善接受蒽环类药物治疗的心力衰竭患者 LVEF 和临床症状。左心室辅助装置可作为心脏移植的过渡或终末期治疗，亦可作为蒽环类药物导致急性失代偿期心力衰竭患者恢复的桥接治疗。

（三）运动康复

运动是一种有效的多靶点治疗方法。目前的证据表明，在严密监测下进行运动康复，包括高强度间歇训练（high-intensity interval training，HIIT），是安全且耐受性良好的、降低 CTR-CVT 风险，改善 CRF。在干预后其对改善心血管危险因素、身体活动行为、疲劳感和生活质量的获益可持续数月。但需要注意的是，HIIT 不适用于老年和身体虚弱的患者。

九、总结

CTRCD 用来描述由各种抗肿瘤治疗引起（放疗也可引起）的心功能障碍、心肌损伤和心力衰竭。药物以蒽环类、曲妥珠单抗为代表。现有的药物预防和治疗策略主要针对蒽环类药物和曲妥珠单抗。总的来讲，对每位接受潜在心脏毒性药物治疗的患者，在治疗前均应予仔细评估基线心血管危险因素，完善心脏血清标志物如肌钙蛋白、BNP、心电图、超声心动图、心脏磁共振、多门控采集核素显像等检查，根据心脏毒性危险分层制定治疗方案。在预防方面，应首先管理心血管高危因素。对于使用蒽环类或曲妥珠单抗致 LVD 的高危人群，可考虑使用如 ACEI/ARB、β 受体阻滞剂进行预防。可使用右丙亚胺预防高累积剂量蒽环类药物所致的心脏毒性。对于蒽环类药物，还可采用限制累积剂量、调整输注时间和剂量强度、使用脂质体剂型等方法。治疗方面，推荐根据各大心力衰竭指南进行治疗，提倡早期治疗。在抗肿瘤治疗过程中需密切观察患者症状、体征，定期复查肌钙蛋白、BNP、心电图、超声心动图，必要时行心脏磁共振甚至心肌活检并强调多学科讨论的重要性。

参考文献

[1] CURIGLIANO G，CARDINALE D，SUTER T，et al. Cardiovascular toxicity induced by chemotherapy，targeted agents and radiotherapy：ESMO clinical practice guidelines[J]. Ann Oncol，2012，23（Suppl 7）：Ⅶ 155- Ⅶ 166.

[2] LYON A R，LÓPEZ-FERNÁNDEZ T，COUCH L S，et al. ESC Scientific Document Group. 2022 ESC Guidelines on cardio-oncology developed in collaboration with the European Hematology Association（EHA），the European Society for Therapeutic Radiology and Oncology（ESTRO）and the International Cardio-Oncology Society（IC-OS）[J]. Eur Heart J，2022，43（41）：4229-4361.

[3] DOROSHOW J H. Effect of anthracycline antibiotics on oxygen radical formation in rat heart[J]. Cancer Res，1983，43（2）：460-472.

[4] VEJPONGSA P，YEH E T. Prevention of anthracycline-induced cardiotoxicity：challenges and opportunities[J]. J Am Coll Cardiol，2014，64（9）：938-945.

[5] LYU Y L，KERRIGAN J E，LIN C P，et al. Topoisomerase Ⅱ beta mediated DNA double-strand breaks：implications in doxorubicin cardiotoxicity and prevention by dexrazoxane[J]. Cancer Res，2007，67（18）：8839-8846.

[6] AMINKENG F，BHAVS.R A P，VISSCHER H，et al. Canadian Pharmacogenomics Network for Drug Safety Consortium. A coding variant in RARG confers susceptibility to anthracycline-induced cardiotoxicity in childhood cancer[J]. Nat Genet，2015，47（9）：1079-1084.

[7] LINSCHOTEN M，TESKE A J，CRAMER M J，et al. Chemotherapy-Related Cardiac Dysfunction：A Systematic Review of Genetic Variants Modulating Individual Risk[J]. Circ Genom Precis Med，2018，11（1）：e001753.

[8] DOKMANOVIC M，WU W J. Trastuzumab-induced HER2 phosphorylation：exploring the mechanisms and implications[J]. Receptors & Clinical Investigation，2014，1：e340.

[9] NEMETH B T，VARGA Z V，WU W J，et al. Trastuzumab cardiotoxicity：from clinical trials to experimental studies[J]. Br J Pharmacol，2017，174（21）：3727-3748.

[10] DI LISI D，MADAUDO C，ALAGNA G，et al. The new HFA/ICOS risk assessment tool to identify patients with chronic myeloid leukaemia at high risk of cardiotoxicity[J]. ESC Heart Fail，2022，9（3）：1914-1919.

[11] KATZKE V A，KAAKS R，KÜHN T. Lifestyle and cancer risk[J]. Cancer J，2015，21：104-110.

[12] VIGANEGO F，SINGH R，FRADLEY M G. Arrhythmias and other electrophysiology issues in cancer patients receiving chemotherapy or radiation[J]. Curr Cardiol Rep，2016，18：52.

[13] PUDIL R，MUELLER C，ČELUTKIENĖ J，et al. Role of serum biomarkers in cancer patients receiving cardiotoxic cancer therapies：a position statement from the Cardio-Oncology Study Group of the Heart Failure Association and the Cardio-Oncology Council of the European Society of Cardiology[J]. Eur J Heart Fail，2020，22：1966-1983.

[14] PLANA J C，THAVENDIRANATHAN P，BUCCIARELLI-DUCCI C，et al. Multi-Modality Imaging in the Assessment of Cardiovascular Toxicity in the Cancer Patient[J]. JACC Cardiovasc Imaging，2018，1：1173-1186.

[15] SANTORO C，ARPINO G，ESPOSITO R，et al. 2D and 3D strain for detection of subclinical anthracycline cardiotoxicity in breast cancer patients：A balance with feasibility[J]. Eur Heart J Cardiovasc Imaging，2017，18：930-936.

[16] PORTER T R，MULVAGH S L，ABDELMONEIM S S，et al. Clinical applications of ultrasonic enhancing agents in echocardiography：2018 American Society of Echocardiography Guidelines Update[J]. J Am Soc Echocardiogr，2018，31：241-274.

[17] THAVENDIRANATHAN P，NEGISHI T，COTÉ M A，et al. Single versus standard multiview assessment of global longitudinal strain for the diagnosis of cardiotoxicity during cancer therapy[J]. JACC Cardiovasc Imaging，2018，11：1109-1118.

[18] YAMAGUCHI N，FUJII T，AOI S，et al. Comparison of cardiac events associated with liposomal doxorubicin，epirubicin and doxorubicin in breast cancer：a Bayesian network meta-analysis[J]. Eur J Cancer，2015，51：2314-2320.

[19] HENRIKSEN P A. Anthracycline cardiotoxicity：an update on mechanisms，monitoring and prevention[J]. Heart，2018，104（12）：971-977.

（房晨鹏　黄刚）

第十五节　结缔组织疾病

结缔组织疾病泛指结缔组织受累的疾病，临床上常见的结缔组织疾病主要包括系统性红斑狼疮（systemic lupus erythematosus，SLE）、类风湿性关节炎（rheumatoid arthritis，RA）、干燥综合征、系统性硬化病、多发性肌炎（简称多肌炎）、皮肌炎、抗磷脂抗体综合征、系统性血管炎综合征等。结缔组织疾病的病因复杂，具体尚不清楚，可能与自身免疫、遗传及病毒感染密切相关。结缔组织病具有某些临床、病理学及免疫学方面的共同特征，如多系统受累（皮肤、关节、肌肉、心、肾、造血系统、中枢神经等可同时受累），病程长，病情复杂，诊治如不及时，常可致残、致死，给患者和社会带来了沉重的经济负担。

结缔组织疾病常可累及全身多个器官和组织，心血管系统是其最重要的受损靶器官之一，主要心血管疾病包括心肌梗死、卒中、心力衰竭及静脉血栓形成，这些疾病也是结缔组织疾病患者最重要的死亡原因之一。结缔组织疾病相关动脉粥样硬化性心脑血管疾病是目前研究的热点，大量研究肯定了与普通人群相比，SLE、RA、皮肌炎、多肌炎及干燥综合征患者患心肌梗死、卒中的风险升高 1～2 倍。然而，结缔组织疾病相关心力衰竭的研究相对偏少。实际上，心力衰竭是最重要的死亡原因之一，可以解释20%～30% 的心血管死因。其中，SLE、RA 因为患病率及发病率较高，合并心力衰竭被重视的程度较高，而其他结缔组织疾病的研究相对偏少。本文主要讨论 SLE、RA 等常见结缔组织疾病相关心力衰竭的流行病学、病理生理特点、危险因素、诊断及管理，其他的结缔组织疾病，如皮肌炎、多肌炎、系统性硬化病相关心力衰竭将简略阐述。

一、流行病学

据《中国心衰中心工作报告》显示，中国心力衰竭年发病率、患病率越来越高，≥ 25 岁人群的年发病率为 0.28%，≥ 65 岁人群的年发病率为 1.03%，≥ 80 岁人群的年发病率为 1.66%；据估算，年新发心力衰竭人数为 297 万人。≥ 25 岁人群患病率为 1.10%，≥ 65 岁人群患病率为 4.51%，≥ 80 岁人群患病率为 7.55%；全国 25 岁以上心力衰竭患者为 1205 万人。除常见的冠状动脉粥样硬化性心脏病、糖尿病、高血压及瓣膜性心脏病外，结缔组织疾病也是心力衰竭的重要原因之一。

SLE 和 RA 是国内最常见的结缔组织疾病。前者是一种以自身抗体形成和免疫复合物沉积为主要特征、介导全身的多个组织器官受损的风湿免疫性疾病。其全球患病率为（12～39）/10 万，中国患病率为（30.13～70.41）/10 万。据统计，全球 SLE 相关心力衰竭的患病率为 1%～10%，发病率则为 9.7/1000人，与普通人群相比，SLE 相关心力衰竭患病率足足高出 5 倍之多。另外，在不同种族、地区的受试者中，SLE 相关心力衰竭的患病率可能存在一定的差异。其他的因素，如年龄，对 SLE 相关心力衰竭也有影响，有研究称随着年龄的增加，SLE 相关心力衰竭的绝对风险明显上升，而这些患者的住院率却相应地下降，其中 18～44 岁的 SLE 患者住院率最高，这反映了年轻 SLE 患者罹患心力衰竭后病情更为严重，这种趋势不论在哪种性别的群体中都已被观察到，其中女性的绝对风险相对偏低。除此之外，种族也是影响SLE 相关心力衰竭的重要因素，与其他种族相比，非洲裔美国人的患病风险较高，其 OR 值可达 12.6。

RA 是以侵蚀性关节炎为主要表现的风湿性疾病。国内 RA 的患病率为 0.2%～0.4%。大型的队列研究证实，与普通人群相比较，在校正了传统的心血管危险因素之后，RA 患者发生心力衰竭的风险也高出了 2 倍。最近，一项纳入了 14 项前瞻性队列研究的系统评价显示，与普通人群相比，RA 患者心力衰竭发生率升高了 87%。值得注意的是，在确诊的 RA 患者中，1 年内非缺血性心力衰竭的发病率最高，这种情况尤其见于女性。

其他的结缔组织疾病，如系统性硬化病、多肌炎、皮肌炎、抗磷脂抗体综合征、系统性血管炎综合征等的研究也得出了类似的结论，但相关研究数量过少、证据等级不高、样本量偏少。有研究发现，与普通人群相比，系统性硬化病、多肌炎、皮肌炎等结缔组织疾病发生心力衰竭和其他不良心脏结局的相关风险 OR 值在 1.23～1.58。

总之，结缔组织疾病相关心力衰竭并不少见。其中，SLE 相关心力衰竭患病率和发病率较高；对于初诊 1 年之后的 RA 需要密切关注心功能情况。同时，学者也不可忽视其他结缔组织疾病发生心力衰竭的可能性。

二、病理生理特点

结缔组织疾病的病理改变主要包括炎症性和非炎症性。不同疾病累及的靶器官不尽相同。例如，在 SLE 中的主要病理改变为小血管炎，系统性硬化病表现为间质性肺炎和皮下纤维组织增生及微血管病，血管炎表现为不同大小血管的动静脉炎，抗磷脂抗体综合征表现为形成血栓形成，而 RA 则表现为炎症性的滑膜炎和非炎症性的骨质破坏。尽管如此，对于 SLE 或 RA 患者罹患心力衰竭的确切机制仍不清楚，但现有数据表明，宿主免疫反应异常和慢性炎症可能导致动脉粥样硬化和其他心血管危险因素加速，从而增加这些患者发生心力衰竭的风险。其可能机制是疾病特异性自身免疫机制触发炎症细胞因子释放，导致心肌巨噬细胞和肌成纤维细胞的局部激活，随后发生心肌炎症、内皮损伤、灌注减少、心肌纤维化，最终导致左心室重塑和心力衰竭。

三、疾病分型

在结缔组织疾病中，射血分数保留的心力衰竭可能是众多结缔组织疾病，包括 SLE、RA 患者中最主要的心功能不全形式，而临床上的心力衰竭，如射血分数降低的心力衰竭似乎并不多见。一项系统评价纳入了 25 项观察性研究，其中包括 5836 例受试者，研究者发现，与普通人群相比，RA 患者更容易出现左心室舒张功能障碍的超声心动图改变，且收缩期肺动脉压更高、左心房体积更大，但左心室射血分数在正常范围之内。在 SLE、白塞综合征、强直性脊柱炎、特发性炎症性肌病及原发性干燥综合征中也有类似发现。总体而言，这些研究提示在结缔组织疾病中，射血分数保留的心力衰竭可能更为常见。

四、病因及危险因素

一般认为，心力衰竭最主要的病因包括冠状动脉粥样硬化性心脏病、瓣膜性心脏病、心肌病、糖尿病及高血压。然而，目前的研究也提示，风湿性疾病，特别是结缔组织疾病也与心力衰竭密切相关。众多研究均已证实传统的心血管危险因素不能解释结缔组织疾病中高发的心脑血管事件，传统心血管疾病之外的因素，如结缔组织疾病自身和治疗药物也占一席之地。目前，关于心力衰竭病因及危险因素探讨的研究很少。在一项随访长达 8 年，纳入了 1242 例 SLE 患者的多中心队列研究中，Urowitz 等在 24 例确诊的心力衰竭患者中发现约 21% 可归因于动脉粥样硬化性事件，50% 可归因于 SLE 的活动性，另外 29% 可归因于其他原因。该研究提示学者需从传统心血管疾病危险因素、伴随的疾病及治疗药物的影响 3 个方面探讨结缔组织疾病相关心力衰竭的病因和危险因素。

（一）传统心血管疾病危险因素

1. 冠状动脉疾病

在 SLE 和 RA 患者中，冠状动脉疾病非常常见。SLE 患者冠状动脉疾病的患病率是 3.8%～16%，与一般人群相比，其患病风险增加了 10 倍，其中严重心肌梗死风险增加了 2～10 倍。除此之外，队列研究同样显示 SLE 患者心肌梗死的风险显著增加，为 6.4 次 /1000 人年，调整后的 HR 为 2.61。有狼疮性肾炎病史的人群患病风险更大，其心肌梗死发生率为 9.9 次 /1000 人年，而无狼疮性肾炎病史的人群为 2.6 次 /1000 人年，调整后的心肌梗死 HR 则分别为 18.3 和 2.2，这表明 SLE 的严重程度与心肌梗死的风险之间存在联系。值得注意的是，与性别年龄相匹配的对照组相比，SLE 患者心肌梗死诱发的心力衰竭风险也增加 3 倍，这也进一步说明了 SLE 患者心肌梗死与心力衰竭之间的密切关系。RA 患者心肌梗死风险较高也是毋庸置疑的，有研究报道与普通人群相比，RA 患者心肌梗死风险高达 1.5～2 倍，且多为隐匿性心肌梗死或症状极不典型的发作。其他的结缔组织疾病的心肌梗死风险大致与 RA 类似，风险比大多数在 2 以下。

2. 高血压

在普通人群中，高血压是唯一被确认为心力衰竭的传统心血管疾病危险因素。SLE 及 RA 患者高血压的患病率差异很大，处于 4%～73%，差异如此之大的主要原因在于高血压的诊断标准不尽相同，而且，临床医师可能低估了此类患者的高血压。此外，大量的纵向队列研究也提示伴有高血压的 SLE 患者的心血管事件发生风险增加 2 倍以上。一项纳入多个前瞻性队列研究的系统评价显示，与未罹患高血压的 RA 患者相比，罹患高血压的 RA 患者心肌梗死的风险增加了 84%。

3. 血脂异常

结缔组织疾病常存在血脂异常。SLE 患者血脂异常的患病率范围是 22.5%～56%，典型的血脂异常常表现为极低密度脂蛋白胆固醇和总甘油三酯水平较高，而高密度脂蛋白胆固醇水平较低。与该类型血脂异常密切相关的因素包括炎症、狼疮性肾炎病、自身抗体及抗风湿药物的使用。值得注意的是，最近 SLE 的队列结果显示，血清总胆固醇和甘油三酯水平升高与心血管疾病风险（包括心力衰竭）增加 2 倍相关。RA 患者血脂异常与 SLE 患者血脂异常形式类似，但总体而言，大多数研究均认为高密度脂蛋白胆固醇水平下降是最主要的血脂异常类型。RA 患者血脂异常情况主要与纳入研究的人群特征、炎症状态、药物使用及疾病活动性密切相关。RA 患者中的血脂异常，如总胆固醇及低密度脂蛋白胆固醇升高也可导致心血管事件及心源性死亡率增加，而使用他汀类药物可明显降低心血管事件风险（包括心力衰竭）。

4. 2 型糖尿病

在结缔组织疾病中，2 型糖尿病是常见并发症之一，但对其确切的患病发病率并不清楚。数个队列研究认为 SLE 中 2 型糖尿病的患病率为 3%～7%。在一项队列研究中，RA 患者 2 型糖尿病的患病率增加，但如果考虑到胰岛素抵抗及药物因素影响，该结论并不一定正确，其他的研究也得出了另外的结论。例如，与普通人群相比，SLE 患者 2 型糖尿病的患病率可能并不增加。迄今为止，很少有研究探讨 SLE 患者中 2 型糖尿病的发病率。最近，瑞典的一项研究则发现，SLE 与妊娠期糖尿病风险增加 2 倍有关，且与使用糖皮质激素及羟氯喹无关。总之，糖尿病与结缔组织疾病的关系较为复杂，目前的研究结果并不一致甚至存在冲突。

5. 肥胖

肥胖在结缔组织疾病患者中较为常见。然而，与普通人群相比，其患病率可能并没有升高。有研究报道，与 SLE 类似，大约有 40% 的 RA 患者存在肥胖或超重，但该数据与对照人群大体相当。实际上，肥胖也与结缔组织疾病并存的多种心血管疾病危险因素，如亚临床的动脉粥样硬化、高血压、代谢综合征等相关。然而，"类风湿恶病质"的存在，可能干扰了这些患者的代谢和营养状态，这对于心力衰竭的精准预测有潜在影响。例如，在校正了年龄、性别、恶性肿瘤及多个心血管危险因素后，一项前瞻性队列研究发现 < 20 kg/m^2 的体重指数的 RA 受试者发生心血管死亡的风险显著增高（$HR = 3.34$，95%CI：2.23～4.99）。因此，结缔组织疾病可能也存在"肥胖悖论"，即较高或较低的体重指数均与增高的心血管风险相关（包括心力衰竭）。

6. 吸烟

吸烟是心血管疾病的独立危险因素。吸烟率在部分结缔组织疾病中相当高。SLE 患者的吸烟率为 10%～35%，而 RA 的吸烟率接近 50%。在数项队列中，吸烟已被证明是导致心血管疾病的独立危险因素，可使 SLE 心血管事件的风险增加 2.0～3.7 倍；吸烟也明显增加了 RA 心血管事件及全因死亡的风险。其原因可能是吸烟会增加结缔组织疾病的疾病活动性，并削弱抗风湿药物的疗效。

（二）伴随的疾病

1.心肌功能障碍

心肌功能障碍在结缔组织疾病中很常见，其患病率高达34%～72%。在一项纳入了22项研究的荟萃分析中，SLE患者左心室收缩功能和舒张参数（包括E/A比值和E/e'）明显降低，且与病程较长（>10年）、疾病活动指数较高有关。另外，左心室肥大也相当常见，如在SLE中患病率可达20%，与普通人群一样，左心室肥大可能因收缩和舒张功能障碍导致结缔组织疾病患者发生心力衰竭。在活检或尸检标本中，可见患者心肌间质结缔组织增多和心肌瘢痕形成。这些证据均提示炎症在结缔组织疾病心肌功能障碍中的重要作用。

2.瓣膜性心脏病

虽然瓣膜性心脏病患者常无明显的症状，但却是SLE患者常见的心脏受累表现。狼疮患者最常见的瓣膜病变是瓣膜增厚、反流、狭窄、关闭不全或赘生物形成等，常累及二尖瓣和主动脉瓣。据国外研究报道，合并瓣膜异常的狼疮患者心力衰竭的可达22%。而在RA患者中关于心脏瓣膜损害的临床报道差异很大。国内报道病变部位以二尖瓣、主动脉瓣、三尖瓣较为常见。国外则认为，与普通人群相比，三尖瓣关闭不全、主动脉瓣硬化、二尖瓣增厚及钙化、联合瓣膜损伤、二尖瓣关闭不全、主动脉瓣关闭不全较为常见。瓣膜病变是心力衰竭常见的病因，因此，瓣膜性心脏病可能是结缔组织疾病相关心力衰竭的主要病因。

3.肺动脉高压

SLE相关肺动脉高压是国内最常见的结缔组织疾病相关肺动脉高压类型，约占50%。SLE相关肺动脉高压患病率在0.5%～43%，从SLE发展至肺动脉高压大约需要3年。除此之外，系统性硬化病、混合型结缔组织疾病相关肺动脉高压较为常见，而对于RA相关肺动脉高压的患病率并不清楚，相关报道极度缺乏，这提示RA相关肺动脉高压可能并不是一个重要的临床问题。结缔组织疾病相关肺动脉高压可能有原发性和继发性两种形式。前者主要表现为肺血管炎、肺血管缺氧及高凝状态，而后者主要体现为肺栓塞及肺间质纤维化。肺动脉高压是右心衰竭的主要病因，但目前还未见关于肺动脉高压与结缔组织疾病相关心力衰竭的高质量报道。

4.心律失常

结缔组织疾病常伴发各类心律失常，常见的心律失常包括非窦性心动过速、特异性的ST改变、Ⅰ度房室传导阻滞、房性期前收缩、室性期前收缩、束支传导阻滞及心房颤动。各类心律失常患病率差异较大，主要与心肌炎症相关，目前尚不确定这些心律失常与心力衰竭的关系。

5.血管炎

系统性血管炎综合征本身即可导致各类心血管疾病，如冠状动脉疾病、动脉粥样硬化甚至心肌梗死，这些均可进一步引发心力衰竭。除此之外，众多结缔组织疾病均可累及各类血管，如SLE患者中血管炎患病率为11%～36%，而RA血管炎的患病率为15%～20%，但总体以小血管受累最为常见，其中，冠状动脉是一个最重要的靶器官，但与心力衰竭的具体归因风险尚无研究。

6.其他疾病

结缔组织疾病是一类累及多器官的疾病，在部分疾病中，贫血、慢性肾病很常见，此二者与心血管事件密切相关，但目前对它们与心力衰竭的关系不得而知。

（三）治疗药物的影响

1.糖皮质激素

糖皮质激素是治疗部分结缔组织疾病的基石。证据表明，糖皮质激素在结缔组织疾病的单药、联合及桥接治疗中，治疗效果肯定。然而，糖皮质激素的作用错综复杂，常可作为一把双刃剑——尽管它们可以减少疾病炎症活动，但却可能促进高血压、高血糖和肥胖的发生。一般认为，长期应用超生理剂量的糖皮质激素可促进心力衰竭的发生，且这种风险与剂量呈正相关。然而，在一项于西班牙进行的多中心研究中，糖皮质激素的使用与心血管事件无关。不同的研究得出了不一致结果的原因是糖皮质激素的使用时间及剂量可能是最重要的变量。

2. 羟氯喹

羟氯喹被认为是近 50 年来最引人瞩目的合成抗疟疾的药物之一，也是治疗 SLE 及 RA 的一线治疗药物。众多队列研究均发现羟氯喹可改善结缔组织疾病血脂异常、降低糖尿病风险，尤其可降低 SLE 心血管事件的发生率。国内的一项随机对照研究显示羟氯喹对 SLE 患者左心室舒张功能有一定益处。其可能的机制与羟氯喹能改善内皮功能障碍、抗动脉粥样硬化及改善胰岛素抵抗相关。最近，部分研究显示羟氯喹对于治疗非结缔组织疾病患者糖尿病及血脂异常有益，目前，一项有关羟氯喹治疗心肌梗死的随机对照研究也正在开展，但结果尚未揭晓。

3. 氨甲蝶呤

氨甲蝶呤属于一线抗风湿药物，因其具有免疫抑制及抗感染作用，目前已被广泛用于治疗结缔组织疾病。一项研究发现，低剂量的氨甲蝶呤（维持剂量）可降低炎症性关节炎患者患心血管疾病的风险，但随着病程延长，氨甲蝶呤的保护作用逐渐减弱。很少有研究探讨氨甲蝶呤对心力衰竭的影响，但部分研究发现氨甲蝶呤联合生物制剂治疗可延缓亚临床左心室局部功能障碍，可能与氨甲蝶呤不仅可明显减轻心脏纤维化还可以减少左心室舒张末期容积、增加左心室射血分数有关。与羟氯喹类似，氨甲蝶呤也被用于治疗非结缔组织疾病患者，然而 2019 年 CIRT 试验发现心肌梗死或冠脉多支病变的患者未从氨甲蝶呤中获得益处，但是该随机对照试验的设计存在诸多问题，如氨甲蝶呤的剂量问题、纳入人群炎症程度问题，这些似乎预示着氨甲蝶呤在非结缔组织疾病中的应用还远未结束。

4. 生物制剂

生物制剂种类繁杂，主要包括肿瘤坏死因子抑制剂、白细胞介素 -6 抑制剂、白细胞介素 -1 受体拮抗剂、B 细胞及 T 细胞抑制剂和其他（如 JAK 抑制剂的新型生物制剂）。

全身性炎症被认为在心力衰竭和结缔组织疾病的发生发展中起着关键作用。抗感染治疗药物（如生物制剂）或可能有降低继发于全身性炎症的心力衰竭的潜力。然而，先前的研究显示，生物制剂对心脏结构及功能影响的结果存在明显冲突。

除对心功能的直接影响外，大量研究均探讨了使用生物制剂与发生慢性心力衰竭的相关性。这些研究基本都发现了抗肿瘤坏死因子抑制剂并未增加 RA 患者患心力衰竭风险，其他的生物制剂，如阿巴西普、托珠单抗等，也未增加患心力衰竭风险。然而，鉴于抗肿瘤坏死因子抑制剂在心力衰竭中的不良反应，目前，欧美相关指南仍然不建议在中重度心力衰竭患者中使用抗肿瘤坏死因子抑制剂。

从目前的证据看来，抗肿瘤坏死因子抑制剂不太可能增加心力衰竭的风险，此外，抗肿瘤坏死因子抑制剂可能对 RA 患者心功能有良好的作用，但还需要更大规模的试验来验证。

5. 其他药物

使用吗替麦考酚酯治疗 SLE 及系统性硬化病肺间质纤维化可能是一个不错的选择。该药有一定的降压作用及抗动脉粥样硬化作用，然而，对于心力衰竭可能也是无效的。来氟米特的活性代谢物丙二酸次氮酰胺（A771726）具有强大的抗感染和 T 细胞抑制特性，在体外试验中，A771726 可减轻心肌细胞肥大、预防心脏纤维化，但是否对心力衰竭有用不得而知。在动物实验中，研究发现环孢素 -A 可减轻缺血再灌注损伤、减少梗死面积及保留再灌注损伤后的心功能。然而，在临床试验中却没有得到类似的结果。一项系统评价发现，用环孢素 -A 治疗的患者和安慰剂组在全因病死率、心血管病死率、心源性休克、心肌梗死、心力衰竭等方面不存在统计学差异。目前，关于硫唑嘌呤、他克莫司及柳氮磺吡啶对于结缔组织疾病相关心力衰竭尚无证据。

五、诊断与管理

鉴于目前并无证据阐述结缔组织疾病相关心力衰竭的诊断，学者建议依据相关指南对结缔组织疾病进行诊断，同时应按照指南进行心力衰竭的诊断，考虑到心力衰竭的诊断前文已详细描述，本处不做赘述，但是，需要强调以下几点。

（1）临床症状：目前，对于结缔组织疾病相关心力衰竭与普通心力衰竭之间的临床症状是否存在差异并不清楚。考虑到多数结缔组织疾病常见于青中年女性，故对于这部分有心力衰竭的人群需要密切注意。此外，鉴于结缔组织疾病与糖尿病有诸多相同之处，学者也猜测相当一部分患者的发病应该较为隐匿。最后，结缔组织疾病多累及全身多组织器官包括肌肉系统，因此典型的心力衰竭症状可能并不常见。

（2）NT-proBNP：在普通人群中，用于诊断或预测心血管疾病的生物标志物，如NT-proBNP、BNP和肌钙蛋白对预测心力衰竭及心血管死亡虽有一定作用，但用于诊断或预测结缔组织疾病患者心力衰竭预后的临床价值值得商榷；此外，由于这些指标都可能受到全身炎症的影响，增大了研究的难度。

（3）超声心动图：对早期心功能不全并不敏感。在有条件的单位，建议使用心脏磁共振进行早期诊断。

由于目前缺少证据，相关抗感染及抗风湿药物对于结缔组织疾病相关心力衰竭的治疗作用不得而知，相关靶点是否存在也并不清楚，对于结缔组织疾病相关心力衰竭的治疗仍然建议遵循相关指南，因此，在本文中并未提及具体治疗药物。此外，尽管结缔组织疾病患者心血管疾病和心力衰竭的风险明显增加，但目前尚不清楚控制传统的心血管风险因素是否会得到类似普通人群中的获益。尽管如此，鉴于大量证据表明SLE和RA患者患心血管疾病的风险增加，美国和欧洲的专家小组仍然建议每年对这些患者患心血管疾病风险的可控因素进行筛查和管理。此外，也建议充分控制疾病活动性、加强原发病治疗。

六、总结

结缔组织疾病相关心力衰竭在临床上最常见的亚型是射血分数保留心力衰竭，其患病率、发病率均较高，是结缔组织疾病的一个重要死因。传统的心血管疾病危险因素不能完全解释结缔组织疾病相关心力衰竭，疾病自身因素和治疗药物不良反应可能对其发生和发展也有重要作用。对于结缔组织疾病相关心力衰竭的诊断与治疗，建议遵循目前的相关指南进行操作。

参考文献

[1] YOO B W. Embarking on a career in Cardio-Rheumatology[J]. J Am Coll Cardiol，2020，75（12）：1488-1492.

[2] QIN L，LI F，WANG H，et al. Coronary heart disease and cardiovascular risk factors in patients with idiopathic inflammatory myopathies：A systemic review and meta-analysis[J]. Front Med（Lausanne），2021，8：808-915.

[3] KURMANN R D，MANKAD R. Atherosclerotic heart disease in women with autoimmune rheumatologic inflammatory conditions[J]. Can J Cardiol，2018，34（4）：381-389.

[4] PARK E，GRIFFIN J，BATHON J M. Myocardial dysfunction and heart failure in rheumatoid arthritis[J]. Arthritis Rheumatol，2022，74（2）：184-199.

[5] BARTELS C M，BUHR K A，GOLDBERG J W，et al. Mortality and cardiovascular burden of systemic lupus erythematosus in a US population-based cohort[J]. J Rheumatol，2014，41（4）：680-687.

[6] BLUM A，ADAWI M. Rheumatoid arthritis（RA）and cardiovascular disease[J]. Autoimmun Rev，2019，18（4）：679-690.

[7] BONNEY K M，ENGMAN D M. Autoimmune pathogenesis of chagas heart disease：looking back，looking ahead[J]. Am J Pathol，2015，185（6）：1537-1547.

[8] DHAKAL B P，KIM C H，AL-KINDI S G. Heart failure in systemic lupus erythematosus[J]. Trends Cardiovasc Med，2018，28（3）：187-197.

[9] VAN DER MEER P，GAGGIN H K，DEC G W. ACC/AHA Versus ESC Guidelines on heart failure：JACC Guideline Comparison[J]. J Am Coll Cardiol，2019，73（21）：2756-2768.

[10] QIN L，ZHANG Y，WANG H，et al. Cardiac involvement in primary Sjögren's syndrome[J]. Rheumatol Int，2022，42（2）：179-189.

[11] WANG H，LIU H，YU X，et al. Left ventricle diastolic function in patients with polymyositis[J]. Int J Cardiol，2013，168（4）：4311-4312.

[12] WANG H，LIU H X，WANG Y L，et al. Left ventricular diastolic dysfunction in patients with dermatomyositis without clinically evident cardiovascular disease[J]. J Rheumatol，2014，41（5）：495-500.

[13] KHALID Y，DASU N，SHAH A，et al. Incidence of congestive heart failure in rheumatoid arthritis：a review of literature and meta-regression analysis[J]. ESC Heart Fail，2020，7（6）：3745-3753.

[14] CARBONE F，BONAVENTURA A，LIBERALE L，et al. Atherosclerosis in rheumatoid arthritis：promoters and opponents[J]. Clin Rev Allergy Immunol，2020，58（1）：1-14.

[15] KIM C H，AL-KINDI S G，JANDALI B，et al. Incidence and risk of heart failure in systemic lupus erythematosus[J]. Heart，2017，103（3）：227-233.

[16] 汪汉，秦莉，罗强. 弥漫性结缔组织疾病相关心力衰竭研究进展 [J]. 实用医学杂志，2022，38：1175-1180.

[17] YAN W，LUO Q，WANG H，et al. Association between systemic sclerosis and left ventricle dysfunction：findings from observational studies[J]. Heliyon，2023，9：e14110.

（汪汉）

第七章　慢性心力衰竭的康复治疗

第一节　体力活动的益处和风险

慢性心力衰竭是一种复杂的临床综合征，是所有心血管疾病的严重和终末期表现。过去一直主张心力衰竭患者应卧床休息，不宜进行运动锻炼。然而，20世纪80年代后在循证医学的模式下，慢性心力衰竭治疗观念发生了根本性的改变，以运动为核心的心脏康复逐渐被推广。世界卫生组织将其定义为确保心脏病患者获得最佳的体力、精神、社会功能的所有方法的总和，以便患者通过自己的努力在社会上尽可能恢复正常的功能，可以自主生活。运动训练也称为运动康复，是心脏康复的基石。本节将基于循证医学证据，就运动康复对慢性心力衰竭患者的益处和潜在风险进行阐述。

一、运动康复的益处

慢性心力衰竭患者常以活动耐量下降为主要临床表现。因其具有高发病率、高住院率、高病死率等特点，给家庭和社会带来严重的负担。

目前的证据表明，运动可以改善慢性心力衰竭患者的峰值摄氧量，改善慢性心力衰竭患者的生活质量和身体机能。一项共纳入40项研究（包括27项随机对照试验和13项队列研究）的荟萃分析证实，运动对生活质量结果有积极的影响（标准化平均差1.16，95%CI：0.76～1.56）。其中纳入的23项研究显示，运动干预后身体功能得到改善（标准化平均差0.89，95%CI：0.40～1.38）。这些改善与研究设计、研究质量、参与者人口统计、疾病严重程度和运动处方变量无关。这意味着，参与锻炼比锻炼的方式更为重要。另一项关于运动强度的研究也支持这一观点。研究对比了高强度间歇有氧运动和中等强度持续有氧运动对HFrEF患者左心室重塑及运动耐力的影响，发现高强度间歇运动并不优于中等强度持续运动。心力衰竭运动训练多中心随机对照（HF-ACTION）试验中运动康复组与非运动康复组相比较，患者生存质量评分、6分钟步行试验步行距离、心肺运动试验的运动时间及峰值摄氧量均有显著改善。运动康复不仅可以改善慢性心力衰竭患者短期的运动耐量，而且有益于其长期运动耐量的提升，并有更低的住院率和心血管相关病死率。

适当的运动可以显著改善慢性心力衰竭患者的峰值摄氧量，提升运动耐力，提高生活质量，显著降低再住院风险，改善临床预后。

二、运动康复的潜在风险

对于慢性心力衰竭急性发作的患者，在生命体征平稳的情况下，除纠正诱因、优化药物治疗外，若患者不存在活动禁忌的情况下（如意识障碍、活动性出血等），目前仍建议早期活动。运动康复包括有氧运动、抗阻运动、柔韧性运动和呼吸肌训练等形式。

虽然心力衰竭患者在运动康复的治疗中受益良多，但也同样存在许多潜在的风险。①运动相关的骨骼、肌肉损伤。研究表明，在一定范围内运动频率与运动康复治疗效果间存在剂量效应关系。也就是说，患者完成康复训练的次数越多，心血管事件的发生风险越低。但当同一组肌群的高强度运动频率高于每周 5 次时，骨骼肌肉的损伤风险也随之增加。②低血糖。特别是慢性心力衰竭合并糖尿病的患者，运动过程中易出现低血糖。因此，应正确处理糖尿病患者运动与药物相互作用的关系，运动时间应避开降糖药物血药浓度达到高峰的时间。也可以在运动前后，适当增加能量物质的摄入，避免低血糖的发生。③脑血管意外、恶性心律失常等。在运动康复前，应对患者进行全面评估，严格把控心力衰竭患者进行运动康复的适应证和禁忌证，从而降低潜在风险的发生率。

参考文献

[1] PALMER K，BOWLES K A，PATON M，et al. Chronic Heart Failure and Exercise Rehabilitation：A Systematic Review and Meta-Analysis[J]. Arch Phys Med Rehabil. 2018，99（12）：2570-2582.

[2] ELLINGSEN，HALLE M，CONRAADS V，et al. SMARTEX Heart Failure Study（Study of Myocardial Recovery After Exercise Training in Heart Failure）Group. High-Intensity Interval Training in Patients With Heart Failure With Reduced Ejection Fraction[J]. Circulation，2017，135（9）：839-849.

[3] O'CONNOR C M，WHELLAN D J，LEE K L，et al.Efficacy and safety of exercise training in patients with chronic heart failure：HF-ACTION randomized controlled trial[J]. JAMA，2009，301（14）：1439-1450.

[4] FLYNN K E，PINA I L，WHELLAN D J，et al.Effects of exercise training on health status in patients with chronic heart failure：HF-ACTION randomized controlled trial[J]. JAMA，2009，301（14）：1451-1459.

[5] BELARDINELLI R，GEORGIOU D，CIANCI G，et al.10-year exercise training in chronic heart failure：a randomized controlled trial[J]. J Am Coll Cardiol，2012，60（16）：1521-1528.

[6] KETEYIAN S J，LEIFER E S，HOUSTON-MILLER N，et al. HF-ACTION Investigators. Relation between volume of exercise and clinical outcomes in patients with heart failure[J]. J Am Coll Cardiol，2012，60（19）：1899-1905.

（吴镜　周闻禄）

第二节　运动前筛查及评估

心脏康复运动是一项集生物医学、运动医学、营养医学、心身医学和行为医学于一体的医疗康复防治体系，以全面综合医疗评估为基础，将心血管疾病的发生、预防，以及管理系统化、分层化、可视化、个体化，提前对心血管疾病的危险因素进行干预，全面提供心身及社会层面的支持及管理，贯穿并渗透在心血管疾病患者急性发病期、治疗恢复期、维持康复期，甚至整个生命周期中。《中国心脏康复与二级预防指南 2018 精要》特别指出，心脏康复运动适配于所有心血管疾病患者，包含并不限于急性心肌梗死、慢性心力衰竭、冠状动脉旁路移植术、经皮冠状动脉介入治疗、心脏瓣膜手术、心脏起搏器植入手术、心脏移植手术、慢性稳定型心绞痛、高血压、高脂血症、糖尿病及其代谢综合征、周围血管病等疾病的患者。对不同时期的患者需分层个体化予以监测及诊疗。

一、运动前评估

全面综合的评估应自首次接诊患者开始，贯穿心脏康复的全部过程，其在整个康复运动中占据重要的地位，评估内容包括如下几方面。

（1）病史采集：询问并记录心血管疾病病史和其他脏器病史、控制心力衰竭药物使用情况、服药的依从性及是否存在药物的不良反应、目前心力衰竭症状等。

（2）生化检验和体征：通过了解生命体征及生化指标，评估患者病情是否平稳。心肌损伤标志物及 BNP 升高有助于评估患者病情的严重程度及预后。

（3）功能学检查：包括胸部 CT、心脏超声、运动负荷试验及其他徒手评定方法等，可获取心脏结构和收缩舒张功能、心肺储备功能、潜在的心律失常风险、肌力和肌肉耐力等指标。运动负荷试验是实现安全有效的运动康复的重要评估手段。应根据慢性心力衰竭患者的病史、心肺储备能力和运动能力选择最合适的方案。选择由简单到复杂，包括2分钟踏步试验、6分钟步行试验、运动平板试验、心肺运动试验等。对于无法完善心肺运动评估的患者，可使用简单易行及安全性较好的6分钟步行试验，6分钟步行试验是一种亚极量运动负荷试验，其与日常活动量相近，可客观反映患者日常活动能力。研究指出，6分钟步行试验能够独立预测心力衰竭患者的预后。

（4）社会心理状态和生活质量评估：可选用健康调查量表36、健康调查量表12、欧洲五维健康量表等普适量表，以及明尼苏达心力衰竭生活质量量表等特制量表，评估患者的日常生活能力和生活质量；通过患者健康问卷9项（PHQ-9）和广泛性焦虑量表评估患者的精神心理状态；采用匹兹堡睡眠质量指数量表客观评价患者的睡眠质量，对高度怀疑有睡眠呼吸暂停综合征的患者，可采用多导睡眠监测仪或便携式睡眠监测仪了解患者夜间缺氧程度、睡眠呼吸暂停时间及次数。

了解患者日常运动习惯、饮食习惯、液体出入量及体重的管理、钠盐的摄入和营养状况，以及自我管理效能；检查患者是否有限制运动的因素，如肌肉骨骼系统疾病、贫血、电解质紊乱及血糖水平等限制运动能力的因素，详见表7-1。

表7-1　慢性心力衰竭患者康复运动的禁忌证

绝对禁忌证	①急性冠脉综合征早期（2天内）；②恶性心律失常；③急性心力衰竭（血液动力学不稳定）；④静息血压＞200/110 mmHg；⑤高度房室传导阻滞；⑥急性心肌炎、心包炎或心内膜炎；⑦有症状的主动脉瓣重度狭窄；⑧严重的肥厚型梗阻性心肌病；⑨急性全身性疾病；⑩心脏内血栓；⑪近3～5天静息状态进行性呼吸困难加重或运动耐力减退；⑫低功率运动负荷出现严重的心肌缺血（＜2 METs，或＜50 W）；⑬糖尿病血糖值未控制在理想范围；⑭急性栓塞；⑮血栓性静脉炎；⑯新发心房颤动或心房扑动
相对禁忌证	①过去1～3天内体重增加＞1.8 kg；②正接受间断或持续的多巴酚丁胺治疗；③运动时收缩压降低；④NYHA心功能分级Ⅳ级；⑤休息或劳力时出现复杂性室性心律失常；⑥仰卧位时：静息心率≥100次/分；⑦合并有运动受限的疾病

二、运动前评估流程

Ⅰ期心脏康复运动，即早期的心脏康复，以急性心血管疾病的治疗为主。在入院早期应及时地评估并识别心脏康复患者，开展Ⅰ期心脏康复运动，将有效缩短住院周期，促进患者出院后自理及运动能力的恢复，增加患者康复信念，减少再住院频次；避免卧床带来的不利影响，如运动耐量减退、低血容量、血栓栓塞性并发症，为Ⅱ期心脏康复奠定基础，其入院后评估流程见图7-1。

出院后应再次对患者进行评估，根据患者病情及检验结果进行危险分层，评估患者在心脏康复运动过程中发生心血管事件的可能风险见表7-2，协助制定个体化的运动康复方案及康复监护级别。

需要指出的是，低危患者在社区和家庭环境中，便可取得安全有效的康复运动疗效；中危和高危患者则需要在具备心电监护的医疗机构中完成一定的运动康复治疗后，方可转至社区或家庭继续运动康复，以此来最大限度地保证患者的运动安全和康复疗效。

患者在出院1～6个月后可进行Ⅱ期心脏运动康复治疗，相较于Ⅰ期康复运动，除患者的运动评估指导、医疗心理支持外，Ⅱ期康复运动增加了每周3～5次的中等强度运动，包括有氧代谢运动，抗阻运动及柔韧性训练。每次至少持续30～90分钟，需持续12周左右。因目前我国心血管疾病患者的住院周期控制在7天左右，Ⅰ期康复运动受限于住院时间，因此Ⅱ期康复运动成为心血管疾病康复的核心阶段。

Ⅲ期康复运动是Ⅱ期心脏康复的延续，低危层次的患者无须医疗监护，其目的在于维持已形成的生活方式和运动习惯，但仍为高危层次的患者，需在医疗监护下进行康复运动。必要时，高危患者及部分中危患者应及时转上级医院纠正危险因素后再行康复运动。

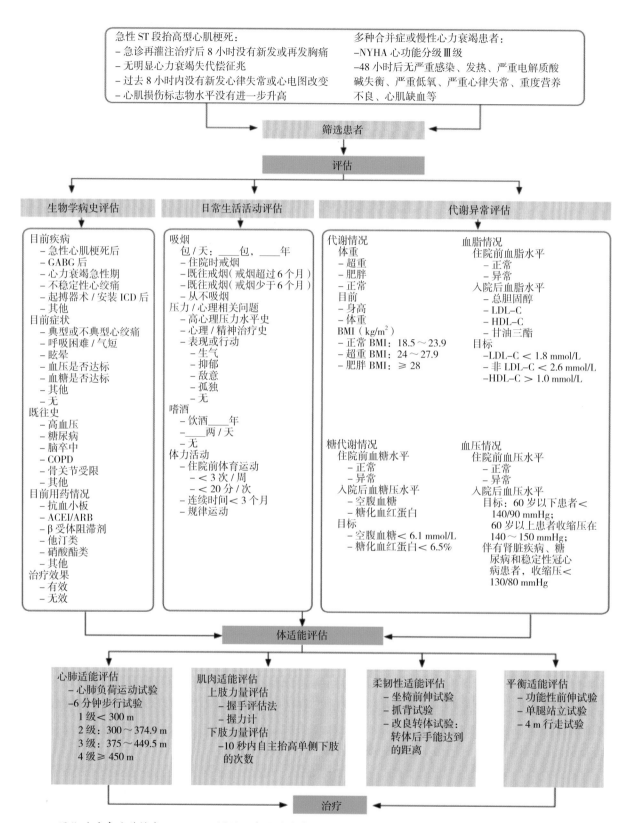

CABG，冠状动脉旁路移植术；COPD，慢性阻塞性肺疾病；ICD，植入型心脏复律除颤器；ACEI/ARB，血管紧张素转换酶抑制剂/血管紧张素Ⅱ受体拮抗剂；LDL-C，低密度脂蛋白胆固醇；HDL-C，高密度脂蛋白胆固醇；BMI，体重指数。1 mmHg ≈ 0.133 kPa。

图 7-1　入院后评估流程图

表 7-2　运动过程中发生心血管事件的危险分层

项目	危险分层		
	低危	中危	高危
运动试验指标			
心绞痛无症状	无	可有	有
无症状，但有心肌缺血心电图改变	无	可有，但心电图 ST 段下移 < 2 mm	有，心电图 ST 段下移 ≥ 2 mm
其他明显不适症状，如气促、头晕等	无	可有	有
复杂室性心律失常	无	无	有
血流动力学反应（随着运动负荷量的增加，心率增快、收缩压增高）	正常	正常	异常，包括随着运动负荷量的增加心率变时功能不全或收缩压下降
功能储备	≥ 7 METs	5 ～ 7 METs	≤ 5 METs
非运动试验指标			
左室射血分数	≥ 50%	40% ～ 50%	< 40%
猝死史或猝死	无	无	有
静息时复杂室性心律失常	无	无	有
心肌梗死或再血管化并发症	无	无	有
心肌梗死或再血管化后心肌缺血	无	无	有
充血性心力衰竭	无	无	有
临床抑郁	无	无	有

注：每一项都满足才是低危，只要任意一项满足即为高危。

三、运动前的危险分层

美国心脏病学会关于运动训练的危险程度进行了分层，见表 7-3。

表 7-3　美国心脏病学会关于运动训练的危险分层

A 级：看上去健康的个体
此级别包括的人群：
A1. 儿童，青少年，男性 < 45 岁，女性 < 55 岁，无症状，无确诊的心脏疾病或主要的心血管危险因素
A2. 男性 ≥ 45 岁，女性 ≥ 55 岁，无症状，无确诊的心脏疾病，有 < 2 个主要的心血管危险因素
A3. 男性 ≥ 45 岁，女性 ≥ 55 岁，无症状，无确诊的心脏疾病，有 ≥ 2 个主要的心血管危险因素
运动指南：除基本指南外，无限制
所需监督：无
ECG 和血压监测：无须
注意：建议分级为 A2 尤其是 A3 者，在参加激烈运动前行医学检查，可能需行医学监督下的运动试验

B 级：存在稳定的心血管疾病，且在激烈运动时发生并发症的危险性低，但高于看上去健康的个体
此级别包括具有下述诊断之一的人群：
（1）冠心病（心绞痛、心肌梗死、冠脉血运重建、运动试验异常、冠脉造影结果异常），他们的病情稳定，且具有下列临床特征
（2）瓣膜性心脏病，除外严重瓣膜狭窄或反流，且具有下列临床特征
（3）先天性心脏病——先天性心脏病患者的危险分层应受第 36 届 Bethesda 会议建议的指导

（4）心肌病——LVEF ≤ 30%，包括合并心力衰竭，以及下列临床特征的稳定患者，非肥厚型心肌病或近期心肌炎

（5）运动试验异常，但无 C 级中所列的高危标准

临床特征（必须同时具备下列所有项）：

① NYHA 心功能分级为 Ⅰ 级或 Ⅱ 级

② 运动能力 ≥ 6 METs

③ 无充血性心力衰竭证据

④ 静息状态下及运动试验 ≤ 6 METs 时无心肌缺血或心绞痛证据

⑤ 运动时血压适当的增高

⑥ 静息状态下或运动时无持续性或非持续性室性心动过速

⑦ 能够满意地自我监测运动强度

运动指南：运动必须个体化，接受专业人士的运动处方并得到基层护理医师的允许

所需监督：在开始运动的阶段接受医学监督是有益的。在进行其他运动项目时接受经过适当培训的非医学人士的监督直至其本人理解如何监督自身运动。医学人士应接受训练并取得高级生命支持的资格。非医学人士应接受训练并取得基础生命支持的资格，其包括心肺复苏

ECG 和血压监测：在训练的初期是有益的，通常 6～12 次

C 级：运动中有中等至高度危险可能发生并发症和（或）无自我调节能力或不具备理解被建议的运动水平的能力

此级别人群包括具有下列任一诊断症状：

（1）CAD 且具有下列临床特征

（2）瓣膜性心脏病——除外严重的瓣膜狭窄或反流，且具有下列临床特征

（3）先天性心脏病—— 先天性心脏病患者的危险分层应受第 36 届 Bethesda 会议建议的指导

（4）心肌病——LVEF < 30%；包括合并心力衰竭及下列临床特征的稳定的患者，非肥厚型心肌病或近期心肌炎

（5）未得到很好控制的复杂室性心律失常

临床特征（具有下列任一项）：

① NYHA 心功能分级为 Ⅲ 级或 Ⅳ 级

② 运动试验结果显示：

· 运动能力 < 6 METs

· < 6 METs 时出现心绞痛或缺血性 ST 段压低

· 运动中出现收缩压低于静息状态水平

· 运动中出现非持续性室性心动过速

③ 既往曾发作原发性心搏骤停（如非急性心肌梗死或心脏操作情况下出现的心脏停搏）

④ 内科医师认为的可能威胁生命的医学情况

运动指南：运动必须个体化，接受专业人士的运动处方并得到基层护理医师的允许

所需监督：所有的运动均应该接受监督直至确定安全

ECG 和血压监测：运动过程中连续监测直至确定安全，通常 12 次以上

注意：C 级患者在成功完成了一个回合的监测运动后可重新分层至 B 级，前提是有医学人士确定患者的运动强度是安全的，并且患者明确具有自我监测的能力

D 级：疾病不稳定，运动受限制。不建议参加以锻炼为目的的运动

此级别患者包括下列任一诊断症状：

（1）不稳定型心绞痛

（2）严重的有症状的瓣膜狭窄或反流

（3）先天性心脏病——先天性心脏病患者禁止参加运动锻炼的标准见第 36 届 Bethesda 会议建议

（4）失代偿的心力衰竭

（5）未得到控制的心律失常

（6）其他医学情况可能由于运动而加重

运动指南：以锻炼为目的的运动均不建议参加。应注意治疗，使患者恢复至 C 级或更好级别。日常活动应基于患者的个体化评估。

参考文献

[1] DIBBEN G，FAULKNER J，OLDRIDGE N，et al. Exercise-based cardiac rehabilitation for coronary heart disease[J]. Cochrane Database Syst Rev，2021，11（11）：CD001800.

[2] 中国康复医学会心血管病专业委员会 . 中国心脏康复与二级预防指南 2018 精要 [J]. 中华内科杂志，2018，57（11）：802-810.

[3] YANCY C W，JESSUP M，BOZKURT B，et al. 2013 ACCF/AHA guideline for the management of heart failure：executive summary：a report of the American College of Cardiology Foundation/American Heart Association Task Force on practice guidelines[J]. Circulation. 2013，128（16）：1810-1852.

[4] GAALEMA D E，MAHONEY K，BALLON J S. Cognition and Exercise：GENERAL OVERVIEW AND IMPLICATIONS FOR CARDIAC REHABILITATION[J]. J Cardiopulm Rehabil Prev，2021，41（6）：400-406.

[5] AACVPR.Guidelines for cardiac rehabilitation programs[M].6th ed. Champaign：Human Kinetics，2021.

[6] AACVPR.Guidelines for cardiac rehabilitation and secondary prevention programs[M].5th ed.Champaign：Human Kinetics，2013.

[7] HAMMILL B G，CURTIS L H，SCHULMAN K A，et al. Relationship between cardiac rehabilitation and long-term risks of death and myocardial infarction among elderly Medicare beneficiaries[J]. Circulation. 2010，121（1）：63-70.

（吴镜　周闻禄）

第三节　运动测试和结果分析

运动负荷试验有多种，徒手运动负荷试验包括 2 分钟踏步试验、6 分钟步行试验，需要仪器设备的运动负荷试验包括心肺运动试验（cardiopulmonary exercise test，CPET）等。CHF 患者应依据病史、心功能分级及运动能力选择其适合的运动测试方案，包括低水平、症状限制性运动负荷试验。

一、CPET

CPET 指在运动负荷逐渐递增的情况下，采用气体分析技术计算出受试者摄氧量（VO_2）和二氧化碳排出量（VCO_2）等参数，同时获取其心率、血压、血氧饱和度及心电图等指标，通过对这些数据进行分析，客观反映 CHF 患者在运动过程中肺通气、肺换气、细胞能量代谢及血流动力学变化，评估不同水平运动负荷下生理病理变化和心肺功能受损程度，进而综合评价心肺系统整体机能和储备能力。CPET 是评估 CHF 患者运动耐量的"金标准"，对预后评估具有重要意义。

CPET 前需排除禁忌证（表 7-4），且在测试过程中密切监测患者症状和心电监护，严格把控终止指征，预防严重心血管事件发生。

表 7-4　CPET 禁忌证

绝对禁忌证	未控制的急性冠脉综合征；急性心力衰竭；有症状的重度主动脉瓣狭窄、严重主动脉狭窄或降主动脉瘤；急性主动脉夹层；急性心肌炎、心包炎或心内膜炎；有症状或血流动力学不稳定的严重心律失常，如多源多发室性期前收缩、频发室性阵发性心动过速、持续性室性心动过速等；严重的缓慢性心律失常，如高度及以上房室传导阻滞（起搏器置入患者除外）；急性肺栓塞及肺梗死；急性呼吸衰竭；未控制的哮喘；休息时外周血氧饱和度＜85%；急性下肢深静脉血栓；近期发生非心脏原因可影响运动能力的疾病，或患有可因运动而加剧病情的疾病，如感染、肝衰竭、肾衰竭、甲状腺毒症；未获得知情同意
相对禁忌证	已知的冠状动脉左主干 50% 以上狭窄或闭塞；无明确症状的中到重度主动脉瓣狭窄；梗阻性肥厚型心肌病；严重的肺动脉高压；静息心率＞120 次 / 分；未控制的高血压，即收缩压＞180 mmHg 或舒张压＞100 mmHg；近期卒中或短暂性脑缺血发作；下肢肌间静脉血栓；尚未纠正的一些临床情况，如严重贫血、电解质紊乱、甲状腺功能亢进等；妨碍行走的骨科损伤；精神异常；不能配合者

CPET 终止指征：①出现中度至重度心绞痛；②出现眩晕、共济失调、发绀或面色苍白、严重疲乏、呼吸困难等；③心电图示相邻导联 ST 段水平型或下斜型压低≥ 0.2 mV，持续 2 分钟及 2 分钟以上；ST 段弓背向上型抬高≥ 0.1 mV；④出现严重心律失常，如Ⅱ～Ⅲ度房室传导阻滞、室性心动过速、频发室性期前收缩、新发快速心室率的心房颤动等；⑤随着功率递增，收缩压下降≥ 10 mmHg 或持续低于基线血压；或收缩压≥ 220 mmHg 和（或）舒张压≥ 110 mmHg；⑥因下肢无力或肌肉疼痛、痉挛，导致踏车转速明显下降；⑦受试者要求终止运动。

CPET 主要参数有以下几种。

（1）反映运动耐量及心血管功能的参数：峰值摄氧量（VO_{2peak}）、无氧阈（AT）、代谢当量（MET）、最大氧脉搏（VO_{2peak}/HR）、心率储备（HRR）、呼吸商（RQ）或呼吸交换比（RER）、测试期的心电图、心率及血压变化等。

（2）反映通气功能的参数：最大自主通气量（MVV）、潮气量（VT）、呼吸频率（BF）、分钟通气量（VE）、第 1 秒用力呼气容积（FEV_1）、深吸气量（IC）、呼吸储备（BR）等。

（3）反映换气功能的参数：动脉血氧分压（PaO_2）、肺泡动脉氧分压差［P（Aa）O_2］、动脉二氧化碳分压（$PaCO_2$）、呼气末氧分压（$PETO_2$）、呼气末二氧化碳分压（$PETCO_2$）、外周血氧饱和度（SaO_2）、氧通气当量（VE/VO_2）、二氧化碳通气当量（VE/VCO_2）、生理无效腔/潮气量比值（VD/VT）等。

Weber 和 Janicki 基于 CPET 中的 VO_{2peak} 和 AT 值将 CHF 患者心功能分为 4 级（表 7-5），其中 A 级提示患者预后良好，D 级为心脏移植适应证，相较于 NYHA 心功能分级的主观局限性，Weber 心功能分级更加客观、可靠。

表 7-5　Weber 心功能分级

级别	VO_{2peak}/［mL/（kg·min）］	AT/［mL/（kg·min）］
A	> 20	> 14
B	16～20	11～14
C	10～15	8～10
D	< 10	< 8

注：VO_{2peak}，峰值摄氧量；AT，无氧阈。

2013 年 Myers 等提出一种将 CPET 变量进行评分的危险分层法，用于评估心血管事件预后：二氧化碳通气当量斜率（VE/VCO_2 slope）≥ 34，记 7 分；HRR ≤ 16 次/分，记 5 分；氧摄取效率斜率（OUES）≤ 1.4，记 3 分；$PETCO_2$ < 33 mmHg，记 3 分；VO_{2peak} ≤ 14 mL/（kg·min），记 2 分；总分为 20 分，≥ 10 分的患者预后与 Weber 心功能分级 C 级相当，评分 < 10 分的患者预后与 Weber 心功能分级 A 级相当。

二、6 分钟步行试验

6 分钟步行试验指通过测量患者在 6 分钟内步行的距离来评估其心肺功能，是最常用的亚极量运动负荷试验。对于无条件完成 CPET 的患者可采用 6 分钟步行试验，6 分钟步行试验与日常活动量相近，可较好地反映患者日常体力活动下的心肺功能和运动耐量，具有简单易行、经济、安全、重复性好且易被患者接受的优点。6 分钟步行试验的禁忌证可见表 7-6。

表 7-6 6 分钟步行试验的禁忌证

绝对禁忌证	未控制的急性冠脉综合征；急性心力衰竭；有症状的重度主动脉瓣狭窄、严重主动脉狭窄或降主动脉瘤；急性主动脉夹层；急性心肌炎、心包炎或心内膜炎；有症状或血流动力学不稳定的心律失常；急性下肢深静脉血栓；急性肺栓塞及肺梗死；急性呼吸衰竭；未控制的哮喘；急性感染性疾病；急性肝、肾衰竭；精神异常不能配合
相对禁忌证	已知的冠状动脉左主干 50% 以上狭窄或闭塞；中到重度主动脉瓣狭窄无明确症状；缓慢性心律失常或高度及以上房室传导阻滞；肥厚型梗阻性心肌病；严重的肺动脉高压；静息心率 > 120 次/分；未控制的高血压，即收缩压 > 180 mmHg 或舒张压 > 100 mmHg；近期卒中或短暂性脑缺血发作；心房内血栓；尚未纠正的临床情况，如严重贫血、电解质紊乱、甲状腺功能亢进等；休息时外周 SpO_2 < 85%；行走功能障碍者

6 分钟步行试验终止指标：①患者出现胸痛、不能忍受的呼吸困难、肌挛缩、步态不稳、面色苍白等；②心电监护提示频发室性期前收缩、室性阵发性心动过速等严重心律失常；③外周 SpO_2 下降，低于 85%；④血压下降 ≥ 10 mmHg。

ACC/AHA 指南推荐使用 6 分钟步行试验指标评估心血管疾病患者预后和运动风险，具体有 4 个危险分层标准：①低危：6 MWD > 450 m；②中危：6 MWD 在 300～450 m；③高危：6 MWD 在 150～300 m；④极高危：6 MWD < 150 m。

此外，CPET 对慢性心力衰竭患者的预后和诊断进行了具体分层，见表 7-7。《中国心力衰竭诊断和治疗指南 2018》推荐将 6MWD 用于评估患者的心力衰竭严重程度，具体分级见表 7-8。

表 7-7 CPET 对慢性心力衰竭患者的预后和诊断分层

指标	低危	中危	中高危	高危
主要的气体分析指标				
VO_{2peak}	Weber 心功能分级 A 级：VO_{2peak} > 20 mL/（kg·min）	Weber 心功能分级 B 级：VO_{2peak} 为 16～20 mL/（kg·min）	Weber 心功能分级 C 级：VO_{2peak} 为 10～15 mL/（kg·min）	Weber 心功能分级 D 级：VO_{2peak} < 10 mL/（kg·min）
VE/VCO₂ 曲线斜率	通气分级 Ⅰ：VE/VCO₂ 斜率 < 30.0	通气分级 Ⅱ：VE/VCO₂ 斜率为 30.0～35.9	通气分级 Ⅲ：VE/VCO₂ 斜率为 36.0～44.9	通气分级 Ⅳ：VE/VCO₂ 斜率 ≥ 45.0
$PETCO_2$	静息状态下 ≥ 33 mmHg，运动中增加 3～8 mmHg	—	—	静息状态下 < 33 mmHg，运动中增加 < 3 mmHg
EOV	无	—	—	有
常规的运动试验指标				
血流动力学	运动中收缩压升高	运动中收缩压反应平坦	—	运动中收缩压下降
心电图	运动中和（或）恢复期没有持续心律失常和（或）ST 段显著改变	运动中和（或）恢复期出现心脏节律的改变和（或）ST 段的改变，没有导致运动试验终止	—	运动中和（或）恢复期出现心脏节律的改变和（或）ST 段的改变，导致运动试验终止
运动停止后 1 分钟时的心率恢复变化值	> 12 次	—	—	≤ 12 次
运动试验终止的主观原因	下肢肌肉疲劳	心绞痛	—	呼吸困难

注：CPET，心肺运动试验；VO_{2peak}，峰值摄氧量；VE/VCO₂，二氧化碳通气当量；$PETCO_2$，呼气末二氧化碳分压；EOV，运动振荡通气；1 mmHg ≈ 0.133 kPa；– 为无数据。

表 7-8　心力衰竭患者 6 MWD 分级

严重程度	6MWD/m
重度	< 150
中度	150～450
轻度	> 450

注：6 MWD，6 分钟步行距离。

三、2 分钟踏步试验

2 分钟踏步试验是通过计数受试者 2 分钟内单侧膝盖能达到指定高度（髌骨与髂前上棘连线中点高度）的次数，评估受试者心肺功能。测试时需要在墙上贴标志物，同时也可让体弱者扶墙进行测试。2 分钟踏步试验一般可作为 6 分钟步行试验指标的替代方案。

参考文献

[1] MEZZANI A. Cardiopulmonary exercise testing：basics ofmethodology and measurements[J]. Ann Am Thorac Soc，2017，14（Supplement 1）：S3-S11.

[2] WEBER K T，JANICKI J S，MCELROY P A，et al. Cardiopulmonaryexercise testing in clinical practice[J]. Cardiology，1987，74（1）：62-70.

[3] HERDY A H，RITT L E，STEIN R，et al. Cardiopulmonaryexercise test：background，applicability and interpretation[J]. Arq Bras Cardiol，2016，107（5）：467-481.

[4] 中华医学会心血管病学分会，中国康复医学会心肺预防与康复专业委员会，中华心血管病杂志编辑委员会. 心肺运动试验临床规范应用中国专家共识 [J]. 中华心血管病杂志，2022，50（10）：973-986.

[5] JANICKI J S，WEBER K T，MCELROY P A. Use of thecardiopulmonary exercise test to evaluate the patientwith chronic heart failure[J]. Eur Heart J，1988，9（Suppl H）：55-58.

[6] MYERS J，OLIVEIRA R，DEWEY F，et al. Validation of acardiopulmonary exercise test score in heart failure[J].Circ Heart Fail，2013，6（2）：211-218.

[7] BOXER R S，WANG Z，WALSH S J，et al. The utility of the6-minute walk test as a measure of frailty in older adults with heart failure[J]. Am J Geriatr Cardiol，2008，17（1）：7-12.

[8] 中华医学会心血管病学分会，中国康复医学会心肺预防与康复专业委员会，中华心血管病杂志编辑委员会. 六分钟步行试验临床规范应用中国专家共识 [J]. 中华心血管病杂志，2022，50（05）：432-442.

[9] 中华医学会心血管病学分会心力衰竭学组，中国医师协会心力衰竭专业委员会，中华心血管病杂志编辑委员会. 中国心力衰竭诊断和治疗指南 2018[J]. 中华心血管病杂志，2018，46（10）：760-789.

（吴镜　李莹洁）

第四节　运动处方

一、运动处方的基本原则

（一）有氧训练处方

多数心力衰竭患者的康复训练研究中，多采用中等强度训练。50%～60% 峰值 VO_2 强度的训练，可以提高 13%～31% 的峰值活动耐量。即便是低强度有氧训练（40%～50% 峰值 VO_2），连续 8～12

周，也可以提高峰值 VO_2。高强度间歇训练，相比中等强度持续训练，可以获得更大的峰值 VO_2。高强度间歇训练可以选择走路、骑车、游泳或其他形式运动。对于不同类型，不同心功能状态的心力衰竭患者，可以灵活掌握训练原则。对于射血分数降低、心力衰竭高风险的患者，可以使用低强度训练；低风险患者，可以使用高强度间歇训练处方。对于体能较弱的患者，低强度间歇训练可以使用功率车，靶强度（50%峰值功率）30 秒，休息 60 秒。训练时长可根据患者能力调整，如缩短靶强度时间，延长休息时间。根据训练、恢复间期，10～12 W 的热身和凉身时间，可以调整到 15～30 分钟，让患者充分适应。对于高强度间歇训练方案，高强度阶段，可选用 2～4 分钟的时间，强度为 80%～95% 的峰值 VO_2；低强度阶段，可选用相同时间，强度为 40%～50% 的峰值 VO_2 或者被动训练恢复。热身和凉身时间通常 5～10 分钟，通常给予低强度功率，如 40%～50% 峰值 VO_2 强度热身，30%～40% 峰值 VO_2 强度凉身。可重复 3～4 组，后期逐渐增加至 4～6 组。对于非常衰弱或者明显心律失常的患者，不建议使用间歇耐力训练。有氧训练在稳定期心力衰竭患者（NYHA 心功能分级 I～III级）中是强烈推荐的。

（二）抗阻训练处方

抗阻训练对于心力衰竭患者也很重要，力量的改善有助于维持有氧活动的耐力。心力衰竭患者进行抗阻训练，推荐的频率是每周 2～3 次。训练强度设定为相对于 1-RM 的百分比（1-RM 是一个人可以举起一次的重量），需要考虑工作肌群的体积，肌肉收缩的重复次数和休息时间。1-RM 测试通常是最大力量的测试，这意味着患者需要在尽最大努力的同时进行屏气动作。心力衰竭患者建议进行阶梯的负荷测试，1-RM 测试不太安全，应避免进行 Valsalva 动作。例如，可以改变为 10-RM 测试，设定训练强度在相对低的水平，腹肌不要过度紧张或出现症状。在抗阻训练最初始解读，建议有医护监督，制定个体化方案，循序渐进。心力衰竭患者抗阻训练通常在进行了有氧耐力训练之后，这时身体机能有了一定有氧储备，可以支持抗阻训练。

欧洲预防心脏病协会建议，心力衰竭患者进行抗阻训练需逐渐晋级，可采用三步法。第一步，在开始的导入阶段，给予很小阻力（<30% 1-RM），很慢的训练，直到患者有信心进入运动阶段。第二步，可进行促进肌肉耐力训练，给予低强度（30%～40% 1-RM），高重复次数（12～25 次）的处方。第三步，给予促进肌细胞肥大训练，高强度（40%～60% 1-RM）。常见的抗阻处方可采用中等程度疲劳（RPE 评分 11-13 分），每组 10～15 次重复，共 1～3 组，8～10 种上肢、下肢运动。形式可以个性化选择，如哑铃、弹力带、自由重量，或者专业的力量训练设备。对于中危风险的心力衰竭患者，最大的重复次数不可超过 15 次。每次抗阻训练前，热身和凉身也是必不可少的。

（三）柔韧和平衡训练处方

对于心力衰竭患者，有氧训练和抗阻训练是核心内容。柔韧性训练，是在有氧训练和抗阻训练基础上进行，因人而异。进行柔韧性训练时，可以每周 2～3 天。拉伸关键肌肉群，程度到肌肉感觉紧绷，保持 20～30 秒，重复 3～5 次。老年人可以拉伸至 60 秒，分几次进行。柔韧性运动类型可选择动态拉伸和静态拉伸。平衡性训练不是每人必需进行的，仅适用于平衡能力不好的心力衰竭患者。平衡训练的频率也是推荐每周 2～3 次，形式多样，注意自身保护和训练环境安全。

（四）呼吸训练处方

心力衰竭患者进行最大吸气压力（PI_{max}）测定，有十分重要的意义。虽然 PI_{max} 与左室射血分数关联性不强，但是射血分数减低的心力衰竭和射血分数保留的心力衰竭患者 PI_{max} 均会降低。PI_{max} 与峰值 VO_2 存在一定程度的相关性。PI_{max} 的意义主要与呼吸困难严重程度相关，而心力衰竭患者，往往存在活动后呼吸困难。吸气肌训练可以改善心力衰竭患者的憋气程度、活动能力和生活质量。Laoutaris 等发现，

60% 的 PI$_{max}$ 强度的呼吸训练，每周 3 次，连续 10 周，可以提高心力衰竭患者的峰值 VO$_2$，提高 6 分钟步行试验距离，改善生活质量。Dall' Ago 等研究发现，给予 30% 的 PI$_{max}$ 强度的呼吸训练，每周 3 次，连续 12 周后，心力衰竭患者的 PI$_{max}$ 提高了 115%，峰值 VO$_2$ 提高了 17%，6 分钟步行试验距离也显著提高。即便是 4 周的呼吸训练研究，也可以观察到 PI$_{max}$ 提高 71%。对于心力衰竭患者来说，呼吸训练很少单独使用，需要配合有氧训练，才能取得更好的效果。

心力衰竭患者呼吸训练可选择缩唇呼吸训练、腹式呼吸训练、人工对抗阻力呼吸训练。心力衰竭患者最常用的是压力阈值负荷训练。对于 PI$_{max}$ 低于 70% 预计值的患者，可以通过吸气肌训练获益。初始的训练强度可以从 PI$_{max}$ 的 30% 预计值开始，经过 7～10 天训练，逐渐加至 60% 预计值强度。训练频次在每周 3～5 次，训练时间在 20～30 分钟，最少需要 8 周。训练方式可以多种多样，如腹式呼吸训练、诱发性肺量计训练、阻力压力阈值负荷训练、电脑生物反馈训练。

二、运动训练注意事项

运动训练可以显著改善心力衰竭患者的活动能力和生活质量，也可以降低全因死亡率和再住院率。需要强调的是，一定要在标准化药物治疗基础上进行运动训练。抗阻训练是有氧训练的有益补充，有助于提高患者肌肉力量，防治肌肉萎缩，预防跌倒。运动训练对于植入自动转复除颤器的患者也是安全的，并不会增加放电风险。多个研究证实，对于植入主动转复除颤器或者行心脏再同步化治疗的患者，运动训练可以改善活动耐量，提高生活质量。

心力衰竭患者在调节运动处方时，可在增加运动强度之前，先增加持续时间和频率。通常在有氧训练 4 周之后，再增加抗阻训练。但对于稳定性心力衰竭的患者，也可立即开始轻度抗阻训练。

心力衰竭患者的自我管理也是至关重要的。这是维持稳定的健康状态，提高依从性，改善生活质量的基石。多项研究证实，参加自我管理项目的心力衰竭患者，再住院率和病死率更低。自我管理好的患者，生活质量更高，功能状态维持更好，医疗花费更低。医护团队需要对患者进行宣教。另外，选择自己喜爱的活动形式，多和医师沟通，找到一起运动的伙伴，也有利于提高依从性。

三、运动中的医务监督

衰弱在心力衰竭患者中常见，在进行有氧训练和抗阻训练时，需要制定个体化处方。在初始阶段，需要医护监督。对于危险分层 C～D 级者，运动中需要心电监护。一旦患者出现不适症状，要及时停止训练，修改处方。医护监督包括体格检查、心电监护、血压监护、血氧监护。在最初的监督阶段，医护人员还需要教育心力衰竭患者，如何自我把控训练强度和安全性，提高他们对训练的依从性。随着时间推移，患者依从性的提高，可以转至居家康复训练，并长期维持。居家训练也需要医护监督，间隔可以放宽至半年一次或一年一次。对于中-高风险的心力衰竭患者，建议去医院的康复中心，在医护监督下进行训练。对于低风险的心力衰竭患者，建议初始阶段在院内监护下进行，后期可以转居家训练。

参考文献

[1] ADES P A，KETEYIAN S J，BALADY G J，et al. Cardiac Rehabilitation Exercise and Self Care for Chronic Heart Failure[J]. JACC Heart Fail，2013，1（6）：540-547.

[2] ROSS ARENA，JONATHAN MYERS，DANIEL E FORMAN，et al. Should high intensity- aerobic interval training become the clinical standard in heart failure？[J]. Heart Fail Rev，2013，18（1）：95-105.

[3] AMBROSETTI M，ABREU A，CORRÀ U，et al. Secondary prevention through comprehensive cardiovascular rehabilitation：From knowledge to implementation. 2020 update. A position paper from the Secondary Prevention and

Rehabilitation Section of the European Association of Preventive Cardiology[J]. Eur J Prev Cardiol，2020，28（5）：460-495.

[4] Exercise training in heart failure：from theory to practice. A consensus document of the Heart Failure Association and the European Association for Cardiovascular Prevention and Rehabilitation[J]. Eur J Heart Fail，2011，13（4）：347-357.

[5] BALADY G，WILLIAMS M A，ADES P A，et al.Core components of cardiac rehabilitation/secondary prevention programs：2007 update - A scientific statement from the American Heart Association Exercise，Cardiac Rehabilitation，and Prevention Committee，the Council on Clinical Cardiology；the Councils on Cardiovascular Nursing，Epidemiology and Prevention，and Nutrition，Physical Activity，and Metabolism；and the American Association of Cardiovascular and Pulmonary Rehabilitation[J]. Circulation，2007，115（20）：2675-2682.

[6] RIBEIRO J P，CHIAPPA G R，NEDER J A，et al. Respiratory muscle function and exercise intolerance in heart failure[J]. Curr Heart Fail Rep，2009，6（2）：95-101.

[7] LAOUTARIS I，DRITSAS A，BROWN M D，et al. Inspiratory muscle training using an incremental endurance test alleviates dyspnea and improves functional status in patients with chronic heart failure[J]. Eur J Cardiovasc Prev Rehabil，2004，11：489-496.

[8] RIBEIRO J P，STEIN R，CHIAPPA G R. Beyond peak oxygen uptake：new prognostic markers from gas exchange exercise tests in chronic heart failure[J]. J Cardiopulm Rehabil，2006，26：63–71.

[9] CHIAPPA G R，ROSEGUINI B T，VIEIRA P J，et al. Inspiratory muscle training improves blood fl ow to resting and exercising limbs in patients with chronic heart failure[J]. J Am Coll Cardiol，2008，51：1663–1671.

[10] MONTEMEZZO D，FREGONEZI G A，PEREIRA D A，et al. Influence of inspiratory muscle weakness on inspiratory muscle training responses in chronic heart failure patients：a systematic review and meta-analysis[J]. Arch Phys Med Rehabil，2014，95（7）：1398-1407.

[11] PATWALA A Y，WOODS P R，SHARP L，et al. Maximizing patient benefit from cardiac resynchronization therapy with the addition of structured exercise training：a randomized controlled study[J]. J Am Coll Cardiol，2009，53：2332-2339.

[12] BELARDINELLI R，CAPESTRO F，MISIANI A，et al. Moderate exercise training improves functional capacity，quality of life，and endothelium-dependent vasodilation in chronic heart failure patients with implantable cardioverter defibrillators，and cardiac resynchronization therapy[J]. Eur J Cardiovasc Prev Rehabil，2006，13：818-825.

[13] MCALISTER F A，STEWART S，FERRUA S，et al. Multidisciplinary strategies for the management of heart failure patients at high risk for admission：a systematic review of randomized controlled trials[J]. J Am Coll Cardol，2004，44：810–819.

[14] LEE C S，MOSER D K，LENNIE T A，et al. Event-free survival in adults with heart failure who engage in self-care management[J]. Heart&Lung，2011，40：12-20.

[15] LABATE V，GUAZZI M. Past，present，and future rehabilitation practice patterns for patients with heart failure. The European Perspective[J]. Heart Fail Clin，2015，11（1）：105-115.

（汪芳　巫华兰）

第五节　促进主动运动的策略

前面数个章节的内容阐述了体力活动对慢性心力衰竭患者的健康益处和潜在风险、慢性心力衰竭患者运动处方的制定及实施细节。大量的研究结果表明，慢性心力衰竭患者进行规范的体力活动的获益大于风险。因此，国内外相关指南均将心脏康复作为这类人群的Ⅰ类推荐。然而，他们的运动依从性并不高，近一半患者从来不运动，仅有3.6%的患者完全遵照医师的运动处方进行体育运动。能够坚持运动一年以上者仅有14%～34%。一旦运动终止，先前体力活动带来的益处将逐渐消失。运动终止6个月后，作用效果不再持续。为了改善慢性心力衰竭患者的预后，需要提高他们的运动依从性。了解影响慢性心力衰竭患者运动康复有效性和依从性的因素，学习促进这类人群运动康复有效性和依从性的策略，有助于帮助改善他们的运动行为习惯，继而提高运动依从性。

一、运动康复依从性和有效性的影响因素

运用模型和理论可以帮助学者更好地理解影响慢性心力衰竭患者运动康复依从性和有效性的因素。这方面的模型理论有很多种，如计划行为理论、社会认知理论、健康信念模型及跨理论模型等。在计划行为理论（theory of planned behavior，TPB）中，行为意向被假定为实际行为的主要决定因素。行为意向反映了个体进行运动康复的概率和可能性，但行为意向并不总是直接转化成行为，因为还涉及与行动控制有关的问题。行为意向由个体的态度、主观规范和知觉行为控制决定。行为意向受运动康复导致某些结果（正面或负面）的行为信念和行为结果评估的共同影响。主观规范是计划行为理论的社会成分，受到个体认为他人想让其进行运动的信念（规范信念）和依从他人愿望动机的共同影响。知觉行为控制受个体对行为执行难易的信念（控制信念）和对阻碍或促进因素的知觉强度的共同影响。因此，当心力衰竭患者相信运动康复对其的预期结果是有益的，并在其有意控制、极其重视的情况下，他们就会进行运动康复（图 7-2）。而对能力-机会-动机模型（capability-opportunity-motivation behavior，COM-B）认为个体的行为主要受到 3 个因素的影响，即客观能力、机会和主观动机。只有当个体认为具备主观动机和客观能力，有机会并且有意愿去执行时，才可能去实施一种行为，客观能力和机会也会影响主观动机（图 7-3）。通过这些模型理论可以发现，慢性心力衰竭患者能否进行运动康复受很多因素的影响。

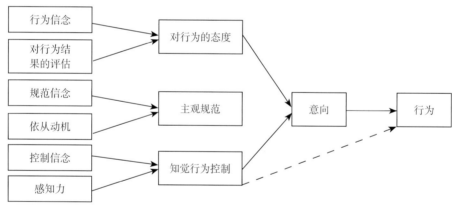

图 7-2　心力衰竭患者的行为动机

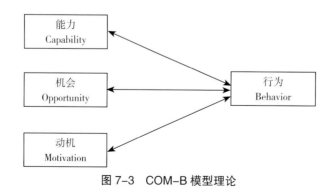

图 7-3　COM-B 模型理论

（一）自身能力

自身能力属于 COM-B 模型理论中的客观能力因素，会影响心力衰竭患者对自己执行运动康复的难易信念，继而通过知觉行为控制来改变意向及运动康复行为。

1. 运动能力

运动能力是患者能够开始和坚持运动康复的前提。它与运动时心脏调节射血的能力和运动肌肉从血液中利用氧气的能力相关。心脏射血能力下降、血管内皮功能损伤、运动时肌肉组织中的异常血流、运动中提前出现无氧代谢等原因，均可导致慢性心力衰竭患者的运动能力下降。运动能力的下降阻碍了患者进行一定强度的体力活动，继而使得运动能力进一步降低，最终形成恶性循环。

2. 疾病的因素

心力衰竭会影响患者运动能力，心力衰竭患者常伴随多种慢性疾病，大多数患者表示合并的疾病阻碍了他们进行运动，如关节炎；但也有少数患者表示合并的疾病使他们感知到更高的风险，促使他们更愿意进行运动，如糖尿病、高脂血症等患者。

（二）运动康复的意向

心力衰竭患者进行运动康复的主观动机受他们对疾病和运动康复的认知、运动康复导致的结果及对行为结果的评估等因素影响。

1. 价值观

不同人格特质的心力衰竭患者面对运动康复有不同的态度，拥有积极人格品质的患者对疾病也是积极的，其更愿意通过努力来适应日常生活的变化，通过运动康复来改善自身体质。

2. 自我效能感

自我效能感是个体对自己有能力成功完成系列动作的信念。涉及运动的自我效能感有两种类型，即任务自我效能感和障碍自我效能感。任务自我效能感是个体克服运动本身出现的困难并完成运动的信念，障碍自我效能感是个体克服诸如缺少时间、天气不好等常见障碍仍能进行定期运动的信念。既往的运动习惯、对自我能力的认知及前期运动计划完成情况等都会影响患者的自我效能感。良好的自我效能可以充分调动患者的主观能动性，使其坚持运动康复。自我效能低下的患者在各种障碍或挑战面前缺少克服的决心，运动康复行为不佳。

3. 疾病及运动康复认知

对心力衰竭的认知可影响患者对心力衰竭风险的感知力及运动康复的控制力，继而影响他们决定是否进行运动康复。有些患者担心身体状态，认为体育活动是心力衰竭的禁忌；有些患者尚未掌握运动康复知识与技能，如运动的类型、方式、强度、频率及持续时间等，对运动锻炼重要性认识不足。这些都会使心力衰竭患者不愿意运动。

4. 运动习惯

既往的锻炼习惯是患者在实践中逐步形成的，是比较稳定的身体锻炼行为。既往消极的锻炼习惯会影响患者目前的运动行为，使其不愿意开始运动康复；积极的锻炼习惯更可能使患者保持运动能力。

5. 运动体验

患者对运动产生的反应称为运动效应，有些患者在运动中会获得积极的运动效应，如增加运动耐力、改善平衡能力、减轻体重，减少了不良的疾病后果。然而，有些患者没有感知到运动带来的身体和精神健康的改善，不愿意继续运动。有些运动缺乏趣味性和娱乐性，对患者没有吸引力，很难使患者开始及维持运动。此外，有过既往不良运动体验者，如在运动过程中产生大汗淋漓、气促、乏力、濒死感等，均可使患者不愿意继续锻炼。

6. 社会角色转变

慢性心力衰竭患者由于疾病的原因导致社会角色弱化，无法管理日常生活中的重要内容，害怕给别人带来负担，所以几乎没有社交生活。但是有些患者喜欢通过锻炼活动进行社交，这使他们更喜欢运动。

（三）运动康复的机会

1. 环境因素

首先，最常被提及的环境因素是时间冲突，在心力衰竭患者的生活安排中，运动锻炼往往不是他们的优先安排事项，因此，当运动锻炼与日常生活或工作时间相冲突时，患者往往会选择牺牲运动康复的时间。其次，自然环境也会影响患者的运动康复行为。周围环境没有合适的锻炼设施、卫生条件差、天气恶劣（如雾霾、天气寒冷）等都会使患者无法进行规律的运动锻炼。

2. 运动处方与指导

运动处方的设计是否考虑患者偏好、有无安全保证、个性化及有无可行性，这些都可能影响运动康复的依从性。一份考虑了患者偏好的运动处方能增加患者的运动依从性。另外，患者不知道运动量的安全阈值，不了解适宜的运动强度，不能掌握推荐的运动方式，担心给别人带来负担，也会导致患者的运动依从性较低。

3. 社会资源

慢性心力衰竭患者往往合并心脏疾病及其他系统疾病，运动康复的风险较健康人群高，如有可信的医疗团队提供医务监督和管理，将增加他们开始和维持运动康复的可能性。医疗团队根据个人需求和偏好调整干预措施，对于促进最初的参与和坚持非常重要。另外，国家医保政策也可影响患者的运动康复依从性。良好的医保政策将促进患者进行运动康复。

4. 个人资源

经济支持、家庭或朋友的情感支持及榜样激励都会对患者运动康复行为产生不同程度的影响。高活动成本，如去健身房健身的费用高、交通成本高均会阻碍患者运动。家人及同伴的鼓励安慰、榜样的激励会促进患者的运动行为。

除了上述因素，患者的年龄、性别、教育程度及社会经济地位等也会影响慢性心力衰竭患者长期运动康复的依从性。老年（＞65岁）、女性、受教育程度低及经济地位低等因素均会使运动依从性下降。这些人口统计学相关的因素不适合干预，但可以提示学者需要对哪些人群进行更多的关注。

二、提高运动康复依从性和有效性的策略

依据COM-B模型理论，个体行为的改变与能力、动机和机会相关，基于以上因素，Michie等提出了行为改变轮，其中包括7个方面的9种引起群体行为的方式（图7-4）。临床医师可以参考这个行为改变轮来提供促进慢性心力衰竭患者运动康复依从性和有效性的策略。

（一）识别参加运动康复的障碍

提高依从性的最有效途径是找到患者依从性低的原因，评估患者参与运动康复的障碍和让其担心的情况，继而制定个体化的方案来帮助患者减少这些障碍。在众多影响运动康复的因素中，机会性因素及个人能力是患者经常提到的问题，如患者会说"我没有足够的时间""我没有足够的精力""运动康复太贵了，花销太多""没有运动环境""没有运动装备""我不知道怎么运动""我运动的时候没有安全感，担心运动风险"等。另外，一些患者认为体力活动没意思，枯燥，太费时间。了解患者依从性低的具体原因后可以通过修改运动处方，如调整运动时间、方式和地点，提供运动建议及咨询，评估患者

周围环境，以为其提供运动康复的各种机会，调整适合患者的运动以减少花费，发展家庭和社会支持，最终帮助患者减少参与运动康复的障碍，提高运动康复的参与率。

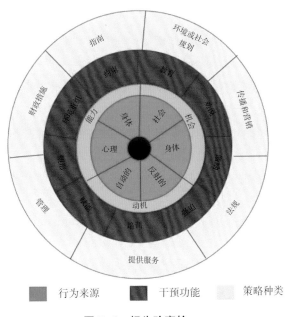

图 7-4　行为改变轮

（二）提高自我效能感

自我效能感是个体对执行某一行动所必备能力的自信，自我效能感的增强与体力活动行为的改变有关。心力衰竭患者可以利用各种有效信息来增强运动行为，如成功经验，这是自我效能感最有利的来源。计划初期成功的运动体验可以提高患者的自我效能感，促进运动康复行为的维持。因此在设定运动计划时，应制定一个较容易实现的目标，成功完成计划并在运动中获得积极的运动效应可给患者带来自信，增强自我效能感。另外，其他心力衰竭人群的运动康复积极体验也可给个体带来积极的影响，可以选取一些成功案例给患者介绍。在诊疗及运动康复过程中，常常给予正面鼓励和赞扬有利于增强患者的信心，促进运动参与。在一项关于心力衰竭患者运动干预的定性研究中，受试者表示他们会受其他运动活跃者影响，或因被他人鼓舞而成为运动活跃者；活跃运动一段时间后，他们的运动耐力得到提升、日常活动能力得到改善，并感觉到自身可以更有能力地控制心力衰竭和其他合并疾病，从而变得更自信和幸福，也更愿意参与体力活动。

（三）运动康复目标设置

临床医师应与心力衰竭患者共同制定运动康复计划，以及短期和长期目标，将长期目标规划为数个可实现的短期目标，再一个一个地执行。患者达成一个短期目标可以增强自我效能感，继而更好地执行下一个短期目标，形成正性循环。同时，在康复实施过程中应结合各阶段的具体情况逐步修正运动方案和目标，使方案和目标清晰具体，是可实现的。美国运动医学会推荐的 SMARTS 原则可用来指导有效的目标设置。

①S（specific）具体性：目标应该是清晰具体的。

②M（measurable）可测性：目标应该是可量化的。

③A（action-oriented）行动性：目标应该指明需要做什么。

④ R（realistic）现实性：目标应该是可以实现的。

⑤ T（timely）限时性：目标应该有一个具体的和现实的时间框架。

⑥ S（self-determined）自主性：目标应该主要由客户（患者）来指定。

（四）社会支持

运动康复依从性的高低与社会支持密切相关，后者是心力衰竭患者进行运动康复的重要动力，可以来自医师、教练、同伴、家人、同事、邻居或朋友。这些支持可以是运动康复指导、正面的积极精神及行动支持。来自医师/专业人士或家庭成员的赞美，来自他人的正面鼓励都可以给患者带来动力，促进他们的运动参与。同伴教育，与活跃运动者一起康复锻炼，心力衰竭患者更容易达到运动活跃状态。对于有家庭照护负担者，例如需要照顾孩子，如果家人能替其分担，那么这些患者就有时间参加运动。如果没有社会支持，甚至于周围有反对其进行体力活动者，心力衰竭患者则很难参与或坚持体力活动及增强运动能力。

（五）发展心脏康复及监督系统

随着慢性心力衰竭病程的自然进展，相对于心脏健康的人群，慢性心力衰竭患者在训练以外的时间发生心律失常、住院和其他心血管事件更频繁。然而这些不应该导致康复训练的中断。在专业医师指导下训练对于慢性心力衰竭患者尤其重要。建立"心脏运动康复小组"，在专业医师的指导下进行康复，可以确保安全性，提高患者运动的依从性。对于症状稳定的心力衰竭患者，可以考虑基于家庭的远程心脏康复应用（HRCR）。HRCR 指医务人员通过网络系统向患者发送个性化康复方案，患者根据康复方案进行康复锻炼，并将自身健康情况，如胸痛、水肿等症状，以及心率、心电图、血压等体征数据远程发送到相应程序上，医务人员根据获得的数据信息了解患者状况，并对康复方案进行调整。Piotrowicz 等的研究显示参与 HRCR 的患者失访率仅为 0.8%。Hwang 等关于慢性稳定性心力衰竭患者的研究表明，HRCR 组和传统康复组的依从率分别为 71% 和 30%。远程监测与远程指导让患者在运动中及时获得来自专业人员的反馈，与没有监督相比，患者感觉获得的外界支持更高，更愿意进行运动。欧洲心血管疾病预防指南指出，HRCR 模式有望增加心脏康复参与度并促进行为改变。我国在 2021 年发布了《医院主导的家庭心脏康复中国专家共识》，明确了基于家庭的心脏康复的优势，有利于推动医院主导的家庭心脏康复在我国的科学实施，让更多心血管疾病患者获益。智能电子设备和技术的使用让心脏康复进入了更便利的时代，但也对软件和设备提出了更高的要求。同时这对患者来说也是一种挑战，老年患者、经济条件差的患者可能使用受限。

（六）经济支持

我国心脏康复起步晚，整体发展不均衡，除了缺乏专业的心脏康复团队外，缺少医保资源支持也是制约心脏康复发展的重要因素。

（七）教育

教育对象包括医务工作者和患者。教育内容包括心力衰竭与运动康复患者运动的益处和潜在风险等。当患者相信运动可改善他们的健康状态时，他们才可能开始或坚持运动，依从性更高。相对于其他专业人员，内科医师开的运动处方患者依从性更高。因此，提高我国医务工作者指导心脏康复方面的能力，推广相关知识普及，可提高心力衰竭患者运动康复的依从性。

总而言之，心力衰竭患者自身因素是影响运动康复依从性的关键内部因素。患者的疾病认知水平、身体健康状况、运动行为意向、运动体验等可影响运动康复依从性。虽然影响因素较多，但各因素之间也存在着相互影响的作用。加强患者及家属的健康教育，提高其对运动康复的认知和自主性，强化运动行为意向，使患者积极参与到运动中来。运动过程中，注重患者主观体验，改善其疾病状态。外部因素是心力衰竭患者运动康复发展的重要条件。运动处方、社会支持系统和医疗资源与患者依从性相关。心力衰竭患者需要在医师或康复师指导下，科学、规律地进行康复训练才能取得最大的效果。发展心脏康复团队，建立有心血管病医师、护士、康复治疗师、营养师等共同参与的多学科团队，利用互联网、可穿戴设备、智能手环等对患者进行指导、随访和管理，可有效提高患者心脏康复的参与率和依从性。

参考文献

[1] JANKOWSKA-POLAŃSKA B，ŚWIĄTONIOWSKA-LONC N，STAWUTA A，et al. Patient-Reported Compliance in older age patients with chronic heart failure[J]. PLoS ONE，2020，15（4）：e0231076..

[2] WILLENHEIMER R，RYDBERG E，CLINE C，et al. Effects on quality of life，symptoms and daily activity 6 months after termination of an exercise training programme in heart failure patients[J]. International Journal of Cardiology，2001，77：25-31.

[3] AJZEN I.The Theory of Planned Behavior[J]. Organizational Behavior and Human Decision Processes，1991，179-211.

[4] MICHIE S，STRALEN M，WEST R，et al.The behaviour change wheel：A new method for characterising and designing behaviour change interventions[J]. Implementation Science，2011，6：42.

[5] PIÑA I，APSTEIN C，BALADY G，et al. Exercise and Heart Failure. A Statement From the American Heart Association Committee on Exercise，Rehabilitation，and Prevention[J]. Circulation，2003，107：1210-1225.

[6] TIERNEY S，ELWERS H，SANGE C，et al. Whati influences physical activity in people with heart failure？ A qualitative study[J]. Int J Nurs Stud，2011，48（10）：1234-1243.

[7] MCCARTHY M，KATZ S D，SCHIPPER J，et al. "I just can't do it anymore" patterns of physical activity and cardiac rehabilitation in African Americans with heart failure：A mixed method study[J]. Healthcare，2015，3（4）：973-986.

[8] WAREHIME S，DINKEL D，ALONSO W，et al. Long-term exercise adherence in patients with heart failure：a qualitative study[J]. Heart Lung，2020，49（6）：696-701.

[9] OKWOSE N C，O'BRIEN N，CHARMAN S，et al. Overcoming barriers to engagement and adherence to a home-based physical activity intervention for patients with heart failure：a qualitative focus group study[J]. BMJ Open，2020，10（9）：e036382.

[10] COLLADO-MATEO D，LAVÍN-PÉREZ A M，PEÑACOBA C，et al. Key Factors Associated with Adherence to Physical Exercise in Patients with Chronic Diseases and Older Adults：An Umbrella Review. Int J Environ Res[J].Public Health，2021，18：2023.

[11] 于甜栖，孙国珍，高敏. 心力衰竭患者运动康复依从性影响因素质性研究的 Meta 整合 [J]. 中华现代护理杂志，2022，28（5）：568-574.

[12] 高敏，孙国珍，王倩怡，等. 慢性心力衰竭患者运动康复行为影响因素的质性研究 [J]. 护理学杂志，2021，36（20）：88-92.

[13] PIHL E，FRIDLUND B，MARTENSSON J. Patients' experiences of physical limitations in daily life activities when suffering from chronic heart failure：a phenomenographic analysis[J]. Scand J Caring Sci，2011，25（1）：3-11.

[14] ALBERT N M，FORNEY J，SLIFCAK E，et al. Understanding physical activity and exercise behaviors in patients with heart failure[J]. Heart Lung，2015，44（1）：2-8.

[15] HWANG R，MANDRUSIAK A，MORRIS N R，et al. Exploring patient experiences and perspectives of a heart failure telerehabilitation program：a mixed methods approach[J]. Heart Lung，2017，46（4）：320-327.

[16] ARTINIAN N T，FLETCHER G F，MOZAFF ARIAN D，et al. Interventions to promote physical activity and dietary lifestyle changes for cardiovascular risk factor reduction in adults：a scientific from the American Heart Association Jul 27[J]. Circulation，2010，122（4）：406-441.

[17] 美国运动医学学会，王正珍，等译 . ACSM 运动测试与运动处方指南（第十版）[M]. 北京：北京体育大学出版社，2019.

[18] KLOMPSTRA L，LILJEROOS M，JAARSMA T，et al. Experience of physical activity described by patients with heart failure who have received individualized exercise advice：A qualitative study[J]. J Rehabil Med，2021，53：jrm00139.

[19] ALONSO W，KUPZYK K，NORMAN J，et al. The HEART Camp Exercise Intervention Improves Exercise Adherence，Physical Function，and Patient-Reported Outcomes in Adults With Preserved Ejection Fraction Heart Failure[J]. Journal of Cardiac Failure，2022：431-442.

[20] BROUWERS R W，KRAAL J J，TRAA S C，et al. Effects of cardiac telerehabilitation in patients with coronary artery disease using a personalised patient-centred web application：protocol for the Smart Care-CAD randomised controlled trial[J]. BMC Cardiovasc Disord，2017，17（1）：46.

[21] PIOTROWICZ E，KORZENIOWSKA-KUBACKA I，CHRAPOWICKA A，et al. Feasibility of home-based cardiac telerehabilitation：results of teleintermed study[J]. Cardiol J，2014，21（5）：539-546.

[22] HWANG R，BRUNING J，MORRIS N R，et al. Home-based telerehabilitation is not inferior to a centre-based program in patients with chronic heart failure：a randomised trial[J]. J Physiother，2017，63（2）：101-107.

[23] 中国康复医学会心血管病预防与康复专业委员会，中国老年学与老年医学学会心血管病专业委员会 . 医院主动的家庭心脏康复中国专家共识 [J]. 中华内科杂志，2021，60（3）：207-215.

（汪芳　巫华兰）

第八章　慢性心力衰竭的全程管理

慢性心力衰竭是一种严重的慢性疾病。有研究表明心力衰竭发病人群逐渐年轻化，有些学者甚至将心力衰竭归因为全球流行病。在全球范围内，慢性心力衰竭的管理给卫生医疗机构及部门提出了挑战。在美国，随着人口老龄化，政府投资的相关成本预计将翻倍，从2012年的310亿美元增至2030年的700亿美元。高昂的疾病负担和住院相关费用对个人、家庭和社会产生不利影响。慢性心力衰竭的管理具有复杂性（如高并发症负担、及时的药物调整、症状监测、心血管风险评估和医疗设备分配管理等），且需要多种医疗保健服务的共同协作。因此，心力衰竭患者想要实现更好的健康状态和管理需要多学科协作和患者参与的自我护理，并结合心力衰竭指南和相关疾病指南的建议。心力衰竭的管理通常包括治疗心力衰竭的根本病因（例如冠心病或瓣膜疾病）及相关并发症（如高血压或糖尿病）、定期随访监测、预防保健、护理协调、心脏康复、患者教育及自我管理和健康促进等。总体而言，慢性心力衰竭管理的目标是：①减少症状和住院率，改善功能状态和生活质量；②通过减缓疾病进展来提高生存率。

心力衰竭的多学科管理被国内外心力衰竭指南作为Ⅰ类推荐。慢性心力衰竭的管理原则需要多学科团队的协作制定，包括心脏病专家、护士和致力于心力衰竭研究的药剂师、营养师、心理健康医师、社会工作者、全科医师等。有研究表明，多学科干预可以减少心力衰竭患者再住院率和全因病死率。慢性心力衰竭管理计划具有多样性和异质性，多学科管理也制定出了一些关键原则（表8-1）。同时，让社区医师和专家团队参与慢性心力衰竭管理对心力衰竭患者的治疗至关重要，以确保护理的连续性和治疗目标的一致性。在实施有效且高效的多学科护理团队时，患者个人及其家庭的需求是优先考虑的重点。多学科的慢性心力衰竭管理方案侧重于为患者及其照顾者提供自我管理方面的信息和支持。适当的筛查（如健康知识、认知、抑郁）和协商治疗目标在有效的护理规划中很重要，并且心力衰竭患者还需要认识到量身定制和有针对性的护理计划的重要性。近年来，多学科方式远程监测策略的兴起不断成为心力衰竭患者家庭护理的重要方式，咨询、家访、24小时呼叫中心系统已经在各种配置中应用，以加强慢性心力衰竭管理。慢性心力衰竭的管理主要分为院内管理和院外管理两个阶段。

表8-1　多学科管理原则

1. 利用多个医疗机构共同协作，让来自一系列学科的医疗专业人员和其他护理人员参与进来，并提供针对患者需求的特殊护理
2. 确定医师、护士及保健员和非正式护理人员的具体作用和期望
3. 实施循证管理指南，包括药物和非药物治疗的最佳方案
4. 监测体征和症状，以便早期识别心力衰竭的失代偿和（或）恶化，并能够制定有效的症状管理方案
5. 患者及家属参与心力衰竭管理计划的制订及强调制定预防计划的重要性
6. 针对个人情况制定和实施个性化管理计划，并考虑到虚弱和认知障碍等因素
7. 通过卫生健康知识和抑郁等评估来完善自我护理计划
8. 采取行动支持患者改变危险因素和坚持其管理计划，如药物管理
9. 促进医疗保健服务的连续性，包括急性期、初级和社区护理，特别注意过渡期间的护理促进医疗保健服务的连续
10. 监测已经取得的成果，以确保后续不断优化管理方案

一、院内管理

在患者住院期间，心力衰竭患者应该接受多学科团队的治疗与护理，针对患者心力衰竭的根本病因和相关并发症，并结合相关指南及患者自身情况综合制定个体化治疗方案。多学科团队与患者通过面对面沟通，了解患者当前面对的主要问题，综合评估患者自身实际情况，制定适合患者的治疗和护理计划。

心力衰竭患者早期使用指南指导的最佳药物治疗可以有效地改善其预后，药物治疗是长期管理好慢性心力衰竭的基石。治疗心力衰竭的一线药物包括肾素–血管紧张素系统抑制剂（血管紧张素转换酶抑制剂、血管紧张素Ⅱ受体阻滞剂、脑啡肽酶抑制剂）、β受体阻滞剂、盐皮质激素受体拮抗剂（螺内酯、依普利酮）和SGLT2i。国内外指南均将这些药物作为心力衰竭药物治疗的Ⅰ类推荐。其他的药物包括利尿剂、硝酸异山梨酯、肼屈嗪、伊伐布雷定和地高辛等。

心力衰竭患者缺乏自我管理的意识、知识和技能是增加心力衰竭再住院率的原因之一，可以采用院内教育的方式让患者重视自我护理，知晓如何有效地管理自身疾病，并使患者积极参与到自我护理的过程中。医护人员可以通过发放心力衰竭管理相关资料和定期开展心力衰竭知识讲座等形式对患者进行健康教育。加强患者对心力衰竭及其诱发因素的基本认识，使患者能够对心力衰竭恶化进行识别并做出相应的处理；增强患者坚持服药的意识，让患者明白药物是治疗慢性心力衰竭的基石，了解药物可能带来的不良反应；增强患者自我监测意识，使患者学会日常监测体重、出入量、血压和心率等；加强对患者健康生活方式的指导，如戒烟限酒、低脂饮食、限制每日水钠的摄入和运动康复指导。

慢性心力衰竭被视为一种可以减少患者预期寿命和致残的疾病，常使患者感到焦虑和沮丧，导致患者心理压力较大，不利于心力衰竭的恢复。因此，关注患者心理变化，及时对患者进行心理评估是非常重要的。心理健康医师可以定期与患者进行交流，给予患者心理支持，缓解患者因疾病和其他情况带来的焦虑状态，告知患者放松心情及缓解压力的方式，使患者心情愉悦，从而更加有助于疾病的康复。

中国心脏康复与二级预防指南建议，将所有心脏病患者纳入心脏康复适应证人群，因此，慢性心力衰竭患者从早期开始接受心脏康复治疗是有必要的。心脏康复处方主要包括药物处方、心理处方、运动处方、营养处方和戒烟处方。心力衰竭患者也应在病情控制后尽早开始心脏康复治疗，当然一些特殊情况患者除外，包括未控制的不稳定型心绞痛、心功能分级Ⅳ级、未控制的严重心律失常、未控制的高血压（静息收缩压＞180 mmHg或静息舒张压＞100 mmHg）、高热或严重感染、恶病质状态、多器官衰竭或患者无法配合、患者拒绝等。由于心力衰竭患者常常合并一些其他疾病，因此，心脏康复需要专业的团队来进行，包括心脏病专家、康复医师、康复治疗师、护士、营养师、药剂师和心理学专家等，这与心力衰竭管理的多学科管理团队不谋而合。在院内对心力衰竭患者进行Ⅰ期康复时，首先要对患者进行病史、日常生活和代谢等方面评估，然后评估患者的体能，最后个体化制定患者的心脏康复计划。心力衰竭患者最好从早期开始心脏康复，通过早期运动、物理干预、指导戒烟、营养支持等措施，增强患者对疾病快速恢复的自信心，减少心理痛苦，缩短患者住院时间，减少心血管疾病急性期卧床带来的不利影响（如运动耐量减退、低血容量、血栓栓塞性并发症），恢复患者日常生活自理能力。

二、院外管理

患者出院后，有效的自我管理是减少心力衰竭再住院率的关键。研究表明，如果患者坚持进行有效的自我护理，可以降低30%的住院率和一半以上的再住院率。同时，2022年美国心力衰竭管理指南也建议在多学科团队的指导下促进心力衰竭患者的有效自我护理。心力衰竭患者自我管理包括坚持按照医师处方服药、限制每天盐摄入、监测每日体重和液体摄入量、适当规律运动、监测和识别加重的心力衰竭症状，以及在症状恶化时采取适当的干预措施。此外，还需要通过远程监测系统与多学科团队保持定期联系。

随着信息技术和人工智能在医疗保健领域的广泛应用，电子健康干预将在疾病管理中发挥越来越重要的作用。近年来，远程监测在慢性心力衰竭患者管理中发挥极大的作用，远程监测主要指使用信息和通信技术远距离监测患者，通过手机、电脑和平板等工具将患者的生理数据传输至多学科团队，使医护人员可以得到有关心力衰竭患者健康状况的生理数据以便及时做出对心力衰竭患者最有益的指导。生理数据包括改变的症状、血压、体重、心率、心电图等。远程监测还可以为患者提供量身定制的信息、提醒和决策，并通过信息和通信技术适应患者的需求，从而更有效地进行自我管理。远程监测的策略包括技术应用、护理目标和护理支持方法（表 8-2）。

表 8-2　远程监测策略

策略		描述
技术应用	移动健康系统	系统包括能够装在相应软件的移动设备，如智能手机、掌上电脑和平板电脑等
	信息管理软件	管理和分析患者信息的应用软件
	体重秤	能够将测得的体重实时上传给远程监测程序的护理者
	血压计	能够将测得的血压实时上传给远程监测程序的护理者
	心电监测装置	记录患者心电数据并实时上传给远程监测程序的护理者
	心率监测装置	能够将测得的心率实时上传给远程监测程序的护理者
护理目标	教育	将慢性心力衰竭相关知识通过视频和信息等形式发送给患者
	体重	帮助患者进行日常体重监测
	饮食	对患者进行饮食指导
	药物	及时调整患者药物并遵循慢性心力衰竭药物指南建议
	运动	通过电子问卷对患者进行运动指导和监测
	抑郁和焦虑	为患者进行心理咨询
	症状	记录患者心力衰竭的症状，在症状改变时为患者做出最佳的指导与干预
护理支持方法	协作护理	协作护理的干预和支持，如协作制定患者护理计划、转诊和后续沟通
	医师支持	医师参与远程监测
	护士支持	护士参与远程监测
	呼叫中心	一种患者和远程监测人员沟通的通道
	自动化系统	自动监测参与者的数据，并向参与者提供提醒、警报和通知

远程监测可以通过向医疗卫生保健人员提供可以快速采取行动的实时生理信息来改善心力衰竭患者健康结果，并降低与慢性心力衰竭护理相关的成本，从而减少可能的进行性临床症状恶化和更复杂的护理要求。与传统的自我管理干预（如药物依从性、运动训练和戒烟）相比，远程监测干预不仅可以有效地改善患者自我管理，还能减轻患者的经济负担。远程监测还可应用于处于恶化的高风险、需要频繁随访或门诊治疗及风险低且需要较少定期随访的患者中。远程监测和家庭远程医疗等电子医疗设备和程序的应用表明，远程监测对心力衰竭患者临床结局产生了有益的影响，包括降低病死率、全因住院率和心力衰竭住院率。此外，远程医疗系统干预还具有易用性、便携性和实时性等优点。一项澳大利亚的研究［慢性心力衰竭创新远程监测增强护理计划（ITEC-CHF）的患者观点］表明患者对于远程监测表示比较满意，心力衰竭患者愿意接受这种方式进行自我管理。

抑郁症是慢性心力衰竭患者的常见并发症，充血性心力衰竭患者患抑郁症与该病更高的病死率、更高的住院风险和增加的医疗保健品利用率有关。慢性心力衰竭和中度抑郁症状患者的远程监测：心力衰竭远程医疗介入治疗试验证实了在充血性心力衰竭患者中使用的特定远程医疗干预改善了先前存在的抑郁症状。同时，与接受常规护理的患者相比，无论抑郁程度如何，随机分配到远程医疗组的患者都表现出更好的生活质量。此外，这项研究也表明远程监测可以增强患者的依从性。

（一）药物及其依从性管理

药物治疗是心力衰竭患者治疗的基石，心力衰竭患者要明确按医师处方服药的重要性。肾素-血管紧张素系统抑制剂、β受体阻滞剂、盐皮质激素受体拮抗剂和 SGLT2i 被指南推荐作为心力衰竭患者的基石药物。近年来，已证实这些药物可以有效降低心力衰竭患者的病死率、心力衰竭再住院率、不良心血管事件的发生和预防心力衰竭发生。然而，患者服用指南推荐药物的依从性并不高。有研究表明患者服药的依从性与每天服药次数有关，每天服药一次的依从性是最好的。但是，慢性心力衰竭患者常常具有较多的并发症，服药方案越来越复杂，这导致了心力衰竭患者服药的依从性降低。此外，影响心血管疾病药物依从性的常见问题还包括"巨额"的费用负担、药物的不良反应或药物问题、健忘、缺乏家庭或社会帮助、抑郁症、缺乏疾病知识，以及不方便得到药物或护理。改善药物依从性有两种主要方法，即单一干预和多重干预。单一干预使用单一方法，如患者教育、药物治疗方案管理、方便的服药管理和提醒、心理治疗等，以提高患者的用药依从性；而多重干预同时使用多种方法。大多研究认为多重干预比单一干预更有效。系统评价也表明干预策略可以提高心力衰竭患者的服药依从性，超过一半的研究显示干预组的心力衰竭患者药物依从性明显更好，这表明有效的干预措施可以改善心衰患者的药物依从性。同时，有效的干预措施使用了教育、行为和情感 3 种的组合，其中教育是纳入研究中最为广泛的干预措施。

一项纳入 60 名心力衰竭患者进行的一项四组随机可行性研究，将远程医疗干预（电子药盒）和移动健康干预（智能手机上的应用程序）在药物依从性和患者对设备的接受程度方面进行了比较（参与者使用两种设备中的一种，有或没有主动提醒）。结果显示虽然四组药物依从性无显著差异，但是四组总的依从率有 78%。此外，患者更愿意接受远程医疗。同时，荟萃分析证实远程监测策略可以提高药物的疗效，从而降低了心力衰竭再住院率，这可能与患者的依从性增加有关。最近，一项旨在探索移动设备和可穿戴技术远程管理心力衰竭患者的有效性研究也证实了通过 Biovitals HF 等软件设备远程监测患者的血压、心率、体重、呼吸频率等参数来提高患者指南指导药物的最佳剂量和种类是可行的。同时，这种方式的提出还极大提高了患者与医师之间的便捷性，这主要包括以下几点：第一，减少了临床工作人员过滤病历以确定患者需要调整所需的时间和精力；第二，从医院管理人员的角度来看，远程药物调整通过减少所需的门诊次数减少了资源的使用；第三，它减少了药物升级期间患者往返于家和医院之间的交通次数；第四，可穿戴臂带的连续被动测量，使临床医师无须对患者进行手工测量和记录就能获得生理参数。

因此，提高患者服药的依从性需要多学科团队为慢性心力衰竭患者制定个性化的干预措施，并通过远程监测策略监督和管理患者日常服药情况。

（二）水钠摄入的管理

限制每天钠的摄入和监测液体摄入有助于控制心力衰竭的淤血症状和体征。

1. 限钠

目前，对于心力衰竭患者每天最佳钠摄入量尚无共识。《中国心力衰竭诊断和治疗指南 2018》建议心力衰竭急性发作伴容量负荷过重时，心力衰竭患者每天钠摄入不超过 2 g，轻度或稳定期时不主张严格限制钠摄入。2022 年 AHA 心力衰竭管理指南建议心力衰竭患者每日膳食钠摄入量＜ 2.3 g，但是推荐等级不高并且没有支持这种限钠水平的相关临床试验。《2021 年欧洲 ESC 急慢性心力衰竭诊断和治疗指南》建议避免钠摄入量＞ 5 g/d。一项发表在柳叶刀上的临床试验探究了心力衰竭患者是否应该限制钠摄入＜ 1.5 g/d，虽然试验结果显示钠摄入＜ 1.5 g/d 在减少临床事件方面（心血管原因住院或死亡）并不比常规护理有效，但是有效地提高了心力衰竭患者的生活质量。尽管目前对于心力衰竭患者钠的摄入没有明确的定论，但是，在慢性心力衰竭的自我护理中，心力衰竭患者必须明确钠的摄入与充血症状之间的关系，能够有效计算每天钠摄入的大概值，然后根据实际情况对饮食进行合理调整。

2. 限水

对于心力衰竭患者液体摄入量，《中国心力衰竭诊断和治疗指南 2018》建议严重心力衰竭患者可考虑限制摄入液体 1.5 ～ 2 L/d，轻中度心力衰竭患者常规限制液体并无获益；《2021 年欧洲 ESC 急慢性心力衰竭诊断和治疗指南》建议避免大量液体摄入，严重心力衰竭或低钠血症患者可考虑限制摄入液体 1.5 ～ 2 L/d，以缓解症状和充血；2022 年 AHA 心力衰竭管理指南未对液体摄入做出推荐。在关于心力衰竭液体限制的随机控制试验的荟萃分析中，与自由液体摄入相比，限制液体摄入并没有导致住院率或病死率的降低，以及口渴的改变和血清钠水平的改变。因此，心力衰竭患者的液体摄入可能是需要考虑多方面的，如饮食习惯、利尿剂方案和患者体重变化。此外，心力衰竭患者在自我管理的过程中要会根据情况调整自身液体摄入，如在高热、高湿、恶心、呕吐期间增加液体摄入量；在心力衰竭充血症状加重时减少液体摄入量。

Riegel 等研究心衰患者的 3 种与液体相关自我护理行为的依从性（饮食、液体摄入量和利尿剂剂量），出院后利尿剂依从性最高（95.5%），而饮食依从性最低（45.5%），每种依从率都有波动，但治疗依从率的总体趋势随着时间的推移而下降，饮食（16.1%）和利尿剂依从性（22.8%）显著下降。虽然医护人员相信患者教育的重要性，但这种信任似乎并没有转化为患者的知识或自我护理。Riegel 等还观察到，尽管护士经常向患者强调治疗依从性的重要性，但出院后患者对自我护理建议的依从性迅速下降。这一发现令人质疑住院期间的患者教育是否能有效影响患者的依从性。因此，在远程监测的实施过程中，干预措施的制定还需要考虑到患者缺乏知识以外的因素。

（三）康复训练与生活方式的指导

健康的生活方式是心力衰竭患者自我管理的环节之一。缺乏规律运动、吸烟和过量饮酒是导致心力衰竭恶化但可以有效避免的相关危险因素。

1. 康复训练

心力衰竭患者应遵循运动处方制定的总原则，其中主要包括 6 大要素：运动种类、运动强度、运动频率、运动时间、运动进度和注意事项。运动种类以改善心肺功能的有氧运动为主，以抗阻运动、柔韧性运动、平衡运动及呼吸肌训练作为辅助，柔韧性运动可以作为热身活动和整理运动（通过呼吸和肢体动作来平复心率、调整呼吸、放松神经及降低体温）。

有氧运动是慢性心力衰竭患者运动康复的主要形式。有氧运动的种类包括走路、踏车、游泳、骑自行车、爬楼梯、打太极拳等。2020 年《慢性心力衰竭心脏康复中国专家共识》建议心力衰竭患者有氧运动目标水平分别为 20 ～ 60 分 / 次和≥ 5 次 / 周，运动时间中包括 5 ～ 10 分钟的热身活动和整理运动。对于最初运动耐量极差的患者，开始可用间歇性运动代替持续性运动，如将一次连续 30 分钟的运动分解为 3 次或 4 次的单独运动。经过几周后，随每次运动时间延长，休息时间相应缩短，直至可完成连续的 30 分钟运动。无论选择哪种方法，在增加运动强度之前，运动持续时间和频率都应增至目标水平。运动强度可参照心率、峰值摄氧量、无氧阈、Borg 自感劳累分级评分等确定。此外，通常经过 6 ～ 8 周的运动，心力衰竭患者运动耐力会有所改善，此时可考虑逐渐加强运动强度和运动时间。一般情况下，每 4 周复测运动试验，根据运动试验的结果调整运动处方，直至完成 36 次运动治疗，以后半年或 1 年复测运动试验调整。

心力衰竭患者有规律的有氧运动是安全且具有益处的，有研究表明在校正危险因素后，在专门的运动训练组中有规律的运动可以降低心血管死亡率和再住院率。此外，运动训练还可以改善心力衰竭患者的心功能状态和运动能力，并提高其生活质量。然而，运动训练的依从性却很难维持，在 HF-ACTION 中，干预组参与者的运动依从性随着时间的推移而下降，运动时间中位数从 4～6 个月随访期间每周 95 分钟下降到 10～12 个月随访中每周 74 分钟。因此，医护人员有规律地检测心力衰竭患者的有氧康复训练是非常有必要的。

2. 生活方式

吸烟和过量饮酒与心力衰竭患者的心力衰竭死亡风险有关。在降低心力衰竭吸烟者的病死率方面，戒烟与药物治疗一样有效，预防死亡和住院的益处可在不到 3 年的时间内迅速显现。因此，戒烟是心力衰竭患者自我护理的重要部分。医师根据心力衰竭患者自身情况限制每天酒精摄入量，心血管疾病预防指南建议男性每天摄入酒精的量低于 2 个单位（1 个单位为 10 mL 纯酒精），女性低于 1 个单位。此外，在饮食方面，除了上述强调钠和液体摄入及戒烟限酒外，还需要根据预防心血管疾病的一般饮食原则限制心力衰竭患者食物的摄入，如减少饱和脂肪酸的摄入量，增加水果、蔬菜、无盐坚果和膳食纤维的摄入量。

（四）有效的自我监测

心力衰竭患者症状的自我监测是有效避免心力衰竭恶化和再住院的有效方法。心力衰竭引起的症状和体征多种多样，具体包括呼吸困难、乏力、体重增加和水肿等，这些体征和症状可能先于需要干预的临床状态发生改变。例如，体重增加通常被认为是心力衰竭失代偿的标志。但是，患者很难将自己身体的变化与心力衰竭加重联系起来，因此，往往会导致心力衰竭处理的延迟，致使病情恶化而住院。心力衰竭患者需要仔细感知自己身体的变化，早期识别心力衰竭症状是否加重。有研究表明虽然心力衰竭患者接受了心力衰竭教育，但是在心力衰竭治疗及识别心力衰竭的诱因、症状和后果方面仍然存在严重的知识缺陷。

症状监测是表现最差的自我护理活动，Moser 等报告指出，只有 14% 的患者坚持每天监测体重，9% 的患者每天进行心力衰竭恶化的症状监测。有效的症状监测对于心力衰竭患者而言已成为巨大的挑战，需要不断接受心力衰竭教育的患者才能够准确识别症状的变化。充分且准确的自我监测和症状管理对患者的知识储备和行动能力提出了很高的要求。此外，心力衰竭患者将心力衰竭症状加重归因到其他疾病及对症状与心力衰竭之间联系的理解不足也是常见的。

与药物管理类似，基于远程监测、手机监测和移动医疗应用程序的干预措施在过去 20 年中在症状监测领域显著增加。这些技术为寻找早期预警症状和预防住院提供了强有力的工具。有试验表明，使用手机监测症状并提供自我管理，无须额外家访或加强门诊随访，显著降低了心力衰竭相关住院率，但对降低全因病死率的影响无统计学意义。近年来，随着移动技术的快速发展和移动网络覆盖范围的扩大，个人移动设备（智能手机和平板电脑）和移动医疗应用程序似乎更适合监测症状。

一项单臂前瞻性试点研究评估使用 iGetBetter 系统（一种基于网络和电话的心力衰竭远程监测程序）进行心力衰竭患者疾病自我管理的可行性，在为期 90 天的研究期间，所有的研究参与者都表示对干预高度满意。这项试点研究证明了利用最新移动医疗技术和便携式设备的远程监控系统的可行性。它为及时监测症状提供了一种潜在的低成本解决方案。

三、小结

由于人口老龄化的加重和心血管疾病的治疗进展，慢性心力衰竭的发病率不断提高。慢性心力衰竭作为一种依靠药物长期治疗的疾病，不具有痊愈性，随着心力衰竭患者的年龄不断增加，共病的负担也在加重，这就导致了慢性心力衰竭的管理复杂性，为患者自身及社会增加了极大的负担。因此，对慢性心力衰竭的管理需要通过多学科团队的指导，为心力衰竭患者制定个体化管理方案，加强患者自身护理意识，这样才能有效改善心力衰竭患者的生活质量，降低心力衰竭患者的病死率和心力衰竭患者的再住院率。

参考文献

[1] CRESPO-LEIRO M G，ANKER S D，MAGGIONI A P，et al. European Society of Cardiology Heart Failure Long-Term Registry（ESC-HF-LT）：1-year follow-up outcomes and differences across regions[J]. Eur J Heart Fail，2016，18（6）：613-625.

[2] GROENEWEGEN A，RUTTEN F H，MOSTERD A，et al. Epidemiology of heart failure[J]. Eur J Heart Fail，2020，22（8）：1342-1356.

[3] HALE T M，JETHWANI K，KANDOLA M S，et al. A Remote Medication Monitoring System for Chronic Heart Failure Patients to Reduce Readmissions：A Two-Arm Randomized Pilot Study[J]. J Med Internet Res，2016，18（5）：e91.

[4] HOLLAND R，BATTERSBY J，HARVEY I，et al. Systematic review of multidisciplinary interventions in heart failure[J]. Heart，2005，91（7）：899-906.

[5] MCALISTER F A，STEWART S，FERRUA S，et al. Multidisciplinary strategies for the management of heart failure patients at high risk for admission：a systematic review of randomized trials[J]. J Am Coll Cardiol，2004，44（4）：810-819.

[6] LAINSCAK M，BLUE L，CLARK A L，et al. Self-care management of heart failure：practical recommendations from the Patient Care Committee of the Heart Failure Association of the European Society of Cardiology[J]. Eur J Heart Fail，2011，13（2）：115-126.

[7] DING H，CHEN S H，EDWARDS I，et al. Effects of Different Telemonitoring Strategies on Chronic Heart Failure Care：Systematic Review and Subgroup Meta-Analysis[J]. J Med Internet Res，2020，22（11）：e20032.

[8] TOUKHSATI S R，DRISCOLL A，HARE D L. Patient Self-management in Chronic Heart Failure-Establishing Concordance Between Guidelines and Practice[J]. Card Fail Rev，2015，1（2）：128-131.

[9] CLARK R A，INGLIS S C，MCALISTER F A，et al. Telemonitoring or structured telephone support programmes for patients with chronic heart failure：systematic review and meta-analysis[J]. BMJ，2007，334（7600）：942.

[10] CAJITA M I，HODGSON N A，BUDHATHOKI C，et al. Intention to Use mHealth in Older Adults With Heart Failure[J]. J Cardiovasc Nurs，2017，32（6）：E1-E7.

[11] KLASNJA P，PRATT W. Healthcare in the pocket：mapping the space of mobile-phone health interventions[J]. J Biomed Inform，2012，45（1）：184-198.

[12] CHEN S H，EDWARDS I，JAYASENA R，et al. Patient Perspectives on Innovative Telemonitoring Enhanced Care Program for Chronic Heart Failure（ITEC-CHF）：Usability Study[J]. JMIR Cardio，2021，5（2）：e24611.

[13] LING R Z Q，JIAO N，HASSAN N B，et al. Adherence to diet and medication and the associated factors among patient with chronic heart failure in a multi-ethnic society[J]. Heart Lung，2020，49（2）：144-150.

[14] PULLAR T，BIRTWELL A J，WILES P G，et al. Use of a pharmacologic indicator to compare compliance with tablets prescribed to be taken once，twice or three times daily[J]. Clin Pharmacol Ther，1988，44（5）：540-545.

[15] XU H Y，YU Y J，ZHANG Q H，et al. Tailored Interventions to Improve Medication Adherence for Cardiovascular

Diseases[J]. Front Pharmacol，2020，11：510339.

[16] ANDREWS A M，RUSSELL C L，CHENG A L. Medication Adherence Interventions for Older Adults With Heart Failure：A Systematic Review[J]. J Gerontol Nurs，2017，43（10）：37-45.

[17] MOLLOY G J，O'CARROLL R E，WITHAM M D，et al. Interventions to enhance adherence to medications in patients with heart failure：a systematic review[J]. Circ Heart Fail，2012，5（1）：126-133.

[18] WONG C K，UN K C，ZHOU M，et al. Daily ambulatory remote monitoring system for drug escalation in chronic heart failure with reduced ejection fraction：pilot phase of DAVID-HF study[J]. Eur Heart J Digit Health，2022，3（2）：284-295.

[19] EZEKOWITZ J A，COLIN-RAMIREZ E，ROSS H，et al. Reduction of dietary sodium to less than 100 mmol in heart failure（SODIUM-HF）：an international，open-label，randomised，controlled trial[J]. Lancet，2022，399（10333）：1391-1400.

[20] 中国康复医学会心血管病预防与康复专业委员会. 慢性心力衰竭心脏康复中国专家共识 [J]. 中华内科杂志，2020，59（12）：942-952.

（徐俊波　王天博）

第九章　干细胞治疗在心力衰竭中的应用

CVD 是全球人群主要的死亡原因。仅在美国，CVD 就造成每年约 655 000 人死亡，每年财政需支出 2000 亿美元。心肌梗死是 CVD 的主要原因，占 CVD 病死率的 50%～60%。由于人类心脏的再生能力有限，梗死的心肌细胞被收缩性能较差的纤维化瘢痕组织所取代，随着时间的推移，病理性重塑导致心室壁变薄，进而发展为心力衰竭。目前没有可以在急性或者慢性心肌缺血后恢复丢失的心肌细胞的方法，常规方法，如药物及器械治疗（如心脏再同步化治疗及左心辅助装置）通常只能控制症状，不能从病理基础上改善心力衰竭，心脏移植是唯一能够替代衰竭心脏的疗法，但由于缺乏活的供体器官和需要终身免疫抑制治疗，所以也面临着一系列挑战。因此，用功能性心肌替代梗死区纤维化组织的策略长期以来一直是用于改善心力衰竭的研究目标。

人的心脏含有（3～4）× 10^9 个心肌细胞，占心脏总细胞的 20%～30%。心肌细胞与非心肌细胞结合，为全身提供血液。心肌细胞的增殖能力和细胞周期活性在生命阶段是不同的，一般来说，除了出生后的时间窗（1～7 天）心肌细胞有增值及分化潜能，成年哺乳动物的心肌细胞都是终末分化细胞，再生能力很小，每天的增长率仅为 0.007%～0.015%。干细胞是一类具有自我增殖能力的多潜能细胞。在一定条件下，它可以分化成多种功能细胞，包括心肌细胞。由于干细胞具有分化及增殖的潜力，所以用基于干细胞的心肌再生来治疗心力衰竭的策略引起了研究者的极大兴趣。

依据技术路径可将心脏再生技术分为两种：第一，激发内源性细胞再生；第二，补充外源性新鲜的具有分化为心肌细胞潜能的干细胞。曾就职于美国哈佛大学医学院的皮耶罗·安韦萨教授在 2003 年于国外顶级期刊《细胞》杂志上发文声称可用内源性心脏干细胞修复心肌，但是，陆续有研究人员质疑安韦萨教授的研究结果，发现其所描述的方法不能被重复，心脏不存在心脏干细胞，所以后来该教授的 31 篇研究论文均被撤稿。上述"心脏干细胞"是指心脏自身的干细胞，而目前有希望用来治疗心脏病的干细胞为外源性干细胞。目前用于研究心肌再生的外源性干细胞包括成体干细胞和多能干细胞。前者包括源自脂肪、脐带或骨髓的间充质干细胞（mesenchymal stem cell，MSC）、骨髓来源的单核细胞、骨骼肌成肌细胞；后者包括胚胎干细胞（embryonic stem cell，ESC）和诱导多能干细胞（induced pluripotent stem cell，iPSC）。ESC 是一种从体外受精培养的人类囊胚中分离出来的干细胞，由于存在伦理问题，所以不能用于临床人体实验。为了克服伦理问题，2006 年日本学者 Takahashi 和 Yamanaka 将体细胞去分化后重编程为 iPSC 细胞，其与 ESC 一样具有分化为所有 3 个胚层细胞的能力，体外培养过程中增殖能力强，且不受伦理限制，是目前研究中较常使用的多能干细胞类型，但其安全性仍不确定，需更多的临床研究。骨髓间充质干细胞（bone marrow stem cell，BMSC）是易于获得及扩增的成体干细胞，临床前研究显示其对心力衰竭的改善作用明确，是目前临床研究中使用最多的干细胞种类。由于患者自身来源干细胞无免疫原性，根据 2023 年发表的《自体干细胞移植治疗心力衰竭中国专家共识（2022）》，我国现阶段推荐首选自体 BMSC 用于临床研究治疗心力衰竭。本文主要围绕 iPSC 及 BMSC 的研究进展进行阐述。

一、临床前研究

干细胞移植改善心力衰竭的临床前研究在小鼠、大鼠、豚鼠、犬、猪模型及非人类灵长类动物中进行，目前动物实验关于干细胞移植后改善心功能的机制包括心肌替代学说，即"再肌肉化"及干细胞的旁分泌效应所致的"心肌修复"学说。国外学者将 iPSC 在体外诱导为心肌细胞（iPSC-CM）后注射到非人类灵长类动物（猴）心肌梗死模型中，发现移植的 iPSC-CM 细胞可以整合到宿主细胞中促进心肌收缩及与宿主心肌细胞发生机电耦合进而改善左室射血分数。其他学者也发现注射 iPSC-CM 到小鼠或者猪心脏中，即使没有发现其显著地与宿主心肌细胞发生整合，也能促进宿主心脏功能恢复，进一步研究发现移植的 iPSC-CM 可以释放旁分泌因子（如细胞因子、细胞外囊泡等），这些旁分泌因子可以通过抗感染、抗纤维化、抗凋亡、促进血管新生、促进心肌细胞增殖、调节免疫细胞表型等促进心脏修复。最初认为 BMSC 移植到心脏后能够分化为有功能的心肌细胞，然而后续大量的研究证实 BMSC 不能分化为有功能的心肌细胞，其对心脏功能的改善作用来自其旁分泌效应。

然而多能干细胞移植后心脏是否能实现"再肌肉化"在国内外学者中具有争议。2014 年，一项来自国外团队的研究发现胚胎干细胞通过心肌内注射移植到猴梗死的心脏中，移植干细胞可以植入并电耦合到宿主心肌中，在治疗后 12 周可以观察到梗死心脏的广泛再肌肉化，但是该研究样本量较小，猴的数量仅有 7 只。4 年后，国内浙江某大学一项更大的样本量（32 只）研究表明，将源自人胚胎干细胞源心血管祖细胞（human embryonic stem cell derived-cardiovascular progenitor cells，hPSC-CVPCs）移植到心肌梗死的猴中，28 天后左室射血分数增加，心脏功能的改善与移植细胞促进梗死周围心肌细胞增殖及改善心肌细胞凋亡有关，然而移植 140 天后无法检测到移植细胞，他们的结论是心肌梗死后移植入 hPSC-CVPCs，心脏功能有所恢复但不是植入的干细胞"再肌肉"化所致。国外另一个研究团队在猪心肌梗死后植入人源诱导型多能干细胞来源的心肌细胞（human induced pluripotent stem cell derived cardiomyocytes，hiPSC-CM），8 周后发现干细胞改善了猪的心脏功能并抑制了心肌梗死后心室重塑，但是这项工作也证明心脏结构及功能的改善是因为梗死心肌边界处有新的血管生成从而增加了心肌血流量而非心脏"再肌肉化"所致，血管新生可能是由 hiPSC-CM 分泌的碱性成纤维细胞生长因子和血管内皮生长因子诱导的结果。上述研究之间的差异可能是由于使用不同的研究方案及实验程序。

在临床前研究中，旁分泌效应所致的"心肌修复"学说在多能干细胞及成体干细胞移植后对心功能的改善作用中均得到了验证，"再肌肉化"学说还需要设计更合理的试验进行明确。但总体来说，心肌梗死后心力衰竭的干细胞治疗在临床前研究中取得了较为积极的结果，这推动了多项临床试验。

二、临床研究

第一个将干细胞用于临床研究的是法国 Menasché 教授，2000 年，1 名 72 岁的 NYHA 心功能分级为 III 级的心肌梗死的男性患者在行冠脉搭桥手术期间，该教授将该患者自体骨骼肌成肌细胞植入梗死后的瘢痕组织中，5 个月后，超声心动图及正电子发射断层扫描显示移植瘢痕组织内有存活及收缩的心肌。随后在 2001 年，德国和巴西的研究小组也分别开始了小型临床试验，将自体骨髓来源的单核细胞经心内膜注射到心肌梗死的患者身上，两个团队的初步结果表明干细胞治疗能够轻微改善左室射血分数，干细胞治疗组患者没有发生致命性心律失常、致瘤现象及严重的免疫排斥反应，并表明该治疗过程是安全的。这些初步试验证明细胞疗法有希望改善心力衰竭患者心脏功能，从 2001 年开始，现在已经使用不同的细胞类型和注射途径进行了许多临床试验。截至目前，在国际临床试验注册中心（美国）网站共登记有 200 多个与干细胞治疗心力衰竭相关的研究，在我国也有多家医疗单位开展了干细胞治疗心力衰竭的 I 期或 II 期临床研究。下面主要对目前干细胞治疗心力衰竭临床研究的可行性、安全性、有效性进行阐述。

治疗的可行性是根据细胞的培养、制造和植入程序是否成功来确定的。在临床研究中，干细胞植入至患者心脏的个数为 $10^{-8} \sim 10^{-7}$ 数量级。iPSC 是产生终末分化心肌细胞的极好来源。大量 iPSC-CM 的制备是研究的主要前提。为了控制生成的 iPSC-CM 的质量，必须开发有效的分化方法、纯化策略、成熟策略和进行大规模培养。目前各国研究者正在朝着生产出具有更成熟表型的 iPSC-CM 的目标努力。同种异体 MSC 因其细胞来源广泛、使用不受伦理限制、易于获取、在体内存活率高、免疫学特性低、致瘤性低等优点目前也是广泛用于研究的干细胞类型。iPSC-CM 与 MSC 经标准化流程生产后储存在细胞库，需要的时候可以通过冷冻运输技术到各临床试验中心。心脏移植干细胞的途径包括静脉注射、冠状动脉内注射、心肌内注射、心内膜移植和心外膜补片，各种移植途径各有优缺点，在心脏的植入力及保留力不一样。尽管静脉输送方法最简单且创伤最小，但大多数输送的干细胞在肺部被阻拦，不到 1% 的干细胞归巢到受损的心脏中。在冠状动脉介入手术期间，冠状动脉内输注的干细胞有 50%～90% 在注射过程中丢失，大多数细胞在恢复血流过程中从梗死区域被冲走，最后只有约 3% 的递送细胞可以留置在心脏中。与前面的方法相比，通过心肌内直接注射细胞更为有效，其中 11% 的递送细胞可以移植到所考虑的区域。心外膜补片中的"片"指"细胞片"。研究人员将干细胞悬液置于温度响应细胞培养皿中，其表面含有温度响应聚合物。当温度降至 32 ℃后，表面迅速水化，促使贴壁细胞完全脱离，形成细胞片。术者通过打开患者左侧第五肋间隙，平行于膈神经打开心包，最后将细胞片缝补到受损区域的心外膜上。目前我国专家共识推荐非开胸患者首选冠脉内注射，开胸手术者根据手术方式选择心肌多点注射或者冠脉搭桥术中经桥血管输注。

治疗的安全性可通过记录植入干细胞后 6 个月内发生的手术相关并发症及主要心血管不良事件（major adverse cardiac events，MACE）来确定。MACE 被定义为由心力衰竭引起的死亡、不明原因猝死、心功能恶化且需要 LVAD 支持或持续儿茶酚胺泵入、心肌梗死及致死性心律失常等事件的总称。手术并发症包括感染、血胸、气胸、心脏压塞等。2015 年国家卫生和计划生育委员会、国家食品药品监督管理总局对能够实行干细胞治疗心力衰竭的医院进行了资质的限定，以最大程度减少手术并发症的发生。除手术并发症以外，目前证实在所有顺利完成的临床试验中，骨髓间充质干细胞的移植具有良好的安全性。

根据目前的研究，BMSC 总体展示出较好的临床疗效（表 9-1）。2004 年，国内学者报告了第一个通过冠状动脉内注射向急性心肌梗死后患者输送自体 BMSC 的随机试验。治疗后 6 个月，与标准药物等治疗相比，BMSC 组的左室射血分数表现出明显改善。随后，Hare 等报告静脉注射同种异体 BMSC 在经皮冠状动脉介入治疗的急性心肌梗死人群中的安全性和有效性。与冠状动脉内给药类似，静脉注射 BMSC 可提高左心功能并且无不良反应。Lee 等将 58 名心肌梗死患者随机分配为接受 BMSC 治疗组或安慰剂组，该研究也证实了 MSC 的有益作用及其安全性。2014 年开始的 TAC-HFT 试验是一项针对 LVEF < 50% 的缺血性心肌患病给予 BMSC 或安慰剂的 I 期和 II 期研究。接受 BMSC 治疗的患者在症状、梗死面积和整体心肌功能方面表现出明显改善。然而尽管观察到了一些有益效果，但不同临床研究之间心脏改善的结果不同。2014 年，Ascheim 等报告一项随机临床试验，在需要 LVAD 支持的晚期心力衰竭患者中使用同种异体 BMSC，与安慰剂组相比，他们的研究发现 BMSC 组在改善心功能方面没有明显的优势。同样的，在 TAC-HFT 试验中报告了缺血性心肌病患者经过心肌内注射自体 BMSC 治疗后，左室心射血分数、左心室收缩末期容积和左室舒张末容积无显著改善。然而，上述 I 期和 II 期临床试验通常只招募少量研究对象，因此，未来需要大型随机临床研究和长期的随访研究来推动该领域的发展。刚刚结束的 III 期 DREAM-HF 随机同种异体 BMSC 试验（NCT02032004）对 565 名由缺血性或非缺血性疾病引起的左心室收缩功能障碍导致的心力衰竭患者进行研究，尽管最近的报告证实该试验未达到其主要终点（减少与心力衰竭相关的复发性住院），但达到了其他预先指定的终点，如总体主要心血管不良事件（包括死亡、心肌梗死、脑卒中），该项实验的结果可能有助于确定 MSC 治疗对心力衰竭患者的益处。

表 9-1　近 10 年来使用 BMSC 治疗心力衰竭的主要临床研究

临床研究	疾病	样本量	干细胞数量	试验结果
2013 年 C-CURE 试验	缺血性心肌病（LVEF 15%～40%）	21	约 150×10^6 个 BMSC 及安慰剂对照，通过心内膜心肌注射	6 个月时，通过超声心动图发现干细胞治疗组与安慰剂对照组相比，左室射血分数明显改善，LVESV 无变化。6 MWT 增加。无心脏及全身毒性增加
2015 年 MSC-HF 试验	缺血性心肌病（LVEF < 45%）	60	约 75×10^6 个 BMSC 及安慰剂对照，通过心内膜心肌注射	6 个月及 4 年随访时，通过磁共振成像或计算机断层扫描测量发现干细胞治疗组与安慰剂对照组相比，LVEF、LVESV 显著改善。NYHA 心功能分级、6MWT 无差异
2017 年 CHART-1 试验	缺血性心肌病（LVEF < 35%）	120	24×10^6 个 BMSC 或安慰剂，通过冠脉内注射	39 周后通过超声心动图发现干细胞治疗组与安慰剂对照组相比，LVEF、LVESV 及左心室舒张末期容积显著改善
2017 年 POSEIDON-DCM 试验	扩张型心肌病（LVEF < 40%）	34	100×10^7 个 BMSC 及安慰剂对照，通过多点心内膜心肌注射	3 个月及 12 个月后通过计算机断层扫描测量，在干细胞治疗组中 LEVF 明显增加，明尼苏达心力衰竭生活质量量表、6MWT、MACE 和免疫生物标志物也明显改善
2021 年 CONCERT-HF 试验	缺血性心肌病（LVEF < 40%）	25	150×10^6 个 BMSC 或安慰剂，通过心内膜心肌注射	1 个月、3 个月、6 个月、12 个月后评估，MACE 和生活自理明显改善；通过心脏 MRI 评估 LEVF 无显著改善
2023 年 DREAM-HF 试验	缺血性心肌病及非缺血性心肌病	565	15×10^8 个 BMSC 或安慰剂，通过导管心内膜心肌注射	30 个月随访，总体主要心血管不良事件（包括死亡、心肌梗死和脑卒中）减少，但与心力衰竭相关的复发性住院率无显著改善 6MWT 也无显著改善

　　虽然 iPSC-CM 是有希望成为"再肌肉化的"干细胞类型，但第一代 iPSC 衍生的心肌细胞（iPSC-CM）是类似胎儿表型的未成熟细胞。从结构上讲，这些 iPSC-CM 在形态上很小，没有表现出有组织的肌节条纹，具有可以自发搏动、缺乏 T 小管、钙处理不发达且效率低下等特点。未成熟的 iPSC 可能具有形成畸胎瘤或诱发心律失常的潜在风险。成熟的 iPSC-CM 标准化生产对于确保其质量、可重复性和用于人类的安全性是必要的。所以尽管移植 iPSC-CM 的可行性和潜在功效在动物模型中得到证明，但涉及 iPSC-CM 移植的人体临床试验最近才开始。iPSC-CM 于 2019 年在江苏省南京市首次用于临床试验，对慢性缺血性心肌病患者行冠状动脉旁路移植术过程中同时进行心肌内注射 iPSC-CM。在日本，正在大阪大学进行的一项临床试验，目的也是观察 iPSC-CM 细胞片治疗缺血性心肌病的疗效。德国哥廷根大学医学中心注册的研究也在观察含有 iPSC-CM 和基质细胞的工程心脏组织在 HFrEF 患者中的再肌肉化能力。然而迄今为止，上述临床试验尚未结束，还不能得出"iPSC-CM 能用于临床患者治疗心力衰竭"的结论。

　　所以，目前的临床研究证明骨髓间充质干细胞用于治疗心脏病的临床试验是可行且较安全的，iPSC-CM 在安全性方面尚需进一步研究。从有效性层面来说，虽然国内外关于干细胞治疗心力衰竭的临床试验数量众多，但是目前的临床研究大部分为 I 期或者 II 期临床试验，它们在干预时间和治疗疾病的严重程度、使用的干细胞种类、移植的细胞数量、注射途径、观察的终点、功能分析方法、受试者数量、随机、盲法、单中心或多中心试验等方面存在差异。这些试验唯一的共同点是没有一项能够重现动物实验中在心脏功能及心脏重构方面看到的显著改善，也无法证明新的心肌细胞生成。所以需要更多的随机、双盲、假手术组、安慰剂对照、多中心大样本、长期观察的Ⅲ期临床试验来研究最终的疗效问题。

三、干细胞治疗心力衰竭临床转化面临的挑战

（一）免疫排斥

同种异体细胞或组织的移植可引发免疫反应，最终导致移植排斥，并对宿主产生有害后果。目前抑制免疫排斥的方法如下：①选择合适的干细胞类型；②基因编辑技术；③免疫抑制药物；④细胞因子水平的调节；⑤细胞脱敏技术的应用。选择免疫原性低的干细胞，免疫抑制和免疫调节特性有助于解决此问题。我国专家学者在此问题上采用了更简单科学地处理方式，推荐使用自体干细胞进行移植可避免此问题。

（二）致瘤性

干细胞具有分化及无限制增生的能力，如果存活的干细胞在植入的心脏中没有分化为成熟的心肌细胞，那就存在"致瘤性"风险，如未成熟的 iPSC 具有形成畸胎瘤的可能性。

（三）移植后细胞存活和保留

到目前为止，临床试验的结果总体上仍然令人失望，这通常是由于干细胞植入率及保留率低。为了提高心肌内注射的干细胞存活率，学者开发了一种用于注射的促存活"鸡尾酒"疗法，以增加移植细胞的存活率。此外研究者将 iPSC-CM 与来自脂肪组织的微血管共同移植，将 iPSC-CM 细胞存活率提高 6 倍。为了促进心外膜补片中的细胞存活，已经探索了预血管化策略以促进补片与宿主脉管系统的吻合。另外，新的生物工程方法，如生物材料（生物相容性支架的掺入）及细胞工程也可以提高干细胞的保留率。最后应该进一步探索干细胞（尤其是那些具有治疗性旁分泌作用的干细胞）的重复注射（如在急性期注射一剂，在晚期注射另一剂）对于疗效的影响。

（四）干细胞与宿主心肌细胞之间的肌电耦合

由于心肌梗死及心肌内注射后的伤口愈合反应，移植的干细胞周围会发生纤维化，这会影响干细胞与宿主心肌细胞之间的正确肌电耦合，从而导致心律失常。为了解决这一问题，科学家尝试使用导电支架来帮助促进细胞信号传导。此外，心律失常风险可能会随着移植物的大小而增加，因此需要进行彻底的细胞剂量反应研究。最后，开发一种预防移植物相关心律失常的可行策略，将对心肌内注射干细胞的疗效产生直接的临床影响。

（五）干细胞的成熟及标准化生产

如前所述，iPSC-CM 具有不成熟的表型。因此，移植具有更接近成人心肌特性的 CM 将降低心律失常的风险并改善收缩能力。目前，学者已经研究了几种促进 iPSC-CM 成熟的方法，包括长期培养、培养基硬度的变化、电刺激。机械负荷也被用于刺激 iPSC 衍生心肌细胞的成熟。研究表明，组织来源、培养条件、分离方法和细胞保存方法会影响 MSC 的表型和分泌功能。缺乏标准化的 BMSC 分离和培养方案也使基于 BMSC 的临床研究结果评估复杂化。所以，干细胞生产流程的标准化策略对未来的心脏干细胞疗法研究尤为重要。

四、总结

总而言之，干细胞对心力衰竭的治疗作用，在动物实验中得到了较好的验证。在过去近 20 年，国内外已经进行多项试验，以确定干细胞疗法对心力衰竭（主要是心肌梗死及缺血性心肌病）患者的安全性和有效性。然而，这些试验都没有转化为有意义的临床治疗，因为不同试验给出的结论不同。这些不同的结果可能源于试验设计的差异、不同的纳入标准（左室射血分数范围为 < 35%，某些研究的纳入标准是瘢痕大小）、急性心肌梗死后干预的时间不同（干细胞治疗时间从急性心肌梗死后几天到 1 年后都存在）、不同的干细胞给药方式（外科心外膜补片与冠状动脉内、经心内膜或静脉给药）、不同的随访时间（从数周到数年），以及不同的疗效终点和试验中使用的成像方式（包括超声心动图、心脏计算机断层扫描及心脏磁共振成像）。所以，研究者应该对干预时间和治疗疾病的严重程度、使用的干细胞种类、移植的细胞数量，以及注射途径、观察的终点、功能分析方法、受试者数量、随机、盲法、单中心或多中心试验等制定专业的标准化流程。针对这些问题，我国学者在最新的《自体干细胞移植治疗心力衰竭中国专家共识（2022）》中已制定初步标准与规范。此外，临床试验中没有有效的方法去示踪移植干细胞，故从方法学层面限制了其作用机制的探索。最后，大多数试验都集中在心肌梗死及缺血性心肌病上，而非缺血性心肌病在临床前和临床干细胞研究中的数量还很少。

目前，干细胞治疗心力衰竭离临床转化还有很长的路要走，但不能因此而对"干细胞治疗心力衰竭"策略丧失信心，尽管这些细胞中的大多数缺乏分化为功能性心肌细胞的能力，但一些干细胞，如 BMSC 可以通过分泌丰富的细胞因子和调节免疫系统来刺激心肌的修复。从临床前成功转变为临床治疗失败的可能原因之一是许多临床前研究缺乏足够的严谨性（缺乏随机、双盲、排除标准和大样本量的动物实验）。非人类灵长类动物实验也应该制定"标准操作程序"，如对其中一些变量（如心肌梗死后的应用时间、干细胞种类、干细胞剂量、递送方式）进行标准化，以便更好地比较不同干细胞类型和不同研究小组获得的结果。在最理想的情况下，如同多中心随机临床实验，动物实验中干细胞的治疗潜力应该在两个或多个独立研究中心通过"标准操作程序"得到证实。

此外，干细胞的治疗应该追求个性化医疗。患者具体的疾病表型、相关的并发症、伴随的药物等治疗及每个个体的遗传背景对于决定应该使用哪种细胞及细胞剂量来实现临床试验中的预期效果可能很重要。此外，疾病的病理生理阶段、急性或慢性，以及心肌梗死后主要是炎症还在纤维化状态，也是选择干细胞时需要考虑的重要因素。虽然在疾病的早期阶段，具有更多免疫调节、抗感染和抗细胞凋亡作用机制的干细胞可能是首选，但促血管生成、抗纤维化和直接再肌肉化策略可能在晚期阶段更有益。只有从以前的实验中总结经验，将干细胞用于心力衰竭的临床治疗才更有可能性。

参考文献

[1] 沈振亚.自体干细胞移植治疗心力衰竭中国专家共识 [J].中华医学杂志，2023，103（18）.

[2] MADEDDU P. Cell therapy for the treatment of heart disease：Renovation work on the broken heart is still in progress[J]. Free Radic Biol Med，2021，164：206-222.

[3] KIR D，PATEL M J，MUNAGALA M R. What Is the Status of Regenerative Therapy in Heart Failure？[J]. Curr Cardiol Rep，2021，23（10）：146.

[4] BOLLI R，MITRANI R D，HARE J M，et al. A Phase II study of autologous mesenchymal stromal cells and c-kit positive cardiac cells，alone or in combination，in patients with ischaemic heart failure：the CCTRN CONCERT-HF trial[J]. Eur J Heart Fail，2021，23（4）：661-674.

[5] CHANG D，FAN T，GAO S，et al. Application of mesenchymal stem cell sheet to treatment of ischemic heart disease[J]. Stem Cell Res Ther，2021，12（1）：384.

[6] WEINBERGER F，ESCHENHAGEN T. Cardiac Regeneration：New Hope for an Old Dream[J]. Annu Rev Physiol，2021，83：59-81.

[7] BOLLI R，SOLANKHI M，TANG X L，et al. Cell therapy in patients with heart failure：a comprehensive review and emerging concepts[J]. Cardiovasc Res，2022，118（4）：951-976.

[8] KARBASIAFSHAR C，SELLKE F W，ABID M R. Mesenchymal stem cell-derived extracellular vesicles in the failing heart：past，present，and future[J]. Am J Physiol Heart Circ Physiol，2021，320（5）：H1999-H2010.

[9] ESCHENHAGEN T，RIDDERS K，WEINBERGER F. How to repair a broken heart with pluripotent stem cell-derived cardiomyocytes[J]. J Mol Cell Cardiol，2022，163：106-117.

[10] SILVER S E，BARRS R W，MEI Y. Transplantation of Human Pluripotent Stem Cell-Derived Cardiomyocytes for Cardiac Regenerative Therapy[J]. Front Cardiovasc Med，2021，8：707-890.

[11] CHONG J J，YANG X，DON C W，et al. Human embryonic-stem-cell-derived cardiomyocytes regenerate non-human primate hearts[J]. Nature，2014，510（7504）：273-277.

[12] VILAHUR G，NGUYEN P H，BADIMON L. Impact of Diabetes Mellitus on the Potential of Autologous Stem Cells and Stem Cell-Derived Microvesicles to Repair the Ischemic Heart[J]. Cardiovasc Drugs Ther，2022，36（5）：933-949.

[13] SHEN T，XIA L，DONG W，et al. A Systematic Review and Meta-Analysis：Safety and Efficacy of Mesenchymal Stem Cells Therapy for Heart Failure[J]. Curr Stem Cell Res Ther，2021，16（3）：354-365.

[14] MIYAGAWA S，DOMAE K，YOSHIKAWA Y，et al. Phase I Clinical Trial of Autologous Stem Cell-Sheet Transplantation Therapy for Treating Cardiomyopathy[J]. J Am Heart Assoc，2017，6（4）：e003918.

[15] GUO R，WAN F，MORIMATSU M，et al. Cell sheet formation enhances the therapeutic effects of human umbilical cord mesenchymal stem cells on myocardial infarction as a bioactive material[J]. Bioact Mater，2021，6（9）：2999-3012.

[16] ROSHANBINFAR K，ESSER T U，ENGEL F B. Stem Cells and Their Cardiac Derivatives for Cardiac Tissue Engineering and Regenerative Medicine[J]. Antioxid Redox Signal，2021，35（3）：143-162.

[17] XIONG Y Y，GONG Z T，TANG R J，et al. The pivotal roles of exosomes derived from endogenous immune cells and exogenous stem cells in myocardial repair after acute myocardial infarction[J]. Theranostics，2021，11（3）：1046-1058.

[18] CHANG D，FAN T，GAO S，et al. Application of mesenchymal stem cell sheet to treatment of ischemic heart disease[J]. Stem Cell Res Ther，2021，12（1）：384.

[19] MATHIASEN A B，QAYYUM A A，JØRGENSEN E，et al. Bone marrow-derived mesenchymal stromal cell treatment in patients with ischaemic heart failure：final 4-year follow-up of the MSC-HF trial[J]. Eur J Heart Fail，2020，22（5）：884-892.

（符金娟）

附录　心力衰竭相关的重要临床研究

附表　心力衰竭相关的重要临床研究

作者/年份	试验名称	手术/药物	试验目的	纳入/排除标准	主要终点	随访时间	摘要结论	其他结果
M S Barnard, 1967	人类首例同种异体心脏移植手术	心脏移植	Barnard 之前成功完成了大手术，并进行过一次成功的肾移植手术，认为自己有能力实施世界上第1例心脏移植手术	受者：53岁，男性。患有严重的心力衰竭，以至于卧床不起床并住院治疗 供者：25岁，女性，被汽车车撞伤后发生了严重的脑损伤。数小时内，供者被医院神经外科医师证实为脑死亡。她的父亲死亡，她的父亲同意将她的器官用于移植	心脏移植后，患者复苏，脱离人工心肺机后心脏自主收缩	术后持续观察患者（受者）状态	1周后，受者开始感觉疲惫，大约12天后，他在肺部出现影像学浸润，Barnard 受"移植肺"观念的影响，增加了其免疫抑制治疗。15天后，患者因肺炎死亡	Barnard 于 1968 年 1 月 2 日进行了第 2 次移植。该患者是世界上第 3 位接受心脏移植手术的患者，也是第 1 位出院的患者。这位患者存活了 19 个月，后因移植物动脉粥样硬化导致的心力衰竭死亡。Barnard 的下一位患者存活了 20 个月，他的第 5 位和第 6 位患者分别存活了 13 年和 23 年。心脏移植逐渐成为终末期心力衰竭患者的首选治疗方式

续表

作者/年份	试验名称	手术/药物	试验目的	纳入/排除标准	主要终点	随访时间	摘要结论	其他结果
J N Cohn, 1986	V-HeFT I	肼氨嗪和硝酸异山梨酯、哌唑嗪	评估血管扩张剂治疗对慢性充血性心力衰竭患者病死率的影响	纳入标准：18～75 岁的男性心力衰竭患者合有以下证据，运动耐受性降低相关的心功能障碍证据（胸部 X 线检查显示心胸比 > 0.55，超声心动图显示舒张时左心室内径 > 2.7 cm 每平方米体表面积，或放射性核素法确定射血分数 < 0.45）排除标准：3 个月内发生过心肌梗死，或患有严重的梗阻性瓣膜疾病或心肌疾病，慢性肺部疾病或其他可能限制 5 年生存的疾病。此外，需要长效硝酸盐治疗心绞痛或需要钙拮抗剂，β 受体阻滞剂或利尿剂以外的抗高血压药物的患者，对研究药物有使用禁忌的患者	2 年病死率	平均 2.3 年（6 个月至 5.7 年）	慢性充血性心力衰竭患者在地高辛和利尿剂的治疗方案中加入肼氨嗪和硝酸异山梨酯对左心室功能和病死率有良好的影响	
K Swedberg, 1987	CONSENSUS	依那普利	评估依那普利（2.5～40 mg/d）对严重充血性心力衰竭（NYHA 心功能分级 IV 级）预后的影响	纳入标准：放射学心脏大小 男性 > 600 mL/m² 体 表 面 积（正 常 < 550 mL/m²）；女性 > 550 mL/m² 体表面积（正常 < 500 mL/m²）；14 天内使用洋地黄和利尿剂病情稳定，心功能分级改善至 III 级或更低的患者 排除标准：急性肺水肿，血流动力学异常的大动脉或二尖瓣狭窄，2 个月内心肌梗死，不稳定型心绞痛，计划心脏手术，肺部疾病导致的右心衰竭或血清肌酐水平 > 300 μmol/L	6 个月的病死率和死亡方式	平均 188 天（1 天至 20 个月）	给予依那普利显著降低病死率，并且耐受性良好	

作者/年份	试验名称	手术/药物	试验目的	纳入/排除标准	主要终点	随访时间	摘要结论	其他结果
M Hochleitner 等，1990	生理性双腔起搏在耐药性扩张型心肌病中的应用	生理性双腔起搏	治疗耐药特发性扩张型心肌病的一种替代方法，适用于药物治疗数年病情恶化、不接受移植的患者，并可作为移植的桥梁	纳入标准：特发性扩张型心肌病所致慢性心力衰竭引起重危患者；无冠状动脉疾病引起心力衰竭；起搏前药物治疗数年病情恶化；心律均处于窦性心律 排除标准：心房颤动发作	1年内病死率	12个月	在耐药、终末期扩张型扩张型心肌病患者中，通过双腔起搏和临床症状显著改善，在摘除起搏器后，患者的病情立即恶化	双腔起搏可以提供额外的优势，即保留心室射血的心房流出功率
J N Cohn，1991	V-HeFT Ⅱ	肼屈嗪和硝酸异山梨酯、依那普利	确定血管扩张剂治疗慢性充血性心力衰竭的疗效	纳入标准：18～75 岁的男性心力衰竭患者含有以下证据，运动耐受性降低相关的心功能障碍证据（胸部 X 线检查显示心胸比＞0.55，超声心动图显示左心室内径＞2.7 cm 每平方米体表面积，或放射性核素法确定射血分数＜0.45）排除标准：3 个月内发生心肌梗死或心脏手术、心绞痛限制运动或需要长期药物治疗、严重的梗阻性瓣膜性心脏病、阻塞性肺疾病（第 1 秒用力呼气容积与用力肺活量之比＜0.60），或其他可能限制预期寿命的疾病	2 年病死率	平均 2.5 年（6 个月到 5.7 年）	在之前试验中，肼屈嗪-硝酸异山梨酯组的 2 年病死率（26%）和目前的试验（25%）及与安慰剂组的病死率（34%）相似。而目前试验中，依那普利进一步的生存受益（18%）加强了该纳入扩张剂治疗心力衰竭的标准治疗的结论	两种方案（依那普利和肼屈嗪-硝氮嗪异山梨酯）对病死率和生理影响终点的不同影响表明，如果两种方案联合使用，效果可能会增强

续表

作者/年份	试验名称	手术/药物	试验目的	纳入/排除标准	主要终点	随访时间	摘要结论	其他结果
SOLVD Investigators, 1991	SOLVD-Treatment	依那普利	研究依那普利对EF≤35%的慢性心力衰竭患者的病死率和住院率的影响	纳入标准：患有充血性心力衰竭且EF≤35%，并且已经在服用血管紧张素转换酶抑制剂以外的药物治疗充血性心力衰竭 排除标准：80岁以上或以下任何一种情况的患者，需要手术的瓣膜疾病、血流动力学严重异常的瓣膜疾病、不稳定型心绞痛，被认为严重到需要进行血运重建手术的心绞痛，1个月内发生心肌梗死，严重肺部疾病，血清Ⅰ型肌酐水平高于177μmol/L，或任何其他可能极大缩短生存期或阻碍参与长期试验的疾病	4年内的病死率和住院率	平均41.4个月	在常规治疗中加入依那普利可显著降低慢性充血性心力衰竭患者的病死率和住院率，并降低射血分数	
SOLVD Investigators, 1992	SOLVD-Prevention	依那普利	研究血管紧张素转换酶抑制剂依那普利对EF≤35%，未接受心力衰竭药物治疗的患者的总病死率、心血管原因病死率、心力衰竭发展和心力衰竭住院率的影响	纳入标准：已知有心脏病且LVEF≤35%且未接受利尿剂、地高辛或血管扩张剂的心力衰竭患者；在3周的磨合期结束时，没有充血性心力衰竭证据的患者 排除标准：80岁以上或以下任何一种情况的患者，需要手术的瓣膜疾病、血流动力学严重异常的瓣膜疾病、不稳定型心绞痛，被认为严重到需要进行血运重建手术的心绞痛，1个月内发生心肌梗死，血清Ⅰ型肌酐水平高于177μmol/L，或任何其他可能极大缩短生存期或阻碍参与长期试验的疾病	患者死亡，由于心力衰竭住院，心力衰竭发展，由于心血管事件住院	平均37.4个月	与安慰剂组相比，血管紧张素转换酶抑制剂依那普利可显著降低症状性左心室功能不全患者的心力衰竭发生率和相关住院率	在接受那依普利的患者中，由心血管原因导致的死亡率也有降低的趋势

续表

作者/年份	试验名称	手术/药物	试验目的	纳入/排除标准	主要终点	随访时间	摘要结论	其他结果
P M McCarthy 等, 1994	Implantable LVAD Study	Heart Mate 的植入作为心脏移植的桥梁治疗	提供循环支持，作为心脏移植或终末期心力衰竭持续药物治疗的替代方案	纳入标准：将进行心脏移植，将 LVAD 作为心脏移植的桥梁治疗	接受心脏移植	66天（22~101天）	在植入装置后，血流动力学的改善显著，并且使用 Heart Mate LVAD 发生血栓栓塞事件的风险降低。康复和生活质量明显提高	
Milton Packer 等, 1996	USCP	卡维地洛	探究卡维地洛对生存率和心血管原因住院的影响	纳入标准：尽量使用利尿剂和血管紧张素转换酶抑制剂（如果耐受）治疗至少2个月，且有至少3个月的心力衰竭症状，LVEF≤35%。排除标准：进入研究前3个月内发生过重大心血管事件或接受过重大外科手术；未矫正的原发性瓣膜疾病；活动性心肌炎；持续性室性心动过速或晚期心脏传导阻滞；抗心律失常或接受心脏起搏器无法控制；收缩压>160 mmHg 或舒张压超过100 mmHg；心率<每分68次/分；临床上重要的肝脏或肾脏疾病；除心力衰竭外可能限制运动或存在的任何疾病；接受钙通道阻滞剂、α或β肾上腺素能激动剂或结抗剂或Ⅰc或Ⅲ类抗心律失常药物的患者	心血管原因死亡或住院	中位6.5个月	卡维地洛可降低高享、利尿剂和血管紧张素转换酶抑制剂治疗的心衰竭患者的死亡风险及心血管原因住院的风险	卡维地洛治疗与心血管原因住院率降低26%，死亡风险降低38%，这与心力衰竭恶化而退出试验的比率降低有关

续表

作者/年份	试验名称	手术/药物	试验目的	纳入/排除标准	主要终点	随访时间	摘要结论	其他结果
洋地黄调查小组，1997	DIG	地高辛	评估地高辛对心力衰竭和正常窦性心律患者在3~5年内任何原因导致的病死率和心力衰竭住院率的影响	纳入标准：心力衰竭且 LVEF ≤ 45% 且窦性心律正常 排除标准：年龄<21岁；基线 LVEF 不可用；4周内发生心肌梗死、心脏手术或经皮冠状动脉腔内成形术；不稳定或难治性心绞痛<1个月；Ⅱ~Ⅲ度房室传导阻滞（带或不带起搏器）或心房扑动；缩窄性心包炎（此类患者任手术后合格）；急性心肌炎；肥厚型心肌病；淀粉样心肌病；复杂先天性心脏病；预激综合征；静脉钾低于 3.2 mmol/L 或高于 5.5 mmol/L；需要心脏手术（如严重瓣膜病，计划的冠状动脉搭桥术移植手术）或经皮冠状动脉腔内成形术；心脏移植名单上的患者；无起搏器的病态窦房结综合征；CHF 的可识别非心脏原因；严重肾功能不全（肌酐>3.0 mL/dL）或严重甲亢；任何非心脏病（如大短至3年以下的患者的预期寿命缩多数癌症）；患者不太可能遵守随访和用药的方案要求	心力衰竭患者（主要试验）。心力衰竭恶化而导致的死亡或住院的发生为综合结局（辅助试验）	37个月	地高辛并没有降低总体死亡率，但它降低了总体住院率和心力衰竭恶化的住院率。这些发现更准确地定义了地高辛在慢性心力衰竭治疗中的作用	减少了住院总数及由心力衰竭恶化导致的死亡或住院的综合结局

续表

作者/年份	试验名称	手术/药物	试验目的	纳入/排除标准	主要终点	随访时间	摘要结论	其他结果
J C Daubert 等, 1998	永久性左心室起搏经静脉导管插入冠状静脉	左心室起搏	评估左心室起搏技术作为药物难治性心力衰竭患者双心室起搏的可行性、安全性、急性和长期疗效	纳入标准：慢性和重度（NYHA 心功能分级 Ⅲ～Ⅳ级）心力衰竭至少6个月；标准药物治疗失败或不耐受，包括至少 ACEI、利尿剂和地高辛；LVEF < 35%，超声心动图左室舒张末内径 > 60 mm 反映左室收缩功能不全；内源性传导的患者 QRS 持续时间 > 150 ms，或先前植入常规（右室尖导联）VVI（R）或双腔（R）起搏器的患者 QRS 持续时间 > 200 ms；知情同意参与研究	全因病死率	（10.2 ± 8.7）个月	证明了经心脏静脉植入电极永久左心室起搏的技术可行性	
J Kobashigawa, 1998	吗替麦考酚酯在心脏移植受者中的随机对照试验	吗替麦考酚酯	需要更有效和更安全的免疫抑制药物来促进心脏同种异体移植受者的长期生存	纳入标准：年龄 ≥ 18 岁，在 1994 年 2 月至 1995 年 7 月接受移植的患者	排斥反应和生存数据	6 个月和 12 个月	在接受治疗的患者中（吗替麦考酚酯，n=289；硫唑嘌呤，n=289），吗替麦考酚酯组与硫唑嘌呤组相比，1 年时病死率显著降低，排异治疗需求显著降低。用吗替麦考酚酯代硫唑嘌呤可能会降低心脏移植后第一年的病死率和排斥反应	较少吗替麦考酚酯患者出现 3A 级排异或需要小鼠抗异治疗、单克隆抗 CD3 抗体或多克隆抗胸腺细胞球蛋白。吗替麦考酚酯组更常见的是机会性感染，主要是单纯疱疹

续表

作者/年份	试验名称	手术/药物	试验目的	纳入/排除标准	主要终点	随访时间	摘要结论	其他结果
MERIT–HF 研究组，1999	MERIT–HF	美托洛尔	研究美托洛尔控制缓释（CR/XL）1次/天添加到最佳标准治疗中是否能降低射血分数降低型心衰竭症状患者的病死率	纳入标准：年龄40～80岁，在随机化前有症状性心力衰竭（NYHA心功能分级Ⅱ～Ⅳ级）3个月或更长时间，并在登记前（随机化前2周）接受最佳标准治疗，定义为利尿剂和ACEI的任何组合 排除标准：随机前28天内急性心肌梗死或不稳定型心绞痛；应用β受体阻滞剂或胺碘酮等具有β阻断作用的药物治疗的适应证或禁忌证；在入组前使用6周β受体阻滞剂；继发于全身性疾病或酗酒的心力衰竭在过去4个月内计划或实施的心脏移植或实施的冠状动脉内成形术；植入复律除颤器（预期计划或实施）；计划或实施的经皮冠状动脉腔内成形术或冠状动脉旁路移植术等手术；Ⅱ、Ⅲ度房室传导阻滞，除非患者植入了起搏器，且目基发心率在68次/分或以上；不稳定失代偿性心力衰竭（肺水肿、低灌注）或入组时仰卧位收缩压＜100 mmHg；任何其他严重疾病，可能使根据本议定书的管理和随访复杂化；在入组前6个月内使用胺碘酮。依从性差。定义为任意6个月内观察到的数量与预期消耗的安慰剂药片数量偏差超过25%	全因病死率和全因病死率结合全因入院（到第一次事件的时间）	12个月	美托洛尔CR/XL治疗组除最佳标准治疗外，1次/天，可提高生存率。这种药耐受性很好	1次/天的美托洛尔CR/XL加用主要ACEI和利尿剂的最佳标准治疗，使临床稳定的有症状的慢性心力衰竭患者的全因病死率降低了34%，并降低了NYHA心功能分级Ⅱ～Ⅳ级的射血分数

续表

作者/年份	试验名称	手术/药物	试验目的	纳入/排除标准	主要终点	随访时间	摘要结论	其他结果
CIBIS-II 调查员和委员会, 1999	CIBIS-II	比索洛尔	探究比索洛尔在降低慢性心力衰竭全因心因死率和心力衰竭恶化而住院的功效	纳入标准: LVEF ≤ 35%; NYHA 心功能分级 III~IV级 排除标准: 前3个月未控制的高血压; 心肌梗死或不稳定型心绞痛; 前6个月经皮冠状动脉腔内成形术或冠状动脉旁路移植术; 既往或预定的心脏移植; 房室传导阻滞大于I度(但未长期植入起搏器; 静息心率<60次/分; 静息收缩压<100 mmHg, 肾衰竭(血肌酐300 μmol/L); 可逆性阻塞性肺病; 或已有或计划用β肾上腺素受体阻滞剂治疗	全因病死率	15.6个月	β受体阻滞剂治疗对稳定性心力衰竭患者的生存有益。然而, 结果不应外推到有严重IV级症状和近期不稳定的患者, 因为这些患者的安全性和有效性尚未确定	心血管病综合死亡率或心血管病住院率降低21%
Pitt B 等, 1999	RALES	螺内酯	评估螺内酯对正在进行标准治疗的严重心力衰竭患者死亡风险的影响	纳入标准: 入组时的NYHA心功能分级III-IV级, 在入组前至少前6周被诊断为心力衰竭, 正在接受血管紧张素转换酶抑制剂(如果被耐受)和袢利尿剂治疗LVEF不超过35% 排除标准: 原发性可手术瓣膜性心脏病(二尖瓣或三尖瓣反流, 伴有左心室收缩性心力衰竭引起的临床症状); 先天性心脏病; 不稳定型心绞痛; 原发性肝衰竭; 活动性癌症或任何危及生命的疾病(心力衰竭除外)	任何原因造成的死亡	24个月	除标准治疗外, 螺内酯阻断醛固酮受体可显著降低严重心力衰竭患者的发病率和死亡风险	心脏住院率降低35% ($P < 0.001$)

续表

作者/年份	试验名称	手术/药物	试验目的	纳入/排除标准	主要终点	随访时间	摘要结论	其他结果
Packer 等, 1999	ATLAS	赖诺普利	比较低剂量和高剂量ACEI在降低慢性心力衰竭病死率和住院风险的有效性和安全性	纳入标准：NYHA心功能分级 II～IV级的心力衰竭，尽管使用利尿剂治疗2个月，但LVEF仍≤30% 排除标准：2个月内发生过急性冠状动脉血事件或动过速病史；已知对ACEI不耐受；血肌酐为2.5 mL/dL；或有任何可能限制生存的非心脏疾病	全因病死率	45.6个月	这项研究发现，心力衰竭患者通常不应维持极低剂量的ACEI（除非这是唯一可以耐受的剂量），并表明中剂量和高剂量ACEI（如果有的话）之间的疗效差异可能非常小	CV病死率有下降 10% 的趋势（P=0.07）。全因病死率或心力衰竭住院率降低15%（P < 0.001）
Packer 等, 2001	COPERNICUS	卡维地洛	探究β受体阻滞剂对严重心力衰竭患者的生存影响	纳入标准：缺血性或非缺血性心肌病引起的严重慢性心力衰竭患者（尽管进行了适当的常规治疗，但在休息或轻微劳累时有疲劳、呼吸困难的原发性肺、肾或肝疾病；有β受体阻滞剂治疗的禁忌证；在过去2个月内接受过冠状动脉血运重建或发生急性心肌缺血血事件或持续性或室性心动力学不稳定的室性心动过速；过去4周内接受过α肾上腺素受体阻滞剂、钙通道阻滞剂或I类抗心律失常药物；过去2个月内接受过β受体阻滞剂；收缩压 < 85 mmHg；心率 < 68次/分；血清肌酐浓度 > 2.8 mL/dL；血清	任何原因导致的死亡	10.4个月	先前报道的卡维地洛在轻度至中度心力衰竭患者中发病率和任何病死率方面的益处也在本试验中评估的严重心力衰竭患者中被发现	所有原因的综合病死率和任何住院率降低24%（P < 0.001）

续表

作者/年份	试验名称	手术/药物	试验目的	纳入/排除标准	主要终点	随访时间	摘要结论	其他结果
				钾浓度<3.5 mmol/L,或<5.2 mmol/L;或在筛查期间(3～14天)血清肌酐浓度每分升增加超过0.5 mg(44.2 μmol/L),或体重变化超过1.5 kg				
Rose 等,2001	REMATCH	左心辅助装置	评估了左心辅助装置是否适合为不适合心脏移植患者代替患者的长期预期法的最终预期用途	纳入标准:患有慢性终末期心力衰竭和移植禁忌证的成年人 排除标准:年龄超过65岁;存在终末器官损伤的胰岛素依赖性糖尿病;存在慢性肾衰竭;血清肌酐浓度>2.5 mL/dL(221 μmol/L)至少90天前随机化;或存在其他临床上重要的疾病	任何原因导致的死亡	12个月	在晚期心力衰竭患者中使用左心室辅助装置可带来有临床意义的生存获益和生活质量的改善。对于不适合心脏移植的特定患者,左心室辅助装置是一种可接受的替代疗法	植入左心室辅助装置与死亡风险相对降低48%和一年病死率绝对降低27%有关
Cohn 等,2001	Val-HeFT	缬沙坦	评估血管紧张素受体阻滞剂缬沙坦是否可以进一步降低已经接受医师认为最佳药物治疗患者的发病率和病死率	纳入标准:至少有3个月的心力衰竭病史和临床表现符合条件。患者NYHA心功能分级II～IV级的心力衰竭 排除标准:怀孕;有生育潜力的母亲或妇女没有采用有效的避孕技术;产后心肌病;肺源性右心衰竭;并有快速恶化的急性心肌梗死,过去3个月的急性心肌梗死,心脏手术或经皮腔内血管成形术,既往的心脏移植和心脏移植患者;可能需要干预的冠状动脉疾病;不稳定型心绞痛;持续性室性心动过速伴过去3个月内未经治疗的晕厥发作;血流动力学显著的瓣膜疾病;肥厚型心肌病;过去	死亡率及死亡率与发病率的综合终点	23个月	当添加到处方治疗中时,缬沙坦显著降低死亡率和发病率的综合终点,并改善心力衰竭患者的临床体征和症状。然而,在接受缬沙坦的亚组中,事后观察到对病死率和发病率的不利影响,引起了对这种特定组合的潜在安全性的担忧	

续表

作者/年份	试验名称	手术/药物	试验目的	纳入/排除标准	主要终点	随访时间	摘要结论	其他结果
				3个月内颅血管意外；临床上重要的肾脏（血清肌酐水平>2.5 mL/dL）、肝脏或血液学疾病；生存预期寿命低于5年的任何疾病；AT-Ⅱ拮抗剂禁忌证；既往缬沙坦或心力衰竭试验中的药物双盲治疗；过去30天参与任何药物进行试验研究。以及使用任何1C类抗心律失常药物，过去3个月内行1C类抗心律失常药物，静脉内镇痛或血管扩张治疗及AT-Ⅱ拮抗剂				
Granger 等，2003	CHARM-Alternative	坎地沙坦	评估坎地沙坦对LVEF降低和症状性心力衰竭患者心血管死亡率或心力衰竭住院风险的影响	"见第四章第一节"	心血管死亡或无计划入院治疗恶化性的慢性心力衰竭	33.7个月	坎地沙坦在慢性心力衰竭和ACEI不耐受的患者中普遍耐受性良好，降低了心血管死亡率和发病率	
McMurray 等，2003	CHARM-Added	坎地沙坦	评估血管紧张素受体阻滞剂坎地沙坦与ACEI联合使用是否也能降低心力衰竭患者的病死率和发病率	"见第四章第一节"	心血管死亡或无计划入院治疗恶化性的慢性心力衰竭	41个月	在ACEI和其他治疗中加入坎地沙坦可进一步减少心力衰竭患者的相关心血管事件，降低LVEF，这在临床上具有重要意义	

续表

作者/年份	试验名称	手术/药物	试验目的	纳入/排除标准	主要终点	随访时间	摘要结论	其他结果
Poole-Wilson 等，2003	COMET	卡维地洛、美托洛尔	比较卡维地洛和美托洛尔对轻度至重度慢性心力衰竭患者病死率和发病率的影响	纳入标准：有症状的慢性心力衰竭（NYHA心功能分级Ⅱ~Ⅳ级）的男性或女性，在过去2年内至少有一次心血管住院，除非有禁忌证，否则接受ACEI治疗至少4周，以及接受利尿剂（40 mg呋塞米或等效药物）治疗至少2周 排除标准：最近的治疗变化定义在随机化前2周内引入一种新的心力衰竭药物或口服肾上腺素或静脉上腺素受体阻滞剂治疗需要静脉促肌力治疗；当前使用钙通道阻滞剂（地尔硫卓或维拉帕米或米贝拉地尔）治疗；胺碘酮（每天>200 mg）或Ⅰ类抗心律失常药物的治疗；在前30天内服用任何研究药物；前2个月内有不稳定性心绞痛、心肌梗死、冠状动脉血运重建或卒中的患者；未经制的高血压（收缩压>170 mmHg或舒张压>105 mmHg）；血流动力学上有意义的瓣膜疾病；过去2个月内有症状和持续的室性心律失常；未充分使用抗心律失常药物或植入自动除颤器；怀孕；避孕措施不足有生育能力的妇女；已知滥用药物或乙醇；治疗依从性差或任何其他可能使管理复杂化和缩短预期寿命的严重全身性疾病	全因病死率和全因病死率或全因入院的复合终点	58个月	与美托洛尔相比，卡维地洛延长了患者的生存率	卡维地洛较美托洛尔5年以上病死率绝对下降5.7%

续表

作者/年份	试验名称	手术/药物	试验目的	纳入/排除标准	主要终点	随访时间	摘要结论	其他结果
Bristow 等，2004	COMPANION	植入型除颤器	探究晚期心力衰竭患者，与最佳药物治疗相比，进行起搏器、心脏再同步化治疗、起搏器-除颤器等治疗对心力衰竭患者死亡或住院风险的影响	纳入标准：NYHA 由缺血性或非缺血性心肌病引起的 NYHA 心功能分级 Ⅲ～Ⅳ级心力衰竭，LVEF ≤ 35%，心电图测量的 QRS 间期至少为 120 ms 且 PR 间期超过 150 ms，窦性心律，无起搏器或植入型除颤器的临床指征，以及在过去 12 个月内因治疗心力衰竭或等同等情况而住院治疗	任何原因死亡或住院的时间	药物治疗组主要终点的中位随访时间为 11.9 个月，起搏器组为 16.2 个月（与药物治疗组相比为 $P<0.001$），起搏器-除颤器组为 15.7 个月	对于晚期心力衰竭和 QRS 间期再同期延长的患者，心脏再同步化治疗可降低任何原因死亡的综合首次住院风险，并且与植入型除颤器结合使用时，可显著降低病死率	
Taylor 等，2004	A-HeFT	硝酸异山梨酯和肼屈嗪	评估了固定剂量的硝酸异山梨酯加肼屈嗪对 NYHA 心功能分级 Ⅲ～Ⅳ级心力衰竭伴心室扩张及正在接受包括神经激素阻滞剂在内的背景治疗的黑种人患者的疗效	纳入标准：18 岁或 18 岁以上的患者；自我认定为黑种人（非洲血统），患有 NYHA 心功能分级 Ⅲ～Ⅳ级心力衰竭至少 3 个月；随机分组前 6 个月内有左心室功能障碍的证据，其形式为静息 LVEF ≤ 35% 或舒张息 LVEF ＜ 45% 排除标准：妇女怀孕，哺乳或育龄目未使用有效的避孕方法；急性冠脉综合征或经皮冠状动脉介入治疗；存在临床上显著的瓣膜性心脏病、肥厚型心肌病或活动性心肌炎或未受控制的高血压；前 3 个月内有心搏骤停或危及生命的心律失常病史（除非他们接受过植入型除颤器治疗）；随机分组前 1 个月内用胃肠外正性肌力药治疗；存在	综合评分，由任何原因导致的死亡加权值，18 个月随访期内首次心力衰竭住院及 6 个月时生活质量的变化组成	37.2 个月	在包话神经激素阻滞剂在内的心力衰竭标准治疗中加入固定剂量的硝酸异山梨酯加肼屈嗪是有效的。可提高晚期心力衰竭黑种人患者的生存率	

慢性心力衰竭的循证诊疗与管理

续表

作者/年份	试验名称	手术/药物	试验目的	纳入/排除标准	主要终点	随访时间	摘要结论	其他结果
			心脏移植的潜在需求；存在症状性低血压；导致死亡的心力衰竭以外的疾病；无法完成生活质量问卷；以及使用硝酸盐或肼屈嗪治疗的禁忌证					
Cleland 等，2005	CARE-HF	Medtronic InSync or InSync Ⅲ	评估心脏再同步化治疗对接受中度或重度心力衰竭和心脏不同步标准药物治疗的患者的症状和并发症和死亡风险的影响	纳入标准：患者至少18岁，心力衰竭至少6周，尽管接受了标准药物治疗，但仍处于NYHA心功能分级Ⅲ级或Ⅳ级。LVEF≤35%，左室舒张末内径至少为30 mm，心电图上的QRS间期至少为120 ms。QRS间期为120～149 ms的患者需要满足3个额外的不同步标准中的2个：主动脉血流前延迟超过140 ms，心室间机械延迟超过40 ms或左心室后侧壁激活延迟排除标准：在过去6周内发生过重大心血管事件的患者；有起搏器或植入型除颤器常规指征的患者及需要持续静脉治疗的心力衰竭患者；房性心律失常患者	任何原因导致的死亡或因重大心血管事件而计划外住院的综合结局	29.4个月	在心力衰竭和心脏同步障碍者中，心脏再同步化治疗可改善症状和生活质量，并减少并发症和死亡风险。这些益处是对标准药物处方的补充。此类患者应常规考虑植入心脏再同步化治疗装置	
Bardy 等，2005	SCD-HeFT	胺碘酮或ICD	评估胺碘酮或ICD降低广大轻中度心力衰竭患者因任何原因死亡的风险	纳入标准：缺血性或非缺血性原因而患有NYHA心功能分级Ⅱ～Ⅲ级慢性稳定性心力衰竭，并且LVEF≤35%	死于任何原因	45.5个月	在NYHA心功能分级Ⅱ～Ⅲ级充血性心力衰竭和LVEF≤35%的患者中，胺碘酮对生存率没有有利影响，而单导联ICD治疗可将总死亡率降低23%	

512

续表

作者/年份	试验名称	手术/药物	试验目的	纳入/排除标准	主要终点	随访时间	摘要结论	其他结果
Flather 等, 2005	SENIORS	奈比洛尔	确定奈比洛尔对老年心力衰竭患者病死率和发病率的影响，无论射血分数如何	纳入标准：过去12个月内有记录的住院记录，出院诊断为充血性心力衰竭或记录LVEF在过去6个月内≤35%。排除标准：随机分组前6周内心力衰竭的新药物治疗，随机分组前2周心血管药物治疗的任何变化，主要由未矫正的心脏瓣膜病引起的心力衰竭；对β受体阻滞剂的不耐受（如心率＜60次/分或收缩压＜90 mmHg）；目前使用的肝功能、显著的肝功能或肾功能不全；过去3个月内的脑血管意外；以及等经皮冠状动脉介入治疗或心脏手术或研究期间降低生存率的主要其他疾病	全因病死率或心血管住院时间（首次发病时间）的综合结局	2个月	奈比洛尔是一种具有血管舒张特性的β受体阻滞剂，是一种有效且耐受性良好的老年人心力衰竭治疗方法	
Neelaguru 等, 2006	FIX-HF-5 pilot	CCM	评估CCM在心力衰竭患者中的有效性和安全性	纳入标准：NYHA心功能分级Ⅲ～Ⅳ级；由缺血性心肌病或非缺血性心肌病引起的LVEF＜35%。排除标准：基线时VO2峰值＜11 mL/（mg·kg）；心室颤动；近期心肌梗死（3个月内）；临床显著的心绞痛（运动诱发心肺试验阳性）；30天内需要住院或心力衰竭住院；或在基线需要静脉治疗的心电图记录24小时动态心电图记录24小时内≥8900个室性期前收缩	主要安全性结果是任何住院治疗（持续时间＞24小时或未在计划中的住院）	6个月	尽管治疗组患者病情较重，但慢性心肌收缩力调节信号的使用没有出现特定的安全问题。需要进一步的研究来明确定义心脏收缩力调节信号的安全性和有效性	

续表

作者/年份	试验名称	手术/药物	试验目的	纳入/排除标准	主要终点	随访时间	摘要结论	其他结果
Miller 等，2007	HMII-BTT	HeartMate II	评估连续流泵植入术对于等待心脏移植的终末期心力衰竭患者的作用	纳入标准：等待心脏移植的终末期心力衰竭患者。排除标准：不可逆性或严重肝、肾、肺疾病，感染，无机械性 AO 瓣膜、AI，动脉瘤	死亡、恢复、移植或继续装置支持	6个月	在等待心脏移植的患者中，持续流动装置可以提供至少6个月的有效血流动力学支持，改善功能状态和生活质量	
Roy D，2008	AF-CHF	节律控制和心率控制	对比心房颤动合并心力衰竭患者中维持窦性心律（节律控制）和控制心率（心率控制）两种治疗方式的预后	纳入标准：LVEF≤35%，在过去6个月内发生有症状的 NYHA 心功能分级 II～IV 级心力衰竭，患者在过去6个月内因心力衰竭住院的无症状疾病，或 LVEF≤25%，有心房颤动病史（有心电图记录），患者在过去10个月内持续至少6分钟的发作，既往心房颤动的心脏电复律。排除标准：持续性心房颤动超过12个月，使用抗心律失常药物治疗其他心律失常，II 度或 III 度房室传导阻滞（心动过缓＜50次/分），长 QT 综合征病史，既往室结消融，预计6个月内进行心脏移植，需要透析的肾衰竭，有生育能力的妇女缺乏节育措施，估计预期寿命＜1年，年龄＜18岁	心血管原因导致的死亡	37个月	在这项涉及心房颤动和充血性心力衰竭患者的多中心随机试验中，与心率控制策略相比，常规使用节律控制策略并未降低心血管原因的死亡率	

续表

作者/年份	试验名称	手术/药物	试验目的	纳入/排除标准	主要终点	随访时间	摘要结论	其他结果
Borggrefe 等，2008	FIX-CHF-4	CCM	评估 CCM 在心力衰竭和症状性心力衰竭 LVEF < 35% 的患者中的有效性和安全性	纳入标准：年龄 > 18 岁；有症状性心力衰竭（NYHA 心功能分级 ≥ II 级）；缺血性或特发性心肌病 LVEF ≤ 35%，VO$_{2peak}$ 10～20 mL/（kg·min）排除标准：心房颤动；近期心肌梗死（3 个月内）；临床上显著的心绞痛；在 30 天内需要静脉治疗的心力衰竭住院；或在基线动态心电图监测记录≥ 8900 室性收缩/24 小时	共同主要疗效终点是随访时间完成后 VO$_{2peak}$ 和明尼苏达心力衰竭生活质量量表与基线时的差异	6 个月	在心力衰竭和左心室功能不全患者中，CCM 似乎是安全的；当患者接受 CCM 积极治疗 3 个月时，运动耐量和生活质量（MLWHFQ 评分）明显更好	总体而言，死亡和不良事件的发生率相对较低，并且在研究的随机阶段在积极治疗和假治疗之间保持平衡。本研究的结果表明，在不同的患者群体中，CCM 对生活质量和运动耐量的影响与 CRT 相当
Cecilia Linde 等，2008	REVERSE	CRT	确定 CRT 对有 NYHA 心功能分级 II 级心力衰竭和 NYHA 心功能分级 I 级心力衰竭症状患者的影响	纳入标准：入组前至少 3 个月患有 NYHA 心功能分级 I 级（既往有症状，目前无症状）或 NYHA 心功能分级 II 级（轻度症状）心力衰竭；窦性心律，QRS 持续时间 ≥ 120 ms，LVEF ≤ 40%，超声心动图测量左室舒张末内径 ≥ 55 mm；接受稳定剂量的血管紧张素转换酶抑制剂或血管紧张素 II 受体阻滞剂和 β 受体阻滞剂至少 3 个月 排除标准：入组前 3 个月被归类为 NYHA 心功能分级 III～IV 级或因心力衰竭住院；即将进行心脏起搏器植入、永久性或持续性心房心律失常	心力衰竭临床综合反应，分为改善、不变或恶化。次要终点为左心室收缩末期容积指数	12 个月	CRT 结合最佳药物治疗（± 除颤器）可降低心力衰竭住院的风险，改善既往有 NYHA 心功能分级 II 级和 NYHA 心功能分级 I 级既往心力衰竭症状患者的心室结构和功能	

续表

作者/年份	试验名称	手术/药物	试验目的	纳入/排除标准	主要终点	随访时间	摘要结论	其他结果
O'Connor CM, 2009	HEAAL	氯沙坦	研究旨在探讨心力衰竭患者应用大剂量氯沙坦（150 mg/d）与小剂量（50 mg/d）氯沙坦的治疗作用	纳入标准：≥ 18 岁，症状性心力衰竭（NYHA 心功能分级 II～IV级），LVEF ≤ 40%，心血管药物治疗稳定至少 2 周，以及已知对血管紧张素转换酶抑制剂不耐受排除标准：怀孕或哺乳，已知对 ARB 不耐受，收缩压动脉压 < 90 mmHg，血流动力学显著狭窄性瓣膜性心脏病，活动性心肌炎，活动性心包炎，计划在 6 个月内进行心脏移植、冠状动脉成形术、冠状动脉旁路移植手术，急性心肌梗死、不稳定型心绞痛、脑血管意外或过去 12 周内的短暂性脑缺血发作，记录或怀疑有明显肾动脉狭窄，血管扩张剂的禁忌证，除心力衰竭外的限制生存疾病，精神或无法律上无行为能力，过去 2 年内酗酒或酒精，在过去 4 周内参与任何调查性药物试验，血清肌酐 > 220 μmol/L，血清钾 < 3.5 mmol/L 或 > 5.7 mmol/L，肝酶超过正常范围的 3 倍，血红蛋白 < 6.2 mmol/L	死亡或因心力衰竭住院	7.3 年	与每日 150 mg 氯沙坦相比，氯沙坦每日 50 mg 降低了心力衰竭患者的心力衰竭病死率或入院率	对于不能耐受 ACEI 类药物治疗的左心室收缩功能减退的心力衰竭患者，应用大剂量沙坦可使患者更多获益，但应用大剂量氯沙坦治疗可以增加不良反应（高血钾、低血压、肾功能异常等）的发生率

续表

作者/年份	试验名称	手术/药物	试验目的	纳入/排除标准	主要终点	随访时间	摘要结论	其他结果
O'Connor CM, 2009	HF-ACTION	运动训练	旨在与常规护理相比，评价有氧运动疗法在稳定的慢性心力衰竭患者中的安全性和有效性	纳入标准：基线超声心动图显示患者的 LVEF 必须＜35%，NYHA 心功能分级 II～IV 级心力衰竭，入组前接受稳定剂量 6 周的最佳心力衰竭治疗 HFrEF(n=2331，EF≤35%；NYHA 心功能分级 II～IV 级) 排除标准：年龄＜18 岁，过去 6 周内有主要心血管事件或血管手术，计划在未来因任何原因进行心血管手术或在未来 6 个月内接受心脏移植，怀孕或打算在明年怀孕，预计在接下来的 6 个月内接受心脏移植病的原发性瓣膜病，继发于显著未矫正的原发性瓣膜病的心力衰竭，继发于无天性心脏病或梗阻性心肌病的心力衰竭，在过去的任何时间以中等至高强度定期（每周 1 次以上）进行运动训练，使用固定速率起搏器，无法达到目标心率的起搏器或心率限制低于目标心率的 ICD 设备进行运动训练，排除安全运动训练的运动测试结果，参与未获准共同入组的临床试验	全因病死率或住院率的复合主要终点	30 个月	运动训练导致主要终点全因病死率或住院率及关键次要临床终点的降低不显著	在针对主要终点的高度预后预测因素进行调整后，运动训练与全因病死率或住院率及心血管死亡率或心力衰竭住院率的适度显著降低相关
Moss AJ, 2009	MADIT-CRT	心脏再同步化治疗结合双室起搏	旨在确定心脏再同步化治疗结合双室起搏是否可以降低心脏症状轻微、射血分数降低和 QRS 波群广泛患者的病死率或心力衰竭事件风险	纳入标准：缺血性心肌病心功能分级 I～II 级）或非缺血性心肌病（仅限 NYHA 心功能分级 II 级），窦性心律，射血分数≤21%，以及 QRS 波群持续时间≥30 ms 的脑室内传导时间延长 排除标准：已植入起搏器，ICD 或再同步化治疗装置；入组前 3 个月内有 NYHA 心功能分级 III～IV 级症状、既往冠状动脉旁路移植	死于任何原因或非致命性心力衰竭事件	2.4 年	CRT 联合 ICD 可降低射血分数低，QRS 波群宽，无症状患者发生心力衰竭事件的风险	女性更能从 CRT-ICD 治疗中获益

续表

作者/年份	试验名称	手术/药物	试验目的	纳入/排除标准	主要终点	随访时间	摘要结论	其他结果
Slaughter MS, 2009	Heart Mate Ⅱ	连续流动左心室辅助装置；搏动流左心室辅助装置	比较不适合移植的晚期心力衰竭患者接受不同新型左心室辅助装置的结局	纳入标准：LVEF < 25%；或 VO_{2peak} < 14 mL/（kg·min），或小于预测值的 50%，NYHA 心功能分级Ⅲ～Ⅳ级症状，依赖主动脉内球囊泵 7 天或正性肌力药物至少 14 天 排除标准：不可逆的严重肾脏、肺或肝功能障碍或活动性感染 术，经皮冠状动脉介入治疗或酶阳性心肌梗死；入组前 1 个月内出现心房颤动	在 2 年时，没有发生致残性脑卒中和再次手术修复或更换该装置	1.7 年	与搏动性装置相比，使用持续流动的左心室辅助装置治疗晚期心力衰竭患者显著提高了 2 年内的生存概率	两种设备都显著改善了生活质量和功能能力
Anker 等, 2009	FAIR-HF	羧麦芽糖铁	确定静脉注射铁剂（羧麦芽糖铁）治疗是否会改善心力衰竭、LVEF 降低和缺铁（伴或不伴贫血）患者的症状	纳入标准：NYHA 心功能分级Ⅱ～Ⅲ级慢性心力衰竭的门诊患者；LVEF ≤ 40%（对于 NYHA 心功能分级Ⅱ级患者）或 LVEF ≤ 45% 和缺铁（定义为血清铁蛋白水平 < 100 ng/mL，如果铁蛋白饱和度 < 20%，则为 100～299 ng/mL） 排除标准：不受控制的高血压；其他具有临床意义的心脏病；炎症；临床上显著肝损害或肾衰竭	第 2 周患者自我报告的整体评估和对于 NYHA 心功能分级等	6 个月	对于慢性心力衰竭和缺铁患者，无论注射前伴有贫血，静脉注射羧麦芽糖铁都可改善症状、功能能力和生活质量；不良反应是可以被患者接受的	
Anthony S L Tang, 2010	RAFT	ICD，ICD-CRT	评估在 ICD 和最佳药物治疗中加入 CRT 是否会降低左心室收缩功能障碍和宽 QRS 波群的病死率和发病率	纳入标准：NYHA 心功能分级Ⅱ～Ⅲ级，心电图 QRS 波时间 ≥ 120 ms，LVEF ≤ 30%，窦性心律或慢性永久性心房颤动且心室静息心率 ≤ 60 次/分，6 分钟步行或做房室结射频消融次/分或做房室结射频消融的患者 排除标准：患者主要并存疾病或近期出现心血管事件	全因死亡或因心力衰竭加重住院	40 个月	在 NYHA 心功能分级Ⅱ～Ⅲ级心力衰竭、宽 QRS 波群和左心室收缩功能障碍患者中，在 ICD 中加用 CRT 可降低心力衰竭的病死率和住院率。这种改善伴随着更多的不良事件	除了 ICD 和最佳药物治疗外，与使用 CRT 相关的任何原因导致的病死率均显著降低

续表

作者/年份	试验名称	手术/药物	试验目的	纳入/排除标准	主要终点	随访时间	摘要结论	其他结果
Karl Swedberg, 2010	SHIFT	伊伐布雷定	旨在评估选择性窦房结抑制剂伊伐布雷定降低心率对心力衰竭结局的影响	纳入标准：有症状性心力衰竭，LVEF≤35%，窦性心律且心率≥70次/分，一年内因心力衰竭入院，并且正在接受稳定的治疗（包括耐受性β受体阻滞剂）排除标准：近期（<2个月）发生心肌梗死、施行室性或房室起搏手术、心房颤动或有症状性低血压	心血管死亡或心力衰竭恶化住院的复合结局	22.9个月	研究结果支持使用伊伐布雷定降低心率对改善心力衰竭临床结果的重要性，并证实了心率在这种疾病的病理生理学中的重要作用	伊伐布雷定应用于慢性心力衰竭患者的安全性和耐受性良好
Zannad F, 2011	EMPHASIS-HF	依普利酮	评估了依普利酮对轻度症状的慢性收缩期心力衰竭患者的影响	纳入标准：≥55岁，NYHA心功能分级II级，射血分数≤30%，以及使用推荐剂量或最大耐受剂量的ACEI、ARB和（或）β受体阻滞剂进行治疗的患者 排除标准：急性心肌梗死，NYHA心功能分级III～IV级心力衰竭，血清钾水平超过5.0 mmol/L，估计肾小球滤过率30 mL/(min·1.73 m²)，需要保钾利尿剂，以及任何其他临床具有重要意义的共存疾病	心血管原因死亡或心力衰竭住院的复合结局	21个月	与安慰剂相比，依普利酮降低了收缩性心力衰竭和轻度症状患者的死亡风险	使用依普利酮的患者病死率，如心血管原因导致的病死率、住院率，如心力衰竭导致的住院率也有所下降
Kadish 等, 2011	FIX HF-5		评估CCM在心力衰竭和LVEF<35%患者的有效性和安全性	纳入标准：NYHA心功能分级III～IV级；窄QRS波；LVEF<35% 排除标准：入选前30天内住院；入选时使用正性肌力药物；在基线动态心电监测每24小时>8900次室性期前收缩；有永久性心房颤动；90天内有心肌梗死；30天内有经皮冠状动脉介入治疗史；或在入选后90天进行冠状动脉搭桥手术	主要安全终点是50周内全因病死率和全因住院率的复合结局	6个月	在目标人群中，CCM不能改善通气无氧阈，但是可以改善PVO_2和明尼苏达心功能不全生命质量心脏病内的住院或预定范围或预定病死率没有不影响。需要进一步的研究来阐明CCM作为心力衰竭治疗的作用	

续表

作者/年份	试验名称	手术/药物	试验目的	纳入/排除标准	主要终点	随访时间	摘要结论	其他结果
Eric J. Velazquez, 2012	STICH	冠状动脉旁路移植术	评估心脏手术在治疗冠状动脉疾病和左心室收缩功能障碍患者中的作用	纳入标准：年龄 ≥ 18 岁，近期没有生育需求的女性和男性，LVEF ≤ 35%，适用于血运重建的 CAD。排除标准：未提供知情同意，主动脉瓣病心脏病明确需要主动脉瓣膜修复或更换，心源性休克 72 小时内，既往有 CAD，计划经皮介入治疗（随机分组后 1 次）以上冠状动脉搭桥手术，预期寿命 < 3 年的非心脏病患者，可能导致非心脏病导致大量失败性死亡，既往心脏、肾脏、肝脏或肺移植，目前参与了另一项临床试验	全因病死率	56 个月	合并冠状动脉疾病和心力衰竭的患者未采取积极的药物治疗联合冠状动脉旁路移植术，未能降低主要终点全因死亡的发生率	与仅接受药物治疗的患者相比，分配到冠状动脉旁路移植术的患者心血管原因病死率及其他任何原因导致的病死率或心血管原因住院率较低
Alexander Lauten, 2013	the Impella–EUROSHOCK–registry	Impella 2.5	评估 Impella 2.5 经皮左心室辅助装置在急性心肌梗死后心源性休克患者中的安全性和有效性	纳入标准：14 个欧洲医疗中心的急性心肌梗死伴心源性休克患者。排除标准：不可获得	30 天全因病死率	(317±526) 天	对于急性心源性休克心肌梗死的患者，Impella 2.5 治疗是可行的，并且可以降低乳酸水平，提示器官灌注得到改善。然而，这些患者的 30 天死亡率仍然很高	研究人群的 30 天病死率为 64.2%。Impella 2.5 经皮左心室辅助装置植入后，乳酸水平在 24 小时和 48 小时分别从 (5.8±5.0) mmol/L 降至 (4.7±5.4) mmol/L（P=0.28）和（2.5±2.6）mmol/L（P=0.023）。随访（317±526）天后，存活率为 28.3%

续表

作者/年份	试验名称	手术/药物	试验目的	纳入/排除标准	主要终点	随访时间	摘要结论	其他结果
Swedberg等，2013	RED-HF	蔗糖铁和硫酸亚铁	比较静脉铁剂与口服补铁剂对贫血心力衰竭患者的疗效	纳入标准：≥18岁，NYHA心功能分级 II～IV级，LVEF <40%；指南指导的药物治疗铁蛋白<500 μg/L，血红蛋白和度<20%，转铁蛋白饱和度<12 mL/dL；排除标准：活动性出血；未纠正的甲状腺功能减退；肌酐>1.5 mL/dL；最近失代偿性心力衰竭（上个月）	评估单独补铁（静脉注射或口服）对3个月随访期间通过力计评估的氧最大消耗（VO$_{2max}$）变化的影响	3个月	静脉注射铁似乎在改善心力衰竭患者的功能方面较优越。然而，口服铁剂和静脉注射铁剂之间的贫血纠正值似乎相似	尽管缺乏通过统计学意义未来检测主要终点的统计学显著性差异，但发现静脉注射铁和口服铁组之间最大摄氧量（VO$_{2max}$）的临床相关差异为4.36 mL/（kg·min）
John J V McMurray，2014	PARADIGM-HF	沙库巴曲缬沙坦与依那普利	比较血管紧张素受体-脑啡肽酶抑制剂沙库巴曲缬沙坦与依那普利在射血分数降低心力衰竭患者中的效果	纳入标准：LVEF ≤35%，血利尿钠肽水平升高，以及至少4周的依那普利或相当使用ACEI/ARB类药物治疗；排除标准：症状性低血压，收缩压<100 mmHg或随机分组时收缩压<95 mmHg，eGFR低于30 mL/（min·1.73 m²）或eGFR降低超过25%（修正至35%），筛查时血清钾水平超过5.2 mmol/L（或随机分组时超过5.4 mmol/L），或接受ACE抑制剂或ARB期间有血管性水肿或不可接受的不良反应的病史	心血管死亡或因心力衰竭住院	27个月	沙库巴曲缬沙坦在降低死亡和心力衰竭住院风险方面优于依那普利	沙库巴曲缬沙坦组低血压和非严重血管性水肿患者比例较高，但肾功能损害、高钾血症和咳嗽患者比例低于那依那普利组
Fanny Boudghène-Stambouli等，2014	LVAD 在 ICD 植入者中的临床应用	Heart Mate II /ICD	研究LVAD和ICD同时使用的临床意义	纳入标准：2007年6月至2012年8月接受LVAD植入合并ICD的患者	①遥测过程中LVAD与ICD之间的电磁干扰；②LVAD植入术对右心室导线参数的影响；③LVAD植入后室性心律失常的发生情况	2007年6月至2012年8月	LVAD和ICD遥测之间的电磁干扰可能需要更换ICD。左心室辅助器放置与左心室导联参数的显著变化相关，但临床意义又不大。大约一半的LVAD患者出现了室性心律失常。其发生与LVAD植入前的室性心律失常病史密切相关	

作者/年份	试验名称	手术/药物	试验目的	纳入/排除标准	主要终点	随访时间	摘要结论	其他结果
Ponikowski等, 2015	CONFIRM-HF	羧基麦芽糖铁	评估长期静脉注射铁治疗对缺铁心力衰竭患者的益处和安全性	纳入标准：符合条件的患者包括有 NYHA 心功能分级 II~III 级稳定的门诊心力衰竭患者：LVEF≤45%，利尿钠肽升高[BNP>100pg/mL 和（或）NT-proBNP>400pg/mL]；缺铁（定义为血清铁蛋白水平<100ng/mL，如果转铁蛋白饱和度<20%和血红蛋白<15g/dL，则为100~300ng/mL）。排除标准：未控制的高血压；感染；当前恶性肿瘤的临床证据或受损肝功能或肾功能的患者	从基线到第24周6分钟步行试验距离的变化	12个月	对有症状、缺铁的心力衰竭患者进行1年的羧基麦芽糖铁治疗可持续改善功能能力、症状和生活质量，并可能降低心力衰竭恶化的住院风险	缺铁的心力衰竭患者补充铁的结果在所有预先指定的亚组中都是一致的，包括患有和不患有贫血的患者。羧基麦芽糖铁的长期疗红正得到了良好的安全性支持，并且耐受性良好
Abraham等, 2018	FIX-HF-5C	CCM	为了证实先前的 FIX HF-5 亚组分析研究中，CCM 改善了射血分数在25%~45%的患者的运动耐量和生活质量	纳入标准：NYHA 心功能分级 III~IV 级，QRS<130ms，射血分数在25%~45%。排除标准：基线峰值 VO2<11mL/（mg·kg）；心房颤动；最近的心肌梗死；30天内临床上显著的心绞痛，需要住院治疗的心力衰竭患者，或>8900 PVC/d 动态心电监测每24小时>8900次室性期前收缩	主要安全终点定义为24周前未出现 OPTIMIZER 设备相关并发症或手术相关并发症的受试者比例	6个月	CCM 是安全的，在特定的心力衰竭患者组可以改善运动耐量和生活质量，并导致较少的心力衰竭住院风险	在指南推荐药物治疗下，NYHA 心功能分级 III~IV 级症状仍持续存在
John J.V. McMurray, 2019	达格列净	达格列净	评估了 SGLT2i 达格列净用于慢性 HFrEF 患者的有效性和安全性	纳入标准：≥18岁，射血分数≤40%，NYHA 心功能分级 II~IV 级症状，血浆 NT-proBNP 水平至少为600pg/mL（或≥400pg/mL，如果患者在过去12个月内因心力衰竭住院）。基线心电图显示心房颤动或心房扑动史的患者，无论其心力衰竭病史如何，NT-proBNP 水平均应至少为900pg/mL	心力衰竭恶化或心血管原因死亡的复合结局	18.2个月	达格列净与安慰剂相比显著降低了 HFrEF 患者的心血管死亡和心力衰竭恶化风险	对于无论是否有糖尿病的射血分数低的心力衰竭患者，达格列净均改善了其症状、功能和生活质量

续表

作者/年份	试验名称	手术/药物	试验目的	纳入/排除标准	主要终点	随访时间	摘要结论	其他结果
				排除标准：近期与SGLT2i相关的治疗或不可接受的不良反应、1型糖尿病、低血压症状或收缩压＜9 mmHg，以及eGFR低于30.1 mL/(min·1.73 m²)（或肾功能迅速下降）				
Schrage 等，2019	A Matched-Pair IABP-SHOCK II Trial 30-Day Mortality Analysis	Impella CP、impella 2.5、主动脉内球囊泵	评估使用Impella装置与IABP装置和药物治疗的AMI-CS患者相关结果	使用心源性休克II主动脉内球囊泵（IABP-SHOCK II）试验的纳入标准和排除标准	30天全因病死率	30天	在对AMI-CS患者的回顾性分析中，与IABP-SHOCK II试验中接受IABP或药物治疗的匹配患者相比，使用Impella装置较低的30天病死率与死亡无关	Impella组发生更多严重或危及生命的出血（8.5% vs. 3.0%，$P<0.01$）和外周血管并发症（9.8% vs. 3.8%，$P=0.01$）
Armstrong PW，2020	VICTORIA	维立西胍	评估了维立西胍在射血分数降低和慢性心力衰竭伴近期失代偿性心力衰竭患者中的有效性和安全性	纳入标准：≥18岁且患有慢性心力衰竭（NYHA心功能分级II～IV级），随机分组前45个月内LVEF降低＜12%，并且在随机分组前30天内利尿钠肽水平升高(在试验地点确定) 排除标准：收缩压低于100 mmHg；同时或预期使用长效硝酸盐，可溶性鸟苷酸环化酶激酶或5型磷酸二酯酶抑制剂；以及使用静脉正性肌力药物或植入人式左心室辅助装置	心血管原因死亡或首次因心力衰竭住院的复合结局	10.8个月	在高危心力衰竭患者中，维立西胍治疗组因心血管原因死亡或因心力衰竭住院的发生率低于安慰剂组	＜75岁的患者获益的可能更大。与安慰剂相比，维立西胍没有明显降低全因病死率。维立西胍安全、耐受性好、不需要监测肾功能或电解质。维立西胍可能成为近期心力衰竭失代偿期患者的一种新疗法

续表

作者/年份	试验名称	手术/药物	试验目的	纳入/排除标准	主要终点	随访时间	摘要结论	其他结果
Ponikowski P, 2020	AFFIRM-AHF	羧基麦芽糖铁	评估与安慰剂相比，静脉注射羧基麦芽糖铁对急性心力衰竭和缺铁患者心力衰竭再住院和心血管死亡的影响	入选标准：有心力衰竭症状，体征且 BNP/NT-proBNP 升高；住院期间血清铁蛋白为 100~299 ng/mL，或血清铁蛋白为 100~299 ng/mL 且转铁蛋白饱和度<20%，12 个月内 LVEF<50%。排除标准：30 天内发生急性冠状动脉综合征、短暂性脑缺血发作或脑卒中，30 天内进行冠状动脉旁路移植术、经皮冠状动脉腔内成形术或心脏再同步化治疗（包括心脏再同步化治疗）；血红蛋白<8 g/dL 或>15 g/dL，活动性感染需要进行抗感染治疗，3 个月内使用促红细胞生成制剂或输血治疗，以及 4 周内口服铁制剂（>100 mg/d）	心力衰竭住院和心血管死亡的复合终点	13 个月	急性心力衰竭住院伴铁缺乏的患者，病情稳定后直接受羧基麦芽糖铁治疗可显著降低心力衰竭再住院风险，但对心血管死亡无影响	
Milton Packer, 2020	EMPEROR-Ruduced	恩格列净	旨在评估恩格列净治疗射血分数降低的心力衰竭患者的安全性和有效性	纳入标准：成年人（≥18 岁）患有慢性心力衰竭（NYHA 心功能分级 II~IV级）且 LVEF<40%。排除标准：心肌梗死，冠状动脉搭桥手术，或其他重大心血管疾病，过去 90 天内有手术、脑卒中或短暂性脑缺血发作，目前植入左心室辅助装置，浸润性疾病（如淀粉样变性）引起的心肌病，肥厚型梗阻性心肌病，可逆性心肌病，肌病，严重积聚性疾病，或已知的心包收缩，严重的（梗阻性或反流性）心脏瓣膜疾病，急性失代偿性心力衰竭需要	心血管死亡或因心力衰竭恶化住院的复合终点	16 个月	在接受推荐治疗的心力衰竭患者中，无论是否存在糖尿病，恩格列净组的心血管死亡或心力衰竭住院风险均低于安慰剂组	

续表

作者/年份	试验名称	手术/药物	试验目的	纳入/排除标准	主要终点	随访时间	摘要结论	其他结果
				静脉利尿剂、血管扩张剂、肌力药物或在筛查后 1 周内及之前的筛查期间进行机械支持，筛查前 3 个月内或有意进行 ICD 或心脏再同步化治疗，筛选后植入任何一种装置 3 个月以上				
Ponikowski 等，2020	AFFIRM-AHF	羧麦芽糖铁	评估出院前不久开始静脉注射羧麦芽糖铁或安慰剂对急性心力衰竭和缺铁患者对总心力衰竭住院率和心血管死亡的影响	纳入标准：患者年龄≥18 岁；因急性心力衰竭（急性心力衰竭的体征或症状和利尿钠肽水平升高）住院；静脉注射至少 40 mg 呋塞米（或同等剂量）；LVEF＜50%；患者缺铁（定义为血清铁蛋白水平＜100 ng/mL，如果转铁蛋白饱和度＜20%，则为 100～299 ng/mL）	在 52 周随访期间，总的心力衰竭住院率和心血管死亡的复合结局	13 个月	在缺铁的患者中，LVEF＜50%，并且在急性心力衰竭发作后病情稳定、用羧麦芽糖铁治疗是安全的，可以降低心力衰竭住院的风险，对心血管死亡的风险没有明显的影响	
Deepak L Bhatt，2021	SCORED	索格列净	评价新型 SGLT2i 索格列净在减少 2 型糖尿病和慢性肾病患者心血管事件方面的安全性和有效性	纳入标准：2 型糖尿病，且 HbA1c≥7%、eGFR 25～60 mL/（min·1.73 m²）（伴或不伴大量或微量蛋白尿）、心血管危险因素 排除标准：在试验期间开始使用 SGLT2i	心血管死亡、因心力衰竭住院人数和因心力衰竭急诊的复合终点	14.2 个月	在糖尿病和慢性肾脏病患者中，无论是否伴有白蛋白尿，与安慰剂相比，索格列净可以显著降低心血管死亡率、因心力衰竭住院或因心力衰竭急诊的复合终点的发生率，但与不良事件发生相关	

续表

作者/年份	试验名称	手术/药物	试验目的	纳入/排除标准	主要终点	随访时间	摘要结论	其他结果
Teerlink JR, 2021	GALACTIC-HF	心肌肌球蛋白激活剂（Omecamtiv Mecarbil，OM）	探索选择性OM对可改善射血分数降低的心力衰竭患者心血管结局的影响	纳入标准：年龄在18~85岁，NYHA心功能分级II~IV级症状，以及LVEF为35%或更低。患者目前因心力衰竭住院（住院患者），或在筛查前1年内因心力衰竭紧急就诊或住院（门诊患者）。所有患者的NT-proBNP≥400 pg/mL或BNP≥125 pg/mL；在心房颤动或心房扑动的患者中，临界NT-proBNP值为1200 pg/mL或BNP≥1200 pg/mL以上，临界BNP≥375 pg/mL。排除标准：当前血流动力学或临床不稳定导致使用心血管手术（包括计划的手术），以及其他计划参与试验产生不利影响的情况	第一次心力衰竭事件（住院或因心力衰竭紧急就诊）或心血管原因死亡的复合结局	21.8个月	在心力衰竭和射血血减少的患者中，接受奥卡替夫美卡比替夫美卡比的患者发生心力衰竭事件或心血管原因死亡的发生率低于接受安慰剂的患者	
Deepak L Bhatt, 2021	SOLOIST-WHF	索格列净	探索在失代偿性心力衰竭发作后不久开始使用SGLT2i索格列净的安全性和有效性	纳入标准：①因心力衰竭症状和体征而入院；②使用了静脉利尿剂治疗；③病情稳定，脱氧，正在转换为口服利尿剂治疗；④BNP≥150 pg/mL（心房颤动患者≥450 pg/mL）或NT-proBNP≥600 pg/mL（心房颤动患者≥1800 pg/mL）；⑤2型糖尿病排除标准：①终期末心力衰竭；②近期有急性冠脉综合征、卒中、冠脉支架介入或冠脉搭桥术；③eGFR<30 mL/（min·1.73 m²）	心血管死亡、因心力衰竭住院或紧急就诊	9个月	在糖尿病和近期心力衰竭恶化的患者中，与安慰剂相比，在出院前或出院后不久开始的索格列净治疗显著降低了心血管原因死亡、住院和心力衰竭紧急就诊的总人数	

续表

作者/年份	试验名称	手术/药物	试验目的	纳入/排除标准	主要终点	随访时间	摘要结论	其他结果
Stefan D. Anker, 2021	EMPEROR-Preserved	恩格列净	探索SGLT2i恩格列净对射血分数保留的心力衰竭患者心血管死亡或心力衰竭住院的影响	纳入标准: 年龄≥18岁、2型糖尿病和非2型糖尿病，慢性HF（NYHA心功能分级Ⅱ~Ⅳ级），eGFR≥20 mL/(min·1.73 m²)，NT-proBNP升高（SR>300 pg/mL，AF>900 pg/mL）。排除标准: 症状性低血压和eGFR<20 mL/(min·1.73 m²)。如果患者有可能改变其临床病程的疾病（与心力衰竭无关），或者患者有任何可能危及患者安全或限制其参与试验的疾病，则排除在外	心血管死亡和心力衰竭住院的复合结局	26.2个月	无论是否患糖尿病，恩格列净都可使HFpEF患者心血管死亡或因心力衰竭住院风险显著降低	
Michael E Nassif, 2021	PRESERVED-HF	达格列净	旨在测试SGLT2i达格列净治疗能否改善表型良好的HFpEF患者的症状、身体限制和运动功能	纳入标准: 临床诊断为HFpEF，LVEF≥45%，NYHA心功能分级Ⅰ~Ⅳ级，NT-proBNP≥225 pg/mL或BNP≥75 pg/mL，在过去12个月内需要利尿剂治疗（袢类、噻嗪类或保钾利尿剂）和心力衰竭住院或紧急心力衰竭就诊并行静脉利尿剂治疗。排除标准: 7天内因失代偿性心力衰竭住院，eGFR<20 mL/(min·1.73 m²)，在筛查访问时，发生1型糖尿病或有DKA既往史	治疗开始后12周是否改善了堪萨斯城心肌病问卷临床总结评分	12周	12周的达格列净治疗显著改善了患者报告的症状、身体限制和运动功能，并且在慢性高压性肺衰竭中耐受性良好	

续表

作者/年份	试验名称	手术/药物	试验目的	纳入/排除标准	主要终点	随访时间	摘要结论	其他结果
Pablo Hofbauer, 2021	体外 3D 培养心脏类器官	心脏移植	类器官是从人类多能干细胞中建立起来的三维细胞簇,诱导细胞模拟出的结构和功能。本实验的目的在于在体外培养出心脏类器官	研究者从人组织的类心脏,建立式体外变形为包含空腔壁状结构。心形复杂性可以通过指示分化后的结构相应的心肌细胞和内皮层分离信号及通过引导心外膜扩张、向内迁移和分化来控制			研究者发现,空腔形态发生由中胚层WNT-BMP 信号轴控制,并需要其靶点。HAND1(一种与发育性心室缺陷相关的转录因子)。在冷冻损伤后,类心脏开始细胞外基质积累,这是型依赖的细胞类型再生和心脏病的早期标志	
Scott D Solomon, 2022	DELIVER	达格列净	旨在验证以下假设:与安慰剂相比,达格列净会减少射血分数轻度降低和射血分数保留型患者的心血管死亡或恶化的心力衰竭	纳入标准:年龄≥40 岁,NYHA 心功能分级 II~IV 级,LVEF > 40%(包括之前 LVEF ≤ 40%,但纳入时 LVEF > 40%),有结构性心脏病证据(左心室肥大或左心房扩大者),利尿钠肽升高(NT-proBNP ≥ 300 pg/mL,心房颤动或心房扑动患者为 ≥ 600 pg/mL)。排除标准:1 型糖尿病;eGFR < 25 mL/(min·1.73 m²);收缩压 < 95 mmHg	首次复合心血管事件(心血管死亡或心力衰竭住院或门诊因心力衰竭紧急就诊)的时间	2.3 年	达格列净使射血分数轻度降低或保留的心力衰竭患者心力衰竭恶化或心血管死亡风险降低	
Bartley P Griffith, 2022	全球第 1 例基因编辑猪的人异种心脏移植	心脏移植	探讨解决导致物种间心脏移植的排斥反应的方法	受者:1 例 57 岁的非缺血性心肌病患者。供体:一只转基因猪源动物的心脏,供体猪敲除了 4 个基因,并敲入了 6 个人源基因	术后早期心脏情况良好,无强心药作用下心排血量达到 7 L/min	术后持续观察患者状态	术后 3 周心功能开始明显下降,心排血量降低,肌钙蛋白升高,心脏水肿。需要ECMO 支持。术后 2个月受者死亡	

续表

作者/年份	试验名称	手术/药物	试验目的	纳入/排除标准	主要终效点	随访时间	摘要结论	其他结果
Linde 等，2022	CCM-HFpEF	CCM	评估 CCM 在射血分数降低的心力衰竭中的疗效和安全性	纳入标准：基线射血分数 ≥ 50%；NYHA 心功能分级 II ～ III 级；持续 3 个月的心力衰竭最佳药物治疗；窦性心律受试者的 NT-proBNP > 220 pg/mL 或心房颤动受试者的 > 600 pg/mL。排除标准：年龄 < 40 岁或 > 80 岁；左心室扩张，如 LVEDVI ≥ 97 mL/m²；原发性心脏瓣膜病、先天性或未经治疗的缺血性心脏病、病历中记录有浸润性、炎症性、遗传性心肌病；不稳定性或频繁（> 1 次/周）心绞痛；入组后 30 天内因心力衰竭住院需要使用正性肌力药物支持或使用 IABP，收缩压 > 160 mm Hg；未纠正的严重贫血；计划进行心脏手术或 PCI，或在注册前 90 天内进行心脏手术或在 30 天内进行 PCI；入组后 90 天内发生心肌梗死；注册后 30 天内进行心脏复律；心率 > 110 次/分的心房颤动患者；机械三尖瓣植入者；透析患者或严重贫血、GFR < 30 mL/min 者；肝衰竭者	主要疗效终点是健康状况的平均变化，由 KCCQ 总分评分从基线到 CCM 装置植入后 24 周来衡量	6 个月	这项初步研究表明，CCM 的益处在射血分数降低的心力衰竭患者群体中。观察到的健康状况没有明显影响，对安全性没有明显影响。表明将 CCM 用于 HFpEF 患者可能是有希望的	

（黄刚　朱煜欣　王天博　李静廷）